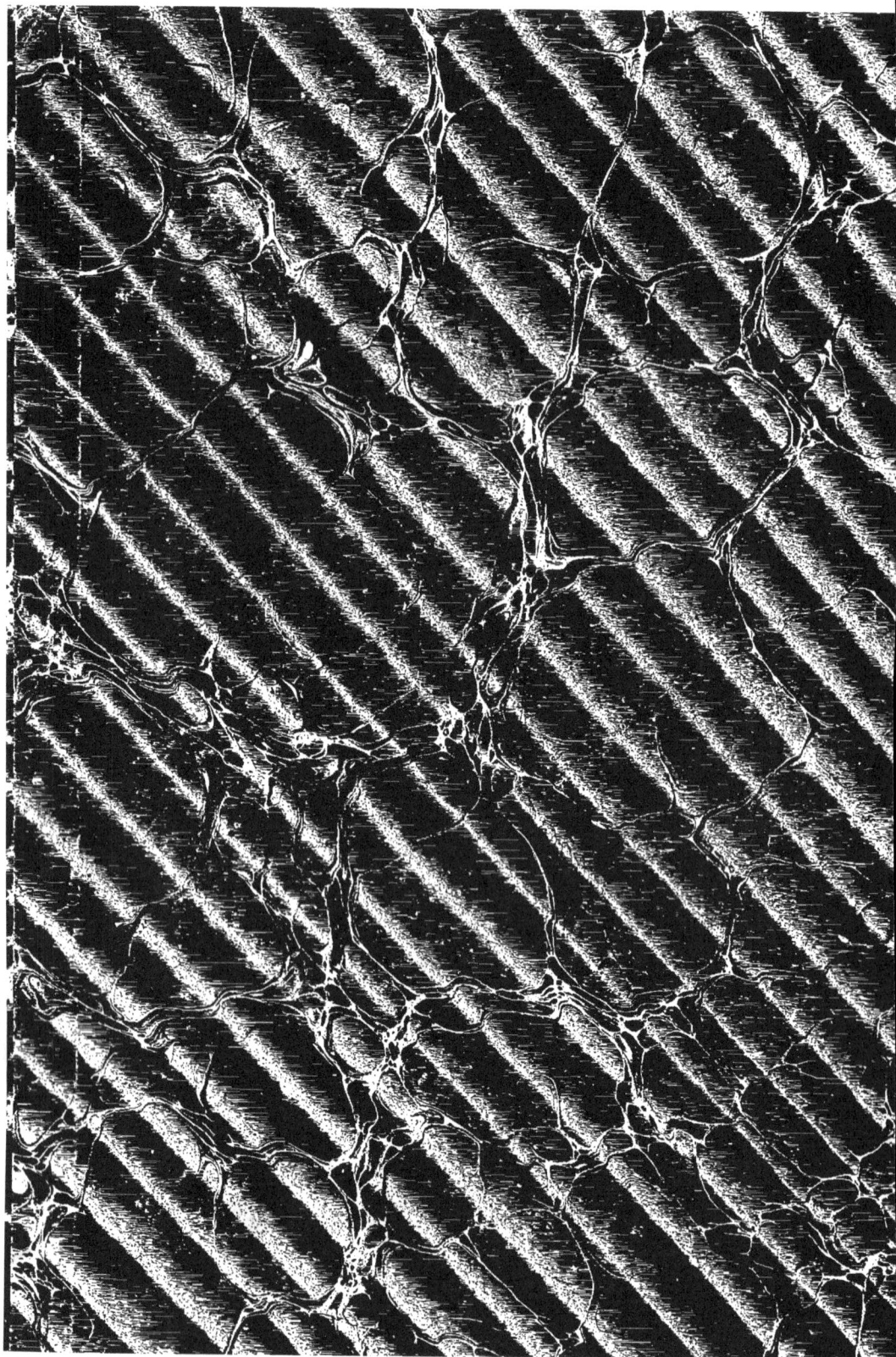

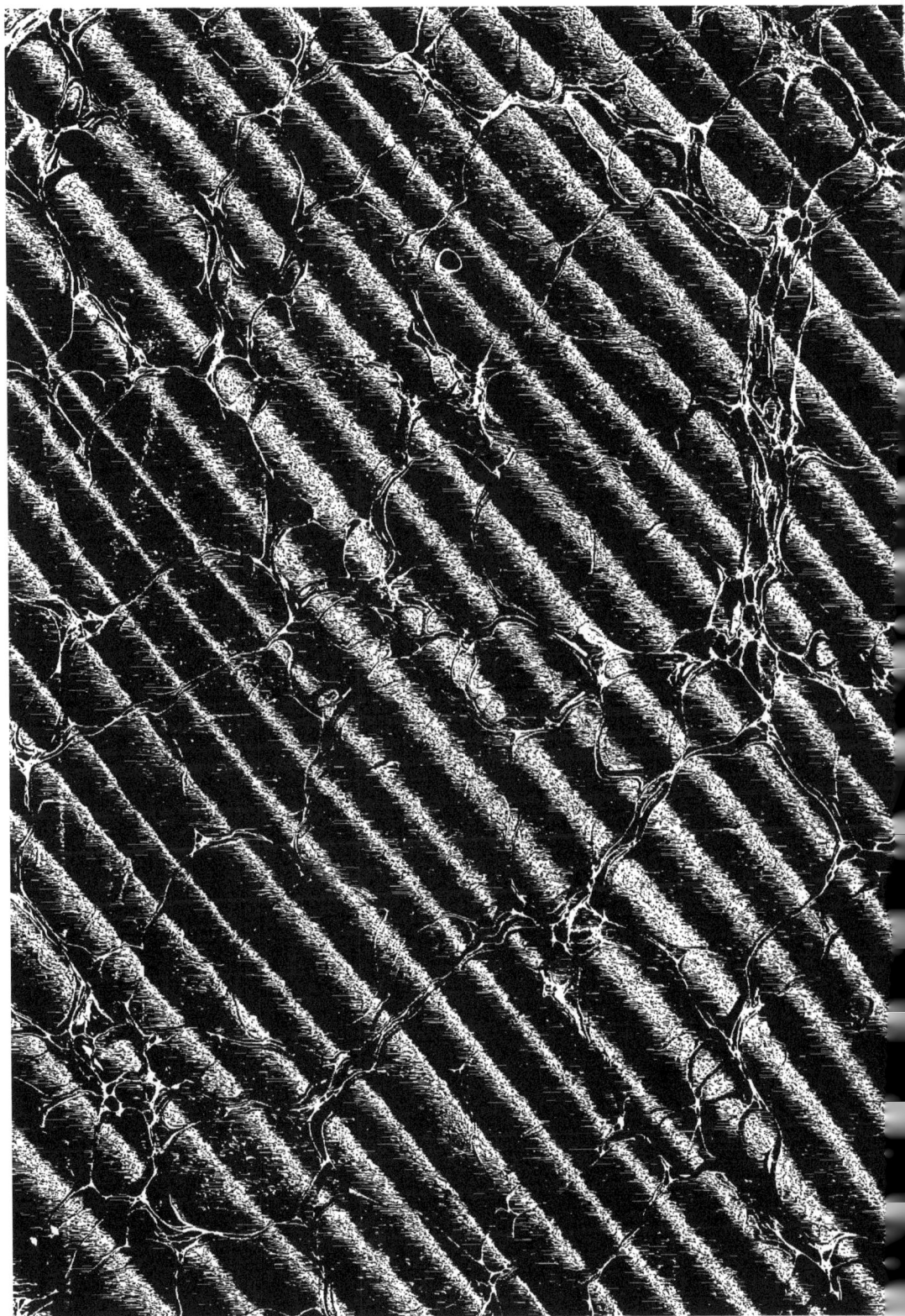

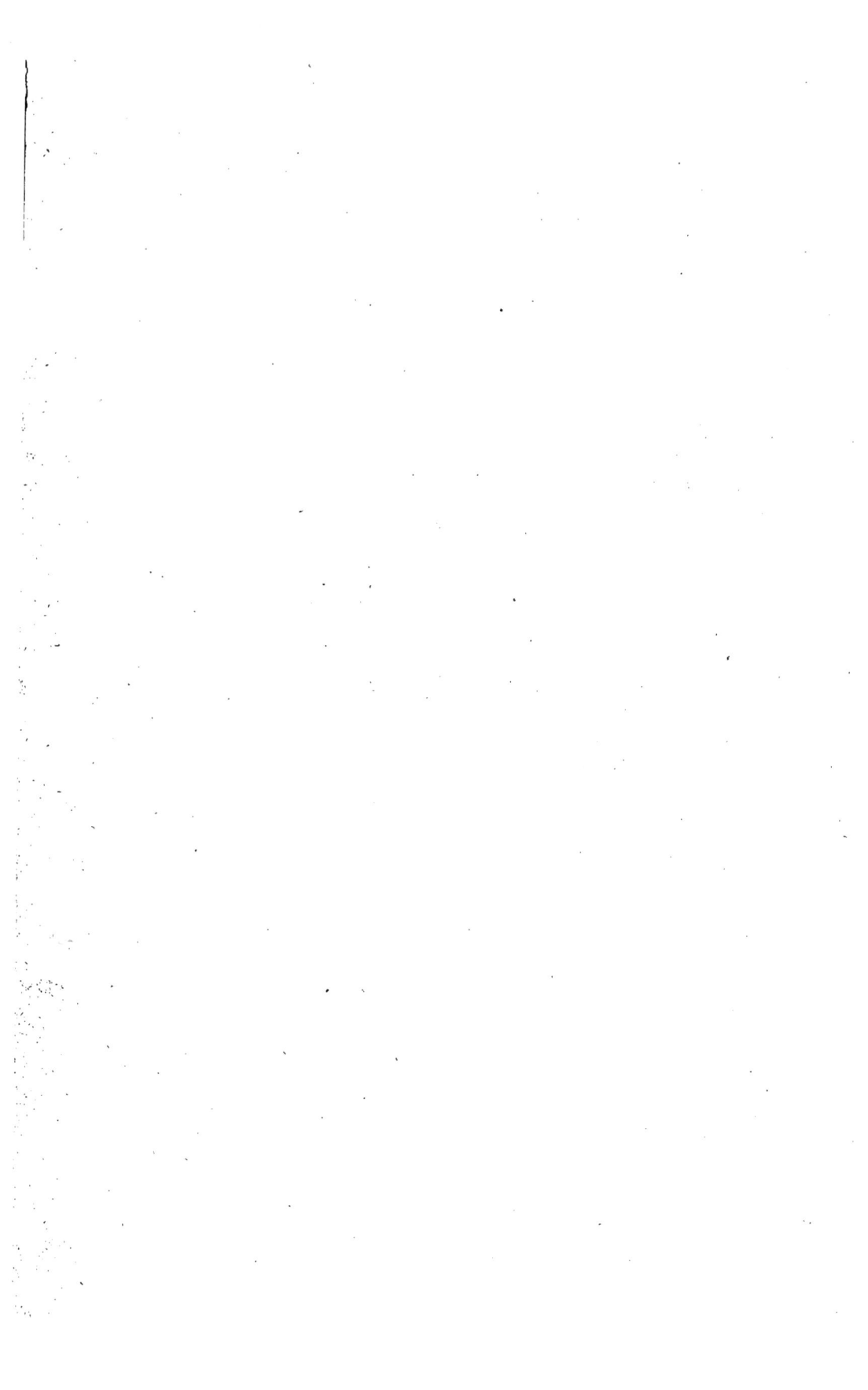

TRAITÉ

D'ANATOMIE

DESCRIPTIVE

I

ANATOMIE, PHYSIOLOGIE, PATHOLOGIE

DES VAISSEAUX LYMPHATIQUES

Grand in-folio, avec Atlas, 1874

Cet ouvrage sera publié en dix livraisons.

Chaque livraison comprendra quatre planches et deux feuilles de texte.

Les quatre premières livraisons ont paru.

La cinquième paraîtra au mois de juillet, et la sixième au mois de septembre 1876.

Le prix de la livraison est de 20 francs.

Injection, préparation et conservation des vaisseaux lymphatiques (thèse de doctorat), grand in-4°, 1847.

Recherches anatomiques, physiologiques et historiques sur l'appareil respiratoire des oiseaux, grand in-4°, avec planches. 1847.

Recherches sur les veines portes accessoires et sur la part qu'elles prennent à la dérivation du sang de la veine principale lorsque ce liquide ne trouve plus dans le foie un libre passage, in-8° 1859.

Recherches sur la conformation extérieure et la structure de l'urèthre de l'homme, in-8. 1854.

PARIS. — IMPRIMERIE DE E. MARTINET, RUE MIGNON, 2

TRAITÉ

D'ANATOMIE

DESCRIPTIVE

AVEC FIGURES INTERCALÉES DANS LE TEXTE

PAR

PH. C. SAPPEY

PROFESSEUR D'ANATOMIE A LA FACULTÉ DE MÉDECINE DE PARIS
MEMBRE DE L'ACADÉMIE DE MÉDECINE

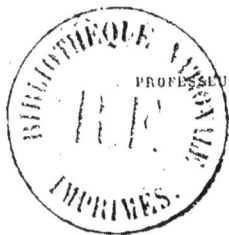

TROISIÈME ÉDITION REVUE ET AMÉLIORÉE

TOME PREMIER

OSTÉOLOGIE — ARTHROLOGIE

PARIS

Vᵉ ADRIEN DELAHAYE et Cⁱᵉ, LIBRAIRES-ÉDITEURS

PLACE DE L'ÉCOLE-DE-MÉDECINE

1876

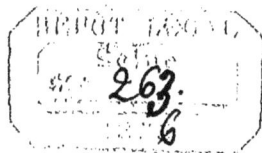

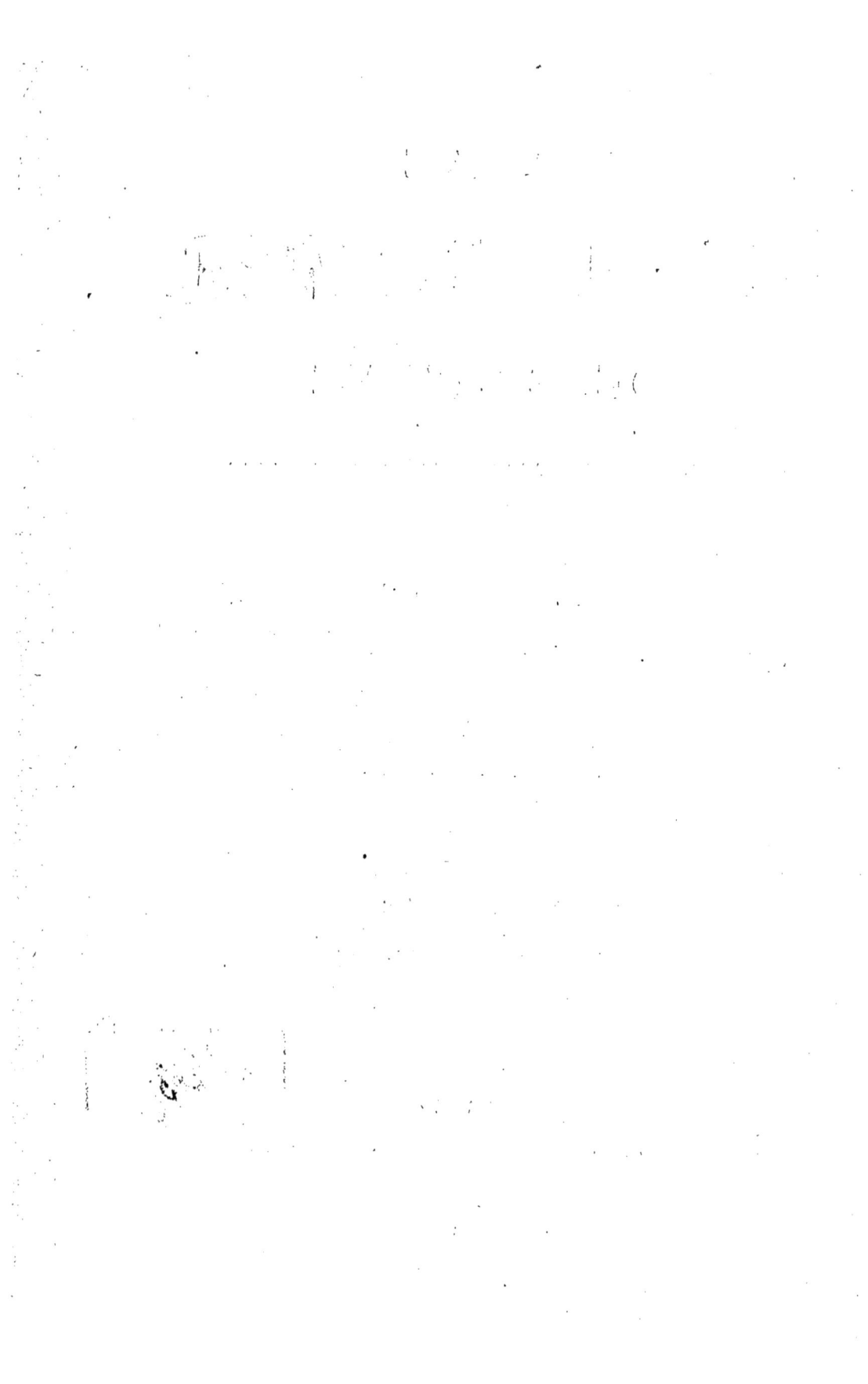

PRÉFACE

L'anatomie est parmi les sciences celle qui a eu le plus d'obstacles à vaincre. L'homme a pu étudier avec une pleine liberté d'action tout ce qui s'étend au delà de ses propres limites. Des difficultés, souvent insurmontables, sont venues l'arrêter dans ses investigations lorsqu'il a voulu s'étudier lui-même.

D'une autre part, cette science constitue à la fois la base et le vestibule de l'édifice médical. Or, si elle attire par le désir de connaître les merveilles de l'organisation, elle repousse plus encore par le cortége dont elle s'entoure : des lambeaux flottants, des membres décharnés, des chairs qui se décomposent, partout les dépouilles et l'appareil affreux de la mort, tel est l'aspect sous lequel elle se présente à celui qui entr'ouvre les portes du temple pour s'initier aux principes de l'art de guérir.

Mais telle est aussi l'absolue nécessité des connaissances anatomiques pour la physiologie, la médecine et la chirurgie, qu'elle a triomphé de tous les obstacles. Tel est l'attrait qui s'attache à son étude, lorsque les premières difficultés en ont été surmontées, qu'elle a trouvé à toutes les époques des défenseurs dévoués et souvent même passionnés pour son culte.

En France, où l'on a plus célébré ses avantages que favorisé ses progrès, la science pure a été en général délaissée pour la science appliquée. Il n'y a pas lieu de s'étonner par conséquent que son évolution ait été lente et tardive. Ne pouvant imprimer le mouvement, elle borna son ambition à le suivre, et resta ainsi dans un état d'infériorité qu'on ne saurait méconnaître.

Au XVIIIᵉ siècle, c'est vers l'école de Leyde que se tournent tous les regards. Elle est représentée d'abord par Boerhaave, le génie le plus vaste et le plus brillant qu'aient produit les sciences médicales. A Boerhaave succède l'illustre Albinus, esprit moins élevé, mais doué d'une telle sagacité, d'un regard si pénétrant, qu'il a été justement considéré comme le modèle des observateurs. Sandyfort, venu après lui, était un esprit de la même trempe. Tous trois cultivèrent l'anatomie, qui s'enrichit alors d'un grand nombre de découvertes.

Sous une latitude plus méridionale, Haller associait l'étude de l'anatomie à celle de la physiologie, donnant la première pour base à la seconde, et élevait ainsi à l'une et à l'autre un monument impérissable.

En Italie, brillait Morgagni, qui nous a laissé, sur l'anatomie normale et l'anatomie pathlogique, deux monuments non moins durables.

Après la mort de ces grands hommes, le silence qui se fit autour de leur tombe sembla s'étendre, en quelque sorte, sur toute la contrée illustrée par leurs travaux. Vers la fin du XVIIIᵉ siècle, la suprématie, après s'être plusieurs fois déplacée, ne se trouvait plus nulle part. Semblable à ce roi des airs, qui plane quelque temps, incertain de la direction qu'il va prendre, on vit alors le génie de la science, tour à tour exilé de la Hollande, de la Suisse et de l'Italie, planer quelque temps aussi sur les diverses régions de l'Europe, incertain également de celle qu'il allait choisir : ce fut vers la France qu'il se dirigea.

Vicq d'Azir publie son splendide ouvrage sur l'encéphale. E. Geoffroy Saint-Hilaire jette les bases de l'anatomie philosophique.

Bichat nous donne ses recherches sur la vie et la mort, son traité des membranes, puis son traité d'anatomie générale ; et déjà il avait conçu le projet de reprendre par sa base tout l'édifice médical, lorsque la mort vint l'arrêter dans sa généreuse audace, en le frappant à trente-deux ans. Des travaux si nombreux et d'une si haute importance, publiés dans l'espace de quelques années, au début de sa carrière, annonçaient une de ces organisations puissantes qui naissent de siècle en siècle pour l'avancement des sciences.

Le génie de Bichat avait, en effet, tout l'éclat de celui de Boerhaave. Il en avait aussi l'ampleur. Mais la nature l'avait doué d'un esprit moins enclin aux vues spéculatives, plus porté au contraire vers l'observation. C'est pourquoi, bien qu'il n'ait fait qu'apparaître, il a laissé cependant des traces plus profondes de son passage. Il fut supérieur à Albinus. Ce trait, à lui seul, pourrait suffire à son éloge, car peu d'anatomistes ont enrichi la science d'un aussi grand nombre de travaux, et chacune de ses œuvres touche de si près à la perfection, qu'on ne peut les parcourir sans être saisi, pour son auteur, des sentiments de la plus vive admiration. Toutefois il ne lui fut supérieur que par le don de généraliser, qu'il possédait à un si haut degré. Considérés l'un et l'autre comme investigateurs, la supériorité reste à Albinus; nul ne l'a surpassé, ni peut-être égalé dans le grand art d'observer.

Bichat avait ouvert une voie féconde en soumettant à l'analyse les systèmes et les tissus, dans le but d'arriver à la détermination des éléments qui les composent. Mais il n'avait
procédé à cette analyse qu'avec des moyens insuffisants. Son
œuvre, grande par la pensée qui l'inspira, et grande aussi par
les résultats déjà obtenus, n'était en réalité cependant qu'une
première ébauche. Il appartenait à ses successeurs de marcher
sur ses traces et de compléter son œuvre.

L'Allemagne, dont le rôle et l'influence avaient été
jusqu'alors très-effacés, entra la première dans cette voie. Ce
que fait le chimiste pour les corps inorganiques, elle tenta de
le faire pour les corps organisés. De même que celui-ci, lorsqu'il soumet un minéral à l'analyse, sépare les uns des autres
non-seulement leurs composés binaires et ternaires, mais
jusqu'aux éléments qui forment ces composés; de même, à
l'aide de réactifs appropriés, elle parvint à isoler les principes
élémentaires de nos organes.

En transportant ainsi les procédés de l'analyse dans le domaine de l'organisation, elle appliquait les principes formulés
par l'immortel auteur de l'anatomie générale. Ce qu'il n'avait
qu'ébauché elle entreprit de le perfectionner; ce qu'il avait cru
simple elle parvint à le décomposer; les découvertes qu'il n'a-
vait qu'entrevues, elle fut assez bien inspirée pour les réaliser.

Bien qu'elle n'ait pas eu le mérite de l'initiative, soyons
justes à son égard, et accordons-lui toute la part de gloire qui
lui appartient dans ce grand mouvement scientifique. Isoler les
particules élémentaires des corps organisés et les soumettre
ensuite à des grossissements qui nous les montrent avec les
caractères propres à chacune d'elles, c'était reculer les limites
de l'anatomie normale jusqu'au point où commence l'anatomie

morbide; c'était projeter sur celle-ci une soudaine et vive lueur; c'était créer en quelque sorte l'anatomie médicale. Car si les éléments représentent le siége essentiel des principaux phénomènes de la vie, ils représentent aussi le siége primitif ou le point de départ des maladies qui frappent nos divers organes, et ce sont surtout les altérations de ces parties élémentaires que le médecin doit s'attacher à connaître, afin de pouvoir les combattre dès qu'elles se manifestent.

Depuis un demi-siècle, l'Allemagne poursuit ce travail d'analyse. Témoins de ses brillants résultats, les nations voisines imitèrent peu à peu son exemple. La France, débordée de toutes parts, finit elle-même par suivre le courant, avec un peu de résistance d'abord, puis avec moins de réserve, et ensuite avec une ardeur de plus en plus croissante. Le mouvement s'étant ainsi généralisé, les progrès de l'histologie devinrent le but suprême, le but unique de tous les efforts.

Mais les sciences, comme les monuments, ont aussi leurs proportions qu'elles doivent conserver; or, l'histoire nous montre que lorsqu'une de leurs branches acquiert un grand développement, c'est presque toujours au détriment des autres, qui cessent alors de croître. Tel a été, en effet, le résultat du mouvement qui, depuis vingt ans, entraîne tous les esprits dans la même direction. Pendant que l'histologie prenait un si large développement, les autres branches de l'anatomie étaient délaissées pour la plupart. L'anatomie descriptive, que l'on considérait comme la plus avancée, comme la plus voisine de la perfection, était aussi la plus abandonnée; sur ses vastes domaines, incultes et déserts, à peine voit-on apparaître de loin en loin quelque timide explorateur. Le moment me semble venu de réagir contre un pareil abandon; il importe de lui restituer dans le cadre de nos études la considération qui lui est due, et toute l'importance qui lui appartient.

L'anatomie descriptive, en effet, est le tronc d'où naissent, comme autant de branches, l'histologie, l'anatomie générale, l'anatomie philosophique, l'anatomie des régions, l'anatomie chirurgicale, etc. Un traité qui renfermerait une exposition complète de cette science devrait avoir pour introduction l'anatomie générale, pour couronnement l'anatomie topographique, et pour corps l'anatomie descriptive proprement dite, réunissant dans un même faisceau tout ce qui se rattache à la conformation extérieure et à la texture intime de nos organes, tous les faits généraux qui les concerne, toutes les applications qui découlent de leur étude, tout ce qui est relatif à leurs usages.

C'est sur cette large base que repose la physiologie de Haller et le traité d'anatomie et de physiologie comparées de M. le professeur Milne Edwards.

L'ouvrage que je soumets au jugement du public ne pouvait aspirer à de telles proportions. Il a seulement pour objet l'étude des appareils et des organes qui les composent. Plus tard, il me sera permis, je l'espère, de lui donner pour introduction l'anatomie générale, et pour résumé l'anatomie topographique.

L'histoire des appareils et des organes présente deux phases bien différentes. Dans la première, on s'est proposé pour but principal de connaître leur conformation extérieure. Dans la seconde, on a cherché à déterminer les parties qui les composent. Cette seconde période ne commence que vers le milieu du XVIIe siècle; elle date des travaux de Malpighi. Depuis lors, il existe en quelque sorte deux courants dans la science. Chacun d'eux a son côté utile. Les réunir c'était réaliser un progrès.

Dans ce but, j'ai consacré un grand nombre d'années à l'étude de l'histologie, afin de me familiariser avec les divers procédés d'analyse, et pendant la durée de ces études je me suis imposé pour devoir de vérifier tous les faits qui ont été successivement recueillis, soumettant à cette épreuve surtout ceux qui me semblaient équivoques. Je me suis attaché aussi à discuter les opinions pour établir leur valeur relative. J'ai fait appel, en un mot, à l'observation, et, lorsqu'elle m'a fait défaut, à la critique, souvent à l'une et à l'autre en même temps. Cette manière de procéder est la plus longue, sans doute, mais elle est aussi la plus sûre. Elle m'a permis de relever une foule d'erreurs et m'a conduit en outre à constater, sur un assez grand nombre de points, des faits entièrement neufs. Ces faits seront exposés chacun à la place qui leur convient.

Pour transmettre le dépôt d'une science aussi riche de faits que l'anatomie, il importe d'établir entre celui qui l'étudie et celui qui l'enseigne une sorte de lien intellectuel. Ce lien constitue la méthode. Or, il existe dans la science deux méthodes principales, qui portent chacune un grand nom : l'une était celle de Desault, et l'autre celle de Bichat. Dans la première, on divise et subdivise la périphérie des organes pour étudier ensuite chaque partie et particule ; l'œil armé d'une loupe, on voit tout, on décrit tout, on attache à chaque fait, à chaque détail, à chaque point une importance égale. Cette méthode fut celle de Gavard ; son ouvrage nous en offre le spécimen le plus complet que nous possédions. Elle a été adoptée aussi par Boyer mais avec des améliorations importantes. Dans la seconde, on divise et l'on subdivise beaucoup moins ; les regards ne s'arrêtent que sur les points les plus saillants ; la description est plus rapide.

Chacune de ces méthodes a ses avantages qu'il faut conserver ;

chacune d'elles a aussi ses inconvénients qu'il importe d'éviter.
La méthode de Desault était une réaction contre les méthodes
anciennes, qui ne présentaient de nos organes qu'un tableau
infidèle, incomplet et souvent confus. Ce grand homme avait
reconnu l'utilité d'une réforme; en l'opérant il rendit à la
science un éminent service. C'est à lui que nous sommes redevables de la supériorité incontestée de notre méthode descriptive. On ne peut lui adresser qu'un seul reproche : c'est d'avoir
dépassé le but auquel il tendait. Il voulut être complet et tomba
dans l'abus des détails.

Une semblable méthode ne pouvait convenir à l'esprit ardent
de Bichat. « Il faut l'avouer, dit-il, la nature est repoussante,
» lorsqu'on la montre revêtue de ces formules minutieuses où
» chaque organe ne se présente à vous que géométriquement
» entouré d'angles, de faces, de bords, etc., où nulle saillie, nulle
» fibre presque, n'échappent à la description; où tel est le nombre
» des divisions qu'il est plus long souvent de les énoncer que de
» décrire les objets qu'elles doivent classer. Semblables à ces
» peintures où l'on ne distingue rien à force d'y trop voir, de
» telles méthodes deviennent confuses à force d'être exactes ;
» elles tuent le génie sans soulager la mémoire. »

En réagissant aussi vivement contre la méthode de Desault,
Bichat à son tour dépassa le but qu'il voulait atteindre. Ses
descriptions, trop sobres de détails, ne donnent des organes
qu'une notion insuffisante. Le désir d'éviter un écueil le fit tomber dans l'écueil opposé.

Ni l'une ni l'autre de ces méthodes ne méritent donc une préférence exclusive. En les associant, nous réunirons leurs avantages et nous éviterons les excès qui leur sont si justement
reprochés. A la méthode de Desault nous demanderons cette
sévérité de principes qui conduit aux descriptions exactes et

complètes. A celle de Bichat nous emprunterons l'esprit d'appréciation qui classe les faits selon leur importance, et cette sage réserve qui exclut les détails superflus.

L'élève qui débute dans l'étude de l'anatomie, alors même qu'il prend pour guide l'ouvrage le plus élémentaire, se montre toujours surpris et presque effrayé de la multiplicité des détails sur lesquels on appelle son attention. A mesure qu'il se familiarise avec la méthode descriptive, cette étude devient moins aride, mais reste encore pour lui fort difficile. Le sentiment de ces difficultés accumulées sur sa route et le désir de lui venir en aide ont inspiré la pensée de joindre à la description des organes des planches qui les représentent.

Les planches ont-elles rendu à la science tous les services qu'elle en attendait? La controverse qui s'est élevée à ce sujet aurait duré moins longtemps si la question eût été posée dans ses véritables termes. Or elle me paraît devoir être ainsi posée : les bonnes planches sont-elles utiles? Tous les esprits sensés seront sans doute d'accord pour répondre affirmativement. Ce premier point résolu, pour apprécier les services que la lithographie et la gravure ont rendus aux sciences naturelles et plus particulièrement à l'anatomie, il suffirait d'établir la proportion des bonnes et des mauvaises planches. Il est certain que les premières sont assez rares; les secondes sont incomparablement les plus nombreuses. De ce fait faut-il conclure qu'elles ont été plus nuisibles qu'utiles? Cette conclusion ne serait pas légitime. Si les bonnes planches sont rares, les bonnes descriptions le sont aussi : or, parce qu'on a souvent mal décrit, faut-il donc cesser de décrire? Soyons moins exclusifs; ne repoussons que ce qui est nuisible; perfectionnons ce qui peut l'être, et surtout conservons ce qui est utile.

Il importe, du reste, de bien définir le degré d'utilité des planches afin de n'en pas exagérer l'importance et d'éviter l'emploi abusif qu'on pourrait en faire.

L'anatomie est une science toute d'observation. Considérer nos organes dans leur ensemble et leurs rapports, les séparer les uns des autres pour les examiner sous toutes leurs faces, les diviser et pénétrer en quelque sorte dans leur épaisseur pour déterminer le mode d'agencement de toutes les parties qui les composent : telle est l'unique route qui puisse nous conduire à des connaissances positives et durables. L'organisation est si compliquée, que les descriptions les plus exactes, les plus étendues, ne nous en donneront jamais qu'une notion incomplète. Les planches les meilleures, alors même qu'on les multiplie, ne sauraient la montrer sous tous ses aspects. Il est quelques propriétés qu'elles sont d'ailleurs impuissantes à reproduire : telles sont la consistance, l'élasticité, la flexibilité, etc. C'est donc dans le grand livre de la nature qu'il faut en chercher l'histoire fidèle et complète : l'homme doit être étudié sur l'homme lui-même. Les ouvrages les plus estimés ne sont que des guides qui appellent nos regards sur les points les plus dignes de fixer l'attention. Les planches nous rendent des services analogues; elles nous montrent ce que nous cherchons et nous aident à le découvrir.

Ainsi considérées, elles sont utiles aux élèves en leur exposant sous une forme plus saisissante les rapports des principaux organes, et les détails souvent compliqués de leur structure.

Elles sont utiles au physiologiste, qui ne peut incessamment recommencer ses études, et auquel elles rappellent ce qu'il a vu autrefois.

Elles sont utiles au médecin et au chirurgien, qui, entraînés dans le tourbillon de la vie active, voient trop souvent des connaissances péniblement acquises s'effacer peu à peu de leur mémoire, et qui les consultent alors pour ranimer leurs souvenirs.

Elles sont utiles, en un mot, à ceux qui ont demandé à l'observation tout ce qu'elle peut donner, à ceux qui ont vu ce qu'ils ont appris. Elles sont inutiles et souvent nuisibles dans les conditions opposées. Malheur à l'élève qui, n'ayant rien vu et ne voulant rien voir, tenterait de substituer une pâle imitation de la nature à la nature elle-même! Des notions assises sur une telle base n'auraient ni plus de valeur, ni plus de durée, que ces figures qu'on trace sur le sable mouvant, et qui s'effacent au premier souffle. Ne demandons aux planches que les services qu'elles sont destinées à nous rendre; associons-les, mais ne les substituons pas à l'observation.

Convaincu de leur utilité, je les ai multipliées. Sur les neuf cents figures que contiendra cette troisième édition, il en est une centaine qui ont été empruntées à divers auteurs; j'aurai soin de rappeler leurs noms, afin de laisser à chacun d'eux le mérite qui lui appartient. Toutes les autres sont des figures originales. Elles ont été dessinées et gravées sous mes yeux. Je n'ai rien négligé pour leur imprimer le cachet d'exactitude qui pouvait seul les rendre utiles. J'ai cherché aussi à leur donner ce caractère de simplicité et de lucidité qui permet à l'œil le moins clairvoyant de retrouver sans efforts tous les détails qu'elles renferment. Quelques-unes n'ont pas répondu à mon attente; je n'ai pas hésité à les sacrifier, préférant en toute chose la qualité à la quantité.

Il est avantageux pour le lecteur de trouver chaque figure en regard du texte auquel elle se rattache. Mais lorsque leur nombre devient considérable, si l'on procède rigoureusement dans leur intercalation, les descriptions sont divisées, morcelées même, ce qui constitue un inconvénient réel. Pour l'éviter j'ai superposé les unes aux autres. Le texte descriptif, plus important, occupe dans chaque page l'étage supérieur et se trouve partout continu. Les planches, rejetées à l'étage inférieur, restent en regard de la description qu'elles accompagnent. Loin de les disséminer, j'ai souvent groupé au contraire celles qui sont relatives au même objet : rapprochées, elles s'éclairent mutuellement et forment une sorte de tableau. En procédant ainsi, je me suis proposé de réunir aux avantages qui résultent de l'intercalation des figures ceux qui sont propres aux atlas.

Je dois des remercîments aux artistes qui ont bien voulu me seconder de leur talent. Je les transmets à MM. Léveillé, Lackerbauer, Karmanski, Beau et Bion, pour les dessins si étudiés et si habilement exécutés qu'ils m'ont remis ; à MM. Salle, Rapine et Vermorcken, pour le mérite dont ils ont fait preuve dans la gravure de ces dessins; à tous, pour l'obligeance extrême qu'ils ont mise à retoucher l'œuvre sortie de leurs mains, aussi souvent que je l'ai désiré. Je prie MM. A. Delahaye et E. Martinet d'agréer l'expression de mes sentiments de gratitude : le premier, pour les sacrifices qu'il s'est imposés, le second pour les soins qu'il a apportés dans l'impression des trois éditions de cet ouvrage.

ANATOMIE DESCRIPTIVE

CONSIDÉRATIONS GÉNÉRALES

OBJET ET DIVISION DE L'ANATOMIE

L'anatomie est une science qui a pour objet la structure des corps organisés. Ceux-ci se partageant en deux classes, les végétaux et les animaux, elle se divise aussi en deux grands embranchements : l'*anatomie végétale* et l'*anatomie animale* (1).

La structure des corps organisés a été envisagée sous des aspects très-variés ; de là pour cette science autant de formes distinctes qui chacune ont reçu un nom différent. C'est ainsi qu'on a appelé :

Anatomie comparée, celle qui traite de l'organisation dans toute la série animale et qui considère successivement les mêmes organes dans les diverses espèces, afin d'arriver, par voie de comparaison, à une notion plus exacte et plus complète de chacun d'eux ;

Anatomie spéciale, celle qui étudie l'organisation dans une seule espèce ; exemple : l'anatomie humaine, l'anatomie du cheval, de la sangsue, du ténia, etc., etc. ;

Anatomie philosophique, celle qui s'élève de la connaissance et du rapprochement des faits particuliers aux lois générales de l'organisation ;

Anatomie générale, celle qui rapproche les parties similaires du corps pour en former autant de groupes naturels connus sous le nom de *systèmes*, qui étudie tous ces systèmes dans leur conformation, leur structure, leur développement, et qui nous montre la part que prend chacun d'eux à la constitution de l'économie ;

(1) Le mot *anatomie* dérive de deux mots grecs (τέμνω, je coupe, ἀνά, parmi). Pris dans son sens étymologique, il exprime donc l'idée de dissection. Ce procédé n'est pas le seul qui s'applique à l'étude des êtres organisés ; mais il est sans contredit le plus général et le plus important.

Anatomie de texture, ou **histologie,** celle qui détermine les parties constituantes de nos organes, et qui nous enseigne le mode d'association ou d'arrangement de toutes ces parties.

Anatomie topographique, chirurgicale, ou **des régions,** celle qui s'attache plus spécialement à déterminer leurs rapports et qui cherche dans cette détermination un guide sûr pour la main du chirurgien :

Anatomie du fœtus, ou **anatomie des âges,** celle qui les suit dans toutes les périodes de leur évolution, depuis le moment de leur apparition jusqu'à l'époque de leur complet développement ;

Anatomie anormale, ou **tératologie,** celle qui nous fait connaître toutes les modifications que la nature leur imprime lorsqu'elle s'écarte de son type spécifique ;

Anatomie pathologique, celle qui étudie les altérations dont ils peuvent devenir le siége, afin d'établir la corrélation existant entre ces altérations et les phénomènes par lesquels elles se traduisent au dehors ;

Anatomie descriptive, celle qui trace dans un cadre méthodique l'histoire successive et complète de chacun d'eux.

C'est sous ce dernier point de vue que nous envisagerons l'anatomie. Ainsi considérée, elle embrasse dans ses limites tout ce qui est relatif à la situation, à la direction, au volume, à la forme, aux rapports, en un mot aux propriétés extérieures de nos organes.

Mais pour tracer de ceux-ci une description complète, il faut en outre déterminer les parties qui les composent et leur mode d'association ; les suivre dans leur développement et dans leur décroissance à travers la série des âges ; faire connaître leurs principales anomalies, et dans quelques cas aussi leurs altérations : d'où il suit que l'anatomie de texture, l'anatomie d'évolution, etc., sont plus ou moins tributaires de l'anatomie descriptive.

Cette branche de la science est donc la plus étendue ; son importance ne saurait être contestée. C'est à elle, comme à un tronc commun, que viennent se rattacher toutes les autres. L'histologie en est un simple rameau. Par ses nombreuses applications à la médecine et à la chirurgie, elle tient sous sa dépendance toute l'anatomie médico-chirurgicale. Elle embrasse, en outre, une grande partie de l'anatomie générale, et s'agrandit encore par de fréquents emprunts à l'anatomie comparée.

Le corps humain est un édifice dont toutes les parties ont été admirablement coordonnées. Avant de pénétrer dans l'intérieur de cet édifice pour en étudier la distribution, la structure, le mécanisme, jetons un coup d'œil sur son ensemble, contemplons sa surface, déterminons les dimensions et les proportions qu'il présente.

DU CORPS HUMAIN EN GÉNÉRAL

ARTICLE PREMIER

ATTITUDE ET CONFIGURATION, SYMÉTRIE, POIDS ET VOLUME,
PROPORTIONS DU CORPS

§ 1. — ATTITUDE ET CONFIGURATION DU CORPS.

L'homme se tient debout sur la plante des pieds, attitude si naturelle
chez lui qu'il peut la conserver longtemps et sans fatigue. Seul, il jouit de
ce privilége qui lui laisse l'entière liberté de ses membres thoraciques, et
qui suffirait pour établir sa supériorité sur les êtres les plus rapprochés de
lui par leur organisation, s'il ne possédait dans son intelligence un titre
plus éclatant et plus digne au rang suprême.

Affectés chez les animaux à la progression, ces membres sont revêtus à
leur extrémité terminale d'étuis cornés qui les protégent contre les aspérités du sol, mais qui lui communiquent une sorte de rudesse. Libre chez
l'homme, destinée chez lui à la préhension, cette partie terminale est plus
délicate, plus divisée, plus sensible, plus mobile surtout; elle devient ainsi
une arme avec laquelle il peut se défendre et un organe qu'il fait servir à
son industrie.

L'attitude quadrupède est donc un signe d'infériorité; l'attitude bipède,
par tous les avantages qu'elle porte avec elle, dénote, au premier aspect, le
rang élevé qui appartient à l'espèce humaine parmi les êtres vivants.

Considéré dans l'attitude qui lui est propre, le corps de l'homme est
limité par six plans : un plan vertical antérieur ou abdominal; un plan vertical postérieur ou dorsal; deux plans verticaux et latéraux, l'un droit,
l'autre gauche; et deux plans horizontaux, l'un supérieur ou céphalique,
l'autre inférieur appelé aussi *base de sustentation*. C'est à ces plans que
nous rapporterons tous les organes, lorsque nous aurons à déterminer leur
situation respective; ainsi, de deux organes voisins, nous appellerons antérieur celui qui sera plus rapproché du plan abdominal, postérieur celui qui
sera plus rapproché du plan dorsal, ou bien supérieur celui qui se rappro-
chera davantage du plan céphalique.

Considéré dans sa conformation extérieure, le corps humain se compose
d'une partie centrale que dominent le cou et la tête, et à laquelle viennent
se rattacher les quatre membres comme autant d'appendices.

A. — Configuration du tronc.

Le *tronc*, ou partie centrale du corps, peut être comparé à un cylindre comprimé d'avant en arrière, en sorte que son diamètre transversal l'emporte notablement sur l'antéro-postérieur : mode de conformation opposé à celui qu'on remarque chez la plupart des mammifères, où il est, au contraire, aplati de l'un à l'autre côté.

Le tronc, en outre, est plus étroit à sa partie moyenne qu'à ses extrémités, disposition propre aussi à l'espèce humaine. Ainsi configuré, il se divise en deux parties bien distinctes, l'une supérieure, qui forme le *thorax*, l'autre inférieure qui constitue l'*abdomen*.

Le *thorax* a pour limite supérieure et antérieure une échancrure médiane qui surmonte la base du sternum, et de chaque côté une saillie horizontale et sinueuse, très-accusée, produite par la clavicule. — Inférieurement, il est limité en avant par une petite fossette, médiane aussi, sous laquelle se cache l'appendice xiphoïde du sternum, et latéralement par deux longues saillies curvilignes qui partent des bords de cette fossette et qui divergent en descendant. Ces saillies, dont la convexité regarde en bas et en dedans, sont formées par la soudure et la continuité des cartilages situés sur le prolongement des septième, huitième, neuvième et dixième côtes, d'où le nom de *rebords cartilagineux* qui leur a été donné. — Dans l'intervalle compris entre les deux limites du thorax on remarque : une surface plane et résistante qui répond à la face antérieure du sternum ; à droite et à gauche une large saillie musculaire due au grand pectoral ; et sur le bord inférieur de celle-ci, la *mamelle*, plus ou moins développée chez la femme, rudimentaire chez l'homme.

L'*abdomen*, arrondi et saillant chez l'enfant, se déprime chez l'adolescent et reste en général déprimé pendant tout le cours de la jeunesse. Il peut même conserver cette dépression pendant toute la durée de la vie chez les hommes à constitution sèche ; mais il la perd ordinairement à l'âge où le tissu adipeux commence à se montrer, et tend à reprendre alors sa forme primitive. — La fossette sus-xiphoïdienne et les deux rebords cartilagineux établissent la ligne de démarcation qui le sépare du thorax.

En bas, l'abdomen est circonscrit par une ligne demi-circulaire, dont la partie médiane, toujours peu accusée, rase les pubis, et dont les parties latérales ou obliques, beaucoup plus apparentes, se présentent sous l'aspect d'un sillon creusé entre la cuisse et la paroi abdominale antérieure : ce sillon constitue le *pli de l'aine*. Il se termine en dehors au niveau d'une saillie osseuse très-manifeste, l'*épine iliaque antérieure* et supérieure. A celle-ci succède une crête curviligne plus prononcée chez la femme que chez l'homme : c'est la *crête iliaque*, qui forme une dépendance du bassin et qui en représente la partie la plus élevée. L'espace compris entre cette crête et la dernière côte varie, suivant les individus, de 6 à 9 centimètres; il se montre d'autant plus concave que la crête iliaque est plus saillante.

Sur la paroi antérieure de l'abdomen on observe l'*ombilic*, cicatrice déprimée qui en occupe à peu près le centre; au-dessus et au-dessous une dépression verticale qui correspond à la ligne blanche.

Au niveau de l'étranglement que présente la partie moyenne du tronc, le thorax se trouve séparé profondément de l'abdomen par le *diaphragme*, cloison musculaire offrant la forme d'une voûte très-obliquement dirigée de haut en bas et de la paroi antérieure vers la postérieure. Il résulte de cette disposition : 1° que la cavité thoracique est notablement plus longue en arrière, et la cavité abdominale plus longue au contraire en avant; 2° que la capacité de l'abdomen est supérieure à celle du thorax et beaucoup plus grande, en réalité, que son aspect extérieur ne semble l'annoncer.

Pour arriver à une détermination plus précise de la situation des viscères contenus dans cette cavité, elle a été divisée en trois zones par deux plans horizontaux : une *zone supérieure* ou *épigastrique*, une *zone moyenne* ou *ombilicale*, une *zone inférieure* ou *hypogastrique;* et chacune de celles-ci a été subdivisée en trois régions. Deux lignes qui s'étendraient transversalement, l'une de la partie moyenne du rebord cartilagineux d'un côté à la partie correspondante du rebord opposé, et l'autre de l'épine iliaque gauche à l'épine iliaque droite, représenteraient extérieurement les deux plans horizontaux; deux autres lignes qui croiseraient perpendiculairement les précédentes et qui viendraient tomber sur la partie interne des plis de l'aine, représenteraient les plans verticaux.

Des neuf régions de l'abdomen les trois supérieures seules ont des limites bien distinctes. — La moyenne, bornée à droite et à gauche par les rebords cartilagineux, offre une figure angulaire dont le sommet, dirigé en haut, se continue avec la fossette sus-xiphoïdienne; elle est déprimée et correspond à l'estomac, d'où les noms de *creux de l'estomac*, et d'*épigastre* qui lui ont été donnés. — Les régions supérieures et latérales situées sous les six dernières côtes et les cartilages qui les prolongent constituent les *hypochondres;* c'est au niveau de ceux-ci qu'on voit s'entre-croiser les digitations du muscle grand oblique d'une part, du grand dentelé et du grand dorsal de l'autre.

La région moyenne de la zone ombilicale, à peu près plane, n'est remarquable que par la présence de l'ombilic qui en occupe le centre. — Les régions latérales, appelées *flancs* ou *régions lombaires*, sont concaves de haut en bas, convexes d'avant en arrière.

La région moyenne de la zone hypogastrique, ou l'*hypogastre*, comprend dans ses limites tous les organes qui occupent l'excavation du bassin, c'est-à-dire la vessie et le rectum chez l'homme, ces mêmes organes et en outre l'utérus et ses dépendances chez la femme. Elle est légèrement déprimée dans le jeune âge, plane dans l'âge adulte, arrondie chez les individus doués d'un certain embonpoint, et séparée alors de la saillie qui surmonte les pubis par un sillon transversal que les sculpteurs grecs ont beaucoup exagéré. — Les régions latérales ou *régions iliaques* limitées en bas par le pli de l'aine, en dehors par la crête iliaque, sont tantôt déprimées, tantôt presque planes, quelquefois saillantes et arrondies.

Vu par sa *face dorsale*, le tronc offre un aspect bien différent. La partie postérieure du thorax, ou le *dos*, en forme la moitié supérieure. L'abdomen, qui n'est plus représenté sur cette face que par les régions lombaires et le bassin, dont on distinguait seulement le contour sur la face opposée, constituent l'autre moitié. — Le dos revêt la figure d'un plan triangulaire dont la partie la plus large répond aux épaules, et dont le sommet tronqué se continue avec les lombes en s'inclinant vers la face antérieure du tronc. — Le bassin décrit une convexité dont la partie inférieure du sacrum représente le point le plus saillant. De chaque côté on aperçoit l'épine iliaque postérieure et supérieure qui termine en arrière la crête de ce nom.

Les lombes intermédiaires au plan rentrant du dos et à la courbe saillante du bassin sont concaves de haut en bas et convexes transversalement. Leur concavité ou *cambrure* présente du reste de très-grandes variétés individuelles qui sont subordonnées à l'inclinaison de l'axe du bassin. Lorsque cet axe est très-incliné en avant, la saillie des fesses devient plus accusée, et la cambrure des lombes très-prononcée. Ce mode de conformation est celui qu'on remarque le plus ordinairement chez la femme. Si l'axe de la cavité pelvienne se rapproche trop de la verticale, la saillie du sacrum et des fesses tend à s'effacer, la cambrure des lombes disparaît en partie, quelquefois même complétement, et l'on voit alors le dos, les lombes et le bassin se ranger sur le même plan.

La face postérieure du tronc présente en outre sur sa partie médiane une série de petites saillies échelonnées de haut en bas et formant une sorte de crête très-apparente chez les individus maigres; cette crête occupe au contraire le fond d'une longue gouttière verticale chez ceux qui sont moins dépourvus de tissu adipeux ou fortement musclés.

B. — Configuration de la tête.

La tête comprend le crâne et la face. Le crâne, qui en forme la plus grande partie, est arrondi supérieurement et en arrière, un peu comprimé sur les côtés. La face, annexée à la moitié antérieure de cette cavité, s'allonge de haut en bas; elle fait ainsi prédominer le diamètre vertical de l'extrémité céphalique. L'antéro-postérieur, étendu de la partie inférieure du front à la protubérance occipitale externe, est moins long; mais il diffère si peu du précédent, que beaucoup d'auteurs n'ont pas hésité à admettre que la tête, vue de côté, se trouve inscrite dans un carré parfait.

Vue par sa *face supérieure*, la tête se présente sous la forme d'un ovoïde dont la grosse extrémité se dirige en arrière. La partie la plus saillante de cette face constitue le *vertex*. Unie et régulière, elle forme, à elle seule, toute une région, la *région épicrânienne*.

Vue par sa *face postérieure*, elle prend l'aspect d'un sphéroïde dont la moitié inférieure a reçu le nom d'*occiput*. En se continuant avec la partie correspondante du cou, l'occiput décrit une courbe très-prononcée, élégante et gracieuse, surtout chez la femme : courbe qu'on ne retrouve avec les mêmes caractères chez aucun mammifère et qui peut être considérée comme l'un des attributs les plus caractéristiques de l'attitude bipède.

Vue par ses *faces latérales*, la tête est arrondie dans son tiers postérieur; presque plane et beaucoup plus allongée dans sa partie antérieure. — Trois saillies très-accusées la limitent en avant : l'apophyse orbitaire externe, l'os de la pommette, et l'angle de la mâchoire. — Trois parties très-distinctes la composent : une partie supérieure plane, quelquefois même un peu déprimée, qui constitue la *tempe* ou la *région temporale*, une partie inférieure et postérieure ou *région auriculaire*, et une partie antérieure et inférieure ou *région parotidienne*.

La tempe est bornée : en bas par une saillie antéro-postérieure, l'*arcade zygomatique*, qui la sépare de la région parotidienne; en avant par le contour de la base de l'orbite, qui la sépare de la face; en haut par une ligne courbe et apparente seulement chez les individus maigres, qui la sépare de la région épicrânienne.

La région auriculaire comprend le pavillon de l'oreille, et une surface unie, résistante, dont la partie inférieure, allongée et arrondie, répond à l'*apophyse mastoïde*.

La région parotidienne circonscrite en arrière par le pavillon et l'apophyse mastoïde, en avant par l'angle de la mâchoire et l'os de la pommette, est unie chez la femme; elle se couvre, chez l'homme, après la puberté, de poils nombreux et rudes qui la masquent presque entièrement.

La *face antérieure* de la tête est remarquable par l'harmonie, la beauté et la mobilité de ses traits, par son coloris si variable selon les passions qui nous animent, et surtout par les sentiments qui viennent tour à tour s'y peindre avec leurs mille et indéfinissables nuances. Aussi a-t-elle plus particulièrement fixé l'attention des artistes. Ils se sont attachés, dès la plus haute antiquité, à l'étudier dans ses moindres détails; ils ont cherché surtout à déterminer les proportions des parties qui la composent.

Vitruve, architecte de Jules César et d'Auguste, nous apprend que les Grecs et les Romains la divisaient en quatre parties égales : la première ou inférieure, étendue du menton à la base du nez, comprenait la bouche et le sens du goût; la seconde, limitée supérieurement par les sourcils, se composait des sens de l'odorat et de la vue; la troisième, circonscrite en haut par la racine des cheveux, était formée par le front, et la quatrième par le vertex (1). Mais, en admettant qu'une ligne tirée au devant des arcades orbitaires partageait la tête en deux moitiés égales, ils idéalisaient beaucoup la moitié supérieure, ainsi que nous le verrons plus loin.

Pour rentrer dans le domaine de la réalité, Salvage proposa, en 1812, de la diviser en cinq parties, à l'aide de quatre lignes transversales passant : la première entre les deux arcades dentaires ; la seconde sur les pommettes, au devant du plancher des orbites ; la troisième sur les arcades orbitaires ; et la quatrième sur les bosses frontales. Le front, réuni au vertex, ne forme plus alors que les deux cinquièmes de la hauteur totale de la tête : proportion dont la nature se rapproche en effet davantage et qu'elle semble même réaliser lorsqu'elle revêt son plus beau type (2).

C. — Configuration des membres.

Les membres naissent des quatre angles du tronc : les supérieurs du thorax, les inférieurs de l'abdomen ou plutôt du bassin, d'où les noms de *membres thoraciques* et de *membres abdominaux* ou *pelviens*, sous lesquels ils sont aussi désignés.

Les membres thoraciques et les membres abdominaux offrent du reste une remarquable analogie de constitution : les uns et les autres se composent de quatre segments qui se correspondent : l'épaule et la hanche, le bras et la cuisse, l'avant-bras et la jambe, la main et le pied.

Chez les quadrupèdes et les reptiles, où les premiers ont reçu la même destination que les seconds, leur analogie est évidente. Chez l'homme, où leur destination est différente, celle-ci se révèle à nous par des traits moins accusés et cependant non moins réels. — Les supérieurs sont moins volumineux ; leurs leviers sont plus grêles et plus légers, mais leurs mouvements plus étendus, plus variés et plus rapides. — Les inférieurs, qui supportent tout le poids du corps, possèdent une charpente plus solide ; leurs divers segments se correspondent par des surfaces plus larges ; ils sont unis entre eux par des liens plus résistants ; mais ce qu'ils gagnent du côté de la solidité, ils le perdent du côté de la mobilité.

Constitués sur le même type, les membres thoraciques et abdominaux présentent donc des différences de proportion que nous étudierons plus loin. Ils présentent en outre des différences de conformation. Celles-ci dérivent pour la plupart de leur squelette, dont presque toutes les saillies se traduisent au dehors. Or, la *clavicule* et l'*omoplate* forment celui de l'épaule ; l'*os iliaque* celui de la hanche ; — l'*humérus* et le *fémur* représentent celui du bras et de la cuisse ; — le *cubitus* en dedans, le *radius* en dehors, con-

---

(1) Vitruve, *Les dix livres d'architecture*, traduit par Cl. Perrault. Paris, 1673, grand in-folio, p. 54.
(2) Salvage, *Anatomie du gladiateur combattant*. Paris, 1812, p. 53.

stituent celui de l'avant-bras ; le *tibia* et le *péroné* celui de la jambe. — Le *carpe*, le *métacarpe* et les *phalanges* composent celui de la main ; le *tarse*, le *métatarse* et les *phalanges* celui du pied.

L'omoplate, en s'unissant à la clavicule par l'*acromion*, établit la limite supérieure des membres thoraciques. Une ligne tirée de l'un à l'autre acromion répond à la partie la plus élevée du dos et à sa plus grande largeur. — La clavicule, horizontalemennt étendue de l'omoplate au sternum, sépare le thorax de la partie inférieure du cou. Elle donne attache en dedans à un muscle qui se porte obliquement en haut et en arrière pour aller se fixer à l'apophyse mastoïde et à l'occiput : c'est le muscle *sterno-cléido-mastoïdien ;* en dehors elle donne attache au bord antérieur du trapèze qui, par son autre extrémité, s'insère aussi à l'occiput. Très-rapprochés en haut et très-écartés inférieurement, ces muscles circonscrivent, avec la clavicule, un espace triangulaire déprimé à sa base, qui constitue la *région* ou le *creux sus-claviculaire.* Sur la ligne médiane, entre les deux clavicules, immédiatement au-dessus du sternum, on remarque une troisième dépression de forme ovoïde : c'est la *fossette sus-sternale.*

Vue par sa partie supérieure, l'épaule est presque plane et horizontale chez l'homme, plus arrondie et plus tombante chez la femme. — Vue par sa partie externe, elle se présente sous l'aspect d'une saillie ovoïde dont la petite extrémité, dirigée en bas, se termine à une fossette, la *fossette deltoïdienne.* Cette saillie, qui forme le *moignon* de l'épaule, est produite d'une part par le muscle deltoïde, de l'autre par l'extrémité supérieure de l'humérus, sous laquelle elle peut être facilement reconnue à sa résistance et à sa mobilité. Une ligne tirée de l'un à l'autre moignon, et passant par les deux têtes humérales, représente le plus grand diamètre transversal du corps. — Inférieurement, l'épaule est séparée des parois latérales du thorax par une dépression profonde, le *creux de l'aisselle,* que limitent en avant le grand pectoral, en arrière le grand rond et le grand dorsal.

L'os iliaque, par son épine antérieure et par la branche horizontale du pubis, détermine la direction du sillon qui forme le pli de l'aine et qui limite supérieurement les membres abdominaux. La longueur de ceux-ci varie par conséquent suivant que l'on considère leur côté externe, leur côté interne ou leur face antérieure. — Au-dessous de la crête iliaque on observe une saillie arrondie ; cette saillie est l'analogue du moignon de l'épaule ; elle répond au *grand trochanter,* de même que la saillie deltoïdienne répond à la grosse tubérosité de l'humérus.

Le bras est cylindrique et vertical ; la cuisse conique et obliquement dirigée de haut en bas et de dehors en dedans. Le bassin offrant plus de largeur chez la femme, les crêtes iliaques sont plus apparentes dans ce sexe ; les fémurs plus écartés, les trochanters plus saillants, les cuisses plus obliques, et les genoux plus rapprochés.

L'avant-bras représente aussi un cône, mais un cône comprimé d'avant en arrière, surtout dans sa moitié inférieure. — Sa face postérieure, légèrement arrondie en bas et anguleuse en haut, se termine par une saillie osseuse très-prononcée, l'*olécrâne*. En se continuant avec la face correspondante du bras elle constitue le *coude*, qui s'efface en partie pendant l'extension de l'avant-bras, qui devient anguleux dans l'état de demiflexion, et qui répond alors, ainsi que tout le bord inférieur du cubitus, à la partie moyenne de la portion sus-ombilicale de l'abdomen. — La face antérieure de l'avant-bras, presque plane, présente au niveau de sa continuité avec le bras une légère dépression qui forme le *pli du coude;* une ligne transversale tirée de ce pli sur la face abdominale du tronc tomberait, chez la plupart des individus, sur la partie moyenne de l'épigastre. — Le bord interne, rectiligne, oblique en bas et en dehors, forme avec la face interne du bras un angle obtus, dont une saillie osseuse, l'*épitrochlée*, occupe le sommet. — Le bord externe, arrondi dans sa moitié supérieure, dépasse le niveau de la face externe du bras, dont le distingue une dépression qui prolonge en dehors le pli du coude.

La jambe est conique dans ses deux tiers supérieurs, plus grêle et cylindrique dans son tiers inférieur. — Sa face antérieure se décompose en deux plans : l'un, tourné en dehors et plus large supérieurement, répond aux muscles jambier antérieur, extenseurs des orteils et péroniers latéraux, dont il laisse entrevoir les interstices ; l'autre, incliné en dedans et d'égale largeur sur toute son étendue, est formé par la face interne du tibia. Une crête presque tranchante, constituée par le bord antérieur du même os, occupe l'angle de réunion de ces deux plans. — En se continuant en haut avec la partie correspondante de la cuisse, ces deux plans donnent naissance au genou. — Vu par sa partie antérieure, celui-ci présente deux saillies : une saillie supérieure beaucoup plus considérable, irrégulièrement arrondie, mobile dans l'état d'extension et de relâchement des muscles, c'est la *rotule;* et une saillie inférieure, fixe, qui limite en haut la crête du tibia, c'est la *tubérosité* antérieure de cet os. — Sur sa partie externe, on remarque également deux saillies : la supérieure, plus considérable aussi, est produite par le condyle externe du fémur ; l'inférieure est due à la tête du péroné. — Sur sa partie interne on n'observe qu'une seule saillie, mais plus volumineuse, formée par le relief du condyle interne et de la tubérosité interne du tibia. Au-dessus de celle-ci existe une légère dépression longitudinale que limite en arrière et en dedans le tendon de la longue portion du grand adducteur.

La face postérieure de la jambe présente pour attribut caractéristique le *mollet*, saillie ovoïde qui emprunte son existence au relief des muscles jumeaux et soléaire ; aussi, lorsque ceux-ci entrent en contraction, voit-on cette saillie se durcir, augmenter de volume et prendre une configuration plus arrêtée. Sur son quart inférieur on aperçoit une autre saillie, grêle et verticale, limitée de chaque côté par une petite gouttière longitudinale et produite par le tendon des muscles du mollet ou *tendon d'Achille*. En se continuant avec la cuisse, la face postérieure de la jambe se déprime au niveau du genou. Cette dépression, ou *creux du jarret*, affecte la figure d'un losange dont le grand axe serait vertical. Elle est limitée en haut et en dedans par le demi-membraneux, en haut et en dehors par le biceps, en bas par les deux jumeaux. Le creux du jarret correspond au pli du coude, de même que la rotule correspond à l'olécrâne.

La main, suspendue et comme flottante sur les côtés de l'édifice qu'elle a pour misssion de protéger et de servir, est, de toutes les parties qui concourent à le former, celle où la sensibilité et la mobilité se trouvent associées au plus haut degré. La réunion de ces deux attributs en fait pour nous l'organe du toucher. Composée d'un grand nombre de pièces qui se meuvent les unes sur les autres, et placée à l'extrémité d'un long levier brisé qui décrit autour de son point d'attache une immense courbe circulaire, elle s'applique facilement à tous les points de la surface du corps et à tout ce qui nous entoure. Guidée par la vue, elle joue le rôle d'un agent d'exploration. Dirigée par l'intelligence, elle devient un instrument mécanique si parfait, qu'elle peut réaliser ces innombrables merveilles de l'art et de l'industrie à l'aspect desquelles l'homme lui-même reste frappé d'étonnement.

L'organe du toucher comprend du reste dans sa composition trois parties très-distinctes : une partie supérieure ou carpienne qui forme le *poignet*, une partie moyenne ou métacarpienne, et une partie terminale ou digitale.

La première offre la forme d'un cylindre comprimé d'avant en arrière au même degré que l'avant-bras qu'elle semble prolonger. Son squelette se compose de huit os qui glissent les uns sur les autres et qui se meuvent, en outre, sur l'extrémité inférieure du radius. Ce rapide aperçu suffit pour nous montrer sa destination : le poignet a évidemment pour usage de communiquer à la main des mouvements de totalité. — Il répond ordinairement, chez l'homme, au grand trochanter, et chez la femme à la partie moyenne de l'espace qui sépare cette saillie de la crête iliaque.

La seconde, ou portion métacarpienne, plus comprimée encore et comme étalée, revêt une figure quadrilatère. Sa face postérieure ou dorsale est légèrement convexe, et sa face antérieure ou palmaire légèrement concave. Cette concavité, par laquelle la main s'applique aux objets qu'elle saisit, est limitée : en bas par une saillie transversale peu prononcée qui répond à la tête des quatre derniers métacarpiens ; en haut et en dehors par une saillie obliquement étendue du poignet vers le pouce, c'est l'*éminence thénar ;* et en dedans par une saillie longitudinale moins accusée que la précédente, c'est l'*éminence hypo-thénar*.

La troisième comprend deux parties, l'une supérieure et externe que représente le pouce, l'autre inférieure constituée par les quatre derniers doigts. — Le pouce se compose de deux segments seulement. — L'index, le médius, l'annulaire et l'auriculaire en présentent trois. En s'opposant l'une à l'autre, ces deux parties forment, avec la paume de la main, une sorte de pince dont la branche inférieure se partagerait en quatre branches secondaires représentant chacune un levier à triple brisure qui peut s'enrouler sur lui-même : de là cette infinie variété de mouvements qui permet à la main de saisir les objets les plus déliés et de soulever de lourds fardeaux, d'explorer la périphérie des corps qui nous entourent et d'en apprécier jusqu'aux moindres aspérités.

Le pied s'étend horizontalement à la surface du sol. — Sa face inférieure ou plantaire est étroite, arrondie et saillante au niveau du talon, plane et large au niveau des orteils, concave au milieu. Mais cette concavité, plus prononcée en dedans qu'en dehors, offre beaucoup de variétés : elle est plus grande chez quelques individus; chez d'autres, elle fait presque entièrement ou même totalement défaut. Dans le premier cas, le pied est *cambré*; il est plat dans le second : mode de conformation défectueux qui rend la marche plus difficile. — La face supérieure ou dorsale est arrondie, plus élevée et plus convexe lorsque la plante du pied est très-voûtée, déprimée et presque plane lorsque celle-ci est plane aussi. En se continuant avec la partie inférieure de la jambe, elle forme avec celle-ci un angle droit à sommet arrondi. — De chaque côté de cet angle on aperçoit les malléoles. Celle qui est en dedans occupe le prolongement de la face interne du tibia, dont elle forme une dépendance; l'externe, plus considérable et plus longue que la précédente, est située sur le prolongement du péroné dont elle représente l'extrémité inférieure. Le bord externe du pied, mince et rectiligne, est divisé en deux parties à peu près égales par la tubérosité du cinquième métatarsien. — Le bord interne, beaucoup plus épais et un peu plus long, présente une figure triangulaire dont la base répond au talon. Sur sa partie moyenne, on remarque une large dépression qui se continue avec la voûte de la plante du pied.

De même que la main, le pied se compose de trois parties : une postérieure ou tarsienne, une moyenne ou métatarsienne, la troisième antérieure formée par les orteils. Mais ces trois parties offrent ici des proportions inverses. A la main, le poignet est peu développé; la portion métacarpienne l'est davantage; les doigts le sont plus encore : organe du toucher et de préhension, c'est la partie terminale qui prédomine en elle. Au pied, les orteils sont comme atrophiés; la portion métatarsienne est plus longue et plus large, la portion tarsienne est relativement énorme : organe de sustentation, c'est la partie initiale ou jambière qui devient chez lui prédominante.

§ 2. — Symétrie du corps.

Le tronc, la tête et les membres, si différents par leur configuration, se rapprochent cependant par un caractère qui leur est commun. Le tronc, en effet, est formé de deux parties latérales semblablement conformées; la tête et le cou sont formés aussi de deux parties latérales qui se répètent; les membres d'un côté répètent de même ceux du côté opposé. Le corps humain, pris dans son ensemble, se compose en un mot de deux moitiés, l'une droite, l'autre gauche, symétriquement disposées sur les côtés d'un plan idéal, vertical et antéro-postérieur, qui porte le nom de *plan médian*. La ligne d'intersection de ce plan et du plan abdominal représente la *ligne médiane antérieure*, et la ligne d'intersection du même plan avec le plan dorsal, la *ligne médiane postérieure*.

Les lois du développement nous enseignent que ces deux moitiés du corps sont primitivement indépendantes. A mesure qu'elles parcourent les différentes phases de leur évolution elles se rapprochent, puis se touchent et finissent par se souder l'une à l'autre. Quelques régions conservent pendant toute la durée de la vie les traces de cette soudure, qui prend alors le nom de *raphé*. Chez l'homme on observe constamment, sur le périnée, sur le scrotum et sur la partie inférieure du pénis, un raphé plus ou moins prononcé suivant les individus. Sur les autres parties du corps le raphé est à peine sensible ou disparaît même complétement. Toutefois, en s'effaçant à la surface, il semble exister encore à l'état de vestige dans l'épaisseur des tissus et former une sorte de barrière que les maladies respectent quelquefois. Il n'est pas rare de voir l'inflammation développée sur un des côtés du corps, s'arrêter sur la ligne médiane; le zona, par exemple, s'étend à la manière d'une ceinture sur l'une des moitiés du tronc et laisse intacte la moitié opposée; dans les paralysies du sentiment et du mouvement toute une moitié du corps est frappée jusqu'aux limites du plan médian, et l'autre moitié conserve l'intégralité de ses fonctions.

Si ces deux moitiés, au lieu de se rapprocher et de se souder, s'arrêtent dans leur développement, elles resteront indéfiniment séparées, et l'on verra se produire autant de vices de conformation caractérisés par l'existence d'une fissure. C'est à cette cause qu'il faut rattacher la fissure uréthrale ou *hypospadias*, la fissure scrotale qui donne aux organes génitaux de l'homme les apparences de ceux de la femme, la fissure spinale ou *spina bifida*, la fissure palatine, celle du voile du palais, etc.

La symétrie n'est pas un attribut qui appartienne exclusivement aux organes périphériques. Elle s'étend de la superficie à la profondeur du corps. Mais le tronc, à cet égard, diffère beaucoup des extrémités. — Les deux membres thoraciques sont symétriques dans toutes les parties qui les composent; il en est de même des membres abdominaux; il en est de même aussi des deux moitiés latérales de la tête et du cou. — Sur le thorax, tout est symétrique à l'extérieur; à l'intérieur, la symétrie disparaît; le cœur s'incline à gauche; l'un des poumons descend plus bas, l'autre, par compensation, est plus volumineux. — Sur l'abdomen, la cavité proprement dite présente une symétrie parfaite; les organes qu'elle contient n'en présentent, pour la plupart, aucune trace. Vers la partie la plus inférieure du bassin, cependant, on voit celle-ci reparaître.

Les parois du tronc et tout ce qui s'étend au delà de ces parois sont donc symétriques; les viscères intra-thoraciques et intra-abdominaux seuls ne le sont pas. Or il est digne de remarque que ces viscères remplissent des usages qui se rattachent exclusivement aux fonctions nutritives. De cette donnée on peut déduire la loi qui préside à la répartition de la symétrie : *tous les organes qui nous mettent en rapport avec le monde extérieur, et tous ceux qui ont pour destination de perpétuer la vie de l'espèce sont symétriques; ceux qui ont pour destination d'assurer la vie de l'individu ne le sont pas.*

Cette loi comporte, il est vrai, quelques exceptions. Ainsi la bouche, qui forme le vestibule des voies digestives, est symétrique; le pharynx et la trachée le sont aussi; les reins, les uretères, la vessie, le sont également. Mais ces exceptions n'enlèvent pas à la loi si bien formulée par Bichat le caractère de généralité qu'elle présente.

Certains organes affectés à la vie nutritive revêtent donc un attribut qui appartient plus spécialement à ceux de la vie extérieure. Par contre, on voit assez fréquemment ces derniers se déformer et perdre en partie le caractère qui les distinguait. Le thorax, qui paraît si régulièrement conformé au premier coup d'œil, possède rarement, néanmoins, une symétrie parfaite; le plus souvent la colonne dorsale présente une légère déviation ; et celle-ci devient la cause première ou le point de départ de ces incurvations, si fréquentes à droite, que, sur cent exemples, c'est à peine si l'on en trouve un où la déviation a lieu à gauche.

La tête, plus symétrique que toutes les autres parties du corps, ne possède pas toujours cependant une configuration parfaitement régulière. Le crâne est quelquefois plus développé d'un côté; et cet inégal développement a pour conséquence un défaut de symétrie. La cloison des fosses nasales est presque toujours déviée à droite ou à gauche, et en se déviant elle repousse le lobe du nez du côté opposé, ainsi que je m'en suis assuré, d'où aussi un défaut de symétrie de la face.

Les membres eux-mêmes n'offrent pas sur tous les individus un volume égal : chez le plus grand nombre, ceux du côté droit l'emportent, sous ce rapport, sur ceux du côté gauche; chez quelques-uns on voit toute une moitié du corps prédominer sur la moitié opposée, et presque constamment alors la moitié droite est celle qui présente cette prédominance. De là, ainsi que le fait remarquer Malgaigne, cet instinct qui nous pousse à nous servir de préférence des membres du côté droit, préférence qui a sa cause dans l'organisation elle-même et non dans l'habitude. Sur 182 hommes interrogés par cet auteur au bureau central, 163 étaient droitiers, 15 gauchers et 4 ambidextres. Sur 33 femmes, il n'a rencontré ni gauchères ni ambidextres (1).

§ 3. — STATURE DE L'HOMME.

La longueur totale du corps, ou la stature, n'a pas été jusqu'à présent l'objet d'un travail d'ensemble. Mais les documents que nous possédons permettent cependant de déterminer très-approximativement la taille moyenne de l'homme en Belgique et en France.

Parmi les travaux entrepris pour résoudre ce problème, l'un des plus complets, sans contredit, est celui de Quetelet (2). Cet auteur a mesuré 300 individus de dix-neuf ans, 300 de vingt-cinq, 300 de trente, et a subdivisé chaque série en trois autres. Les moyennes qu'il a obtenues se trouvent énoncées dans ce tableau :

NOMBRE.	19 ANS.	25 ANS.	30 ANS.
	m	m	m
100.	1,6630	1,6822	1,6834
100.	1,6695	1,6735	1,6873
100.	1,6620	1,6692	1,6817
Moyennes.	1,6648	1,6750	1,6841

Les trois moyennes qui résument ce tableau nous démontrent que la taille de l'homme progresse jusqu'à trente ans, et qu'elle s'élève alors, en Belgique, à 1m,684.

Tenon, en 1783, mesura la taille de 60 hommes et de 60 femmes habitant le village de Massy, situé aux environs de Paris, près de Palaiseau, dans une plaine abondante en froment et en vins. Leur âge variait de vingt-cinq à quarante-six ans (3). Il arriva aux résultats suivants :

	HOMMES.	FEMMES.
	m	m
Taille moyenne	1,655	1,506
Maxima.	1,854	1,671
Minima	1,543	1,380

Le soin extrême que cet auteur apportait dans toutes ses recherches donne aux chiffres qui précèdent un certain intérêt. Mais les faits exprimés

(1) Malgaigne, *Traité d'anatomie chirurgicale*, 2e édit., t. I, p. 3.
(2) Quetelet, *Sur l'homme et le développement de ses facultés*, ou Essai de physique sociale. Paris, 1835, t. II.
(3) Tenon, *Notes manuscrites relatives à la stature et au poids de l'homme*, recueillies par Villermé (*Annales d'hygiène*, 1833, t. X, p. 30 et 31).

dans son travail sont évidemment trop peu nombreux pour qu'on puisse considérer les moyennes qui en découlent comme suffisamment approximatives. On voit, du reste, qu'il n'avait pris pour sujets de ses recherches que des individus de vingt-cinq à cinquante ans. Il avait déjà reconnu que la stature, dans les deux sexes, continue à croître jusqu'à vingt-cinq ans, et qu'elle commence à décroître de cinquante à soixante. La priorité de ce fait, cependant, ne lui appartient pas tout entière ; car si le premier il a eu le mérite de le signaler, le premier aussi Quetelet a eu celui de l'établir sur une base positive.

Les recherches de Tenon n'étaient qu'un essai. La loi sur le recrutement militaire, s'appliquant à toute la population de la France, semblait offrir à la statistique une plus large base d'opérations et des résultats plus probants. On pensa donc que les principales données du problème à résoudre devaient se trouver réunies au ministère de la guerre. En 1817, Hargenvilliers, employé supérieur de ce ministère, songea à utiliser ces données ; et, s'appuyant sur cent mille faits, il montra que la taille moyenne du conscrit de l'empire, c'est-à-dire celle du Français de vingt ans, à cette époque, égalait 1^m,615 (2). Mais cette moyenne était trop faible, puisque l'homme, à vingt ans, n'a pas encore atteint tout son développement.

Ce qu'avait fait cet auteur pour l'Empire, le comte de Chabrol tenta aussi de le faire pour la Restauration. Des recherches statistiques sur la ville de Paris et le département de la Seine, publiées sous ses auspices, en 1826, pendant qu'il remplissait les fonctions de préfet de ce département, nous apprennent que le nombre total des jeunes gens soumis à la conscription, pour la ville de Paris, de 1816 à 1823 inclusivement, a atteint 33 000 ; que sur ce total 7000 seulement ont été appelés à faire partie du contingent militaire, et que leur taille moyenne mesurait 1^m,683. Cette moyenne est évidemment trop élevée ; car, sous la Restauration, pour être admis dans les cadres militaires, il fallait posséder au moins une taille de 1^m,570. On ne déterminait pas la hauteur de celles qui restaient inférieures à ce chiffre ; et l'auteur de ces recherches n'ayant pris en considération que celles qui l'égalaient ou le dépassaient, a dû obtenir ainsi une moyenne exagérée.

Les recherches poursuivies dans cette voie ne pouvaient donc conduire à des résultats satisfaisants. Pour déterminer la taille moyenne de l'homme adulte, il fallait revenir à celle qu'avait tracée l'illustre Tenon. Mais un travail de ce genre, bien que simple et très-facile en apparence, est en réalité tout hérissé de difficultés. M. Lélut l'a entrepris en 1841. Médecin de la prison du dépôt des condamnés pendant dix-sept ans, cet auteur a pris pour sujet de ses observations la taille de tous les détenus qui l'ont

---

(1) Hargenvilliers, *Considérations sur la formation et le recrutement de l'armée en France.*

(2) Lélut, *Physiologie de la pensée.* Paris, 1862, t. II, p. 109 et suiv.

habitée dans ce laps de temps. La stature de ceux-ci est exactement mesurée à leur entrée et consignée sur les registres du greffe. La plupart d'entre eux avaient de vingt à cinquante ans. Un petit nombre seulement appartenait au département de la Seine et aux départements voisins; les cinq sixièmes étaient originaires de presque tous les autres départements. De ces chiffres réunis on pouvait donc tirer une conclusion générale, qui devenait l'expression de la taille moyenne de l'homme en France.

Pour arriver à cette conclusion, M. Lélut a fait le relevé de la taille de 2000 détenus écroués depuis 1830; puis il a réparti ces mesures en cinq séries composées d'un nombre égal de faits. Le tableau suivant fera connaître la moyenne qui correspond à chacune de ces séries :

	1re SÉRIE.	2e SÉRIE.	3e SÉRIE.	4e SÉRIE.	5e SÉRIE.
Age des détenus.	16 ans $\frac{1}{2}$ à 17 $\frac{1}{2}$.	20 ans.	25 ans.	30 à 50 ans.	50 ans et plus.
Stature moyenne.	1^m,567	1^m,617	1^m,647	1^m,657	1^m,655

Il résulte de ces chiffres que la taille s'accroît jusqu'à trente ans et qu'elle commence à diminuer à partir de cinquante, ainsi que nous l'avaient enseigné Tenon et Quetelet. Si la décroissance ici se montre si peu sensible, c'est parce que le plus grand nombre des détenus qui dépassaient cinquante ans avaient seulement quelques années de plus. Il en résulte, en outre, que la taille moyenne de l'homme adulte, parvenu à son complet développement, mesure 1^m,657, résultat conforme à celui de Tenon. Il peut être considéré, jusqu'à présent, comme le plus approximatif.

La taille moyenne de l'homme, en France, nous étant connue, il nous reste maintenant à étudier les causes qui peuvent la modifier, ou plutôt les conditions sous l'empire desquelles on la voit constamment s'élever ou s'abaisser. La science, sur ce point, est plus riche en documents. En m'appuyant sur ceux-ci, je formulerai les propositions suivantes, qui en seront à la fois le corollaire et le résumé.

1° *La taille est plus élevée chez l'habitant des villes que chez l'habitant des campagnes.* — Dans un très-bon mémoire, publié en 1829 (1), Villermé a réuni une longue série de faits qui ne laissent planer aucun doute sur ce point. Non-seulement la stature est plus haute chez l'habitant des villes, mais elle l'est d'autant plus que la ville est plus grande et plus féconde en ressources. Paris, sous ce rapport, tient le premier rang. Nous avons vu, en effet, que la stature des hommes levés de 1816 à 1823 a atteint 1^m,683, d'après les recherches statistiques de M. de Chabrol. Cette moyenne, il est vrai, est trop élevée, puisqu'on n'a pas tenu compte des plus petites tailles; mais, d'une autre part, il s'agissait de jeunes gens de

---

(1) Villermé, *Mémoire sur la taille de l'homme en France* (*Ann. d'hygiène*, t. I, p. 351).

vingt ans, c'est-à-dire d'hommes qui n'avaient pas encore toute leur stature. Nous sommes donc placé ici entre deux influences qui se contre-balancent, et nous pouvons admettre que pour la ville de Paris la taille moyenne de l'homme de trente ans est bien réellement de 1^m,68 à 1^m,69. J'ai mesuré la longueur du corps de quarante hommes pris parmi ceux qui nous arrivent à l'École pratique; ils étaient bien conformés, originaires de Paris et âgés de vingt-deux à soixante ans. Leur taille moyenne s'est élevée à 1^m,692, résultat qui se rapproche beaucoup du précédent (p. 21).

Pour la Belgique, Quetelet a constaté également que la population des grandes villes l'emporte, par sa stature, sur celle des communes rurales; le tableau qui suit l'atteste très-péremptoirement :

ARRONDISSEMENTS.		1823.	1824.	1825.	1826.	1827.	MOYENNE.
		m	m	m	m	m	m
I.	Bruxelles.	1,6719	1,6640	1,6631	1,6647	1,6528	1,6623
	Communes rurales.	1,6325	1,6317	1,6343	1,6353	1,6296	1,6325
II.	Louvain.	1,6224	1,6349	1,6399	1,6460	1,6335	1,6393
	Communes rurales .	1,6296	1,6229	1,6090	1,6145	1,6127	1,6177
III.	Nivelles.	1,6398	1,6226	1,6581	1,6384	1,6330	1,6428
	Communes rurales .	1,6264	1,6260	1,6409	1,6431	1,6253	1,6323
Moyennes	Villes	1,6514	1,6479	1,6537	1,6297	1,6398	1,6485
annuelles.	Comm. rurales.	1,6295	1,6269	1,6280	1,6309	1,6225	1,6275
Moyenne générale							1,6380

Ces nombres ont été extraits des registres du gouvernement; ils expriment la taille moyenne des hommes de vingt ans pour la province du Brabant méridional. Les moyennes, pour chaque année, sont prises sur 400 individus pour Bruxelles, sur 150 pour Louvain et Nivelles. Celles des communes rurales sont déduites de 400 individus pour chaque arrondissement. La moyenne générale, pour la province entière, résulte donc de 3500 individus pour la ville et de 6000 pour les campagnes, nombre assez considérable pour donner une évaluation très-approximative. Cette moyenne générale, qui ne dépasse pas 1^m,638, nous montre de nouveau combien l'homme, à vingt ans, est loin d'avoir acquis toute sa stature, puisqu'à trente ans celle-ci s'élève, en Belgique, d'après les recherches du même auteur, à 1^m,684.

2° *La taille de l'homme est d'autant plus haute que le pays qu'il habite est plus riche, que sa nourriture est meilleure, que les fatigues et les privations qu'il éprouve dans l'enfance et la jeunesse sont moins grandes.* — En un mot, l'aisance, et tous les avantages qu'elle porte avec elle, produit les grandes tailles; la misère, et tout son cortège de conséquences fâcheuses, produit les petites tailles. Dans les localités où nous voyons d'abondantes récoltes, une riche végétation, des animaux vigoureux, des bestiaux en grand nombre, les hommes ont une taille plus élevée; tandis qu'ils sont petits dans celles où les récoltes sont maigres, les arbres épars et rachitiques, les bestiaux rares et chétifs, parce que dans les premières conditions ils vivent au sein de l'abondance, et dans les secondes au milieu des privations de tout genre. — Les recherches statistiques sur la ville de Paris contiennent un tableau où les douze arrondissements (ancienne division) sont classés d'après la stature moyenne de leurs habitants; or, cette stature est en raison de la fortune, ou mieux en raison inverse des peines, des fatigues, des privations éprouvées dans l'enfance et la jeunesse.

3° *La taille moyenne de la population en France est plus élevée chez les habitants du Nord que chez ceux du Midi.* — Un assez grand nombre de documents pourraient être invoqués en faveur de cette proposition. Je citerai seulement ceux que nous devons à M. Lélut. En 1839, cet auteur fit, sur les registres d'une commune du nord-est de la France, la petite ville de Gy, le relevé, année par année, de la taille de tous les hommes soumis à la conscription depuis 1800 jusqu'à 1838 (1). Il obtint un total de 753 hommes dont la taille moyenne fut de 1^m,658. Elle égalait par conséquent, à un millimètre près, celle des hommes de trente ans appartenant aux classes laborieuses de toute la France, et se montrait ainsi, en réalité, très-supérieure à la moyenne générale, puisque ces 753 conscrits n'étaient âgés que de vingt ans, et n'avaient pas encore acquis leur complet développement. Pour avoir la contre-partie de ce résultat, M. Lélut a pris la taille moyenne de tous les détenus de la prison du dépôt des condamnés appartenant aux départements du Midi. Ces détenus étaient âgés de trente-six à cinquante ans. Leur taille moyenne n'a pas dépassé 1^m,630.

4° *La taille moyenne de la population en France est plus élevée dans les départements de l'est que dans ceux de l'ouest.* — Les premiers, depuis près de deux siècles, possèdent le privilége de fournir à l'armée ses hommes d'élite, les artilleurs, dont la taille est de 1^m,70, et les carabiniers, chez lesquels elle doit atteindre au moins 1^m,76. Les habitants de l'Alsace et de la Franche-Comté se distinguent surtout par leur haute stature.

. M. Boudin, qui vient de publier une carte de la distribution géographique des hautes tailles en France, a pu constater, en s'appuyant sur des documents déposés au ministère de la guerre, que sur un contingent de 10 000 recrues par département, il y a 38 départements dans lesquels le nombre des hommes offrant au moins une taille de 1^m,732 (taille des cuirassiers) a varié de 694 à 1560, et 48 dans lesquels il a varié de 316 à 686. Or les premiers appartiennent presque tous à l'est et au nord; les derniers sont ceux du centre, du sud et de l'ouest (2).

(1) *Gazette médicale* du 7 août 1841, et *Physiologie de la pensée*, 2e édit., t. II, p. 113 et suiv.
(2) Boudin, *Études ethnologiques sur la taille et le poids de l'homme chez les divers peuples.* Paris, 1863, p. 40.

5° *La taille moyenne de l'homme varie pour les divers peuples.* — Nous avons vu qu'en France elle égale 1^m,657; qu'en Belgique elle s'élève à 1^m,684. Dans la Pologne elle paraît atteindre 1^m,73, et en Russie 1^m,76. Dans la Saxe elle dépasse encore cette limite; c'est dans cette contrée, d'après Tenon, que se trouveraient les hommes les plus hauts de l'Europe. En 1780, la taille commune des fantassins y était de 1^m,786, et celle des grenadiers du corps de 1^m,95. Parmi les peuples du nouveau continent, les Patagons, selon le même auteur, seraient ceux qui offriraient la plus haute stature; il évalue leur taille ordinaire à 1^m,76, et leur taille la plus élevée à 2^m,03. — Chez quelques peuples, au contraire, la taille moyenne est très-petite : au premier rang, sous ce rapport, on peut placer les Lapons, qui ont communément 1^m,380, les Samoïèdes, les Groenlandais, les Esquimaux, et la plupart des hommes qui habitent les contrées voisines du pôle arctique.

6° *Enfin la taille, chez tous les peuples, diffère selon les individus.* — Lorsqu'elle s'élève très-considérablement au-dessus de la moyenne, ou s'abaisse extrêmement au-dessous, l'homme chez lequel elle s'élève ou s'abaisse ainsi prend le nom de *géant* dans le premier cas, et celui de *nain* dans le second. Il a existé quelques géants d'une stature vraiment extraordinaire; chacun peut voir au musée Orfila les os d'un kalmouck, nommé Margrath, dont la taille avait atteint 2^m,533; celle du Finlandais Caïanus était plus prodigieuse encore : elle s'élevait à 2^m,833.

La taille de l'homme peut donc s'accroître, dans quelques cas de la plus excessive rareté, au point de dépasser la moyenne d'un demi-mètre, d'un mètre et plus encore.

Elle peut aussi se réduire dans la même proportion. Fabrice de Hilden fait mention d'un nain qui n'avait que 1^m,082, et Bauhin d'un autre qui ne mesurait que 0^m,974. Le célèbre Bébé, qui amusa la cour de Stanislas, roi de Pologne, par l'exiguïté et la gentillesse de ses proportions, et dont on voit le mannequin au musée Orfila, ne dépassait pas 0^m,893. Il avait été fiancé à une naine dont la taille égalait la sienne. — On pourrait croire que cette limite marque le dernier degré de la réduction que peut subir l'espèce humaine; il n'en est rien cependant. Barwiloski, gentilhomme polonais, doué d'une remarquable intelligence et régulièrement conformé, mesurait seulement 0^m,756; et Jeffery Hugdson, que la duchesse de Buckingham, vers la fin d'un repas, fit présenter dans un pâté à la reine Henriette-Marie de France, était plus petit encore : à vingt ans, il n'avait que 0^m,56.

Il existe donc des géants et des nains; mais il n'y a pas et il n'y a jamais eu des peuples de géants et des peuples de nains. Si quelques auteurs croient encore à la dégradation physique de l'espèce humaine, c'est parce qu'ils n'ont pas suffisamment tenu compte des faits authentiques de l'histoire; car tous ces faits protestent contre une pareille hypothèse.

§ 4. — DIMENSIONS ET PROPORTIONS DES PRINCIPALES PARTIES DU CORPS.

Les peintres et les statuaires de la Grèce avaient déjà remarqué que lorsque l'homme se tient debout, les pieds et les bras un peu écartés, il se trouve inscrit dans un cercle qui a pour centre l'ombilic et qui répond, par sa circonférence, à l'extrémité des quatre membres.

DIMENSIONS DES PRINCIPALES PARTIES DU CORPS CHEZ L'HOMME.

NOMBRE.	ANNÉES.	STATURE.	TRONC.	MEMBRES INFÉRIEURS	MEMBRES SUPÉRIEURS	TÊTE.	FACE.
		m	m	m	m	m	m
1	60	1,54	0,76	0,78	0,68	0,230	0,190
2	76	1,54	0,78	0,76	0,63	0,200	0,180
3	56	1,55	0,78	0,77	0,69	0,210	0,180
4	24	1,58	0,79	0,79	0,67	0,240	0,195
5	72	1,61	0,80	0,81	0,78	0,220	0,190
6	68	1,62	0,81	0,81	0,70	0,210	0,180
7	45	1,63	0,83	0,80	0,67	0,220	0,185
8	22	1,64	0,82	0,82	0,72	0,210	0,170
9	70	1,64	0,81	0,83	0,77	0,220	0,200
10	75	1,64	0,81	0,83	0,76	0,220	0,200
11	45	1,65	0,80	0,85	0,76	0,230	0,190
12	46	1,65	0,81	0,84	0,76	0,230	0,190
13	52	1,65	0,81	0,84	0,72	0,220	0,185
14	23	1,66	0,82	0,84	0,74	0,240	0,190
15	45	1,66	0,79	0,87	0,78	0,220	0,190
16	70	1,66	0,80	0,86	0,74	0,200	0,180
17	28	1,67	0,78	0,89	0,74	0,210	0,190
18	25	1,68	0,86	0,82	0,71	0,220	0,190
19	32	1,68	0,84	0,84	0,78	0,220	0,185
20	35	1,68	0,82	0,86	0,77	0,220	0,200
21	55	1,69	0,86	0,83	0,73	0,210	0,170
22	70	1,69	0,79	0,90	0,79	0,215	0,190
23	75	1,69	0,83	0,86	0,70	0,225	0,185
24	44	1,70	0,86	0,84	0,74	0,215	0,180
25	74	1,70	0,83	0,87	0,73	0,220	0,190
26	21	1,71	0,86	0,85	0,72	0,250	0,200
27	22	1,71	0,81	0,90	0,80	0,230	0,180
28	30	1,72	0,86	0,86	0,77	0,230	0,190
29	30	1,73	0,87	0,86	0,71	0,210	0,185
30	43	1,74	0,87	0,87	0,80	0,220	0,200
31	54	1,74	0,87	0,87	0,79	0,210	0,190
32	20	1,75	0,86	0,89	0,72	0,230	0,170
33	40	1,75	0,84	0,91	0,78	0,215	0,180
34	40	1,79	0,86	0,93	0,82	0,220	0,190
35	48	1,79	0,78	0,91	0,78	0,215	0,180
36	66	1,81	0,87	0,94	0,79	0,230	0,190
37	50	1,82	0,89	0,93	0,83	0,220	0,185
38	50	1,84	0,88	0,96	0,80	0,230	0,200
39	78	1,84	0,89	0,95	0,84	0,240	0,190
40	36	1,86	0,89	0,97	0,82	0,230	0,200
Moyennes. .	48	1,692	0,833	0,859	0,750	0,221	0,187

Ils avaient constaté aussi que dans l'attitude verticale, les membres inférieurs étant rapprochés, et les supérieurs étendus en croix, l'intervalle qui s'étend de l'un à l'autre médius devient égal à la hauteur du corps, en sorte que le corps humain peut être considéré alors comme inscrit dans un carré. En réunissant les angles opposés de ce carré à l'aide de deux diagonales, on voit que celles-ci s'entre-croisent sur la symphyse des pubis. Le centre du corps semblerait donc correspondre à cette symphyse; en d'autres termes, le tronc, surmonté de la tête et du cou, en formerait la moitié, et les membres abdominaux l'autre moitié. A l'aspect des chefs-d'œuvre qu'ils nous ont laissés on peut reconnaître cependant qu'ils plaçaient ce centre un peu plus bas, c'est-à-dire au niveau des organes génitaux.

Désireux de connaître la valeur de ces données qui ont servi de règle aux artistes de l'antiquité, et qui semblent encore faire loi dans toutes les écoles consacrées aux beaux-arts, j'ai soumis à la mensuration les principales parties du corps, chez quarante hommes et trente femmes régulièrement conformés. Le tableau qui précède montrera les résultats que j'ai obtenus pour l'homme (p. 21).

Des nombres exprimés dans ce tableau il suit: 1° que sur 40 individus on en trouve 25 chez lesquels les membres inférieurs sont plus longs que le tronc, 8 chez lesquels le tronc l'emporte sur ces membres, et 7 chez lesquels il y a égalité; 2° que la longueur moyenne du tronc de ces 40 individus s'élève à 0m,833, et celle des membres abdominaux à 0m,859, ce qui constitue en faveur de ceux-ci une différence de 2 centimètres et demi. Partageons cette différence, et le centre du corps tombera à 13 millimètres au-dessous de la symphyse des pubis, c'est-à-dire sur la racine de la verge. Les statuaires des siècles de Périclès et d'Auguste étaient donc dans la vérité. Ils plaçaient ce centre, il est vrai, plus bas encore; et l'on pourrait croire qu'en l'abaissant autant ils tombaient dans l'exagération. Il n'en est rien cependant. Mais ici une distinction devient nécessaire. Dans ce but j'ai classé les quarante individus que j'ai pris pour sujets de mes recherches, dans l'ordre de leur stature, et les divisant en deux catégories j'ai obtenu les moyennes suivantes :

	STATURE.	TRONC.	MEMBRES INFÉRIEURS.
	m	m	m
Pour les 20 premiers. . .	1,63	0,808	0,825
Pour les 20 derniers. . .	1,74	0,851	0,892

Ainsi chez les vingt premiers, dont la stature moyenne ne dépasse pas 1m,63, on voit que les membres inférieurs l'emportent sur le tronc de 17 millimètres seulement, tandis que chez les vingt derniers, dont la stature moyenne atteint 1m,74, ils l'emportent de 41 millimètres. Plus la stature s'élève, plus le centre du corps tend à s'abaisser au-dessous de la symphyse. Les peintres et les statuaires de l'antiquité, qui représentaient surtout des dieux et des héros, étaient donc autorisés à placer le centre du corps au niveau des organes génitaux. Dans l'Apollon du Belvédère, dont la stature égale 2m,15, la longueur du tronc est de 1m,03, et celle des membres inférieurs de 1ᵐ,12 ; en divisant la différence, on reconnaît que l'artiste a placé le centre du corps à 4 centimètres et demi au-dessous de la symphyse, immédiatement au-dessus des testicules, et qu'il est resté fidèle au principe déduit des lois de l'observation. Dans quelques cas, on voit même le point central du corps s'abaisser davantage ; chez les individus qui sont désignés dans le tableau précédent par les numéros 17 et 22 il descendait à 5 centimètres et demi au-dessous de la symphyse, et chez celui qui porte le numéro 35 à 6 centimètres et demi.

Chez la femme, la longueur du tronc et celle des membres inférieurs diffèrent à peine, ainsi que le démontre le tableau suivant :

DIMENSIONS DES PRINCIPALES PARTIES DU CORPS CHEZ LA FEMME.							
NOMBRE.	ANNÉES.	STATURE.	TRONC.	MEMBRES INFÉRIEURS	MEMBRES SUPÉRIEURS	TÊTE.	FACE.
		m	m	m	m	m	m
1	28	1,45	0,77	0,68	0,61	0,210	0,170
2	70	1,48	0,75	0,73	0,67	0,200	0,180
3	25	1,52	0,75	0,77	0,69	0,210	0,170
4	40	1,52	0,78	0,74	0,67	0,190	0,160
5	22	1,55	0,77	0,78	0,66	0,195	0,170
6	24	1,56	0,83	0,73	0,67	0,200	0,170
7	75	1,56	0,76	0,80	0,68	0,200	0,170
8	20	1,57	0,80	0,77	0,65	0,210	0,175
9	26	1,57	0,80	0,77	0,66	0,220	0,180
10	27	1,57	0,79	0,78	0,69	0,230	0,210
11	30	1,57	0,80	0,77	0,69	0,220	0,180
12	30	1,57	0,80	0,77	0,68	0,230	0,190
13	34	1,57	0,77	0,80	0,70	0,200	0,170
14	42	1,57	0,78	0,79	0,70	0,220	0,180
15	50	1,57	0,77	0,80	0,70	0,200	0,170
16	32	1,59	0,79	0,80	0,69	0,210	0,180
17	55	1,59	0,81	0,78	0,68	0,210	0,180
18	34	1,60	0,80	0,80	0,68	0,210	0,170
19	46	1,61	0,80	0,81	0,70	0,220	0,175
20	65	1,61	0,80	0,81	0,70	0,180	0,160
21	28	1,62	0,80	0,82	0,66	0,210	0,180
22	36	1,62	0,80	0,82	0,71	0,230	0,180
23	26	1,63	0,80	0,83	0,71	0,220	0,180
24	54	1,63	0,80	0,83	0,70	0,230	0,190
25	68	1,63	0,77	0,86	0,72	0,200	0,180
26	72	1,64	0,79	0,85	0,70	0,210	0,190
27	42	1,65	0,83	0,82	0,71	0,200	0,185
28	25	1,66	0,84	0,82	0,69	0,220	0,170
29	24	1,68	0,85	0,83	0,71	0,230	0,180
30	35	1,71	0,85	0,86	0,72	0,220	0,180
Moyennes.	39	1,589	0,795	0,793	0,686	0,211	0,177

Il résulte, en effet, des nombres réunis dans ce tableau, que la longueur moyenne du tronc s'élève à 0ᵐ,795, celle des membres inférieurs à 0ᵐ,793, et qu'elles peuvent être considérées par conséquent comme égales. Si, d'une autre part, on compte les faits individuels, on constate que sur ces

30 femmes il y en a 15 chez lesquelles les membres inférieurs sont plus longs que le tronc, 14 chez lesquelles c'est le tronc au contraire qui l'emporte, et une chez laquelle il y a égalité parfaite. Dans le sexe féminin le centre du corps répond donc à la symphyse pubienne sur laquelle il oscille pour se placer tantôt un peu au-dessus, tantôt un peu au-dessous. Il n'est pas très-rare, cependant, de rencontrer des femmes chez lesquelles il s'élève de plusieurs centimètres au-dessus, et d'autres chez lesquelles il s'abaisse d'une quantité égale. Chez la femme qui porte le numéro 6, il était situé à 5 centimètres au-dessus, et chez celle qui porte le numéro 25, à 4 1/2 au-dessous; mais, chez la plupart d'entre elles, il ne présente que de très-faibles oscillations.

Pour reconnaître la part d'influence que la stature pouvait prendre à ces oscillations, j'ai aussi classé les trente femmes qui avaient servi à mes recherches en deux séries, l'une comprenant les quinze premières et l'autre les quinze dernières; cette distinction m'a conduit aux moyennes qui suivent:

	STATURE.	TRONC.	MEMBRES INFÉRIEURS.
	m	m	m
Pour les 15 premières. . . .	1,54	0,781	0,765
Pour les 15 dernières. . . .	1,63	0,810	0,822

Pour les quinze premières, dont la stature moyenne était de 1^m,54, le tronc l'a emporté sur les membres de 16 millimètres; et pour les quinze dernières, dont la stature moyenne égalait 1^m,63, les membres l'ont emporté au contraire sur le tronc de 12 millimètres. Il faut donc admettre que chez les femmes de petite taille le centre du corps est situé un peu au-dessus des pubis, et chez la femme de stature élevée un peu au-dessous.

La tête, pour les Grecs et les Romains, représentait la huitième partie de la hauteur du corps. Cette opinion a été adoptée par la plupart des artistes qui se sont occupés du même sujet. Dans leur échelle de proportion ils l'ont prise en conséquence pour unité; et partant de cette donnée, ils admettaient que les 8 têtes formant la hauteur totale du corps étaient ainsi échelonnées: la deuxième s'étendait du menton à l'intervalle qui sépare les seins; la troisième et la quatrième réunies se prolongeaient de cet intervalle à la symphyse pubienne, ou aux organes génitaux; les quatre dernières représentaient la longueur des membres inférieurs. Ce principe n'est pas rigoureusement conforme à l'observation. Pour les quarante individus que j'ai observés, la hauteur moyenne de la tête équivaut à 0^m,221; en la comparant à leur moyenne stature, qui égalait 1^m,692, on reconnaît que celle-ci se compose de 7 têtes et demie seulement. Mais la taille modifie assez notablement cette proportion. J'ai constaté, en effet, que pour les cinq premiers, dont la stature est la plus petite, le corps se compose de 7 têtes; pour les vingt premiers, de 7 1/2; pour les vingt derniers, de 7 4/5es. Comparée à la taille, la tête, ainsi qu'on pouvait le prévoir, est donc d'autant plus petite, que celle-ci est plus haute. Sur quarante hommes, j'en ai rencontré deux seulement chez lesquels la tête ne représentait réellement que la huitième partie du corps : ce sont ceux qui portent les numéros 38 et 40, dont la stature n'était pas moindre de 1^m,84 pour le premier, et 1^m,86 pour le second. Le principe adopté dans les écoles de la Grèce et de Rome n'est applicable, par conséquent, qu'aux hommes les plus grands, ou à ceux qui atteignent ou qui dépassent 1^m,85. Du reste, il n'a jamais été scrupuleusement appliqué ; les œuvres les plus pures de l'antiquité sont là pour l'attester. Dans l'Apollon, par exemple, qui a 2^m,15, la hauteur du corps ne comprend pas 8 têtes et demie, mais 7 2/3. En augmentant les proportions de toutes les autres parties du corps, l'artiste, par un sentiment qui l'honore, n'a pas voulu réduire celle de l'extrémité céphalique autant qu'il aurait dû le faire s'il s'était proposé de représenter un simple mortel.

La hauteur moyenne de la face, dans le sexe masculin, est de 0^m,187. Comparée à la hauteur totale du corps elle en forme la neuvième partie dans la majorité des individus, un peu plus chez les hommes de petite taille, un peu moins chez ceux de taille élevée. Les peintres et les statuaires anciens, en admettant qu'elle ne représentait que la dixième partie du corps, la raccourcissaient donc sensiblement, tandis qu'ils développaient au contraire la région supérieure du crâne : deux modifications inverses qui avaient pour eux le même résultat, celui d'augmenter l'angle facial.

Chez la femme, les dimensions de la tête et de la face, comparées à celles du corps, sont les mêmes que chez l'homme.

La longueur moyenne des membres inférieurs, chez l'homme, est de 0^m,859, et celle des membres supérieurs, de 0^m,750. Chez la femme, les premiers égalent 0^m,793, les seconds, 0^m,686. Chez l'un et l'autre les premiers l'emportent donc sur les seconds de 11 centimètres environ.

Mais ici encore il faut tenir compte de la stature. En prenant la longueur moyenne des membres et de la tête chez les vingt premiers et les vingt derniers sujets de notre tableau relatif à l'homme, et chez les quinze premiers et les quinze derniers de notre tableau relatif à la femme, on obtient les résultats suivants :

	STATURE.	MEMB. INFÉR.	MEMB. SUPÉR.	TÊTE.
	m	m	m	m
Hommes. . .	1,64	0,826	0,728	0,217
	1,74	0,891	0,773	0,223
Femmes. . .	1,54	0,765	0,674	0,209
	1,63	0,822	0,698	0,213

Or, ces résultats nous démontrent : 1° que chez les hommes de 1^m,63, c'est-à-dire de stature moyenne, la longueur des membres inférieurs excède de 10 centimètres seulement celle des supérieurs, tandis que chez ceux de 1^m,74, ou de grande taille, la différence varie de 10 à 12 ; 2° que chez la femme de 1^m,54, cette différence se réduit à 9 centimètres, et que chez celle de 1^m,63 elle s'élève à 12 et même 12 1/2.

La longueur totale des membres nous étant connue, nous avons maintenant à répartir celle-ci entre les trois segments qui les composent.

Dans l'évaluation de l'étendue de la cuisse, j'ai pris pour point de repère le centre de la rotule inférieurement et le milieu du pli de l'aine supérieurement. — Le centre de la rotule et la base de la malléole interne ont été mes guides dans la mensuration de la jambe. — L'acromion et le pli du coude m'ont servi de limites pour le bras. — Le même pli et l'extrémité du médius m'ont donné la longueur des deux dernières sections du membre; cette extrémité et le bord postérieur de la partie inférieure du radius celle de la main.

Ces mesures ont été prises sur les quarante individus et les trente femmes déjà mentionnés; mais, pour ne pas trop multiplier les chiffres, je donnerai seulement les longueurs moyennes, *minima* et *maxima*.

LONGUEUR DES PRINCIPAUX SEGMENTS DES MEMBRES.						
		CUISSE.	JAMBE.	PIED.	BRAS.	AVANT-BRAS et MAIN.	MAIN.
		m	m	m	m	m	m
Homme.	Longueur moyenne. .	0,410	0,394	0,245	0,317	0,414	0,197
	Minima.	0,380	0,350	0,220	0,260	0,370	0,170
	Maxima.	0,480	0,450	0,270	0,360	0,480	0,225
Femme.	Longueur moyenne. .	0,380	0,363	0,214	0,312	0,374	0,176
	Minima.	0,350	0,340	0,260	0,260	0,340	0,160
	Maxima.	0,410	0,390	0,250	0,330	0,400	0,190

La cuisse est plus longue chéz l'homme que chez la femme de 3 centimètres. Cette différence est due en partie à la direction du pli de l'aîne qui est rectiligne et ascendant chez l'un, curviligne et non ascendant chez l'autre dans la moitié interne de son trajet, d'où il suit que dans le sexe masculin le milieu du pli est presque toujours plus élevé que la symphyse pubienne, tandis que dans le sexe féminin ce milieu et la symphyse sont situés sur le même plan.

La jambe, de même que la cuisse, est plus longue aussi chez l'homme de 3 centimètres.

Le pied de l'homme surpasse également celui de la femme de 3 centimètres; il est plus long que la tête, mais de 1/10e seulement. — Dans le sexe féminin, sa longueur égale celle de la tête, de même que dans ce sexe la longueur de la main égale celle de la face.

L'épaule et le bras diffèrent à peine dans les deux sexes, puisque la différence n'excède pas 15 millimètres.

L'avant-bras diffère, au contraire, très-notablement dans les deux sexes. Il est plus long de 4 centimètres chez l'homme, ce qui permet au poign de descendre au niveau du grand trochanter, tandis que chez la femme il reste au-dessus.

La main de l'homme est plus longue que celle de la femme de 2 centimètres; elle est plus longue aussi que la face. Dans le sexe féminin, nous avons vu, plus haut, qu'elle est exactement égale à celle-ci.

Après avoir évalué et comparé les dimensions longitudinales des différentes parties du corps, il nous reste à étudier ses dimensions transversales, qui diffèrent notablement dans les deux sexes.

Parmi ces dimensions, ce sont surtout celles des parties supérieure et inférieure du tronc qui nous intéressent. Pour arriver à une notion exacte du diamètre transversal de l'extrémité supérieure du tronc, j'ai mesuré, à l'aide d'un compas d'épaisseur, l'intervalle compris entre les deux acromions, ou *ligne bi-acromiale*, qui répond à la partie la plus large du dos, et la ligne qui s'étend de l'une à l'autre épaule en passant par la tête des humérus, ou *ligne bi-humérale*. Pour l'extrémité pelvienne, j'ai pris, à l'aide du même compas, la largeur du bassin au niveau des crêtes iliaques, et celle des hanches au niveau des grands trochanters. J'ai ainsi obtenu deux nouvelles lignes, la *ligne bi-iliaque* et la *ligne bi-trochantérienne*. Je donnerai seulement la longueur moyenne de chacune de ces lignes, ainsi que la plus petite et la plus grande.

DIMENSIONS TRANSVERSALES DES PARTIES SUPÉRIEURE ET INFÉRIEURE DU TRONC.

		LIGNE bi-acromiale.	LIGNE bi-humérale.	LIGNE bi-iliaque.	LIGNE bi-trochantérienne.
		m	m	m	m
Homme..	Dimension moyenne..	0,321	0,388	0,287	0,313
	Minima	0,260	0,360	0,250	0,280
	Maxima	0,350	0,420	0,320	0,340
Femme..	Dimension moyenne..	0,260	0,351	0,292	0,322
	Minima	0,285	0,320	0,260	0,280
	Maxima	0,330	0,400	0,350	0,400

En comparant dans les deux sexes les résultats qui précèdent, on peut reconnaître : 1° que les lignes bi-acromiale et bi-humérale sont plus longues de 3 centimètres 1/2 chez l'homme ; 2° que les lignes bi-iliaque et bitrochantérienne sont au contraire plus petites chez lui, la première de 7 millimètres, et la seconde de 9. La partie supérieure du tronc, en d'autres termes, est plus large chez l'homme que chez la femme, et la partie inférieure plus large au contraire dans ce dernier sexe que dans le premier.

Ainsi formulé, ce fait ne peut soulever aucune contestation. Mais les anciens le formulaient autrement ; ils considéraient le corps de l'homme comme inscrit dans un ovale dont la tête et les épaules représentaient la grosse extrémité ; et celui de la femme comme inscrit dans une ellipse dont le petit axe répondait au bassin. Ils admettaient, en un mot, que la partie supérieure du tronc est plus large chez le sexe masculin que l'inférieure, ce qui est vrai ; et que sa partie inférieure est plus large au contraire dans le sexe féminin que la supérieure, ce qui est erroné.

Plus tard, on a reconnu cette erreur. Quelques auteurs ont avancé que les deux extrémités du tronc offraient une égale largeur chez la femme. Parmi ceux-ci, je citerai Salvage (1) et Malgaigne (2). Mais c'était encore une erreur, moins grande il est vrai ; car l'observation établit très-nettement que la ligne bi-humérale représente dans les deux sexes le plus grand diamètre transversal du corps. Chez la femme, elle surpasse de 6 centimètres la ligne bi-iliaque, et de 3 la ligne bi-trochantérienne : différence très-sensible, et bien plus considérable encore chez l'homme, puisqu'elle s'élève dans ce sexe à 10 centimètres pour la première partie, et à 7 1/2 pour la seconde. On voit aussi, dans le tableau qui précède, que la ligne bi-iliaque, qui n'excède pas 32 centimètres dans le sexe masculin, lorsqu'elle atteint sa plus grande étendue, peut s'élever, dans le sexe féminin, à 35 ; et que la plus grande ligne bi-trochantérienne, limitée chez lui à 34 centimètres, peut arriver chez elle jusqu'à 40.

Les dimensions transversales du bassin sont donc plus considérables chez le sexe féminin. Mais dans aucun cas, cependant, elles ne le sont assez pour égaler et surtout pour surpasser celles de la partie supérieure du tronc. Que les peintres et les statuaires veuillent bien prendre ce fait en considération ; nous ne les verrons plus alors donner à la femme des épaules si arrondies et si tombantes. En voulant trop idéaliser ses formes ils ne s'exposeront plus à rétrécir son thorax au point qu'elle peut à peine respirer ; et ses seins, lorsque sera venu pour elle le moment de remplir sa mission, trouveront sur la région qu'ils occupent une place suffisante pour se développer.

L'intervalle moyen qui sépare ces organes est de 0^m,207 chez la femme, de 0^m,208 chez l'homme. Il peut être considéré par conséquent comme égal dans les deux sexes, et comme équivalent à 21 centimètres, c'est-à-dire à 1 tête. Celle qui sépare chaque mamelon de la clavicule se montre égale aussi : elle est communément de 14 centimètres.

§ 5. — VOLUME ET POIDS DU CORPS.

Le *volume* du corps est subordonné aux dimensions du squelette, au développement des muscles, et à l'abondance du tissu cellulo-adipeux. Il se compose donc de trois éléments principaux, et varie beaucoup suivant

---

(1) Salvage, *Anatomie du gladiateur combattant*, p. 54.
(2) Malgaigne, *Traité d'anatomie chirurgicale*, 2ᵉ édit., p. 27.

que ceux-ci présentent leur proportion normale ou que l'un d'eux acquiert sur les autres une grande prédominance.

Lorsque les os, les muscles et le tissu cellulo-adipeux se trouvent associés dans les proportions les plus favorables au libre exercice de toutes les fonctions, le corps conserve un volume ordinaire, et sa surface présente le mode de configuration qui lui est propre dans chacun des sexes. — Chez l'homme, les saillies osseuses et musculaires se dessinent sous la peau ; toutes les dépressions qu'on remarque sur les téguments s'accusent davantage ; ses formes revêtent alors leur plus beau type, mais portent l'empreinte cependant d'une certaine rudesse. — Chez la femme, l'élément osseux et l'élément musculaire sont moins développés ; l'élément adipeux l'est en général beaucoup plus. Aussi voit-on chez elle les saillies disparaître, les dépressions s'effacer en partie, et toutes les formes s'arrondir. Dans le sexe masculin, ce sont les attributs de la force qui prédominent et qui se traduisent au dehors ; il ne conserve rien des formes et grâces de l'enfance. Dans le sexe féminin, au contraire, ce sont ces formes qu'on retrouve encore à l'âge adulte, mais plus élancées, plus légères.

Si les systèmes osseux et musculaire arrivent à un très-haut degré de développement, le volume du corps augmente dans une certaine proportion. Toutes les saillies musculaires deviennent extrêmement prononcées, tandis que les saillies osseuses disparaissent en partie. Parmi ces dernières, la plupart occupent le centre d'une dépression ou d'une fossette : telles sont les saillies épineuses du bassin, celles qu'on remarque sur les côtés du coude, sur les côtés du genou, et sur le contour des grands trochanters débordés de toutes parts par les puissantes masses musculaires qui s'y insèrent ; telles sont encore les apophyses épineuses des vertèbres dorsales et lombaires débordées aussi à droite et à gauche par les muscles spinaux. Ce mode de constitution, qui a reçu le nom de *tempérament athlétique*, se montre presque exclusivement chez l'homme ; c'était celui des jeunes Grecs qui disputaient le prix aux jeux Olympiques ; Hercule en représente le type le plus accompli.

Si l'élément cellulo-adipeux acquiert la prédominance sur les autres, le volume du corps s'accroît rapidement ; on l'a vu, dans ce cas, atteindre des dimensions considérables et presque monstrueuses. Entre toutes les contrées du globe, l'Angleterre est celle qui a eu le privilége, jusqu'ici, de produire les hommes les plus remarquables par leur vaste embonpoint. Un homme du comté de Lincoln, présenté au roi d'Angleterre en 1724, et mort à vingt-neuf ans, offrait au niveau de l'ombilic une circonférence de 1m,92 qui dépassait sa stature, très-élevée cependant, puisqu'elle égalait 1m,86. Le diamètre de son bras était de 23 centimètres, et celui de sa jambe de 29. — Un autre Anglais, Édouard Bright, qui mourut en 1750 dans le comté d'Essex, à l'âge de vingt-neuf ans aussi, avait une telle ampleur que sept personnes d'un volume ordinaire pouvaient tenir ensemble dans son habit boutonné. — La *Gazette anglaise* du 24 juin 1775 donne des détails curieux sur un homme plus gros encore que les précédents, mort à cinquante-neuf ans, qui, dans les dernières années de sa vie, ne pouvant plus marcher, se promenait dans une charrette attelée d'un fort cheval. La largeur de ses épaules, alors, n'était pas moindre de 1^m,29 (1).

On a bien rarement observé, en France, des exemples d'une semblable obésité. Le fait de ce genre le plus connu est relatif à une mendiante, Françoise Clay, qui mourut à l'Hôtel-Dieu de Paris, en 1806, à l'âge de quarante ans. Sa taille était de 1^m,65, et la circonférence du tronc au niveau de l'abdomen de 1^m,69. Le cou ayant en quelque sorte disparu, la tête reposait immobile entre deux énormes épaules; les mamelles, énormes aussi, retombaient sur le ventre, qu'elles couvraient en partie. Les masses de graisse accumulées sous les aisselles tenaient les bras soulevés et écartés du tronc. Les hanches, recouvertes également de larges masses adipeuses, remontaient jusque sur les côtés de la poitrine qu'elles semblaient soutenir comme les épaules soutenaient la tête. Les cuisses et les jambes, d'un volume considérable, offraient de distance en distance des sillons profonds et circulaires. Malgré son excessif embonpoint, malgré l'abjection et la misère dans lesquelles elle vivait, cette femme avait conservé avec ses forces une assez bonne santé, un esprit vif et gai; elle faisait deux mille pas chaque jour pour se rendre à une église où elle venait implorer la charité des fidèles.

En 1818, on a vu, à Paris, une jeune Allemande, Frédérique Ahrens, âgée de vingt ans, dont la taille avait déjà atteint 1^m,76, et dont la circonférence, au niveau du bassin, égalait la hauteur. Elle marchait assez facilement, jouissait aussi d'une bonne santé, et pouvait soulever de chaque main un poids de 125 kilogrammes (2).

Le célèbre Barrow a observé, en Afrique, une femme de quarante ans parvenue à une obésité telle que, depuis douze ans, elle se trouvait hors d'état de marcher; le feu ayant pris à la maison qu'elle habitait, il fut impossible de la faire passer par les portes; elle périt misérablement au milieu des flammes (3).

En regard de ces organisations dans lesquelles le tissu cellulo-adipeux acquiert un si prodigieux développement, on peut mettre celles où il semble pour ainsi dire disparaître. Avec son atrophie coïncide celle de la plupart des organes. Le volume du corps se réduit dans toutes ses parties; et sa réduction peut être portée à un degré très-considérable. Les muscles se réduisant plus que les os, on voit les saillies osseuses se pro-

---

(1) Is. Geoffroy Saint-Hilaire, *Traité de tératologie*, t. I, p. 263.
(2) Peret et Laurent, *Dictionnaire des sciences médicales*, t. XXXVII, p. 6.
(3) *Nouveau voyage dans l'Afrique méridionale*, t. I, p. 157 de la traduction française.

filer sous la peau et le squelette apparaître à la vue couvert seulement d'un léger voile. Parmi les individus qui ont présenté cet état de maigreur extrême, je citerai le nommé Seurat qui, sous le titre d'homme squelette, a parcouru l'Angleterre et la France en 1827, et dont Delpech a publié l'observation (1).

Le *poids* du corps a été étudié en France par Tenon, et en Belgique par Quetelet. Les recherches de Tenon ne concernent que l'âge adulte; elles ne portent en outre que sur soixante individus : ce sont ceux dont il avait mesuré la taille et dont l'âge a varié de vingt-cinq à quarante-six ans. Il résume ainsi ses études sur ce point :

	POIDS MOYEN.	MINIMUM.	MAXIMUM.
	kil.	kil.	kil.
Hommes	62,049	51,453	83,246
Femmes	54,877	36,777	73,983

Le poids moyen d'un sexe à l'autre diffère donc de 7 kilogrammes. La différence entre le poids maximum et le poids minimum s'élève à 31 chez l'homme et à 37 chez la femme.

Les résultats obtenus par Quetelet confirment les précédents. Pour cet auteur, en effet, le poids moyen de l'homme adulte, de vingt-cinq à cinquante ans, est de 63^{kil},44, et celui de la femme de 54^{kil},75, chiffres qui semblent un peu élevés, et qui ne le sont pas cependant, si l'on veut bien se rappeler qu'ils s'appliquent à des individus dont la taille moyenne, pour l'homme, est de 1^m,68, tandis que celle des individus mesurés et pesés par Tenon était de 1^m,66.

Du reste, Quetelet a repris ces études sur une base beaucoup plus large. Il a d'abord déterminé le poids et la taille des nouveau-nés; puis il a remonté toute la série des âges en les comparant l'un à l'autre dans les deux sexes (2). Voici les moyennes qui découlent de ses recherches pour soixante-cinq garçons et cinquante-six filles nés à terme :

	POIDS.	TAILLE.
	kil.	m
Garçons.	3,20	0,496
Filles	2,91	0,483

Ainsi, dès la naissance, il existe une inégalité pour le poids et la taille entre les enfants des deux sexes; et cette inégalité est à l'avantage des garçons. Ces résultats concordent avec ceux qui ont été recueillis à l'hôpital de la Maternité de Paris. On lit, en effet, dans le grand *Dictionnaire des sciences médicales*, à l'article FŒTUS : « Les recherches faites à cet hôpital, sur plus de vingt mille enfants, prouvent qu'un enfant né à terme et bien constitué pèse ordinairement 6 livres 1/4. »

(1) *Recueil de la Société médicale de Marseille*, 1827.
(2) Quetelet, *Annales d'hygiène publique*. Paris; 1833; t. X, p. 12.

C'est surtout dans le cours de la première année que le poids du corps augmente avec rapidité. Malgaigne, qui a pesé avec beaucoup de soin deux petites filles jumelles, a constaté que leur poids avait doublé pour l'une et presque doublé pour l'autre, au bout de six mois. A la fin de l'année, il était plus que triple pour chacune d'elles (1).

Dans les années suivantes, il continue à s'accroître, mais dans une proportion beaucoup moins grande, ainsi que l'a très-bien démontré Quetelet par une longue série d'observations résumées dans ce tableau.

AGE.	ÉCHELLES DU DÉVELOPPEMENT DE LA TAILLE ET DU POIDS.			
	HOMMES.		FEMMES.	
	TAILLE.	POIDS.	TAILLE.	POIDS.
	m	kil.	m	kil.
0	0,500	3,20	0,490	2,91
1	0,698	9,45	0,690	8,79
2	0,791	11,34	0,781	10,67
3	0,864	12,47	0,852	11,79
4	0,928	14,23	0,915	13,00
5	0,988	15,77	0,974	14,36
6	1,047	17,24	1,031	16,00
7	1,106	19,10	1,086	17,54
8	1,162	20,76	1,141	19,08
9	1,219	22,65	1,195	21,36
10	1,275	24,52	1,248	23,52
11	1,330	27,10	1,299	26,55
12	1,385	29,82	1,353	29,82
13	1,439	34,38	1,403	32,94
14	1,493	38,76	1,453	36,70
15	1,546	43,62	1,499	40,37
16	1,594	49,67	1,535	43,57
17	1,634	52,85	1,555	47,31
18	1,658	57,85	1,564	51,03
20	1,674	60,06	1,572	52,28
25	1,680	62,93	1,577	53,28
30	1,684	63,65	1,579	54,23
40	1,684	63,67	1,579	55,23
50	1,674	63,46	1,536	56,16
60	1,639	61,94	1,516	54,30
70	1,623	59,52	1,514	51,51
80	1,613	57,83	1,506	49,37
90	1,613	57,83	1,505	49,34

Des faits énoncés dans ce tableau, on peut tirer, avec l'auteur, plusieurs conclusions fort importantes :

1° L'homme offre un poids plus considérable que celui de la femme. Cependant, vers l'âge de douze ans, il y a sous ce rapport égalité entre les deux sexes, phénomène qui paraît se rattacher à la puberté. Car, lorsque celle-ci approche, le poids augmente beaucoup plus rapidement;

(1) Malgaigne, *Traité d'anatomie chirurgicale*, 2ᵉ édit., t. I, p. 34.

et comme elle arrive plus tôt chez la femme, cette précocité a pour résultat de faire disparaître momentanément la prédominance que présentait le sexe masculin.

2° L'homme, qui atteint le maximum de sa taille à trente ans, n'arrive au maximum de son poids qu'à quarante. Celui-ci commence à diminuer à cinquante. A quatre-vingts, il a baissé de 6 kilogrammes, et la taille de 7 centimètres.

3° La femme n'acquiert le maximum de son poids qu'à cinquante ans, Celui-ci commence à décroître à cinquante-cinq ou soixante ; à quatre-vingts, il a subi une réduction de 6 à 7 kilogrammes, et la taille est réduite aussi de 7 centimètres.

4° Quand l'homme et la femme sont parvenus à leur complet développement, ils pèsent à peu près vingt fois autant qu'au moment de la naissance, tandis que la taille est seulement un peu plus que triplée.

5° Un an après leur naissance, les enfants ont triplé leur poids ; il leur faut ensuite six ans pour doubler celui-ci, et treize pour le quadrupler.

6° Immédiatement avant la puberté, l'homme et la femme pèsent la moitié du poids qu'ils auront après leur complet développement.

7° Étant connus le poids et la taille qui se correspondent à toutes les époques du développement, on peut, à l'aide de cette échelle de proportion, déterminer l'âge d'un individu. Si l'on admet, par exemple, que celui-ci appartient au sexe masculin, qu'il a 1^m,23 de taille et 24 kilogrammes de poids, cette échelle de proportion nous apprend que par sa taille il a un peu plus de neuf ans, par son poids dix ans environ ; et l'on peut dire, avec beaucoup de probabilité, qu'il a de neuf à dix ans.

Nous avons vu que la taille offre des variétés individuelles très-grandes. Elles sont bien minimes cependant, si on les compare à celles que présente le poids du corps. En France, celui-ci peut s'élever jusqu'à 160 et même 180 kilogrammes ; ce n'est que dans quelques cas bien exceptionnels qu'il dépasse un peu cette extrême limite à laquelle le poids moyen se trouve déjà triplé. — Mais, en Angleterre, on a observé des individus chez lesquels il devient plus considérable. Les *Transactions philosophiques* pour l'année 1746 font mention de deux frères dont l'un pesait 233 kilogrammes, et l'autre 240 ; on rapporte que, ce dernier voulant un jour monter à cheval, le pauvre animal plia sous l'énorme poids du cavalier, eut les reins rompus et expira sur place (1). Le colosse qui fut présenté au roi George II en 1724 pesait 285 kilogrammes ; Édouard Brigth, 298 ; et cet autre Anglais qui avait 1^m,29 d'une épaule à l'autre, 317. Chez ce dernier, le poids moyen se trouvait quintuplé.

Chez d'autres individus, le poids se montre, au contraire, considérablement réduit. Dans cette catégorie vient se ranger toute la série des nains.

_____

(1) Is. Geoffroy Saint-Hilaire, *Traité de tératologie*, t. I, p. 263.

La plupart d'entre eux ne pèsent pas au delà de 20 kilogrammes, chiffre qui représente à peine le tiers du poids ordinaire. Quelques-uns cependant ont offert un poids beaucoup plus petit : celui de Lucius, dont l'empereur Auguste fit faire la statue, ne dépassait pas 8 kilogrammes ; celui d'Hopkin, dont Browing a rapporté l'histoire, était de 6 seulement.

Si nous opposons ce poids de 6 kilogrammes à celui de 317 mentionné plus haut, on voit avec surprise que l'homme le plus léger est au plus lourd comme 1 est à 52, tandis que l'homme le plus petit est au plus grand comme 1 est à 5, différence énorme dont on trouverait peu d'exemples dans les espèces animales.

ARTICLE II

STRUCTURE DU CORPS

Le corps comprend dans sa constitution des parties liquides et des parties solides. Le rapport des unes aux autres a beaucoup préoccupé les physiologistes de toutes les époques. Quelles sont les premières ? quelles sont les secondes ? comment se groupent ces dernières ?

§ 1. — PROPORTION DES PARTIES LIQUIDES ET SOLIDES.

Pour déterminer ce rapport, on a fait dessécher le corps entier, puis on a comparé le poids qu'il présentait avant et après la dessiccation. Chaussier ayant placé dans un four un cadavre qui pesait 120 livres, l'a vu se réduire à 12 livres. Un autre cadavre qui pesait 180 livres, étant passé à l'état de momie, n'en pesait plus que 15, au rapport de Sénac. De ces faits on a cru pouvoir conclure que les parties solides ne représentaient, dans le premier cas, que la dixième partie du poids du corps, dans le second la douzième seulement. — Mais cette interprétation ne saurait être acceptée. Les parties solides, en effet, contiennent une grande quantité d'eau qui fait essentiellement partie de leur constitution, et dont on ne peut les priver sans les faire passer à l'instant même de l'état de corps organisés à l'état de corps inorganiques. D'une autre part, les parties liquides renferment des matières salines qui se précipitent par le seul fait de l'évaporation.

Ce procédé a donc le double inconvénient de réduire considérablement le poids des parties solides et de ne pas faire disparaître complétement les parties liquides. Ce n'est pas à lui, par conséquent, qu'il faut recourir pour la détermination de leur rapport ; il ne peut faire connaître que la quantité d'eau qui entre dans leur composition. Cette quantité, du reste, semble avoir été exagérée ; M. Chevreul ne l'évalue qu'à 666/1000ᵉ, c'est-à-dire aux deux tiers seulement du poids total du corps.

Le procédé de Chaussier étant repoussé, pour trouver le rapport cherché il fallait s'adresser aux liquides, les extraire et les peser. Au premier rang parmi ceux-ci se place le sang, au second le chyle et la lymphe, au troisième les produits de sécrétion et d'exhalation, tels que le lait, la salive, la bile, le suc gastrique, le suc intestinal, l'urine, le sperme, etc.; or la plupart de ces liquides sont trop peu abondants pour être collectés. Leur quantité, en outre, est très-variable; aussi ne savons-nous rien sur la part que prennent au poids du corps les humeurs sécrétées et exhalées, et rien aussi sur celle qui doit être faite au chyle et à la lymphe.

Les recherches entreprises jusqu'à ce jour ont eu pour but à peu près exclusif de déterminer le poids du sang relativement à celui du corps. Pour arriver à ce résultat, deux modes principaux d'évaluation ont été mis en usage; d'une part, on a extrait le sang d'un animal le plus complétement possible, puis on a estimé son poids relatif; de l'autre, on a recueilli ce liquide chez les individus morts d'hémorrhagies et l'on a aussi comparé son poids à celui de l'organisation entière.

De très-nombreuses observations ont été faites par ces deux procédés. Mais elles ne sont pas aussi concluantes qu'on aurait pu le désirer. Fréd. Hoffmann évaluait la masse totale de ce liquide à 28 livres chez un homme de poids ordinaire; et Quesnay à 27, c'est-à-dire à la cinquième partie environ de ce poids. Haller se range à leur avis (1). P. Bérard, s'appuyant sur l'ensemble des faits observés, estime que sa quantité chez un homme de 150 à 160 livres, s'élève à 20 livres, ou à la huitième partie environ du poids total (2). Malgaigne, qui a soumis ces mêmes faits à une très-judicieuse critique, en conclut que la masse sanguine forme de la neuvième à la vingtième partie de ce poids, et qu'elle varie de 3 à 7 kilogrammes chez l'homme, de 2 kilogrammes 3/4 à 6 kilogrammes chez la femme (3). En moyenne, elle serait donc de 5 kilogrammes dans le sexe masculin, de 4 1/2 dans le sexe féminin, et ne représenterait que la quatorzième partie du poids du corps, estimation plus rigoureusement déduite que la précédente, et concordant avec celle de Lower, qui, déjà au temps de Haller, avait considéré la totalité du sang comme équivalente à la quinzième partie de ce poids (4).

Or, si le sang, duquel partent tous les liquides sécrétés et exhalés, dans lequel viennent se déverser le chyle et la lymphe, ainsi que tous les liquides absorbés, si le sang, qui surpasse de beaucoup à lui seul toutes les autres humeurs, ne représente en moyenne que la quatorzième partie du poids du corps, il faut donc admettre en définitive que les parties liquides sont en très-petite minorité, dans l'économie animale, et que celle-ci est essentiellement constituée par les parties solides.

(1) Haller, *Elementa physiol.*, t. II, p. 5.
(2) P. Bérard, *Traité de physiologie*, t. III, p. 13.
(3) Malgaigne, *Traité d'anatomie chirurgicale*, t. I, p. 115.
(4) Lower, *De corde*, cap. III, p. 170.

§ 2. — Des parties solides du corps.

Les *parties solides* du corps, liées les unes aux autres par des connexions plus ou moins intimes, forment nos divers organes. Ceux-ci se disposent par groupes; et tous les organes du même groupe associent leur action pour concourir à un but commun, c'est-à-dire à une fonction déterminée : *c'est à ces groupes d'organes concourant à l'accomplissement d'une même fonction qu'on a donné le nom d'appareils.*

Lorsqu'on soumet à l'analyse anatomique les organes qui concourent à former ces appareils, on ne tarde pas à reconnaître dans leur constitution comparée des parties similaires qui diffèrent les unes des autres par leur forme, leur mode d'arrangement, etc., mais qui affectent partout où on les rencontre des caractères identiques. Rapprochées et groupées suivant leur affinité, ces parties similaires constituent les *systèmes*.

Soumis également à l'analyse, les divers systèmes se laissent décomposer en parties moins complexes connues sous le terme générique de *tissus*.

Les tissus eux-mêmes peuvent être réduits en particules plus simples encore, qui représentent le dernier terme de la division des organes, et qui sont aux corps organisés ce que les éléments sont aux corps inorganiques : d'où aussi la dénomination de *parties élémentaires* qui leur a été appliquée.

En remontant de ces parties élémentaires aux plus compliquées, nous pourrions reconstituer l'économie tout entière, et nous verrions alors comment les éléments se combinent pour former les tissus, comment les tissus s'unissent pour former les systèmes, comment ceux-ci s'entremêlent pour donner naissance aux organes, et comment enfin ces derniers se groupent pour produire les appareils. Cette marche cependant n'est pas celle que nous suivrons. Nous descendrons au contraire des parties les plus complexes aux plus simples.

Afin d'éclairer la route un peu longue que nous avons à parcourir, jetons un coup d'œil rapide sur les appareils, les systèmes, les tissus et les éléments. Il importe d'avoir une notion exacte de chacun de ces quatre groupes de parties constituantes.

A. — Des appareils.

Les appareils se divisent en trois ordres. Les uns nous mettent en rapport avec le monde extérieur : ce sont les *appareils de la vie de relation* ou *vie animale*. Les autres travaillent à réparer les pertes de nos organes : ce sont les *appareils de la vie nutritive* ou *végétative*. Ces deux premiers ordres d'appareils ont pour commune destination de conserver la vie de l'individu. Le dernier a reçu pour attribution de perpétuer la vie de l'espèce : c'est l'*appareil de la génération* ou *de la reproduction*.

1° *Appareils de la vie de relation.* — L'homme et tous les animaux vivent dans un milieu approprié à leur organisation. Plongés dans ce milieu, ils sont soumis à l'influence de tout ce qui les entoure. Les organes des sens, placés à la périphérie du corps comme autant de sentinelles chargées de veiller à sa protection, recueillent ces impressions venues du dehors. Des cordons doués d'une exquise sensibilité les transmettent au centre nerveux. Celui-ci les perçoit; il nous en donne conscience; il leur imprime en un mot le caractère d'une sensation. Si cette sensation est de nature à provoquer des mouvements, une incitation partie du même centre détermine la contraction, c'est-à-dire le raccourcissement des muscles; en se raccourcissant, ceux-ci réagissent sur les différentes pièces du squelette, qui se comportent alors comme autant de leviers; de là pour l'animal la faculté de se rapprocher ou de s'éloigner du corps qui l'a impressionné, et de se mouvoir librement au sein du milieu qu'il habite.

De ces considérations il résulte que la vie de relation est desservie par trois grands appareils : *l'appareil sensorial*, *l'appareil de l'innervation* et *l'appareil de la locomotion.*

L'appareil sensorial comprend les cinq organes des sens, très-différents en apparence, mais offrant cependant dans leur constitution une remarquable analogie.

L'appareil de l'innervation se compose, d'une part, du centre nerveux, de l'autre des cordons qui s'y rendent ou qui en partent.

L'appareil de la locomotion est celui qui offre les plus grandes proportions. Cet appareil forme à lui seul plus de la moitié du corps. Dans ses vastes limites, il embrasse deux ordres d'organes qui prennent à nos mouvements une part bien différente et qui ont été distingués en organes actifs et organes passifs : les muscles représentent les premiers; les os et leurs dépendances constituent les seconds.

Les trois appareils destinés à nous mettre en relation avec le monde extérieur ont pour attributs communs : 1° la symétrie; nulle part ce caractère ne se montre plus accusé; 2° l'intermittence si remarquable de leurs fonctions. — Remarquons en outre que ceux-ci sont subordonnés à un organe principal et central, l'encéphale, véritable foyer de la vie animale, qui tient sous sa dépendance tous les organes des sens par les nerfs sensitifs, et tout l'appareil de la locomotion par les nerfs moteurs.

2° *Appareils de la vie nutritive.* — Pour réparer nos pertes, nous empruntons aux aliments que la nature nous offre à l'état brut des sucs nutritifs. Ceux-ci pénètrent dans le courant de la circulation, qui les distribue à tous les points du corps. Le sang, auquel ils se mêlent, les dépose dans la trame des organes, reçoit en échange d'autres principes qui proviennent de leur décomposition, et subit ainsi en les traversant des modifications profondes. Ce liquide deviendrait bientôt impropre à la nutrition s'il ne venait incessamment se régénérer au contact de l'air, et si, en outre, il ne s'épurait en traversant certains organes, chargés d'en éliminer les principes surabondants ou nuisibles.

L'ensemble des organes qui ont pour attribution d'extraire de nos aliments des sucs réparateurs constitue l'*appareil de la digestion*.

Ceux qui absorbent ces sucs et qui les transportent avec le sang dans toutes les parties de l'économie forment l'*appareil de la circulation*.

Ceux qui ont pour but commun de restituer au sang les propriétés nécessaires à l'entretien de la vie composent l'*appareil de la respiration*.

Ceux enfin qui ont pour destination d'épurer ce fluide et de le ramener à un niveau constant composent l'*appareil de la sécrétion urinaire*.

La vie nutritive s'accomplit donc à l'aide de quatre appareils. Les organes qui constituent ces appareils ne sont pas symétriques; la plupart d'entre eux jouissent d'une certaine mobilité, et quelques-uns même d'une mobilité très-grande. Leur action est permanente, à l'exception toutefois de ceux qui forment l'appareil digestif.

3° *Appareil de la génération ou de la reproduction*. — Cet appareil diffère très-notablement de ceux qui précèdent. Il a été réparti sur deux individus dont l'un a reçu en partage les organes qui produisent le germe, et l'autre ceux qui seront appelés à le féconder. Il se trouve ainsi dédoublé; de ce dédoublement résulte la distinction des sexes.

Les organes qui contribuent à former l'appareil de la génération participent à la fois de ceux de la vie de relation et de ceux de la vie nutritive. Comme les premiers, ils sont symétriques; et leur action est intermittente aussi. Comme les seconds, ils sont doués d'une certaine mobilité qui peut devenir le point de départ d'un déplacement.

B. — Des systèmes.

La première question que soulève l'étude des systèmes est relative à leur dénombrement. Nous nous occuperons ensuite de leur classification; puis nous les comparerons entre eux au double point de vue de leur conformation extérieure et de leur structure.

1° Dénombrement des systèmes.

Pour déterminer le nombre des systèmes il suffit de passer successivement en revue les divers appareils. Le premier qui se présente à nous est l'appareil de la locomotion. Or quelles sont les parties similaires qui entrent dans la composition de cet appareil? Les os d'abord, qui, considérés dans leur ensemble et en eux-mêmes, forment le *système osseux;* puis les muscles, qui, réunis, forment le *système musculaire* strié.

Autour des os, nous trouvons une membrane résistante qui leur adhère, c'est le *périoste*: et autour des muscles, d'autres membranes résistantes qui les fixent dans leur situation respective, ce sont les *aponévroses*. Les organes actifs s'attachent aux organes passifs de l'appareil par des cordes fibreuses appelées *tendons;* ces organes passifs sont unis les uns aux autres par des liens fibreux appelés *ligaments*. Rapprochons ces membranes, ces tendons, ces ligaments et toutes les parties semblables qui se trouvent disséminées sur les divers points de l'économie et nous aurons un troisième système, le *système fibreux*.

Les os, sur les points par lesquels ils se correspondent, sont recouverts de lames dures, élastiques et résistantes qui portent le nom de *cartilages*. Des lames semblables s'étendent des côtes au sternum pour compléter la cage thoracique; d'autres font partie du sens de l'odorat, du larynx, etc.; groupons toutes ces lames et nous réaliserons un quatrième système, le *système cartilagineux*.

Les liens qui unissent les os entre eux ne sont pas tous de nature fibreuse. Quelques-uns sont de nature élastique; des fibres élastiques, disposées en faisceaux ou en réseaux, existent également dans les appareils circulatoire, respiratoire, etc.; considérés collectivement, toutes ces parties douées de la même propriété composent le *système élastique*.

Dans l'épaisseur des muscles, dans leurs interstices, sur leur périphérie, entre les divers organes et sur presque tous les points de l'économie, on observe une substance molle, transparente, d'apparence celluleuse, lamelleuse ou filamenteuse, qui représente pour les innombrables parties et particules du corps un moyen d'union, et qui, envisagée aussi collectivement, prend le nom de *système conjonctif* ou lamineux.

Dans les mailles du système conjonctif on remarque sur une foule de points des vésicules d'une nature spéciale, remplies de granulations graisseuses et produisant, par leur extrême multiplicité, des amas de volume très-variable. C'est à l'ensemble de ces collections de vésicules qu'on a donné le nom de *système adipeux*.

Ainsi l'appareil locomoteur ne nous offre pas moins de sept systèmes. Indépendamment de ceux-ci, qui prennent à sa constitution une part principale, il en contient d'autres dont l'importance n'est pas moindre, mais qui se présentent sous des proportions beaucoup plus réduites.

Après cet appareil vient celui de la circulation, qui comprend le *cœur*, organe d'impulsion du sang, les *artères* ou vaisseaux à sang rouge, les *veines* ou vaisseaux à sang noir, les *capillaires* intermédiaires aux artères et aux veines, et enfin les vaisseaux qui contiennent le chyle et la lymphe, vaisseaux connus sous le terme générique de *lymphatiques*. — Le cœur reçoit par les oreillettes le sang venu de toutes les parties du corps et le renvoie par les ventricules à ces mêmes parties; il est essentiellement contractile et forme, par conséquent, une dépendance du système musculaire.

Les artères affectent une disposition arboriforme ; elles diminuent de calibre en se divisant et subdivisant, mais se présentent partout avec les mêmes caractères. — Les veines, dont la disposition est inverse, forment un second groupe de parties similaires ; les capillaires un troisième, et les lymphatiques un quatrième. Il existe donc un *système artériel*, un *système veineux*, un *système capillaire*, et un *système lymphatique*.

L'appareil de l'innervation ne comprend qu'un seul système, le *système nerveux*, dont la partie centrale et la partie périphérique se composent essentiellement, l'une et l'autre, de tubes et de cellules.

A l'appareil sensorial on peut rattacher cinq systèmes : — 1° la peau, ou le *système cutané ; —* 2° les poils qui la surmontent, ou le *système pileux ; —* 3° des plaques cornées qui ne se montrent chez l'homme qu'à l'extrémité des doigts et des orteils, mais qui apparaissent encore sur d'autres parties du corps chez quelques animaux et qui peuvent même recouvrir complétement celui-ci ; ces plaques forment le *système corné ; —* 4° l'épiderme, qui, sous le nom d'*épithélium*, tapisse aussi la surface de toutes les muqueuses, de toutes les séreuses, de toutes les synoviales, et qui, composé partout d'une prodigieuse quantité de cellules, a été désigné sous la dénomination de *système cellulaire*.

Les appareils de la digestion, de la respiration, de la sécrétion urinaire et de la génération, composés d'organes creux pour la plupart, nous offrent sur leur face interne une membrane qui se prolonge dans toute leur étendue : ces membranes forment le *système muqueux*. — Sur leur face externe ces mêmes organes sont revêtus d'une autre membrane à parois lisses qui leur permet de glisser les uns sur les autres : ce second groupe de membranes représente le *système séreux*. — Dans leur cavité on voit s'ouvrir sur une foule de points des organes sécréteurs qui y versent des produits de nature différente : l'ensemble de ces organes constitue le *système glanduleux*.

L'appareil de la reproduction a été doté d'organes remarquables par la propriété qu'ils possèdent d'entrer en érection ; ce groupe d'organes constitue le *système érectile*.

A la plupart des appareils se trouvent annexés des muscles membraneux, en général minces et pâles, qui collectivement considérés représentent le système musculaire à fibres lisses.

Il existe en un mot vingt-deux systèmes qui ont chacun leurs caractères propres, auxquels on peut facilement les reconnaître.

2° Classification des systèmes.

Si l'on prend en considération le caractère de généralité que présentent les systèmes, et si on les compare entre eux sous ce point de vue, on reconnaît que les uns sont communs à tous les appareils, et les autres propres à un ou plusieurs d'entre eux.

Les premiers, ou systèmes communs, qu'on pourrait appeler aussi systèmes généraux, ou, avec Bichat, systèmes générateurs, sont au nombre de huit. Les seconds sont au nombre de quatorze. Les uns et les autres peuvent être classés dans l'ordre suivant :

A. — Systèmes communs à tous les appareils ; à cet ordre se rattachent :	B. — Systèmes propres à un ou plusieurs appareils ; à cet ordre appartiennent :	
1° Le cellulaire,		
2° Le conjonctif,	9° L'osseux,	16° L'érectile,
3° L'adipeux,	10° Le médullaire,	17° Le séreux,
4° L'artériel,	11° Le cartilagineux,	18° Le glanduleux,
5° Le veineux,	12° Le musculaire strié,	19° Le muqueux,
6° Le capillaire,	13° Le musculaire lisse,	20° Le cutané,
7° Le lymphatique,	14° Le fibreux,	21° Le pileux,
8° Le nerveux.	15° L'élastique,	22° Le corné.

Le *système cellulaire* ou *épithélial*, qui occupe le premier rang dans cette classification, est aussi le plus répandu. Il s'étale en lames minces et transparentes à la surface de la peau, sur la face libre des muqueuses, des séreuses, des synoviales, sur les parois des culs-de-sac glandulaires et des conduits qui en partent, etc. ; ces lames sont connues sous le terme générique d'*épithélium*. On les voit partout adhérer d'une manière plus ou moins intime aux surfaces qu'elles recouvrent. Soumises à l'analyse, quelques-unes se laissent décomposer en lames plus minces encore qui sont elles-mêmes réductibles en cellules ; chaque cellule contient un noyau occupant sa partie centrale, une très-minime quantité de liquide, et des granulations moléculaires.

Il existe trois espèces d'épithélium : le pavimenteux, le cylindrique, le vibratile. — L'*épithélium pavimenteux* se compose de cellules aplaties et polygonales, disposées les unes à côté des autres comme des pavés ou les différentes pièces d'une mosaïque. — L'*épithélium cylindrique* est formé par des cellules allongées, coniques plutôt que cylindriques, se pressant mutuellement et taillées à facettes par conséquent. Ces cellules, verticalement dirigées, répondent par leur extrémité la plus étroite à la surface sur laquelle elles reposent, tandis que leur extrémité la plus large ou leur base se tourne au contraire vers la cavité de l'organe. — L'*épithélium vibratile* ne diffère du précédent que par la présence de filaments excessivement déliés et perpendiculairement implantés sur l'extrémité libre des cellules. Ces filaments, ou *cils vibratils*, sont remarquables par les mouvements alternatifs, réguliers et spontanés qu'ils présentent. On en compte de six à huit ou dix pour chaque cellule.

Le *système conjonctif*, système cellulaire de la plupart des auteurs, appelé aussi lamineux, muqueux, réticulé, filamenteux, connectif, etc., existe comme partie constituante non-seulement dans tous les appareils, mais dans presque tous les organes. Il occupe leurs interstices, remplit les vides et joue le rôle de moyen d'union, d'où le nom sous lequel il est aujourd'hui connu. Ce système est réductible en fibres extrêmement ténues, lisses, molles, homogènes et transparentes. En se juxtaposant, celles-ci forment des lamelles, des faisceaux ou de simples filaments qui s'entrecroisent dans toutes les directions et circonscrivent des aréoles; à ces fibres s'entremêlent de nombreuses cellules, connues sous le nom de corpuscules du tissu conjonctif.

Le système adipeux, un peu moins répandu que le précédent, se mêle au tissu conjonctif dont il semble faire partie et dont il diffère cependant beaucoup, puisque l'un se compose surtout de fibres et l'autre exclusivement de cellules arrondies, appelées *vésicules adipeuses*.

Les systèmes artériel, veineux, capillaire, lymphatique et nerveux entrent aussi dans la composition de la plupart de nos organes. Réunis au cœur, les quatre premiers seront décrits avec l'appareil circulatoire et le dernier avec l'appareil de l'innervation.

Parmi les systèmes propres à quelques appareils plusieurs seront décrits aussi; l'étude du système osseux précédera la description des os, celle du système cartilagineux la description des articulations, celle du système musculaire strié la description des muscles.

3° Conformation extérieure des systèmes.

Envisagés sous ce point de vue, ils se divisent en trois ordres : ceux qui sont formés par des parties continues; ceux qui sont formés par des parties indépendantes, mais reliées les unes aux autres; ceux qui sont formés par des parties indépendantes et sans connexions entre elles.

Au premier ordre appartiennent le système artériel, le système veineux, le système capillaire, le système lymphatique, le système cutané. On peut lui rattacher aussi le système conjonctif.

Dans le second viennent se ranger le système osseux, dont toutes les parties sont unies par des ligaments; le système nerveux, dont toutes les dépendances sont reliées par un centre commun; et le système fibreux, dont presque toutes les parties sont reliées aussi par un centre commun, le périoste.

Dans le troisième se placent tous les autres au nombre de treize. Ces derniers, formés par des organes indépendants et sans relation directe, qu'on pourrait appeler systèmes fractionnés ou disséminés, sont donc les plus répandus dans l'économie. — Ils diffèrent du reste beaucoup entre eux par leur fractionnement. Ainsi le système muqueux est divisé seulement en deux parties dont l'une tapisse la cavité des appareils digestif et respiratoire : c'est la *muqueuse gastro-pulmonaire*, et l'autre la cavité des appareils de la génération et de la sécrétion urinaire : c'est la *muqueuse génito-urinaire*. Le système érectile n'est représenté dans l'espèce humaine que par cinq organes; le système corné en comprend vingt; le système séreux un plus grand nombre; le système musculaire strié plusieurs centaines; le système pileux plusieurs milliers; et le système glanduleux plusieurs dizaines de millions.

Si l'on prend leur mode de configuration pour terme de comparaison, on remarque qu'ils se partagent également en trois ordres : les uns se composant de parties qui offrent toutes la même forme, les autres de parties qui offrent chacune une forme différente, et les dernières de parties qui n'offrent aucune forme déterminée.

Dans le premier groupe, nous trouvons les systèmes artériel, veineux, capillaire et lymphatique, dont les parties constituantes se présentent partout sous la forme de canaux; le système nerveux, dont les irradiations revêtent la forme de cordons; les systèmes épithélial, séreux, muqueux et cutané, qui affectent la forme de membranes; le système corné, composé chez l'homme de lames semblablement conformées; et le système pileux, composé de prolongements filiformes.

Parmi les systèmes dont les parties constituantes offrent une forme différente, viennent se placer les systèmes osseux, cartilagineux, musculaires, érectile, glanduleux.

Au troisième groupe, comprenant les systèmes dont les organes ne revêtent aucune configuration déterminée, se rattachent les systèmes élastique, conjonctif et adipeux.

4° Structure des systèmes.

Quelques systèmes sont constitués par un seul tissu; d'autres par un tissu auquel se joignent des parties accessoires; d'autres par deux tissus et des parties accessoires; d'autres enfin par plusieurs tissus et ces mêmes parties. En procédant des plus simples aux plus compliqués, on peut les classer en quatre ordres :

a. *Systèmes composés d'un seul tissu.* — Dans ce premier groupe se trouvent compris les systèmes épithélial, corné, pileux et cartilagineux, formés chacun par le tissu auquel ils empruntent leur nom.

b. *Systèmes composés d'un seul tissu et de parties accessoires.* — Ce groupe est le plus nombreux. Il comprend les systèmes conjonctif, fibreux, adipeux, élastique, osseux, nerveux, glanduleux et musculaire lisse.

Au système conjonctif se trouvent en effet mêlés des cellules, des artères, des veines et souvent du tissu adipeux, d'où le nom de *tissu cellulo-adipeux* sous lequel il est alors désigné.

Le système fibreux est formé aussi de tissu conjonctif, mais plus condensé, qui reçoit des artérioles, des veinules et des ramuscules nerveux.

Le système adipeux se compose de cellules adipeuses sur lesquelles viennent se perdre des ramifications vasculaires. — Le système élastique, de tissu élastique et de ramifications semblables. — Le système osseux, de tissu osseux, de ces mêmes ramifications, de quelques divisions nerveuses, de tissu médullaire et d'une enveloppe fibreuse. — Le système nerveux, de tubes et de cellules d'une nature spéciale, et accessoirement d'artères, de veines, de tissu conjonctif et de tissu fibreux. — Le système glanduleux a pour tissu fondamental une membrane homogène, de nature spéciale aussi, circonscrivant les culs-de-sac glandulaires, et pour éléments accessoires un épithélium, des vaisseaux sanguins et lymphatiques, des nerfs, du tissu conjonctif, quelquefois du tissu fibreux, du tissu élastique et même du tissu adipeux. — Le système musculaire lisse est essentiellement formé de fibres lisses fusiformes, et accessoirement de tissu conjonctif, de tissu élastique, d'artères, de veines, etc.

c. *Systèmes composés de deux tissus principaux et de parties accessoires.* — Ce groupe ne comprend que les systèmes musculaires et le système séreux. — Les premiers sont formés de tissu musculaire et de tissu lamineux ; le second, de tissu lamineux et de tissu épithélial. A ces deux tissus principaux se mêlent les parties accessoires précédemment mentionnées.

d. *Systèmes composés de plusieurs tissus et de parties accessoires.* — Ce dernier groupe embrasse les systèmes cutané, muqueux, artériel, veineux, lymphatique, et le système érectile.

C. — Des tissus.

Les tissus sont les parties constituantes des systèmes. Chacun d'eux se compose d'un ou plusieurs éléments. Leur nombre ne saurait être déterminé avec une rigoureuse précision ; car certaines parties du corps, comme les dents, le cristallin, etc., sont formées par un tissu propre à chacune d'elles. Mais dans le dénombrement des tissus, nous ne ferons rentrer que ceux auxquels on ne peut contester un caractère de généralité. Or il en existe quatorze qui présentent ce caractère ; ce sont les tissus :

1° Épithélial,	9° Cartilagineux,
2° Corné,	10° Musculaire strié.
3° Pileux,	11° Musculaire lisse,
4° Conjonctif,	12° Nerveux,
5° Adipeux,	13° La membrane propre des culs-de-sac
6° Élastique,	glandulaires,
7° Osseux,	14° Les follicules clos des glandes vasculaires sanguines.
8° Médullaire,	laires sanguines.

Le nombre des tissus est donc moins grand que celui des systèmes. Quelques-uns constituent à eux seuls tout un système : tels sont le tissu épithélial, le tissu corné, et le tissu pileux.

D'autres ne s'élèvent à l'état de système qu'en s'associant des parties accessoires : ce sont les tissus conjonctif, adipeux, élastique, osseux et médullaire.

Les cinq derniers ne passent à l'état de système qu'en s'adjoignant un ou plusieurs autres tissus. Ainsi les deux tissus musculaires s'unissent au tissu lamineux qui forme les tendons des muscles striés et qui soude les unes aux autres les fibres lisses ; à l'un et à l'autre viennent se joindre en outre un grand nombre de parties accessoires. La membrane propre des culs-de-sac glandulaires s'unit au tissu épithélial qui prend une part importante aux sécrétions.

Si l'on met en présence la série des tissus et celle des systèmes, on pourra remarquer que parmi ces derniers il en est plusieurs qui ne possèdent pas de tissu propre : tels sont les systèmes artériel, veineux, capillaire, lymphatique, érectile, fibreux, séreux, muqueux et cutané. Les cinq premiers sont formés par l'association des tissus musculaire, élastique, conjonctif, épithélial et par des parties accessoires. Sans doute ces tissus et parties accessoires présentent une disposition différente qui imprime à chaque système un caractère distinctif. Mais une simple différence dans l'agencement de tissus semblables ne saurait suffire pour constituer un tissu particulier. Il n'existe donc pas de tissu artériel, de tissu veineux, de tissu lymphatique, etc. Les mêmes considérations s'appliquent au système érectile ; il y a des organes érectiles, mais il n'existe pas de tissu érectile. Elles s'appliquent également aux systèmes fibreux, séreux, muqueux et cutané.

C'est pour n'avoir pas assez tenu compte de ces considérations que tant d'auteurs ont confondu les systèmes et les tissus. Il importe d'éviter une si fâcheuse confusion, si nous voulons réaliser de nouveaux progrès qui permettront à la science de poursuivre sa marche ascendante.

D. — Des éléments.

Les éléments, ou parties constituantes des tissus, représentent le dernier terme de la décomposition de nos organes : ils sont irréductibles par l'analyse anatomique, de même que les corps simples sont irréductibles par l'analyse chimique.

Considérés dans leur mode de configuration, ils se présentent sous l'aspect de cellules, de noyaux, de fibres, de tubes, de substances homogènes, de membranes et de matières amorphes.

La *cellule* est l'élément constitutif du tissu épithélial. — Aplatie, oblitérée et réduite à l'état d'une pellicule écailleuse, elle forme l'élément du tissu corné. — Allongée et transformée en filaments de la plus extrême ténuité, elle devient l'élément du tissu pileux. — Remplie de granulations colorées, elle constitue le tissu pigmentaire de quelques auteurs. — Large, aplatie, irrégulière et contenant un ou plusieurs noyaux, elle entre comme élément dans le tissu médullaire. — Très-régulièrement sphérique et recevant dans ses parois des ramifications vasculaires anastomosées, elle représente l'élément le plus caractéristique des glandes vasculaires sanguines. — Arrondie, entourée de vaisseaux et remplie d'un liquide huileux, elle constitue l'élément du tissu adipeux. — Irrégulière et offrant un ou plusieurs prolongements déliés, elle constitue celui du tissu nerveux. On peut donc admettre cinq espèces de cellules très-différentes par leurs propriétés : 1° la cellule épithéliale qui compose les tissus cellulaire, corné et pileux ; 2° la cellule médullaire ; 3° la cellule adipeuse ; 4° la cellule nerveuse ; 5° enfin celle qui forme les follicules clos.

Les *noyaux* à l'état isolé entrent comme élément dans la formation de tous les épithéliums et dans la composition du tissu médullaire : ils contribuent surtout à former le corps de l'embryon dans les premiers temps de la vie intra-utérine.

La *fibre* représente l'élément des tissus conjonctif, élastique et musculaire ; elle se distingue par des attributs très-différents dans chacun de ces tissus.

Le *tube* est l'élément principal du tissu nerveux. C'est lui qui, en se multipliant, produit les cordons sensitifs et moteurs, ainsi que la plus grande partie de l'axe cérébro-spinal.

Une substance homogène, blanche et résistante, constitue le tissu osseux et le tissu cartilagineux.

Une membrane plus ou moins sphéroïde et munie d'un orifice, *membrana cava cum emissario*, forme l'élément du tissu glanduleux.

Les matières amorphes sont des substances liquides ou solides, sans forme déterminée, interposées aux éléments anatomiques et destinées à unir ceux-ci les uns aux autres. Elles font partie du tissu épithélial, du tissu médullaire, du tissu nerveux, du tissu conjonctif et de tous les systèmes ou organes dans lesquels ce dernier entre comme principale partie constituante.

ARTICLE III

DÉVELOPPEMENT DU CORPS

Certains animaux se reproduisent par scission ou division spontanée de leur corps en deux parties qui sont aptes l'une et l'autre à se développer et à perpétuer l'espèce. Ce mode de reproduction ne se voit que chez ceux dont l'organisation est d'une extrême simplicité ; le corps offrant dans chacune de ses parties une structure identique, on conçoit facilement que l'une d'elle puisse engendrer toutes les autres.

Dans quelques espèces, l'animal se reproduit à l'aide de bourgeons qui naissent sur un ou plusieurs points de la surface du corps, puis se développent, acquièrent peu à peu la forme de l'individu souche, et s'en détachent alors pour vivre d'une existence indépendante. L'appareil de la reproduction chez ces animaux est déjà spécialisé ; les points sur lesquels se forment les bourgeons jouissent seuls du privilége de les produire.

Dans les autres animaux, l'espèce se perpétue à l'aide d'un germe qui, pour donner naissance à des êtres nouveaux, doit être fécondé. Ce germe, appelé *œuf* ou *ovule*, se forme sur un point déterminé dont il se sépare à l'époque de sa maturité, en sorte que le nouvel être devient indépendant dès le début de son développement. L'appareil de la génération chez ces animaux est plus spécialisé encore et beaucoup plus complexe.

Pour assurer la perpétuité des espèces, la nature a donc eu recours à trois procédés : la *fissiparité*, ou reproduction par scission ; la *gemmiparité*, ou reproduction par des bourgeons, et enfin l'*oviparité*, ou reproduction par un œuf. Le premier et le second sont l'attribut des espèces les plus infimes, particulièrement des infusoires et des polypes. Le dernier est celui qu'on observe dans l'immense majorité des invertébrés et chez tous les vertébrés. Les fissipares et gemmipares réunis ne formant qu'un très-petit groupe placé au plus bas degré de l'échelle, on peut dire que presque tous les animaux sont ovipares.

Parmi les ovipares, il en est qui produisent des œufs munis d'un *jaune*, c'est-à-dire de tout ce qui est nécessaire à leur développement. L'œuf s'échappe alors des organes maternels après avoir été fécondé, quelquefois même avant, et se développe au dehors de ceux-ci : tels sont les poissons, la plupart des reptiles et les oiseaux. — Chez d'autres, l'œuf se trouve réduit à ses seuls éléments germinatifs ; il ne peut donc abandonner ces organes ; on le voit, au contraire, s'y attacher afin de leur emprunter les sucs nutritifs qui lui manquent. Puis, lorsque le nouvel être est assez développé pour vivre de ses propres forces, il brise ses enveloppes et apparaît vivant au dehors : tels sont les mammifères. Mais que l'œuf soit pourvu ou dépourvu d'éléments nutritifs, qu'il puise en lui-même ces éléments ou qu'il les emprunte à la mère, son mode de développement n'en reste pas moins parfaitement identique dans les deux cas.

§ 1. — Constitution de l'œuf ; ses premières modifications ;
FORMATION DU BLASTODERME.

L'œuf, avant la fécondation, se compose de trois parties : d'une enveloppe, la *membrane vitelline ;* d'un contenu granuleux, le *vitellus ;* et d'une très-petite vésicule à parois minces et transparentes, situés au centre du vitellus, la *vésicule germinative*.

Dès qu'il a été fécondé, cette vésicule disparaît. Le vitellus lui-même se modifie très-notablement ; il se condense, se rétracte, puis se partage en deux moitiés arrondies, qui se divisent à leur tour ; et la subdivision continuant, il se trouve bientôt représenté par des sphères de plus en plus nombreuses et de moins en moins volumineuses : phénomène remarquable qui a fixé l'attention d'un grand nombre d'observateurs et qui a été décrit sous le nom de *segmentation du vitellus*.

Ces petites sphères ne tardent pas elles-mêmes à subir une modification plus importante. Chacune d'elles se fluidifie à son centre, tandis que sa surface acquiert au contraire une consistance plus grande; de pleines qu'elles étaient, elles deviennent creuses; toutes, en un mot, se transforment en cellules. En même temps, le liquide séro-albumineux qui remplissait leur intervalle augmente de quantité; en les séparant, il les refoule vers la périphérie de l'ovule. Elles viennent alors s'appliquer à la surface interne de la membrane vitelline en s'unissant les unes aux autres par une substance amorphe, et donnent ainsi naissance à une membrane nouvelle qui constitue la *membrane blastodermique*, ou simplement le *blastoderme*.

Vers le septième ou le huitième jour qui suit la fécondation, l'œuf est donc composé, en procédant de dehors en dedans : de la membrane vitelline, de la membrane blastodermique faiblement unie à la précédente, et d'un liquide diaphane dans lequel nagent de fines granulations. — De ces trois parties, le blastoderme est sans contredit la plus importante; c'est dans son épaisseur que va naître l'embryon ; c'est à ses dépens que celui-ci se développera; ou plutôt il est déjà l'embryon lui-même, apparaissant sous la forme d'une cellule.

En suivant celui-ci dans son développement, on remarque que toutes les parties du corps ne se produisent pas à la fois, mais successivement. Le tronc et la tête se montrent d'abord; les membres se manifestent plus tard. Voyons comment se forment les uns et les autres; observons les premiers linéaments par lesquels ils se révèlent à nous, les premières métamorphoses qu'ils subissent; assistons en un mot à leur naissance. Nous nous occuperons ensuite des lois générales qui président à leur évolution.

§ 2. — DÉVELOPPEMENT DU TRONC ET DE LA TÊTE.

Sur un point du blastoderme on voit les cellules s'accumuler en plus grand nombre et former une tache obscure. Cette tache représente le futur embryon : d'où le nom de *tache embryonnaire* que lui donne Coste, et celui d'*aire germinative* sous lequel elle a été désignée par Bischoff.

Dès qu'elle apparaît, la tache embryonnaire est divisible en deux feuillets : l'un externe, composé de cellules plus aplaties et plus solidement unies entre elles; l'autre interne, formé de cellules arrondies et moins adhérentes. — Le premier, appelé aussi *feuillet séreux, feuillet animal*, sera le point de départ de tous les appareils de la vie de relation. Il donne d'abord naissance à l'appareil de l'innervation, puis à l'appareil de la locomotion, et ensuite à l'appareil sensorial.—Le second, ou *feuillet muqueux, feuillet végétatif*, produira l'appareil de la digestion.

Entre ces deux feuillets il s'en forme bientôt un troisième aux dépens duquel se développera l'appareil de la circulation; ce dernier feuillet ou *feuillet vasculaire* concourt, avec les précédents, à la formation des appareils de la respiration, de la sécrétion urinaire et de la génération.

La tache embryonnaire, d'abord uniformément obscure, ne tarde pas à se montrer plus claire et plus transparente à son centre. De circulaire qu'elle était, elle devient ovale ; puis sa partie transparente se rétrécit dans sa partie moyenne et se soulève en forme d'écusson. Pendant qu'elle se soulève ainsi, on voit le feuillet séreux se creuser sur toute sa longueur d'une gouttière qui porte le nom de *ligne primitive*. C'est autour de cette ligne que vont se développer les appareils de la vie animale.

Immédiatement au-dessous de celle-ci on remarque un filament d'aspect gélatineux, constitué par des cellules et une enveloppe diaphane. Ce filament, appelé *corde dorsale*, ou *notocorde*, occupe le centre des corps des vertèbres qui bientôt l'entourent ; il représente alors un fil s'élargissant un peu au niveau des disques intervertébraux et s'étendant de l'extrémité céphalique à la dernière vertèbre coccygienne. Les portions renflées de la notocorde persistent et deviennent l'origine de la cavité des disques ou ligaments intervertébraux ; les portions effilées se réduisent au contraire et finissent par disparaître à l'époque de l'ossification.

Sur les côtés de la ligne primitive s'élèvent deux saillies longitudinales et parallèles que Pander nomme *plis primitifs*, et Baër *lames dorsales*. Ces plis se prolongent jusqu'aux limites de l'aire transparente. Au niveau de l'extrémité la plus large, ou *extrémité céphalique*, ils s'éloignent, puis se recourbent pour se rapprocher, se soudent bout à bout et décrivent ainsi une petite arcade ; à l'extrémité opposée, ou *extrémité caudale*, ils s'unissent à angle aigu.

Chacun des plis primitifs se compose, ainsi que Reichert l'a démontré, de deux rubans filiformes, l'un interne, très-délié, l'autre externe. Les rubans internes représentent les deux moitiés de la moelle épinière, et les rubans externes les deux moitiés du dos. Dès que les plis primitifs se sont unis à leurs extrémités, les rubans internes se soudent en avant et en arrière pour constituer l'axe cérébro-spinal.

Tandis que les lames dorsales, en s'inclinant l'une vers l'autre, complètent la paroi postérieure du tronc, les parties latérales de l'aire transparente décrites par Baër sous le nom de *lames ventrales*, s'inclinent en sens contraire et forment sa paroi antérieure ou abdominale.

Les deux extrémités de l'embryon ne tardent pas à s'infléchir aussi vers cette paroi abdominale antérieure ; elles prennent alors les noms de *capuchon céphalique* et de *capuchon caudal*. Les lames ventrales et ces deux capuchons convergent de plus en plus vers un point central qui répondra à l'ombilic : ainsi se trouve circonscrite la cavité du tronc.

Tels sont les phénomènes qui se passent du côté du feuillet séreux dans cette première période du développement. Voyons maintenant ceux qui se produisent du côté du feuillet muqueux.

A peine la tache embryonnaire a-t-elle paru, que le blastoderme dans sa totalité se divise aussi en deux feuillets, lesquels se continuent sans ligne de démarcation avec les feuillets correspondants de l'aire germinative. Mais aussitôt que la partie transparente de cette aire se soulève en manière d'écusson, son feuillet muqueux commence à se distinguer du feuillet interne du blastoderme. Il décrit une courbe plus prononcée et se comporte relativement à celui-ci à peu près comme la cornée transparente à l'égard du globe de l'œil.

Lorsque les lames ventrales se montrent et surtout lorsque les capuchons céphalique et caudal se forment, le feuillet muqueux de l'aire germinative devient plus distinct encore. La cavité de l'œuf se trouve alors partagée en deux parties, l'une, très-petite, qui correspond à ce feuillet et qui formera l'intestin ; l'autre, incomparablement plus grande, qui répond au feuillet interne du blastoderme et qui prend à dater de ce moment le nom de *vésicule ombilicale*. — La première, ou future cavité intestinale, représente une gouttière arciforme fermée à ses extrémités par les deux capuchons. La seconde, ou vésicule ombilicale, est sphéroïde comme l'œuf qu'elle constitue presque entièrement.

Les lames ventrales et les deux capuchons continuant à converger, l'orifice, d'abord extrêmement large, par lequel les deux cavités communiquaient, se rétrécit graduellement. La cavité intestinale, mieux circonscrite, revêt ainsi peu à peu la forme d'un tube. La vésicule ombilicale, au niveau de sa continuité avec le tube, diminue rapidement de volume ; elle s'allonge et bientôt ne communique avec l'intestin que par un simple pédicule connu sous le nom de *conduit omphalo-mésentérique*. Ce pédicule, s'allongeant à son tour, devient de plus en plus délié, finit par s'oblitérer, puis disparaît ensuite avec la vésicule.

Le feuillet muqueux, en résumé, donne naissance à un tube rectiligne, médian et symétrique, qui représente la portion sous-diaphragmatique du tube digestif. La partie moyenne de ce tube, en s'allongeant, constituera l'intestin grêle et le gros intestin. Son extrémité postérieure formera le rectum ; et l'antérieure l'estomac. A celui-ci s'ajouteront bientôt l'œsophage, le pharynx et la cavité buccale.

Au moment où les cavités buccale et pharyngienne se creusent aux dépens du capuchon céphalique, on voit naître dans l'épaisseur de ce dernier quatre productions organiques qui s'étendent de sa partie postérieure à sa partie antérieure, à la manière des arcs costaux, et qui avaient été d'abord désignées sous le nom d'*arcs branchiaux ;* mais Reichert les a nommés, avec plus de raison, *arcs viscéraux*. Tous tirent leur origine de la base du crâne. Le plus antérieur, ou le premier, produira la bouche, le nez, les deux mâchoires et la voûte palatine, toutes les parties de la face, en un mot. Le second formera les petites cornes de l'os hyoïde ; le troisième les grandes cornes et le corps de cet os. Le quatrième, qui provient des vertèbres cervicales supérieures, correspond au larynx. — Ces arcs sont séparés par autant de fentes, appelées *fentes viscérales*, qui pénètrent jusqu'à la cavité du pharynx et qui mettent celle-ci en communication avec l'extérieur. En étudiant les divers organes de la face et du cou, nous verrons comment ils naissent des arcs viscéraux et quelle part aussi les fentes viscérales prennent à la formation des orifices qu'ils présentent.

Le *feuillet vasculaire*, plus tardif que les feuillets séreux et muqueux, n'est pas aussi nettement délimité que ceux-ci. C'est dans son épaisseur que se développent le cœur et tous les vaisseaux.

Le cœur a pour siége primitif la partie inférieure et postérieure du capuchon céphalique. Il se présente d'abord sous la forme d'un cylindre plein, puis d'un tube rectiligne, médian et symétrique. Un peu plus tard, il s'allonge et prend la figure d'un S italique. De sa partie antérieure naissent deux aortes, symétriques aussi, qui se recourbent en arcades sous la future base du crâne et sur les corps naissants des vertèbres pour se prolonger ensuite jusqu'à l'extrémité caudale. Ces deux aortes, parallèles et de calibre égal, sont situées à leur apparition de chaque côté du plan médian ; mais elles se rapprochent bientôt, et ne tardent pas à s'unir par leur côté interne pour former un tronc unique.

En longeant la colonne vertébrale, le tronc aortique fournit plusieurs branches. Les plus importantes sont les deux artères *omphalo-mésentériques*, qui sortent de l'abdomen pour aller se ramifier sur les parois de la vésicule ombilicale. De cette vésicule émanent des veinules dont la réunion donne naissance à deux troncs, l'un droit et l'autre gauche. Ces deux troncs, ou *veines omphalo-mésentériques*, pénètrent dans l'abdomen en s'accolant aux artères correspondantes ; parvenues au niveau du cœur, elles s'ouvrent par un orifice commun dans son extrémité postérieure.

La plus grande partie du sang, dans les premiers temps de la vie embryonnaire, se porte donc du cœur à la vésicule ombilicale et de cette vésicule au cœur. — Lorsqu'elle commence à s'atrophier et les vaisseaux omphalo-mésentériques à diminuer de calibre, on voit naître une autre vésicule bien autrement importante : la *vésicule allantoïde*.

Comme la précédente, la vésicule allantoïde tire son origine du canal intestinal, mais de son extrémité postérieure. Elle sort de la cavité du tronc en s'accolant au pédicule de la vésicule ombilicale, et se développe si rapidement, que non-seulement elle l'entoure, mais ne tarde pas à s'appliquer à toute la surface interne de l'œuf. — Deux branches émanées de l'extrémité de l'aorte, les *artères ombilicales*, viennent se ramifier dans ses parois. Deux veines, qui bientôt se réduisent à une seule, partent de ces mêmes parois et vont se jeter dans le tronc de la veine cave ascendante, au voisinage de son embouchure. Pendant que les vaisseaux omphalo-mésentériques s'atrophient, les vaisseaux allantoïdiens prennent une importance de plus en plus grande ; le sang qui oscillait de l'embryon à la vésicule ombilicale se porte alors de celui-ci à la vésicule allantoïde. C'est à l'aide de cette vésicule que l'œuf des mammifères entre en connexion avec les organes maternels, et qu'il emprunte à ceux-ci les sucs nutritifs nécessaires à son développement.

Les vaisseaux, du reste, ne se développent pas du cœur vers la périphérie ou de la périphérie vers le cœur. Ils se forment sur place, dans chaque organe, indépendamment des vaisseaux voisins. Ils se continuent ensuite les uns avec les autres par le seul fait de leur allongement.

Dans toute cette première période, les appareils qui dérivent des trois feuillets sont essentiellement formés de cellules et de noyaux. Les cellules, au début, existent seules; elles constituent tout le corps de l'embryon. Dès que celui-ci égale 1 centimètre, elles se trouvent mélangées avec des noyaux dont le nombre s'accroît très-rapidement. Lorsque sa longueur atteint 15 à 18 millimètres, ceux-ci sont déjà si multipliés que les cellules semblent avoir disparu. Les uns et les autres sont unis par une substance amorphe. C'est à leurs dépens que vont se constituer tous nos organes; pour rappeler leur destination, M. Ch. Robin les a désignés avec raison sous les noms de *cellules* et *noyaux embryoplastiques*. — Leur importance, du reste, est très-différente. Les noyaux jouent le rôle principal. Chacun d'eux est un petit centre autour duquel se forment les éléments qui entrent dans la composition des tissus. Ils représentent ces éléments à leur état primitif; ils en font d'abord partie; ensuite ils s'atrophient et ne se montrent plus qu'à l'état de vestige. Souvent même ils disparaissent complétement.

§ 3. — DÉVELOPPEMENT DES MEMBRES.

Les membres émanent des parties latérales du tronc, au commencement du deuxième mois. La longueur de celui-ci n'excède pas alors 18 à 20 millimètres. Ils se montrent sous l'aspect de bourgeons un peu déprimés d'avant en arrière, et légèrement étranglés à leur base, c'est-à-dire au niveau de leur continuité avec l'épaule et le bassin. Ces bourgeons constituent la main et le pied. La main est plus développée que le pied; son apparition est ordinairement plus précoce. — Du trente-cinquième au quarantième jour, le pédicule qui portait la main et le pied forme, en s'allongeant, l'avant-bras et la jambe; un léger sillon, tracé à son point de départ, marque leur limite supérieure, et accuse les premiers vestiges du pli du coude et du creux du jarret. La main, à cette période du développement des membres, est plus grande encore que l'avant-bras; le pied est plus long aussi que la jambe.

Vers le milieu du second mois, le bras et la cuisse paraissent à leur tour. Ainsi que l'avant-bras et la jambe, ils sont d'abord remarquables par leur brièveté.

A la même époque, on voit se dessiner à l'extrémité de la main et du pied quatre petits tubercules : ce sont les doigts et les orteils, d'abord unis entre eux par leurs parties latérales. Mais ils ne tardent pas à devenir complétement indépendants.

Les membres se développent donc de leur extrémité libre vers leur extrémité adhérente. La partie non divisée de la main et du pied naît la première; viennent ensuite l'avant-bras et la jambe, puis le bras et la cuisse, les doigts et les orteils. — Ce mode d'évolution nous rend compte de certains vices de conformation. Qu'un arrêt de développement se produise au début de leur apparition, les membres seront constitués par une sorte de palette annexée à l'épaule et à la hanche; des faits de cette nature ont été observés. — Si l'arrêt de développement survient plus tard, il y aura de chaque côté une main et un avant-bras, un pied et une jambe; mais le bras et la cuisse feront défaut. On comprend aussi que s'il survenait, au moment de la naissance, des doigts et des orteils, ceux-ci resteraient enchaînés; l'enfant naîtrait avec des mains et des pieds de palmipèdes.

§ 4. — Lois générales du développement.

Aristote, le premier, divise les êtres vivants en deux classes : ceux qui n'ont reçu en partage que la vie nutritive, comme les végétaux, et ceux chez lesquels la vie de relation vient se surajouter à la vie de nutrition. Le premier aussi il émet la pensée que les végétaux avaient dû précéder les animaux; puis il ajoute que, les animaux étant doués de deux vies, celles-ci se trouvaient soumises, dans leur développement, à l'ordre général de la manifestation de la vie sur la surface du globe. A ses yeux, les appareils de la circulation, de la digestion et de la respiration se montraient avant ceux de l'innervation et de la locomotion. Le cœur prenait d'abord possession de la vie, *primum vivens*. Les autres viscères se groupaient autour de lui, et l'organisation se développait ainsi du centre à la périphérie.

Galien adopte les idées d'Aristote. Il proclame le développement de l'homme la plus grande des opérations de la nature et le compare à la construction d'un navire. Dans cette construction, dit-il, on pose d'abord la carène, qui constitue le centre du bâtiment; de même la nature débute par le centre du corps. Puis autour de celui-ci les parties latérales s'appliquent successivement. La théorie de l'évolution centrifuge formulée par Aristote trouva donc un puissant défenseur dans Galien. Les considérations d'un ordre très-élevé sur lesquelles le premier l'avait fondée lui donnait un grand prestige; l'ingénieuse comparaison du second, reproduite dans toutes les écoles et dans tous les écrits, la rendit populaire. Placée sous l'égide de ces deux grandes autorités, elle fut dès lors accueillie sans conteste et transmise de génération en génération.

Harvey, de son coup d'œil d'aigle, reconnaît que tout animal provient d'un œuf, *omne vivum ex ovo*. Il étudie l'incubation de cet œuf, avec la rare sagacité dont il était doué; constate l'apparition successive des linéaments qui vont produire l'embryon; et l'on pouvait croire que, plus clairvoyant, il allait rompre avec la tradition. Mais, fasciné par la distinction des deux vies, il admet avec ses prédécesseurs que ces premiers linéaments appartiennent aux organes de la vie nutritive. L'être organisé au début de son évolution est un végétal; l'animal n'apparaît qu'avec les pulsations du cœur, dont il fait, comme Aristote, le *primum vivens*. Autour de cet organe central se forment tous les autres.

La théorie du développement centrifuge, fondée sur des considérations purement spéculatives, puisait donc dans le langage des observateurs une autorité nouvelle; elle resta triomphante jusqu'au xixe siècle.

Une puissante impulsion fut donnée alors aux études embryologiques. Les anatomistes, moins dominés par la tradition, mieux préparés d'ailleurs aux observations délicates, reconnurent que les appareils de la vie animale se montraient les premiers; que l'appareil de l'innervation ouvrait la marche, celui de la locomotion venant ensuite, puis ceux de la vie nutritive; que la moitié droite du corps était d'abord séparée de la moitié gauche, et que les organes, par conséquent, ne se formaient pas autour d'un centre; que ceux de la périphérie précédaient, au contraire, tous les autres; que les parois du tronc précédaient les viscères contenus dans sa cavité; qu'elles précédaient surtout le cœur, dont l'évolution était relativement tardive. En présence de tant de faits nouveaux, si importants et si opposés à l'opinion régnante, une révolution s'accomplit dans les esprits. La théorie centrifuge si longtemps inébranlable s'écroula presque soudainement, et une théorie nouvelle s'éleva sur ses ruines.

Un autre progrès fut encore réalisé. Jusqu'alors on avait assez généralement pensé que l'animal existe tout entier dans le germe. Entre l'état embryonnaire et l'état parfait on ne voyait qu'une différence de proportion; le développement n'était pas une création, c'était un simple phénomène d'accroissement. Éclairé par des données plus positives, il fallut reconnaître qu'aucun organe n'existe dans l'œuf au moment de la fécondation; que les appareils se forment de toutes pièces, successivement, et dans l'ordre assigné par la nature à chacun d'eux; que l'organisation enfin ne naît pas en bloc, mais par fractions qui se rapprochent et s'ajoutent les unes aux autres pour la compléter. A la doctrine de la *préformation* ou de la *préexistence*, fondée sur des hypothèses, succéda en un mot celle de l'*épigenèse*, expression fidèle de tous les faits connus.

La doctrine de la préexistence et la théorie centrifuge étaient donc simultanément détrônées. On n'admettait plus que nos organes existent dans l'œuf à l'état de miniature; on proclamait qu'ils se forment et qu'ils apparaissent dans un ordre successif; mais on n'avait pas formulé encore les lois générales de l'épigenèse. Selon Serres, trois lois président à l'évolution de nos organes : la loi de formation excentrique ou centripète, la loi de symétrie, la loi de conjugaison.

La *loi du développement centripète* nous montre les appareils apparaissant de la périphérie au centre. La surface du tronc se dessine d'abord ; la cavité de celui-ci se circonscrit graduellement ; le tube intestinal en tapisse les parois ; puis les viscères naissant de l'intestin envahissent un à un sa cavité et finissent par la remplir. La réalité de cette loi est attestée par la précocité d'évolution du feuillet séreux, par l'antériorité des appareils de la vie animale, par le témoignage unanime des observateurs.

La *loi de symétrie* nous enseigne que nos organes sont d'abord doubles. Ceux qui occupent le plan médian et que nous appelons impairs, sont primitivement pairs, c'est-à-dire formés de deux moitiés symétriques et indépendantes. Il y a au début de l'évolution deux moelles épinières, deux rachis, deux aortes ; l'embryon, en un mot, est formé de deux moitiés, l'une droite et l'autre gauche. Ces deux moitiés, bien distinctes pour les appareils de la vie animale, le sont beaucoup moins pour ceux de la vie nutritive, en sorte que leur dualité a pu être contestée.

La *loi de conjugaison* nous apprend que les deux moitiés des organes situés sur le plan médian se rapprochent, arrivent au contact, puis s'unissent par voie d'engrènement ou de fusion. Chacun d'eux, se trouve donc ramené à l'unité ; de pair il devient impair. Ainsi se réunissent les deux moitiés de la moelle épinière, les deux moitiés du rachis, les deux aortes, etc. Cette loi s'applique aussi à la formation des cavités et des orifices.

En nous expliquant les métamorphoses successives par lesquelles passent nos divers appareils, ces lois éclairent d'une vive lueur l'histoire autrefois si obscure des vices de conformation. Elles nous démontrent que beaucoup de ceux-ci se résument dans un simple arrêt de développement, c'est-à-dire dans une défaillance de la loi de conjugaison.

ARTICLE IV

DE L'ORDRE DANS LEQUEL SERONT DÉCRITS LES DIVERS APPAREILS

Les considérations *générales* précédemment exposées sur la conformation et la structure du corps nous indiquent l'ordre suivant lequel nous devons procéder à l'étude des divers appareils.

Le corps étant redevable de sa forme au squelette, tous les autres organes venant se grouper autour des différentes pièces qui le composent, les os et les articulations, devront fixer d'abord notre attention. Les muscles s'attachant au squelette et formant par leur nombre et leur volume la plus grande partie de l'organisme, leur étude suivra celle de la charpente osseuse. L'appareil de la locomotion, en un mot, est le premier qui nous occupera. Nous le diviserons en trois principaux groupes d'organes : les os, les articulations et les muscles.

Après cet appareil qui prend une si large part à la constitution du corps, viendra celui de la circulation, qui s'étend du centre jusqu'aux dernières limites de l'économie, pour distribuer à tous les autres les éléments nécessaires à leur développement et à leur nutrition.

A l'appareil de la circulation succéderont l'appareil de l'innervation et l'appareil sensorial.

Nous terminerons par les appareils de la digestion, de la respiration, de la sécrétion urinaire et de la génération.

Cet ordre est si impérieusement tracé, que les auteurs qui n'ont vu dans l'étude de nos organes qu'un moyen d'arriver à la connaissance de leurs fonctions et qui ont cherché, en conséquence, à lui imprimer un caractère physiologique, ont été en quelque sorte contraints de l'adopter, bien qu'il soit ou plutôt parce qu'il est en effet essentiellement anatomique.

Le tableau suivant montrera sous une forme plus simple et plus complète l'ordre que nous proposons d'adopter :

A. — APPAREIL DE LA LOCOMOTION . .	1° Os	Ostéologie.
	2° Articulations	Arthrologie.
	3° Muscles et aponévroses. .	Myologie.
B. — APPAREIL DE LA CIRCULATION. .	1° Cœur.	
	2° Artères.	Angiologie.
	3° Veines	
	4° Vaisseaux lymphatiques	
C. — APPAREIL DE L'INNERVATION. . .	1° Partie centrale.	Névrologie.
	2° Partie périphérique . .	
D. — APPAREIL SENSORIAL	1° Sens du tact	
	2° Sens du goût.	
	3° Sens de l'odorat	Organes des sens.
	4° Sens de la vue.	
	5° Sens de l'ouïe	
E. — APPAREILS DE LA DIGESTION, DE LA RESPIRATION, DE LA SÉCRÉTION URINAIRE ET DE LA GÉNÉRATION. .	. . . .	Splanchnologie.

Quatre volumes seront consacrés à l'exposition de ces diverses branches de la science. L'ostéologie et l'arthrologie composeront le premier ; la myologie et l'angiologie le second. Le troisième comprendra la névrologie et les organes de sens ; le quatrième la splanchnologie.

APPAREIL DE LA LOCOMOTION

L'appareil de la locomotion est un ensemble d'organes qui ont pour but commun d'imprimer au corps des mouvements, intéressant tantôt sa totalité et tantôt quelques-unes de ses parties seulement. — Les premiers, ou mouvements de totalité, lui donnent la faculté de se déplacer au sein du milieu qu'il habite; par eux il devient indépendant; et, bien différent du végétal, condamné à mourir sur le lieu qui l'a vu naître, il prend possession de la nature entière. Les seconds, ou mouvements partiels, permettent aux divers segments qui le composent de se déplacer les uns à l'égard des autres; ils leur communiquent aussi une sorte d'indépendance; et chacun d'eux peut ainsi lui rendre successivement, ou simultanément les services qu'il en attend.

Cet appareil est remarquable par ses grandes proportions et par la multiplicité des organes qui le composent. Aucun autre, sous ce rapport, ne peut lui être comparé. Il forme, à lui seul, la moitié du volume total du corps.

Sa situation est périphérique. Sous-jacent à l'appareil sensorial qui l'enveloppe de toutes parts, il s'enroule sur le tronc, autour des appareils de la vie nutritive, à l'égard desquels il joue le rôle de partie contenante et d'organe protecteur. Sur l'extrémité céphalique, il recouvre l'appareil de l'innervation dans ses parties les plus élevées et les plus importantes pour lesquelles il devient aussi un puissant moyen de protection.

Les trois grandes cavités du corps sont donc circonscrites par l'appareil locomoteur; mais celui-ci se comporte différemment pour chacune d'elles.— Organe essentiellement protecteur, le crâne ne se compose que de parties dures qui s'entrelacent et s'arc-boutent par leurs bords, d'où l'immobilité de ses parois, l'invariabilité de sa forme, et sa résistance, qui l'ont fait comparer à un bouclier. — Organe de protection et d'aspiration, le thorax se compose d'un mélange de parties dures et de parties contractiles; ses parois sont moins résistantes, mais douées d'une certaine mobilité qui lui permet de se dilater et de se resserrer tour à tour. — Destiné à contenir des organes dont le volume peut varier beaucoup, l'abdomen se compose surtout de parties molles; ses parois ont pour caractère distinctif la dépressibilité et l'extensibilité.

Réunies par le rachis, ces trois grandes cavités, ou *cavités splanchniques*, constituent en quelque sorte le centre de l'appareil de la locomotion. A chacune d'elles sont annexés un ou deux prolongements qui complètent

celui-ci. — Au crâne se trouve annexée la face. — Au thorax sont annexés
les membres supérieurs, toujours prêts à se mettre au service des autres
parties du corps. — A l'abdomen sont annexés les membres inférieurs,
spécialement préposés à sa translation. — La face participe de l'immobilité du crâne, et les membres de la mobilité des parois du tronc.

Considéré dans sa composition, l'appareil locomoteur se partage en deux
appareils plus petits, ou sous-appareils. L'un d'eux comprend les os, les
cartilages et leurs dépendances, qui jouent dans nos mouvements un rôle
purement passif; l'autre est formé de parties molles, qui ont reçu le nom
de *muscles* et qui seules sont actives.

Les organes passifs et les organes actifs n'ont pas été répartis de la même
manière. — Parmi les os, les uns sont situés sur le plan médian; les
autres sont placés à droite et à gauche de ce plan. Les premiers, ou médians, remplissent à l'égard des seconds le rôle de colonne d'appui et de
traits d'union; ils font ainsi du squelette un tout solide et résistant. —
Les muscles sont presque tous situés sur les côtés de la ligne médiane.
La division du système osseux en deux moitiés symétriques est purement
idéale, celle du système musculaire est réelle.

Dans les membres, les os se placent au centre et se disposent en colonne.
Les muscles se groupent autour des colonnes. — Dans le tronc, ils se superposent aussi pour former une longue tige flexueuse et mobile de laquelle
partent des prolongements arciformes qui se dirigent en avant. Les muscles
se pressent autour de cette tige, remplissent les intervalles compris entre
les prolongements qui en partent et complètent les parois de la cavité. — A
la tête, les os, en s'unissant par leurs bords, forment à l'encéphale une
première enveloppe; les muscles en se continuant également par leurs
bords en forment une seconde, superposée à la précédente. Les organes
passifs ont donc une tendance générale à se porter vers les parties profondes; les organes actifs tendent plus, au contraire, à se rapprocher des
parties périphériques.

Les os sont indépendants et pour la plupart très-distincts les uns des
autres. Les muscles s'unissent souvent par une de leurs extrémités et par
conséquent se confondent en partie; il devient ainsi difficile d'en déterminer le nombre. — Les premiers, du reste, sont beaucoup moins multipliés que les seconds. Pour se rendre compte de cette différence, il
suffit de remarquer que certains os sont doués de mouvements variés, et
que pour chacun de ces mouvements un muscle était nécessaire.

A l'étude de l'appareil de la locomotion se rattachent trois branches
importantes de la science : — l'*ostéologie*, qui a pour objet la connaissance des os; — l'*arthrologie* qui traite des articulations; la *myologie*, qui
embrasse dans son domaine tout ce qui est relatif aux muscles et aux aponévroses.

OSTÉOLOGIE

SECTION PREMIÈRE

DES OS EN GÉNÉRAL

DESTINATION DES OS. — IMPORTANCE DE LEUR ÉTUDE.

Les os sont des parties dures et résistantes qui s'unissent les uns aux autres pour former la charpente du corps et qui servent de soutien à toutes les parties molles.

La présence de ces parties dures au milieu des parties molles a paru un fait tellement important aux naturalistes les plus célèbres, qu'ils l'ont pris pour base de leur classification. D'un côté, ils ont rangé tous les animaux qui en sont pourvus : ce sont les vertébrés; de l'autre, tous ceux qui en sont dépourvus : ce sont les invertébrés.

Afin de mettre plus en lumière les nombreuses conséquences qui découlent en effet de leur apparition au sein de l'organisme, qu'il nous soit permis, pour un instant, de réduire le corps de chaque vertébré, celui surtout des vertébrés volumineux, à un ensemble de parties molles.

Toutes ces parties molles, soumises d'une part à l'influence attractive du globe, de l'autre à leur réaction mutuelle, constitueront une masse qui tendra à prendre la forme d'un sphéroïde plus ou moins aplati à ses pôles. Mais qu'au sein de ces organes affaissés sur eux-mêmes apparaissent des organes durs et résistants; que ces organes se dressent et se superposent en colonnes, qu'ils se creusent et se réunissent pour former des cavités, qu'ils projettent de leurs surfaces des saillies multiples; et aussitôt les parties molles venant se grouper autour des colonnes, se loger dans les cavités, se suspendre aux saillies, l'organisation prendra une forme fixe, déterminée, identique dans tous les animaux de la même espèce, variable seulement pour les animaux d'espèce différente.

Les parties molles qui se suspendent aux saillies ou se pressent autour des colonnes étant douées de la propriété de se contracter, c'est-à-dire de diminuer spontanément de longueur pour reprendre ensuite leurs dimensions premières, les différentes pièces qui composent ces colonnes seront mises en mouvement; chacune d'elles se transformera en levier; et du jeu de tous ces leviers résultera pour l'animal la faculté de se déplacer et de pourvoir à son alimentation.

Les cavités osseuses offrant un refuge protecteur aux organes les plus essentiels, ceux-ci réuniront à une plus grande liberté dans l'exercice de leurs fonctions une plus grande perfectibilité. Le système nerveux surtout, dont la nature plus délicate réclamait en quelque sorte d'une manière plus impérieuse les avantages de cette protection, se perfectionnera en se centralisant, arrivera ainsi à de plus grandes dimensions; et la vie, concentrée jusqu'alors dans le cercle étroit des phénomènes nutritifs, s'agrandira peu à peu par les rapports nouveaux qui s'établiront entre l'animal et le monde extérieur.

Une forme fixe, une locomotion facile, une alimentation assurée, une grande liberté dans l'exercice de toutes les fonctions, une vie extérieure couronnant la vie nutritive, l'intelligence ajoutée à l'instinct et appelée à le dominer : tels sont donc les heureux résultats qui découlent, pour l'organisation animale, de l'apparition des parties dures au sein des parties molles. En présence de tels résultats nous ne saurions nous étonner que les os aient constamment servi de base à l'étude de l'anatomie.

Ces organes doivent être étudiés : 1° dans leur ensemble et leurs rapports ; 2° dans leur ensemble et indépendamment de leurs rapports ; 3° dans les détails qu'ils nous présentent. — Envisagés sous le premier point de vue, les os forment le squelette ; — considérés sous le second, ils constituent le système osseux ; — étudiés dans leurs détails, ils offrent des différences qui nécessitent pour chacun d'eux une description particulière.

ARTICLE PREMIER

DU SQUELETTE

Le squelette est naturel ou artificiel : naturel, lorsque toutes les parties dont il se compose sont unies entre elles par les liens qui assurent leur contact dans l'état normal; artificiel, lorsque les os sont reliés les uns aux autres par des liens étrangers à l'organisation, des fils métalliques par exemple.

Le squelette naturel comprend dans sa composition non-seulement les os, mais les cartilages qui recouvrent les surfaces articulaires, les ligaments qui unissent celles-ci, les synoviales qui en favorisent le glissement, en un mot toutes les parties accessoires de la charpente osseuse du corps. Mais dans quel état se présentent ces parties accessoires? Elles sont alors à peine reconnaissables ; elles ont en outre le grand inconvénient de voiler les extrémités articulaires. Aussi a-t-on renoncé depuis longtemps à ce genre de squelette qui, du reste, a toujours été peu employé.

Le squelette artificiel est le seul qui soit réellement utile. Il en existe deux espèces. — Dans l'un, les os sont mis en contact et unis de manière à conserver leurs principaux mouvements : c'est le squelette artificiel ordinaire, où l'art n'intervient que pour imiter la nature. — Dans l'autre, ils sont maintenus à distance, artifice qui nous les montre aussi dans leurs rapports, mais qui a en outre pour avantage de laisser voir leurs surfaces articulaires. Tous deux sont précieux pour l'étude ; loin de s'exclure, ils se complètent, chacun d'eux ayant son aspect particulier qui permet de mieux observer certains détails.

CONSTITUTION ET DIVISION DU SQUELETTE.

Le squelette offre pour partie essentielle une colonne médiane, composée de pièces superposées et mobiles appelées *vertèbres*. Cette colonne, conformée sur le même type dans toute la série des animaux vertébrés, s'effile à une de ses extrémités, que constituent le *sacrum* et le *coccyx*, et se renfle à l'extrémité opposée pour former le crâne.

A la partie supérieure ou crânienne de la colonne vertébrale vient s'annexer la face. — De sa partie moyenne naissent les côtes, au nombre de vingt-quatre, qui s'articulent en avant avec le sternum, et qui prennent une large part à la formation du thorax. — De sa partie inférieure ou sacro-coccygienne partent deux pièces considérables, les os iliaques, qui, se contournant sur eux-mêmes et s'unissant en avant, complètent le bassin.

Des hauteurs du thorax et du sternum s'échappent horizontalement deux petits leviers flexueux, auxquels se suspendent à droite et à gauche d'autres leviers qu'on voit successivement diminuer de longueur et augmenter en nombre : ce sont les membres supérieurs ou thoraciques. — Des parties latérales du bassin descendent deux nouvelles séries de leviers, d'une configuration analogue : ce sont les membres inférieurs ou abdominaux.

Ainsi constitué, le squelette peut être divisé, avec les anciens, en trois parties : le tronc, la tête et les extrémités.

Le tronc comprend le thorax et le bassin reliés l'un à l'autre par la colonne vertébrale, ou rachis, qui les complète en arrière. — Le thorax revêt la forme d'une cage conoïde ; il renferme le cœur, organe central de la circulation, et les poumons, organes essentiels de la respiration. — Le bassin se présente sous l'aspect d'une cavité infundibuliforme, très-évasée supérieurement, et largement échancrée en avant. Il contient la partie terminale du tube digestif, la vessie et une partie des organes génitaux.

La tête est formée en haut par le crâne, en bas et en avant par la face. Le crâne entoure de toutes parts l'encéphale, qu'il est appelé à protéger. Dans les cavités de la face viennent se réfugier les organes des sens, à l'égard desquels ces cavités jouent aussi le rôle d'organes protecteurs.

Les extrémités, construites sur le même type, se partagent en quatre segments qui se correspondent : l'épaule, le bras, l'avant-bras et la main, pour le membre supérieur ; la hanche, la cuisse, la jambe et le pied, pour l'inférieur. — L'épaule se compose de deux os, la clavicule et l'omoplate. Unies l'une à l'autre par le sternum et par le ligament interclaviculaire, les deux épaules forment une sorte de ceinture ouverte en arrière. La hanche ne comprend qu'une seule pièce, l'os iliaque ou coxal, qui en s'unissant à celui du côté opposé, forme aussi une sorte de ceinture. — Le bras est constitué par l'humérus, la cuisse par le fémur ; — l'avant-bras et la jambe, chacun par deux os. — La main en présente vingt-sept et le pied vingt-six.

Le dénombrement des diverses pièces qui entrent dans la formation du squelette est facile, si l'on choisit pour cette détermination le moment où il a acquis tout son développement et où il ne présente encore aucune trace d'altération sénile. Nous verrons bientôt, en effet, que la plupart des os se développent par plusieurs points : ces os qui, parvenus à leur évolution complète, représenteront une seule pièce, sont donc formés primitivement de plusieurs pièces distinctes ; si l'on procède alors à leur énumération, on arrivera à un chiffre trop élevé. D'une autre part, lorsque les os sont entièrement formés, ils tendent à se souder entre eux ; à un âge plus avancé, cette énumération donnera par conséquent un chiffre trop faible ; de là les résultats différents qui ont été mentionnés par quelques anatomistes. C'est de vingt-quatre à vingt-cinq ans que le squelette arrive au terme de son développement. A cette époque, il se compose de 198 os ainsi répartis :

Colonne vertébrale.		24
Sacrum et coccyx.		2
Crâne.		8
Face.		14
Os hyoïde.		1
Côtes et sternum.		25
Chaque extrémité supérieure.	32 =	64
Chaque extrémité inférieure.	30 =	60
TOTAL.		198

Dans ce nombre ne se trouvent pas compris les os surnuméraires du crâne, ou *os wormiens*, et quelques autres qui se développent dans l'épaisseur de certains tendons, les *os sésamoïdes;* la rotule appartient à cette dernière classe dont elle représente le type par sa forme et son volume.

C'est au squelette que le corps est redevable de sa forme. En le recouvrant sur presque tous les points, et en opposant à ses parties les plus grêles leurs parties les plus volumineuses, les muscles en adoucissent les saillies, que la peau contribue encore à effacer. Lorsque ceux-ci s'hypertrophient, ils les font presque entièrement disparaître. Une disposition bien différente se produit lorsqu'ils s'atrophient ; quel contraste alors entre l'individu d'un tempérament athlétique et celui qu'une longue maladie a réduit au dernier degré de l'émaciation ! Chez l'un, tout est saillie musculaire ; chez l'autre, ce sont les os qui proéminent de toutes parts ; ce qui fait relief chez le premier est excavé chez le second ; les formes sont renversées.

Le squelette détermine aussi la stature. Si l'on ajoute à sa hauteur l'épaisseur des parties molles du talon et de celles qui recouvrent le vertex on reproduira celle-ci. De ce fait il ne faudrait pas conclure cependant, avec quelques médecins légistes, qu'étant donné un os, le fémur, par exemple, ou le tibia, ou même tout le membre inférieur, on pourra évaluer très-approximativement la taille de l'individu auquel ces os ont appartenu. Pour arriver à un semblable résultat, il ne faut pas tenir compte des os seulement, mais aussi des cartilages qui sont alors desséchés ou détruits; il faut connaître la hauteur des disques intervertébraux qui sont détruits également. Il faudrait en outre que tous les os superposés eussent des proportions constantes; or, au contraire, leurs proportions varient avec les individus. Tenter de reconstituer la stature avec quelques-uns de ces éléments, c'est méconnaître ces variétés individuelles et introduire l'arbitraire dans une science qui, plus que toute autre, réclame des données positives.

Le poids du squelette, chez l'homme de vingt-cinq à trente ans, est de 5 à 6 kilogrammes. Selon M. de Luca, un plan horizontal passant par l'ombilic le diviserait en deux portions d'un poids égal.

ARTICLE II

SYSTÈME OSSEUX.

Envisagés d'une manière générale et indépendamment des connexions qu'ils présentent, les os nous offrent à considérer leur conformation extérieure, leur conformation intérieure, leur texture et leur développement.

§ 1. — CONFORMATION EXTÉRIEURE DES OS.

La conformation extérieure des os comprend tout ce qui est relatif à leur situation, leur direction, leur volume et leur poids; à leur configuration, aux éminences et aux dépressions ou cavités qu'ils présentent.

A. — Situation des os.

Pour déterminer la situation des os on les rapporte tantôt aux divers plans qui circonscrivent le corps et tantôt au plan médian; quelquefois on prend en considération leurs connexions.

Lorsqu'on les rapporte aux plans extérieurs ou limitatifs, on les distingue entre eux sous les noms de *supérieur, inférieur, postérieur,* etc. Ainsi, pour indiquer la position qu'occupe le frontal, nous dirons qu'il est situé à la partie antérieure et supérieure du crâne, c'est-à-dire sur cette partie de la cavité crânienne qui est la plus rapprochée des plans antérieur et supérieur du corps; nous dirons dans le même sens que l'occipital se trouve placé à la partie inférieure et postérieure de cette cavité, que le sacrum répond à la partie postérieure du bassin, le sternum à la paroi antérieure du thorax. Ce langage semble annoncer que l'os est rapporté à la cavité dont il fait partie ; mais n'oublions pas que les parois de cette cavité sont rapportées elles-mêmes aux six plans extérieurs.

Considérés dans leurs rapports avec le plan qui divise le corps en deux moitiés symétriques, les os, ainsi que tous nos organes, se distinguent en médians et latéraux, droits et gauches, internes et externes. Les os médians ou impairs sont au nombre de 34 et les pairs ou latéraux au nombre de 164. Le nombre total des os à étudier se réduit donc à 116. — Sur les parties du squelette où il existe du même côté deux ou plusieurs pièces osseuses, les qualifications d'internes et externes font connaître leur situation relative, la première s'appliquant à celui qui est le plus rapproché du plan médian, et la seconde à celui qui est le plus rapproché du plan latéral correspondant.

Étant donné un os impair ou médian, pour le mettre dans la situation qui lui est propre, il suffit de connaître les rapports qu'il affecte avec deux des plans du corps. Mais celle d'un os pair ne peut être déterminée que par la considération de trois de ces plans.

Les connexions sont invoquées surtout pour mieux préciser la situation des os des membres. On dit, en parlant de l'humérus, qu'il est situé entre l'épaule et l'avant-bras ; en parlant du radius, qu'il est situé à la partie externe du cubitus.

B. — Direction des os.

Là direction des os se détermine par la situation qu'ils occupent relativement à l'axe et aux divers plans du corps, et quelquefois aussi d'après celle qu'ils occupent les uns à l'égard des autres.

Rapportés à l'axe du corps, ils sont parallèles, perpendiculaires ou obliques à cet axe. Ceux des membres suivent pour la plupart une direction parallèle ; ceux du tronc et de la tête une direction oblique. Ces expressions toutefois ne doivent pas être prises dans un sens absolu ; car il n'existerait alors que des os plus ou moins obliques. Ceux du bras et de l'avant-bras, de la cuisse et de la jambe, considérés comme parallèles au plan médian ne sont jamais cependant exactement verticaux ; les os de l'avant-bras, par exemple, s'inclinent en dehors ; le fémur au contraire s'incline en dedans. L'os hyoïde, la clavicule, la première côte, rangés au nombre des os perpendiculaires à ce plan, s'inclinent aussi chacun dans un sens différent. Mais, de même que les premiers se rapprochent beaucoup de la verticale, de même les seconds se rapprochent beaucoup de l'horizontale.

Après avoir défini la direction générale d'un os ou de tout autre organe en le rapportant à l'axe du corps, si l'on veut exprimer celle-ci avec plus de précision on la rapporte au plan médian et aux plans périphériques. En faisant intervenir cette nouvelle donnée on dira, à propos des clavicules, qu'elles se dirigent horizontalement du plan médian vers les plans latéraux, ou plus simplement de dedans en dehors; en parlant des métatarsiens, qu'ils se portent horizontalement du plan postérieur vers l'antérieur, ou d'arrière en avant; en parlant des côtes, qu'elles s'inclinent du plan postérieur vers l'antérieur et du supérieur vers l'inférieur, c'est-à-dire d'arrière en avant et de haut en bas.

On voit, par ce dernier exemple, que lorsqu'un os ou tout autre organe présente une direction oblique, quatre plans au moins doivent être pris en considération pour indiquer le sens de son obliquité. Quelquefois cette obliquité est triple; six plans alors interviennent pour sa définition. Dans l'énumération de ces plans, on peut prendre pour point de départ l'une ou l'autre extrémité de l'organe; mais il importe de procéder toujours de l'extrémité par laquelle on a débuté vers l'extrémité opposée.

Comparés entre eux sous ce point de vue, les os s'inclinent diversement les uns sur les autres et tendent, lorsqu'ils sont fixes et multiples, à circonscrire des cavités : ainsi se constituent les cavités orbitaires, les fosses nasales et les trois cavités splanchniques.

Considérés en eux-mêmes, les os diffèrent beaucoup par la direction de leur axe ou de leurs surfaces. Il en est qui sont légèrement courbes, comme le fémur; ou arciformes, comme les côtes; ou flexueux, comme les clavicules; ou tordus sur leur axe, comme certains os des membres; ou concaves d'un côté et convexes de l'autre, comme ceux du crâne; ou irrégulièrement contournés, comme ceux du bassin, etc.

C. — Volume, poids, couleur, résistance des os.

Le volume des os est absolu et relatif. — Le volume absolu se détermine par l'évaluation de leurs trois dimensions. Mais il y a peu d'utilité en général à le connaître d'une manière aussi précise. — Le volume relatif se déduit de la comparaison qu'on établit entre eux. Ainsi envisagés, ils ont été distingués en grands, moyens et petits. Les os du bras et de l'avant-bras, de la cuisse et de la jambe, ceux du bassin et quelques autres figurent parmi les grands; les clavicules, les côtes, les vertèbres, les os du crâne, la mâchoire inférieure, parmi les moyens; les os du carpe et du tarse, les phalanges des doigts et des orteils, parmi les petits. Cette classification n'offre qu'une médiocre importance; beaucoup d'os s'y prêtent difficilement; cependant elle n'est pas sans utilité.

Le *poids absolu* des os, qui jusqu'ici avait peu fixé l'attention des observateurs, a été récemment l'objet des recherches de M. de Luca. D'après cet auteur, ceux de la moitié droite diffèrent de ceux de la moitié gauche. Il a signalé en outre quelques autres résultats qui méritent d'être mentionnés : ainsi la main, qui représenterait la cinquième partie environ de la longueur du membre thoracique, représente aussi la cinquième partie du poids de celui-ci ; elle équivaut à la moitié seulement du poids du pied.

Le *poids spécifique* des os est supérieur à celui de presque tous les autres organes. Il atteint son maximum dans l'âge adulte. A mesure que nous avançons vers la vieillesse, il diminue, ainsi que le poids absolu, phénomène qui reconnaît pour cause la raréfaction croissante du tissu osseux. En disparaissant sur certains points, ce tissu laisse à sa place des cavités que remplissent des cellules adipeuses ; et celles-ci se multipliant et s'agrandissant par les progrès de l'âge, il devient de plus en plus léger.

La couleur extérieure des os est d'un blanc mat, un peu bleuâtre chez l'enfant, légèrement jaunâtre chez la plupart des vieillards.

Leur dureté n'est surpassée que par celle des dents. De cette propriété si remarquable en découle une autre, leur extrême résistance, qui permet à chacun d'eux de supporter sans se rompre des charges considérables. Ils atteignent, de trente-cinq à quarante ans, leur plus grande solidité. — Dès que le tissu osseux commence à se raréfier, ils résistent moins aux chocs et aux ébranlements dont ils peuvent devenir le siége ; c'est au déclin de la vie que l'homme est le plus exposé aux fractures ; et celles-ci, bien que fréquentes alors, le seraient beaucoup plus si ses forces décroissantes, en le condamnant peu à peu au repos, ne l'éloignaient des causes sous l'influence desquelles elles se produisent.

D. — Forme des os

La forme des os est si irrégulière que peu d'organes pourraient leur être comparés sous ce rapport. Elle diffère même très-notablement pour les os qui se trouvent groupés ensemble, ainsi que l'attestent ceux du crâne, ceux de la face, ceux du tarse, etc. Elle diffère surtout de celle des parties molles environnantes ; voyez l'irrégularité des os du tronc et la configuration presque géométrique des muscles qui les recouvrent ; comparez les os si contournés du bassin et les muscles pour la plupart quadrilatères ou triangulaires qui les entourent. Les os des membres sont moins irréguliers que ceux du tronc et de la tête ; ils le sont cependant plus que les muscles destinés à les mouvoir.

Les os impairs ou médians sont divisibles en deux moitiés qui se répètent très-fidèlement ; dans leur étude, il faut prendre connaissance d'abord des détails qui sont situés sur la ligne médiane. On passe ensuite en revue ceux qui sont situés de chaque côté. — Les os pairs ou latéraux se répètent aussi à droite et à gauche. Il suffit donc de connaître l'un des deux, de même qu'il suffit de connaître l'une des moitiés d'un os médian ; mais il faut l'étudier successivement dans toutes ses parties.

Les anciens, pour définir la forme des os en termes plus saisissants, avaient recours à des comparaisons ; c'est ainsi qu'ils comparaient le sphénoïde à une chauve-souris, le frontal à une coquille, le temporal à une écaille, le sternum à une épée. Transportant ces comparaisons, de la totalité de l'os à ses diverses parties, ils leur ont imposé des noms que la tradition a souvent respectés : telles sont les apophyses coracoïde, styloïde, coronoïde, mastoïde, etc.

Plus tard, les termes de comparaison ont été empruntés à la géométrie. La plupart des os se prêtent assez mal à ce rapprochement. Cependant, comme l'anatomie est aussi une science de précision, et comme, d'une autre part, il y a en réalité un grand avantage à n'employer que des termes bien définis et connus de tous, cet usage a fini par prévaloir.

Parmi les os, il en est dans lesquels l'une des dimensions l'emporte très-notablement sur les deux autres : ils s'étendent en longueur. Chez d'autres, deux de leurs dimensions prédominent : ils s'étendent en surface. Dans un grand nombre, les trois dimensions se balancent, de telle sorte que leur forme tend à se rapprocher de celle d'un cube. — Ces différences les ont fait ranger depuis longtemps en trois classes : les os longs, les os larges et les os courts.

Tous les os ne rentrent pas avec la même facilité dans cette classification : telles sont les côtes, par exemple, qui participent à la fois des os longs et des os plats ; la mâchoire inférieure, qui représente aussi un os long et large, angulairement infléchi ; l'occipital, qui appartient aux os larges par sa partie postérieure et aux os courts par l'antérieure, et quelques autres. Malgré ces imperfections, cependant elle mérite d'être conservée, car elle est à la fois anatomique, physiologique et chirurgicale.

Os longs. — Ils occupent l'axe des membres, dans lesquels on les voit se superposer pour former une colonne brisée, simple au bras et à la cuisse, double à l'avant-bras et à la jambe, multiple à la main et au pied. En augmentant de nombre, les os qui constituent cette colonne deviennent de plus en plus courts ; il en résulte que la partie supérieure des membres est remarquable par la grande étendue de ses mouvements et la partie inférieure par la multiplicité et la brièveté de ceux-ci.

Tous les os longs présentent une partie moyenne appelée *corps* ou *diaphyse*, et deux extrémités par lesquelles ils s'articulent avec les os correspondants.

Le corps est la partie la plus étroite de l'os. Sa forme diffère pour les os longs de grande dimension, pour les moyens et les petits. — Dans les plus grands, elle est prismatique et triangulaire. — Dans les moyens, tels que la clavicule, les métacarpiens et la plupart des métatarsiens, on retrouve encore ce mode de configuration, mais à peine accusé. — Dans les petits, comme les premières et les secondes phalanges des doigts, et les premières phalanges des orteils, la diaphyse est demi-cylindrique.

Les extrémités se présentent sous l'aspect de renflements. Avant de les atteindre, la diaphyse se renfle aussi un peu, en sorte que le passage de l'un aux autres ne se fait pas brusquement. Elles sont du reste beaucoup plus irrégulières que le corps. On y remarque une partie lisse, plus ou moins étendue et tapissée d'un cartilage dans l'état normal, par laquelle elles s'unissent aux os voisins. Les autres parties de leur périphérie sont recouvertes par le périoste, par les ligaments et les tendons qui viennent s'y attacher; celle qui correspond au périoste est rugueuse et criblée d'orifices. Ces renflements ont pour avantages :

1° De donner plus d'étendue aux surfaces articulaires, et par conséquen d'en assurer la solidité;

2° De former pour les tendons des poulies de renvoi et de favoriser ainsi l'action des muscles;

3° Enfin de régulariser la forme des membres en opposant leur volume considérable à celui des tendons toujours plus ou moins grêles.

Os larges. — Ils se réunissent en général pour former des cavités. Aussi leurs surfaces sont-elles le plus souvent concaves d'un côté et convexes de l'autre. Celles-ci se rapprochent au niveau de leur partie centrale qui est mince, quelquefois même demi-transparente. Leurs bords ou circonférence sont destinés tantôt à s'articuler entre eux, et tantôt à fournir des points d'insertion aux muscles. — Les bords articulaires se reconnaissent aux inégalités et aux dentelures qui les surmontent. — Ceux auxquels viennent s'insérer des muscles sont, en général, plus épais et beaucoup moins irréguliers. Afin de mieux préciser les attaches musculaires, on les divise en trois parties parallèles, ou *deux lèvres* et un *interstice*.

Os courts. — On les trouve dans toutes les régions où la variété des mouvements devait se concilier avec leur solidité. C'est pourquoi nous les voyons se grouper au niveau du poignet et à l'extrémité postérieure du pied. C'est dans ce but aussi qu'ils se réunissent en si grand nombre pour former la colonne vertébrale, le plus long, le plus résistant et le plus puissant de tous nos leviers. — Ces os présentent presque tous deux facettes par lesquelles ils s'articulent avec les facettes correspondantes des os voisins. Quelques-uns en présentent trois et même quatre. Leur partie non articulaire est en général inégale.

E. — Éminences des os.

On désigne sous le nom générique d'*éminences* ou d'*apophyses*, toutes les parties qui font saillie à la surface des os et qui se continuent immédiatement avec ceux-ci.

Les saillies osseuses, unies aux os par une couche de cartilage, prennent le nom d'*épiphyses*. Mais cette couche de cartilage disparaissant par les progrès de l'ossification, les épiphyses se transforment toutes et successivement en apophyses. Entre les unes et les autres, il n'existe donc qu'une différence d'âge ou de développement.

Les apophyses se distinguent en articulaires et non articulaires. Les premières sont revêtues d'un cartilage qui facilite leur glissement ; les secondes sont recouvertes par des parties fibreuses.

Les *apophyses articulaires* diffèrent beaucoup suivant qu'elles répondent à des articulations immobiles ou à des articulations mobiles.

Les premières se voient sur la circonférence des os plats et sur la périphérie de quelques os courts. Petites, multiples, et en général extrêmement irrégulières, elles représentent tantôt de simples rugosités, comme celle qu'on remarque à l'union du sphénoïde et de l'occipital, ou de l'écaille du temporal avec le pariétal ou des deux maxillaires supérieurs ; et tantôt de longues dentelures souvent hérissées elles-mêmes d'aspérités, comme celles que nous offrent sur leurs bords la plupart des os du crâne.

Les apophyses articulaires qui répondent à des articulations mobiles occupent surtout les extrémités des os longs. Elles présentent une surface unie, un volume plus considérable et une forme relativement régulière. — On appelle *têtes*, celles qui sont formées par un segment de sphéroïde et supportées par un pédicule ou *col*, telles que la tête de l'humérus, la tête du fémur, la tête de l'astragale ; *condyles*, celles qui représentent un segment d'ovoïde coupé suivant son grand axe, comme les condyles de la mâchoire, les condyles de l'occipital.

Les *apophyses non articulaires* ont été divisées par Bichat en apophyses d'insertion, apophyses d'impression et apophyses de réflexion. Mais les troisièmes représentent une simple variété des secondes, et ces trois ordres par conséquent peuvent être réduits à deux.

Les apophyses d'insertion sont les plus multipliées. Elles ne donnent attache qu'à des parties fibreuses, à des ligaments, à des aponévroses, à des tendons surtout. Aussi sont-elles d'autant plus volumineuses que le système musculaire est plus développé. Elles sont plus accusées par conséquent chez l'homme que chez la femme, et chez les individus fortement constitués que chez ceux à formes grêles : ce qui les a fait considérer par quelques auteurs comme le résultat d'un soulèvement ou d'un allongement des parties superficielles de l'os, se produisant sous l'influence des tractions opérées par les organes actifs de nos mouvements. Mais les faits observés réfutent cette opinion ; un grand nombre d'entre elles se développent par un point particulier d'ossification, et se montrent alors même que les muscles sont frappés de paralysie dès l'enfance. Les plus volumineuses, du reste, ne répondent pas aux muscles les plus puissants ; on voit quelquefois même au niveau de l'insertion de ceux-ci une dépression et non une saillie. Leur existence se lie donc aux lois primordiales de l'organisation.

Le volume et la forme des apophyses d'insertion varient presque à l'infini.

Elles ont été désignées sous les noms d'*empreintes*, de *lignes*, de *crêtes*, de *protubérances*, de *tubérosités*, d'*épines*, etc.

Les *empreintes* sont des groupes irréguliers d'aspérités à chacune desquelles s'attache l'un des fascicules qui composent les tendons : telle est l'empreinte deltoïdienne.

Les *lignes* sont des saillies étendues en longueur, mais étroites et superficielles, comme la ligne courbe supérieure de l'occipital, la ligne âpre du fémur. — Quelquefois aussi les lignes sont formées par une série d'aspérités placées les unes à la suite des autres, comme la ligne oblique du tibia, la ligne courbe inférieure de l'os iliaque.

Les *crêtes* sont des éminences linéaires plus ou moins saillantes : ex., la crête coronale, la crête occipitale.

Les *protubérances* ou *tubérosités* sont des apophyses arrondies et un peu inégales. Le nombre en est assez considérable; nous citerons les protubérances de l'occipital, la tubérosité antérieure du tibia, la tubérosité du scaphoïde.

Les *épines* sont des apophyses de forme conique ou pyramidale : à cette variété appartiennent l'épine ischiaque, l'épine du tibia, les apophyses épineuses des vertèbres, etc.

Parmi les apophyses d'insertion il en est un grand nombre qui ont reçu un nom particulier emprunté aussi à leur forme : telles sont les apophyses coronoïdes, styloïdes, ptérygoïdes, mastoïdes, etc. D'autres tirent leur dénomination de leur direction, comme les apophyses transverses des vertèbres ; d'autres de leur situation, comme l'épitrochlée; d'autres de leurs mouvements, comme les trochanters (de τροχάω, je tourne).

Les dénominations qui précèdent suffisent pour nous montrer combien la nomenclature des apophyses laisse à désirer. Elle n'a reposé jusqu'à présent sur aucun principe ; elle n'a eu d'autres bases que l'arbitraire et la fantaisie. Mais, universellement adoptée et respectée par le temps, qui consolide ce qu'il ne renverse pas, toute tentative ayant pour but de lui substituer une nomenclature plus rationnelle resterait sans succès. On doit reconnaître, du reste, qu'une réforme introduite dans le langage n'aurait pas pour l'anatomie l'extrême importance qu'elle présente pour d'autres branches de la science, la chimie par exemple.

Les apophyses d'impression se montrent sur tous les points où des rapports intimes s'établissent entre les parties dures et les parties molles, particulièrement sur les parois du crâne, où elles prennent le nom d'éminences mamillaires, et sur l'extrémité de quelques os longs, où elles limitent des gouttières qui constituent pour les tendons des poulies de renvoi. On pourrait croire au premier aspect que les parties molles se sont imprimées sur les parties dures, que les circonvolutions du cerveau se sont gravées sur les parois du crâne, que les tendons se sont creusé une coulisse sur les points où ils changent de direction. Il n'en est rien cependant; car l'encéphale se développe d'abord, le crâne se développe ensuite. Ce n'est donc pas le premier qui s'imprime sur le second, mais celui-ci qui se moule sur le premier. De même aussi ce ne sont pas les tendons qui se creusent des gouttières aux dépens des os; ce sont les os qui, en se développant autour des tendons, leur forment une gaîne demi-cylindrique.

F. — Cavités des os.

Comme les apophyses, les cavités des os se divisent en articulaires et non articulaires.

Les *cavités articulaires* ont pour siége principal les os larges et les extrémités des os longs. Elles sont plus rares sur les os courts. Très-superficielles et limitées par un contour ovalaire ou circulaire, on leur donne le nom de *cavités glénoïdes:* ex. la cavité glénoïde de l'omoplate, celle du temporal, celle du scaphoïde, celle des premières phalanges, etc. Deux seulement sont hémisphériques et très-profondes : ce sont les cavités cotyloïdes destinées à recevoir la tête des fémurs.

Les *cavités non articulaires* peuvent être classées, avec Bichat, en six ordres : les cavités d'insertion, de réception, de glissement, d'impression, de transmission, de nutrition.

a. Les cavités d'insertion donnent attache à des muscles et à des ligaments : telles sont les fosses ptérygoïdes, la rainure digastrique du temporal, la fossette de la tête du fémur, etc. Elles ont pour usage : de multiplier les points d'attache sans augmenter la superficie de l'os, ce qui favorise la puissance des muscles; et d'accroître la longueur de ceux-ci, ce qui donne plus d'étendue aux mouvements.

b. Les cavités de réception logent les organes et les protégent.—Tantôt elles représentent des segments de sphères plus ou moins irrégulières, comme celles que l'on remarque sur la plupart des os du crâne, sur l'os iliaque et sur l'omoplate, où elles prennent le nom de *fosses.* — Tantôt elles représentent des cavités complètes qui s'ouvrent au dehors par un orifice plus ou moins étroit : on leur donne alors le nom de *sinus;* ex. les sinus sphénoïdaux, les sinus frontaux, etc. — Tantôt ce sont des cavités plus petites qui s'ouvrent les unes dans les autres, et qui ont été comparées à des cellules; ex. les cellules de l'ethmoïde.

c. Les cavités de glissement logent les tendons. Nous savons déjà qu'elles occupent surtout le pourtour de l'extrémité inférieure des os longs. Elles offrent l'aspect de gouttières. Aux deux bords de chaque gouttière s'attachent des arcades fibreuses qui complètent l'engaînement des tendons, de telle sorte que ceux-ci glissent dans leur cavité, à la manière d'un cylindre plein dans un cylindre creux.

d. Les cavités d'impression se voient en grand nombre sur les parois du crâne. Elles correspondent aux circonvolutions du cerveau et rappellent assez bien celles qui résulteraient de l'application de la pulpe des doigts sur une cire molle, d'où le nom d'*impressions digitales* qu'elles ont reçu.

e. Les cavités de transmission sont destinées aux artères, aux veines et aux nerfs. — Celles qui transmettent des artères affectent tantôt la forme de trous : tels sont le trou sphéno-épineux, les trous situés à la base des apophyses transverses des vertèbres cervicales; tantôt celle d'un canal : ex. le canal carotidien. — Les cavités qui transmettent des veines affectent seulement la première forme. — Celles qui transmettent les nerfs revêtent l'une et l'autre, ainsi que l'attestent le trou occipital, le trou rond, le trou ovale, d'une part; le conduit de Fallope, le conduit vidien, de l'autre. Les vaisseaux et les nerfs qui parcourent les cavités de transmission ne sont pas destinés aux os; ils ne font que les traverser.

f. Les cavités de nutrition livrent passage, pour la plupart, à des vaisseaux; mais ceux-ci pénètrent dans le tissu osseux et s'y épuisent. Elles représentent des conduits qui viennent s'ouvrir à la partie superficielle des os par autant d'orifices. Ces orifices sont de quatre ordres.

Les *orifices du premier ordre* se voient sur la diaphyse des os longs et sur la surface de quelques os plats. Ils sont taillés en bec de flûte et ordinairement uniques. Le conduit qui succède à ces orifices donne passage à l'artère principale de l'os, d'où le nom de *conduits nourriciers* qui leur a été donné. La direction des conduits nourriciers n'est pas la même pour tous. Dans le membre supérieur, celui de l'humérus se dirige vers le coude, ou de haut en bas; ceux des os de l'avant-bras et des quatre derniers métacarpiens se portent aussi vers le coude, ou de bas en haut; ceux des phalanges vers l'extrémité libre des doigts. Dans le membre inférieur, celui du fémur est oblique de bas en haut; ceux de la jambe et des quatre derniers métatarsiens sont obliques de haut en bas; ceux des phalanges se dirigent vers la pointe des orteils.

Les *orifices du second ordre* ont pour siége les extrémités des os longs, la circonférence des os plats, la partie non articulaire de la périphérie des os courts. Leur diamètre égale et souvent surpasse celui des conduits nourriciers. Leur nombre est considérable. « J'en ai compté, dit Bichat, 140 sur l'extrémité tibiale du fémur, 20 sur le corps d'une vertèbre dorsale, 50 sur le calcanéum, etc. » Les conduits qui succèdent à ces trous pénètrent perpendiculairement dans le tissu osseux et disparaissent presque aussitôt : ils donnent passage surtout à des veines.

Les *orifices du troisième ordre* se montrent sur tous les points que recouvre le périoste, mais plus particulièrement sur la diaphyse des os longs et sur la surface des os plats, où ils existent seuls. Sur les extrémités des os longs, la circonférence des os plats et la périphérie des os courts, ils se trouvent entremêlés aux orifices du second genre ou orifices veineux. On les distingue difficilement à l'œil nu; ce sont des pertuis ou de simples porosités qu'il convient d'étudier à l'aide d'une loupe. — Leur nombre est beaucoup plus considérable encore que celui des orifices du second genre. Sur 1 centimètre carré on n'en compte pas moins de 25 à 30, et sur certains points ce nombre s'élève à 60, 70, et plus encore : en moyenne, il en existe sur cette étendue superficielle de 40 à 50. Ces orifices forment le point de départ d'un canalicule qui pénètre obliquement dans le tissu de l'os et qui communique chemin faisant avec les canalicules voisins. Chaque canalicule renferme un vaisseau capillaire.

Les *orifices du quatrième ordre* sont incomparablement plus petits et plus nombreux que ceux du troisième: On en compte plusieurs centaines sur 1 millimètre carré. Pour les distinguer, il faut les observer à un grossissement de 200 diamètres. Ces orifices correspondent à des canalicules qui vont s'ouvrir dans la cavité des ostéoplastes ; ils ne contiennent pas de capillaires, mais un liquide exhalé de ces vaisseaux.

§ 2. — CONFORMATION INTÉRIEURE DES OS.

Considérés dans leur conformation intérieure, les os se présentent à nous sous un aspect bien différent, suivant qu'on les examine à l'état normal ou à l'état sec.

Observés dans leur état normal, c'est-à-dire lorsqu'ils viennent d'être dépouillés des parties molles qui les entourent, ils n'offrent pas tous la même coloration. Les uns sont d'un rouge brun et restent rouges pendant toute la durée de la vie : tels sont le sternum, les corps des vertèbres, les os du crâne, etc. Les autres sont rouges aussi dans l'enfance ; mais chez l'adulte ils prennent une couleur jaunâtre : tels sont les os des membres. Ces différences de coloration, qu'on peut constater en pratiquant des coupes dans leur épaisseur, ne tiennent pas du reste au tissu osseux, mais à la moelle qui remplit les aréoles de ce tissu, et dont la nature varie beaucoup pour les divers os, ainsi que nous le verrons plus loin.

Examinés à l'état sec, sur des coupes parallèles ou perpendiculaires à leur direction, les os sont constitués à leur périphérie par un tissu d'une couleur blanche, extrêmement dense, dur et résistant ; et plus profondément par un tissu aréolaire. Longtemps on a pensé qu'ils se composent en effet de deux substances ou de deux tissus, qui ont reçu les noms de *tissu compacte* et de *tissu spongieux*. Mais le tissu osseux se présente partout avec des propriétés identiques ; sa nature ne se modifie pas ; sa forme seule varie. — Tantôt il s'étale en couche plus ou moins épaisse ; sous cette forme, il constitue le tissu compacte. — Tantôt il se divise, se fragmente, s'émiette en quelque sorte, en restant toujours continu à lui-même ; il semble, dans ce cas, se creuser de cellules, d'où les noms de *tissu celluleux*, de *tissu spongieux* sous lesquels on le désigne alors. —

Quelquefois les trabécules qui forment ce tissu deviennent si déliées, les aréoles communiquent entre elles par des orifices si larges, qu'il perd l'aspect celluleux pour prendre celui d'un réseau. C'est à cette troisième forme que s'applique la dénomination de *tissu réticulaire*.

Le *tissu compacte*, situé à la périphérie des os, est recouvert en dehors par le périoste ; il se continue intérieurement avec le tissu spongieux. Son épaisseur est en raison inverse de l'épaisseur de celui-ci. Il se montre très-épais sur les points où ce dernier fait défaut, extrêmement mince sur ceux où il est abondant. La dureté, la résistance, sa coloration d'un blanc mat, forment ses trois principaux attributs.

Le *tissu spongieux*, recouvert de toutes parts par le précédent, qui lui forme une enveloppe, se compose de lames et de lamelles, de colonnes et de filaments qui, en s'entrecroisant et s'unissant, circonscrivent des aréoles ou cellules. — Au niveau des surfaces articulaires, les lames et colonnes osseuses sont perpendiculaires au tissu compacte qu'elles soutiennent ainsi très-efficacement. Sur les points où celui-ci est recouvert par le périoste, elles lui sont ordinairement obliques et quelquefois parallèles. A mesure qu'on s'éloigne de ce tissu, elles s'inclinent irrégulièrement les unes sur les autres et n'affectent plus aucune direction déterminée. — Les aréoles qu'elles circonscrivent communiquent toutes entre elles ; les faits qui suivent le démontrent : 1° Si l'on enlève la couche compacte sur deux points directement opposés d'un os, et si l'on verse du mercure sur l'orifice supérieur, le métal s'écoule presque aussitôt par l'inférieur ; 2° si, après avoir excisé les extrémités d'une côte, on l'insuffle par l'extrémité supérieure, tandis que l'inférieure plonge dans l'eau, on voit l'air se dégager à la surface du liquide sous forme de bulles. Quel que soit l'os sur lequel on répète ces expériences, elles donnent le même résultat.

Le *tissu réticulaire* n'existe que dans la diaphyse des os longs. En se rapprochant des extrémités de l'os, les filaments qui le composent s'élargissant et se multipliant, il se confond peu à peu avec le tissu spongieux, dont il a pu être regardé comme une simple variété.

La disposition relative des tissus compacte et spongieux n'est pas la même dans tous les os.

A. — Conformation intérieure des os longs.

Une section faite perpendiculairement sur le corps des os longs permet de constater qu'il est creusé d'un canal. Une section parallèle démontre que celui-ci s'étend à toute la longueur de la diaphyse : c'est dans ce canal que se trouve logée la moelle, d'où le nom de *canal médullaire*.

Le canal médullaire ne reproduit pas la forme du corps de l'os. Ses parois offrent plus d'épaisseur au niveau des bords qu'au niveau des faces ;

au lieu de rester prismatique et triangulaire, il devient irrégulièrement cylindrique. De son contour et de toute sa longueur, on voit naître des prolongements lamelliformes ou filiformes, peu saillants et très-espacés sur sa partie moyenne, mais qui se multiplient à mesure qu'on s'éloigne de celle-ci, et qui en même temps se rapprochent de plus en plus de l'axe du canal. Il suit de cette disposition que sa cavité se rétrécit graduellement à ses extrémités, et que, vue dans son ensemble, elle est plutôt fusiforme que cylindroïde. En donnant plus d'épaisseur à la diaphyse, ce canal a pour avantages :

1° De favoriser la puissance des muscles par l'étendue qu'il ajoute à leur surface d'implantation ;

2° D'accroître la résistance de l'os ; car de deux colonnes également hautes, composées de la même substance, et d'une même quantité de cette substance, celle qui offre le diamètre le plus considérable est celle aussi qui présente le plus de solidité.

Le conduit nourricier, après avoir parcouru un trajet oblique plus ou moins étendu, vient s'ouvrir sur les parois du canal médullaire.

Dans les os longs, le tissu compacte constitue les parois de ce canal. Son épaisseur, très-considérable au niveau de la partie moyenne de la diaphyse, diminue graduellement en se portant vers les extrémités. Sur celles-ci il se réduit à une lamelle d'une extrême minceur.

Aux deux extrémités de l'os se trouve accumulé en grande abondance le tissu spongieux. Sur la limite du canal médullaire ce tissu ne se compose que de filaments déliés circonscrivant de grandes aréoles largement ouvertes les unes dans les autres. Mais en se rapprochant des surfaces articulaires, les filaments prennent plus d'épaisseur ; ils se transforment en lamelles et forment par leur union des cellules de plus en plus étroites. C'est donc au voisinage des surfaces articulaires que le tissu spongieux acquiert sa plus grande résistance. En le prodiguant ainsi aux extrémités des principaux leviers du corps, la nature a voulu concilier la solidité avec la légèreté, de même qu'en accumulant le tissu compacte dans la diaphyse, elle a concilié la résistance avec une réduction dans le volume.

Le tissu réticulaire n'existe pas dans tous les os longs. On le rencontre seulement dans les plus grands. C'est dans le corps du tibia qu'il revêt sa forme la plus légère. On le voit dans le canal de cet os s'avancer jusque sur son axe et former un réseau à larges mailles, d'une extrême délicatesse, dans lequel se trouve logée et comme suspendue la substance médullaire. Dans les autres, il ne s'avance pas aussi loin. Dans quelques-uns, comme l'humérus, le péroné, il fait défaut au centre de la diaphyse et se montre seulement aux extrémités du canal médullaire dans une étendue qui varie, mais en général assez limitée. Le tissu réticulaire se continue du reste insensiblement avec le tissu spongieux.

B. — Conformation intérieure des os larges.

Les os larges se composent de trois couches superposées. — Deux de ces couches répondent à leurs surfaces. Elles sont formées par le tissu compacte et portent le nom de *tables*. Moins épaisses que les parois du canal médullaire, elles le sont plus que la couche de tissu compacte qui recouvre les extrémités des os longs et la périphérie des os courts. Ces deux tables ne présentent pas du reste sur toute l'étendue superficielle du même os une épaisseur uniforme. Celle-ci, pour quelques os larges, diminue de la périphérie vers le centre, où les deux tables se confondent pour former une seule couche mince et demi-transparente.

La couche moyenne ou spongieuse se compose de lamelles plus solides en général que celles du tissu spongieux des os longs. Dans les os du crâne elle prend le nom de *diploé*. Son épaisseur, au voisinage des bords, égale celle des couches compactes; en se rapprochant du centre de l'os, cette couche celluleuse diminue de plus en plus et disparaît ordinairement avant de l'atteindre. Sur la plupart des os larges, elle ne forme pas une couche continue, mais des îlots irrégulièrement répartis.

Dans l'épaisseur de la couche spongieuse des os plats on observe des canaux particuliers, que tapisse à l'état normal la membrane interne des veines, et qui sont connus sous le nom de *canaux veineux*. — Ces canaux présentent un calibre supérieur à celui des conduits nourriciers. — Leur direction est celle d'une ligne très-irrégulièrement brisée; elle varie suivant les individus et d'un côté à l'autre. — Leurs parois, revêtues d'une légère couche de tissu compacte, sont très-inégales et criblées d'orifices, par lesquels pénètrent les veines afférentes. — Ils atteignent leur plus grand développement dans les os du crâne. Sur les os iliaques, leur calibre est comparativement beaucoup plus petit. Pour les observer, il suffit d'enlever avec une râpe la table externe ou convexe des os.

C. — Conformation intérieure des os courts.

Les os courts sont essentiellement formés de tissu spongieux. Une mince couche de tissu compacte recouvre celui-ci au niveau des surfaces articulaires; les lamelles du tissu spongieux sont perpendiculaires au tissu compacte et plus ou moins obliques au niveau des surfaces périostiques.

La plupart de ces os présentent aussi des canaux veineux, remarquables surtout dans les vertèbres par leur calibre et par leur nombre. Leur direction est en général parallèle à celle des surfaces articulaires.

Les saillies osseuses sont formées à l'extérieur par une couche de tissu compacte. Lorsqu'elles n'offrent qu'un petit volume, ce tissu les constitue exclusivement.

Les cavités comprennent également ces deux tissus dans la structure de leurs parois. — Dans les cavités articulaires, c'est le tissu spongieux qui prédomine. — Dans les cavités non articulaires, c'est le tissu compacte au contraire qui l'emporte. Quelques-unes se forment aux dépens du tissu spongieux qui tantôt disparaît en totalité, comme nous le voyons par les sinus frontaux, sphénoïdaux et palatins; qui tantôt disparaît en partie seulement, ainsi que l'attestent les fosses frontales, pariétales, occipitales, iliaques, etc.

§ 3. — STRUCTURE DES OS.

Considérés dans leur structure, les os se composent d'une partie essentielle, le tissu osseux; et de parties accessoires, qui comprennent le périoste, la moelle, des vaisseaux et des nerfs.

A. — **Tissu osseux**.

Le tissu osseux nous offre à étudier : 1° la substance qui le constitue; 2° des canalicules vasculaires qui le sillonnent en grand nombre; 3° des cavités microscopiques, ou *ostéoplastes*, plus multipliés encore et qui le caractérisent essentiellement; 4° sa composition chimique.

1° Substance fondamentale des os.

Quelle que soit la forme que revêt le tissu osseux, qu'il se montre à l'état compacte, à l'état spongieux ou à l'état réticulaire, ses caractères restent toujours identiques. Il présente une couleur blanche et une dureté qui rappellent celles de l'ivoire, un poids supérieur à celui de tous les autres tissus, et une certaine élasticité. — Vu à l'œil nu, il offre un aspect homogène, et semble se ranger au nombre des substances amorphes.

Divisé en tranches minces et soumis à l'examen microscopique, il affecte une disposition stratifiée. Les couches qui le composent sont concentriques comme celles qui forment le tronc d'un arbre; seulement dans ce tronc il n'y a qu'un axe et qu'un seul système de couches qui se recouvrent successivement, la dernière embrassant toutes les autres. Dans le tissu osseux il y a une multitude d'axes et autant de petits systèmes de lamelles concentriquement disposées. — Sur les os longs, ces systèmes suivent pour la plupart une direction longitudinale. Sur les os larges, ils rayonnent du centre vers la circonférence. Dans les os courts, ils ne suivent aucune direction déterminée.

La stratification peut être constatée sur les filaments du tissu réticulaire et sur les lamelles du tissu spongieux; mais c'est sur le tissu compacte qu'elle se montre dans toute son évidence. Pour l'étudier, on donnera donc la préférence à la diaphyse des os longs et aux tables des os larges.

Des tranches perpendiculaires aux surfaces osseuses sont les plus convenables. Si ces tranches offrent une suffisante transparence, on pourra distinguer les lamelles concentriques, mais assez vaguement. Afin de rendre celles-ci plus manifestes, il est utile de les immerger pendant quelques heures dans une solution acide, assez concentrée pour entraîner les sels calcaires. Les lamelles concentriques deviennent alors très-apparentes ; on peut même les dissocier, bien que dans l'état normal elles adhèrent entre elles de la manière la plus intime.—Leur épaisseur mesure 0^{mm},008 ; elle est à peu près égale pour toutes. Leur coupe présente un aspect finement granuleux qui a fait penser autrefois à un grand nombre d'anatomistes qu'elles se composaient de fibres plus ou moins parallèles ; mais cette opinion repose sur une simple apparence : les lamelles du tissu osseux sont constituées par une substance amorphe irréductible en filaments et n'en présentant du reste aucune trace.

Indépendamment de ces systèmes partiels, il existerait pour les os longs, suivant la plupart des auteurs, deux systèmes plus étendus, l'un externe, qui répondrait à la superficie de la diaphyse et qui, semblable à la couche la plus superficielle de la tige des dicotylédonés, les embrasserait tous dans la courbe qu'il décrit ; l'autre interne qui, semblable aussi à la couche la plus profonde de cette tige, formerait les parois du canal médullaire. Sur les tranches transversales du corps des os longs, assez minces pour être transparentes, et préalablement ramollies par les

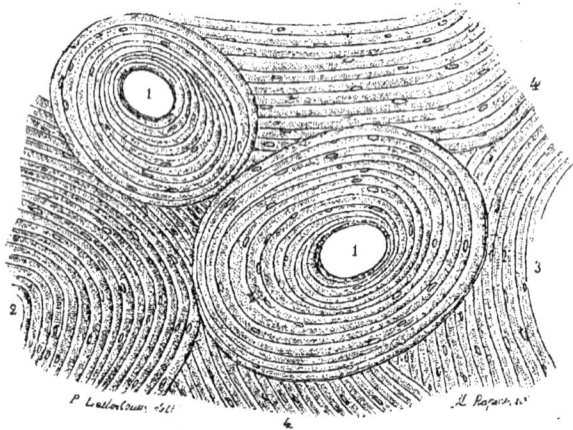

Fig. 1. — *Lamelles élémentaires de la substance osseuse, vues sur une tranche transversale de la diaphyse du fémur.* — *Grossissement de 200 diamètres.*

1, 1. Coupe des canalicules vasculaires formant l'axe de chaque système de lamelles concentriques. — 2. Segment d'un système de lamelles. — 3. Autre segment dont on voit seulement les lamelles périphériques. — 4, 4. Groupe de lamelles cheminant dans l'interstice des divers systèmes, et appartenant très-probablement à des systèmes qui ont été divisés obliquement ou parallèlement à leur axe.

acides, on voit, il est vrai, des lamelles périphériques qui semblent recouvrir les systèmes partiels, et d'autres qui paraissent circonscrire le canal médullaire. Mais elles se montrent sur certains points seulement ; d'une autre part, on remarque dans l'épaisseur de la diaphyse des systèmes de lamelles tout à fait semblables. Dès lors il devient probable que ces lamelles superficielles et profondes, auxquelles on a donné pour centre l'axe même de l'os, appartiennent aussi à des systèmes partiels. Chacun de ceux-ci se compose en général de douze à quinze lamelles.

Dans le tissu spongieux, les lames les plus minces se composent de plusieurs lamelles. Les moyennes en comprennent de dix à douze, et les plus épaisses jusqu'à 20 ou 25.

Historique. — La structure lamellaire du tissu osseux a été signalée en 1689 par Gagliardi, qui, pour la démontrer, avait recours à l'ébullition longtemps prolongée, et qui invoquait aussi l'exfoliation dont les os deviennent le siége lorsqu'ils restent indéfiniment exposés à l'air libre (1). Il pensait que toutes les lamelles étaient unies entre elles par des chevilles transversales (*claviculi ossei*). Mais les lamelles qu'il obtenait n'étaient pas les lamelles élémentaires ; c'étaient des groupes très-irréguliers de celles-ci. Son travail est d'une médiocre valeur.

En 1691, Clopton Havers constatait cette disposition lamelleuse et apportait dans cette étude beaucoup plus de sagacité ; ce fut à l'aide du microscope qu'il l'observa : « *Harum laminarum in uno eodemque loco, microscopii auxilio, sedecim numeravi* » (2).

En 1751, Lassone, afin de rendre plus évidente la stratification de la substance fondamentale, fit appel à la macération dans un acide minéral étendu (3).

Cependant les lamelles élémentaires, entrevues par Havers, n'ont été bien observées et bien décrites qu'en 1834 par Deutsch qui, à cette époque, en a donné des dessins exacts (4).

2° Canalicules vasculaires.

Les canalicules vasculaires, ou *canalicules de Havers*, existent en grand nombre. Chacun d'eux renferme un capillaire. — C'est dans le tissu compacte qu'on les observe. Le tissu réticulaire n'en présente aucune trace. Le tissu spongieux en est aussi à peu près complétement dépourvu ; parmi les lames ou colonnes qui entrent dans sa composition, les plus grosses sont seules parcourues par quelques rares canalicules.

(1) Gagliardi, *Anatome ossium*, p. 10.
(2) Clopton Havers, *Novæ observat. de ossibus*. Lugduni Batav., 1734, p. 45.
(3) Lassone, *Mém. de l'Acad. des sc.*, 1751, p. 72.
(4) Deutsch, *De penitiori ossium structura*.

Le diamètre des canalicules de Havers varie beaucoup. Il se réduit pour les plus petits à $0^{mm},03$, et peut s'élever pour les plus considérables jusqu'à $0^{mm},40$; leur moyen calibre est de $0^{mm},10$ à $0^{mm},12$. — Leur direction prédominante dans les os longs est longitudinale. Dans les os larges, ils partent du centre de leurs surfaces et s'étendent en rayonnant vers les bords. Dans les os courts, qui en possèdent moins, ils ne suivent en général aucune direction déterminée. — Sur tous les points où on les rencontre, il en existe du reste un assez grand nombre qui s'écartent de la direction commune; ainsi, dans la diaphyse des os longs, entre les canalicules longitudinaux, on en rencontre d'obliques et de transverses. Dans les os larges, on en voit aussi qui affectent divers modes d'obliquité et quelques-uns qui se portent perpendiculairement vers le diploé.

De même que les vaisseaux contenus dans leur cavité, ces canalicules s'anastomosent entre eux. Considérés dans leur ensemble, ils forment un véritable réseau dont les mailles sur le corps des os longs s'allongent dans le sens vertical. Les anastomoses affectent tantôt une direction oblique et tantôt une direction transversale.

Les canalicules les plus superficiels s'ouvrent à la surface des os par des pertuis taillés en bec de flûte, pertuis qui nous sont déjà connus, et qui constituent les orifices du troisième ordre. — Sur les surfaces articulaires et sur quelques facettes auxquelles s'attachent des tendons, il n'existe pas d'orifices, ainsi que nous l'avons vu. Au niveau de ces surfaces et de ces facettes, les canalicules ne se terminent pas en culs-de-sac, ainsi que le pensent Henle et quelques autres anatomistes; ils s'infléchissent pour se continuer avec les canalicules voisins. — Sur toute l'étendue des conduits nourriciers, ils communiquent avec la cavité de ceux-ci par des pertuis visibles seulement à la loupe. — Ils communiquent aussi avec le canal médullaire par des orifices situés au fond des lacunes qu'on remarque sur ses parois. Au niveau des points où le tissu compacte se superpose au tissu spongieux, ils s'ouvrent dans les cellules de celui-ci. — Ainsi anastomosés et ouverts, d'une part dans le canal médullaire, de l'autre à la superficie de l'os, les canalicules vasculaires établissent entre ce canal et l'extérieur des communications multipliées; ils répètent en quelque sorte le conduit nourricier dont ils diffèrent par leur petitesse et leur disposition réticulée, mais dont ils surpasseraient considérablement le calibre s'ils pouvaient être fusionnés et ramenés à l'unité.

Indépendamment du vaisseau qu'ils contiennent, on trouve aussi quelquefois dans ces canalicules des vésicules adipeuses. Leur existence serait constante et leur nombre serait même assez considérable, selon plusieurs auteurs, qui ont proposé de leur donner le nom de *canalicules médullaires*. Cette opinion est fondée lorsqu'on l'applique à la vieillesse; mais elle ne l'est pas si on l'applique à l'âge adulte et à l'enfance. Jusqu'à trente-cinq ou quarante ans, en effet, les canalicules vasculaires contiennent peu de

tissu adipeux; très-souvent même ils n'en présentent aucune trace. Détachez de la diaphyse d'un os une lamelle longitudinale, puis soumettez-la à
l'action d'un acide qui fera disparaître les sels calcaires sans attaquer les
vésicules adipeuses; ainsi ramollie et transparente, tous les capillaires
deviennent très-distincts, et cependant on n'aperçoit sur leur contour aucun
vestige de cellules adipeuses. Si exceptionnellement il s'en présente quelques-unes, elles sont très-clair-semées. — Sur les os secs on rencontre
assez fréquemment, il est vrai, dans les canalicules un liquide huileux;
mais alors il provient du canal médullaire; de celui-ci il a pénétré dans
leur cavité et remonté peu à peu, en vertu des lois de la capillarité, de
leur orifice profond vers leur orifice externe ou périphérique. C'est ainsi
que des os parfaitement blancs pendant les premiers mois qui suivent
leur préparation, jaunissent plus tard; c'est pourquoi aussi cette teinte
jaune se montre d'abord aux extrémités des os où le tissu compacte, plus
mince, est plus rapidement envahi dans toute son épaisseur.

Les parois des canalicules vasculaires sont constituées par les lamelles
concentriques du tissu osseux. Chacun des innombrables systèmes qui
composent ce tissu a pour axe un canalicule. — Mais le nombre des la-

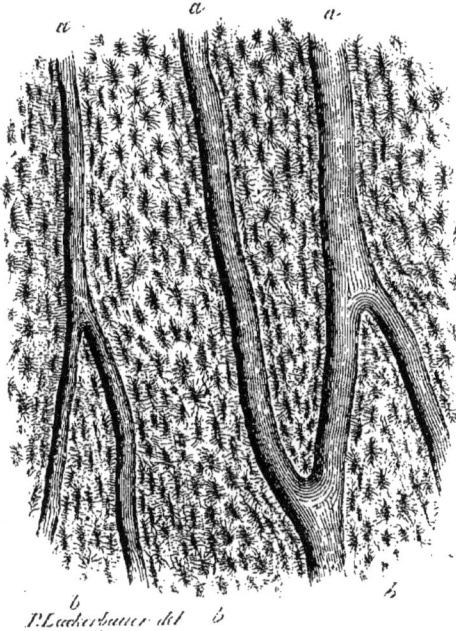

Fig. 2. — *Canalicules vasculaires et ostéoplastes, vus sur une tranche longitudinale
de la diaphyse de l'humérus. — Grossissement de 200 diamètres.*

a, a, a. Canalicules vasculaires de diamètres différents; deux de ces canalicules communiquent par une large anastomose. — b, b, b. Ostéoplastes occupant la substance fondamentale qui sépare ces canalicules. On voit que leur grand axe est parallèle à celui des
conduits vasculaires.

melles n'est pas proportionnel au diamètre de ceux-ci. Les plus petits sont formés de cinq ou six lamelles; les plus grands en présentent huit ou dix. Les moyens sont ceux qui offrent les parois les plus épaisses; les lamelles contribuant à les former varient de dix à vingt-cinq ou trente. Parmi celles-ci, il en est qui ne font pas le tour complet du canalicule; elles décrivent seulement les deux tiers ou les trois quarts de sa circonférence, puis se terminent en pointe et disparaissent au milieu des lamelles voisines. Lorsque plusieurs d'entre elles affectent la même disposition et occupent le même côté, les parois du canalicule se trouvent amincies du côté opposé, et le capillaire qui le remplit ne répond plus à son axe.

Tous les systèmes de couches concentriques suivent exactement le trajet des vaisseaux. Ils s'infléchissent et s'anastomosent comme ceux-ci; c'est pourquoi sur les coupes des os, indépendamment des systèmes transversalement ou longitudinalement divisés, on en distingue toujours un assez grand nombre dont la surface de section est plus ou moins oblique.

Sous l'influence de l'inflammation, le calibre des canalicules vasculaires s'accroît avec rapidité, par suite de la résorption de l'osséine et des sels calcaires qui constituent leurs parois. Leur cavité s'agrandissant de plus en plus, ils ne tardent pas à communiquer entre eux sur certains points; plus tard ils se confondent, puis disparaissent, en laissant à nu le réseau des capillaires dans les mailles duquel s'épanche une lymphe coagulable.

Historique. — Dans une lettre adressée en 1686 à l'Académie des sciences de Londres, Leeuwenhoeck fait mention des canalicules vasculaires qu'il venait d'observer sur un fémur de bœuf coupé en travers. Il les prit d'abord pour des globules; mais bientôt il reconnut que ces globules n'étaient que l'extrémité des tubes divisés : « *Summitates tubulorum illorum ex quibus os componitur* (1). »

Cinq ans plus tard, en 1691, Clopton Havers décrivit ces tubes que Leeuwenhoeck n'avait signalés qu'incidemment. Ce fut aussi sur les os du bœuf qu'il les aperçut d'abord. Il les vit ensuite sur ceux de l'homme : « *Pariter eos in humano osse, non sine summa delectatione, intuitus sum* (2). » Cet auteur en admet deux espèces qui communiquent ensemble, les transversaux et les longitudinaux. Leur cavité est remplie d'un liquide huileux qu'ils puisent dans le canal médullaire : « *Per os medullosum oleum seipsum diffundit, laminisque immediate providet.* »

L'illustre Albinus, en 1754, a démontré que chacun d'eux contenait un capillaire sanguin. Ayant injecté les vaisseaux, il remarqua que tous les canalicules étaient pleins : « *Postquam autem vasa implevi, diffractis ossibus per longitudinem non vacuos, sed impletos canaliculos illos eorum vidi* (3). »

(1) Leeuwenhoeck, *Epistolæ*, t. II, p 199
(2) C. Havers, *Novæ observat. de ossibus.* Lugduni Batav., 1734, p. 52.
(3) B S. Albinus, *Academic. annot.*, lib. III, cap. III, p. 24.

En résumé, Leeuwenhoeck a découvert les canalicules vasculaires. Havers, en les décrivant mieux, a fait accepter cette découverte par ses contemporains. Albinus a fait connaître leur destination, que ni l'un ni l'autre n'avaient soupçonnée.

3° Ostéoplastes, canalicules osseux, cellules étoilées des os.

Le tissu osseux présente des cavités microscopiques, qui ont été tour à tour appelées *lacunes osseuses, corpuscules osseux, corpuscules noirs des os, ostéoplastes.* Cette dernière dénomination, proposée en 1842 par Serres, est aujourd'hui la plus généralement acceptée.

Le nombre de ces cavités est extrêmement considérable, puisqu'il en existerait en moyenne 900 sur un millimètre carré, selon Harting, évaluation qui ne paraît pas exagérée. — Leur forme, extrêmement irrégulière, se rapproche de celle d'un ellipsoïde plus ou moins aplati. — Leur longueur est de $0^{mm},02$ à $0^{mm},03$; et leur épaisseur, ou l'axe qui s'étend de l'une à l'autre face, de $0^{mm},01$.

Les ostéoplastes sont situés pour la plupart dans l'épaisseur des lamelles élémentaires. Cependant il n'est pas rare d'en observer aussi dans leur intervalle. — Leur grand axe est parallèle aux lamelles, de telle sorte

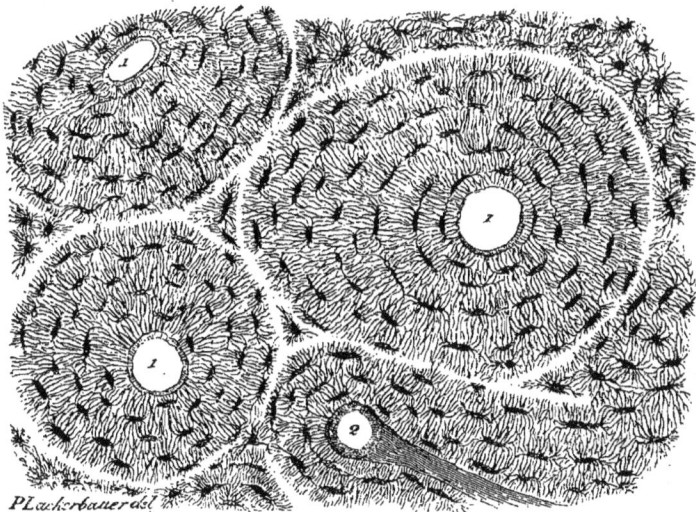

Fig. 3. — *Canalicules vasculaires et ostéoplastes, vus sur une tranche transversale de la diaphyse de l'humérus. — Grossissement de 200 diamètres.*

1, 1, 1 Coupe des canalicules vasculaires. — 2. Coupe d'un canalicule longitudinal divisé au niveau de son anastomose avec un canalicule transversal. Le premier se montre, comme les précédents, sous la figure d'un simple orifice, et le second sous celle d'une gouttière. — Autour des conduits perpendiculairement divisés sont les ostéoplastes, qui forment des anneaux concentriques.

qu'ils semblent suivre leur direction. Disposés en séries linéaires, ils forment sur les coupes transversales des cercles concentriques, mais toujours beaucoup moins réguliers et moins accusés que les anneaux résultant de la section des lamelles.

De chacune de ces cavités naissent de nombreux prolongements, creux aussi et connus sous le nom de *canalicules osseux*. Les plus considérables partent des extrémités de la cavité qui semblent dans quelques cas s'effiler pour les produire. Les autres émanent de ses faces et de ses bords : on en compte en moyenne de dix-huit à vingt. Leur longueur est de $0^{mm},03$ à $0^{mm},04$, leur diamètre de $0^{mm},001$.

Les canalicules osseux s'irradient dans toutes les directions. Mais ceux qui tirent leur origine des parties latérales ou des faces de la cavité étant les plus nombreux, ils semblent affecter surtout une direction transversale ou perpendiculaire aux lamelles. La plupart d'entre eux traversent donc celles-ci. Dans leur trajet, le plus grand nombre se divisent; quelques-uns même, et surtout ceux des extrémités, se ramifient; ils deviennent alors de plus en plus déliés. A leur extrémité terminale on les voit s'anastomoser avec les canalicules des ostéoplastes environnants. — Ceux qui occupent le voisinage des canalicules vasculaires s'ouvrent dans leur cavité. — Ceux qui se trouvent disséminés dans les lamelles du tissu spongieux ou les filaments du tissu réticulaire et qui répondent à leur superficie, s'ouvrent dans les cellules correspondantes ou directement dans le canal médullaire. — Ceux qui ont pour siége les lamelles périphériques s'ouvrent sur la surface des os, dont ils représentent les orifices du quatrième ordre.

La cavité des ostéoplastes offre des parois hérissées de saillies et criblées d'orifices inégaux, orifices formant l'embouchure ou le point de départ des canalicules osseux. Vues sur une lamelle sèche avec l'ensemble de leurs prolongements, ces cavités rappellent au premier aspect les insectes de la famille des myriapodes qui semblent avoir envahi par milliers le champ de la préparation. Remplies d'air, elles réfractent très-fortement la lumière, se détachent en noir sur le fond transparent de la lame osseuse et deviennent alors très-manifestes.

Lorsqu'on examine cette lame osseuse à un grossissement de 400 ou 500 diamètres, les canalicules osseux, divisés, se montrent sous la figure de pertuis qui quelquefois se groupent sur certains points et qui donnent alors à la substance fondamentale un aspect pointillé.

Une membrane délicate de nature spéciale, extrêmement mince et transparente, tapisse les parois des ostéoplastes. De leur cavité elle se prolonge dans tous les canalicules osseux, en sorte qu'elle prend la forme d'une cellule étoilée. Pour constater l'existence de ces cellules, il suffit d'enlever sur le corps d'un os long une mince lamelle, de la tenir immergée quelque temps dans une solution d'acide chlorhydrique, et de la soumettre ensuite à l'action de l'eau bouillante. On peut alors les voir très-nettement, et souvent aussi on peut reconnaître qu'elles contiennent un noyau. Leur cavité à l'état frais est remplie d'un liquide dont la nature n'a pas encore été bien déterminée.

Les prolongements ou canalicules membraneux des cellules étoilées se comportent comme les canalicules osseux correspondants. Ceux qui occupent les lamelles les plus rapprochées du canal médullaire et qui se dirigent du côté de ce canal s'ouvrent dans sa cavité; ceux qui sont situés à la superficie des lamelles du tissu spongieux s'ouvrent dans les aréoles de celui-ci; d'autres s'ouvrent dans le conduit nourricier; d'autres à la périphérie de l'os. Mais l'immense majorité s'anastomose avec ceux des cellules étoilées adjacentes, en sorte qu'ils relient entre elles les innombrables cavités de toutes formes et de toutes dimensions dont l'os est creusé. Ils favorisent donc la libre circulation du liquide contenu dans ces cavités. C'est dans ce liquide exhalé des capillaires sanguins que la substance fondamentale de l'os puise les éléments de sa nutrition.

Historique. — La découverte des ostéoplastes est récente. Purkinje les a signalés le premier en 1834 (1). On crut d'abord qu'ils étaient remplis d'un

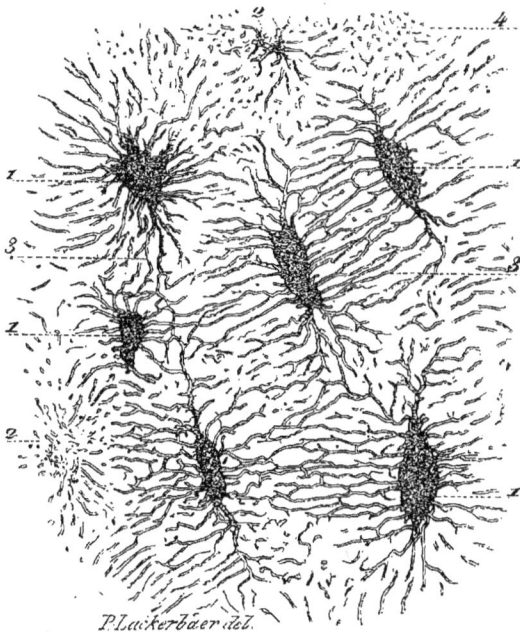

Fig. 4. — *Ostéoplastes vus à un grossissement de 500 diamètres.*

1, 1, 1, 1. Corps ou cavité des ostéoplastes. — 2, 2. Ostéoplastes dont il reste seulement quelques vestiges. — 3, 3. Canalicules osseux et anastomoses de ces canalicules. — 4. Pertuis d'une extrême ténuité correspondant aux canalicules osseux divisés.

(1) *De penitiori dentium structura.* Breslau, 1834.

précipité pulvérulent formé par du carbonate de chaux, d'où le nom de *corpuscules osseux* qui leur a été donné. Cette opinion, en 1839, a été défendue surtout par Henle, lequel se fondait sur ce qu'ils étaient noirs et opaques à la lumière transmise, blancs et brillants à la lumière réfléchie.

Mais Tood et Bowman, en 1845, démontrèrent que sur les préparations sèches les ostéoplastes sont pleins d'air et que leur couleur noire était due à la réfraction des rayons lumineux; ils firent remarquer qu'en plongeant la préparation dans l'essence de térébenthine le liquide chassait l'air et remplissait peu à peu les cavités osseuses qui devenaient alors transparentes.

Quelques années plus tard, Virchow reconnut dans ces cavités la présence d'une cellule; en traitant le tissu osseux par l'acide chlorhydrique, il parvint à extraire ces cellules avec leurs prolongements.

4° Composition chimique des os.

Les os comprennent dans leur composition une substance organique et une substance minérale.

Lorsqu'on les soumet à l'action d'un acide, la matière minérale est dissoute. La substance organique restée seule conserve la forme de l'os, qui devient mou, flexible et assez semblable au cartilage. Cette substance est insoluble dans l'eau; cependant sous l'influence d'une ébullition prolongée elle se transforme en gélatine sans qu'on puisse toutefois l'assimiler à celle-ci, dont elle diffère au contraire beaucoup. Afin d'exprimer cette différence, on a longtemps désigné l'élément organique des os sous les noms de *gélatine des os*, de *matière cartilagineuse des os*, de *matière collagène*. Pour faire cesser cet abus de langage, MM. Ch. Robin et Verdeil ont proposé de l'appeler *osséine* ou *ostéine*, dénomination aujourd'hui généralement acceptée (1).

L'osséine et la gélatine présentent la même composition élémentaire. Comme les corps isomériques cependant, elles diffèrent par leurs propriétés, et surtout par leurs propriétés nutritives; Magendie a démontré que lorsqu'on donne à un chien pour unique nourriture des os bouillis, l'animal succombe rapidement, tandis qu'il continue de vivre en bon état de santé si on lui donne des os qui n'ont pas été soumis à l'ébullition.

Müller, en 1836, a constaté que lorsqu'on traite par l'ébullition dans l'eau, soit les cartilages permanents, soit les cartilages temporaires, on obtient une matière qui se prend aussi en gelée par le refroidissement; il donne à cette matière le nom de *chondrine*. Son origine semblait indiquer qu'elle était identique ou au moins très-analogue à celle qu'on retire des os; mais l'observation atteste au contraire qu'elle en diffère. — La gelée obtenue avec l'osséine est plus consistante que celle dont la chondrine forme la

---

(1) Ch. Robin et Verdeil, *Traité de chimie anat.*, t. III, p. 366.

base. Pour la production de la première, il suffit d'ajouter 1 partie d'osséine à 100 parties d'eau; pour la formation de la seconde, il faut ajouter
au moins 5 parties de chondrine. — A l'état liquide, la chondrine est précipitée par le sulfate d'alumine, l'acide acétique, l'acétate de plomb et le
sulfate de fer. L'osséine n'est précipitée par aucun de ces réactifs.

La substance minérale a été considérée d'abord comme un seul et même
principe qu'on appelait matière terreuse des os. — En 1778, un chimiste
suédois, Henri Gahn, démontra dans cette matière terreuse l'existence du
phosphate de chaux. — En 1799, Charles Hatchett reconnut qu'elle contient un autre sel calcaire, le carbonate de chaux. — En 1803, Fourcroy
et Vauquelin y découvrirent un troisième sel, le phosphate de magnésie, qui
ne s'y trouve du reste qu'en très-petite quantité. Plus tard, on acquit la
certitude que les os renferment aussi d'une manière constante du fluorure
de calcium et des sels solubles. D'après les recherches de Berzelius, les
divers éléments qui entrent dans la composition du tissu osseux seraient
associés dans les proportions suivantes :

Substance organique.	{ 1. Matière animale réductible par la coction...	32,17	} 33,30
	{ 2. Matière animale insoluble...............	1,13	
Substance minérale..	/ 1. Phosphate de chaux.....................	51,04	\
	2. Carbonate de chaux.....................	11,30	
	3. Fluate de chaux........................	2,00	} 66,70
	4. Phosphate de magnésie.................	1,16	
	\ 5. Soude et chlorhydrate de soude...........	1,20	/

100,00

Mais ces proportions ne seraient pas constantes, suivant la plupart des
auteurs. Elles varieraient avec l'âge et selon les individus. Elles différeraient en outre pour les différentes pièces du squelette, pour le tissu compacte et le tissu spongieux, et aussi selon les espèces animales, selon le
régime, selon l'état de santé ou de maladie.

Influence de l'âge. — On admet généralement que l'osséine, déposée en
quantité plus grande dans les os de l'enfant, devient moins abondante dans
ceux de l'adulte, et diminue encore dans ceux du vieillard; que le principe
organique, en un mot, prédomine dans le tissu osseux au début de la vie
et l'élément inorganique à son déclin. Cette opinion était celle de Bichat :
« En accumulant ainsi dans nos organes une substance étrangère à la vie,
» la nature », dit-il, « semble vouloir les préparer insensiblement à la mort. »
Elle a été combattue par le professeur Nélaton, qui la repousse dans les
termes suivants : « J'ai pu me convaincre par une série d'expériences que
» les proportions de parties terreuse et organique sont les mêmes à tous les
» âges de la vie. Le tissu osseux n'est pas simplement un mélange de géla-
» tine et de sels calcaires; il y a combinaison entre ces deux éléments, et

» cette combinaison s'opère constamment dans les mêmes proportions; en
» mot, le tissu osseux est un composé défini. »

Chacune de ces opinions a trouvé des défenseurs. A l'appui de celle de
Bichat, on peut citer les recherches faites par Davy, Frerichs, Ress, Bibra.
Celle de Nélaton est justifiée par les analyses de Stark, de Lehmann et de
M. Fremy : une série d'expériences consistant dans la calcination pure et
simple du tissu osseux l'avait conduit à l'adopter.

Mais ce procédé était passible de plusieurs objections. Le tissu osseux
doit être dépourvu de graisse; il doit être desséché dans une étuve avant
d'être pesé. En outre, sous l'influence d'une température très-élevée le
carbonate de chaux se décompose, l'acide carbonique se dégage, et le poids
de la matière terreuse subit ainsi une perte. Pour éviter cette cause d'erreur, il importe de restituer à la chaux l'acide carbonique qu'elle a perdu,
en traitant le produit de la calcination par le carbonate d'ammoniaque.

C'est dans ces conditions nouvelles que nous avons fait, Nélaton et moi,
une nouvelle série d'expériences. Afin de nous mettre à l'abri des variations individuelles, les os sur lesquels nous avons opéré ont été pris pour
chaque âge sur le même sujet. Les résultats qui découlent de nos recherches sont énoncés dans le tableau suivant :

PROPORTION DES SUBSTANCES ORGANIQUE ET INORGANIQUE DES OS.

		Enfant mâle de 2 ans.	Enfant mâle de 5 ans 1/2.	Homme de 26 ans.	Vieillard de 74 ans.	Femme de 92 ans.
Vertèbre lombaire.	Subst. org...	38,81	38,13	37,69	39,15	40,34
	Subst. inorg.	61,19	61,87	62,31	60,85	59,66
Omoplate.	Subst. org...	38,14	38,66	35,54	36,98	40,89
	Subst. inorg.	61,86	61,34	64,46	63,02	59,11
Clavicule..	Subst. org...	38,22	38,00	34,85	35,77	36,97
	Subst. inorg.	61,78	62,00	65,15	64,23	63,03
Humérus..	Subst. org...	37,19	36,70	32,88	34,07	35,47
	Subst. inorg.	62,81	63,30	67,12	65,93	64,53
Fémur.....	Subst. org...	35,27	32,95	32,61	33,61	34,73
	Subst. inorg.	64,73	67,05	67,39	66,39	65,27
Moyennes..	Subst. org..	37,52	37,49	34,72	35,91	37,88
	Subst. inorg.	62,48	62,51	65,28	64,09	62,12

On remarquera sans doute que dans ce tableau les deux premiers âges
diffèrent à peine, et l'on pensera peut-être que nous aurions pu sans inconvénient supprimer l'un des deux. Mais comme la composition chimique des
os dans l'enfance était notre point de départ et devait nous servir de principal terme de comparaison, nous avons cru devoir multiplier les faits pour
arriver à une moyenne plus exacte. Il résulte de nos recherches sur ce pré-

mier point, que chez l'enfant le tissu osseux se compose de 37 à 38 parties de matière organique et de 62 à 63 parties de matière minérale. En comparant cette proportion à celle que nous ont donnée les âges suivants, on peut voir :

1° Que l'élément organique diminue et que l'élément minéral augmente à mesure que les os approchent du terme de leur complet développement ;

2° Que ces deux éléments ne présentent plus alors ni diminution ni augmentation et restent longtemps unis dans la même proportion ;

3° Que dans l'extrême vieillesse l'élément organique augmente, tandis que l'élément minéral diminue, d'où il suit qu'ils reviennent à la proportion qu'ils offraient au début de la vie.

Ces résultats diffèrent très-notablement de ceux qui ont été mentionnés par d'autres observateurs. Mais il nous sera permis de faire remarquer que jusqu'à présent aucune des recherches qui ont été faites sur le même sujet ne repose sur une base aussi large et aussi comparative.

Le fait le plus inattendu de nos expériences est sans contredit celui qui concerne la proportion des deux éléments de la substance osseuse dans l'extrême vieillesse. Les altérations dont les os deviennent le siége à cet âge l'expliquent suffisamment. A quatre-vingt-dix ou quatre-vingt-douze ans, les os subissent une raréfaction considérable. Le tissu compacte presque tout entier passe à l'état de tissu spongieux ; de toutes parts il est envahi par les cellules adipeuses ; sur 100 parties, nous avons trouvé 9 parties de graisse pour le tissu compacte de la clavicule, 11 pour la diaphyse de l'humérus, 12 pour celle du fémur, 15 pour le corps de la vertèbre lombaire et 27 pour l'omoplate. Lorsque cette graisse a été extraite par l'action de l'éther sulfurique bouillant, prolongée pendant plusieurs jours, il reste encore les vaisseaux qu'elle recevait, et dont le poids vient s'ajouter à celui de la substance organique. Si cette substance semble diminuer de quantité pendant la période d'accroissement des os, c'est parce que la trame vasculaire de ceux-ci se réduit alors de plus en plus ; si elle semble augmenter dans l'extrême vieillesse, c'est parce que, le tissu osseux se raréfiant, cette trame reprend une importance relative plus grande. Les variations qu'on observe dans la proportion des éléments organique et inorganique de la substance osseuse sont inhérentes, en un mot, non à ces éléments, mais aux parties molles mêlées à cette substance. Telle est la conclusion qui découle de nos recherches. Voyons maintenant les résultats obtenus par d'autres observateurs.

Parmi ceux-ci, nous citerons plus particulièrement M. Alphonse Milne Edwards, qui a beaucoup contribué à élucider ce point si controversé de la science, soit par ses propres recherches, soit par la saine critique à laquelle il a soumis les travaux de ses prédécesseurs (1). Cet auteur a choisi

(1) Alphonse Milne Edwards, *Études chim. et phys. sur les os* (thèse, 1860, p. 53 et 80).

pour ses expériences des mammifères nouveau-nés de la même portée ;
il résume ainsi ses observations :

	FÉMUR		HUMÉRUS		TIBIA	
	Mat. organ.	Mat. inorg.	Mat. organ.	Mat.inorg.	Mat. organ.	Mat. inorg.
Chat nouveau-né....	40,58	59,42	40,40	59,60	42,00	58,00
Chat de trois semaines	37,00	63,00	37,00	63,00	37,20	62,80
Chat de deux mois...	36,20	63,80	35,70	64,30	37,30	62,70
Chat de trois mois...	37,90	63,10	36,10	63,90	37,00	63,00
Chien nouveau-né...	44,00	56,00	44,70	55,30	45,80	54,20
Chien d'un mois.....	39,80	60,20	40,20	59,80	40,90	59,10
Chien de trois mois..	36,99	63,01	38,30	61,70	39,70	60,30

Dans le court intervalle qui s'est écoulé de la naissance à la fin du troisième mois, la substance organique a diminué, chez le chat, de trois centièmes et demi pour le fémur, de quatre pour l'humérus et de cinq pour le
tibia. Chez le chien, dans le même laps de temps, elle a diminué de sept
centièmes pour le fémur, de six pour l'humérus, de cinq pour le tibia.
Ces différences correspondent à celles que nous avons trouvées ; elles sont
seulement un peu plus grandes. Bibra, en analysant les os de jeunes chiens
de la même portée a observé une différence plus accusée encore :

	Chiens nouveau-nés.	Chiens de six semaines.
Substance organique.....................	46,01	37,97
Substance inorganique...................	53,99	62,03

Considérons donc comme un fait acquis à la science que les éléments
organiques des os diminuent pendant leur accroissement, et admettons
que cette diminution est équivalente en moyenne à cinq centièmes.
De là peut-on conclure que la composition chimique du tissu osseux varie
avec l'âge ? Non, puisque dans les os soumis à la calcination ou à l'analyse il n'y a pas que du tissu osseux ; il y aussi les vaisseaux. Il y a en
outre les cellules que contiennent les ostéoplastes : vaisseaux et cellules
qu'on ne peut faire disparaître et dont le poids vient toujours s'ajouter à
celui de la substance organique proprement dite. Or la vascularité des os
est en raison inverse du développement ; les cellules elles-mêmes ne paraissent plus avoir leurs dimensions primitives chez l'adulte. Il est donc
très-vraisemblable que dans les expériences précédentes la diminution de
la substance organique reconnaît pour unique cause une simple réduction
dans le nombre et le calibre des capillaires sanguins et dans la capacité
des cellules osseuses. Pour qu'il en soit ainsi, il suffit que cette réduction
abaisse de quelques centièmes seulement le poids total de la substance
osseuse soumise à la calcination.

Les différences qu'on observe dans la composition du tissu osseux, lorsqu'on passe d'un individu à un autre, sont quelquefois assez considérables. Mais il serait impossible d'en donner une formule générale. Elles trouvent aussi une explication toute naturelle dans les variations individuelles que présentent les parties molles inhérentes à ce tissu.

Nous possédons des documents plus précis sur les différences qu'on remarque sous ce rapport entre les diverses pièces du squelette, chez le même individu. Le tableau suivant, emprunté à Bibra, fera connaître ces variations. Les os analysés étaient ceux d'une femme de vingt-cinq ans.

	Substance inorganique.	Substance organique.		Substance inorganique.	Substance organique.
Humérus..........	69,25	30,75	Clavicule........	67,51	32,49
Cubitus..........	68,87	31,13	Omoplate........	65,38	34,62
Radius...........	68,68	31,32	Côtes........	64,57	35,43
Fémur...........	68,61	31,39	Os iliaque........	59,97	40,03
Tibia............	68,42	31,58	Vertèbres........	54,25	45,75
Péroné..........	68,54	31,46	Sternum.........	51,43	48,57

Les os du tronc sont donc plus riches en matière organique, et les os longs des membres plus riches en matière minérale. Toutes ces différences se prêtent à la même interprétation que celles relatives à l'âge et aux individus : les os du tronc offrent plus de matière organique, parce qu'ils contiennent plus de vaisseaux ; les os longs des membres en présentent moins, parce qu'ils sont moins vasculaires.

Les différences relatives au rang qu'occupent les divers animaux sur l'échelle zoologique n'ont rien de fixe. Les os des oiseaux renferment en général plus de matière minérale que ceux des autres vertébrés. Parmi les mammifères, les herbivores présentent aussi des os plus riches en matière terreuse que ceux qui se nourrissent de chair.

L'influence du régime sur le tissu osseux a été étudiée par Chossat et M. Alphonse Milne Edwards. Le premier de ces auteurs a démontré, en 1842, que les animaux, pour vivre, doivent introduire tous les jours dans leur estomac une quantité assez considérable de sels calcaires, soit avec leurs aliments, soit en nature, comme les oiseaux. Si cette quantité leur manque, le sang, ne trouvant plus dans les produits de la digestion les principes terreux qui lui sont nécessaires, les emprunte au tissu osseux. Au bout d'un temps variable, les os deviennent de plus en plus minces, puis se rompent sous le plus léger effort ; les animaux dépérissent alors rapidement et ne tardent pas à succomber.

Mais Chossat n'avait pas étudié les phénomènes dont l'os devient le siége. En 1861, M. Alphonse Milne Edwards voulut savoir si la composition chimique du tissu osseux était modifiée. Dans ce but, il nourrit trois pigeons avec des aliments privés de sels calcaires, et un quatrième avec des aliments

qui en étaient pourvus. Au bout du troisième mois, les premiers dépérissaient; il les sacrifia, ainsi que le dernier qui continuait à se bien porter.—
Les os des oiseaux privés de sels calcaires présentaient un volume beaucoup
moindre que d'ordinaire. L'analyse lui donna les résultats suivants (1) :

	Pigeons privés de sels calcaires.			Pigeon soumis au régime ordinaire.
	Nᵒ 1.	Nᵒ 2.	Nᵒ 3.	
Matière organique.......	35,63	34,74	33,73	34,72
Matière inorganique.....	64,37	65,26	66,27	65,28

On voit, d'après ces analyses, que les oiseaux privés de sels calcaires
présentaient un tissu osseux aussi riche en matière minérale que celui du
pigeon soumis au régime ordinaire. Les molécules osseuses avaient donc
été absorbées en masse; ce n'était pas seulement la matière organique qui
avait disparu; c'était aussi l'élément inorganique. Ces faits peuvent être
invoqués comme un nouvel argument en faveur de l'opinion qui considère
le tissu osseux comme invariable dans sa composition.

En résumé, pour expliquer les différences que nous offre la composition
chimique de la substance osseuse, aux divers âges, chez les divers individus,
dans les diverses pièces du squelette, etc., deux opinions se présentent.
Dans l'une, on admet que le tissu osseux varie dans sa composition, qu'une
partie de l'osséine disparaît et qu'elle est remplacée par des sels calcaires.
Dans l'autre, ce tissu reste invariable dans ses proportions; seules les
parties molles qui s'y trouvent incorporées subissent des variations. Entre
ces deux opinions, la dernière nous paraît la mieux fondée ; nous restons
convaincu que le tissu osseux est un composé défini.

L'élasticité des os est en rapport non avec leur composition chimique,
mais avec la quantité d'eau que renferme le tissu osseux. Or, Stark a démontré que cette quantité varie avec l'âge. Il y a plus d'eau dans les os de
l'enfant que dans ceux de l'adulte, et plus dans les os de l'adulte que dans
ceux du vieillard.

B. — Périoste.

Le périoste est une membrane fibro-élastique qui recouvre les os, et qui
fournit à chacun d'eux les éléments nécessaires pour leur développement
et leur nutrition.

En les séparant des parties voisines, cette membrane a aussi pour destination de les unir à celles-ci sur certains points. Parmi les organes qui se
continuent avec le périoste, il faut placer au premier rang les ligaments, les
tendons et les aponévroses, en un mot presque tout le système fibreux, dont
il semble constituer le centre commun.

Le périoste, en s'appliquant à la périphérie des os, ne les entoure pas

(1) Alphonse Milne Edwards, *Annales des sciences naturelles*, t. XV, p. 4.

cependant d'une manière complète. Au niveau des surfaces articulaires, il est suppléé avec avantage par des lames cartilagineuses. Sur les points qui donnent attache aux tendons et aux ligaments, il fait aussi défaut; on le voit sur tous ces points se continuer avec les parties qui précèdent. — Sur les os longs, il affecte la forme d'une gaîne renflée à chacune de ses extrémités. Sur les os plats, il revêt la figure des deux plans parallèles.

La couleur du périoste est d'un blanc mat chez l'enfant et les individus à constitution sèche, d'un blanc jaunâtre chez ceux qui sont pourvus d'un certain embonpoint.

Son *épaisseur* est très-inégale. Elle se montre en général proportionnelle aux dimensions de l'os. Comparez sous ce point de vue le fémur et l'humérus, le tibia et le péroné, l'os iliaque et l'omoplate, et vous serez frappés de la différence qu'il présente en passant du plus volumineux au plus petit. Cette différence est surtout saisissante lorsqu'on met en parallèle les fémurs ou les os de la jambe avec les métatarsiens et les phalanges, ou ceux du bras et de l'avant-bras avec les métacarpiens. Ce fait général comporte cependant des exceptions. Sur les os du crâne, qui sont larges, le périoste reste très-mince. On remarque aussi que sur les points où il se trouve en rapport avec des muscles il s'amincit; que sur ceux où il correspond à des tendons il s'épaissit. Celui qui embrasse la diaphyse des os longs contraste à cet égard avec celui qui revêt leurs extrémités : sur la première, sa plus grande épaisseur ne dépasse pas 1 millimètre; sur les secondes, elle varie de 1 à 3 millimètres. — C'est sur les parois des cavités dont sont creusés les os de la face qu'il se réduit à sa plus extrême minceur.

Par sa *surface externe*, l'enveloppe fibro-élastique des os répond, dans la plus grande partie de son étendue, au corps des muscles qui lui adhèrent par un tissu cellulaire lâche, et aux tendons de ceux-ci. Sur le passage de ces tendons, elle est souvent tapissée par une membrane synoviale cylindroïde, ou par une simple bourse séreuse qui favorise leur glissement. — Sur les os superficiels, comme le tibia, la clavicule, l'os de la pommette, etc., le périoste est en rapport avec la peau qui lui adhère par un tissu cellulaire peu dense. — Sur certains os profonds, comme ceux qui contribuent à former les fosses nasales, il s'unit au contraire à la muqueuse correspondante de la manière la plus intime et constitue avec celle-ci une seule même lame appelée *membrane fibro-muqueuse*.

Par sa *surface interne* le périoste adhère aux os. Cette adhérence est d'autant plus grande que l'os appartient à un individu plus âgé, d'autant plus grande aussi que la surface osseuse est plus inégale. C'est pourquoi on ne le détache qu'avec difficulté de la base du crâne, de la surface des os courts et des extrémités des os longs. On l'enlève plus facilement sur la diaphyse de céux-ci et sur les os plats. Celui qui tapisse les fosses nasales et les parois de l'orbite est moins adhérent encore; celui qui répond aux divers sinus de la face et aux cellules de l'ethmoïde se laisse détacher par simple décollement. Toutes ces variétés sont devenues intéressantes à connaître depuis que la physiologie expérimentale et les faits cliniques ont démontré la possibilité de reproduire la plupart des os en conservant leur enveloppe nourricière. — L'adhérence du périoste est due en partie aux vaisseaux qui passent de celui-ci dans le tissu osseux, en partie et plus spécialement à l'implantation directe des fibres qui le composent sur la surface des os.

Structure du périoste. — Le périoste, pour le plus grand nombre des os, est formé d'une seule couche. Pour quelques-uns, il est réductible sur certains points assez limités en deux ou plusieurs lamelles. C'est particulièrement sur les os longs qu'il se laisse ainsi dédoubler. On peut observer ce dédoublement sur le corps du fémur, sur l'humérus, sur les côtes ; il est facile surtout à constater sur la face sous-cutanée du tibia, où l'on remarque souvent entre les deux lames périostiques une mince couche de cellules adipeuses. Cette division en deux ou plusieurs lames n'offre du reste rien de régulier ; la lame superficielle ne peut être détachée que par lambeaux isolés.

Le périoste est essentiellement constitué par des fibres de tissu conjonctif et des fibres de tissu élastique. Il comprend en outre dans sa composition des vaisseaux, des nerfs et des cellules adipeuses.

Bien que les deux ordres de fibres soient entremêlés dans toute son épaisseur, elles sont cependant distribuées de telle sorte que les fibres de tissu conjonctif occupent, pour la plupart, sa superficie, tandis que les fibres élastiques forment surtout sa couche profonde. — Les premières, ou superficielles, se groupent et produisent des faisceaux aplatis qui suivent en général une direction verticale sur le corps des os longs, mais qui n'affectent aucune direction déterminée sur les os plats et les os courts. Ces faisceaux longitudinaux sont très-évidents sur le tibia, le fémur, les côtes, etc. Ils offrent souvent une couleur d'un blanc nacré, analogue à celle des aponévroses. — Les fibres profondes ou élastiques sont en partie réunies en faisceaux, et en partie disséminées ; les unes et les autres s'entre-croisent sous les angles les plus variés. La couche adhérente offre donc une disposition rétiforme. Les fibres élastiques qui en forment l'élément principal sont du reste très-déliées pour la plupart. Mais leur nombre est considérable ; comparées aux fibres conjonctives, elles l'emportent en général beaucoup sur celles-ci. L'enveloppe nourricière des os, considérée jusqu'à présent comme une membrane fibreuse, pourrait être rangée aussi et mériterait même d'être classée parmi les membranes élastiques.

Les *artères* du périoste sont très-nombreuses. Simples ramuscules plus ou moins grêles, elles émanent des branches artérielles voisines, se ramifient dans son épaisseur, en s'anastomosant entre elles, et forment un réseau à mailles serrées. De ce réseau naissent une multitude d'artérioles qui pénètrent dans les canalicules vasculaires pour aller distribuer au tissu osseux les éléments de sa nutrition. Que le périoste soit détruit ou profondément altéré, tous ces vaisseaux seront divisés ou oblitérés, et la couche osseuse sous-jacente sera privée des sucs nutritifs qu'elle recevait. Si la lésion est très-limitée et si l'os mis à nu est convenablement recouvert, les capillaires qui parcourent cette couche osseuse, communiquant avec ceux des parties voisines, elle pourra se nourrir aux dépens de ces derniers et continuera à vivre. Mais si la lésion est étendue, elle périra par famine ; et cette mortification, qui prend le nom de *nécrose*, s'étendra à toutes les parties de l'os dans lesquelles la circulation a été supprimée.

Les *veines* sont très-multipliées aussi. Leur calibre est souvent supérieur à celui des artères. Deux veinules accompagnent les principaux ramuscules artériels ; après trois ou quatre divisions, artères et veines marchent indépendantes.

L'enveloppe des os ne renferme pas de vaisseaux lymphatiques ; jusqu'à présent, du moins, il n'a pas été possible d'en observer le moindre vestige à sa surface ou dans son épaisseur.

Le périoste est remarquable par l'abondance des nerfs qu'il reçoit. Chaque artère est accompagnée d'un ramuscule nerveux qui suit ses premières divisions et qui devient ensuite en partie indépendant. Les ramifications de ce filet s'anastomosent, soit entre elles, soit avec celles des filets nerveux voisins ; elles forment ainsi un réseau à mailles irrégulières. Les divisions concourant à la formation de ce réseau sont si nombreuses, qu'il est rare de n'en pas rencontrer une ou plusieurs sur un simple lambeau de quelques millimètres carrés. Le précepte posé par les auteurs de l'inciser circulairement avant de procéder à la section des os a sans doute pour but principal de prévenir le déchirement et le décollement de cette membrane ; mais il a aussi pour avantage d'éviter au malade des douleurs que l'anatomie ne permet plus de révoquer en doute.

Des *cellules adipeuses* se voient constamment dans la trame fibreuse du périoste. Leur nombre est du reste très-variable, et leur répartition extrêmement inégale. Elles deviennent assez abondantes sur certains points pour former une couche presque continue ; sur d'autres, elles sont disséminées et plus ou moins espacées ; sur d'autres, elles font entièrement défaut.

Chez le fœtus et pendant toute la période d'accroissement des os, on observe en outre sur la face adhérente de cette membrane une couche très-serrée de petites cellules et de noyaux qu'unit entre eux une substance amorphe demi-liquide. Cette couche a été signalée et bien décrite par M. Ollier. Elle joue le rôle principal dans l'accroissement des os en épaisseur ; c'est elle aussi qui préside à leur reproduction, lorsqu'ils sont frappés de mortification : on peut la désigner avec cet auteur sous le nom de *couche ostéogène*.

C. — Substance médullaire des os.

La substance médullaire ou *moelle* des os remplit les cavités creusées dans l'épaisseur de ces organes. — Le canal de la diaphyse des os longs est son siége de prédilection. Réunie dans ce canal en masse plus considérable, partout continue à elle-même, elle se moule sur ses parois et prend la forme d'un cylindre effilé à ses extrémités, plus ou moins irrégulier à sa surface. — Dans le tissu spongieux, elle se partage en autant de segments que celui-ci présente de cellules ; et tous ces segments se relient les uns aux autres par des traînées qui lui donnent l'aspect d'un réseau.

La substance médullaire présente une consistance pulpeuse, variable du reste suivant les individus. Chez quelques-uns, elle est un peu plus ferme ; chez d'autres, elle devient presque diffluente.

Sa couleur diffère suivant l'âge, selon les os et selon l'état de santé ou de maladie. Avant et quelques temps encore après la naissance, elle est rouge dans tous les os. Chez l'enfant et même aussi chez l'adulte elle reste rouge dans la plupart des os du tronc et de la tête, mais prend une teinte jaunâtre dans ceux des membres. A un âge plus avancé, elle revêt aussi une teinte jaune uniforme, dans les vertèbres et les côtes. Sous l'influence d'affections chroniques très-prolongées, elle perd sa coloration rouge ou jaune, pour devenir d'un blanc grisâtre ou cendré.

On peut donc admettre trois espèces de moelle : la *moelle rouge*, qui est en partie redevable de sa couleur à la multiplicité de ses vaisseaux, d'où le nom de *moelle sanguine* qui lui a aussi été donné ; la *moelle jaune* ou adipeuse ; et la *moelle grise* ou gélatiniforme, qui possède peu de vaisseaux, et peu aussi ou point de cellules adipeuses. M. Ch. Robin a montré que dans ces trois espèces les éléments de la moelle sont différemment répartis.

Structure de la moelle. — On a longtemps pensé que la moelle était renfermée dans une enveloppe qui s'appliquait aux parois des cavités osseuses, comme le périoste s'applique à la surface externe des os ; et l'on admettait en outre que dans les os longs elle se prolongeait du canal de la diaphyse dans toutes les cellules du tissu spongieux. Cette enveloppe ou *membrane médullaire* avait été déjà révoquée en doute par Ruysch. On continua néanmoins à l'admettre. Vers la fin du siècle dernier, Bichat en nia formellement l'existence. « Je n'ai jamais pu, dit-il, quelques nombreuses qu'aient été mes recherches, découvrir une semblable membrane. » Mais plus loin il la décrit cependant comme si elle existait. Aussi l'opinion traditionnelle ne fut-elle nullement ébranlée. En 1859, MM. Gosselin et Raynauld cherchant cette membrane et ne la trouvant pas, ne se contentèrent plus de la nier ; ils dirigèrent contre elle une réfutation en règle, à laquelle il n'y a rien à objecter. A dater de ce moment,

tion en règle, à laquelle il n'y avait rien à objecter (1). A dater de ce moment, elle n'a plus été décrite, et tous les auteurs s'accordent aujourd'hui pour reconnaître qu'en effet elle n'existe pas.

La moelle se trouve donc immédiatement en contact avec les parois des canaux médullaires et les trabécules du tissu spongieux. — Elle comprend dans sa structure : des noyaux et des cellules d'une nature spéciale, des plaques ou lamelles à noyaux multiples, des cellules adipeuses, une matière amorphe, du tissu conjonctif, des vaisseaux et des nerfs.

Les noyaux et cellules de la moelle, décrits par M. Ch. Robin sous le nom de *medullocelles* (*medulla*, moelle, *cella*, cellule), sont d'autant plus nombreux qu'il existe moins de cellules adipeuses. C'est surtout dans la moelle rouge ou fœtale qu'on les observe. Chez l'enfant, on en rencontre constamment dans le canal médullaire des os longs. Chez l'adulte et le vieillard, leur existence est plus difficile à constater : cependant M. Ch. Robin dit les avoir retrouvés dans tous les os jusqu'à l'âge le plus avancé. — Les noyaux sont réguliers, sphéroïdes et en général dépourvus de nucléoles. — Les cellules, arrondies aussi, mais un peu moins régulières, contiennent un noyau semblable aux noyaux libres et des granulations moléculaires.

Les plaques ou lamelles à noyaux multiples, signalées par M. Ch. Robin, qui leur a donné le nom de *myéloplaxes* (de μυελὸς, moelle, πλὰξ, plaque, lamelle), ont pour siège spécial les aréoles du tissu spongieux. Elles sont plus rares dans les canaux médullaires, aux parois desquelles elles adhèrent pour la plupart; on les trouve en général comme nichées dans leurs anfractuosités. Leur nombre est aussi, proportionnellement aux autres éléments de la moelle, plus considérable chez le fœtus. Leur dimension varie depuis 0^{mm},02 jusqu'à 0^{mm},10. Elles sont généralement aplaties et terminées par un bord irrégulier, tantôt minces et pâles, tantôt plus épaisses et d'une teinte foncée. — Les myéloplaxes sont formées par une grande cellule remplie d'une masse granuleuse dans laquelle on remarque des noyaux. Le nombre de ceux-ci est ordinairement de 8 ou 10; il peut s'élever jusqu'à 25 ou 30 (2).

Les cellules adipeuses n'existent pas encore chez le fœtus. Elles commencent à se montrer à la naissance, puis se multiplient à mesure que les cavités osseuses s'agrandissent; et leur nombre devient bientôt si considérables, qu'elles semblent à elles seules constituer toute la moelle dans le plus grand nombre des os.

La matière amorphe, demi-transparente et d'aspect granuleux, relie entre eux les divers éléments qui précèdent.

Les fibres de tissu conjonctif, dont l'existence avait paru douteuse à

(1) Gosselin et Regnauld, *Rech. sur la subst. médull. des os* (*Arch. gén. de méd.*, 1849).
(2) Robin et Littré. *Dict. de méd. et de chirurg. de Nysten,* 13e édit., 1873, p. 971.

quelques auteurs, forment, sur la périphérie et dans l'épaisseur de la moelle, de minces et pâles faisceaux peu nombreux qui accompagnent le plus habituellement les vaisseaux sanguins, mais qui en restent indépendants sur quelques points.

Des vaisseaux très-nombreux se distribuent à la substance médullaire. Parmi les artères qu'elle reçoit, la plus importante est celle qui parcourt le conduit nourricier de la diaphyse des os longs. Parvenue à l'extrémité interne du conduit, cette artère se divise en deux branches, l'une ascendante, l'autre descendante. Celles-ci deviennent le point de départ d'une multitude de rameaux et de ramuscules qui s'anastomosent, soit entre eux, soit avec ceux des extrémités de l'os, soit avec les capillaires des canalicules vasculaires, et qui forment ainsi un réseau délié renfermant dans ses mailles tous les autres éléments de la moelle. — Chaque cellule adipeuse est entourée par une maille de ce réseau. Suspendues aux dernières divisions de ces artères, elles constituent avec celles-ci des espèces de grappes à volume décroissant ou des lobes et lobules qu'on peut facilement observer.

Les nerfs de la moelle accompagnent l'artère nourricière. Au tronc artériel se joint un rameau nerveux toujours unique, qui fournit, avant d'arriver dans le canal médullaire, un ou plusieurs ramuscules dont le plus volumineux se place sur le côté opposé. Arrivé sur la moelle, le rameau nerveux se divise en deux branches principales, qui suivent les branches artérielles en s'anastomosant dans leur trajet. — Mais les ramifications nerveuses ne s'étendent pas aussi loin que les ramifications vasculaires. Elles disparaissent lorsque celles-ci se dépouillent de leurs dernières fibres musculaires, en sorte qu'elles semblent appartenir beaucoup moins à la moelle qu'aux vaisseaux sanguins.

Les divers éléments qui composent la substance médullaire ne sont pas également répartis dans les trois espèces de moelle.

La *moelle rouge* ou *sanguine* se compose essentiellement de médullocelles auxquelles elle est redevable de sa couleur. Elle contient aussi des myéloplaxes, mais en petit nombre, de la matière amorphe et des vaisseaux sanguins. On n'y trouve ordinairement ni cellules adipeuses, ni fibres de tissu conjonctif.

La *moelle jaune* est presque entièrement composée de cellules adipeuses, je dirais même exclusivement, si M. Ch. Robin n'affirmait y avoir rencontré aussi des médullocelles et des myéloplaxes. Les vaisseaux y sont moins abondants. Dans les os plats, les os courts et les extrémités des os longs, elle ne présente aucune trace de tissu conjonctif. Ce dernier élément ne se montre que dans celle des canaux médullaires.

La *moelle grise* ou *gélatiniforme*, qui se produit après de longues maladies, a surtout pour siége les os longs. Elle est remarquable par la grande quantité de matière amorphe qu'elle contient et qui semble avoir pris la place des vésicules adipeuses.

La moelle a pour destination principale de remplir les vides qui se produisent dans les os lorsque le tissu osseux est résorbé. Elle se substitue alors aux molécules osseuses qui disparaissent; sa quantité est toujours en raison directe de l'activité de cette résorption.

Dans les oiseaux, la plupart des os communiquent avec l'appareil respiratoire. Au lieu de moelle, ils contiennent de l'air. Considérés sous ce point de vue, ils se divisent en trois ordres : 1° ceux qui sont aérifères dans tous les oiseaux; 2° ceux qui le sont dans un certain nombre; 3° ceux qui ne le sont dans aucun.

Les os constamment aérifères sont les vertèbres cervicales et dorsales, le sternum et les humérus.

Au nombre des os qui sont aérifères dans un certain nombre d'oiseaux viennent se ranger la fourchette du sternum, les clavicules, les omoplates, les côtes, le sacrum, le coccyx et les fémurs.

Enfin les os qui ne deviennent jamais aérifères et qui constamment contiennent de la moelle, sont ceux de l'avant-bras et de la main, ceux de la jambe et du pied. Ces derniers diffèrent peu des os des mammifères. — Les précédents, au contraire, en diffèrent beaucoup ; ils ont pour attributs communs une extrême dureté et une extrême légèreté. Dans les os longs, le canal aérifère s'étend jusqu'au voisinage des surfaces articulaires ; il présente des parois unies et très-minces. Dans les os larges, les deux tables sont remarquables aussi par leur minceur.

Tous les os chez l'oiseau sont remplis de moelle dans la première période de leur développement. Mais en arrivant au terme de leur évolution, ils entrent en communication avec l'appareil respiratoire. La substance médullaire est alors peu à peu résorbée; sa disparition commence au niveau de l'orifice par lequel ils communiquent avec cet appareil; elle s'étend ensuite de proche en proche jusqu'à l'extrémité opposée (1).

D. — **Vaisseaux et nerfs des os.**

1° *Artères.* — Des artérioles très-nombreuses pénètrent dans les os. Leur mode de distribution est un peu différent pour les os longs, les os larges et les os courts.

Les os longs reçoivent trois ordres de branches artérielles qui se distribuent, le premier à la moelle, le second au tissu compacte, le troisième au tissu spongieux. — Une seule artère se rend ordinairement dans la substance médullaire : c'est l'*artère nourricière*. En se ramifiant, elle forme

(1) Voyez mes *Recherches sur l'appareil respiratoire des oiseaux*, grand in-4, avec planches, 1847, p. 37

dans l'épaisseur de la moelle un réseau d'une extrême délicatesse. De ses
dernières divisions naissent des vaisseaux capillaires qui, suivant une direction centrifuge, se rendent dans les canalicules les plus profonds de la diaphyse. Ces capillaires des couches profondes s'anastomosent, soit entre eux,
soit avec ceux des couches superficielles ; ils établissent ainsi de nombreuses communications entre les branches émanées du périoste et de
l'artère nourricière. Celle-ci ne prend, du reste, qu'une faible part à la
nutrition de l'os ; pour le démontrer, il suffit de citer ce fait incontestable
qu'à la suite des amputations qui éliminent plus de la moitié de l'os, la
partie conservée n'a jamais été frappée de mort. Son volume, comparé
au volume réuni de toutes les autres branches, devient extrêmement
grêle et véritablement insignifiant. Néanmoins elle présente une certaine
importance : se continuant avec les artères du tissu compacte et celles
du tissu spongieux, elle établit entre toutes les parties de l'os une com-
munauté de circulation qui a pour effet de les rendre solidaires les unes
des autres.

Les artères destinées au tissu compacte se ramifient dans le périoste
qu'elles couvrent de réseaux faciles à injecter. Du périoste elles passent
dans le tissu osseux par les orifices du troisième ordre et pénètrent dans
les canalicules vasculaires, à l'état de simples capillaires, pour en suivre la
direction, affectant comme ceux-ci une disposition réticulée.

Les artères destinées aux extrémités de l'os émanent aussi du périoste
qui les recouvre. Elles pénètrent dans ces extrémités par les orifices du
second ordre et vont se distribuer à la moelle qui remplit les aréoles du
tissu spongieux. Leur mode de terminaison est donc analogue à celui de
l'artère nourricière. Sur les limites du canal médullaire, elles s'anastomosent avec celle-ci.

Dans les os larges, on n'observe en général que deux ordres d'artères :
les unes qui pénètrent par des conduits nourriciers pour se rendre à la
moelle contenue dans les aréoles du tissu spongieux ; les autres, superficielles, destinées au tissu compacte : tel est le mode de distribution des
vaisseaux artériels dans les os iliaques, les omoplates, les côtes, etc. Tel
est aussi celui qu'ils présentent dans les os du crâne ; seulement les conduits nourriciers sur ces derniers sont moins grands, très-nombreux et
situés au fond des sillons ramifiés que les artères se creusent à leur surface
interne. — Dans les os courts, presque exclusivement formés de tissu
spongieux, les artères émanent de celles du périoste ; elles pénètrent par
les orifices que présentent leurs faces non articulaires et se terminent dans
la substance médullaire.

2° *Veines.* — Elles ont été peu étudiées. La plupart des auteurs se con-
tentent de dire qu'elles suivent le trajet des artères, description facile dont
on a souvent usé et abusé. Les autres, plus réservés, gardent le silence

sur ce point. Des recherches auxquelles je me suis livré, il résulte qu'elles n'accompagnent nullement les vaisseaux artériels ou ne s'accolent à ceux-ci qu'incidemment.

Dans les os longs, presque toutes les veines se dirigent vers les extrémités et sortent par les orifices si nombreux et si larges dont celles-ci sont criblées sur leur pourtour : d'où sans doute la rareté des phlébites au niveau du canal médullaire, et la fréquence de ces phlébites au niveau des extrémités. — Aux divisions de l'artère nourricière succèdent des ramuscules veineux qui se portent vers l'une et l'autre extrémité pour se joindre à celles du tissu spongieux : deux veinules, sans importance, suivent seules un trajet rétrograde et viennent s'appliquer au tronc de l'artère nourricière. C'est pourquoi le conduit qui reçoit cette artère est si petit lorsqu'on le compare aux orifices par lesquels sortent les veines des extrémités. — Les veinules des parois de la diaphyse se portent pour la plupart aussi vers les extrémités du canal médullaire et se jettent dans les veines émanées de la moelle.

Les veines du tissu compacte et de la moelle se réunissant à celles qui partent du tissu spongieux, ces dernières acquièrent rapidement un volume assez considérable ; et lorsqu'elles émergent de l'os au voisinage des surfaces articulaires, beaucoup d'entre elles présentent un calibre supérieur à celui de l'artère nourricière. Les plus importantes se creusent dans l'épaisseur du tissu spongieux un canal que tapisse une couche de tissu compacte. Aucune d'elles n'est pourvue de fibres musculaires ; elles ne sont constituées que par la tunique interne du système veineux. Le sang ne se meut donc dans leur cavité, comme dans celle des capillaires, que sous l'influence du *vis a tergo ;* il tend ainsi à s'y accumuler ; et de là, peut-être, une des causes qui les prédisposent à l'inflammation dont elles sont si fréquemment le siège.

Pour les os larges, les veines suivent également un trajet indépendant de celui des artères. Presque toutes vont se jeter dans les canaux dont ces os sont creusés. Les parois de ces canaux sont coupées de distance en distance par des étranglements circulaires, des cloisons partielles, des irrégularités multipliées qui semblent pour elles autant de valvules. Ils ont pour origine une sorte d'ampoule du même diamètre que leur calibre. Leur trajet est sinueux. On les voit pour la plupart s'anastomoser dans leur trajet. Tous vont s'ouvrir sur l'une ou l'autre face de l'os pour se continuer avec une veine voisine.

Dans les os courts, le trajet des veines est plus difficile à suivre. On peut cependant reconnaître qu'elles s'y comportent comme dans les extrémités des os longs et des os larges. Les plus grosses occupent aussi des canaux osseux, très-développés dans quelques-uns, tels que les vertèbres ; beaucoup moins accusés dans d'autres ; ou qui font même complétement défaut, comme dans les osselets du carpe.

Pour étudier les vaisseaux sanguins des os, il convient de faire macérer le tissu osseux dans l'acide chlorhydrique un peu étendu. Cet acide dissout les sels calcaires sans attaquer les parties molles. Après la disparition du phosphate et du carbonate de chaux, il est facile d'observer la disposition des artères et des veines. On voit parfaitement leurs anastomoses, et le réseau qu'elles forment dans l'épaisseur du tissu compacte. On peut suivre leur trajet. On constate aussi que toutes sont dépourvues de fibres musculaires, à l'exception de l'artère nourricière.

3° *Vaisseaux lymphatiques des os.* — Ces vaisseaux existent-ils? Quelques auteurs répondent affirmativement. Aucun ne rapporte une observation concluante.

Le fait le plus précis que j'aie pu recueillir appartient à Cruikshanks, qui l'expose ainsi : « Nous avons souvent injecté les absorbants des espaces » intercostaux, et d'une manière contraire à la direction des valvules. » Deux accompagnent chaque artère intercostale. Dans un cas, nous avons » aussi injecté leurs branches postérieures qui suivent les branches » artérielles correspondantes, et qui, pénétrant dans le canal rachidien, » s'introduisaient dans le corps d'une vertèbre du dos, à travers la sub- » stance de laquelle nous l'avons ensuite vue se ramifier (1). »

» On a observé plusieurs fois, dit Breschet, et tout récemment encore, » des vaisseaux lymphatiques appartenant au système osseux. Brugmans en » avait déjà vu dans la cavité des os longs des oiseaux (2). » Quels sont les anatomistes dont les recherches ont été couronnées par un si remarquable succès? J'ai consulté la plupart des traités spéciaux, et il ne m'a pas été donné de découvrir ces heureux investigateurs. Quant à Brugmans, bien qu'il ne nous dise pas s'il a fait ses observations sur des os aérifères ou sur des os médullaires, j'ose affirmer qu'il s'est trompé.

On lit dans le même auteur : « Dans une note que je dois à M. Bonamy, un de nos habiles préparateurs, et qui se livre depuis longtemps avec succès à l'injection des vaisseaux lymphatiques, il est dit : « les os sont pour- » vus dans leur intérieur de vaisseaux lymphatiques. C'est ce que j'ai vu » en faisant des injections sur les membres inférieurs ; le mercure força » quelques valvules et remplit les lymphatiques qui s'introduisent dans le » tissu osseux, par les trous qu'on voit sur le condyle interne du fémur. » Je fendis cet os, et, malgré le dégât occasionné par la préparation, je » pus suivre, pendant quelque temps, dans l'intérieur du tissu osseux, » ces mêmes vaisseaux lymphatiques. » Cette note a été remise à Breschet en 1836. Or, comme depuis cette époque M. Bonamy n'a publié aucun fait nouveau sur la présence des vaisseaux lymphatiques dans les os, il y a lieu de penser que la conclusion formulée dans sa note avait été trop

---

(1) Cruikshanks, *Anat. des vaisseaux absorbants*; traduct. de Petit Radet, 1787, p. 378.
(2) Breschet, *Le système lymphatique*, 1836, p. 40.

précipitamment déduite, et qu'il a reconnu lui-même l'insuffisance de ses observations.

A mon tour, j'ai fait d'assez longues recherches sur le même sujet ; mais les résultats en ont été constamment négatifs ; et après avoir relu tout ce qui a été écrit par les divers auteurs, je suis convaincu qu'aucun anatomiste, jusqu'à présent, n'a observé ces vaisseaux. Je reste convaincu aussi qu'ils n'existent pas.

4° *Nerfs des os.* — Leur existence était restée longtemps douteuse. Dans un concours pour une place d'aide d'anatomie ouvert en 1846, M. Gros, qui avait à préparer une série de pièces sur la texture des os, fixa spécialement son attention sur ce sujet. Des recherches habilement poursuivies, non-seulement chez l'homme, mais chez plusieurs mammifères, particulièrement chez le cheval et le bœuf, lui permirent de constater et de démontrer publiquement la présence de rameaux nerveux dans les os longs.

Il existe donc des nerfs dans ces os. Aujourd'hui tous les anatomistes sont d'accord sur ce point. Suivre ces nerfs à l'aide de la dissection, ainsi que l'avait fait M. Gros, était chose difficile. Mais nous possédons dans les réactifs un moyen simple, facile et très-expéditif pour les découvrir, les isoler et les observer dans tout leur trajet et tous leurs détails. — Nous avons vu précédemment comment se distribuent ces nerfs médullaires.

Existe-t-il aussi des nerfs dans le tissu compacte ? Des filets nerveux pénètrent-ils dans les extrémités des os longs et dans tous les os courts ? Les anatomistes sont à peu près unanimes pour répondre affirmativement. Ceux qui s'occupent plus spécialement d'études micrographiques et qui sont plus autorisés en pareille matière sont aussi les plus affirmatifs. Il semblerait donc que le doute n'est plus possible ; que tous les os possèdent des nerfs en assez grand nombre, et que le tissu compacte en est aussi abondamment pourvu que le tissu spongieux.

Cette opinion cependant ne me paraît pas complétement fondée. Les anatomistes ayant observé dans le périoste des artères et des nerfs très-nombreux, et ayant vu la plus grande partie des artères passer de cette enveloppe dans les os, ont admis que les filets nerveux suivaient les artérioles. La présence de ces filets nerveux dans le tissu osseux paraît être pour eux un fait d'induction plutôt qu'un fait d'observation. Ce fait, cependant, il n'était pas sans intérêt de le vérifier. C'est ce que j'ai tenté pour le corps des os longs et les tables des os plats, mais toujours vainement. Appuyé sur des recherches très-précises et très-nombreuses, j'ose dire qu'aucun filet nerveux ne pénètre dans le tissu compacte. On n'en trouve nul vestige dans les canalicules vasculaires. Une préparation très-simple suffit pour le prouver : Prenez une tranche de la diaphyse d'un os long ou de la surface d'un os plat ; soumettez cette tranche à l'action de l'acide

chlorhydrique qui enlèvera les sels calcaires sans attaquer ni les vaisseaux
ni les nerfs. Après la dissolution de ces sels, le réseau vasculaire est à nu ;
mais sur les capillaires qui forment ce réseau, on n'aperçoit pas le moindre
tube nerveux.

Quant aux nerfs qui se répandent dans le tissu spongieux, ils sont réels
pour quelques os, les vertèbres par exemple, dans lesquelles on peut constater leur présence assez facilement. Dans les autres os courts et les
extrémités des os longs, leur existence est probable ; mais elle n'a pas
encore été nettement démontrée.

§ 4. — DÉVELOPPEMENT DES OS.

Les phénomènes relatifs au développement des os ont été rattachés à
trois périodes ou trois états successifs : l'état celluleux, l'état cartilagineux, l'état osseux.

A l'*état celluleux*, les os sont constitués par les noyaux et les cellules
qui forment primitivement tout le corps de l'embryon. Dans cette première
période, rien ne les distingue des organes voisins.

L'*état cartilagineux* est caractérisé par l'apparition d'un élément nouveau, la *chondrine*, qui vient se surajouter aux cellules embryonnaires,
pour les relier entre elles et en faire un seul groupe. — Cet élément nouveau se dépose simultanément dans les diverses pièces du squelette et dans
toutes les parties du même os. A dater de ce moment, les os présentent
un aspect et une consistance qui ne permettent plus de les confondre avec
les organes environnants.

Un grand nombre d'auteurs ont admis que tous passaient par cet état
intermédiaire à l'état celluleux et à l'état osseux. Plusieurs anatomistes
modernes, et particulièrement M. Ch. Robin, partagent encore cette opinion. Mais quelques os font manifestement exception à la loi générale :
pour eux la période cartilagineuse n'existe pas ; ils passent immédiatement
de l'état celluleux à l'état osseux.

L'*état osseux* est le résultat de la combinaison de l'élément minéral
avec l'élément organique dans tous les os qui sont précédés par un cartilage.— Ces deux éléments combinés se déposent simultanément au milieu
de la substance amorphe dans les os qui ont pour point de départ le tissu
primordial ou embryonnaire. — Dans l'un et l'autre cas, les molécules
osseuses occupent les espaces intercellulaires qu'elles envahissent peu à
peu et remplissent bientôt complétement. Elles n'apparaissent que pour se
mêler, se surajouter à d'autres tissus, pour lesquels elles ont une grande
affinité, principalement au tissu cartilagineux et au tissu embryonnaire.

Les phénomènes qui précèdent et accompagnent leur apparition diffèrent
suivant qu'elles envahissent l'un ou l'autre de ces tissus. C'est pourquoi

nous étudierons successivement : le mode d'évolution de la substance osseuse dans les cartilages, dans le tissu embryonnaire et dans la couche celluleuse sous-périostique. Nous suivrons ensuite la marche de l'ossification dans les divers os. Puis nous verrons quels sont les phénomènes dont ceux-ci deviennent le siége après leur complet développement.

A. — Mode d'évolution de la substance osseuse dans les cartilages.

Pour prendre une notion exacte de ce mode d'évolution, il importe de connaître la structure des cartilages, et les modifications qu'ils éprouvent au moment où le travail de l'ossification commence. On peut suivre alors ce travail pas à pas, et l'on voit naître en quelque sorte avec la substance fondamentale les ostéoplastes et les cellules étoilées des os.

1° *Développement et structure des cartilages.* — Les cartilages dans l'embryon sont formés principalement par des cellules, et accessoirement par une substance amorphe, homogène, blanche, élastique et résistante, dans laquelle elles sont disséminées sans ordre. Mais peu à peu la substance amorphe, *substance fondamentale* des cartilages, augmente de quantité. Vers le quatrième ou cinquième mois de la vie fœtale, sa masse égale celle des cellules. Elle devient ensuite prédominante, de telle sorte qu'à la naissance elle forme à peu près les deux tiers du cartilage. A mesure que celui-ci se développe, les cellules et la substance intercellulaire s'accroissent au point que chez l'adulte les premières sont huit ou dix fois plus considérables que chez le nouveau-né.

Les cellules des cartilages sont ovoïdes ou irrégulièrement arrondies. Chacune d'elles contient des granulations moléculaires et un noyau sphérique. — La cavité dans laquelle elles se trouvent logées présente des parois unies ; elle serait tapissée, selon quelques auteurs, d'une membrane propre à laquelle ils donnent le nom de *capsule*. — Réunies, les cavités et cellules prennent le nom de *chondroplastes*. A ces éléments se joignent des capillaires sanguins qu'on retrouve dans tous les cartilages d'ossification, mais qui font défaut dans les cartilages permanents.

2° *Modifications qui précèdent l'ossification.* — Le travail de l'ossification ne s'empare pas à la fois de toutes les parties du cartilage. Il débute par un point qui répond au centre de celui-ci. Dans ce point où tout se prépare pour la transformation osseuse, la substance fondamentale du cartilage devient jaunâtre, demi-transparente, moins homogène ; elle prend un aspect strié, ou fibroïde ; les cellules qu'elle contient s'accroissent et deviennent l'origine de cellules nouvelles, qui résultent de leur segmentation ou qui se forment dans leur cavité. Chaque cellule donne ainsi naissance à vingt, vingt-cinq ou trente cellules plus petites qui, dans les os courts et les os larges, se disposent en groupes arrondis, et, dans les os longs, en séries parallèles au grand axe de la diaphyse. Mais cette multiplication des cellules n'a lieu que dans le point où vont se déposer les premières molécules osseuses, et autour des points d'ossification, dans une étendue qui n'excède pas un millimètre.

3° *Ossification de la substance fondamentale des cartilages.* — Lorsque cette substance s'est ainsi modifiée, on ne tarde pas à voir apparaître dans la partie qui est le siége de ces modifications, un point central plus sombre que les points environnants, offrant un aspect granuleux, et constitué par le dépôt des premières molécules osseuses. Ce dépôt se prolonge entre les séries de cellules, puis entre celles-ci. Il s'étend dans tous les sens. Dans les os plats et les os longs, il atteint la surface de ceux-ci, longtemps avant d'arriver jusqu'à leurs bords ou leurs extrémités.

Pendant que ce travail s'accomplit, les granulations osseuses, suivant M. Ch. Robin, prendraient la place de la substance intercellulaire : il y aurait substitution de la substance fondamentale des os à la substance fondamentale du cartilage (1). Cette opinion est fondée sur la différence qu'on observe entre la gélatine et la chondrine ; mais la différence, bien que réelle, n'est pas telle, cependant, qu'on puisse considérer la gélatine comme un produit entièrement nouveau. Il nous paraît plus rationnel de la considérer comme une modification de la chondrine, se produisant sous l'influence de sa combinaison avec l'élément inorganique des os. Dès lors, il n'y aurait pas substitution de la substance osseuse à la substance cartilagineuse, mais seulement addition de l'une à l'autre.

A mesure que le dépôt granulé s'avance, les granulations extrêmement ténues qui le composent se pressent davantage ; la substance osseuse devient plus dense, plus dure, plus homogène ; elle prend en un mot par degré ses propriétés caractéristiques qu'elle ne possédait qu'incomplétement au début de sa formation.

Les cartilages, en s'incrustant de sels calcaires, ne produisent que le tissu spongieux des os. Le tissu compacte qui recouvrira celui-ci est redevable de son origine, non au cartilage, mais au périoste, ainsi que nous le verrons plus loin.

4° *Ossification des cavités du cartilage, naissance des ostéoplastes, mode de production des cellules étoilées.* — Le dépôt granulé envahissant progressivement toute la substance fondamentale du cartilage, se rapproche de plus en plus des cavités dans lesquelles sont contenues les cellules. Les parois de ces cavités s'imprègnent donc à leur tour de sels calcaires. En s'ossifiant, elles se couvrent d'aspérités. En même temps leur diamètre se réduit en raison du développement de ces saillies. Ainsi transformées, elles ne représentent plus des chondroplastes, mais des ostéo-

_____

(1) Ch. Robin, *Observations sur le développement de la substance et du tissu des os* (*Mém. de la Soc. de biologie*, 1850, p. 124).

plastes. — Les cellules, pendant la durée de cette métamorphose, subissent des modifications analogues. Elles s'appliquent aux parois des ostéoplastes, en reproduisent toutes les inégalités, se déforment par conséquent et diminuent de volume. Les granulations qu'elles contenaient disparaissent ; le noyau disparaît aussi en partie, ou en totalité. — Les dépressions des cavités osseuses, en s'accusant davantage, deviennent le point de départ des canalicules osseux, lesquels s'allongent par suite de la résorption de la substance osseuse sur leur trajet. La plupart de ces canalicules se bifurquent et s'anastomosent par leurs divisions avec les canalicules des ostéoplastes voisins. Pendant qu'ils s'étendent en rayonnant, les parois des cellules se prolongent dans leur cavité ; et celles-ci, dont la forme était déjà très-modifiée, revêtent ainsi la configuration étoilée qu'elles conserveront désormais.

5° *Formation des aréoles du tissu spongieux, de la moelle fœtale, et des vaisseaux.* — A peine la substance osseuse a-t-elle pris naissance, qu'on la voit se ramollir sur une multitude de points, au niveau desquels les ostéoplastes disparaissent ainsi que les cellules. De ce travail de dissolution résultent des cavités à parois irrégulières et de capacité inégale, qui entrent en communication les unes avec les autres ; dans ces cavités, représentant les aréoles du tissu spongieux, se dépose une substance molle et rosée, essentiellement formée par des cellules dont la réunion constitue la moelle fœtale.

C'est dans l'épaisseur de celle-ci que naissent les vaisseaux. Ces derniers par conséquent ne précèdent pas la substance osseuse ; ils lui succèdent. Plus tard ils entrent en communication avec ceux du cartilage.

B. — Mode d'évolution de la substance osseuse dans le tissu embryonnaire.

Quelques os passent directement de l'état celluleux à l'état osseux. A cette classe appartiennent le frontal, les pariétaux, le tiers supérieur de l'occipital, la portion écailleuse du temporal, les os de la face, toutes les côtes et les deux clavicules. Ils sont constitués sous leur forme primitive par une substance amorphe et des cellules.

Le mode de développement de ces os est resté longtemps obscur. Des études nouvelles plus habilement poursuivies nous ont appris qu'il ne différait pas aussi radicalement qu'on l'avait pensé de celui des os qui sont précédés par un cartilage.—Sur l'emplacement où ils se formeront existerait, selon quelques anatomistes, une trame fibreuse contenant dans ses aréoles de nombreuses cellules embryonnaires ; — selon d'autres, ils ne seraient pas précédés par une trame fibreuse, mais par un simple tissu conjonctif, auquel seraient mêlées aussi les cellules primordiales.—Pour la plupart des auteurs allemands, leur futur emplacement serait occupé par une sorte de blastème. Mais ces os se développent, ou du moins apparaissent dans les trois premiers mois de la vie intra-utérine ; la clavicule se montre à la fin du premier ; les côtes et les deux mâchoires vers le milieu ou la fin du second ; tous les autres dans le courant du troisième. Le plus grand nombre, en un mot, est déjà en voie de développement au 50ᵉ ou 55ᵉ jour. Or, à cette époque, le tissu conjonctif se manifeste à peine à l'état d'ébauche ; des membranes fibreuses on n'observe encore aucune trace. Quand au blastème, qui pourrait affirmer s'il existe ou n'existe pas ? Car l'acception attachée à ce mot est si vague, qu'on ne saurait dire bien nettement ce qu'il désigne ; laissons à la nuageuse Allemagne ce langage mal défini, qui voile avec un certain avantage pour elle sa pensée et sa philosophie, l'une souvent inculte et l'autre souvent étrange.

Jusqu'au début de leur seconde période les os, pour lesquels il n'y a pas de période cartilagineuse, ne sont donc représentés que par les cellules embryonnaires, par une petite quantité de substance amorphe et des capillaires sanguins anastomosés entre eux. Tel est l'état dans lequel l'ossification les trouve au moment où se déposent les premières molécules de sels calcaires.

Ce dépôt s'accomplit suivant deux modes très-différents. Les os à forme allongée, comme la clavicule, les côtes, la mâchoire inférieure, et les os courts, comme ceux de la mâchoire supérieure, sont envahis en quelque sorte d'emblée, c'est-à-dire sur toute leur étendue à la fois, par les granulations osseuses. Il se passe alors dans la trame cellulo-vasculaire un phénomène très-analogue à celui que nous observons lorsque cette même trame subit la transformation cartilagineuse ; dans l'un et l'autre cas, la substance fondamentale (osseuse et cartilagineuse) prend la place de la substance amorphe, et dans l'un et l'autre aussi l'envahissement s'opère d'une manière simultanée pour toutes les parties du même os et du même cartilage. L'observateur qui cherche à surprendre ces os ou ces cartilages au moment de leur apparition se trouve toujours en présence de l'un de ces deux faits : ou bien on n'en voit encore aucune trace, ou bien ils sont déjà ossifiés sur toute leur longueur.

Il n'en est pas de même des os plats. Ceux-ci débutent par plusieurs points d'ossification qui se prolongent sous forme de traînées sinueuses et qui se réunissent par leurs extrémités. En se multipliant, se prolongeant et se continuant ainsi, les îlots osseux donnent naissance à un réseau, lequel s'irradie du centre vers les bords de l'os. En même temps que le réseau s'élargit dans tous les sens, ses mailles se rétrécissent, puis finissent par se combler. Une couche osseuse succède à la lame cellulo-vasculaire ; et bientôt elle se creuse aussi de cavités dans lesquelles se forment les vaisseaux et la moelle fœtale.

La substance osseuse, en se déposant dans la substance amorphe ou intercellulaire de cette lame, se comporte à l'égard des cellules qu'elle renferme comme celle qui envahit les cartilages envers les chondro-plastes. Ici également les cellules se moulent sur les parois de la cavité qui les contient ; elles commencent aussi par diminuer de volume, se déforment et envoient des prolongements dans les canalicules de chaque ostéoplaste.

C. — Mode d'évolution de la substance osseuse dans la couche celluleuse sous-périostique.

Le périoste prend une part importante à la production de la substance fondamentale des os. C'est aux dépens de la couche celluleuse sous-périos-tique que se forment le tissu compacte et les canalicules vasculaires.

Cette couche se compose de cellules, de noyaux libres, et d'une sub-stance amorphe intercellulaire offrant çà et là un aspect fibroïde. Produit exhalé des artères du périoste, elle s'étale entre cette membrane et le tissu osseux déjà formé, et se renouvelle indéfiniment à mesure qu'elle est envahie par la substance osseuse. Les phénomènes qu'on observe alors sont du reste très-analogues à ceux qui se produisent pendant l'ossification du tissu embryonnaire.

Les molécules osseuses se déposent sur un grand nombre de points à la fois. En se multipliant elles forment des îlots qui marchent à la rencontre les uns des autres. Bientôt ces îlots s'unissent et circonscrivent de larges mailles, que remplissent les parties non encore ossifiées de la couche cellu-leuse sous-périostique. Dans toute cette première période, entre les phé-nomènes qui se passent de part et d'autre, l'analogie est complète. Mais dans la suivante, ils diffèrent notablement.

Au centre des mailles du réseau osseux, on voit quelques cellules s'al-longer et se transformer, pour donner naissance à un vaisseau. Pendant que celui-ci se forme, la couche celluleuse sur la périphérie des mailles continue à être envahie par les molécules osseuses, et toutes les mailles se resserrent. En même temps de nouvelles couches de cellules et de sub-stance amorphe se produisent sous la face profonde du périoste au contact de l'os ; et ces couches s'ossifiant successivement, les mailles s'allongent peu à peu, de telle sorte qu'elles passent de la forme réticulaire à la forme tubuleuse.

Ainsi se forment les canalicules vasculaires qui, d'abord larges, devien-nent de plus en plus étroits à mesure que se multiplient les lamelles dont leurs parois se composent ; ainsi se condense le tissu qui forme la dia-physe des os longs et les tables des os plats. Le tissu compacte est donc essentiellement canaliculaire ; partout où nous rencontrons des canalicules vasculaires, c'est-à-dire des systèmes de lamelles concentriquement dis-posés, nous trouvons aussi du tissu compacte. Dans les points où les canalicules disparaissent, le tissu compacte disparaît également, ou se réduit à une lame dont l'épaisseur ne dépasse pas celle des trabécules du tissu spongieux.

Sur le trajet de quelques canalicules vasculaires, les lamelles les plus internes sont résorbées. Leur calibre redevient ainsi plus ou moins large : c'est ce qui a lieu pour les conduits nourriciers et pour les orifices du second ordre qui occupent les extrémités des os longs et la périphérie des os courts.

Tel est le mode d'évolution de la substance osseuse ; suivons maintenant cette substance dans son accroissement, et voyons comment les os se développent.

D. — **Marche de l'ossification dans les divers os**

L'ossification débute par le centre des os. Ces points centraux, ou *points d'ossification primitifs*, s'étendent, vers les extrémités des os longs, la circonférence des os larges, et la périphérie des os courts. Ils forment par leur accroissement la plus grande partie de l'os. Quelquefois même un seul point suffit pour le développement de celui-ci ; c'est ce qui a lieu pour le pariétal, les petits os de la face, tous les os du carpe et presque tous ceux du tarse.

D'autres naissent par deux points d'ossification primitifs, comme le frontal ; ou par trois, comme le temporal, l'os iliaque et toutes les vertèbres ; d'autres par quatre, comme le maxillaire supérieur ; ou par cinq, comme l'occipital ; ou par un plus grand nombre, comme le sphénoïde.

Mais ces points primitifs, malgré l'extension considérable qu'ils prennent, ne suffisent pas toujours cependant pour la production de l'os. On voit naître alors à une époque plus tardive, vers les extrémités ou à la périphérie du cartilage, d'autres points qui, en se portant à la rencontre des précédents, complètent l'œuvre que ceux-ci avaient commencée. Ces points complémentaires sont connus sous le terme générique d'*épiphyses*.

Pour suivre l'ossification dans ses progrès, nous avons donc à déterminer : 1° le nombre des points primitifs et l'époque à laquelle ils paraissent ; 2° celui et celle des points complémentaires ; 3° l'âge où s'opère la fusion successive des uns et des autres.

Cette étude laisse encore beaucoup à désirer. Elle soulève des doutes que les efforts persévérants d'un grand nombre d'auteurs n'ont pu entièrement dissiper, et qui tiennent en grande partie au nombre trop limité des observations. Il ne suffit pas, en effet, d'avoir sous les yeux toute la série des âges, il faut encore avoir à sa disposition plusieurs individus du même âge. Dans ce but, j'ai préparé pour le musée Orfila 76 squelettes, en voie de développement, dont l'âge, pour chacun d'eux, a été exactement déterminé. Tous les détails dans lesquels je vais entrer, et ceux que j'exposerai en décrivant les os en particulier, ont été observés sur cette collection, que j'ai mis plusieurs années à rassembler.

Les points d'ossification se développent à des époques très-différentes, ainsi que le démontre l'énumération suivante :

Le premier point qu'on observe est toujours celui de la clavicule, qui existe déjà à la fin du premier mois de la vie intra-utérine.

Du 30e au 40e jour, naissent ceux de la mâchoire inférieure, du corps de l'humérus, des os de l'avant-bras, du fémur, du tibia.

Du 40e au 45e, paraissent les arcades orbitaires du frontal, les six dernières côtes et le corps du péroné. — Du 45e au 50e, les six côtes supérieures. — Du 50e au 55e, le tiers moyen de l'occipital et l'omoplate.

A la fin du 2e mois, le maxillaire supérieur, les lames des vertèbres cervicales et l'iléon.

De 2 à 2 mois 1/2, les condyles de l'occipital, son apophyse basilaire, son angle supérieur ; la portion écailleuse du temporal ; le corps des vertèbres dorsales ; les métacarpiens et les métatarsiens.

De 2 mois 1/2 à 3, le pariétal, le sphénoïde, les os du nez, le malaire, les palatins, les phalanges de la main.

De 3 à 3 mois 1/2, le corps des vertèbres lombaires, le sacrum, la tubérosité de l'ischion, les phalanges du pied.

De 3 mois 1/2 à 4, la portion pierreuse du temporal, le corps des vertèbres cervicales, l'apophyse odontoïde.

De 4 à 5 mois, les parties latérales de l'ethmoïde, le cercle tympanal, le pubis. — De 5 à 6 mois, le sternum, le calcanéum.

A la naissance, l'extrémité inférieure du fémur, l'extrémité supérieure du tibia, l'astragale.

A 1 an, le corps de l'atlas, l'extrémité supérieure de l'humérus, le grand os, l'os crochu, l'extrémité supérieure du fémur, le cuboïde. — De 15 à 18 mois, l'apophyse coracoïde de l'omoplate, le condyle de l'humérus, l'extrémité inférieure du tibia ; le troisième ou moyen cunéiforme.

A 2 ans, l'extrémité inférieure du radius et en général aussi l'extrémité inférieure du péroné.

A 3 ans, la grosse et la petite tubérosité de l'humérus, le pyramidal, le grand trochanter, le petit cunéiforme, le grand cunéiforme. — De 3 ans 1/2 à 4, l'épitrochlée, la rotule, le scaphoïde du pied.

De 4 à 5 ans, le point postérieur de l'olécrâne, le semi-lunaire, le scaphoïde de la main, le trapézoïde, l'extrémité supérieure du péroné.

De 5 à 6 ans, l'extrémité supérieure du radius, le trapèze, la tête des quatre derniers métacarpiens et les métatarsiens.

De 6 à 7 ans, l'extrémité supérieure du premier métacarpien et des phalanges de la main, l'extrémité postérieure du premier métatarsien et des phalanges du pied. — De 8 à 9 ans, l'extrémité inférieure du cubitus, le petit trochanter.

De 13 à 14 ans, trochlée, épicondyle, tubérosité antérieure du tibia.

De 15 à 16 ans, épiphyses des vertèbres et de l'os iliaque.

A 16 ans, épiphyses marginales du sacrum. — A 18 ans, épiphyses marginales de l'omoplate.

A 19 ans, épiphyses de la cavité glénoïde de cet os. — A 20 ans, épiphyse de l'extrémité interne de la clavicule.

Par l'énumération qui précède, on peut voir qu'aucun ordre ne préside à l'apparition des points primitifs et complémentaires. L'état osseux, sous ce rapport, diffère beaucoup de l'état cartilagineux. Dans celui-ci tout est rapide, régulier, presque simultané; à peine l'osséine a-t-elle paru dans une des pièces du squelette, qu'elle se montre dans les autres. Dans la période osseuse, au contraire, on ne trouve qu'irrégularités, que désordre apparent : dresser le tableau de tous les points d'ossification dans l'ordre où ils se succèdent, c'est rappeler en quelque sorte l'image du chaos. Ce tableau est utile néanmoins, chaque point osseux correspondant à un âge déterminé, et trouvant son application à la médecine légale. Il pourra être consulté aussi avec avantage par les chirurgiens, auxquels il importe de connaître les épiphyses et le moment où elles se soudent.

Quelques auteurs n'ont pas désespéré cependant de découvrir la loi qui tient l'ossification sous sa dépendance et qui en règle la marche. — Les uns ont invoqué la précocité des fonctions : ils ont fait remarquer le développement rapide de la mâchoire inférieure et celui des côtes. Mais la clavicule précède ces os; l'humérus, le cubitus, le radius, le fémur, le tibia, se montrent presque en même temps et ils n'entrent en fonctions que très-tardivement. — D'autres avaient cru remarquer que l'ossification est d'autant plus prompte que les os sont plus rapprochés du centre circulatoire. Les côtes et la clavicule semblaient plaider en faveur de cette opinion; mais le sternum qui recouvre le cœur et qui devrait se développer le premier est précédé au contraire par les os des extrémités.

Le volume des os semble seul exercer quelque influence sur l'ordre d'apparition des points osseux. Les grands os se montrent du 30e au 45e jour de la vie embryonnaire. Les os courts du carpe et du tarse naissent tardivement. Cette influence, toutefois, est si peu accusée qu'elle mérite à peine d'être mentionnée.

On peut dire, d'une manière générale, que les os sont d'autant plus précoces dans leur apparition, qu'ils seront plus longs à parcourir les différentes phases de leur développement.

Le nombre des points primitifs constants est de 308 et celui des points complémentaires de 271. Pendant la durée de l'ostéogénie, on n'observe donc pas moins de 579 centres d'ossification. Dans cette énumération ne rentrent ni les points supplémentaires, ni les os sésamoïdes autres que la rotule, ni les os wormiens, dont le chiffre total peut s'élever jusqu'à 25.

Tous ces centres, dans chacune des parties du squelette, s'étendent en rayonnant, se rapprochent peu à peu et finissent par se souder pour constituer l'os dans lequel ils ont pris naissance.

A quelle époque s'opère la soudure des points primitifs? et à quel âge les points complémentaires se soudent-ils aux précédents? L'observation atteste que sous ce double point de vue les os diffèrent beaucoup les uns des autres; elle nous montre aussi que la marche de l'ossification dans le même os diffère suivant les individus. Trois faits généraux, cependant, se dégagent de toutes ces variétés :

1° Lorsqu'un os se développe par plusieurs points d'ossification primitifs, comme l'os coxal et toutes les vertèbres, ceux-ci se soudent avant que les points complémentaires se montrent.

2° Lorsque l'os se forme par un seul point primitif et deux ou plusieurs points complémentaires, ces derniers apparaissent d'autant plus tôt qu'ils prennent une part plus importante à la production de l'os : l'épiphyse inférieure du fémur et celle du radius naissent toujours avant la supérieure; l'épiphyse supérieure du tibia et celle de l'humérus, plus volumineuses que l'inférieure, naissent avant celle-ci; c'est encore pour la même raison que les épiphyses du corps des vertèbres naissent avant celles des apophyses épineuses et transverses.

3° Dans les os, très-nombreux, qui ont pour origine un seul point primitif et un seul point complémentaire, la précocité des épiphyses est en raison de leur volume relatif; ainsi les épiphyses des métacarpiens, des métatarsiens et des phalanges qui sont, relativement à l'os, volumineuses, se forment longtemps avant celle des côtes, des clavicules, des apophyses épineuses, etc., qui toutes présentent au contraire un volume relatif extrêmement minime.

Entre l'époque à laquelle se produisent les épiphyses et celle à laquelle elles se soudent, on remarque souvent une sorte de contraste. En général, elles se soudent d'autant plus lentement qu'elles sont plus précoces, d'autant plus rapidement qu'elles sont plus tardives. Ainsi l'extrémité inférieure du fémur et l'extrémité supérieure du tibia, qu'on peut déjà distinguer à la naissance, ne se réunissent que de vingt à vingt-cinq ans ; l'épiphyse supérieure du premier de ces os et l'inférieure du second se développent après les précédentes et se soudent bien avant. Cette rapide fusion des épiphyses tardives est surtout remarquable pour celles des côtes, des apophyses épineuses et transverses, de la clavicule, etc.

Dans un travail important présenté en 1819 à l'Académie des sciences, Serres a cru pouvoir rattacher à trois lois principales tous les faits relatifs au développement des os ou à l'ostéogénie.

D'après la *loi de symétrie*, tout os médian est d'abord double. Ses deux moitiés en se développant se rapprochent, puis se réunissent l'une à l'autre. Au début de l'ossification, il existe, en effet, deux frontaux, deux maxillaires inférieurs ; je montrerai qu'il existe aussi deux vomers, deux sphénoïdes, deux ethmoïdes, deux atlas, deux apophyses odontoïdes ; toutes les apophyses épineuses des vertèbres sont également doubles. Des faits nombreux et positifs viennent donc confirmer cette loi. Cependant il faut reconnaître qu'elle présente de nombreuses exceptions : ainsi le corps des vertèbres naît par un point unique et médian ; il en est de même pour le tiers moyen de l'occipital et pour son apophyse basilaire.

D'après la *loi des éminences*, toute saillie osseuse a pour origine un point d'ossification qui lui est propre. Ici encore les faits confirmatifs se présentent en grand nombre. Ils sont même plus nombreux que ne le pensent la plupart des auteurs. Quelques apophyses, cependant, échappent à la loi : tels sont les apophyses zygomatiques et mastoïdes, les condyles du fémur, la malléole interne, etc.

D'après la *loi des cavités*, toute excavation est formée par la conjugaison de deux ou de plusieurs pièces : ainsi se forme la cavité cotyloïde et la cavité glénoïde de l'omoplate ; tel est également le mode de formation de la fosse ptérygoïde, du sinus maxillaire, du sinus sphénoïdal, etc. Le trou des vertèbres résulte de la conjugaison de leurs trois points primitifs ; le trou optique, le trou condyloïdien antérieur, le conduit vidien, etc., ont une origine analogue. On ne peut donc contester à cette loi un caractère de généralité. Comme les précédentes, toutefois, elle comporte beaucoup d'exceptions, parmi lesquelles je citerai seulement le conduit auditif interne, le conduit dentaire inférieur, le canal médullaire des os longs, leur conduit nourricier, etc.

La marche de l'ossification présente quelques différences, suivant qu'on l'étudie dans les os longs, les os larges et les os courts.

a. Marche de l'ossification dans les os longs.

Les os longs se développent par un point primitif, et par un, deux ou plusieurs points complémentaires.

Le point d'ossification primitif a pour siége la partie moyenne de la diaphyse. S'étendant à la fois dans toutes les directions, à peine a-t-il paru qu'il atteint la périphérie de l'os, c'est-à-dire le périchondre, ou plutôt le périoste. A dater de ce moment, il revêt la forme cylindrique. Sa longueur ainsi que son diamètre égalent un millimètre dans les os de petite et de moyenne dimension, comme dans les plus grands. Mais on voit bientôt la longueur augmenter, tandis que l'accroissement du diamètre au début est presque nul. Les diaphyses ont donc pour attribut caractéristique la précocité de leur développement et l'extrême rapidité de leur allongement.

Vers le milieu du quatrième mois de la vie fœtale, toutes ont paru ; et la plupart s'étendent déjà jusqu'aux extrémités. Aucune épiphyse ne s'est encore montrée.

Dans les os longs du deuxième et du troisième ordre, le point central qui produit la diaphyse est animé d'une telle puissance d'extension, qu'il forme non-seulement le corps de l'os, mais aussi l'une de ses extrémités. C'est ce qui a lieu pour les clavicules, les métacarpiens, les métatarsiens et toutes les phalanges, c'est-à-dire pour les sept huitièmes des os longs. Ceux du premier ordre possèdent pour chaque extrémité un point complémentaire principal et quelquefois des points accessoires.

C'est de la première à la huitième année que paraissent presque toutes les épiphyses des os longs. L'ordre dans lequel elles se succèdent est subordonné à la part qu'elles prendront au développement de l'os ; on peut voir, en effet, par le tableau suivant qu'elles se montrent d'autant plus précoces qu'elles sont destinées à acquérir un volume plus considérable.

Époque d'apparition des principales épiphyses des os longs.

À la naissance.	Extr. inf. du fémur. Extr. sup. du tibia.	À 4 ans.....	Extr. sup. du cubitus. Extr. sup. du péroné.
À 1 an........	Extr. sup. du fémur. Extr. sup. de l'humérus.	De 5 à 6 ans.	Extr. sup. du radius. Tête des 4 der. métacarpiens. Tête des 4 der. métatarsiens.
À 1 an et demi.	Extr. inf. du tibia. Extr. inf. de l'humérus.	De 6 à 7 ans.	Ext. sup. des phal. de la main. Extr. post. des phal. du pied.
À 2 ans.......	Extr. inf. du radius. Extr. inf. du péroné.	À 7 ans.....	Extr. sup. du 1er métacarp. Extr. sup. du 1er métatarsien.
À 3 ans........	Grand trochanter. Grosse tubérosité.	À 8 ans.....	Extr. inf. du cubitus. Petit trochanter.

Les points complémentaires principaux des extrémités en occupent le centre. Ils s'étendent en rayonnant dans tous les sens. L'épiphyse, par conséquent, se porte à la rencontre de la diaphyse ; le cartilage qui les sépare devient ainsi de plus de plus mince. C'est aux dépens de ce cartilage que l'os s'accroît en longueur.

1° *Accroissement en longueur*. — Les diaphyses s'accroissent en longueur par leurs extrémités. Duhamel, le premier, a constaté expérimentalement ce fait important. Le 16 novembre 1742, il fit choix pour son expérience d'un poulet de six semaines. Le tibia de ce poulet avait deux pouces de longueur. On le perça en trois points, situés : le premier à un demi-pouce au-dessus de son extrémité inférieure, le second à un demi-pouce au-dessus du premier, le troisième à un demi-pouce au-dessus du second et à un demi-pouce aussi au-dessous de l'extrémité supérieure. L'os se trouvait ainsi divisé par les trois trous en quatre parties égales ; un fil d'argent introduit dans chacun d'eux en prévint l'oblitération. Le poulet fut tué le 7 décembre. Mesuré de nouveau, le tibia s'était allongé d'un pouce. Son quart inférieur avait augmenté de trois lignes et le supérieur de neuf; les deux quarts moyens avaient conservé leur longueur primitive (1). Hunter fit la même expérience et obtint le même résultat (2). L'un et l'autre ont donc très-nettement reconnu que le corps de la diaphyse ne s'allonge pas, et que l'accroissement en longueur s'opère par ses extrémités.

Mais tous deux pensaient qu'elle s'allonge par extension de son tissu. Sous ce point de vue ils se trompaient. Flourens a rigoureusement démontré que ce tissu ne présente aucun allongement. En fixant des clous d'argent dans le corps du tibia, il a constamment vu la distance comprise entre les clous rester invariable. Cet observateur a constaté en outre que lorsqu'on place un clou dans l'épiphyse et un autre dans la partie correspondante de la diaphyse, ces deux clous s'éloignent, d'où il conclut que l'accroissement en longueur du corps de l'os se fait par addition de couches nouvelles à ses extrémités. Cette conclusion aujourd'hui n'est plus contestée.

Le mécanisme intime de cet accroissement nous est déjà connu. Nous avons vu que sur la limite de l'os, les cellules du cartilage augmentent de volume, qu'il y a génération de cellules nouvelles et que les molécules osseuses se déposent dans la substance qui entoure ces cellules ; ce n'est donc pas l'os qui s'accroît, mais bien le cartilage ; aussi, dès que la totalité de celui-ci a été envahie par l'ossification, l'os cesse-t-il de croître en longueur. — Toutes les causes qui peuvent contribuer à ralentir cet envahissement et qui laisseront aux cellules du cartilage le temps de se multiplier, ont pour effet d'allonger la stature. Les individus chez lesquels l'ossification marche d'un pas trop accéléré sont petits ; si elle est excessivement rapide, ils restent à l'état de nains. Ceux chez lesquels elle s'opère lentement sont d'une taille élevée, et peuvent devenir des géants, si elle subit un ralentissement considérable.

Soudure des épiphyses. — La réunion des points complémentaires, ou *soudure des épiphyses*, n'est nullement en rapport avec l'ordre qui avait présidé à leur apparition. En général, les épiphyses de naissance tardive sont les plus promptes à se réunir. Lorsqu'un os long en possède deux ou plusieurs, celles qui avaient paru les premières se soudent les dernières. C'est ce qui a lieu pour l'humérus, le cubitus, le radius, le fémur et le tibia. Le péroné seul fait exception ; son épiphyse inférieure paraît avant la supérieure et se soude aussi avant elle.

A. Bérard a démontré que dans les os longs se développant par trois points d'ossification, un pour le corps et un pour chaque extrémité, c'est

---

(1) Duhamel, *Mém. de l'Acad. des sc.*, 1743, p. 137.
(2) Hunter, *Œuvres complètes*, traduites par Richelot, t. Ier, p. 292.

l'extrémité vers laquelle se dirige le conduit nourricier qui se soude la première avec le corps. Ainsi au membre supérieur, le conduit nourricier de l'humérus se dirige de haut en bas vers le coude, et ceux du radius et du cubitus de bas en haut ou vers le coude aussi; or, dans chacun d'eux l'extrémité qui correspond à cette articulation se soude à la diaphyse plus tôt que celles dirigées vers l'épaule et le poignet. Au membre inférieur, la direction des conduits est inverse; ils s'éloignent du genou; et l'on voit la réunion des épiphyses se faire d'abord en haut pour le fémur, en bas pour le tibia et le péroné.

Le même auteur fait remarquer aussi que dans les os longs naissant par deux points d'ossification, l'un pour une des extrémités et l'autre pour la deuxième extrémité et le corps, c'est l'extrémité vers laquelle se dirige le conduit nourricier qui s'ossifie par simple allongement du corps. En effet, dans le premier métacarpien et le premier métatarsien le conduit nourricier se dirige vers les phalanges, et il y a absence d'épiphyse à leur extrémité phalangienne; dans les quatre derniers métacarpiens et métatarsiens, ce conduit se dirige du côté opposé aux phalanges : même absence d'épiphyses dans l'extrémité carpienne des premiers et tarsienne des seconds. Dans toutes les phalanges, le conduit se porte vers l'extrémité unguéale : ici encore point d'épiphyse à cette extrémité.

La réunion des épiphyses a lieu un peu plus tôt chez la femme que chez l'homme. Chez la première, toutes sont soudées à vingt-deux ans. Chez le second, quelques-unes ne se soudent qu'à vingt-trois, vingt-quatre et même vingt-cinq ans. — Ces épiphyses à soudure tardive sont : l'extrémité supérieure du tibia et l'extrémité inférieure du fémur d'une part, l'extrémité supérieure de l'humérus et l'extrémité inférieure du radius de l'autre. Celle du tibia disparaît d'abord, puis celle du fémur, celle de l'humérus ensuite, et enfin celle du radius. Les os longs du membre inférieur arrivent donc au terme de leur développement un peu avant ceux du membre supérieur chez la plupart des individus.

Après la soudure des épiphyses, la longueur des os n'augmente plus. Or, cette soudure est complète à vingt-cinq ans, et la stature cependant continue à croître jusqu'à vingt-huit ou trente. Comment s'opère cet accroissement, auquel le système osseux ne peut plus contribuer? On ne saurait invoquer ici que les cartilages articulaires et les disques intervertébraux, ces derniers surtout, qui augmentent encore d'épaisseur lorsque les os ont déjà acquis leur longueur définitive.

2° *Accroissement en épaisseur.* — Dès que le tissu osseux se trouve en contact avec le périoste, une couche de cellules se dépose à la surface interne de celui-ci ; nous avons vu qu'aux dépens de cette couche, sans cesse renouvelée, se forment des couches osseuses nouvelles et que ces couches se superposent au noyau primitif.

Pendant que ce travail s'accomplit à la périphérie de l'os, les molécules osseuses occupant l'axe de la diaphyse sont résorbées en totalité ; et sur toute la longueur de cet axe on voit naître un canal dont la capacité augmente progressivement. Bientôt toute la substance osseuse qui s'était formée aux dépens du cartilage ou de la diaphyse primitive, se trouve résorbée ; à celle-ci succède le canal médullaire. Plus tard les couches qui proviennent de la face profonde du périoste sont résorbées à leur tour par ordre d'ancienneté, et le canal médullaire s'élargit en s'allongeant.

Des phénomènes inverses se passent donc au dehors et au dedans du corps de l'os. Au dehors, il y a production continue de couches nouvelles qui se superposent, en sorte que la dernière formée embrasse toutes les autres. Au dedans il y a destruction des couches les plus anciennes ; et comme les premières se forment plus rapidement que les secondes ne se détruisent, les parois des canaux médullaires augmentent d'épaisseur en même temps que ceux-ci augmentent de capacité.

Ainsi se produisent et s'agrandissent ces canaux ; ainsi s'accroît le diamètre des os longs. Cet accroissement ou épaisseur ne se termine qu'à vingt-huit ou trente ans chez la femme, à trente-cinq ou quarante ans chez l'homme. Les os, par conséquent, continuent de croître en grosseur longtemps encore après qu'ils ont cessé de croître en longueur.

Historique. — En 1743, Duhamel attribua l'accroissement des os en diamètre à deux causes : 1° à des couches nouvelles émanées du périoste, qui donnaient une épaisseur de plus en plus grande aux parois des canaux médullaires ; 2° à la projection excentrique de ces parois, qui avait pour conséquence l'élargissement de ceux-ci (1). De ces deux causes, la première était réelle. La seconde n'était qu'une illusion à laquelle l'auteur fut conduit par une expérience d'ailleurs très-ingénieuse. Il avait enroulé autour de l'os d'un pigeonneau un fil d'argent. Quelque temps après, l'animal fut sacrifié et l'on trouva l'anneau métallique dans le canal médullaire. Selon Duhamel, les parois du canal s'étaient dilatées, et l'anneau mettant obstacle à leur extension, elles s'étaient coupées, puis ensuite réunies en dehors de l'anneau. Mais cette interprétation n'était pas exacte. L'anneau était tombé dans le canal médullaire, parce que toutes les couches qui l'en séparaient avaient été résorbées, tandis que d'autres couches de formation nouvelle l'avaient recouvert en se superposant.

En 1772, Hunter reconnut avec Duhamel qu'une substance osseuse nouvelle s'ajoutait à la surface externe de l'os ; mais il remarqua en outre qu'une quantité proportionnelle de tissu osseux était enlevée à leur surface interne (2). Il a donc signalé le premier la véritable cause de l'agrandissement des canaux médullaires.

---

(1) Duhamel, *Mém. de l'Acad. des sc.* 1843, p. 109.
(2) Hunter, *Œuvres complètes,* traduites par Richelot, t. IV, p. 411.

En 1847, Flourens a repris l'étude du même sujet. Ses expériences plus nombreuses, plus précises et plus concluantes que celles de Duhamel et de Hunter, ont définitivement établi que l'os croît en épaisseur par superposition de couches nouvelles, et que son canal médullaire croît en capacité par résorption des couches anciennes. Pour prouver que ce canal ne subit aucune dilatation, Flourens a entouré l'os, non d'un fil de·métal, mais d'une lame de platine. Le résultat a été semblable à celui qu'avait obtenu Duhamel. La lame de platine est tombée aussi dans le canal médullaire ; des couches nouvelles l'avaient recouverte ; et les couches qu'elle embrassait au début de l'expérience disparaissant une à une, elle était arrivée jusqu'au canal sans effort et sans rien diviser (1).

b. Marche de l'ossification dans les os larges.

Les os larges sont peu nombreux, puisqu'on n'en compte que treize dans le squelette, huit à la tête et cinq au tronc. Dans ce nombre, il en est quatre, les deux pariétaux et les deux omoplates, qui ont pour origine un seul point d'ossification primitif ; le frontal et le vomer naissent chacun par deux points primitifs ; les temporaux et les os iliaques par trois points ; l'occipital par cinq et le sternum par six le plus habituellement. Le sphénoïde est particulièrement remarquable sous ce point de vue ; il ne présente pas moins de douze points d'ossification primitifs.

Parmi ces treize os, il en est sept dont le développement s'opère exclusivement aux dépens de leurs points primitifs. Les six autres, indépendamment de ceux-ci, possèdent un ou plusieurs points complémentaires ; ce sont : le sternum qui n'en possède qu'un, le sphénoïde qui en a deux, les omoplates qui en ont quatre, et les os iliaques qui en ont cinq.

Les points primitifs se développent suivant deux modes très-différents. Dans les os larges, qui ont pour origine un cartilage, comme ceux du tronc, le point primitif représente un petit disque nettement limité, dont la circonférence s'agrandit graduellement, en conservant toujours un contour régulier, d'une épaisseur égale à celle du centre. — Dans les os qui ont pour origine une couche celluleuse, comme ceux de la voûte du crâne, le point primitif affecte d'abord la forme d'un réseau dont les mailles se resserrent progressivement, puis finissent par se combler. De cette partie centrale membraniforme naissent des irradiations ou aiguilles osseuses, comparées par les anciens aux dents d'un peigne, irradiations qui s'allongent de plus en plus et qui s'écartent en se dirigeant vers la circonférence de l'os. A mesure que ces aiguilles se prolongent et s'écartent, d'autres s'avancent dans leurs intervalles. L'os prend ainsi peu à peu plus de largeur, d'épaisseur et de solidité.

(1) Flourens, *Théorie expérimentale de la formation des os* 1847, p. 23.

En s'étendant par voie de rayonnement, ces os se rapprochent. Arrivés au contact, ils continuent encore à rayonner ; on les voit alors se pénétrer par leur circonférence, les parties saillantes de l'un étant reçues dans les parties rentrantes de l'autre, et réciproquement. Leur mode de développement a donc pour effet de leur permettre de s'unir en s'engrenant par leurs bords.

Vers le sixième mois de la vie intra-utérine, tous les points primitifs ont paru ; et quelques-uns, comme ceux du crâne, ont déjà pris un remarquable développement. A la naissance, ces derniers sont assez développés pour se toucher par leurs bords et même par leurs angles ; ils ne sont plus séparés les uns des autres qu'à l'union des deux pariétaux avec les deux moitiés du frontal, où ces quatre points d'ossification, malgré l'étendue qu'ils ont prise, restent encore séparés par un espace membraneux de forme lozangique appelé *fontanelle antérieure*.

En examinant avec attention les os larges existant à cette époque, on remarque qu'ils ne sont constitués que par leur couche moyenne ; les tables destinées à recouvrir celles-ci n'ont pas encore paru ; c'est pourquoi leurs surfaces sont alors inégales, rugueuses, criblées de dépressions qui représentent autant de petites cellules ou aréoles. Les os larges, sous ce point de vue, diffèrent beaucoup des os longs.

Les points complémentaires se développent tardivement. La principale épiphyse de l'omoplate se montre, il est vrai, de quinze à dix-huit mois. Mais toutes les autres épiphyses n'apparaissent que de douze à seize ans. Parmi celles-ci, les plus remarquables sont celles qui occupent le bord des os, d'où le nom d'*épiphyses marginales* (*margo*, bord) qui leur a été donné. Elles sont aux os larges ce que les épiphyses terminales sont aux os longs. C'est aux dépens du cartilage compris entre elles et les points d'ossification primitifs que l'os s'étend en largeur. Lorsque ce cartilage est ossifié, l'os a acquis toute l'étendue superficielle qu'il doit avoir. Mais la face profonde ou ostéogénique du périoste restant le point de départ de couches nouvelles qui se superposent, il continue pendant quelque temps encore à augmenter d'épaisseur.

c. Marche de l'ossification dans les os courts. .

Parmi ces os, ceux qui occupent la ligne médiane sont rapidement envahis par les sels calcaires. Tous les points d'ossification primitifs des vertèbres ont paru à la fin du quatrième mois. Les os courts situés à droite et à gauche de cette ligne sont en général plus tardifs dans leur développement. La plupart d'entre eux ne commencent à s'ossifier que de la première à la cinquième année.

Les os courts médians, qui naissent par trois points primitifs, ont en outre cinq points complémentaires. Les os courts latéraux se développent par un seul point primitif et ne possèdent aucun point complémentaire; le calcanéum seul présente une épiphyse.

La marche de l'ossification dans les os courts est d'autant plus rapide que les points primitifs ont été plus lents à paraître. Les latéraux, qui se montrent longtemps après les médians, arrivent à leur complète évolution bien avant ceux-ci. Dans ces derniers, les épiphyses ne se forment que vers la cinquième année et se soudent à seize ou dix-sept ans. ·

Arrivés au terme de leur ossification, ces os continuent à augmenter de volume, par suite de la superposition de couches nouvelles émanées de la face profonde du périoste. Mais à mesure qu'une couche nouvelle se forme, l'ancienne est en partie absorbée, de telle sorte que le tissu osseux passe presque aussitôt de l'état compacte à l'état spongieux.

L'étude des phénomènes qui se passent dans les os longs, les os larges et les os courts, pendant la longue durée de leur développement, démontre donc, en définitive, qu'ils sont soumis à un mouvement continu de composition et de décomposition. Nulle part ce double mouvement n'est plus accusé que dans le tissu osseux. De plus, il offre ici ce caractère exceptionnel que chacun des actes qui le constituent affecte un siége spécial, le premier occupant les parties superficielles, et le second les parties profondes. Pour le mettre en évidence, il suffit de colorer les os d'un jeune animal en mêlant à ses aliments de la racine de garance pulvérisée.

Belchier, chirurgien anglais, dînant chez un teinturier, avait remarqué qu'un os de porc frais était rouge. Il apprend que cette coloration était due à la racine de garance; et quelque temps après il mêla de la poudre de cette racine à la nourriture d'un jeune coq; ses os prirent en effet une couleur rouge.

L'observation du chirurgien anglais ayant attiré l'attention de Duhamel, cet observateur nourrit à son tour plusieurs animaux avec des aliments auxquels était mêlée de la garance; il obtint des résultats analogues. Ses expériences et celles qui ont été faites après lui par un grand nombre d'auteurs nous ont appris :

1° Que la racine de garance pulvérisée communique une coloration rouge à tous les os, et aux os seuls;

2° Que lorsqu'on a soumis un jeune animal au régime de la garance, si on le sacrifie quelque temps après, les os longs, transversalement divisés, présentent sur la surface de section un cercle blanc qui répond au canal médullaire, et un cercle rouge qui répond au périoste; le premier représente l'ensemble des couches qui existaient avant l'expérience et le second, l'ensemble des couches qui se sont formées pendant la durée de celle-ci;

3° Si, après avoir mis l'animal au régime de la garance, on le remet au régime ordinaire pour reprendre ensuite la garance et revenir encore au régime habituel, la surface de section présente quatre cercles : un cercle blanc intérieur, un cercle rouge, un second cercle blanc, puis un second cercle rouge, lesquels correspondent chacun au régime auquel l'animal a été alternativement soumis ;

4° Cette correspondance des deux ordres de cercles avec les deux modes d'alimentation n'a lieu que pendant un temps assez court ; le cercle le plus rapproché du canal médullaire disparaissant bientôt par voie d'absorption, et les autres, après une durée variable, pouvant également disparaître d'une manière successive ;

5° La coloration des os est d'autant plus vive et d'autant plus rapide que l'animal est plus jeune ;

6° Cette coloration, alors même qu'elle est très-intense, n'est jamais tout à fait complète. Dans les couches rouges on aperçoit çà et là des particules blanches, et dans les couches blanches des particules rouges : fait important signalé surtout par MM. Brulé et Hugueny ; il démontre, ainsi que le font remarquer ces auteurs, qu'indépendamment du travail de résorption en vertu duquel disparaissent des couches entières, il se produit sur une multitude de points des résorptions partielles ;

7° Chez les animaux adultes, les os ne se colorent plus, ou du moins se colorent à peine et seulement dans quelques-unes de leurs parties.

La matière colorante de la garance permet donc de suivre en quelque sorte pas à pas la superposition des couches nouvelles à la périphérie des os, et la destruction des couches anciennes sur les parois des canaux médullaires. A ce double mouvement, qui a pour but l'accroissement et l'agrandissement de ceux-ci, s'ajoute un autre travail intime, d'une nature analogue, qui se passe dans tous les points de leur épaisseur et qui se lie à la nutrition.

Le mouvement d'accroissement cesse de trente-cinq à quarante ans. Le mouvement nutritif se ralentit sous l'influence des progrès de l'âge, mais ne cesse qu'avec la vie.

E. — Phénomènes qui se produisent dans les os après leur complet developpement.

Lorsque les os ont acquis leur plus grande épaisseur, la couche celluleuse sous-périostique disparaît, et le travail de reproduction qui avait pour siége la périphérie de l'os se trouve suspendu d'une manière complète et définitive. Mais le travail de résorption s'opérant aux dépens des parties profondes continue et se prolonge jusqu'au terme de l'existence. De là des modifications d'abord à peine sensibles, qui présentent plus d'importance à mesure que nous avançons en âge.

Dans les os longs, la résorption s'opère à la fois sur les parois du canal médullaire et aux deux extrémités de ce canal, c'est-à-dire sur le tissu compacte et sur le tissu spongieux. Il en résulte que tous les canaux médullaires augmentent progressivement de calibre et de longueur. J'ai mis en parallèle le fémur de trois femmes dont l'une avait vingt-huit ans, l'autre soixante et dix, et la plus âgée quatre-vingt-douze : chez la première, l'épaisseur des parois du canal médullaire, dans sa partie moyenne, était de 5 à 6 millimètres ; elle se trouvait réduite à 4 chez la seconde, et à 2 chez la troisième. Chez cette dernière, le canal médullaire, d'une capacité énorme, s'étendait en bas jusqu'au niveau de la poulie fémorale, et en haut jusqu'au col du fémur. — Dans les premiers temps de la vieillesse, la résorption paraît avoir seulement pour effet d'amincir les parois de ces canaux. Jusqu'à soixante-quinze ou quatre-vingts ans, celles-ci se composent uniquement de tissu compacte ; à cet âge, la résorption devient si active, qu'elle attaque toutes les couches profondes de ces parois déjà si amincies.

Dans les os larges, il se passe des phénomènes analogues, mais moins accusés. C'est d'abord sur le tissu spongieux que s'exerce l'absorption ; les trabécules de ce tissu s'amincissent ; les cellules deviennent plus grandes ; elles communiquent plus largement. A soixante-quinze ou quatre-vingts ans, ce travail de destruction s'étend du tissu spongieux à la face correspondante des deux tables de l'os qui s'amincissent et en même temps se rapprochent, d'où une diminution d'épaisseur. Le rapprochement graduel des deux tables est surtout remarquable dans les os du crâne ; il s'opère aux dépens de la table externe qui seule se déplace. Cependant sur la partie inférieure du frontal un phénomène inverse se produit ; les deux tables s'écartent, et la table interne moulée sur le cerveau restant aussi immobile, la table externe se porte en avant, d'où l'agrandissement indéfini des sinus frontaux.

Dans les os courts, le tissu spongieux devient le siège d'une raréfaction semblable. Ils perdent ainsi une partie de leur résistance et se déforment d'autant plus qu'ils ont à supporter un poids plus considérable. On peut constater cette déformation sur les vertèbres et plus particulièrement sur les dernières qui se dépriment en avant : d'où l'abaissement de la taille et l'incurvation du tronc dans la vieillesse. En se rapprochant, leurs faces supérieure et inférieure s'élargissent, et donnent ainsi naissance à une double saillie circulaire, inégale et rugueuse, qui suffit au premier aspect pour dénoter l'âge avancé de celui auquel elles ont appartenu.

En résumé, pendant leur développement, le mouvement de composition l'emportant sur le mouvement de décomposition, les os acquièrent une solidité croissante. Dès qu'ils sont parvenus au terme de leur évolution, le mouvement de décomposition existant seul, les mine de toutes parts ; ils se raréfient de plus en plus, et leur solidité diminue en raison de cette raréfaction : ainsi s'explique la légèreté et la fragilité des os chez le vieillard.

SECTION II

DES OS EN PARTICULIER

Nous avons vu que le squelette est formé de trois parties : la tête, le tronc et les membres. C'est dans cet ordre que nous allons étudier les nombreuses pièces qui le composent.

CHAPITRE PREMIER

DE LA TÊTE

La tête comprend dans sa composition deux parties très-différentes par leur forme, leur volume et leur importance : le crâne, qui renferme l'encéphale ; la face, qui renferme et protége la plupart des organes des sens.

ARTICLE PREMIER.

DU CRANE

Le crâne est cette vaste cavité qui surmonte le canal vertébral dont il a été regardé avec raison comme un renflement. Il est composé de huit os, quatre médians : le frontal, l'ethmoïde, le sphénoïde et l'occipital ; et deux latéraux, le pariétal et le temporal.

Considérés dans leur situation, ces os peuvent être distingués en ceux qui forment la partie supérieure ou la *voûte* du crâne, et ceux qui répondent plus spécialement à sa partie inférieure ou à sa *base*.

Nous décrirons d'abord les os de la voûte, c'est-à-dire le frontal et les pariétaux. Nous étudierons ensuite l'occipital, qui appartient à la fois à la voûte et à la base ; puis le sphénoïde, l'ethmoïde et les temporaux.

§ 1. — DES OS DU CRANE EN PARTICULIER.

I. — **Du frontal.**

Le frontal, ou coronal, est un os impair, médian et symétrique, situé à la partie antérieure du crâne et supérieure de la face, à l'expression de laquelle il concourt par ses larges proportions, par la beauté de sa forme et la mobilité des parties qui le recouvrent.

Les anciens le comparaient à une coquille de pèlerin. Il est en effet hémisphérique ; mais le quart inférieur de l'hémisphère, mince, aplati et horizontal, forme avec les trois quarts supérieurs un angle saillant en avant et rentrant en arrière.

Ainsi conformé, on peut lui distinguer trois faces et une circonférence. La face antérieure, convexe et unie sur toute son étendue, est recouverte par le muscle frontal et par la peau. La face postérieure, concave, répond aux lobes antérieurs du cerveau, sur lesquels elle se moule. La face inférieure, horizontale et beaucoup plus petite que les précédentes, s'articule par sa partie médiane avec l'ethmoïde, et contribue par ses parties latérales à former les cavités orbitaires.

Cet os est double chez le fœtus et quelquefois aussi chez l'adulte. — Pour lui donner la position qu'il occupe, il faut tourner en avant sa face convexe, et directement en bas sa face inférieure ou orbito-ethmoïdale.

A. **Face antérieure ou frontale.** — 1° *Partie médiane.* — Elle présente chez l'enfant la soudure des deux pièces qui formaient primitivement cet os, soudure dont on retrouve assez fréquemment chez l'adulte un vestige sur sa partie inférieure. Quelquefois les deux moitiés de l'os, au lieu de se souder l'une à l'autre, se sont unies par suture, c'est-à-dire par engrènement de leurs bords. Cette suture persiste pendant toute la durée de la vie. Sur une tête entière, on la voit se continuer en haut avec la suture sagittale ou bi-pariétale, et en bas avec la suture des os propres du nez. C'est ordinairement sur des frontaux largement développés qu'on l'observe. Elle est très-fréquente chez l'hydrocéphale.

A l'extrémité inférieure de la partie médiane du frontal, on remarque une saillie située entre les deux sourcils, immédiatement au-dessus de la racine du nez : c'est la *bosse nasale*, *bosse frontale inférieure*, *bosse frontale moyenne* de quelques auteurs, à peine apparente chez l'enfant, plus prononcée chez l'adulte et plus encore chez le vieillard. Elle correspond au point de convergence des trois faces. Sur ce point, les tables de l'os s'écartent; de leur écartement résultent deux cavités, l'une droite, l'autre gauche, qui communiquent inférieurement avec les fosses nasales, et qui portent le nom de *sinus frontaux;* le développement de ces sinus est en raison directe de l'âge : de là le volume croissant de la bosse nasale, qui forme leur paroi antérieure.

Au-dessous de la bosse nasale se trouve l'*échancrure nasale*, demi-circulaire et recouverte d'aspérités pour s'articuler, en haut et en avant, avec les os propres du nez, en bas et de chaque côté, avec l'apophyse montante des os maxillaires supérieurs. — De sa partie inférieure et médiane naît une saillie aiguë, plus ou moins longue, l'*épine nasale* antéro-supérieure, dont on ne voit sur cette face que le bord antérieur; ce bord s'articule avec les os propres du nez qui s'appuient sur lui.

2° *Parties latérales.* — Elles offrent, en procédant de haut en bas, une surface large et unie, que recouvrent l'aponévrose épicrânienne et la peau; plus bas la *bosse frontale*, très-accusée chez le fœtus et l'enfant, beaucoup moins chez l'adulte et le vieillard.

Au-dessous de cette bosse est une saillie transversale, plus prononcée en dedans qu'en dehors, qui répond au sourcil et qui décrit une courbe à concavité inférieure, d'où le nom d'*arcade sourcilière* qui lui a été donné. Par leur extrémité interne, les deux arcades sourcilières se confondent avec la bosse nasale. Comme celle-ci, elles apparaissent et se développent avec les sinus frontaux, dont elles traduisent au dehors l'existence et les dimensions ; leur saillie, par conséquent, est aussi en raison directe de l'âge.

Sur l'extrême limite de la face antérieure apparaissent deux autres arcades parallèles aux précédentes, mais plus étendues et demi-circulaires, qui font partie du contour de la base de l'orbite ; elles portent le nom d'*arcades orbitaires*. — A l'union de leur tiers interne avec les deux tiers externes, se voit un orifice, et souvent une simple échancrure, qu'une bandelette fibreuse convertit alors en trou ; cet orifice, nommé *trou sus-orbitaire*, ou *sourcilier*, donne passage au nerf frontal externe, à une artère et une veine. Sur son trajet, on aperçoit quelquefois un ou deux pertuis destinés à des vaisseaux. — Les extrémités de l'arcade, appelées *apophyses orbitaires*, se distinguent en interne et externe. L'apophyse orbitaire interne, extrêmement mince et à peine accusée, s'unit avec l'os

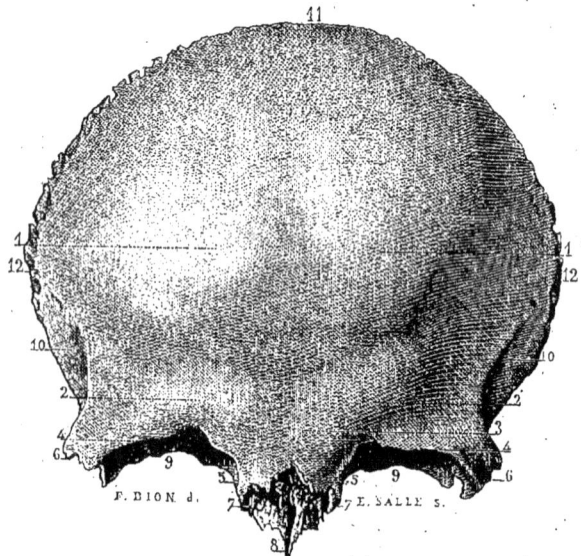

Fig. 5. — *Frontal, face antérieure.*

1, 1. Bosses frontales. — 2, 2. Arcades sourcilières. — 3. Bosse nasale. — 4, 4. Arcades orbitaires. — 5, 5. Apophyses orbitaires internes. — 6, 6. Apophyses orbitaires externes. — 7, 7. Échancrure nasale. — 8. Épine nasale. — 9, 9. Fosses ou voûtes orbitaires. — 10, 10. Surface concourant à former la fosse temporale. — 11. Partie moyenne du bord supérieur, taillée en biseau aux dépens de la face postérieure. — 12, 12. Parties latérales de ce bord, taillées en biseau aux dépens de la face antérieure

unguis. L'apophyse orbitaire externe, volumineuse, très-saillante, hérissée d'aspérités, s'articule avec l'os malaire.

Du bord postérieur de l'apophyse orbitaire externe, on voit naître une ligne courbe qui se porte d'abord en haut et en dedans, puis en haut et en arrière; elle concourt à limiter la fosse temporale. Au-dessous est un enfoncement étroit et profond en avant, plus large et plus superficiel en arrière, qui fait partie de cette fosse.

B. **Face postérieure ou cérébrale.** — Elle est concave et tournée en arrière dans ses trois quarts supérieurs; largement échancrée au milieu et tournée en haut dans son quart inférieur.

Sur sa partie médiane, on observe de haut en bas : une gouttière destinée à loger l'extrémité antérieure du sinus longitudinal supérieur, large supérieurement, se terminant en pointe inférieurement; sa profondeur et sa longueur varient suivant les individus. — A cette gouttière succède la *crête coronale*, qui semble formée par la réunion de ses bords et qui donne attache au sommet de la faux du cerveau : elle est tantôt très-saillante, tantôt à peine apparente ; quelquefois elle fait complétement défaut. — Au-dessous de la crête, on aperçoit un trou, le *trou borgne* ou *épineux*. — En arrière de celui-ci se trouve une grande échancrure qua-

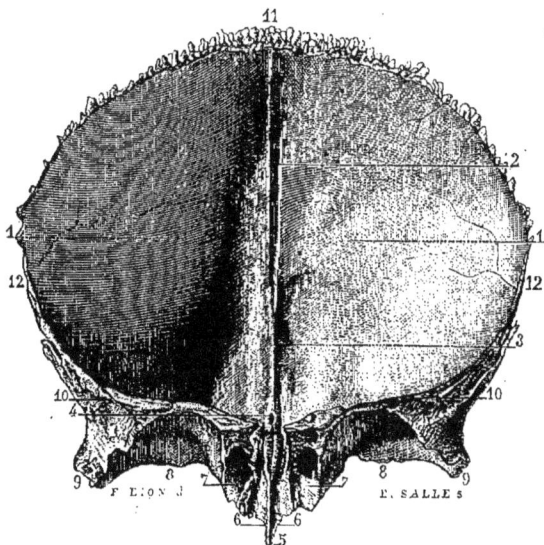

Fig. 6. — *Frontal, face postérieure.*

1, 1. Fosses coronales. — 2. Gouttière longitudinale. — 3. Crête coronale. — 4. Trou borgne. — 5. Épine nasale. — 6, 6. Petites gouttières situées en arrière et sur les côtés de cette épine. — 7, 7. Orifices formant l'entrée des sinus frontaux. — 8, 8. Arcades et voûtes orbitaires. — 9, 9. Apophyses orbitaires externes. — 10, 10. Surface triangulaire et dentelée par laquelle le frontal s'articule avec les grandes ailes du sphénoïde. — 11, 11. Partie médiane du bord supérieur. — 12, 12. Parties latérales de ce même bord.

drilatère, qui mesure toute l'étendue antéro-postérieure de la face inférieure de l'os et qui s'unit à la lame criblée de l'ethmoïde ; elle porte le nom d'*échancrure ethmoïdale.*

Les parties latérales de la face postérieure sont recouvertes d'impressions digitales sur lesquelles reposent les circonvolutions du cerveau, d'éminences mamillaires qui sont reçues dans ses anfractuosités, et quelquefois d'un ou deux sillons qui correspondent aux vaisseaux de la dure-mère. — Au niveau des bosses frontales, se voient : les fosses coronales recouvrant l'extrémité antérieure des hémisphères cérébraux ; plus bas, l'angle rentrant que forme la portion descendante avec la portion horizontale de l'os ; et, en arrière de cet angle, les *bosses orbitaires*, remarquables par les impressions et les éminences qui les surmontent.

C. **Face inférieure ou orbito-ethmoïdale.** — Sa partie médiane présente l'échancrure ethmoïdale, de figure rectangulaire, dont le grand axe se dirige horizontalement d'avant en arrière. — Sur la partie antérieure de cette échancrure, on aperçoit le bord postérieur, mince et tranchant, de l'épine nasale, qui s'articule avec la lame perpendiculaire de l'ethmoïde ; à droite et à gauche de ce bord, une petite gouttière qui fait partie de la voûte des fosses nasales. — Sur les côtés de la même échancrure, se présentent d'avant en arrière : 1° l'ouverture large et irrégulière des sinus frontaux, qui s'abouche avec l'infundibulum de l'ethmoïde pour commu-

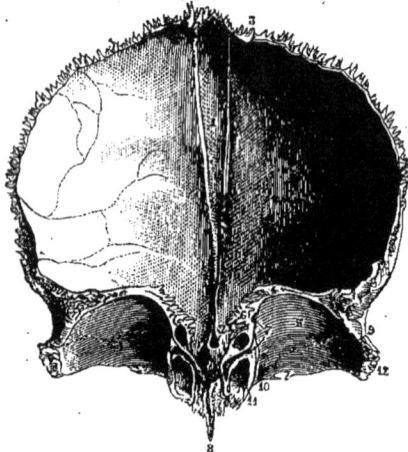

Fig. 7. — *Frontal, faces postérieure et inférieure.*

1. Gouttière longitudinale descendant jusqu'au trou borgne.—2. Trou borgne.—3. Bord supérieur de l'os. — 4. Son bord inférieur. — 5. Voûte orbitaire. — 6. Portions de cellules situées sur le bord de l'échancrure ethmoïdale.—7. Petites gouttières situées sur ces bords et contribuant à fermer les trous orbitaires internes. — 8. Épine nasale antéro-supérieure. — 9. Surface triangulaire articulée avec les grandes ailes du sphénoïde. — 10. Apophyse orbitaire interne. — 11. Entrée des sinus sphénoïdaux.—12. Apophyse orbitaire externe.

niquer, par l'intermédiaire de celui-ci, avec les fosses nasales ; 2° des portions de cellules qui s'ajoutent à celles de l'ethmoïde ; 3° deux petites gouttières transversales; en s'opposant à des gouttières semblables du même os, elles forment les *trous orbitaires internes*, distingués en antérieur et postérieur : le premier donne passage au filet ethmoïdal du nerf nasal de la branche ophthalmique de Willis et à l'artère ethmoïdale antérieure ; le second reçoit l'artère ethmoïdale postérieure.

Les parties latérales de la face inférieure, profondément excavées, constituent la voûte des orbites : elles portent le nom de *fosses orbitaires*. Leur figure est celle d'un triangle, dont le sommet tronqué se dirige en arrière. Elles sont unies et tapissées par le périoste, qui leur adhère faiblement, en sorte que celui-ci peut en être facilement détaché. — On y remarque : en avant et en dehors une fossette profonde qui reçoit la glande lacrymale ; en avant et en dedans, une très-petite dépression, à peine accusée, qui donne attache à la poulie fibro-cartilagineuse sur laquelle se réfléchit le muscle grand oblique de l'œil.

Ces fosses sont limitées antérieurement par l'arcade orbitaire. — Leur bord postérieur, taillé en biseau aux dépens de la face inférieure, s'articule avec le bord antérieur des petites ailes du sphénoïde. — Leur bord externe, obliquement coupé comme le précédent, s'unit aux grandes ailes du même os. — Leur bord interne répond à l'échancrure ethmoïdale.

D. **Circonférence**. — Elle se divise en deux parties ou deux bords : l'un supérieur, l'autre inférieur. — Le bord supérieur, plus que demi-circulaire, présente des dentelures par lesquelles il s'articule avec le bord

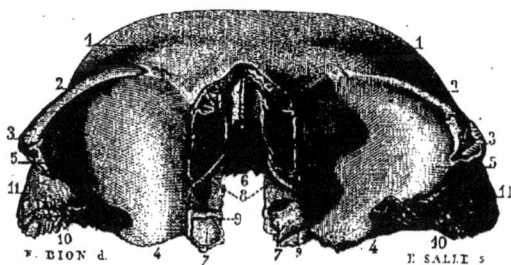

FIG. 8. — *Frontal, face inférieure.*

1, 1. Arcades sourcilières. — 2, 2. Arcades orbitaires. — 3, 3. Apophyses, orbitaires externes. — 4, 4. Bord inférieur. — 5, 5. Fosses ou voûtes orbitaires. — 6. Échancrure ethmoïdale sur la partie antérieure de laquelle on observe les deux petites gouttières situées à droite et à gauche de l'épine nasale. — 7, 7. Portions de cellules destinées à recouvrir et à compléter les cellules de l'ethmoïde. — 8. Portions de gouttières qui s'unissent à des gouttières semblables de l'ethmoïde pour former les trous orbitaires internes antérieurs. — 9, 9. Autres portions de gouttières qui contribuent à former les trous orbitaires internes postérieurs. — 10, 10. Surface triangulaire et dentelée par laquelle le frontal s'articule avec les grandes ailes du sphénoïde. — 11, 11. Petites surfaces situées en arrière des apophyses orbitaires externes, contribuant à former les fosses temporales.

antérieur des pariétaux. Sa partie moyenne, très-épaisse, est taillée en biseau aux dépens de la face concave. Ses parties latérales, d'autant plus minces qu'elles deviennent plus inférieures, sont taillées en biseau aux dépens de la face convexe. Il suit de cette disposition que le frontal s'appuie en haut sur les pariétaux, et que les pariétaux de chaque côté s'appuient sur lui. — Le bord inférieur, horizontal, est interrompu dans sa partie moyenne par l'échancrure ethmoïdale. A droite et à gauche de celle-ci, il s'unit aux petites ailes du sphénoïde. — A l'union du bord inférieur avec le supérieur, on voit une surface triangulaire et rugueuse qui s'articule avec une surface semblable des grandes ailes de cet os.

E. *Connexions et conformation intérieure.* — Les os qui s'articulent avec le frontal sont au nombre de douze. Quatre appartiennent au crâne : les deux pariétaux, le sphénoïde et l'ethmoïde ; huit à la face : les os du nez, les os maxillaires supérieurs, les unguis et les malaires.

Cet os est épais dans son quart supérieur et au niveau des apophyses orbitaires externes. Il est mince en arrière de ces apophyses, sur les fosses orbitaires et au niveau des impressions digitales. En le plaçant entre l'œil et la lumière, on peut constater que, sur tous ces points, il est transparent chez la plupart des individus. Ses deux tables ne sont donc pas parallèles ; l'interne, suivant toutes les ondulations des circonvolutions cérébrales, s'éloigne et se rapproche tour à tour de l'externe dont la surface est unie. Le tissu spongieux qui les sépare forme des îlots irréguliers.

Les sinus frontaux compris dans l'écartement de ces tables sont séparés par une cloison médiane, souvent déviée à droite ou à gauche, quelquefois incomplète ou perforée ; dans ce cas, ils communiquent entre eux, et font communiquer l'une avec l'autre les deux fosses nasales. Leur capacité diffère beaucoup suivant les individus ; il n'est pas rare de les voir se prolonger en haut jusqu'au niveau des bosses frontales, et en dehors dans une grande partie des voûtes orbitaires.

F. *Développement.* — Le frontal naît par deux points d'ossification, qui paraissent du quarantième au quarante-cinquième jour, et qui ont pour siége les arcades orbitaires. Ces points s'étendent en rayonnant, d'une part, vers le sommet de l'orbite, de l'autre, vers le front. Au deuxième mois, ils se touchent déjà vers la partie inférieure de l'os. A quatre mois, ils se touchent dans les trois quarts inférieurs, mais restent séparés en haut par un espace angulaire. A la naissance, on voit encore cet angle qui tend à disparaître. — A un an, les deux moitiés de l'os s'unissent au niveau des bosses frontales. A deux ans et demi, elles sont en général soudées dans toute leur étendue. On remarque seulement en bas une fissure verticale de 10 à 12 millimètres de hauteur, qui ne disparaît que la sixième ou septième année, quelquefois même plus tard ; chez certains individus, elle persiste pendant toute la vie.

Les sinus apparaissent en général de six à huit ans, sous la forme d'une cellule située à droite et à gauche de l'échancrure nasale. Ils s'allongent de bas en haut. A mesure qu'ils se développent, la cloison très-large qui les séparait s'amincit; souvent l'un d'eux s'accroît plus rapidement; la cloison alors ne répond plus à la ligne médiane et semble s'être déviée. Dans la première période de leur évolution, ces sinus se forment aux dépens du tissu spongieux compris entre les deux tables de l'os, tissu abondant au niveau de la fosse nasale, qui est peu à peu résorbé. Dans la seconde, commençant après la puberté, et souvent beaucoup plus tard, ils continuent à se développer, mais par un autre mécanisme; tout le tissu spongieux ayant alors disparu, ils s'accroissent par voie de dilatation, leur paroi postérieure restant immobile, et l'antérieure se portant en avant.

II. — Pariétal.

Le pariétal, ainsi nommé parce qu'il forme une grande partie des parois du crâne, est un os pair situé à la partie supérieure et latérale de cette cavité. Convexe en dehors, concave en dedans, de figure quadrilatère, il offre à considérer deux faces, quatre bords et quatre angles.

Pour lui donner la position qu'il occupe, il faut tourner sa face convexe en haut et en dehors, et placer son angle le plus aigu en bas et en avant.

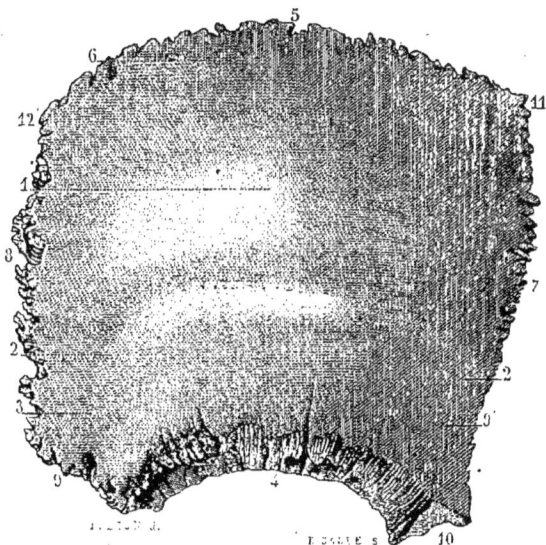

FIG. 9. — *Pariétal, face externe*

1. Bosse pariétale. — 2, 2. Ligne courbe limitant la fosse temporale. — 3 Partie postérieure ou descendante de cette ligne. — 4. Bord inférieur, concave et taillé en biseau aux dépens de la face externe. — 5. Bord supérieur. — 6. Trou pariétal. — 7. Bord antérieur. — 8. Bord postérieur. — 9. Angle postéro-inférieur. — 10. Angle antéro-inférieur. — 11. Angle antéro-supérieur. — 12. Angle postérieur et supérieur.

A. **Face externe, cutanée ou convexe.** — Régulièrement arrondie, unie sur toute son étendue, cette face répond en haut à l'aponévrose épi-crânienne qui la sépare de la peau, et en bas au muscle temporal ou cro-taphyte auquel elle donne attache.

Son tiers supérieur est tourné en haut. Il présente en arrière, près du bord supérieur, le *trou* ou plutôt le *conduit pariétal*, qui traverse perpen-diculairement ou obliquement toute l'épaisseur de l'os, pour aller s'ouvrir sur la face opposée. Quelquefois ce conduit se perd entre les deux tables du pariétal. Son existence n'est pas constante. Il donne passage à une veine. — Son tiers moyen est tourné en haut et en dehors. On y remarque la *bosse pariétale* située au centre de la face externe, très-saillante chez le fœtus, moins accusée chez l'adulte, se confondant insensiblement par sa base avec les parties voisines. — Son tiers inférieur regarde directe-ment en dehors; il est séparé du précédent et de la bosse pariétale par une ligne courbe, dont la concavité regarde en bas et en avant. Cette ligne fait partie de celle qui limite la fosse temporale. Au-dessous se présente une surface presque plane, qui concourt à la formation de cette fosse.

B. **Face interne, cérébrale ou concave.** — Elle est parsemée d'im-pressions digitales et d'éminences mamillaires, qui correspondent aux cir-convolutions et aux anfractuosités du cerveau, mais qui sont en général peu prononcées. — Des sillons ramifiés la recouvrent sur presque toute son étendue. Ils naissent de deux troncs : l'antérieur, plus considérable, et situé sur l'angle antéro-inférieur, se porte presque directement en haut pour se ramifier sur la moitié antérieure de la face cérébrale. Le sillon postérieur part du bord inférieur de l'os, se dirige obliquement en haut et en arrière, et se ramifie sur l'autre moitié. Ces sillons logent l'artère méningée moyenne et toutes ses divisions. L'antérieur, beaucoup plus profond, représente souvent, à son point de départ, les deux tiers ou les trois quarts d'un canal, et quelquefois un canal complet.

Sur la partie la plus élevée de cette face, au-dessous du bord supérieur, on observe une demi-gouttière qui, en s'unissant à celle du côté opposé, forme la portion moyenne de la gouttière longitudinale. — Sa partie cen-trale, profondément excavée, porte le nom de *fosse pariétale*. — En bas et en arrière, sur l'angle postérieur et inférieur, on voit une autre portion de gouttière très-courte, qui répond aux sinus latéraux de la dure-mère.

C. **Bords.** — Le bord supérieur, dentelé, rectiligne d'avant en arrière, est le plus long de tous. Il s'articule avec le bord correspondant du pa-riétal opposé. — Le bord inférieur, court, décrit une courbe dont la con-cavité regarde en bas. Très-mince, presque tranchant, recouvert de petites crêtes et de sillons rayonnés, il est taillé en biseau aux dépens de la face externe pour s'unir à la portion écailleuse du temporal. — Le bord pos-térieur, armé de dentelures plus longues et plus volumineuses que les autres, s'articule avec le bord supérieur de l'occipital. — Le bord antérieur, un peu moins long que le supérieur, dentelé aussi sur toute son étendue, est taillé en biseau aux dépens de la face externe dans son tiers supérieur, et aux dépens de la face interne dans son tiers inférieur.

D. **Angles.** — L'angle antéro-supérieur est droit ; il s'articule en dedans avec le pariétal du côté opposé, et en avant avec le frontal. — L'angle antéro-inférieur, le plus long, le plus aigu et le plus mince de tous, est tronqué à son sommet et taillé en biseau aux dépens de la face externe, pour s'unir à la grande aile du sphénoïde. — L'angle postéro-supérieur, légèrement obtus, s'unit en dedans au pariétal opposé, et en arrière à l'occipital. — L'angle postéro-inférieur, largement tronqué et un peu concave, s'articule avec la portion mastoïdienne du temporal.

E. *Connexions et conformation intérieure.* — Le pariétal s'articule : en haut avec le pariétal opposé, en bas avec le temporal et le sphénoïde, en avant avec le frontal, en arrière avec l'occipital.

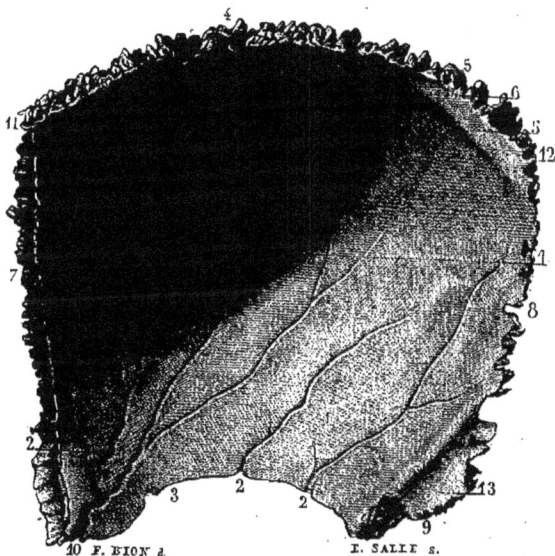

FIG. 10. — *Pariétal, face interne.*

1. Fosse pariétale. — 2, 2. Sillons qui partent du bord inférieur et qui se ramifient sur la partie postérieure de l'os. — 2'. Autre sillon, beaucoup plus considérable, qui part de l'angle antérieur et qui se ramifie sur les deux tiers antérieurs de la face interne.—3. Bord inférieur.— 4. Bord supérieur. —5, 5. Portion de gouttière qui, en s'unissant à celle du pariétal opposé, contribue à former la gouttière longitudinale ou sagittale.—6. Orifice interne du trou pariétal. — 7. Bord antérieur. — 8. Bord postérieur. -- 9. Angle postéro-inférieur tronqué à son sommet. — 10. Angle antéro-inférieur. — 11. Angle antéro-supérieur. — 12. Angle postérieur et supérieur — 13 Portion de gouttière qui concourt à former les gouttières latérales.

Cet os est épais dans sa partie supérieure, mince et demi-transparent dans sa moitié inférieure. Le diploé, sur cette dernière moitié, ne forme pas une couche continue, mais des îlots irréguliers, dans l'intervalle desquels les deux tables se confondent. Il est parcouru par des canaux veineux peu distincts dans le jeune âge, plus manifestes chez l'adulte et souvent très-développés chez le vieillard ; on les voit alors se continuer en avant avec ceux du frontal, en arrière avec ceux de l'occipital.

F. *Développement.* — Le pariétal apparaît vers le milieu du troisième mois de la vie intra-utérine. Il se développe par un seul point d'ossification, qui répond à la bosse pariétale, c'est-à-dire à son centre, et s'étend rapidement en rayonnant dans toutes les directions. Sa forme est d'abord circulaire. De grands espaces membraneux, qui correspondent à ses angles, le séparent alors de tous les os voisins. Mais à mesure que les angles s'allongent, ces espaces, appelés *fontanelles*, diminuent, puis disparaissent.

III. — Occipital.

L'occipital est un os impair, médian et symétrique, situé à la partie postérieure et inférieure du crâne, au-dessus du rachis avec lequel il s'articule. Au niveau de cette articulation, il est percé d'un large orifice qui fait communiquer la cavité crânienne avec le canal rachidien. — Convexe en bas et en arrière, concave en haut et en avant, de figure lozangique, on lui considère aussi deux faces, quatre bords et quatre angles.

Pour mettre cet os en position, il faut tourner sa face convexe en arrière, placer le trou occipital en bas et en avant, et donner à celui-ci une direction horizontale.

A. **Face postéro-inférieure, occipitale ou convexe**. — On observe sur sa partie médiane, en procédant de haut en bas : 1° une surface lisse, convexe, triangulaire, formant le tiers supérieur de cette face, recouverte par les muscles occipitaux et la peau ; 2° au-dessous de cette surface, une saillie plus ou moins prononcée, suivant les individus : c'est la *protubérance occipitale externe;* elle donne attache au ligament cervical postérieur, peu développé chez l'homme, où la tête est presque en équilibre sur la colonne vertébrale, mais très-résistant chez les grands mammifères, où il est constitué par des fibres élastiques ; 3° la *crête occipitale externe*, saillie longitudinale, souvent peu apparente ; 4° au-dessous de cette crête, le trou occipital, de figure elliptique, dont le grand diamètre se dirige horizontalement d'arrière en avant ; il livre passage à la moelle épinière, aux membres qui l'entourent, ainsi qu'aux nerfs spinaux et aux artères vertébrales ; 5° au devant du trou occipital, la *surface basilaire*, de figure quadrilatère et légèrement rugueuse, qui correspond à la partie supérieure du pharynx ; sa moitié postérieure, plus large, donne attache aux muscles grands et petits droits antérieurs de la tête; sa moitié antérieure est recouverte par une couche fibreuse très-épaisse et par la muqueuse qui revêt l'arrière-cavité des fosses nasales.

De chaque côté, cette face présente la *ligne courbe supérieure*, qui s'étend de la protubérance occipitale vers les angles latéraux, en suivant une direction parallèle au trou occipital ; cette ligne, plus prononcée en dedans qu'en dehors, donne attache dans son tiers interne au muscle trapèze, et dans ses deux tiers externes au muscle occipital supérieurement, au sterno-cléido-mastoïdien inférieurement. — Plus bas se trouve la *ligne courbe inférieure*, parallèle à la précédente, et parallèle aussi au trou occipital ; elle s'étend de la partie moyenne de la crête occipitale vers une saillie qui occupe le bord inférieur de l'os et qui le divise en deux parties égales. Cette ligne est moins régulière que la supérieure, moins saillante aussi, et quelquefois peu distincte. — Entre les deux lignes courbes, on voit à droite et à gauche de la crête occipitale une large empreinte musculaire qui donne attache au muscle grand complexus; et plus en dehors une surface irrégu-

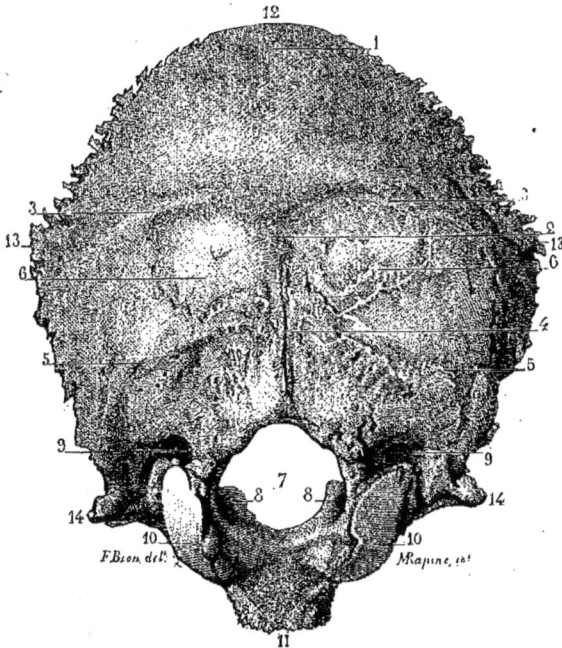

Fig. 11. — *Occipital, face postéro-inférieure.*

1. Surface lisse et unie formant le tiers supérieur de cette face. — 2. Protubérance occipitale externe. — 3, 3. Lignes courbes supérieures. — 4. Crête occipitale externe. — 5, 5. Lignes courbes inférieures. — 6, 6 Empreintes qui donnent attache aux muscles grands complexus. — 7. Trou occipital — 8, 8. Orifice interne des trous condyloïdiens antérieurs. — 9, 9. Fosses et trous condyloïdiens postérieurs. — 10, 10. Surface articulaire des condyles. — 11. Apophyse basilaire. — 12. Angle supérieur. — 13, 13, Angles latéraux. — 14, 14. Apophyses jugulaires.

lière pour l'insertion du splénius et du petit oblique. — Au-dessous de la ligne courbe inférieure sont deux empreintes musculaires : l'une interne concave, pour le petit droit postérieur de la tête, l'autre externe convexe, pour le grand droit postérieur.

Sur les parties antéro-latérales du trou occipital, on remarque les *condyles*, par lesquels cet os s'articule avec l'atlas ; ils se dirigent d'arrière en avant, et de dehors en dedans, de telle sorte que, rapprochés en avant, ils sont séparés en arrière par toute la largeur de l'orifice. Leur face inférieure ou articulaire est convexe et lisse. Leur face interne offre une empreinte, à laquelle viennent se fixer les ligaments odontoïdiens latéraux. — En arrière de chaque condyle existe la *fosse condyloïdienne postérieure*, souvent percée d'un trou, le *trou condyloïdien postérieur*, par lequel passe une veine. — En avant, se trouvent la *fosse* et le *trou condyloïdiens antérieurs*, que traverse le nerf hypoglosse ; — en dehors, une surface inégale, qui donne attache au muscle droit latéral de la tête.

B. **Face antéro-supérieure, cérébrale ou concave.** — Considérée dans sa partie médiane, et de haut en bas, elle présente une gouttière verticale, qui loge l'extrémité postérieure du sinus longitudinal supérieur, et qui se divise inférieurement en deux branches. L'une de ces branches est ordinairement plus considérable ; la gouttière longitudinale s'incline alors de son côté ; le plus souvent, c'est à droite qu'elle se dévie. — Au-dessous de cette gouttière, dans l'angle de séparation de ses deux branches, se trouve la *protubérance occipitale interne*, plus développée que l'externe et diamétralement opposée à celle-ci. — Plus bas, la *crête occipitale interne*, plus accusée aussi, plus régulière et plus constante que l'externe ; son extrémité inférieure se partage en deux branches très-mousses, qui se perdent sur le pourtour du trou occipital ; elle donne attache à la faux du cervelet. — Au-dessous de la crête, on voit le trou occipital, qui offre sur cette face un aspect infundibuliforme ; — et au-devant de celui-ci la *gouttière basilaire*, obliquement ascendante. Elle présente sur chacun de ses bords une portion de gouttière antéro-postérieure qui, en s'unissant à une portion semblable de l'apophyse pétrée du temporal, forme la gouttière pétreuse destinée à loger le sinus pétreux inférieur.

De chaque côté, on remarque sur la face concave les *fosses occipitales supérieures* ou *cérébrales*, qui reçoivent les lobes postérieurs du cerveau et qui en prennent l'empreinte, d'où les impressions et les éminences qu'elles présentent. Lorsque la gouttière longitudinale est située sur la ligne médiane, ces deux fosses offrent des dimensions égales ; si elle se dévie à droite ou à gauche, celle vers laquelle elle s'incline se réduit d'autant plus que la déviation est plus grande. — Plus bas sont les *gouttières latérales*, qui se continuent à leur origine avec la précédente et qui se portent de la protubérance occipitale interne vers les angles latéraux ;

elles logent la portion horizontale des sinus latéraux. — A droite et à gauche de la crête occipitale, se trouvent les *fosses occipitales inférieures* ou *cérébelleuses*, plus grandes et plus unies que les supérieures, recouvertes par les hémisphères du cervelet, dont elles prennent la forme. — Au devant et au-dessous de la partie externe de ces fosses, existe une gouttière large, courte et transversale, qu'occupe la partie terminale des sinus latéraux ; c'est dans cette gouttière que vient s'ouvrir le trou condyloïdien postérieur. — En dedans et au-dessous de celles-ci, sur le pourtour du trou occipital, s'ouvrent les trous condyloïdiens antérieurs.

C. **Bords**. — Au nombre de quatre et d'une longueur égale, ils se distinguent en supérieurs et inférieurs.

Les *bords supérieurs*, hérissés de dentelures longues et volumineuses, regardent en haut et en dehors. Leur direction est rectiligne lorsque les os

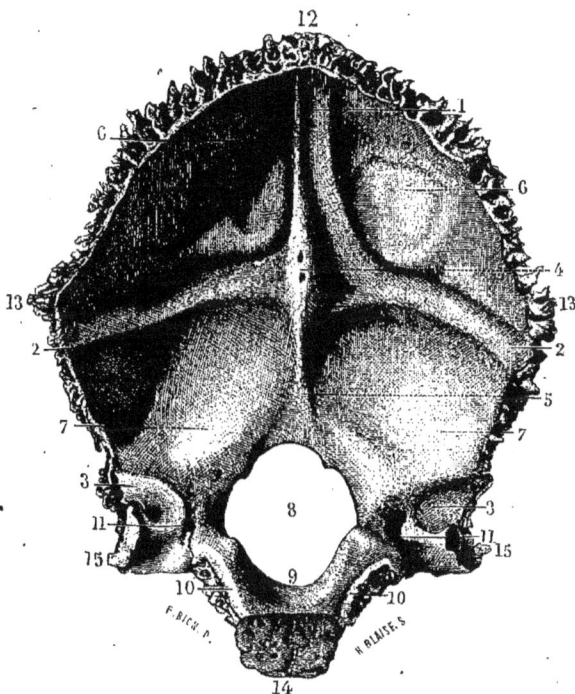

FIG. 12. — *Occipital, face antérieure.*

1. Gouttière longitudinale. — 2, 2. Gouttières latérales se continuant à leur origine avec la gouttière précédente. — 3, 3. Partie terminale de ces gouttières. — 4. Protubérance occipitale interne. — 5. Crête occipitale interne se bifurquant inférieurement pour se terminer insensiblement sur les côtés du trou occipital. — 6, 6. Fosses occipitales supérieures ou cérébrales. — 7, 7. Fosses occipitales inférieures ou cérébelleuses. — 8. Trou occipital — 9, 9. Gouttière basilaire. — 10, 10. Petites gouttières antéro-postérieures situées sur les côtés de la gouttière basilaire. — 11, 11. Trous condyloïdiens postérieurs. — 12. Angle supérieur. — 13, 13. Angles latéraux. — 14. Angle antérieur, ou apophyse basilaire et surface par laquelle cette apophyse s'articule avec le corps du sphénoïde.

wormiens font défaut, irrégulièrement sinueuse lorsque ceux-ci existent. Ils s'articulent avec le bord postérieur des pariétaux.

Les *bords inférieurs*, tournés en dehors et en avant, sont divisés en deux parties égales par *l'apophyse jugulaire*. Celle-ci limite en avant la partie terminale des gouttières latérales et présente en dehors une facette rugueuse pour s'unir à une facette semblable de la portion pierreuse du temporal. — Toute la partie du bord inférieur qui est en arrière de cette apophyse est concave et dentelée; elle s'articule avec le bord postérieur de la portion mastoïdienne du temporal. — Celle qui est en avant est concave aussi; on y remarque : 1° immédiatement au devant de l'apophyse jugulaire, une échancrure qui contribue à former le trou déchiré postérieur; 2° une épine, et au devant de celle-ci une autre échancrure très-petite concourant aussi à la formation de ce trou; 3° sur un plan plus antérieur, une surface triangulaire et rugueuse, qui s'articule avec le sommet de la portion pierreuse du temporal.

D. **Angles.** — Des quatre angles de l'occipital, le *supérieur*, aigu et dentelé, est reçu dans l'angle rentrant que lui présentent les pariétaux. A sa place, on trouve quelquefois un os wormien. — L'*inférieur*, très-épais et tronqué, a reçu le nom *d'apophyse basilaire*. Sa partie antérieure, rugueuse, verticale, de figure quadrilatère, s'articule avec le corps du sphénoïde. Ses parties latérales sont coupées en biseau aux dépens de sa partie inférieure; il résulte de ce mode de conformation que l'apophyse basilaire est reçue entre les deux apophyses pierreuses des temporaux à la manière d'un coin; en s'articulant avec leur sommet, elle s'appuie sur elles. — Les *angles latéraux*, très-obtus et dentelés, répondent en avant aux gouttières latérales, en arrière aux lignes courbes supérieures de l'occipital; ils sont reçus dans l'angle rentrant que forme le pariétal en s'unissant avec la portion mastoïdienne du temporal.

E. *Connexions et conformation intérieure.* — L'occipital s'articule : supérieurement avec les pariétaux, latéralement avec les temporaux, en avant avec le sphénoïde, en bas avec l'atlas.

Cet os est mince au niveau des fosses occipitales supérieures et des gouttières latérales; plus mince encore au niveau des fosses inférieures ou cérébelleuses; épais sur toute sa circonférence, mais surtout au niveau de ses protubérances et de son angle inférieur. Sur les parties qui correspondent à ses bords ou qui en sont rapprochées, le diploé forme une couche continue dans laquelle cheminent des canaux veineux. Entre les deux protubérances, le tissu spongieux constitue un noyau qui se prolonge en haut jusqu'à l'angle supérieur de l'os, et en bas dans la crête occipitale. L'apophyse basilaire en est presque entièrement composée, ainsi que les condyles; mais dans ceux-ci les trabécules osseuses sont plus serrées, plus solides, et circonscrivent des aréoles plus petites.

F. *Développement*. — L'occipital se développe par cinq points d'ossification, trois médians et deux latéraux. Des trois points médians, le plus élevé répond au tiers supérieur de l'os, c'est-à-dire à sa portion cérébrale ; le second au tiers moyen, ou portion cérébelleuse ; le troisième à l'apophyse basilaire. Les points latéraux répondent à la moitié postérieure des condyles.

Le point d'ossification supérieur, longtemps méconnu, diffère beaucoup de tous les autres. Ces derniers sont précédés d'un cartilage ; ils affectent la forme de noyaux osseux, à bords nettement limités. Le supérieur n'est jamais précédé d'un cartilage ; comme tous les os qui répondent à la convexité du cerveau, il se forme aux dépens de la couche celluleuse primordiale ; comme eux, il se présente au début sous l'aspect d'un réseau, et prend ensuite la figure d'un centre d'irradiation. Les aiguilles osseuses qui en partent se dirigent en haut et en dehors vers les pariétaux ; une fissure médiane sépare d'abord ses deux moitiés l'une de l'autre, et deux fissures latérales les séparent du point osseux sous-jacent. — Ce point supérieur ne se montre qu'après le moyen, à la même époque que les trois inférieurs.

Le point d'ossification qui répond au tiers moyen ou portion cérébelleuse de l'os est le premier qui se manifeste. Il apparaît le plus habituellement vers le cinquantième jour de la vie intra-utérine ; presque aussitôt on le voit s'allonger dans le sens transversal. Il s'étend ensuite de haut en bas et d'arrière en avant, produisant par son extension progressive toute cette partie de l'os qui se trouve comprise entre la ligne courbe supérieure et le trou occipital.

Le point d'ossification inférieur se manifeste quelques jours après le précédent, vers la fin du deuxième mois. Il s'allonge d'avant en arrière en prenant une figure elliptique ; plus tard, il s'élargit à ses extrémités, devient quadrilatère et s'avance jusqu'aux condyles, dont il forme le tiers antérieur.

Les points latéraux naissent en même temps, ou quelques jours plus tard. Ils constituent les deux tiers postérieurs des condyles, l'apophyse jugulaire et les parties latérales du trou occipital.

Voici l'ordre dans lequel se soudent ces cinq points d'ossification : le supérieur s'unit au moyen très-rapidement, mais seulement dans sa partie médiane. Il en reste longtemps séparé sur les parties latérales. — Le moyen se soude avec les latéraux dans le cours de la deuxième année ; leur soudure se fait de dehors en dedans, contrairement à celle des deux premiers, qui a lieu de dedans en dehors. — Les deux latéraux s'unissent à l'antérieur, à sept ou huit ans : cette union a lieu de haut en bas ; longtemps après qu'elle s'est complétée du côté du crâne, on aperçoit encore, sur la face inférieure des condyles, une fissure transversale, laquelle disparaît à son tour.

IV. — Sphénoïde.

Le sphénoïde (de σφήν, coin, εἶδος, forme) est un os impair, médian et symétrique, transversalement situé à la partie moyenne de la base du crâne, et enclavé entre les os de cette cavité qui viennent s'appuyer sur lui comme sur une clef de voûte, d'où le nom qui lui a été donné.

Sa forme extrêmement irrégulière semble défier toute comparaison; cependant les anciens ont cru lui trouver quelque ressemblance avec une chauve-souris dont les ailes seraient étendues. Depuis cette époque, on lui considère un corps, ou partie moyenne, de forme cubique, et six ailes : deux latérales et principales, de figure quadrilatère, ou *grandes ailes*; deux supérieures et antérieures, de figure triangulaire, ou *petites ailes*; et deux inférieures et postérieures bifides à leur sommet, appelées *apophyses ptérygoïdes* (de πτέρυξ, ailes, εἶδος, forme).

Nous le diviserons en six faces : une face supérieure qui est en rapport avec le cerveau; une face inférieure qui répond au pharynx; une face antérieure qui contribue à la formation des orbites et des fosses nasales; une face postérieure articulée avec l'occipital; et deux faces latérales qui font partie des fosses temporales et zygomatiques.

Pour mettre cet os en position, il faut placer ses petites ailes en haut et en avant, sur un plan horizontal.

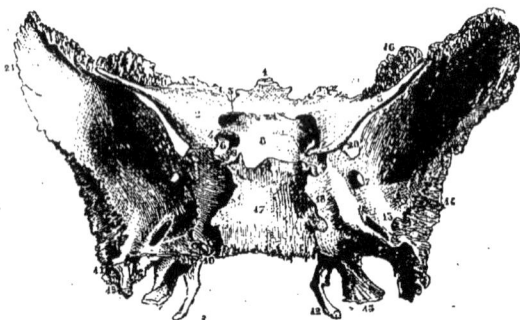

FIG. 13. — *Sphénoïde, face supérieure.*

1. Surface qui supporte les nerfs olfactifs et qui s'articule avec le bord postérieur de la lame criblée de l'ethmoïde. — 2. Petite aile du sphénoïde, ou apophyse d'Ingrassias. — 3 Sommet de cette aile. — 4. Apophyse clinoïde antérieure. — 5. Trous optiques situés aux deux extrémités de la gouttière de ce nom. — 6. Échancrure sous laquelle passe l'artère carotide interne. — 7. Trou grand rond ou maxillaire supérieur. — 8. Fosse pituitaire ou selle turcique. — 9. Apophyse clinoïde postérieure. — 10. Partie inférieure ou sommet des apophyses ptérygoïdes. — 11. Trou petit rond ou sphéno-épineux. — 12. Crochet de l'aile interne de l'apophyse ptérygoïde. — 13. Aile externe de cette apophyse. — 14. Bord postérieur des grandes ailes du sphénoïde. — 15. Trou ovale ou maxillaire inférieur — 16. Surface triangulaire, rugueuse, par laquelle les grandes ailes s'articulent avec le frontal. — 17. Lame quadrilatère du sphénoïde. — 18. Gouttière caverneuse. — 19. Épine du sphénoïde. — 20. Fente sphénoïdale. — 21 Sommet de la grande aile.

A. Face supérieure ou cérébrale. — Elle présente sur la ligne médiane et d'avant en arrière : une surface quadrilatère, sur laquelle passent les nerfs olfactifs; — puis une gouttière transversalement dirigée, qui reçoit l'entrecroisement des nerfs optiques, et qui se continue par ses extrémités avec les *trous optiques*. — Ces trous se dirigent en bas, en avant et en dehors; ils donnent passage au nerf de ce nom et à l'artère ophthalmique.

Sur un plan plus reculé, au niveau de la partie centrale du corps, on remarque la *fosse pituitaire* ou *selle turcique*, concave d'arrière en avant, presque rectiligne de droite à gauche; elle loge le corps pituitaire et le sinus circulaire. — En arrière de celle-ci, existe une lame quadrilatère, dont la face antérieure, inclinée en bas et légèrement concave, fait partie de cette fosse. Sa face postérieure, tournée en haut, plane et rugueuse, se continue avec la gouttière basilaire de l'occipital. Ses bords latéraux présentent une échancrure qu'occupent les nerfs de la troisième paire, ou nerfs moteurs oculaires communs. Son bord supérieur, libre, transversal, légèrement concave, répond au sinus circulaire; en s'unissant aux bords latéraux, il forme deux angles plus ou moins saillants, qui ont reçu le nom d'*apophyses clinoïdes postérieures*.

Sur les parties latérales de la face supérieure, on observe, en procé-

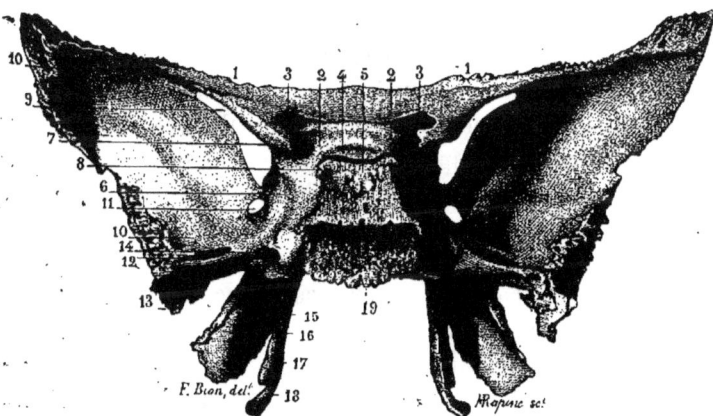

FIG. 14 — *Sphénoïde, faces supérieure et postérieure.*

1, 1. Petites ailes. — 2, 2. Gouttière optique. — 3, 3. Trous optiques. — 4. Fosse pituitaire. — 5. Lame quadrilatère contribuant à former cette fosse par sa face antérieure et se continuant par sa face postérieure avec la gouttière basilaire. — 6. Gouttière caverneuse. — 7. Apophyse clinoïde antérieure. — 8. Apophyse clinoïde postérieure. — 9. Fente sphénoïdale. — 10. Face supérieure de la grande aile. — 11. Trou grand rond ou maxillaire supérieur. — 12. Trou ovale ou maxillaire inférieur. — 13. Épine du sphénoïde. — 14. Orifice postérieur du conduit vidien ou ptérygoïdien. — 15. Fosse ptérygoïde. — 16. Aile externe de l'apophyse ptérygoïde. — 17. Son aile interne. — 18. Crochet de cette aile. — 19. Surface quadrilatère rugueuse par laquelle le sphénoïde s'articule avec l'apophyse basilaire de l'occipital.

dant aussi d'avant en arrière, les *petites ailes du sphénoïde* ou *apophyses d'Ingrassias*, qui se portent horizontalement de dedans en dehors, en s'effilant de plus en plus, et qui prennent ainsi une figure triangulaire. — Leur face supérieure, plane et unie, répond aux lobes antérieurs du cerveau. — L'inférieure, très-petite, fait partie de la voûte de l'orbite; le trou optique s'ouvre sur sa partie interne. — Le bord antérieur, dentelé, est coupé en biseau aux dépens de la face supérieure en dedans et aux dépens de la face inférieure en dehors; il s'articule avec le bord inférieur du frontal. — Le bord postérieur est concave, mince en dehors, épais en dedans; en s'unissant à la base, il forme une saillie anguleuse et arrondie, qui porte le nom d'*apophyse clinoïde antérieure*. Des quatre apophyses clinoïdes, les antérieures sont moins élevées que les postérieures avec lesquelles on les voit quelquefois se continuer; elles ont été comparées aux quatre angles d'un lit, qui serait représenté par la fosse pituitaire, d'où le nom qui leur a été imposé. — Au-dessous et en dedans des apophyses clinoïdes antérieures, on remarque une échancrure sous laquelle passe l'artère carotide interne. Quelquefois le bord interne de cette échancrure forme une saillie qui constitue l'*apophyse clinoïde moyenne* de quelques auteurs. — La base des petites ailes est traversée par le trou optique. Leur sommet se termine par une pointe très-aiguë.

Au-dessous des petites ailes se trouvent les *fentes sphénoïdales*, obliques de haut en bas, de dehors en dedans et d'avant en arrière; larges et arrondies en dedans, effilées en haut et en dehors. Elles donnent passage aux nerfs de la troisième, de la quatrième, de la sixième paire, à la branche supérieure de la cinquième et à la veine ophthalmique. — En arrière de ces fentes, au-dessous des apophyses clinoïdes, existent les *gouttières caverneuses*, creusées sur les parties latérale et supérieure du corps de l'os, à droite et à gauche de la fosse pituitaire qu'elles limitent. Elles se continuent en arrière avec le canal carotidien et la gouttière creusée sur les bords de l'apophyse basilaire, et en avant avec l'échancrure située en dedans des apophyses clinoïdes antérieures. Elles reçoivent le sinus caverneux et l'artère carotide interne.

En dehors des gouttières caverneuses se trouve la face supérieure des grandes ailes du sphénoïde, sur laquelle repose le lobe moyen ou sphénoïdal du cerveau. Cette face est tournée en haut et en arrière, irrégulièrement quadrilatère et concave, parsemée d'impressions digitales et d'éminences mamillaires sur toute son étendue. — En dedans, elle présente le *trou grand rond* ou *maxillaire supérieur*, qui se dirige d'avant en arrière, et qui donne passage au nerf maxillaire supérieur. — Sur sa partie postérieure, on voit: 1° le *trou ovale* ou *maxillaire inférieur*, beaucoup plus grand que le précédent, dirigé de haut en bas, et destiné au nerf maxillaire inférieur; 2° en dehors de celui-ci, le *trou sphéno-épineux* ou *petit rond*, vertical aussi, mais circulaire et très-petit; c'est par ce trou que l'artère méningée moyenne pénètre dans le crâne — Le bord interne de la face supérieure des grandes ailes se soude, dans sa moitié postérieure, avec le corps de l'os. Sa moitié antérieure, libre et mince, forme le bord inférieur de la fente sphénoïdale.— Le bord externe, concave, est mince, tranchant et taillé en biseau supérieurement aux dépens de la face externe ; épais, dentelé, et taillé en biseau inférieurement aux dépens de la face supérieure ; il s'articule avec la portion écailleuse du temporal. — Le bord supérieur, dentelé aussi, fait partie d'une surface triangulaire qui s'unit au frontal. — Le bord postérieur, mince, court et rectiligne, se dirige en dehors et un peu en arrière ; en se réunissant avec le bord externe, il forme un angle aigu, que reçoit l'angle rentrant du temporal. — De la partie inférieure de cet angle, en arrière du trou petit rond, naît une saillie aiguë qui se porte presque verticalement en bas : c'est l'*épine* du sphénoïde.

B. **Face inférieure ou gutturale**. — Elle répond à l'ouverture postérieure des fosses nasales. On voit sur sa partie médiane une crête antéro-postérieure recouverte par le bord supérieur du vomer, et dont l'extrémité antérieure, plus saillante, porte le nom de *bec* du sphénoïde. — De chaque côté est un sillon dans lequel vient se loger le bord correspondant de la base du vomer. — Plus en dehors, sur le côté interne des apophyses ptérygoïdes, on trouve un autre sillon antéro-postérieur, que l'apophyse sphénoïdale de l'os palatin transforme en conduit. Ce conduit, appelé *ptérygo-palatin*, donne passage à l'artère pharyngienne supérieure et à un filet nerveux.

Des parties latérales de cette face descendent les deux *apophyses ptérygoïdes*, séparées l'une de l'autre par un espace quadrilatère, qui fait partie de l'ouverture postérieure des fosses nasales. Ces apophyses, très-volumineuses et de forme irrégulière, se portent verticalement en bas.

Leur face antérieure est unie et assez large supérieurement, étroite dans sa partie moyenne, bifide inférieurement. Sa partie supérieure concourt à former le sommet de la fosse zygomatique ; on y remarque l'orifice antérieur du conduit vidien.

Leur face postérieure, profondément excavée, a reçu le nom de *fosse ptérygoïde*. Sur le tiers supérieur de cette fosse, on remarque une fossette allongée de haut en bas, la *fossette scaphoïde*, qui reçoit l'insertion du muscle péristaphylin externe. Plus bas elle donne attache au muscle ptérygoïdien interne et se divise en deux ailes, distinguées en interne et externe. — L'aile interne est étroite et verticale ; l'extrémité postérieure du conduit vidien vient s'ouvrir immédiatement au-dessus de son bord postérieur. Son extrémité inférieure se recourbe en bas et en dedans, pour former un petit crochet sur lequel se réfléchit le tendon du muscle péristaphylin externe. — L'aile externe, inclinée en dehors, est beaucoup plus large ; son bord postérieur est aussi plus inégal.

Leur face interne, étroite et légèrement concave de haut en bas, forme la paroi externe de l'ouverture postérieure des fosses nasales ; elle est recouverte par la pituitaire.

Leur face externe, tournée un peu en avant, constitue la paroi interne de la fosse zygomatique ; elle est inégale et donne insertion au muscle ptérygoïdien externe.

La base des apophyses ptérygoïdes se continue avec la partie inférieure et interne des grandes ailes ; elle est traversée d'arrière en avant par le *conduit vidien* ou *ptérygoïdien*, dans lequel passent l'artère vidienne et le nerf vidien. — Le sommet présente un angle rentrant, inégal et dentelé, qui reçoit l'apophyse ptérygoïdienne de l'os palatin.

C. Face antérieure ou orbito-nasale. — Elle offre l'aspect d'une large excavation quadrangulaire, plus étendue dans le sens transversal que dans le sens vertical, très-irrégulière dans sa partie moyenne ou nasale, unie sur ses parties latérales ou orbitaires.

Sur la ligne médiane, cette face présente supérieurement une lamelle horizontale, mince et quadrilatère, qui est reçue dans une échancrure du bord postérieur de la lame criblée de l'ethmoïde. — Au-dessous se trouve une crête verticale et tranchante, se continuant en bas avec celle de la face inférieure, et contribuant à former le bec du sphénoïde ; elle s'articule avec la lame perpendiculaire de l'ethmoïde.

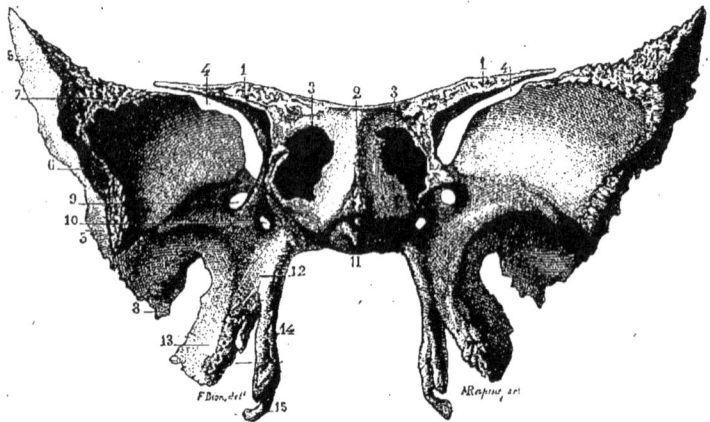

FIG. 15. — *Sphénoïde, face antérieure.*

1, 1. Bord antérieur des petites ailes. — 2. Crète verticale du sphénoïde. — 3, 3. Orifice des sinus sphénoïdaux. — 4. Fentes sphénoïdales. — 5. Face externe ou zygomato-temporale. — 6. Surface quadrilatère formant la plus grande partie de la paroi externe de l'orbite. — 7. Surface dentelée et triangulaire, s'articulant avec une surface semblable du frontal. — 8. Épine du sphénoïde. — 9. Trou maxillaire supérieur. — 10. Orifice antérieur du conduit vidien.—11. Bec du sphénoïde.—12. Face antérieure de l'apophyse ptérygoïde. — 13. Aile externe de cette apophyse. — 14. Son aile interne. — 15. Crochet de cette aile. — 16. Angle qui sépare les deux ailes et qui reçoit l'apophyse ptérygoïdienne du palatin.

De chaque côté de la crête sphénoïdale, on observe une gouttière tournée en avant et un peu en bas, qui forme la partie postérieure de la voûte des fosses nasales, et qui offre quelques inégalités. Souvent elle est brisée pendant la désarticulation de l'os ; une partie s'en détache alors et reste adhérente aux masses latérales de l'ethmoïde. — Un peu au-dessous de sa partie moyenne, on voit un orifice qui représente l'entrée des sinus sphénoïdaux. — Ces sinus affectent la forme de deux vastes cavités creusées dans le corps du sphénoïde, au-dessous de la gouttière optique et de la fosse pituitaire. Une cloison verticale et médiane les sépare ; mais presque toujours elle se dévie à droite ou à gauche, en sorte que leur capacité se montre rarement égale. Souvent des cloisons partielles, diversement inclinées, s'élèvent de leurs parois et les divisent en deux ou plusieurs compartiments ; elles peuvent même les diviser en plusieurs cellules. Chaque sinus est tapissé par un prolongement de la pituitaire, et communique avec la fosse nasale qui lui correspond par l'orifice situé sur sa paroi antérieure.

En dehors des sinus sphénoïdaux se trouve la portion orbitaire de la face antérieure, sur laquelle on aperçoit de haut en bas et de dedans en dehors : 1° la partie antérieure du trou optique ; 2° la face inférieure des petites ailes du sphénoïde ; 3° la fente sphénoïdale ; 4° au-dessous de celle-ci, la partie antérieure du trou grand rond ou maxillaire supérieur ; 5° en dehors de toutes ces parties, une large surface quadrilatère, qui s'incline

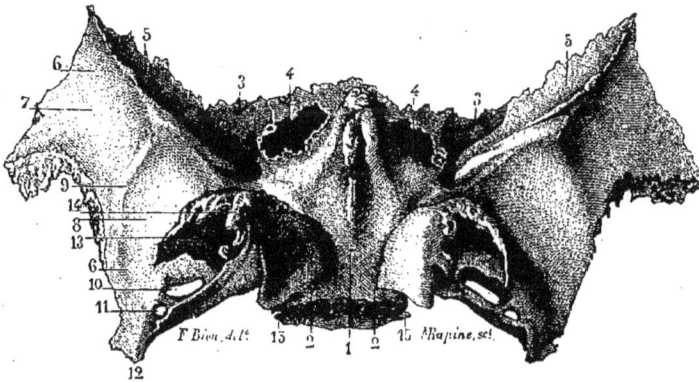

Fig. 16 — *Sphénoïde, faces inférieure et latérales.*

1. Crête médiane, se terminant en avant par une saillie très-accusée qui constitue le bec du sphénoïde. — 2, 2. Sillons dans lesquels sont reçus les bords de la base du vomer. — 3, 3. Face inférieure des petites ailes. — 4, 4. Orifice des sinus sphénoïdaux. — 5, 5. Face interne ou orbitaire des grandes ailes. — 6. Leur face externe ou zygomato-temporale. — 7. Partie supérieure ou temporale de cette face. — 8. Sa partie inférieure ou zygomatique. — 9. Crête qui sépare ces deux parties. — 10. Trou ovale. — 11. Trou sphéno-épineux. — 12. Épine du sphénoïde. — 13. Aile externe de l'apophyse ptérygoïde. — 14. Son aile interne. — 15, 15. Surface par laquelle le sphénoïde s'articule avec l'occipital.

en dedans et en avant, et qui forme la plus grande partie de la paroi externe de l'orbite. Cette surface plane ou légèrement concave est limitée : en bas par un bord rectiligne, qui fait partie de la fente sphéno-maxillaire ; en haut, par un bord dentelé qui se confond avec la surface triangulaire par laquelle le sphénoïde s'articule avec le frontal ; en dedans, par un bord oblique qui fait partie de la fente sphénoïdale ; en dehors, par un bord dentelé, mince et tranchant, qui s'articule avec l'os malaire.

D. **Face postérieure ou occipitale.** — Son étendue est beaucoup moins grande que celle des précédentes. — Sur sa partie médiane, elle offre une surface rugueuse, quadrilatère, inclinée en bas et articulée avec l'apophyse basilaire de l'occipital. — A droite et à gauche de cette surface articulaire, constituant à elle seule presque toute la face postérieure, se trouve l'origine des gouttières caverneuses ; au-dessous de celles-ci, l'orifice postérieur du conduit vidien ou ptérygoïdien, qui surmonte le bord postérieur de l'aile interne de l'apophyse ptérygoïde ; et en dehors de cet orifice, le bord postérieur des grandes ailes du sphénoïde.

E. **Faces latérales ou zygomato-temporales.** — Elles sont irrégulièrement quadrilatères. En procédant de haut en bas, on y remarque : une surface unie, concave d'avant en arrière, qui en forme les deux tiers environ, et qui fait partie de la fosse temporale ; plus bas, une crête antéro-postérieure, offrant souvent vers sa partie moyenne une sorte d'épine ; au-dessous de celle-ci, une surface concave de dehors en dedans. Cette surface fait partie de la fosse zygomatique. Elle donne attache au muscle ptérygoïdien externe. Une crête mousse et concave la limite en avant ; le trou ovale, le trou sphéno-épineux et l'épine du sphénoïde la limitent en arrière.

Les faces latérales se terminent en haut par un bord mince et tranchant, qui fait partie de la surface triangulaire par laquelle le sphénoïde s'articule avec le frontal. — A l'union de ce bord supérieur avec le bord externe, on voit un angle tronqué qui constitue le sommet des grandes ailes et qui s'unit à l'angle antéro-inférieur du pariétal.

F. *Connexions et conformation intérieure.* — Le sphénoïde s'articule avec tous les os du crâne : en avant, avec le frontal et l'ethmoïde ; en dehors, avec le pariétal et le temporal ; en arrière, avec l'occipital. Il s'articule en outre avec cinq os de la face : antérieurement avec les os malaires ; postérieurement avec le vomer sur la ligne médiane, et les os palatins de chaque côté.

Cet os est principalement formé de tissu compacte. Sur une grande partie de son étendue, les deux tables se confondent pour constituer une lame unique, mince et demi-transparente. Le tissu spongieux occupe surtout la partie postérieure du corps, la base des apophyses ptérygoïdes, le centre des grandes ailes et le bord postérieur des petites.

G. Développement. — Le sphénoïde se développe par quatorze points d'ossification : deux pour la partie antérieure et quatre pour la partie postérieure du corps; deux pour les petites ailes ; deux pour les grandes ailes et l'aile externe des apophyses ptérygoïdes; deux pour l'aile interne de ces apophyses et deux pour les sinus sphénoïdaux.

Les deux points qui produisent les grandes ailes sont les premiers qui se montrent. Ils apparaissent à deux mois et demi. Les autres ne tardent pas à les suivre, en sorte que, vers la fin du troisième mois de la vie fœtale ou au commencement du quatrième, on peut en général les distinguer tous, à l'exception cependant de ceux qui formeront les sinus du sphénoïde.

FIG. 17.   FIG. 18.

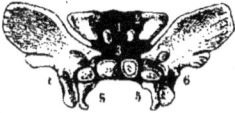   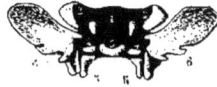

FIG. 20.

FIG. 19.

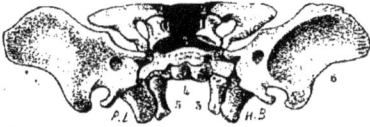   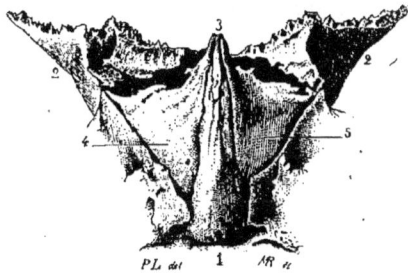

Développement du sphénoïde.

FIG. 17. — *Sphénoïde d'un fœtus de trois mois et demi à quatre mois*, dont les douze points primitifs sont déjà formés et très-manifestes. — 1. Points d'ossification qui produiront le corps du sphénoïde antérieur.—2, 2. Petites ailes.—3. Points d'ossification internes ou moyens du corps du sphénoïde supérieur. — 4, 4. Points latéraux de ce corps. — 5, 5. Ailes internes des apophyses ptérygoïdes. — 6, 6. Ailes externes et grandes ailes.

FIG. 18. — *Sphénoïde appartenant à un fœtus un peu moins âgé, et sur lequel cependant les deux points moyens du corps du sphénoïde postérieur sont déjà réunis.* — En s'unissant, ils ont formé un noyau allongé transversalement, qui décrit une courbure à concavité antérieure. Les autres points d'ossification sont encore complétement indépendants. — Les mêmes chiffres indiquent les mêmes points d'ossification.

FIG. 19. — *Sphénoïde d'un fœtus de huit mois.* — 1, 1. Les deux points du corps du sphénoïde antérieur encore très-écartés l'un de l'autre, mais déjà contigus aux petites ailes. — 2, 2. Petites ailes contribuant avec les points précédents à circonscrire le trou optique. — 3. Les quatre points du corps du sphénoïde postérieur réunis en avant.—4. Ces mêmes points présentant en arrière des traces de leur indépendance primitive. — 5, 5. Ailes internes des apophyses ptérygoïdes non encore soudées. — 6, 6. Ailes externes de ces apophyses et grandes ailes.

FIG. 20. — *Cornets de Bertin.* — 1. Crête de la face inférieure du corps du sphénoïde. — 2, 2. Face inférieure des petites ailes. — 3. Bec du sphénoïde. — 4. Cornet de Bertin du côté droit. — 5. Cornet du côté gauche.

Les deux points internes de la partie postérieure du corps, très-rapprochés de la ligne médiane, sont toujours les premiers qui se soudent. Au début du quatrième mois, on les trouve déjà en partie réunis. Tantôt ils commencent à se souder par leur partie antérieure; et comme leur forme est arrondie, ils restent distincts encore en arrière. Tantôt ils s'unissent d'abord par leur partie postérieure; et forment alors un petit arc à concavité antérieure. Tantôt enfin ils se confondent primitivement par leur partie moyenne; dans ce cas, ils se présentent sous l'aspect d'un petit rectangle transversalement dirigé.

Les deux points externes de la partie postérieure du corps répondent aux gouttières caverneuses. Ils sont allongés dans le sens transversal, et se soudent aux points internes vers la fin du quatrième mois de la vie intra-utérine.

Les deux points de la partie antérieure du corps restent longtemps séparés l'un de l'autre. Ils s'unissent d'abord avec ceux des petites ailes qui décrivent une arcade pour se porter à leur rencontre, laquelle se transforme en trou pour le passage des nerfs optiques. — Après cette soudure, qui a lieu vers la fin du cinquième mois, on les voit se rapprocher et se continuer en avant, mais rester très-écartés en arrière; ainsi soudés entre eux et aux apophyses d'Ingrassias, ils constituent le *sphénoïde antérieur*.

Les quatre points de la partie postérieure du corps, en se réunissant aux grandes ailes et à l'aile interne des apophyses ptérygoïdes forment le sphénoïde postérieur.

Les deux sphénoïdes commencent à se fusionner vers la fin du septième mois. Leur union débute constamment par les parties latérales des deux corps. Au huitième mois, on les trouve presque toujours soudés l'un à l'autre au niveau des gouttières caverneuses, et séparés sur la ligne médiane par un espace triangulaire à base postérieure. Cet espace correspond en haut au bord postérieur de la gouttière optique et en bas à la partie postérieure du bec du sphénoïde. Il se comble peu à peu de haut en bas, en sorte qu'à la naissance les deux sphénoïdes sont complétement soudés supérieurement, mais encore distincts inférieurement. — A cette époque aussi, ou dans les premiers mois qui la suivent, les grandes ailes se soudent au corps du sphénoïde postérieur. Leur soudure répond au bord externe des gouttières caverneuses; elle a lieu également de haut en bas. Plusieurs années après la naissance, on peut en retrouver des vestiges sur la face inférieure de l'os, principalement au-dessous du trou optique.

Le point qui occupe l'aile interne des apophyses ptérygoïdes s'unit très-promptement avec les points latéraux externes du corps sphénoïde et avec la partie correspondante des grandes ailes. Le conduit vidien ou ptérygoïdien résulte de la conjugaison de ces trois points d'ossification, de même que le trou optique résulte de la conjugaison des deux points latéraux du sphénoïde antérieur.

Cornets de Bertin. — Les deux points qui donnent naissance aux sinus sphénoïdaux sont beaucoup plus tardifs que les précédents. Ces deux points se montrent six ou huit mois après la naissance. Ils sont situés à droite et à gauche du bec du sphénoïde, sous le corps de l'os déjà très-épais et presque uniquement composé de tissu spongieux. Chacun d'eux revêt la figure d'une petite lamelle triangulaire à base antérieure s'enroulant sur elle-même, de telle sorte qu'elle est convexe en bas et concave en haut. A dix-huit mois ou à deux ans, cette lamelle représente un demi-cône. A trois ou quatre ans, elle forme un cône à peu près complet, dont la base regarde les gouttières ethmoïdales et semble en faire partie; de là le nom de *cornet* sous lequel elle a été décrite par Bertin en 1774; de là aussi celui de *cornet de Bertin* qu'elle a conservé depuis cette époque.

Le cornet continue à se développer dans les années suivantes, soit dans le sens transversal, soit dans le sens antéro-postérieur. En même temps, la partie correspondante du corps de l'os se creuse de chaque côté, et finit par se réduire à une simple cloison. Les cornets sphénoïdaux ont subi alors leur dernière transformation : c'est sous cet aspect qu'ils se présentent à huit ou dix ans. A cet âge, ils constituent une lame irrégulièrement trian- gulaire, qui forme là paroi antéro-inférieure des sinus. Leur bord externe répond au sillon dans lequel sont reçus les bords du vomer. Leur bord interne s'applique : en arrière à la partie médiane de la face inférieure du corps du sphénoïde; en avant, au bec très-aminci de l'os et à la crête qui le surmonte. Le bord antérieur présente une échancrure qui contribue à former l'orifice par lequel chaque sinus communique avec les fosses nasales.

L'époque à laquelle les cornets de Bertin se soudent au reste de l'os est extrêmement variable; en général cette soudure s'opère de douze à quinze ans; rarement plus tard, souvent plus tôt.

Lorsque les quatorze points par lesquels le sphénoïde se développe se sont soudés entre eux, on le voit presque aussitôt se souder lui-même à l'apophyse basilaire de l'occipital. La précocité de cette soudure, qui a lieu à quinze ou seize ans, a porté quelques auteurs à les considérer comme un seul os, auquel ils ont donné le nom de *sphéno-occipital.*

V. — Ethmoïde.

L'ethmoïde est un os impair, médian et symétrique, situé à la partie antérieure et moyenne de la base du crâne, au devant du sphénoïde, au- dessous du frontal, au-dessus des fosses nasales à la formation desquelles il prend une part importante, entre les deux orbites qu'il sépare. De tous les os courts, c'est celui qui, par son mode de conformation, se rapproche le plus de la forme cubique.

Il se compose de trois parties verticales et parallèles : l'une moyenne, très-mince ; deux latérales, épaisses, appelées *masses latérales*, et séparées de la précédente par une rainure profonde. Ces trois parties sont reliées entre elles supérieurement par une lame horizontale, surmontée d'une apophyse triangulaire, et percée d'un grand nombre de trous, qui l'ont fait comparer à un crible : d'où le nom qui a été donné à cet os (ἠθμός, crible, εἶδος, forme).

Nous lui considérerons six faces : la première, tournée directement en haut, fait seule partie de la cavité du crâne ; elle répond au bulbe des nerfs olfactifs qui la séparent des lobes antérieurs du cerveau. — La seconde, tournée en bas, fait partie des fosses nasales. — La troisième, tournée en avant, s'articule avec les os du nez et l'apophyse montante des os maxillaires supérieurs. — La quatrième, dirigée en arrière, s'articule avec le sphénoïde. — La cinquième et la sixième, dirigées en dehors, font partie des cavités orbitaires.

Pour mettre cet os en position, il faut tourner en haut sa portion horizontale ou criblée, et placer en avant l'apophyse qui la surmonte.

A. **Face supérieure ou cérébrale.** — Quadrilatère et concave, elle présente sur la ligne médiane une apophyse triangulaire, verticale, qui répond à sa moitié ou à ses deux tiers antérieurs, et qui a été comparée à une crête de coq : c'est l'*apophyse crista-galli*.

Les faces latérales de cette apophyse sont tantôt planes, tantôt bosselées et convexes. — Son bord postérieur, oblique de haut en bas et d'avant en arrière, est mince et rectiligne. — Son bord antérieur, plus court que le précédent, presque vertical, forme la partie la plus épaisse de l'apophyse ; il est uni supérieurement, inégal et dentelé dans ses deux tiers inférieurs, pour s'articuler avec la partie médiane de l'échancrure ethmoïdale du frontal. Quelquefois sa partie inférieure se creuse d'un sillon qui, en s'apposant à un sillon semblable de cette échancrure, produit le trou borgne. Plus souvent, elle offre deux petites saillies inclinées en dehors, qui semblent résulter du dédoublement de ce bord. — Son sommet, ainsi que ses deux faces et le bord postérieur donnent attache à la faux du cerveau. — Sa base se continue avec la lame criblée.

A droite et à gauche de l'apophyse crista-galli, on remarque une gouttière antéro-postérieure, plus étroite et plus profonde en avant, dont le fond est criblé d'orifices par lesquels passent les divisions des nerfs olfactifs ou nerfs de l'odorat. Parmi ces trous, il en est de grands, de moyens et de petits ; en les observant à l'aide d'une loupe, on peut facilement constater que les grands et les moyens représentent pour la plupart une simple fossette dont le fond est criblé de pertuis, et que chacun d'eux, par conséquent, constitue un crible plus petit. Quelques-uns deviennent le point de départ d'un canal dont les parois sont recouvertes aussi d'orifices de second ordre. Les plus grands correspondent en général à la base de l'apophyse crista-galli, qui sépare ceux du côté droit de ceux du côté gauche, et aux dépens de laquelle ils sont en partie creusés. — A la partie antérieure et interne des gouttières olfactives, on voit une fente, antéro-postérieure ; elle donne passage au filet ethmoïdal du rameau nasal de la branche ophthalmique de Willis.

En dehors des trous de la lame criblée, la face supérieure présente des portions de cellules que recouvrent et complètent celles de l'échancrure ethmoïdale du frontal ; — et deux petites gouttières transversales et obliques qui, en s'unissant aux gouttières correspondantes de la même échancrure, forment les trous orbitaires internes.

B. **Face inférieure ou nasale.** — Extrêmement irrégulière, tapissée par la pituitaire. Elle offre sur la ligne médiane la *lame perpendiculaire* de l'ethmoïde, très-étendue, mince et quadrilatère ; continue en haut avec la lame criblée et l'apophyse crista-galli ; articulée en bas avec le vomer ; unie en arrière à la crête verticale du sphénoïde ; unie en avant à l'épine nasale, aux os propres du nez et au cartilage de la cloison.

Sur les parties latérales, cette face est creusée de deux gouttières antéro-

FIG. 21. FIG. 22.

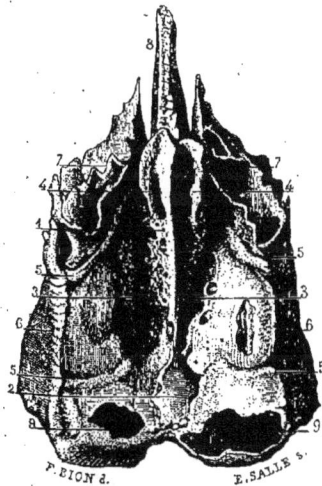

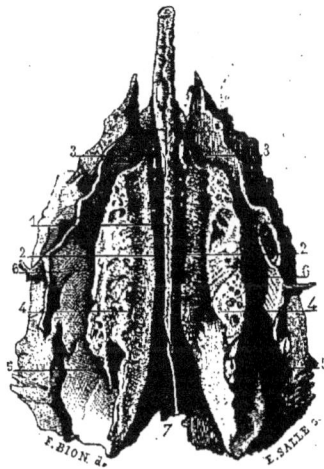

Ethmoïde, face supérieure. *Ethmoïde, face inférieure.*

FIG. 21. — 1. Apophyse crista-galli. — 2. Lamelle qui appartient au bord antérieur du corps du sphénoïde, mais qui se soude à l'ethmoïde de vingt à vingt-cinq ans. — 3, 3. Lame criblée. — 4, 4. Fentes antéro-postérieures situées à droite et à gauche de la partie antérieure de l'apophyse crista-galli. — 5, 5, 5, 5. Gouttières transversales ou obliques qui, en s'unissant aux gouttières correspondantes du frontal, forment les trous orbitaires internes. — 6, 6. Faces latérales de l'ethmoïde. — 7, 7. Base de l'infundibulum destinée à s'aboucher avec l'orifice des sinus frontaux. — 8. Bord antérieur de la lame perpendiculaire.

FIG. 22. — 1. Lame perpendiculaire de l'ethmoïde. — 2, 2. Gouttières latérales formant la partie supérieure des fosses nasales. — 3. Fentes antéro-postérieures situées à l'extrémité antérieure de ces gouttières. — 4, 4. Cornets moyens. — 5, 5. Méats moyens. — 6, 6. Apophyses unciformes.

postérieures, les *gouttières ethmoïdales*, étroites et profondes, qui font partie des fosses nasales. — Au fond de celles-ci, on aperçoit la face inférieure de la lame criblée et les orifices des conduits que traversent les nerfs olfactifs. — Leur paroi interne, formée par la lame perpendiculaire, est verticale, plane et unie. — Leur paroi externe, constituée par les masses latérales de l'ethmoïde, est parallèle à la précédente, mais très-inégale.

Sur cette paroi externe on voit en haut et en avant une surface plane et rugueuse, qui répond à la partie la plus large des gouttières nasales.

En arrière de cette surface existe le *cornet supérieur* ou *cornet* de Morgagni, lame mince, antéro-postérieure, recourbée de haut en bas et de dedans en dehors, offrant une face interne convexe; une face externe concave; un bord supérieur qui se soude à la lame criblée; un bord inférieur libre, mince et horizontal; une extrémité antérieure continue avec la surface plane; une extrémité postérieure unie au cornet sphénoïdal.

En dehors du cornet supérieur se trouve le *méat supérieur*, représenté par une rainure antéro-postérieure, que limitent ce cornet en dedans et les cellules ethmoïdales postérieures en dehors; à son extrémité antérieure il présente un orifice qui le fait communiquer avec ces cellules.

Au-dessous du méat supérieur et de la surface plane, on remarque une lame semi-ellipsoïde, s'étendant de la face antérieure à la face postérieure de l'os : c'est le *cornet moyen* ou *cornet ethmoïdal.* — Sa face convexe est tournée vers la lame perpendiculaire. — Sa face concave, dirigée en dehors, répond au méat moyen, qu'elle contribue essentiellement à former. — Son bord supérieur se continue en avant avec la surface plane, et en arrière avec les cellules ethmoïdales postérieures. — Son bord inférieur est épais et rugueux. — Son extrémité antérieure, libre, forme avec le bord inférieur un angle droit ou légèrement obtus. — Son extrémité postérieure, plus effilée et plus enroulée que la précédente, s'unit à une petite crête de l'os palatin.

En dehors du cornet moyen, on observe le *méat moyen*, excavation de forme semi-ellipsoïde aussi, limitée en dedans par ce cornet, en dehors par les cellules ethmoïdales postérieures. Un orifice situé à son extrémité antérieure le fait communiquer avec le groupe des cellules ethmoïdales antérieures. — Parmi ces cellules, la plus remarquable est celle qui répond à l'orifice de communication. Allongée de haut en bas, plus large supérieurement qu'inférieurement, elle a été comparée à un entonnoir, d'où le nom d'*infundibulum* sous lequel elle est connue. Par son extrémité supérieure l'infundibulum s'ouvre dans le sinus frontal correspondant, et par son extrémité inférieure, d'une part dans le méat moyen des fosses nasales, de l'autre dans le sinus maxillaire.

De la partie antérieure du méat moyen part une lame qui se porte obliquement en bas, en arrière et en dehors, vers le bord supérieur du cornet inférieur; elle a été tour à tour décrite sous les noms de *lame oblique*, *lame descendante, lame unciforme* (de *uncus,* crochet). Son existence est constante, mais son mode de configuration et ses dimensions varient beaucoup suivant les individus.

C. **Face antérieure ou naso-maxillaire.** — Plus petite que toutes les autres, non moins irrégulière que la précédente. Elle présente sur la ligne médiane le bord antérieur de la lame perpendiculaire, très-court et presque vertical chez quelques individus, plus long et incliné en avant chez d'autres, articulé avec les os du nez.

De chaque côté, se présentent : l'extrémité antérieure des gouttières nasales, qui en constitue la partie la plus large ; puis en dehors de celles-ci l'extrémité antérieure des masses latérales, très-obliquement coupée d'avant en arrière et de dedans en dehors, creusée de cellules qui sont recouvertes et complétées, en avant par l'apophyse montante des os maxillaires supérieurs, en arrière par l'os unguis.

D. **Face postérieure ou sphénoïdale.** — Irrégulière aussi et verticale, elle offre sur la ligne médiane le bord postérieur de la lame perpendiculaire, très-mince, articulé avec la crête de la face antérieure du sphénoïde.

A droite et à gauche de ce bord, on voit : l'extrémité postérieure des gouttières nasales plus étroite et plus haute que leur extrémité opposée ; et

Fig. 23.   Fig. 24.

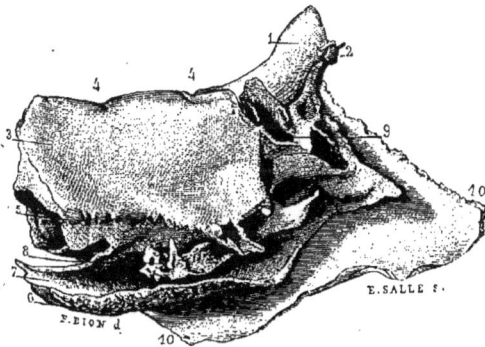

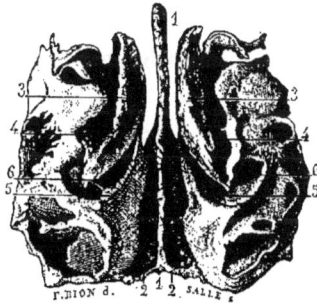

Ethmoïde, face antéro-latérale.   *Ethmoïde, face postérieure.*

Fig. 23. — 1. Apophyse crista-galli. — 2. Bord par lequel cette apophyse s'articule avec l'extrémité antérieure de l'échancrure ethmoïdale du frontal.—3. Facette orbitaire constituée par une lame osseuse extrêmement mince et transparente, ou l'os planum. — 4, 4. Échancrure occupant le bord supérieur de cette lame et contribuant à former les trous orbitaires internes. — 5. Bord inférieur de l'os planum. — 6. Cornet moyen ou ethmoïdal. — 7. Méat moyen. — 8. Apophyse unciforme. — 9. Base de l'infundibulum. —10, 10. Lame perpendiculaire.

Fig. 24. — 1, 1. Lame perpendiculaire qui présente ici une direction ascendante, parce que l'os a été retourné afin de montrer plus distinctement l'extrémité postérieure des cornets et des méats. — 2, 2. Face inférieure de la lame criblée se continuant par sa partie médiane avec la lame précédente. — 3, 3. Cornets moyens. — 4, 4. Méats moyens. — 5, 5. Cornets supérieurs. — 6, 6. Méats supérieurs

en dehors de celles-ci l'extrémité portérieure des masses latérales. Cette extrémité présente de haut en bas : 1° une surface inégale, quadrilatère, articulée avec la partie antérieure des sinus sphénoïdaux, et souvent soudée à ces sinus ; 2° au-dessous de cette surface et en dedans, l'extrémité postérieure du cornet supérieur, et celle du méat supérieur ; 3° l'extrémité postérieure du cornet moyen, plus ou moins longue et enroulée à la manière d'une volute ; 4° enfin l'extrémité postérieure du méat moyen.

E. **Faces latérales ou orbitaires**. — Verticales, unies, allongées d'avant en arrière, ces faces forment la plus grande partie de la paroi interne de l'orbite. Chacune d'elles est constituée par une lame osseuse d'une extrême minceur, qui se continue en dedans avec les lamelles dont les masses latérales se composent, mais qui a été considérée par les anciens comme en étant indépendante et décrite par eux sous le nom d'*os planum*. Cette lame offre une figure rectangulaire. Son bord supérieur s'articule avec le frontal ; on y remarque deux échancrures qui contribuent à la formation des trous orbitaires internes. Son bord inférieur s'unit à la face orbitaire du maxillaire supérieur ; l'antérieur à l'os unguis ; le postérieur à une crête de la face antérieure du sphénoïde, crête qui limite en dehors les sinus sphénoïdaux et qui les sépare du trou optique.

F. *Connexions et conformation intérieure*. — L'ethmoïde s'articule avec deux os du crâne : en haut avec le frontal, en arrière avec le sphénoïde ; et avec neuf os de la face : en avant avec les os du nez, en dehors avec les os maxillaires supérieurs et les os unguis, en arrière et en bas avec les os palatins, en bas et sur la ligne médiane avec le vomer.

Cet os présente à peine quelques traces de tissu spongieux dans son apophyse crista-galli et sa lame perpendiculaire. Il est presque exclusivement constitué par des lamelles de tissu compacte.

Dans l'épaisseur des masses latérales, ces lamelles, en s'unissant, circonscrivent des cellules partagées en deux groupes. — Le groupe postérieur communique avec le méat supérieur. — Le groupe antérieur communique avec le sinus frontal, le sinus maxillaire et le méat moyen.

G. *Développement*. — L'ethmoïde se développe par quatre points d'ossification : deux pour les masses latérales, deux pour l'apophyse crista-galli, la lame criblée et la lame perpendiculaire.

Les points qui répondent aux masses latérales se manifestent au commencement du cinquième mois de la vie fœtale. Ils occupent leur partie centrale. L'ossification envahit d'abord, et de proche en proche, les lames cartilagineuses intercellulaires ; elle se propage de dedans en dehors. Les cellules, au début, restent ouvertes du côté de l'orbite. Mais bientôt la lame destinée à les recouvrir, ou l'os planum, paraît à son tour et les complète ; cette lame se constitue en partie aux dépens du cartilage, en partie aux dépens de la couche celluleuse sous-périostique.

Les deux points qui doivent produire l'apophyse crista-galli ne se montrent qu'après la naissance. Ils sont situés à droite et à gauche du bord antérieur de cette apophyse, très-près l'un de l'autre, s'étendent d'abord en haut et en arrière, puis, se réunissent presque aussitôt pour constituer son bord postérieur. Vue alors par sa partie inférieure, cette apophyse se présente sous l'aspect d'une gouttière.

En même temps que ces deux points se prolongent en haut, ils s'étendent en dehors pour former la lame criblée. Un peu plus tard, ils s'unissent aussi en bas pour former la lame perpendiculaire, laquelle par conséquent s'ossifie du bord supérieur vers l'inférieur. — A la fin de la première année, la lame criblée se soude aux masses latérales.

De ce mode d'évolution, il résulte : 1° que la partie médiane de l'ethmoïde est d'abord double ; 2° que les cellules de cet os ne sont pas redevables de leur existence à la résorption du tissu spongieux, comme les sinus frontaux et sphénoïdaux : elles existent primordialement.

VI. — Temporal.

Os pair, situé sur les parties latérale et inférieure du crâne, au-dessous du pariétal, en arrière du sphénoïde, en avant de l'occipital. Sa forme est très-irrégulière. Elle permet cependant de lui distinguer trois portions :

1° Une portion supérieure, extrêmement mince, demi-circulaire, qui répond à la tempe, et qui a été comparée à une écaille, d'où le nom de *proportion écailleuse* sous lequel on la désigne ; elle est remarquable par la présence d'une longue apophyse destinée à relier les parties latérales du crâne aux parties latérales de la face, et appelée pour cette raison *apophyse zygomatique* ;

2° Une portion postérieure ou *mastoïdienne*, aplatie comme la précédente, mais plus petite, beaucoup plus épaisse et caractérisée par la présence de l'*apophyse mastoïde*, qui la termine inférieurement ;

3° Une portion interne, ou *portion pierreuse*, *portion pétrée*, *portion pyramidale*, essentiellement constituée par du tissu compacte et offrant la forme d'une pyramide à base triangulaire. C'est dans cette troisième portion que résident les parties les plus délicates du sens de l'ouïe.

Nous considérerons à cet os une face externe, une face interne et une circonférence. — La face externe est recouverte par le muscle temporal et par les muscles auriculaires qui la séparent de la peau, et plus superficiellement par le pavillon de l'oreille. — La face interne répond au cerveau dans la plus grande partie de son étendue.

Pour mettre le temporal en position, il faut placer sa portion écailleuse en haut et en avant, et donner à l'apophyse zygomatique une direction horizontale.

A. Face externe ou auriculaire. — Elle offre en haut et en avant une large surface demi-circulaire, unie et légèrement convexe, formant la plus grande partie de la fosse temporale, et parcourue en arrière par un ou deux sillons obliquement ascendants destinés à l'artère temporale profonde postérieure.

De la partie inférieure et antérieure de cette surface naît l'apophyse zygomatique, non moins remarquable par sa longueur que par sa direction. Elle s'en détache à angle droit et se porte d'abord horizontalement en dehors, mais se recourbe bientôt, pour se diriger horizontalement en avant. Cette apophyse est aplatie de haut en bas à son point de départ; dans le reste de son étendue, elle est aplatie de dehors en dedans et se trouve séparée de la surface externe de l'os par un intervalle considérable que remplit le muscle temporal. — Sa face externe, convexe et unie, est recouverte par la peau. — Sa face interne, plane de haut en bas, un peu concave d'arrière en avant, répond au muscle précédent. — Son bord supérieur, long et mince, donne attache à l'aponévrose temporale. — Son bord inférieur, épais et court, donne attache au muscle masséter. — Son sommet, dentelé et coupé en biseau aux dépens du bord inférieur, s'articule avec l'angle postérieur de l'os malaire.

La base de l'apophyse zygomatique, vue par sa partie supérieure, représente une gouttière sur laquelle glisse le bord postérieur du muscle temporal. — Vue par sa partie inférieure, elle se partage en deux branches ou racines, l'une qui se dirige horizontalement en arrière, l'autre qui se porte transversalement en dedans.

La branche antéro-postérieure, après un trajet de quelques millimètres, se subdivise en deux parties : la supérieure continue à se diriger horizontalement en arrière, et devient l'origine de la ligne courbe qui limite la fosse temporale; l'inférieure descend obliquement au devant du conduit auditif externe et se termine au niveau de celui-ci par un tubercule aplati, le *tubercule auriculaire*.

La branche ou racine transversale, appelée aussi *apophyse articulaire*, est allongée de dehors en dedans, convexe d'avant en arrière. A son extrémité externe, on remarque une saillie qui donne attache au ligament latéral externe de l'articulation temporo-maxillaire, et qui constitue le *tubercule* de l'apophyse zygomatique. Au devant de son extrémité interne existe une petite surface triangulaire qui fait partie de la voûte de la fosse zygomatique : c'est sur cette surface que vient se fixer le condyle de la mâchoire inférieure dans la luxation de cet os. Son bord antérieur est court, mince et transversal; le postérieur plus long, épais, un peu oblique de dehors en dedans et d'avant en arrière.

Au-dessous de l'apophyse zygomatique, se trouve la *cavité glénoïde*, par laquelle le temporal s'articule avec la mâchoire inférieure. Cette cavité présente une forme semi-ovoïde. Son grand axe est oblique de dehors en dedans et d'avant en arrière. Sa petite extrémité répond à l'angle de séparation des deux branches de l'apophyse zygomatique. Sa grosse extrémité, tournée en dedans et en arrière, repose sur la paroi inférieure du conduit auditif externe. — Elle est traversée par une fente appelée *scissure* de Glaser ou *glénoïdale*, qui s'ouvre supérieurement dans la caisse du tympan et qui livre passage à l'apophyse grêle du marteau. Cette scissure la partage en deux parties inégales : une partie antérieure et externe, qui reçoit le condyle de la mâchoire; une partie postérieure et interne, plus petite, remplie par du tissu cellulo-adipeux, et non articulaire, par conséquent, mais qui permet au condyle d'exécuter de légers mouvements antéro-postérieurs.

En arrière de la cavité glénoïde, dans l'angle rentrant que forme la portion écailleuse avec la portion mastoïdienne, on aperçoit l'orifice de la portion osseuse du conduit auditif externe. La moitié inférieure de cet orifice présente des inégalités qui donnent attache à la portion cartilagineuse du conduit. La moitié supérieure est lisse.— En avant, son contour se trouve

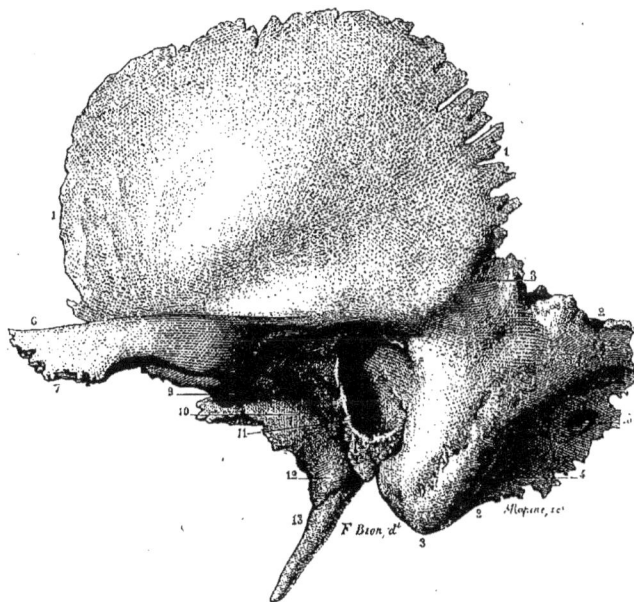

Fig. 25. — *Temporal, face externe.*

1, 1. Portion écailleuse. — 2, 2. Portion mastoïdienne. — 3. Apophyse mastoïde. — 4. Extrémité postérieure de la rainure digastrique. — 5. Trou mastoïdien. — 6. Apophyse zygomatique — 7. Sommet de cette apophyse, dentelé et taillé en biseau aux dépens du bord inférieur. — 8. Branche antéro-postérieure de la base de l'apophyse, formant l'origine de la ligne courbe qui circonscrit la fosse temporale. — 9. Branche transversale ou articulaire peu distincte dans cette vue. — 10. Cavité glénoïde formant la paroi inférieure du conduit auditif externe. — 11. Orifice de ce conduit. — 12. Apophyse vaginale ou engaînante. — 13. Apophyse styloïde.

séparé du tubercule auriculaire par un prolongement de la scissure glénoïdale. — En arrière, il a pour limite un autre sillon qui répond au bord
antérieur de l'apophyse mastoïde et qui semble avoir été tracé avec la pointe
d'une aiguille. — Le conduit partant de cet orifice se dirige en bas et en
dedans vers la caisse du tympan, dans laquelle il s'ouvre à l'état sec, mais
dont il reste séparé à l'état physiologique par la membrane du tympan.

Sur la partie inférieure de la face externe, immédiatement en arrière
du conduit auditif, on observe l'*apophyse mastoïde*, remarquable par sa
forme conoïde et par son volume, qui est en raison directe de l'âge. Elle
se dirige un peu obliquement de haut en bas et d'arrière en avant. — Sa
face externe, convexe et rugueuse, se continue sans ligne de démarcation
avec la surface correspondante de la portion mastoïdienne. — Sa face
interne, plane et lisse, est séparée de la partie inférieure de cette même
portion par une rainure profonde, la *rainure digastrique*, qui donne
attache au muscle de ce nom. — Son bord antérieur, épais et uni, descend
verticalement. — Le postérieur, mince, se dirige de haut en bas et d'arrière en avant. — Son sommet est arrondi. Cette apophyse donne attache
à trois muscles : 1° au sterno-mastoïdien, qui s'insère à sa face externe, à
son bord antérieur et à son sommet ; 2° au petit complexus, qui s'insère
à son bord postérieur ; 3° au digastrique, qui prend des insertions sur sa
face interne.

Au-dessus de l'apophyse mastoïde se trouve une *empreinte demi-circulaire*
qui commence inférieurement sur le sommet de cette apophyse, et qui se
porte d'abord en haut et en arrière, puis directement en arrière pour se continuer avec la ligne courbe supérieure de l'occipital. Elle donne attache sur
toute son étendue au muscle sterno-mastoïdien. — Entre cette empreinte
et la ligne courbe limitant la fosse temporale existe une surface quadrilatère, un peu déprimée, sur laquelle s'insère le muscle auriculaire postérieur. — En arrière de sa moitié supérieure se voit une surface plus petite
qui reçoit l'insertion du splénius de la tête ; et le *trou mastoïdien*, dont
l'existence n'est pas constante. Ce trou, très-variable aussi dans son siége,
sa direction et ses dimensions, donne passage à une veine qui va ordinairement s'ouvrir dans les sinus latéraux et qui établit alors une large communication entre ces sinus et le tronc des veines occipitales postérieures.

B. **Face interne ou cérébrale.** — On retrouve sur cette face, plus distinctes que sur la précédente, les trois parties qui composent le temporal :
en haut et en avant, la face interne de la portion écailleuse ; en bas et en
arrière, la face interne de la portion mastoïdienne ; et entre elles une apophyse volumineuse, de forme pyramidale et triangulaire, qui constitue la
portion pierreuse ou le *rocher*.

La face interne de la portion écailleuse, comparée à une coquille
d'huître, est concave, demi-circulaire, parsemée d'impressions digitales

et d'éminences mamillaires en général très-prononcées. On y remarque, en outre, un sillon ascendant situé sur son bord antérieur, et un ou deux sillons plus petits, dirigés d'avant en arrière. Le sillon ascendant, souvent peu manifeste, répond au tronc de l'artère méningée moyenne; il se continue avec le sillon antérieur du pariétal. Le sillon antéro-postérieur répond à une branche de cette artère et se continue avec le sillon postérieur du même os. — Inférieurement, la face interne de la portion écailleuse se soude à angle droit avec la face supérieure du rocher.

La face interne de la portion mastoïdienne est concave. Elle présente en avant une large gouttière curviligne, creusée, en partie sur cette face, en partie sur la base du rocher pour loger la partie correspondante des sinus latéraux; le trou mastoïdien, lorsqu'il existe, s'ouvre sur la partie moyenne de cette gouttière. — En arrière de celle-ci se trouve une

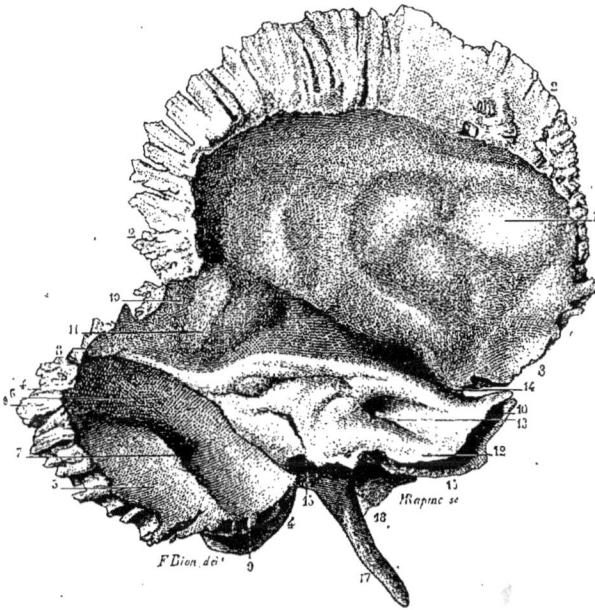

Fig 26. — *Temporal, face interne.*

1. Face interne de la portion écailleuse. — 2, 2. Partie supérieure de sa circonférence, taillée en biseau aux dépens de cette face. — 3, 3. Partie antérieure de sa circonférence, taillée en biseau aux dépens de la face externe, en sorte qu'on ne peut voir ses dentelures. — 4, 4. Portion mastoïdienne. — 5. Surface qui dépend de cette portion et qui contribue à former les fosses occipitales inférieures ou cérébelleuses. — 6. Large gouttière constituant la partie moyenne ou temporale des gouttières latérales. — 7. Trou mastoïdien s'ouvrant dans cette gouttière. — 8. Bord supérieur de la portion mastoïdienne. — 9, 9. Son bord postérieur. — 10, 10. Portion pierreuse ou pyramidale. — 11. Sa face supérieure ou cérébrale. — 12. Sa face postérieure ou cérébelleuse. — 13. Conduit auditif interne. — 14. Gouttière qui occupe le bord supérieur du rocher. — 15. Fente représentant l'orifice externe de l'aqueduc du vestibule. — 16. Face inférieure du rocher. — 17. Apophyse styloïde. — 18. Apophyse vaginale.

surface demi-circulaire unie et concave qui contribue à former les fosses occipitales inférieures.

La *portion pierreuse*, ou le *rocher*, située entre les portions écailleuse et mastoïdienne qu'elle sépare, se dirige obliquement en dedans, en avant et en bas. Sa forme pyramidale et triangulaire permet de lui considérer trois faces, trois bords, une base et un sommet. — De ses trois faces, la première, tournée en haut et en avant, supporte le lobe moyen du cerveau; — la deuxième, inclinée en arrière et en dedans, est en rapport avec le cervelet; — la dernière, dirigée en bas, répond aux parties supérieure et latérale du pharynx.

La face supérieure ou cérébrale est recouverte d'impressions digitales et d'éminences mamillaires. A l'union de son tiers interne avec ses deux tiers externes, on observe un sillon superficiel et très-court, se terminant en dehors par un orifice appelé *hiatus* de Fallope. Cet orifice et le sillon qui le précède livrent passage au grand nerf pétreux superficiel. — L'extrémité libre ou interne de cette face est creusée d'une dépression sur laquelle repose le ganglion de Gasser (fig. 30).

La face postérieure ou cérébelleuse présente à l'union de son tiers interne avec ses deux tiers externes le *conduit auditif interne*, transversalement dirigé de dedans en dehors, en sorte que son axe croise à angle aigu celui du rocher. L'entrée de ce conduit, allongée de dedans en dehors, affecte la figure d'un orifice elliptique. Sa paroi postérieure est courte; l'antérieure longue et semblable à une gouttière. Une crête falciforme divise son extrémité profonde en deux étages (fig. 27 et 28).

Sur l'étage supérieur on remarque : en arrière, une fossette criblée d'orifices microscopiques qui livrent passage aux divisions terminales de la branche vestibulaire supérieure du nerf acoustique, et en avant un orifice qui forme l'entrée d'un long conduit creusé dans l'épaisseur du rocher. Ce conduit, appelé *aqueduc de Fallope*, passe entre le limaçon et les canaux demi-circulaires. Il présente trois portions : la première, très-courte et horizontale, est perpendiculaire à l'axe du rocher; la seconde, horizontale aussi, mais parallèle à cet axe, offre une étendue de 10 à 12 millimètres; la troisième, un peu plus longue que la précédente, suit une direction verticale. L'aqueduc de Fallope transmet au dehors le nerf de la septième paire ou nerf facial (fig. 30 et 31).

Sur l'étage inférieur, existent en arrière deux ou trois trous que traversent les branches vestibulaires inférieures du nerf acoustique, et en avant une dépression que j'appellerai *lame criblée spiroïde* du limaçon. Vue à la loupe, cette lame criblée se compose d'une multitude de fossettes disposées sur deux lignes parallèles, s'enroulant autour d'un orifice central, et décrivant deux tours et demi; chacune de ces fossettes représente un petit crible. C'est par les pertuis de tous ces cribles que les divisions de la branche cochléenne du nerf acoustique pénètrent dans le limaçon.

En arrière du conduit auditif, sur la partie moyenne de la face postérieure, on aperçoit une fente qui forme l'orifice externe d'un canalicule ouvert par son autre extrémité dans le vestibule. Ce canalicule, décrit autrefois sous le nom d'*aqueduc du vestibule*, était considéré comme établissant une communication entre l'oreille interne et la cavité du crâne ; on sait aujourd'hui qu'il est rempli par un prolongement de la dure-mère et qu'il donne passage à une artériole et à une veinule.

La *face inférieure* ou *gutturale* du rocher est triangulaire comme la précédente, mais extrêmement irrégulière. Elle présente au devant de la rainure digastrique un trou qui forme l'orifice inférieur de l'aqueduc de Fallope et qui sépare l'apophyse mastoïde de l'apophyse styloïde, d'où le nom de *trou stylo-mastoïdien*.

L'*apophyse styloïde*, située en avant et en dehors du trou stylo-mastoïdien, est longue et grêle, de forme conoïde, très-variable, du reste, suivant les individus. Elle se développe par un point particulier d'ossification,

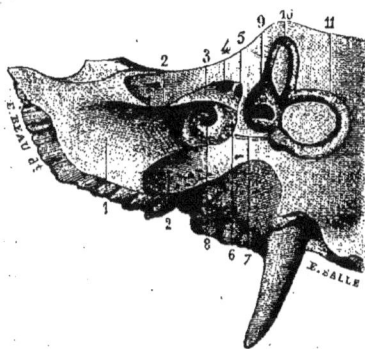

FIG. 27. — *Partie profonde du conduit auditif interne.*

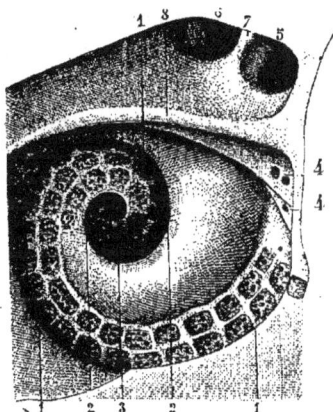

FIG. 28. — *Lame criblée spiroïde du limaçon. Grossissement de 5 diamètres.*

FIG. 27.—1. Paroi antérieure du conduit auditif interne.—2, 2. Coupe de la paroi postérieure de ce conduit. — 3. Crête falciforme qui divise le fond du conduit en deux étages. — 4. Orifice formant l'entrée de l'aqueduc de Fallope. — 5. Fossette criblée de trous par laquelle passent les divisions de la branche vestibulaire supérieure. — 6. Orifices livrant passage au nerf sacculaire. — 7. Conduit qui reçoit la branche vestibulaire inférieure. — 8. Lame criblée spiroïde de la base du limaçon. — 9. Cavité vestibulaire. — 10. Canal demi-circulaire supérieur. — 11. Canal demi-circulaire postérieur.

FIG. 28. — 1, 1, 1. Premier tour de la lame criblée spiroïde. — 2, 2. Second tour. — 3. Trou formant l'entrée du canal creusé dans l'axe du limaçon. — 4, 4. Trous livrant passage aux divisions du nerf sacculaire. — 5. Fossette cribriforme dont les pertuis sont traversés par les divisions de la branche vestibulaire supérieure.— 6. Entrée de l'aqueduc de Fallope. — 7. Petite crête verticale qui sépare cet orifice de la fossette précédente. — 8. Crête falciforme du conduit auditif.

lequel s'unit tardivement au reste de l'os, et se détache souvent de celui-ci sous l'influence de la macération ; de là son absence sur un grand nombre de temporaux. La longueur de cette apophyse est en général de 15 millimètres. Sa direction est oblique de haut en bas et d'arrière en avant. Elle donne attache aux muscles stylo-hyoïdien, stylo-glosse et stylo-pharyngien, ainsi qu'aux ligaments stylo-hyoïdien et stylo-maxillaire. — La paroi inférieure du conduit auditif externe, en se prolongeant jusqu'à sa base, la recouvre et l'entoure en partie ; ce prolongement, que termine un bord tranchant, constitue l'*apophyse vaginale* ou *engaînante* de l'apophyse styloïde.

En dehors de cette apophyse et du trou stylo-mastoïdien, on voit une facette triangulaire et légèrement rugueuse, qui s'articule avec l'apophyse jugulaire de l'occipital.

Au devant de la facette articulaire existe la *fosse jugulaire*. Cette fosse s'unit à une échancrure de l'occipital, pour former le trou déchiré postérieur ; elle contribue ainsi à loger le golfe ou l'origine de la veine jugulaire. — Son bord antérieur, plus ou moins saillant, divise le trou déchiré postérieur en deux parties inégales : l'une antérieure, et l'autre postérieure beaucoup plus grande. — Sur sa partie antérieure, on observe un très-minime sillon, dont l'extrémité postérieure aboutit à un trou ; ce sillon et le trou par lequel il se termine donnent passage à un filet nerveux, qui unit le nerf facial au nerf pneumogastrique.

Au devant et en dehors de la fosse jugulaire, se présente l'orifice inférieur du *canal carotidien*. Ce canal se porte d'abord verticalement en haut, mais s'infléchit presque aussitôt pour se diriger horizontalement en avant et en dedans, vers le sommet du rocher ; il reçoit l'artère carotide interne et le plexus nerveux qui l'entoure. — Au-dessous et en dedans du canal carotidien, on remarque une surface quadrilatère, toute recouverte d'aspérités, auxquelles s'attachent des parties fibreuses.

Des trois bords du rocher, le premier est supérieur, le deuxième inférieur, le troisième antérieur.

Le bord supérieur, plus long que les deux autres, répond à l'union des faces cérébrale et cérébelleuse. Il est creusé d'une gouttière qui loge le sinus pétreux supérieur, et qui se trouve interrompue à son extrémité interne par une dépression sur laquelle repose le tronc des nerfs trijumeaux. — Ce bord donne attache sur toute son étendue à la tente du cervelet.

Le bord inférieur, constitué par la réunion des faces cérébelleuse et gutturale, répond d'arrière en avant : 1° à la facette articulaire ou jugulaire, dont il forme la limite interne ; 2° à la fosse jugulaire qu'il limite aussi en dedans ; 3° à la saillie qui divise le trou déchiré postérieur en deux parties inégales ; 4° à l'orifice externe de l'aqueduc du limaçon. Cet orifice revêt la forme d'une fossette pyramidale et triangulaire, à base inférieure, dont le sommet, dirigé en haut, se continue avec un conduit ascendant, très-délié, qui va s'ouvrir dans la rampe interne ou tympanique du limaçon. Ainsi que l'aqueduc du vestibule, il est traversé par une artériole qu'accompagne un prolongement de la dure-mère. — Au devant de l'aqueduc du limaçon, le bord inférieur est creusé d'une demi-gouttière qui, en s'unissant à la demi-gouttière de l'apophyse basilaire, forme la gouttière pétreuse inférieure, occupée par le sinus du même nom. — Plus en avant, sur le sommet du rocher, il offre une rainure obliquement ascendante, dans laquelle se trouvent reçues les parties latérales très-amincies de l'apophyse basilaire. — Ce bord s'articule avec la moitié antérieure du bord inférieur de l'occipital.

Le bord antérieur, confondu en dehors avec le bord inférieur de la portion écailleuse, n'existe, en réalité, que dans son tiers antérieur ou interne. On y remarque la portion horizontale du canal carotidien, dont la paroi correspondante, extrêmement mince, fait en partie défaut. Il s'unit au bord postérieur des grandes ailes du sphénoïde.

La base du rocher, tournée en dehors et en arrière, est coupée obliquement aux dépens de sa partie antérieure. Elle se confond en haut avec la portion écailleuse, en arrière avec la portion mastoïdienne, mais reste indépendante de l'une et de l'autre inférieurement. C'est sur cette partie libre ou inférieure que se trouve creusé le conduit auditif externe.

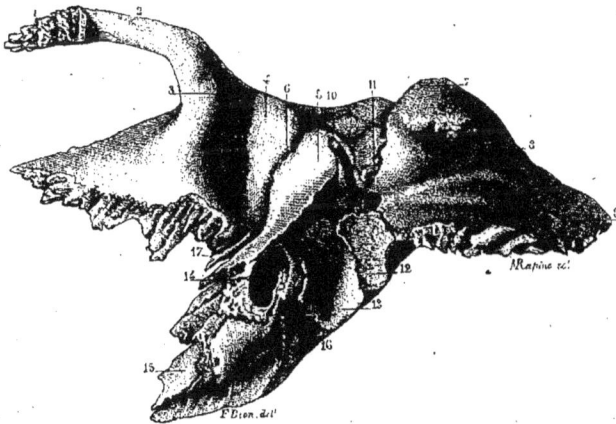

FIG. 29. — Temporal, partie inférieure.

1. Sommet de l'apophyse zygomatique, dentelé et taillé en biseau aux dépens du bord inférieur. — 2. Bord inférieur de cette apophyse très-large, pour fournir des insertions au muscle masséter. — 3. Branche transversale ou articulaire naissant de sa base. — 4. Partie articulaire de la cavité glénoïde. — 5. Sa partie non articulaire formant la paroi inférieure du conduit auditif externe. — 6. Scissure de Glaser. — 7. Apophyse mastoïde. — 8. Rainure digastrique. — 9. Trou mastoïdien. — 10. Apophyse styloïde. — 11. Trou stylo-mastoïdien. — 12. Facette par laquelle le temporal s'articule avec l'apophyse jugulaire de l'occipital. — 13. Fosse jugulaire. — 14. Orifice inférieur du canal carotidien. — 15. Orifice supérieur de ce canal. — 16. Orifice externe de l'aqueduc du limaçon.

Le sommet du rocher, très-irrégulier, présente l'orifice interne du canal carotidien. En s'opposant à l'apophyse basilaire et au corps du sphénoïde, il contribue à former le trou déchiré antérieur.

C. **Circonférence**. — Elle présente la figure d'un ovale irrégulier, dont la grosse extrémité se dirige en haut et en avant. Sur cet ovale on observe deux angles rentrants, diamétralement opposés : l'un supérieur et postérieur, obtus, l'autre inférieur et antérieur, aigu.

L'angle rentrant supérieur, ou obtus, répond à l'union de la portion écailleuse avec la portion mastoïdienne. Son côté postérieur, ou mastoïdien, très-large et dentelé, est taillé en biseau aux dépens de la face externe. Son côté antérieur, mince et tranchant, est taillé en biseau aux dépens de la face interne. Cet angle s'unit à l'angle inférieur et postérieur du pariétal, avec lequel il s'engrène, de telle sorte qu'ils se prêtent mutuellement un point d'appui.

L'angle rentrant inférieur, ou aigu, correspond à l'union de la portion écailleuse avec la portion pierreuse. Il reçoit l'angle postérieur des grandes ailes du sphénoïde. Son bord antérieur, dentelé, est coupé en biseau aux dépens de la face externe. — Au sommet de cet angle, on observe deux conduits parallèles et superposés, séparés par une mince lamelle horizontale. Le supérieur, plus petit et plus arrondi, loge le muscle interne du marteau. L'inférieur, plus grand et aplati, constitue la *portion osseuse de la trompe d'Eustache*.

Au-dessus et en avant des deux angles rentrants, la circonférence est formée par le bord supérieur de la portion écailleuse. Ce bord est demi-circulaire, mince et tranchant, très-obliquement coupé en biseau aux dépens de la face interne, recouvert de saillies et de sillons alternativement disposés et irrégulièrement rayonnés. Il s'articule, en haut avec le bord inférieur du pariétal, en avant avec la grande aile du sphénoïde.

Au-dessous et en arrière de l'angle rentrant supérieur, la circonférence se trouve prolongée par le bord postérieur de la portion mastoïdienne, bord large et dentelé, taillé en biseau aux dépens de la face interne dans sa moitié inférieure ; il s'articule avec la moitié postérieure du bord inférieur de l'occipital. — Plus bas la circonférence est continuée par la partie postérieure du rocher qui se dirige d'arrière en avant et de dehors en dedans et qui s'unit à la moitié antérieure du même bord.

D. *Connexions*. — Le temporal s'articule avec trois os du crâne et deux os de la face : en haut avec le pariétal, en arrière avec l'occipital, en avant avec le sphénoïde, en bas avec le maxillaire inférieur, et par le sommet de son apophyse zygomatique avec l'os malaire. — Pour chacun des os du crâne, il est alternativement taillé en biseau aux dépens de l'une et de l'autre face : ainsi, le bord par lequel il s'unit au pariétal présente un biseau pris sur la face interne en avant, sur la face externe en arrière; celui par lequel il s'unit à l'occipital offre un biseau taillé aux dépens de la face interne en haut, et aux dépens de l'externe en bas; celui par lequel il s'articule avec la grande aile du sphénoïde est taillé en biseau aux dépens de la face interne supérieurement, aux dépens de l'externe inférieurement; ainsi unis, tous ces os s'appuient les uns sur les autres et se soutiennent réciproquement.

E. *Conformation intérieure.* — La portion écailleuse du temporal se compose principalement de tissu compacte. — La portion mastoïdienne diffère des deux autres par la présence de nombreuses et larges cellules, s'étendant dans toute l'épaisseur de l'apophyse mastoïde et communiquant

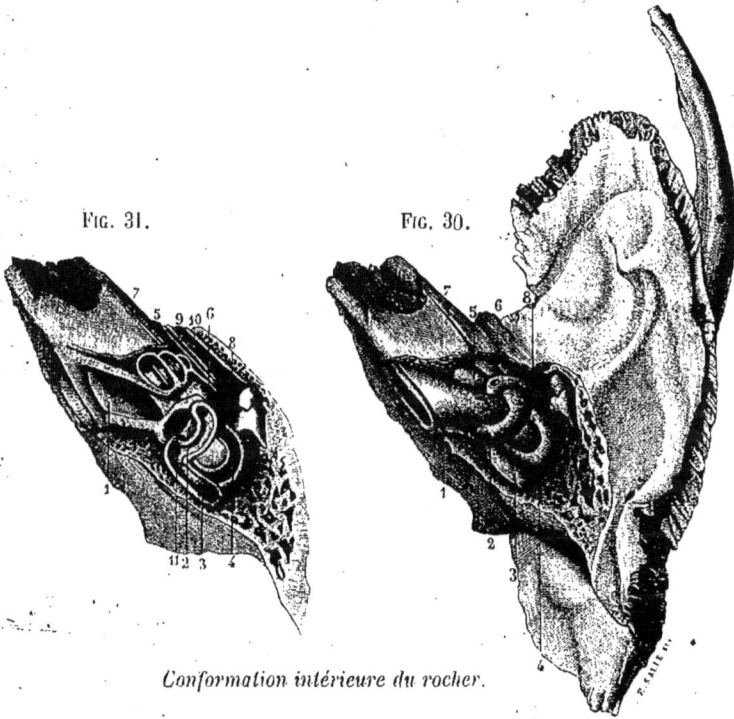

Fig. 31.   Fig. 30.

Conformation intérieure du rocher.

Fig. 30. — *Canaux demi-circulaires, limaçon et aqueduc de Fallope.* — 1. Conduit auditif. — 2. Canal demi-circulaire supérieur. — 3. Canal demi-circulaire postérieur. — 4. Canal demi-circulaire externe. — 5. Limaçon. — 6. Aqueduc de Fallope, passant entre le limaçon et les canaux demi-circulaires. Sur cet aqueduc, on voit un orifice qui représente l'hiatus de Fallope. — 7. Sillon qui précède cet orifice. — 8. Partie supérieure de la caisse du tympan, dans laquelle on remarque l'enclume et la tête du marteau. — 9. Dépression sur laquelle repose le ganglion de Gasser. — 10. Orifice supérieur du canal carotidien.

Fig. 31. — *Cavités de l'oreille interne.* — 1. Conduit auditif. — 2. Canal demi-circulaire supérieur. — 3. Canal demi-circulaire postérieur. — 4. Canal demi-circulaire externe. — 5. Limaçon. — 6. Les deux portions horizontales de l'aqueduc de Fallope se coudant au niveau de l'hiatus de Fallope. — 7. Sillon qui précède cet hiatus. — 8. Caisse du tympan. — 9. Canal du muscle interne du marteau, — 10. Portion osseuse de la trompe d'Eustache. — 11. Cavité du vestibule.

avec la caisse du tympan par un canal très-court qui part de la partie postérieure et supérieure de celle-ci. — La portion pétreuse est creusée aussi de
cavités dans lesquelles se trouvent contenues les parties les plus délicates
et les plus importantes du sens de l'ouïe. Ce groupe de cavités comprend :
le *vestibule* qui en occupe le centre, le *limaçon* situé en avant, et les *trois
canaux demi-circulaires* situés en arrière.

Les canaux demi-circulaires ont été distingués, d'après leur situation relative, en supérieur, postérieur et externe. Le premier est perpendiculaire
au bord supérieur du rocher et répond à sa partie moyenne. Le second est
parallèle à la face postérieure et correspond aussi à sa partie moyenne. Le
troisième est parallèle à la face inférieure.

Toutes les cavités de l'oreille interne communiquent entre elles, d'où le
nom de *labyrinthe osseux*, sous lequel elles ont été collectivement désignées. Leurs parois sont formées par un tissu compacte très-dense qu'entoure une petite quantité de tissu spongieux.

F. *Développement.* — Le temporal se développe par quatre points d'ossification : un pour la portion écailleuse, un pour le rocher et la portion
mastoïdienne, le troisième pour la paroi inférieure du conduit auditif
externe, le quatrième pour l'apophyse styloïde.

La portion écailleuse n'est pas précédée par un cartilage. Comme la
partie supérieure de l'occipital et tous les os de la voûte du crâne, elle a
pour origine le tissu embryonnaire ou primordial. Le point d'ossification

FIG. 32.　　　　　　　FIG. 33.

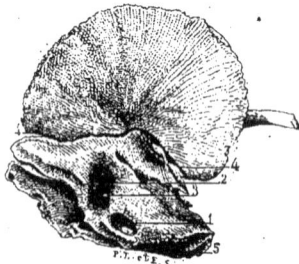 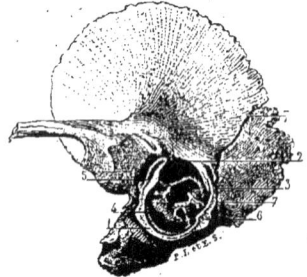

Développement du temporal.

FIG 32. — *Temporal d'un enfant nouveau-né, vu par sa face interne.* — 1. Conduit auditif interne. — 2. Canal demi-circulaire supérieur. — 3. Fossette circonscrite par ce canal.
— 4, 4. Suture formée par l'union de la portion écailleuse avec la portion pierreuse. —
5. Sommet du rocher.

FIG. 33. — *Même temporal, vu par sa face externe.* — 1. Cercle tympanal. — 2. Extrémité antérieure de ce cercle, déjà soudée à la portion écailleuse. — 3. Son extrémité postérieure qui est soudée aussi. — 4. Rainure creusée sur sa circonférence interne. — 5. Saillie qui, en se développant et s'unissant à une saillie semblable du point opposé, formera
avec celle-ci une sorte de pont transversal et horizontal. — 6. Saillie opposée à la précédente, qui contribuera à la formation de ce pont. — 7, 7. Suture résultant de l'union de la
portion écailleuse avec la portion mastoïdienne.

par lequel elle débute se montre au commencement du troisième mois de
la vie fœtale sous la figure d'un réseau. Il répond à la base de l'apophyse
zygomatique, et donne naissance à celle-ci.

Les portions pétreuse et mastoïdienne naîtraient chacune par un point
particulier selon la plupart des auteurs. Mais des observations nombreuses
et précises m'ont démontré que la dernière ne possède pas de point d'ossification qui lui soit propre; elle se développe constamment par un point
qui lui est commun avec le rocher.

Ce point paraît vers la fin du quatrième mois de la vie intra-utérine. Il
produit d'abord le vestibule, puis le limaçon, les trois canaux demi-circulaires et le conduit auditif interne. Le canal demi-circulaire supérieur se
présente alors sous l'aspect d'un anneau, perpendiculaire à l'axe du rocher
et libre dans ses deux tiers supérieurs. Plus tard, les faces cérébrale et
cérébelleuse du rocher se formant, on le voit se confondre avec elles,
mais seulement en dehors; en dedans, il conserve son indépendance et sa
forme annulaire, en sorte que lorsqu'on examine le temporal par sa face
interne, on remarque au niveau de ce canal un trou considérable comblé
par la dure-mère. A sept ou huit mois, ce trou se ferme en dehors et se
transforme en une fosse profonde, située sur le bord supérieur du rocher,
et encore très-manifeste à la naissance; elle s'efface ensuite peu à peu;
mais on en retrouve cependant des traces jusqu'à six, huit, dix ans, souvent même plus tard, et quelquefois pendant toute la durée de la vie.

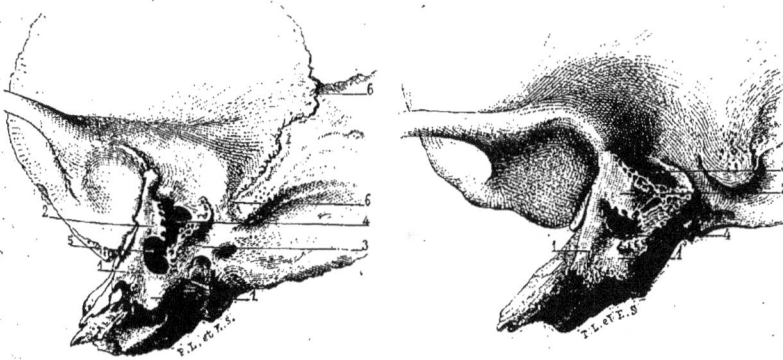

Fig. 34. Fig. 35.

Mode d'évolution de la portion tympanale du temporal.

Fig. 34. — *Temporal d'un enfant de deux ans, sur lequel les deux moitiés du pont osseux
sont déjà très-développées.* — 1. Partie moyenne ou interne du cercle tympanal soudée à la
portion pierreuse, mais encore distincte. — 2. Partie antérieure du pont osseux. — 3. Partie postérieure de ce pont. — 4. Orifice du conduit auditif externe, ouvert en bas. — 5. Orifice temporaire de la paroi inférieure de ce conduit. — 6, 6. Suture squamo-mastoïdienne.

Fig. 35. — *Temporal d'un enfant de trois ans, sur lequel les deux moitiés du pont osseux
sont soudées.* — 1, 1. Partie moyenne ou interne du cercle tympanal. — 2. Pont osseux. —
3. Entrée du conduit auditif circonscrite en bas par le côté externe de ce pont. — 4. Trou
que présente la paroi inférieure du conduit après la formation du pont osseux.

Dès que le rocher s'est constitué, il s'étend de dedans en dehors pour former la portion mastoïdienne, qui commence alors à se développer; on la voit d'abord s'allonger de bas en haut et se rapprocher de la portion écailleuse dont elle n'est plus séparée à la naissance que par une fissure. A un an, les deux portions se soudent inférieurement, puis en haut, et ensuite au milieu. A deux ans, on peut encore distinguer quelques vestiges de cette soudure.

Le bord inférieur de la portion écailleuse s'unit au bord antérieur du rocher de deux à trois ans. Cette seconde soudure s'opère d'arrière en avant; on en retrouve des traces jusqu'à quatre ou cinq ans et souvent beaucoup plus tard.

Le point osseux qui donne naissance à la paroi inférieure du conduit auditif externe ne se manifeste qu'à quatre mois et demi. Il revêt la forme d'un anneau interrompu à sa partie supérieure. Cet anneau, appelé *cercle tympanal*, s'étend de la portion écailleuse sur la face inférieure du rocher; il répond à la première par son ouverture et ses deux extrémités, à la seconde par sa partie moyenne. Sa direction est oblique de haut en bas et de dehors en dedans. — Sur son bord interne on remarque une rainure aussi régulière que celle dans laquelle se trouve encadré le verre d'une montre; cette rainure reçoit la membrane du tympan. Sa direction, sa figure et ses dimensions resteront chez l'adulte ce qu'elles sont chez le fœtus; sa lèvre externe ou inférieure seule est appelée à se développer.

C'est de cette lèvre externe que va naître la paroi inférieure du conduit auditif. Pour la constituer, elle s'allonge; sa partie moyenne se porte en haut et en dehors, l'antérieure en arrière, et la postérieure en avant. Toutes les trois tendent, en un mot, à converger de la circonférence vers le centre de l'anneau. Mais la première s'accroît lentement. Les deux autres se développent, au contraire, avec rapidité; bientôt elles se rencontrent et se soudent entre elles, avant de s'unir à la partie moyenne. De leur union résulte une sorte de pont osseux dont le bord externe contribue à limiter l'entrée du conduit auditif, et dont le bord interne se trouve séparé de la partie moyenne de l'anneau tympanal par un intervalle circulaire, ou plutôt par un trou.

A la naissance, le cercle tympanal est soudé à la portion écailleuse par ses deux extrémités, et au rocher par la plus grande partie de sa circonférence; A trois ans, et souvent plus tôt, l'entrée du conduit auditif est complète; mais sa paroi inférieure est encore percée d'un large trou. De trois à quatre ans, ce trou se comble ordinairement. La paroi inférieure, d'abord extrêmement mince et transparente à son niveau, s'épaissit ensuite progressivement.

Cette portion tympanale du rocher offre du reste beaucoup de variétés. Son développement peut être d'une extrême lenteur; il n'est pas très-rare de la trouver encore perforée à son centre chez des enfants de six, huit ou dix ans et même à un âge beaucoup plus avancé. L'orifice qu'on rencontre quelquefois chez l'adulte sur la paroi inférieure du conduit auditif ne doit donc pas être considéré comme un vice de conformation, et moins encore comme le résultat d'une altération ancienne, mais comme un simple arrêt de développement.

Le point d'ossification de l'apophyse styloïde ne se développe qu'après la naissance; il se soude à quatorze ou quinze ans. Cette apophyse du reste n'appartient pas au temporal; nous verrons plus loin qu'elle fait partie de l'appareil hyoïdien.

Le canal par lequel la caisse du tympan communique avec les cellules mastoïdiennes résulte de la conjugaison des portions écailleuse et mastoïdienne.

A la naissance, ces cellules n'existent pas; on ne voit que du tissu spongieux à la place qu'elles occuperont. Dans le cours de la première année, celui-ci commence à être résorbé sur les limites du canal, et quelques cellules aérifères se forment. A deux ans, le groupe des cellules aérifères s'étend jusqu'à la base de l'apophyse mastoïde; de deux à trois, il se prolonge dans toute l'épaisseur de cette apophyse, qui commence alors à se dessiner. Plus tard, les cellules augmentent de capacité; elles communiquent plus largement; puis la table externe de l'apophyse mastoïde s'éloigne de l'interne, et le volume de celle-ci s'accroît considérablement. — En comparant ce mode de développement des cellules mastoïdiennes à celui des sinus frontaux et sphénoïdaux, on voit qu'il n'en diffère pas. Aucune des cavités aérifères qui dépendent du crâne n'existe primitivement; toutes se forment aux dépens du tissu spongieux, qui est résorbé; toutes s'agrandissent ensuite par écartement de la table externe de l'os.

DES OS WORMIENS.

Indépendamment des huit os du crâne qu'on observe constamment, il en existe quelquefois d'autres, situés entre les précédents. Ces os surnuméraires étaient connus dès la plus haute antiquité! Hippocrate avait déjà signalé leur existence. Mais ils n'ont été décrits qu'en 1611, par Olaüs Wormius, qui crut les avoir découverts. Ses contemporains et ses successeurs le crurent également : de là le nom d'*os wormiens*, sous lequel on les trouve mentionnés depuis cette époque.

Ces os présentent de très-grandes variétés dans leur siége, leur nombre, leurs dimensions et leur forme.

Ils sont situés sur le pourtour des pariétaux, et répondent en général à l'angle supérieur et postérieur de ces os, très-souvent aussi à leur bord postérieur, quelquefois à leur angle inférieur et postérieur, ou à leur angle inférieur et antérieur, rarement à l'angle antérieur et supérieur. L'articulation de l'occipital avec les deux pariétaux, ou la *suture lambdoïde*, représente en un mot leur siége de prédilection. Viennent ensuite les sutures temporo-pariétale et sphéno-pariétale ; puis les sutures bi-pariétale et fronto-pariétale. J'ai vu un os wormien, développé dans la fontanelle antérieure, offrir la forme et les dimensions de celle-ci. Dans quelques cas exception-nels, on rencontre aussi des os wormiens dans les autres sutures et par-ticulièrement dans la suture sphéno-frontale.

Le nombre de ces os n'est pas moins variable que leur siége. Souvent il n'en existe qu'un. Chez certains individus, on en trouve deux ou trois ; chez d'autres on en compte quatre, six, huit et même davantage. Ils se montrent d'autant plus nombreux que le volume du crâne est plus considérable. Aussi les voit-on se multiplier chez l'enfant affecté d'hydropisie encépha-lique : sur l'un des hydrocéphales du musée Dupuytren, j'en ai compté dix-huit, sur un autre trente-cinq, et sur un troisième quarante-six.

Leur épaisseur égale ordinairement celle des os voisins. Il en est cepen-dant qui ne répondent qu'à la table externe, ou à la table interne, et qui sont relativement très-minces.

Leur étendue est en raison inverse du nombre. Le plus considérable a pour siége presque constant l'angle supérieur de l'occipital. Il ne com-prend ordinairement que le sommet de cet angle. Ainsi que plusieurs au-teurs, je l'ai vu intéresser le tiers supérieur de l'os, c'est-à-dire toute cette partie qui se forme aux dépens du tissu celluleux embryonnaire. Dans ce cas, il ne peut être considéré comme un os supplémentaire ; car il repré-sente un point osseux normal qui s'est uni par suture au tiers moyen, au lieu de se souder à celui-ci. J'ai vu aussi ce tiers supérieur de l'occipital se développer par deux points latéraux qui s'articulaient l'un avec l'autre en dedans, et avec le point osseux moyen inférieurement.

La figure de ces os est tantôt circulaire, tantôt ovalaire, ou bien triangu-laire, quadrilatère, très-diversifiée, en un mot. — Ils présentent une face externe, unie et convexe ; une face interne plus petite et concave ; une cir-conférence irrégulière et dentelée, par laquelle ils s'articulent avec les os voisins.

Chacun d'eux se développe par un seul point d'ossification. Ces noyaux osseux se montrent sur la partie moyenne des espaces membraneux com-pris entre les divers os. Ils ont pour siége spécial les parties du crâne qui devaient s'ossifier les dernières, et rayonnent à la manière de tous les os de la voûte. Arrivés à la rencontre des os voisins, ils s'engrènent avec ceux-ci par leurs dentelures ; chacun d'eux reste ainsi indépendant. — Il n'est pas très-rare cependant de voir un os wormien s'unir par soudure avec l'un des os qui l'entourent et par suture avec les autres. Quelquefois, après s'être unis par suture avec les os ambiants, ils ne tardent pas à se souder avec ces derniers, en sorte que leur indépendance n'a été que temporaire et de courte durée.

§ 2. — Du crane en général.

Le crâne, partie culminante du corps et principale de la tête, est situé obliquement au-dessus de la face et de la colonne vertébrale.

Il forme avec cette colonne un angle droit en arrière, et obtus en avant. Une ligne verticale, partant de celle-ci et s'élevant entre les deux condyles de l'occipital pour se prolonger jusqu'au vertex, rencontrerait dans son trajet le point de convergence des trois principaux diamètres de la cavité crânienne, et passerait par le centre de gravité de la masse encéphalique. Il suit de cette disposition que le crâne et l'encéphale se trouvent en équilibre sur le rachis. Si la tête, abandonnée à son propre poids, s'incline en avant, dans l'attitude verticale, c'est parce que la face, en se suspendant à l'extrémité antérieure de la boîte osseuse, vient rompre cet équilibre.

Dans cet état d'équilibre, le grand diamètre du trou occipital est horizontal : direction différente de celle que nous offrent les mammifères chez lesquels il s'incline en avant et en bas. Ainsi incliné, il forme avec la ligne qui s'étend de son extrémité la plus élevée vers le plancher de l'orbite un angle à sinus antérieur et inférieur : c'est l'*angle occipital* de Daubenton. Selon ce naturaliste, il augmente à mesure qu'on descend la série des vertébrés ; le crâne et l'encéphale se montreraient d'autant plus petits qu'il devient plus grand ; le degré d'intelligence attribué aux différentes espèces animales serait en raison inverse, par conséquent, du degré d'ouverture qu'il présente.

Le crâne nous offre à considérer sa forme, son volume, sa capacité, sa conformation extérieure et intérieure, son développement et sa résistance.

A. — Forme du crâne.

Le crâne présente la forme d'un ovoïde dont la grosse extrémité se dirige en arrière et en bas. Cet ovoïde, assez régulier supérieurement et postérieurement, est aplati de chaque côté et fortement déprimé dans sa partie inférieure, remarquable en outre par les inégalités et les anfractuosités qu'elle présente.

Le crâne est symétrique. Mais la symétrie ne se trouve pas réalisée avec le même degré de perfection pour tous les points de sa périphérie. En avant, elle est presque toujours parfaite ; sur le vertex, il existe quelquefois une différence entre les moitiés droite et gauche ; sur l'occiput, cet inégal développement se montre beaucoup plus fréquent. Pour constater si un crâne possède une conformation parfaitement symétrique, c'est donc surtout par sa partie postérieure qu'il convient de l'examiner. Ainsi considéré on pourra reconnaître que cette cavité chez un grand nombre d'individus n'offre qu'une symétrie imparfaite.

Le mode de configuration du crâne diffère suivant les races. Blumenbach a observé qu'il est plus arrondi dans la race caucasique ; comprimé d'avant en arrière et quadrangulaire dans la race mongole ; comprimé au contraire de droite à gauche dans la race nègre. — La partie antérieure est plus développée dans la première ; dans la seconde, c'est la région moyenne qui prédomine ; dans la troisième, c'est la postérieure : de là les dénominations de *race frontale, race pariétale, race occipitale,* sous lesquelles M. Gratiolet a proposé de les désigner, dénominations qui expriment mieux en effet le caractère propre à chacune d'elles (1).

Le mode de configuration de cette cavité diffère aussi de peuple à peuple. Il diffère très-notablement surtout suivant les individus.

D'autres différences sont relatives au sexe. Le crâne de l'homme présente plus de hauteur que celui de la femme, et une forme plus arrondie ; moins élevé dans le sexe féminin, il paraît plus allongé d'avant en arrière. Étant donné un crâne, on peut assez facilement, à l'aide de ce caractère, distinguer le sexe auquel il appartient ; il suffit alors de l'examiner par ses parties latérales : à l'étendue du diamètre vertical, à la brièveté comparative du diamètre antéro-postérieur on reconnaîtra le crâne de l'homme ; le peu de longueur du premier, l'allongement relatif du second, feront reconnaître celui de la femme.

A toutes ces variétés naturelles viennent se joindre des déformations artificielles en rapport avec le type de beauté adopté par certaines peuplades. M. Gosse, qui s'est livré sur ce sujet à des recherches étendues, a pu constater qu'il n'existe pas moins de seize principaux modes de déformation du crâne (2).

B. — Volume du crâne.

Deux procédés peuvent être mis en usage pour évaluer le volume du crâne. Dans le premier, on mesure les trois principales courbes qui circonscrivent cette cavité ; dans le second, on mesure ses trois principaux diamètres. Afin d'arriver à une approximation plus grande, j'ai employé l'un et l'autre.

1° *Étendues des trois principales courbes.* — Elles se distinguent d'après leur direction : en courbe horizontale, courbe verticale antéro-postérieure, courbe verticale transversale.

La courbe horizontale répond en avant à la partie moyenne de la bosse nasale, et en arrière au sommet de la protubérance occipitale externe. C'est la plus grande de toutes celles qui circonscrivent la cavité crânienne ; elle suit le contour de la base des hémisphères cérébraux.

La courbe verticale antéro-postérieure s'étend du centre de la bosse

---

(1) Gratiolet, *Anatomie comparée du système nerveux,* t. II, p. 297.
(2) Gosse, *Essai sur les déf. artif. du crâne* (*Ann. d'hyg.,* 1855, 2e série, t. I et II).

nasale à la protubérance occipitale, parallèlement au bord supérieur des hémisphères du cerveau; elle mesure le crâne dans sa plus grande longueur et sa plus grande hauteur.

La courbe verticale et transversale s'étend de l'un à l'autre conduit auditif, en passant par le vertex; elle mesure la cavité crânienne dans sa plus grande hauteur et sa plus grande largeur.

Les mesures que j'ai prises ont porté sur 32 individus, seize hommes et seize femmes, âgés pour la plupart de vingt-deux à soixante ans. Je donnerai seulement la moyenne des résultats que j'ai obtenus (1).

	Courbe horizontale.	Courbe verticale antéro-postérieure.	Courbe verticale transversale.
	m	m	m
Hommes..................	0,522	0,307	0,351
Femmes..................	0,505	0,297	0,338
Différ. en faveur de l'homme.	0,017	0,010	0,013

Les trois principales courbes du crâne sont donc toutes les trois plus grandes chez l'homme que chez la femme.

2° *Étendue des trois principaux diamètres du crâne.* — De ces trois diamètres, l'un est antéro-postérieur, le second transversal, le troisième vertical. Les deux premiers se trouvent compris dans le plan circonscrit par la courbe horizontale, dont ils représentent le grand axe et le petit axe. Le diamètre vertical correspond par son extrémité supérieure au sommet du vertex, et par l'inférieure à la partie antérieure du trou occipital. Voici les moyennes auxquelles je suis arrivé :

	Diamètre antéro-postérieur.	Diamètre transversal.	Diamètre vertical.
	m	m	m
Hommes..................	0,176	0,1355	0,1336
Femmes..................	0,168	0,1330	0,1250
Différ. en faveur de l'homme.	0,008	0,0025	0,0086

Ainsi tous les diamètres du crâne sont plus grands chez l'homme que chez la femme. La différence est très-minime pour le diamètre transversal; mais elle s'élève à 8 millimètres pour l'antéro-postérieur, et à 8 et demi pour le vertical. Le dernier est donc celui qui diffère le plus d'un sexe à l'autre. Cette différence méritait d'autant plus d'être signalée, qu'elle porte sur le plus petit diamètre.

Soit qu'on prenne en considération les grandes courbes du crâne, soit qu'on mesure ses diamètres extérieurs, on arrive donc à la même conclusion : le crâne, ainsi que l'avait déjà reconnu Aristote, est plus volumineux chez l'homme que chez la femme.

(1) Pour les chiffres individuels, voyez mes *Recherches sur le volume et la capacité du crâne* (*Mém. de la Soc. de biologie*, t. III de la 3e série, 1862, p. 109).

C. — Capacité du crâne.

Ici encore deux procédés d'évaluation se présentent. Dans l'un, on ferme toutes les issues du crâne et on le remplit avec un liquide, ou avec des grains de millet, ainsi que l'a fait Tiedmann, ou, ce qui est préférable, avec des grains de plomb; puis on vide ensuite le contenu dans un vase gradué, et on l'estime à un centilitre près. L'emploi des liquides est d'un usage difficile; celui du millet ou de tout autre grain est défectueux, parce qu'en le tassant on peut en faire pénétrer plus ou moins. Celui des grains de plomb est plus précis, sans être tout à fait exempt de ce dernier inconvénient. Il a été mis en usage par le célèbre Morton qui, au moment de sa mort, avait déterminé la capacité de 623 crânes. J'emprunte au remarquable travail de M. Broca, sur le volume et la forme du cerveau, dans les différentes races, les chiffres suivants qu'il a tirés de la collection de ce naturaliste (1) :

Races.	Nombre des crânes.	Capacité moyenne.
Germanique.................	38	1534 c. c.
Nègre.......................	64	1371
Australienne................	8	1228

On voit par ces résultats que la capacité du crâne se réduit très-notablement en passant des races européennes à la race nègre, et de celle-ci à la race australienne. Si on la suppose représentée par 100 chez l'Australien, elle s'élèvera à 111 chez le nègre et à 122 chez l'Européen.

Le second procédé consiste à mesurer les trois principaux diamètres du crâne. C'est celui que j'ai employé pour déterminer la capacité relative du crâne chez l'homme et chez la femme. Le diamètre antéro-postérieur interne s'étend de la partie inférieure et médiane du frontal à la protubérance occipitale interne. Le transversal, situé au-dessus du conduit auditif externe, s'étend du temporal droit au temporal gauche; le vertical interne ne diffère de l'externe que de l'épaisseur des pariétaux. Les chiffres qui suivent expriment leur étendue moyenne dans les deux sexes.

	Diamètre ant.-post. interne.	Diamètre transversal interne.	Diamètre vertical interne.
	m	m	m
Hommes..................	0,150	0,1316	0,126
Femmes..................	0,146	0,1270	0,120
Différ. en faveur de l'homme.	0,004	0,0046	0,006

Tous les diamètres internes, de même que les externes, sont donc plus longs chez l'homme que chez la femme. Il faut admettre, par conséquent, que la capacité du crâne est plus grande dans le sexe masculin que dans le féminin. En multipliant l'un par l'autre les trois diamètres internes dans chaque sexe, on trouve que la capacité crânienne devient équivalente chez

(1) Broca, Sur le volume et la forme du cerveau, suivant les races. 1861, p. 47.

l'homme à 2526 centimètres cubes, et chez les femmes, à 2220 : d'où il suit que si cette capacité est représentée dans le dernier sexe par 100, elle le sera par le chiffre 113 dans le premier.

D. — **Conformation extérieure du crâne.**

Considéré extérieurement, le crâne nous offre à étudier quatre faces : une face supérieure, une face inférieure et deux faces latérales. Les faces supérieure et inférieure sont ovalaires, les latérales triangulaires.

1° *Face supérieure.*—Elle est limitée en avant par la bosse nasale et les arcades orbitaires ; en arrière par la protubérance occipitale externe et les lignes demi-circulaires supérieures ; à droite et à gauche par la ligne courbe qui circonscrit la fosse temporale, et par la suture temporo-parié·tale.—Le muscle occipito-frontal la recouvre dans toute son étendue.

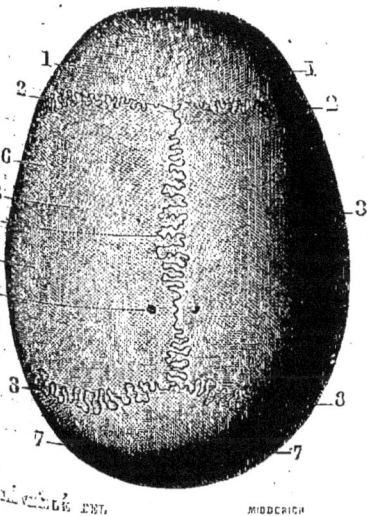

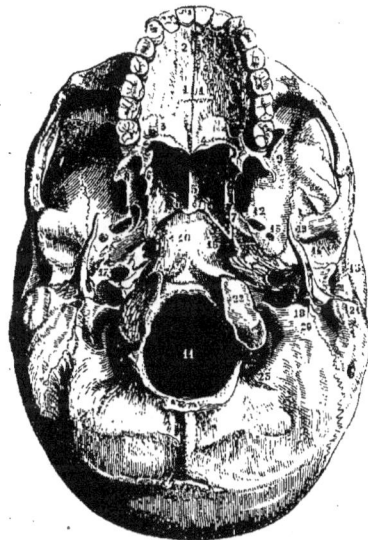

Fig. 36. *Crâne, face supérieure.*   Fig. 37. — *Crâne, face inférieure.*

Fig. 36. — 1, 1. Frontal. — 2, 2. Suture fronto-pariétale. — 3, 3. Pariétaux. — 4. Suture sagittale ou bi-pariétale. — 5. Trou pariétal. — 6, 6. Ligne courbe limitant supérieurement la fosse temporale. — 7, 7. Occipital. — 8, 8. Suture lambdoïde.

Fig. 37. — 1, 1. Voûte palatine. — 2. Orifice inférieur du conduit palatin antérieur. — 3. Orifice du conduit palatin postérieur. — 4. Bord postérieur de la voûte palatine, épine nasale postérieure. — 5. Bord postérieur du vomer. — 6. Aile interne de l'apophyse ptéry-goïde. — 7. Fossette scaphoïde. — 8. Aile externe de l'apophyse ptérygoïde. — 9. Fosse zy-gomatique. — 10. Apophyse basilaire. — 11. Trou occipital. — 12. Trou ovale ou maxillaire inférieur. — 13. Trou petit rond ou sphéno-épineux. — 14. Cavité glénoïde. — 15. Fosse temporale. — 16. Trou déchiré antérieur. — 17. Canal carotidien. — 18. Trou stylo-mastoï-dien. — 19. Racine transverse de l'apophyse zygomatique. — 20. Suture formée par l'union de l'occipital avec la portion mastoïdienne du temporal. — 21. Apophyse mastoïde. — 22. Condyle de l'occipital. — 23. Fosse condyloïdienne postérieure.

Cette face présente sur la ligne médiane, et d'avant en arrière, la bosse nasale et la soudure des deux moitiés du frontal, soudure dont les derniers vestiges ont disparu sur les têtes d'adultes. — Au-dessus et en arrière du frontal se trouve la suture fronto-pariétale transversalement dirigée; sur la partie médiane ou moyenne de cette suture, on ne voit que de petites dentelures; plus bas les dentelures sont très-accusées; plus bas encore elles disparaissent; et la suture coupe alors obliquement la ligne courbe de la fosse temporale pour pénétrer dans cette fosse où elle se continue par chacune de ses extrémités avec les sutures sphéno-frontale et sphéno-pariétale. — En arrière de la suture fronto-pariétale existe la *suture longitudinale*, ou *sagittale*, mieux nommée *suture bi-pariétale;* de chaque côté de celle-ci on remarque le trou pariétal, très-variable dans son existence, son siége, sa direction et ses dimensions.

Par son extrémité postérieure, la suture bi-pariétale se continue avec les sutures occipito-pariétales qui semblent résulter de sa division et qui ont été comparées aux deux branches du lambda (λ) de l'alphabet grec, d'où le nom de *suture lambdoïde* qui leur a été donné. Cette suture est remarquable : 1° par le grand développement des dentelures qu'elle présente; 2° par le mode de configuration de ces dentelures, dont la plupart se partagent en deux ou plusieurs branches à direction divergente et sinueuse, 3° par la fréquence des os wormiens qu'on y rencontre. Par ses extrémités, la suture lambdoïde se continue d'une part avec la suture temporo-pariétale, de l'autre avec la suture temporo-occipitale. — Au-dessous de cette suture et entre ses deux branches se voit l'angle supérieur de l'occipital.

Sur les côtés de la ligne médiane, on observe, d'avant en arrière, l'arcade orbitaire et l'arcade sourcilière; plus haut la bosse frontale, qui répond à l'extrémité antérieure des hémisphères du cerveau; puis la suture fronto-pariétale. — En arrière de cette suture se trouve la bosse pariétale; plus bas la suture lambdoïde; et plus bas encore une surface arrondie, qui reçoit l'extrémité postérieure des hémisphères cérébraux.

La face supérieure répond donc par toute son étendue à ces hémisphères, dont elle reproduit la convexité et la forme générale.

2° *Face inférieure.* — Obliquement dirigée de haut en bas et d'avant en arrière, elle a pour limite postérieure la protubérance occipitale externe et les lignes demi-circulaires supérieures; pour limite antérieure l'échancrure nasale et les arcades orbitaires; pour limites latérales deux lignes horizontales et irrégulièrement brisées, constituées d'arrière en avant : par l'apophyse mastoïde, la partie rugueuse de l'entrée du conduit auditif, la base de l'apophyse zygomatique, la crête qu'on remarque sur les faces latérales du sphénoïde, le bord dentelé par lequel cet os s'articule avec le malaire, et l'apophyse orbitaire externe.

Cette face comprend deux portions très-différentes : l'une qui est libre et qui répond aux parties molles du cou, *portion cervicale;* l'autre qui s'articule avec la face, *portion articulaire* ou *faciale.* Chacune de ces portions peut être décomposée elle-même en deux régions. La première se subdivise en région postérieure ou occipitale, et région antérieure ou gutturale ; la seconde en région sphénoïdale et région orbito-ethmoïdale.

Une ligne transversale étendue du bord antérieur de l'apophyse mastoïde d'un côté, au bord antérieur de l'apophyse mastoïde du côté opposé, sépare la région occipitale de la région gutturale; une autre ligne tirée du tubercule de l'apophyse zygomatique du côté droit au tubercule corres-

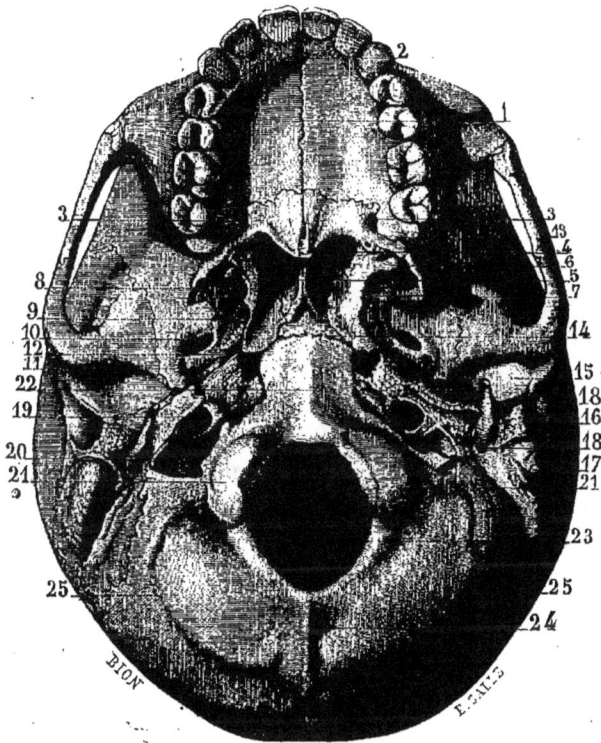

Fig. 38. — *Régions occipitale et gutturale de la face inférieure du crâne.*

1. Suture médiane de la voûte palatine. — 2. Orifice inférieur des conduits palatins antérieurs. — 3, 3. Orifice inférieur des conduits palatins postérieurs. — 4. Bord postérieur de la voûte palatine, épine nasale postérieure. — 5. Bord postérieur de la cloison des fosses nasales. — 6. Crochet de l'aile interne de l'apophyse ptérygoïde. — 7. Aile interne de cette apophyse. — 8. Son aile externe. — 9. Fossette scaphoïde, sur laquelle s'attache le muscle péristaphylin externe. — 10. Trou ovale ou maxillaire inférieur. — 11. Trou petit rond ou sphéno-épineux. — 12. Trou déchiré antérieur. — 13. Arcade zygomatique. — 14. Suture sphéno-occipitale. — 15. Cavité glénoïde. — 16. Entrée du conduit auditif externe. — 17. Apophyse mastoïde. — 18. Trou stylo-mastoïdien. — 19. Orifice inférieur du canal carotidien. — 20. Trou déchiré postérieur. — 21, 21. Condyles de l'occipital. — 22. Apophyse basilaire. — 23. Trou occipital. — 24. Crête occipitale externe. — 25, 25. Lignes courbes inférieures de l'occipital.

pondant du côté gauche, sépare la région gutturale de la région sphénoïdale; une troisième ligne passant au devant de la base des deux apophyses ptérygoïdes, sépare la région sphénoïdale de la région orbito-ethmoïdale.

a. *Région occipitale.* — Convexe et demi-circulaire. Elle présente : 1° sur la ligne médiane : la protubérance occipitale externe, la crête de ce nom, et plus bas le trou occipital ; 2° Sur les côtés : la ligne demi-circulaire supérieure se continuant en dehors avec celle de la portion mastoïdienne du temporal, et formant ainsi une grande courbe qui limite très-régulièrement en arrière la face inférieure du crâne.

Au-dessous de cette courbe sont les empreintes musculaires auxquelles s'attachent le grand complexus, le splenius de la tète et le petit oblique; plus bas la ligne demi-circulaire inférieure ; et dans l'intervalle qui la sépare du trou occipital, d'autres empreintes musculaires destinées aux grand et petit droits postérieurs de la tête.

Sur les parties latérales du trou occipital, on remarque les condyles de ce nom rapprochés en avant et divergents en arrière ; la ligne transversale qui rase le bord antérieur des apophyses mastoïdes passe sur ces condyles et les croise obliquement en se rapprochant un peu plus de leur extrémité antérieure que de la postérieure.

En arrière des condyles se trouve la fosse condyloïdienne postérieure, et au fond de celle-ci le trou condyloïdien postérieur, dont l'existence n'est pas constante; en avant et en dehors le trou condyloïdien antérieur, et l'évasement qui le précède, ou fosse condyloïdienne antérieure. — Entre ces deux fosses, on voit une surface inégale qui répond à l'apophyse jugulaire et qui donne attache au droit latéral. — En dehors de celle-ci, existe une suture demi-circulaire se dirigeant en haut et en arrière, pour aller se continuer avec les sutures lambdoïde et temporo-pariétale. Cette suture est formée par l'union de l'occipital avec la portion mastoïdienne du temporal; le trou mastoïdien est situé sur son trajet ou immédiatement en dehors. — Au delà de la suture occipito-temporale, on observe la rainure digastrique obliquement dirigée, puis l'apophyse mastoïde qui la limite en dehors.

b. *Région gutturale.* — Extrêmement inégale et anfractueuse, elle offre la figure d'un rectangle tranversalement dirigé, dont les bords postérieur et antérieur nous sont déjà connus. A droite et à gauche, ce rectangle est limité par la partie rugueuse de l'entrée du conduit auditif externe, par le rameau descendant de la branche horizontale de l'apophyse zygomatique, et par le tubercule de cette apophyse.

Sur sa partie médiane, cette région présente l'apophyse basilaire ; et en avant de celle-ci la *suture sphéno-occipitale*, chez les individus dont l'âge ne dépasse pas quatorze ou quinze ans. Chez ceux qui sont plus âgés, la suture est ordinairement remplacée par une soudure des deux os.

De chaque côté de l'apophyse basilaire on remarque la suture *pétro-occi-*

pitale, oblique en avant et en dedans. Très-écartées en arrière, les deux sutures ne sont séparées en avant que par le sommet tronqué de l'apophyse. Chacune d'elles décrit une courbe dont la concavité regarde en avant et en dehors. — A leur extrémité externe on voit le trou déchiré postérieur, plus grand en général à droite, quelquefois de dimensions égales pour les deux côtés, rarement plus grand à gauche. Une languette osseuse tend à le diviser en deux parties : l'une postérieure, beaucoup plus importante, qui loge le golfe de la veine jugulaire ; l'autre antérieure, très-petite et triangulaire, qui donne passage aux nerfs pneumogastrique, glosso-pharyngien et spinal.—A l'extrémité opposée ou convergente on observe le trou déchiré antérieur, plus petit que le précédent, irrégulièrement triangulaire, borné en dedans par l'apophyse basilaire, en dehors par le sommet du rocher, en avant par le sphénoïde. Ce trou, à l'état frais, est comblé par du tissu fibreux.

Au devant de la suture pétro-occipitale se trouve la face inférieure du rocher, très-inégale, sur laquelle on aperçoit : 1° immédiatement en dehors du trou déchiré postérieur, l'orifice inférieur de l'aqueduc de Fallope, l'apophyse styloïde et son apophyse vaginale ; 2° en avant de la partie la plus étroite de ce trou, l'orifice inférieur du canal carotidien, et en dedans de celui-ci une surface inégale qui donne attache à des parties fibreuses.

Sur un plan, antérieur à toutes les parties qui précèdent, existe la cavité glénoïde, creusée en partie sur la face inférieure du rocher, en partie sur la portion écailleuse du temporal. De ces deux parties, la postérieure forme la paroi inférieure du conduit auditif externe ; l'antérieure, seule articulaire, reçoit le condyle de la mâchoire inférieure : elle est séparée de la précédente par la scissure de Glaser.

Au devant de la cavité glénoïde se trouve la racine transversale de l'apophyse zygomatique ; et, en dedans de celle-ci, l'angle rentrant inférieur du temporal, articulé avec l'angle inférieur et postérieur des grandes ailes du sphénoïde. — Le côté externe de l'angle rentrant forme, en s'unissant au côté externe de l'angle saillant, le commencement de la suture sphéno-temporale. — Les côtés internes forment une gouttière qui donne attache à la portion cartilagineuse de la trompe d'Eustache et qui se continue en dehors avec la portion osseuse de ce conduit. — Au sommet des deux angles, on voit l'épine du sphénoïde, et sur la base de celle-ci le trou sphéno-épineux.

c. Région sphénoïdale. — Cette troisième région est limitée : en arrière, par la ligne transversale qui passe sur la suture sphéno-occipitale ; en avant, par une autre ligne transversale beaucoup plus courte, rasant le bec du sphénoïde ; à droite et à gauche, par la crête des faces latérales de cet os, laquelle s'étend en arrière sur la portion écailleuse des temporaux jusqu'à la racine des apophyses zygomatiques. Ainsi circonscrite, cette région présente la figure d'un trapèze, et se trouve constituée en totalité par la face inférieure du sphénoïde.

On observe sur sa partie médiane la grande échancrure quadrilatère qui répond à l'ouverture postérieure des fosses nasales ; et sur la paroi supérieure de cette échancrure la crête de la face inférieure du sphénoïde, dont la partie antérieure ou le bec s'articule avec la lame perpendiculaire de l'ethmoïde. — A droite et à gauche de la crête sphénoïdale se trouve la gouttière qui reçoit le bord correspondant de la base du vomer ; plus en dehors, la gouttière qui contribue à former le conduit ptérygo-palatin ; et au delà de celle-ci l'apophyse ptérygoïde. — Au-dessus et au devant de cette apophyse on voit le trou maxillaire supérieur ; un peu plus bas et plus en dedans, l'orifice antérieur du conduit vidien ; au-dessus et en arrière l'orifice postérieur de ce conduit ; et plus en dehors le trou maxillaire inférieur. — Sur le côté externe de la même apophyse se présente une surface irrégulièrement quadrilatère, formée par la partie inférieure des faces latérales du sphénoïde, et accessoirement par une facette triangulaire dépendante de la portion écailleuse du temporal. Cette surface est traversée d'arrière en avant par la suture sphéno-temporale.

d. *Région orbito-ethmoïdale.* — Elle revêt la figure d'un triangle, dont la base, tournée en avant, est représentée par l'échancrure nasale et les arcades orbitaires, et dont le sommet tronqué répond à la ligne transversale qui passe sur le bec du sphénoïde. Ses limites latérales sont constituées par deux bords dentelés s'étendant des apophyses orbitaires externes vers les apophyses ptérygoïdes.

Sur sa partie médiane on remarque l'épine nasale antérieure et supérieure, et la lame perpendiculaire de l'ethmoïde, qui s'articule en avant avec cette épine et en arrière avec la crête verticale du sphénoïde.

De chaque côté existe une gouttière antéro-postérieure étroite et profonde : c'est la *voûte des fosses nasales*, formée en avant et en haut par la gouttière située à droite et à gauche de l'épine nasale, plus loin par la lame criblée de l'ethmoïde, et en arrière par la face antérieure du corps du sphénoïde ; sur cette dernière portion siège l'orifice des sinus sphénoïdaux, qui répond à la partie la plus élevée des gouttières ethmoïdales.

En dehors de ces gouttières se trouvent les masses latérales de l'ethmoïde, articulées en arrière avec le corps du sphénoïde.

Sur les parties latérales de l'ethmoïde on voit deux excavations profondes, de forme pyramidale et quadrangulaire, qui représentent la plus grande partie des cavités orbitaires et que nous étudierons après avoir pris connaissance des os de la face.

3° *Faces latérales.* — Ces faces sont limitées : en haut, par la ligne qui circonscrit la fosse temporale ; en bas et d'arrière en avant, par le sommet de l'apophyse mastoïde, le bord externe de la cavité glénoïde, la base de l'apophyse zygomatique, une ligne horizontale qui part de l'extrémité antérieure de cette base, et la crête des grandes ailes du sphénoïde qui fait suite à la ligne précédente. En arrière, elles sont bornées par l'empreinte demi-circulaire de la portion mastoïdienne du temporal ; en avant, par l'apophyse orbitaire externe du frontal, le bord postérieur de l'os malaire, et son apophyse orbitaire.

Ainsi délimitées, les faces latérales se divisent en deux portions très-distinctes : l'une qui répond au pavillon de l'oreille, portion auriculaire ; l'autre, beaucoup plus étendue, qui constitue la fosse temporale.

La *portion auriculaire*, comprise entre l'empreinte demi-circulaire du temporal et la branche horizontale de l'apophyse zygomatique, présente pour limite inférieure le sommet de l'apophyse mastoïde et le bord externe de la cavité glénoïde, pour limite supérieure la suture temporo-pariétale.—Dans

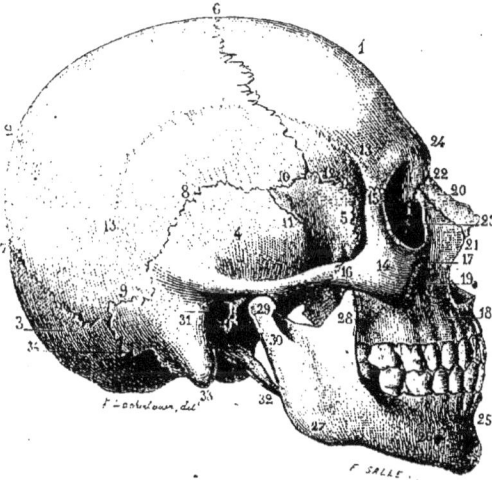

FIG. 39. — *Crâne, face latérale.*

1. Frontal. — 2. Pariétal. — 3. Occipital. — 4. Temporal. — 5. Grande aile du sphénoïde. — 6. Suture lambdoïde. — 7. Suture fronto-pariétale. — 8. Suture formée par l'union du bord inférieur du pariétal avec la portion écailleuse du temporal. — 9. Union de l'angle inférieur et postérieur du pariétal avec le bord supérieur de la portion mastoïdienne du temporal. — 10. Suture sphéno-pariétale. — 11. Suture sphéno-temporale. — 12. Suture sphéno-frontale. — 13, 13. Ligne courbe limitant la fosse temporale. — 14. Os malaire. — 15. Union de l'angle supérieur de cet os avec l'apophyse orbitaire externe du frontal. — 16. Union de l'angle postérieur du même os avec le sommet de l'apophyse zygomatique. — 17. Union du malaire avec l'os maxillaire supérieur. — 18. Os maxillaire supérieur. — 19. Trou sous-orbitaire. — 20. Os du nez. — 21. Union de ces mêmes os avec l'apophyse montante du maxillaire. — 22. Leur union avec l'échancrure nasale du frontal. — 23. Gouttière lacrymale, au fond de laquelle on remarque la suture formée par l'union de l'os unguis avec le maxillaire supérieur. — 24. Bosse nasale. — 25. Os maxillaire inférieur. — 26. Trou mentonnier. — 27. Angle de la mâchoire. — 28. Apophyse coronoïde. — 29. Condyle. — 30. Col du condyle. — 31. Conduit auditif externe. — 32. Apophyse styloïde. — 33. Apophyse mastoïde. — 34. Union de l'occipital avec la portion mastoïdienne du temporal.

cet espace irrégulièrement quadrilatère, on remarque une surface unie et légèrement concave, à laquelle s'attache le muscle auriculaire postérieur; au-dessous et en avant de cette surface se trouve l'entrée du conduit auditif externe ; au-dessus et un peu en arrière, l'angle rentrant supérieur, par lequel la circonférence du temporal s'unit à l'angle postérieur et inférieur du pariétal.

La *fosse temporale* présente une figure ovalaire. Concave en avant, elle devient plane dans sa partie moyenne et convexe en arrière. — Son étendue et sa profondeur sont en raison directe du développement des muscles éléva-teurs de la mâchoire inférieure. Elle offre des variétés assez remarquables chez l'homme. Mais elle diffère surtout beaucoup chez les mammifères, sui-vant qu'ils empruntent leur nourriture au règne végétal ou au règne ani-mal. Peu développée chez les herbivores, elle acquiert chez les carnassiers d'énormes dimensions. Chez eux les deux fosses s'avancent, en haut jusque sur la ligne médiane, et en arrière jusque sur l'occipital; mais comme ce large emplacement est encore trop étroit pour loger leurs puissants crota-phytes, une crête antéro-postérieure s'élève sur la partie médiane du vertex, et en même temps les lignes demi-circulaires supérieures de l'occipital se soulèvent pour former une autre crête transversale. Ces deux crêtes, tombant perpendiculairement l'une sur l'autre, circonscrivent deux vastes fosses qui embrassent la plus grande partie du crâne et qui suffisent pour dénoter au premier aspect la nature des aliments dont l'animal se nourrit.

Chez l'homme, la fosse temporale est constituée par cinq os disposés sur deux rangées : la rangée supérieure comprend le pariétal et le frontal; la rangée inférieure, le temporal, la grande aile du sphénoïde et l'os malaire. — Une longue suture antéro-postérieure répond à l'union des deux rangées. Cette suture décrit une courbe à concavité inférieure : elle se compose de quatre sutures plus petites, qui sont, d'arrière en avant : la suture temporo-pariétale, la suture sphéno-pariétale, la suture sphéno-frontale, et enfin la suture fronto-malaire. — A la suture des deux rangées viennent se rallier : 1° une suture descendante résultant de l'union des deux os de la rangée supérieure, c'est la suture fronto-pariétale ; 2° deux sutures ascen-dantes, produites par l'union des trois os de la rangée inférieure, ce sont les sutures sphéno-temporale et sphéno-malaire.

E. — Conformation intérieure du crâne.

Par sa conformation intérieure, le crâne reproduit fidèlement la forme de l'encéphale ; et comme celui-ci est convexe et très-régulier supérieure-ment, d'une extrême inégalité inférieurement, il en résulte que la partie supérieure de la cavité crânienne est remarquable aussi par la régularité de sa forme concave, par l'aspect uni de sa surface, par la simplicité de sa configuration, et l'inférieure par les saillies, les crêtes, les dépressions, les irrégularités multipliées qu'elle présente. Un plan transversal étendu de la bosse nasale à la protubérance occipitale externe sépare ces deux parties. A cette première coupe, d'une absolue nécessité pour l'étude de la conformation intérieure du crâne, il sera utile d'en joindre deux autres : l'une verticale et antéro-postérieure, qui partage la cavité en deux moitiés symétriques, l'autre verticale et transversale.

1° *Partie supérieure ou voûte du crâne.* — Elle offre sur la ligne médiane, et d'avant en arrière, la partie supérieure de la crête coronale ; et au-dessus de celle-ci, la gouttière longitudinale qui répond successivement au frontal, au bord supérieur des pariétaux et au tiers supérieur de

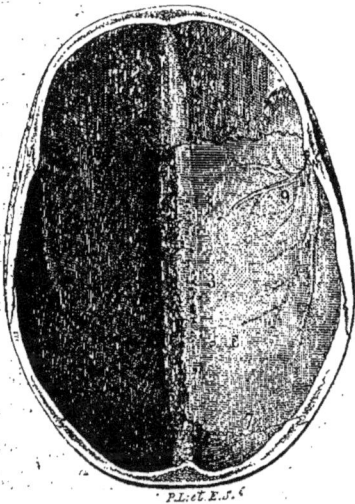

FIG. 40. — *Voûte du crâne,*
face inférieure.

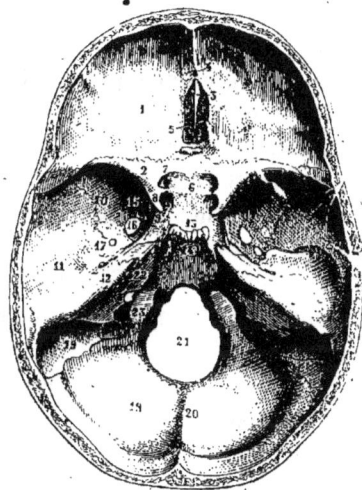

FIG. 41. — *Base du crâne,*
face supérieure.

FIG. 40. — 1, 1. Gouttière longitudinale. — 2. Partie antérieure ou frontale de cette gouttière, s'élargissant graduellement d'avant en arrière. — 3. Partie moyenne de la même gouttière, creusée sur le bord interne des deux pariétaux. — 4. Sa partie postérieure ou occipitale, se déviant un peu du côté droit. — 5, 5. Suture fronto-pariétale. — 6, 6. Suture sagittale ou bi-pariétale. — 7, 7. Suture lambdoïde. — 8, 8. Orifice interne des trous pariétaux. — 9, 9. Sillon qui vient de l'angle antérieur et inférieur des pariétaux et qui couvre de ses divisions les deux tiers antérieurs de la face interne de ces os.

FIG. 41. — 1. Fosse latérale antérieure. — 2. Bord saillant qui sépare la fosse latérale antérieure de la fosse latérale moyenne. — 3. Fosse ethmoïdale ou médiane antérieure. — 4. Trou borgne, situé entre l'apophyse crista-galli et la crête coronale. — 5. Trous de la lame criblée. — 6. Gouttière optique. — 7. Trous optiques situés aux deux extrémités de cette gouttière. — 8. Apophyse clinoïde antérieure. — 9. Gouttière caverneuse. — 10. Fosse latérale moyenne. — 11. Face antérieure ou cérébrale du rocher. — 12. Bord supérieur du rocher, séparant la fosse latérale moyenne de la fosse latérale postérieure. — 13. Fosse médiane centrale ou pituitaire. — 14. Gouttière basilaire et lame quadrilatère du sphénoïde. — 15. Trou maxillaire supérieur. — 16. Trou ovale ou maxillaire inférieur. — 17. Trou sphéno-épineux. — 18. Fosse latérale postérieure ou occipitale. — 19. Gouttières latérales. — 20. Crête occipitale interne. — 21. Trou occipital. — 22. Conduit auditif interne. — 23. Trou déchiré postérieur.

l'occipital. Cette gouttière, étroite et triangulaire à son origine, large dans sa partie moyenne, se rétrécit et se dévie quelquefois de l'un ou de l'autre côté dans sa partie terminale, qui se bifurque pour se continuer avec les gouttières latérales de l'occipital. Sur sa partie moyenne, on remarque la suture bi-pariétale, et souvent aussi les trous pariétaux. Elle répond au sinus longitudinal supérieur.

Sur les côtés, se présentent les fosses coronales ou frontales; au-dessus de ces fosses, la suture fronto-pariétale; plus loin, les fosses pariétales; la suture lambdoïde; puis entre cette suture et la fin de la gouttière longitudinale, les fosses occipitales supérieures.

Les six fosses de la voûte du crâne sont creusées en partie aux dépens du diploé, et en partie aux dépens du tissu compacte, dont les deux tables s'amincissent à leur niveau. Il suit de cette disposition que leur profondeur est plus grande que la saillie des bosses correspondantes.

Les sutures qu'on voit sur la face concave de la voûte diffèrent aussi beaucoup de celles qui répondent à sa face convexe. Sur celles-ci, les os se pénètrent réciproquement; ils s'entrelacent par leurs bords; on distingue leurs dentelures et les intervalles qui les séparent. Sur la face interne, ces dentelures disparaissent presque entièrement; les bords ne sont pas entrelacés, mais plutôt juxtaposés; chaque suture est représentée par une ligne tremblée, qui semble avoir été tracée avec la pointe d'une aiguille.

Sur la voûte du crâne, on observe en outre des impressions digitales, des éminences mamillaires, et des sillons artériels et veineux. Pour prendre une notion complète de ceux-ci, il convient de les étudier sur une tête qui a été divisée en deux moitiés symétriques; on voit alors qu'ils ont pour commune origine un sillon partant du trou sphéno-épineux et se divisant presque aussitôt en deux branches très-inégales; la plus petite, située d'abord sur la portion écailleuse du temporal, se porte très-obliquement en arrière, pour se ramifier sur le tiers postérieur du pariétal; l'autre, beaucoup plus considérable, se dirige vers l'angle sphénoïdal de cet os et se ramifie sur ses deux tiers antérieurs; de cette seconde branche naissent un ou plusieurs rameaux, qui se prolongent sur les parties latérales du frontal. — Ce sillon, ainsi que ses branches, ses rameaux et toutes ses ramifications logent l'artère méningée moyenne ou sphéno-épineuse et les deux veines qui l'accompagnent.

2° *Partie inférieure ou base du crâne.* — Extrêmement irrégulière, elle se divise en trois régions échelonnées de haut en bas et d'avant en arrière. Chacune de ces régions se subdivise en trois fosses, une moyenne et deux latérales.

a. *Région antérieure.* — Elle est formée : sur la ligne médiane, par la lame criblée de l'ethmoïde; sur les côtés, par la partie horizontale du

frontal; en arrière, par les petites ailes du sphénoïde. Circonscrite antérieurement par la partie verticale du coronal, cette région a pour limite
postérieure la gouttière optique et le bord postérieur des apophyses d'Ingrassias.

La fosse antérieure et moyenne, appelée aussi *fosse ethmoïdale*, est
étroite, allongée d'avant en arrière. Elle présente à son extrémité antérieure une échancrure angulaire, et, au fond de cette échancrure, le trou
borgne ou épineux. — Au-dessus de ce trou, on voit la crête coronale;
au-dessous et en arrière, l'apophyse crista-galli, qui partage la fosse ethmoïdale en deux moitiés. Sur chacune de ces moitiés, on remarque : 1° en

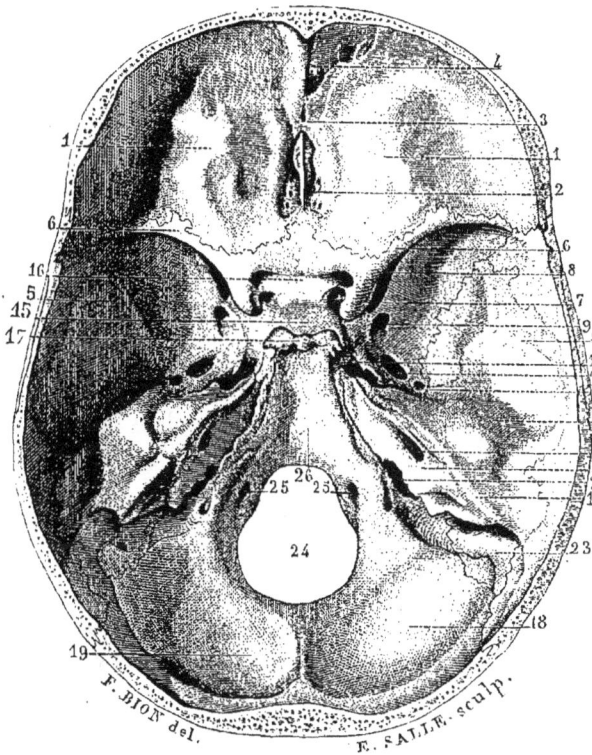

FIG. 42. — *Partie inférieure de la cavité du crâne.*

1, 1. Fosses latérales antérieures. — 2. Fosse médiane antérieure ou ethmoïdale. —
3. Trou borgne. — 4. Crête coronale. — 5, 5. Fosses latérales moyennes. — 6, 6. Bord
qui sépare les fosses latérales antérieures des fosses latérales moyennes. — 7. Apophyse clinoïde antérieure. — 8. Fente sphénoïdale. — 9. Trou maxillaire supérieur, — 10. Trou
maxillaire inférieur. — 11. Trou sphéno-épineux. — 12. Trou déchiré antérieur. — 13. Face
antérieure du rocher. — 14. Bord supérieur du rocher et gouttière qu'on remarque sur ce
bord. — 15. Fosse médiane centrale ou pituitaire. — 16. Gouttière et trous optiques. —
17. Lame perpendiculaire du sphénoïde et apophyses clinoïdes postérieures. — 18 et 19.
Fosses latérales postérieures. — 20. Face postérieure du rocher. — 21. Conduit auditif interne. — 22. Trou déchiré postérieur. — 23. Gouttière destinée à loger les sinus latéraux. —
24. Trou occipital. — 25, 25. — Trous condyloïdiens antérieurs. — 26. Gouttière basilaire.

avant et en dedans, la fente qui donne passage au filet ethmoïdal du rameau nasal de la branche ophthalmique de Willis ; 2° les trous de la lame cri blée ; 3° en dehors de ceux-ci, la suture fronto-ethmoïdale ; 4° sur la parti moyenne de cette suture, ou un peu en avant, le trou orbitaire intern antérieur, souvent difficile à reconnaître, mais qu'on parvient toujours découvrir, en y passant un crin ; il reçoit le filet ethmoïdal du rameau na sal et l'artère ethmoïdale antérieure, pour les transmettre à la fente précé demment mentionnée ; 5° en arrière des trous de la lame criblée, la su ture sphéno-ethmoïdale transversalement dirigée ; et à ses extrémités, le trous orbitaires internes postérieurs, plus apparents que les antérieurs ils donnent passage à l'artère ethmoïdale postérieure ; 6° au delà de la su ture sphéno-ethmoïdale, une surface quadrilatère, dépendante du sphé noïde, sur laquelle passent les nerfs olfactifs.

Les fosses antérieures et latérales, plus larges que la précédente, de figure triangulaire, sont essentiellement formées par les bosses orbitaires: elles ne méritent le nom de fosses que parce qu'elles sont circonscrites en avant et en dehors par la partie verticale du frontal. On remarque sur la plus grande partie de leur étendue des impressions digitales et des éminences mamillaires très-accusées ; en arrière de celles-ci, la suture sphéno-frontale transversalement dirigée ; et à leur extrême limite, une crête demi-circulaire constituée, en dedans par le bord postérieur des petites ailes du sphénoïde, en dehors par l'extrémité supérieure du bord interne des grandes ailes. Cette crête sépare les fosses antéro-latérales des fosses latérales et moyennes. Elle est reçue dans la scissure de Sylvius, gouttière anguleuse et profonde, creusée entre le lobe frontal et le lobe sphénoïdal des hémisphères cérébraux.

b. *Région moyenne.* — Elle diffère beaucoup de la précédente. Ses parties latérales, très-larges et profondément excavées, constituent de véritables fosses ; sa partie moyenne, très-rétrécie, représente plutôt une sorte de détroit, creusé entre ces fosses, pour les relier l'une à l'autre.

Cette partie moyenne, ou fosse centrale de la base du crâne, répond à la face supérieure du corps du sphénoïde. Elle offre d'avant en arrière : la gouttière optique, la selle turcique ou fosse pituitaire, et la lame quadri latère du sphénoïde. Sur le bord supérieur de cette lame, on voit à droite et à gauche l'apophyse clinoïde postérieure, et au-dessous de celle-ci une échancrure pour le passage des nerfs de la troisième paire. — Sur les côtés de la fosse centrale, se trouvent les trous optiques, les apophyses clinoïdes antérieures et les gouttières caverneuses.

Les fosses latérales moyennes sont formées par les grandes ailes du sphénoïde en avant, par la portion pierreuse du temporal en arrière, par la portion écailleuse du temporal en bas et en dehors. — Elles ont pour limite antérieure, le bord postérieur des apophyses d'Ingrassias et la su ture sphéno-frontale ; pour limite postérieure, le bord supérieur du rocher, creusé d'une gouttière qui reçoit le sinus pétreux supérieur; pour limite interne, la gouttière caverneuse, occupée par le sinus de ce nom; pour limite externe, la suture sphéno-pariétale en avant, et la suture temporo-pariétale en arrière.

Ces fosses, destinées à loger le lobe moyen ou sphénoïdal des hémisphères cérébraux, sont recouvertes d'impressions digitales et d'éminences mamillaires. Elles présentent sur leur partie interne et d'avant en arrière, la fente sphénoïdale, large en bas et en dedans, étroite et comme effilée en haut et en dehors; en arrière de celle-ci, le trou grand rond ou maxillaire supérieur et la gouttière qui le précède.

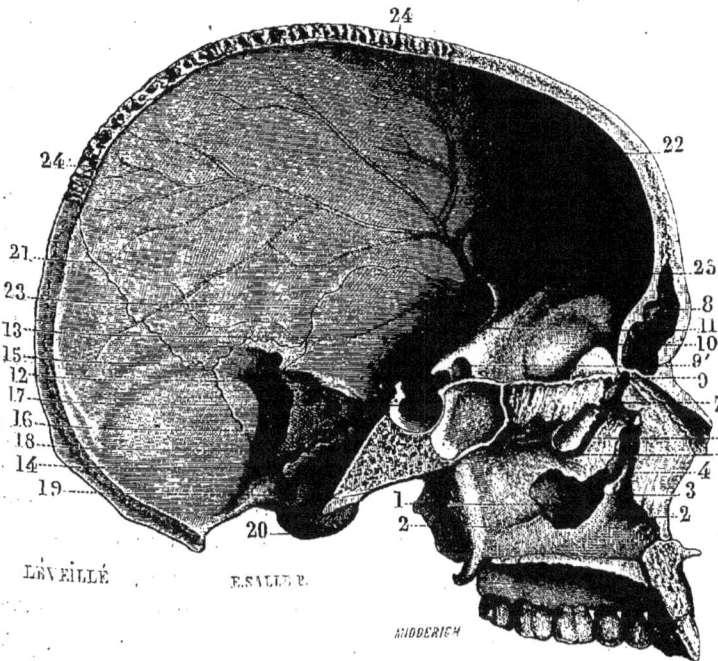

FIG. 43. — *Moitié latérale gauche de la cavité crânienne.*

1. Sinus maxillaire. — 2, 2. Crêtes avec lesquelles s'articule le bord supérieur du cornet inférieur. — 3. Orifice inférieur du canal nasal. — 4. Face interne de l'os unguis. — 5. Infundibulum de l'ethmoïde ou canal par lequel le sinus frontal communique avec le sinus maxillaire et le méat moyen des fosses nasales. — 6. Orifice qui fait communiquer l'infundibulum avec le sinus maxillaire. — 7. Orifice qui met cet infundibulum en communication avec les cellules antérieures de l'ethmoïde.—8. Sinus frontal.—9. Orifice inférieur de ce sinus, répondant à la partie la plus élevée de l'infundibulum. — 10. Voûte orbitaire.— 11. Bord qui limite en arrière les fosses antéro-latérales de la base du crâne et qui les sépare des fosses latérales moyennes. — 12. Bord supérieur du rocher séparant les fosses latérales moyennes des fosses latérales postérieures. — 13. Fosse latérale moyenne. — 14. Fosse latérale postérieure. — 15. Partie supérieure ou horizontale des gouttières qui logent les sinus latéraux. — 16. Partie inférieure ou demi-circulaire de ces gouttières. — 17. Lame quadrilatère du sphénoïde.—18. Gouttière basilaire. — 19. Trou condyloïdien antérieur. — 20. Condyle de l'occipital. — 21. Suture occipito-pariétale. — 22. Suture fronto-pariétale. — 23. Suture temporo-pariétale. — 24, 24. Bord supérieur du pariétal. — 25. Sillon destiné à loger l'artère méningée moyenne et ses principales divisions.

Sur un plan plus reculé et plus rapproché de la ligne médiane, on aperçoit l'*orifice interne du canal carotidien*, situé immédiatement au-dessus du trou déchiré antérieur; c'est par cet orifice que l'artère carotide interne pénètre dans le sinus caverneux.

En dehors de l'orifice interne du canal carotidien, se présente le trou ovale ou maxillaire inférieur; et en dehors de celui-ci, le trou petit rond ou sphéno-épineux, duquel part un sillon qui se divise presque aussitôt en deux branches, l'une postérieure et l'autre antérieure beaucoup plus large. — De la partie antérieure du trou sphéno-épineux, naît une suture se dirigeant en dehors, et décrivant une courbe à concavité postérieure : c'est la suture sphéno-temporale. — En arrière du trou sphéno-épineux et du trou ovale, on observe la suture pétro-sphénoïdale; à l'extrémité externe de celle-ci, l'hiatus de Fallopé et la gouttière qui le précède; au-dessus et en dedans, une dépression en général peu accusée qui répond au ganglion de Gasser.

c. Région postérieure. — Beaucoup plus considérable que l'antérieure et la moyenne, cette région est formée : sur la ligne médiane, par l'occipital qui en compose la plus grande partie; sur les côtés et en avant, par la portion mastoïdienne des temporaux et la face postérieure de leur portion pierreuse. Elle a pour limite antérieure la lame quadrilatère du sphénoïde et le bord supérieur des rochers, pour limite postérieure la protubérance occipitale interne et la partie horizontale des gouttières latérales. Par ces limites elle donne attache à la tente du cervelet.

La fosse postérieure et moyenne est infundibuliforme. Elle présente de haut en bas : la face postérieure de la lame quadrilatère du sphénoïde; la suture sphéno-occipitale chez l'enfant, et, après la puberté, une soudure, dont les derniers vestiges disparaissent de vingt à vingt-cinq ans. — Au-dessous se trouve la gouttière basilaire, oblique de haut en bas et d'avant en arrière, étroite et presque plane supérieurement, plus large et plus profonde inférieurement; cette gouttière supporte la protubérance annulaire et l'extrémité supérieure du bulbe rachidien. Sur chacune de ses parties latérales, on voit une très-petite gouttière qui répond à la suture pétro-occipitale, et qui loge le sinus pétreux inférieur; plus bas, une saillie osseuse; au-dessous de cette saillie, l'orifice interne du trou condyloïdien antérieur; et sur un plan plus inférieur, le trou occipital, représentant la partie la plus déclive de la base du crâne.

Les fosses postérieures et latérales, essentiellement constituées par la portion cérébelleuse de l'occipital, sont séparées l'une de l'autre par le trou occipital, la crête occipitale interne et la protubérance du même nom. Elles offrent d'avant en arrière : le conduit auditif interne, situé à 15 ou 18 millimètres du sommet du rocher; en arrière de celui-ci, l'orifice externe de l'aqueduc du vestibule; et, plus en dehors, la partie descendante ou antérieure des gouttières latérales. Cette partie descendante est formée elle-même de deux parties : l'une externe, en général très-large, qui répond à la portion mastoïdienne du temporal, et qui reçoit ordinairement dans son trajet le trou mastoïdien ; l'autre interne, horizontale et transversale, située sur l'occipital, en arrière de l'apophyse jugulaire. — Au devant de cette partie interne ou terminale des gouttières latérales, on remarque le trou déchiré postérieur, allongé d'arrière en avant et de dehors en dedans, plus large en arrière qu'en avant, et divisé par une saillie osseuse en deux parties : la partie antérieure, plus petite, est triangulaire ; la postérieure, relativement plus grande, se continue avec la fin des gouttières latérales. — En arrière de la partie descendante de ces gouttières, se voient les fosses occipitales inférieures sur lesquelles reposent les hémisphères cérébelleux.

F. — Épaisseur des parois du crâne. Rapport de ses deux tables. Canaux veineux du diploé.

L'épaisseur des parois du crâne varie pour les diverses parties de cette cavité. Sur la voûte, elle est en général de 5 millimètres ; sur les parties latérales, elle se réduit à 3 ou 4, et sur certains points à 2, à 1 et même à un demi-millimètre. — Inférieurement, elle atteint 1 centimètre au niveau de la bosse nasale, 12 à 15 millimètres sur les protubérances occipitales, 15 à 18 sur l'apophyse basilaire et le corps du sphénoïde, 18 à 20 sur la base des rochers. Mais sur d'autres points, particulièrement sur les bosses orbitaires et sur les fosses occipitales inférieures, les parois du crâne sont d'une extrême minceur. Elle diffère donc, sous ce point de vue, non-seulement pour les principales régions de la cavité, mais pour chacune des parties qui composent ces régions ; et dans chaque partie, elle se modifie même d'un point à un autre. Les deux tables du crâne, en un mot, restent rarement parallèles ; en multipliant les coupes pour étudier leur direction relative, on les voit incessamment se rapprocher ou s'éloigner l'une de l'autre. Pour se rendre compte de ce défaut de parallélisme, et en apprécier les conséquences physiologiques qui en découlent, il importe de les considérer séparément.

La table interne, appliquée à la surface de l'encéphale, en suit tous les contours ; elle se déprime au niveau des parties saillantes, et se soulève au niveau des parties rentrantes ; elle se moule, en un mot, sur tous les organes qu'elle embrasse, aussi fidèlement que pourraient le faire les diverses substances à l'aide desquelles on prend des empreintes. Si cette première couche formait à elle seule tout le crâne, elle traduirait assez exactement au dehors le volume et la forme des parties sous-jacentes. Mais deux autres couches la recouvrent, et toutes deux offrent une disposition bien différente ; l'une et l'autre semblent avoir pour usage de faire disparaître ses inégalités.

La couche spongieuse, ou le diploé, divisée en une multitude d'îlots, remplit toutes les dépressions qu'elle rencontre, et rétablit ainsi le niveau entre les parties rentrantes et saillantes. La table externe, en s'étalant sur elle, achève de tout niveler.

Cette table, accessible à nos sens, ne correspond donc pas à la table profonde; elle ne se moule pas sur elle; elle ne la reproduit pas; elle la masque, au contraire. C'est en vain que celle-ci s'imprime avec tant d'exactitude sur la surface des hémisphères; de toutes les saillies qui la recouvrent, rien ne transpire au dehors. Le diploé et la table externe, en s'étendant sur elle comme un double voile, dérobent à nos regards ses plus grandes comme ses moindres ondulations. Comparez la surface concave et la surface convexe de la voûte du crâne, la partie interne et la partie externe de ses parois latérales, la partie supérieure et la partie inférieure des voûtes orbitaires, vous verrez d'un côté une configuration en harmonie avec celle des hémisphères cérébraux, de l'autre une surface lisse et unie sur laquelle il n'existe aucune trace de cette configuration; partout les circonvolutions et les anfractuosités du cerveau s'impriment sur les parois de la cavité; nulle part elles ne se dessinent à l'extérieur.

Bien que le crâne laisse entrevoir la forme générale de l'encéphale, il n'exprime donc aucun des détails qu'on remarque sur sa périphérie. En présence de ce fait, qui n'a pas suffisamment fixé l'attention des anatomistes, la doctrine de Gall, considérée dans ses applications, reste frappée de nullité. La crânioscopie n'a pour base qu'une erreur anatomique; car elle suppose que la table externe se moule sur l'interne, comme celle-ci se moule sur le cerveau. Or la première ne se moule pas sur la seconde; elle se comporte à son égard comme une cire molle qu'on verserait sur une surface inégale et qui en remplirait toutes les parties creuses.

Les *canaux veineux* du crâne présentent de si grandes différences individuelles qu'il est difficile d'en donner une description générale. Situés presque tous sur la voûte, ils peuvent être divisés en frontaux, pariétaux et occipitaux. — Ceux qui ont pour siége le frontal se dirigent de haut en bas vers les arcades orbitaires. — Ceux qui appartiennent à l'occipital, peu développés aussi, se portent de bas en haut vers la suture lambdoïde, sur les bords de laquelle ils communiquent avec les veines périostiques. — Ceux des pariétaux, plus considérables, plus longs et plus sinueux que les précédents, convergent ordinairement vers deux troncs principaux, l'un postérieur, l'autre antérieur; tous deux cheminent de haut en bas. Ils présentent à leur origine, sur les côtés de la suture bi-pariétale, des communications très-nombreuses avec les veines périostiques; le trou pariétal est traversé par une veine qui se continue souvent avec ces sinus. Le tronc antérieur se termine dans les veines méningées moyennes, le postérieur dans les sinus latéraux ou l'une des veines occipitales.

Chez l'adulte les canaux frontaux, pariétaux et occipitaux restent indépendants. Dans la vieillesse, ils se prolongent à travers les soudures des os de la voûte, s'anastomosent et finissent par ne former qu'un seul système.

En même temps que ces canaux se prolongent au travers des sutures pour entrer en communication, ils s'élargissent et deviennent de plus en plus manifestes. Leur calibre, très-minime chez l'enfant et souvent aussi chez l'adulte, est donc en raison directe de l'âge. Il existe toutefois à cet égard de très-grandes variétés selon les individus : chez quelques-uns, jusque dans l'âge le plus avancé, les canaux veineux conservent un médiocre calibre; chez d'autres, ils arrivent à des dimensions relativement énormes.

Dans la vieillesse et souvent aussi dans l'âge adulte, on voit se produire sur la dure-mère de petites tumeurs essentiellement veineuses et comme variqueuses qui détruisent la table interne, ainsi que le diploé, et qui entrent en relation avec les canaux veineux. Quelquefois ces tumeurs se multiplient; les parois du crâne sont alors criblées de fossettes irrégulières et taillées à pic pour la plupart.

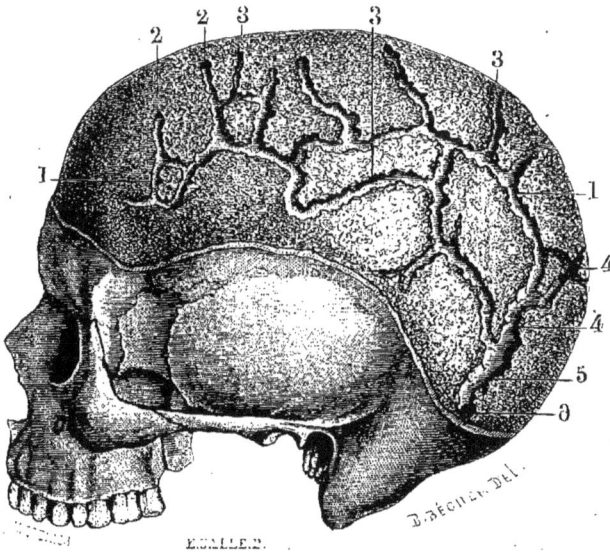

Fig. 44. — Canaux veineux des parois du crâne.

1. 1. Canaux veineux d'un crâne de vieillard dont la plupart des os étaient soudés; les canaux qui cheminent dans l'épaisseur du diploé se continuent entre eux. — 2, 2. Canaux veineux dépendants du frontal. — 3, 3, 3. Canaux parcourant le pariétal. — 4, 4. Canaux compris entre les deux tables de l'occipital. — 5. Tronc commun de tous les canaux qui précèdent. — 6. Ce même tronc traversant le trou mastoïdien pour aller s'ouvrir dans la moitié terminale des sinus latéraux.

G. — Développement du crâne.

Le crâne, dans le cours de son développement et après sa complète évolution, subit de très-notables modifications. Pour le connaître sous ses divers aspects il importe de le considérer chez le fœtus, le nouveau-né, l'adulte et le vieillard.

1° Apparition du crâne et modifications qu'il subit pendant la durée de la vie intra-utérine.

Les premiers vestiges du crâne se montrent au début de la troisième semaine après la conception. Nous avons vu (1) que sur les côtés de la ligne primitive s'élèvent deux plis appelés *lames dorsales*. Celles-ci se dédoublent presque aussitôt. Les deux lames profondes ou internes, en s'enroulant et s'unissant par leurs bords, forment la moelle épinière. Les deux lames externes ou les lames dorsales proprement dites constituent le rachis. De l'extrémité antérieure de ces dernières naissent deux prolongements arciformes et membraneux qui se portent, soit en haut, soit en avant, à la rencontre l'un de l'autre, pour se réunir aussi sur la ligne médiane. De leur union résulte le crâne primitif, qu'on peut déjà observer chez un embryon d'une longueur de 5 millimètres (2). A cette époque, il se présente sous l'aspect d'un tube membraneux, rectiligne, se continuant en arrière avec le rachis, et composé de trois ampoules ou vésicules, l'une antérieure, la seconde moyenne, la troisième postérieure.

La vésicule antérieure est effilée en avant, assez large en arrière ; un étranglement circulaire la sépare de l'ampoule moyenne. Celle-ci revêt une forme hémisphérique ; un étranglement semblable la sépare de la postérieure, qui s'élargit en avant et se rétrécit en arrière.

Les trois ampoules ont à peine paru qu'elles subissent une modification importante. Deux nouveaux sillons, à direction transversale, se montrent, l'un sur le tiers postérieur de l'ampoule frontale, l'autre sur la partie moyenne de l'ampoule occipitale. Leur nombre s'élève alors de trois à cinq : et les cinq vésicules se succèdent dans l'ordre suivant : 1° l'ampoule frontale, 2° une ampoule intermédiaire unissant celle-ci à l'ampoule moyenne, 3° l'ampoule moyenne qui a conservé sa forme et ses dimensions, 4° l'ampoule occipitale, 5° une seconde ampoule intermédiaire s'étendant de la précédente au tube médullaire.

A l'ampoule antérieure ou frontale correspondent les hémisphères cérébraux et les ventricules latéraux ; à la première ampoule intermédiaire, les couches optiques et le ventricule moyen ; à l'ampoule moyenne, les tubercules quadrijumeaux et l'aqueduc de Sylvius ; à l'ampoule occipitale,

(1) Page 49.
(2) Le Courtois, *Essai sur l'anat. de la voûte du crâne*. Th. 1870, p. 47.

le cervelet; à la seconde ampoule intermédiaire, le bulbe rachidien et le quatrième ventricule.

Le crâne, en se modifiant dans sa forme, se modifie aussi dans sa direction. D'abord rectiligne, il s'infléchit sur deux points, en sorte que son axe représente une ligne brisée. La première inflexion se produit au niveau de l'ampoule moyenne, et la seconde à l'union du tube crânien avec le tube médullaire.

L'inflexion antérieure communique au tube crânien une direction anguleuse dont l'ouverture regarde en bas et en arrière. Il résulte de la postérieure que le crâne forme avec le rachis un angle droit à sommet arrondi. Ces inflexions reconnaissent pour cause l'inégal accroissement de la voûte et de la base du crâne, la voûte prenant des proportions beaucoup plus grandes, et la base n'offrant qu'une évolution tardive. L'une et l'autre, dans cette période embryonnaire, sont composées seulement de cellules et de quelques vaisseaux capillaires.

Mais bientôt la moitié inférieure du crâne est envahie par la chondrine; elle se transforme en cartilage, lequel se moule sur la partie correspondante de l'encéphale et se compose d'une seule pièce. Ce cartilage est extrêmement mince et transparent; lorsqu'on le fait macérer dans l'eau, il prend une belle couleur rouge. C'est à ses dépens que se formeront l'ethmoïde, le sphénoïde, la moitié inférieure des temporaux et les deux tiers inférieurs de l'occipital. — La moitié supérieure ou la voûte du crâne reste à l'état celluleux; elle donnera naissance au frontal, aux pariétaux, à la portion écailleuse des temporaux et au tiers supérieur de l'occipital.

Au quarantième ou quarante-cinquième jour, on voit naître les deux arcades orbitaires. Le point osseux propre à chacune d'elles s'étend: d'une part, vers le front, de l'autre, vers l'orbite, c'est-à-dire tout à la fois vers la voûte et vers la base. A la fin du deuxième mois, la portion moyenne ou cérébelleuse de l'occipital se montre; elle est suivie de près par les apophyses articulaires et basilaire de cet os, et ensuite par le point qui doit constituer son tiers supérieur.

Dans la première moitié du troisième mois, la portion écailleuse des temporaux commence à se développer à droite et à gauche. — Dans la seconde, le pariétal apparaît sur la voûte, et le sphénoïde sur la base du crâne. L'ossification ne s'étend donc pas de proche en proche; elle procède en quelque sorte par voie d'opposition: ainsi les premières molécules osseuses se déposent sur l'extrémité antérieure du crâne, et bientôt d'autres molécules se déposent sur son extrémité postérieure; elles envahissent ensuite les deux extrémités du diamètre transversal; puis les deux extrémités du diamètre vertical. De ces deux extrémités, celle qui fait partie de la voûte s'ossifie la première. Mais comme l'ossification se montre tour à tour sur les points diamétralement opposés, il en résulte que la voûte et la base peuvent être considérées comme s'ossifiant simultanément.

Les points osseux qui répondent à l'une et l'autre s'accroissent du reste avec la même rapidité. Ceux de la base étant plus nombreux et plus rapprochés, arrivent plus tôt au contact. Ceux de la voûte, qui sont moins multipliés et très-espacés, se rencontrent à une époque plus tardive. A la naissance, les premiers, contigus pour la plupart et déjà solidement unis entre eux, forment un plan résistant; les seconds, se touchant seulement par leurs bords, peuvent se mouvoir les uns sur les autres.

2° Du crâne à la naissance.

Chez l'enfant naissant, la base du crâne n'est cependant pas complètement ossifiée. La lame criblée de l'ethmoïde et l'apophyse qui la surmonte sont encore cartilagineuses; la lame quadrilatère du sphénoïde et la partie postérieure de son corps le sont aussi. Les autres parties ont subi la transformation osseuse; cependant elles ne sont pas soudées et restent très-distinctes les unes des autres.

Les os de la voûte, extrêmement minces, représentent autant de lames flexibles, élastiques et mobiles; ils se touchent par leurs bords, mais sont encore séparés au niveau de leurs angles. Une membrane fibreuse, très-résistante, les unit entre eux. Cette membrane se compose de trois couches : 1° d'une couche moyenne se continuant avec la circonférence des os, et destinée à s'ossifier de proche en proche; 2° d'une couche externe ou périostique; 3° d'une couche interne dépendante de la dure-mère. Le plan moyen, composé de cellules et de fibres lamineuses réticulées, adhère de la manière la plus intime aux deux autres. Ainsi associés, ces trois plans constituent pour les os de la voûte un puissant moyen d'union qui s'élargit au niveau des angles : c'est à ces espaces membraneux qu'on a donné le nom de *fontanelles*.

Il existe d'abord six fontanelles : deux médianes, deux latérales droites et deux latérales gauches. Les médianes, de même que les latérales, se distinguent en antérieure et postérieure.

La *fontanelle médiane antérieure* est la plus étendue. Elle répond à l'union des pariétaux avec les deux moitiés du frontal et présente la figure d'un losange à bords curvilignes et rentrants. Chez le nouveau-né, le grand axe du losange, dirigé d'arrière en avant et de haut en bas, est de 4 à 5 centimètres. Le petit axe ou l'axe transversal varie de 2 1/2 à 4. Ses côtés supérieurs sont représentés par l'angle antérieur des pariétaux, et les inférieurs, d'une longueur double, par le bord interne des deux moitiés du frontal. L'angle que forment les premiers est plus ou moins ouvert, et quelquefois obtus. L'angle formé par les secondes est toujours très-aigu. — Chacun des os concourant à circonscrire cette fontanelle offre une assez grande mobilité. Les deux moitiés du frontal se meuvent autour d'un axe transversal qui se dirigerait de la fosse temporale droite vers la fosse temporale gauche ; en pressant sur leur extrémité supérieure, on les porte en arrière, en dedans et en bas, en sorte qu'elles se rapprochent: si l'on comprime la partie postérieure du crâne, elles basculent en sens opposé. — Les angles antérieurs des pariétaux, de même que leur bord supérieur, peuvent aussi se rapprocher et s'écarter ; mais alors ils se meuvent autour d'un axe fictif antéro-postérieur.

La figure, les dimensions et la direction de cette fontanelle médiane antérieure sont autant de données utilisées dans la pratique des accouchements pour déterminer avec précision la situation du fœtus.

La *fontanelle médiane postérieure* est un espace angulaire compris entre les deux pariétaux et l'angle supérieur de l'occipital. Cet angle s'élevant progressivement, l'espace membraneux qui le surmonte se réduit de plus en plus, puis s'efface à peu près complétement vers le milieu ou la fin du neuvième mois de la grossesse. La fontanelle médiane postérieure n'existe plus, par conséquent à la naissance ; à cette époque du moins on n'en trouve plus que le vestige. Chez le nouveau-né, l'angle de l'occipital remplit entièrement l'angle rentrant des pariétaux. Mais les trois os, au lieu d'être

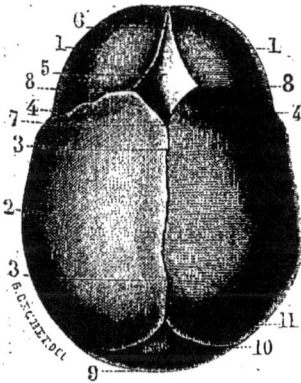

FIG. 45. — *Le crâne à la naissance,*
vue supérieure.

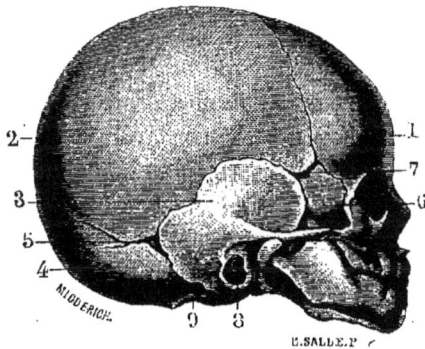

FIG. 46 — *Le même crane,*
vue latérale.

FIG. 45. — 1, 1. Les deux moitiés du frontal. — 2. Pariétal. — 3. Les deux pariétaux, se juxtaposant par leur bord supérieur, mais ne présentent encore aucune trace des dentelures par lesquelles ils s'engrèneront plus tard. — 4, 4. Union de cet os avec les deux moitiés du frontal. — 5. Fontanelle antérieure, offrant la figure d'un lozange. — 6. Son angle antéro-inférieur, très-aigu. — 7. Son angle postéro-supérieur, beaucoup plus ouvert. — 8, 8. Ses angles latéraux. — 9. Occipital. — 10. Union de cet os avec les deux pariétaux. — 11. Angle supérieur de l'occipital, comblant l'angle rentrant que lui présentent les pariétaux, en sorte qu'il n'existe plus de fontanelle postérieure.

FIG. 46. — 1. Frontal. — 2. Pariétal. — 3. Temporal. — 4. Occipital. — 5. Dernier vestige de la fontanelle postéro-inférieure, située au point de convergence des trois os qui précèdent. — 6. Grande aile du sphénoïde. — 7. Fontanelle antéro-inférieure, située au point d'union de cet os avec le pariétal et le temporal ; à la naissance elle a presque entièrement disparu. — 8. Cercle tympanal. — 9. Trou occipital.

unis et immobiles comme ils le seront plus tard, se meuvent les uns sur les autres. L'occipital, situé sur un plan plus déclive que les pariétaux, bascule autour d'un axe transversal, et lorsqu'on presse son angle supérieur, celui-ci tend à s'engager sous les deux pariétaux. La bifidité que présente cet angle n'est pas ordinairement sensible au toucher et ne saurait, dans aucun cas, simuler l'angle aigu ou inférieur de la fontanelle antérieure, ainsi que l'ont pensé quelques auteurs.

La *fontanelle latérale antérieure*, située dans la fosse temporale, sépare la grande aile du sphénoïde de l'angle correspondant du pariétal. Elle offre tantôt une figure quadrilatère et très-souvent une figure triangulaire ; dans ce dernier cas, elle se prolonge en arrière, entre le pariétal et la portion écailleuse du temporal. Ses dimensions sont peu considérables. A la naissance on en trouve encore un dernier vestige qui s'efface bientôt.

La *fontanelle latérale postérieure* occupe le point vers lequel convergent le pariétal, le temporal et l'occipital ; elle est plus petite que la précédente, et irrégulièrement triangulaire. De même que celle-ci, elle disparaît presque entièrement à la fin du neuvième mois de la grossesse.

Chez le nouveau-né, les os du crâne se composent d'une seule couche qui représente le diploé sous sa forme primitive. Les deux tables se formeront plus tard, l'une aux dépens du périoste, l'autre aux dépens de la dure-mère. La première qui apparaît est la table interne, dont on aperçoit un vestige au niveau et au-dessous des fosses coronales. Comme elle prend seule l'empreinte des circonvolutions et des anfractuosités du cerveau, on n'observe sur les parois du crâne, dans cette première période, ni impressions digitales, ni éminences mamillaires, ni sillons vasculaires.

Les os de la voûte sont plus vasculaires que ceux de la base. La différence qu'ils présentent sous ce point de vue est remarquable. Pour la constater, il suffit d'enlever le périoste et la dure-mère et de les examiner par transparence ; on voit alors que sur les os de la voûte il existe à leur centre un riche réseau vasculaire, dont les mailles s'étendent jusqu'à leur circonférence, en s'allongeant de plus en plus, au point de devenir presque parallèles.

Le périoste, relativement plus épais que chez l'adulte, n'offre qu'une faible adhérence, en sorte que, dans les accouchements laborieux, il peut se détacher sur la convexité de la voûte, soit mécaniquement, par suite des mouvements trop violents communiqués aux téguments, soit à la suite d'épanchements sanguins sous-périostiques qui le décollent en s'étendant, soit sous l'influence simultanée de ces deux causes. J'ai observé souvent de semblables décollements sur les enfants mort-nés.

C'est aux dépens de la couche celluleuse sous-périostique que se forme la table externe des os. — La dure-mère, remarquable alors par sa grande vascularité, préside à la formation de la table interne. Son adhérence n'est pas plus prononcée que celle du périoste ; on peut même la décoller plus facilement, parce qu'elle offre plus d'épaisseur et de résistance.

3° Modifications que subit le crâne, de la naissance à l'âge adulte.

Chez l'enfant, les os du crâne continuent à s'étendre. Ceux de la base se complètent successivement par la soudure de leurs divers points d'ossification qui sont tous fusionnés à six ou sept ans. Ceux de la voûte, moins avancés dans leur développement, continuent de marcher à la rencontre les uns des autres ; leurs angles s'allongent et ne tardent pas à se rencontrer. Nous avons vu qu'ils se rencontrent déjà à la fin de la grossesse pour la fontanelle postéro-supérieure. Les dernières traces des fontanelles latérales s'effacent dans les premiers mois qui suivent la naissance. L'antéro-supérieure disparaît de deux ans à deux ans et demi.

Lorsque tous les espaces membraneux se trouvent comblés, les bords et les angles des os de la voûte commencent à s'entrecroiser par les aiguilles de leur circonférence ; ils se pénètrent réciproquement. Parvenus au fond des angles rentrants qui les reçoivent, les rayons osseux perdent leur forme régulière ; on voit naître de leurs parties latérales des dentelures de second ordre, extrêmement variables dans leurs dimensions et dans leur configuration. Après s'être parallèlement entrecroisés, ces rayons se pénètrent sur les côtés comme les deux roues d'un engrenage. Dans les premières années de l'enfance, les os de la voûte unissent, en un mot, leurs bords opposés par voie de simple pénétration ; à douze ou quinze ans, la pénétration devient double ; plus tard, on observe même, sur certains points, une pénétration triple.

Entre les bords ainsi unis par engrenage, il existe une couche fibreuse qui a été considérée à tort comme un cartilage ; elle représente les derniers débris de la couche moyenne des fontanelles, présentant alors tous les caractères d'une membrane fibreuse. C'est aux dépens de cette couche qu'ils continuent à croître en surface. — Ils croissent en épaisseur, aux dépens des lamelles successivement émanées de la couche celluleuse sous-périostique et de la face adhérente de la dure-mère. Ces lamelles forment les tables externe et interne. La seconde se moule sur les parties saillantes et rentrantes du cerveau : d'où les impressions digitales et les éminences mamillaires qu'elle nous offre à cet âge.

4° Modifications qui se produisent dans le crâne, de l'âge adulte
à l'extrême vieillesse.

A trente-cinq ou quarante ans, les os du crâne ont acquis leur épaisseur définitive. Mais ils continuent à croître en surface, et la cavité crânienne continue à croître en capacité, aussi longtemps que la couche fibreuse intersuturale n'est pas épuisée, c'est-à-dire jusqu'à l'époque où les sutures s'ossifient. Cette époque est très-variable. Chez quelques individus, les os ne commencent à se souder qu'à soixante ou soixante-cinq ans; chez la plupart leur soudure débute à quarante ou quarante-cinq ans. Mais elle peut débuter beaucoup plus tôt. Je possède une tête d'enfant, dont la fontanelle médiane antérieure n'est pas encore fermée, et chez lequel la suture fronto-pariétale est soudée à droite et à gauche. Sur d'autres têtes d'enfants, j'ai vu plusieurs fois des soudures portant sur une étendue de 1 ou 2 centimètres seulement. Il est facile de pressentir les conséquences de ces soudures prématurées; le crâne étant arrêté dans son développement sur un point, et continuant à se développer sur les autres, perdra sa forme régulière et symétrique. Le cerveau restera atrophié au niveau de ce point; et si l'atrophie a pour siége sa partie antérieure et supérieure, comme chez l'enfant précédemment mentionné, l'intelligence pourra en subir une grave atteinte.

L'ordre dans lequel s'ossifient les diverses sutures est encore un objet de dissidence parmi les auteurs. Il résulte de l'ensemble des faits que j'ai pu observer que la suture sagittale ou bi-pariétale est la première qui s'efface; son ossification commence au niveau des trous pariétaux; de là elle s'étend à la fois en arrière et en avant. Pendant qu'elle s'étend, on voit la suture fronto-pariétale se souder à droite et à gauche dans sa partie inférieure; la soudure chemine ensuite de bas en haut, de sorte qu'elle marche à la rencontre de la soudure bi-pariétale. Celle-ci, d'une autre part, en se prolongeant en arrière, envahit peu à peu et de haut en bas la suture lambdoïde. En général, la soudure s'étend donc de la région pariétale aux régions frontale et occipitale.

Telle n'est pas cependant l'opinion de Gratiolet, qui a formulé à cet égard la loi suivante : dans la race caucasique, les sutures se ferment d'arrière en avant, en sorte que la partie du cerveau qui est plus spécialement affectée à l'intelligence peut continuer à s'accroître alors que toutes les autres ont déjà acquis leur volume définitif; dans la race nègre, les sutures s'effacent au contraire d'avant en arrière, et les lobes antérieurs par conséquent sont les premiers qui s'arrêtent dans leur développement. Je n'ai pas observé les modifications qui se produisent à cet âge dans la race nègre. Mais dans la race blanche il me paraît hors de toute contestation que la soudure des os du crâne débute le plus habituellement par la région pariétale et envahit ensuite à peu près simultanément les régions frontale et occipitale.

Cette soudure commence constamment par la table interne; elle s'opère graduellement de dedans en dehors. Dans l'étude qui a pour but de déterminer l'ordre suivant lequel s'ossifient les sutures, il importe donc d'avoir à sa disposition des crânes ouverts et d'examiner surtout leur surface interne.

Les os du crâne sont soudés, pour la plupart, de soixante-quinze à quatre-vingts ans. A cet âge, on les voit se continuer presque tous par leur face interne. Mais beaucoup de sutures restent encore très-distinctes sur la face externe ; elles s'effacent peu à peu de quatre-vingts à quatre-vingt-dix ou quatre-vingt-quinze ans. Les pièces très-multipliées qui composaient l'enveloppe osseuse de l'encéphale au début de la vie se trouvent ainsi ramenées à l'unité dans l'extrême vieillesse.

Lorsque le crâne n'est plus formé que d'une seule pièce, ses parois s'amincissent, par suite de la tendance de ses deux tables à se rapprocher. L'externe se déprime ordinairement au niveau des bosses pariétales. L'interne devient plus dense, plus dure, plus fragile. Une couche plus épaisse de liquide encéphalo-rachidien la séparant du cerveau, les impressions digitales se comblent, les éminences mamillaires s'affaissent, et elle reprend l'aspect uni qu'elle offrait au début de sa formation. Seuls, les sillons vasculaires persistent ; ils se creusent même de plus en plus, au point de se convertir, sur certains points, en véritables conduits. — Les canaux veineux du diploé augmentent de calibre ; ils s'étendent à travers les soudures des divers os et s'anastomosent entre eux. C'est alors aussi que se produisent sur la surface adhérente de la dure-mère de petites tumeurs variqueuses, qui minent çà et là les parois du crâne pour se loger dans leur épaisseur.

H. — Résistance du crâne.

Les os qui composent le crâne sont si admirablement agencés, qu'un ébranlement, quelque violent qu'il soit, ne saurait les désunir. Le premier effet de cet ébranlement est toujours de les rapprocher et de les solidariser dans la résistance qu'ils opposent aux violences extérieures. Les annales de la science ne renferment aucun fait attestant que ces violences peuvent les séparer. L'écartement des sutures a lieu quelquefois ; mais il est toujours consécutif à une fracture.

Le mode de résistance des parois du crâne a été, du reste, très-bien exposé en 1730 par Hunauld (1). Cet auteur compare avec raison la voûte crânienne aux voûtes architecturales, et les temporaux aux murs boutants qui les soutiennent.

1° Résistance du crâne aux chocs dirigés de haut en bas.

Lorsqu'un fardeau est posé sur le vertex, ou un coup violent appliqué sur cette région, le bord supérieur des pariétaux tend à se déprimer, et leur bord inférieur à se porter en dehors. Mais deux causes s'opposent à ce mouvement de bascule : d'une part, les dentelures dont le premier bord est armé ; de l'autre, l'écaille du temporal qui, taillée en biseau aux dépens de sa face interne, s'applique contre le biseau du pariétal, pris au

(1) Hunauld, Rech. anat. sur les os du crâne (Hist. de l'Acad. des sciences, p. 553).

contraire sur la face externe. Les pariétaux ne peuvent donc s'écarter inférieurement qu'à la condition de renverser en dehors les murs boutants
représentés par les temporaux et les grandes ailes du sphénoïde ; or ces
grandes ailes sont très-solidement soudées au corps de l'os ; les temporaux
eux-mêmes sont complétement immobilisés. Ils le sont par un mécanisme
très-simple, qu'aucun observateur, jusqu'à présent, ne me paraît avoir
signalé.

Le bord par lequel ces os s'articulent avec la grande aile du sphénoïde
est taillé en biseau aux dépens de la face interne supérieurement, et aux
dépens de l'externe inférieurement, d'où il suit qu'ils s'appuient en bas
sur cette aile. — Le bord par lequel ils s'articulent avec l'occipital présente aussi dans sa partie supérieure un biseau qui est pris sur la face interne, et dans sa partie inférieure un autre biseau pris sur la face externe,
en sorte qu'en arrière et en bas les deux temporaux s'appuient également
sur cet os. Ainsi soutenus, en avant par le sphénoïde, en arrière par l'occipital, ils ne peuvent s'abaisser ; ils se trouvent solidement immobilisés
dans le sens vertical.

Transversalement, ils sont fixés dans leur position d'une manière non
moins solide par les connexions qu'ils affectent avec l'apophyse basilaire.
De chaque côté, cette apophyse est coupée si obliquement en biseau aux
dépens de sa partie inférieure, qu'elle se termine par une crête. Or cette
crête est reçue dans une rainure anguleuse du sommet du rocher. De là
il suit que ce sommet ne peut ni s'élever, ni s'abaisser ; il est fixe et complète par sa fixité l'immobilisation du temporal. Le rocher ne se trouve
donc pas isolé de toutes parts, ainsi que le pense M. Trélat (1) ; il ne représente pas, selon l'expression de M. Richet, une presqu'île. En prenant
des os séparés et articulant le temporal avec l'occipital, on voit très-bien
comment les bords de l'apophyse basilaire sont reçus dans la rainure du
sommet des rochers, et comment, par suite de cette pénétration, ceux-ci
se trouvent fixés transversalement, de manière à ne pouvoir basculer, ni
de bas en haut, ni de haut en bas. Les apophyses pyramidales sont donc
aussi solidement immobilisées par leur sommet que par leur base. Leur
partie moyenne seule reste libre de toute connexion osseuse.

Ces faits anatomiques connus, voyons comment l'ébranlement communiqué au vertex se transmettra de la voûte à la base du crâne.

Les deux pariétaux, se soutenant mutuellement en haut et se trouvant
soutenus en bas, résisteront, à la manière des voûtes, et l'ébranlement se
propagera au temporal, qu'il tend à faire basculer en dehors et en bas. —
Une partie de l'effort suit le trajet de l'apophyse zygomatique et vient se
perdre dans les os de la face. Cette apophyse représente, par conséquent,
pour la portion écailleuse, un arc-boutant très-grêle et assez faible, il est

---

(1) Trélat, *Des conditions de résistance du crâne* (*Bullet. de la Soc. anat.*, 1855, p. 125).

vrai, mais dont l'influence, cependant, ne saurait être contestée. — L'effort, après s'être décomposé et avoir subi une réduction dans son intensité, arrive jusqu'à la base du rocher, tendant toujours à faire basculer le temporal, de manière à porter la partie externe du rocher en bas, et son sommet directement en haut. Mais la base du rocher ne peut s'abaisser ; et comme son sommet est solidement fixé à droite et à gauche par les bords de l'apophyse basilaire, comme, d'autre part, il est épais et compacte, il résiste aussi. La partie moyenne de la pyramide, qui est creusée de cavités multiples, qui se trouve considérablement affaiblie par l'existence de ces excavations, et qui, en outre, ne prend aucun appui sur les os voisins, résiste avec moins d'efficacité ; c'est pourquoi, lorsque le temporal se brise, la fracture a généralement pour siége cette partie moyenne répondant au fond du conduit auditif interne.

Une partie de l'ébranlement communiqué au vertex est donc transmise aux os de la face par l'apophyse zygomatique ; une seconde partie est transmise à l'apophyse basilaire par la portion pierreuse des temporaux ; une troisième, au corps du sphénoïde, par la grande aile ; une quatrième, à l'occipital,

On voit, par conséquent, que l'effort ne se concentre pas sur le point diamétralement opposé au point percuté, ainsi que l'ont pensé un grand nombre d'auteurs. Il se propage à la base du crâne par six voies différentes, qui ont pour centre commun une colonne médiane, et horizontale, formée en avant par le corps du sphénoïde, au milieu par l'apophyse basilaire de l'occipital, en arrière par les condyles de cet os.

Le corps du sphénoïde n'en reçoit que la plus faible partie : disposition heureuse, qui nous explique la rareté de ses fractures ; car, profondément excavé et constitué par des parois, souvent très-minces, il était moins résistant encore que la partie moyenne des rochers. — La plus grande partie de l'effort supporté par le temporal se transmet, en résumé, à l'apophyse basilaire et à l'occipital, c'est-à-dire à la colonne vertébrale, dans laquelle il subit des décompositions qui l'épuisent rapidement.

2° Résistance du crâne aux chocs dirigés de bas en haut.

Lorsque le choc est communiqué à la partie inférieure de la boîte osseuse, l'impulsion, s'irradiant en sens inverse et se transmettant de la base à la voûte, vient s'épuiser sur toute l'étendue de la suture sagittale. C'est à la suite d'une chute sur les talons, les genoux, ou les ischions, que la base du crâne est violemment ébranlée. Pendant la chute, toutes les parties du corps sont animées de la même vitesse ; mais, au moment où les plus déclives touchent le sol, elles s'arrêtent brusquement ; celles qui les surmontent s'immobilisent à leur tour ; et l'immobilisation s'effectuant de bas en haut, les plus élevées s'arrêtent les dernières.

La colonne vertébrale se trouve donc déjà immobilisée, lorsque la tête continue à descendre d'un mouvement uniformément accéléré. De là une impulsion qui tend à refouler la colonne de haut en bas, avec une puissance proportionnelle à la hauteur de la chute et au poids de l'extrémité céphalique; mais, rigide, verticale et assise sur une base résistante la colonne renvoie l'impulsion à la base du crâne, dans lequel elle se propage de bas en haut.

L'occipital, auquel cette impulsion se transmet d'abord, est fixé, en avant par sa continuité avec le corps du sphénoïde; en arrière, par les pariétaux; en dehors, par la portion mastoïdienne des temporaux, par la base des rochers et par le sommet de ces apophyses. Immuable dans sa position il ne peut aussi que transmettre aux os voisins l'effort tendant à le repousser vers la voûte. Cet effort se propage en effet par l'apophyse basilaire au sphénoïde, et vient se perdre antérieurement dans le squelette de la face postérieurement, il passe de l'écaille de l'occipital dans les pariétaux; latéralement, il se communique aux temporaux, et comme le bord supérieur de ceux-ci présente un biseau, qui est pris alternativement sur leur face interne et sur leur face externe, comme par suite d'une disposition inverse le bord inférieur des pariétaux se trouve, en quelque sorte, à cheval sur le précédent, les os de la tempe ne peuvent ni s'élever, ni s'écarter en dehors, ni s'écarter en dedans; immobilisés aussi, ils transmettent l'impulsion qu'ils ont reçue aux pariétaux. L'ébranlement, continuant à diminuer d'intensité, arrive donc au sommet de la voûte et vient expirer en définitive dans la suture sagittale, en poussant l'un vers l'autre les deux bords correspondants.

Ainsi les violences communiquées à la partie inférieure de la boîte osseuse tendent également, en se propageant de la base à la voûte, à resserrer toutes les sutures. Elles ne peuvent désunir les os du crâne; mais elles peuvent avoir pour résultat de les briser sur un ou plusieurs points. Constamment alors, c'est sur la base de la cavité osseuse que siége la fracture et, le plus souvent aussi, c'est sur la partie moyenne du rocher qu'on l'observe.

Sa prédilection pour cette partie moyenne de l'os se rattache, du reste, aux causes précédemment signalées. En effet l'impulsion partie des condyles de l'occipital s'irradie dans quatre directions principales; mais les irradiations antérieures et postérieures ne sont pas animées d'une intensité égale à celles qui cheminent sur les côtés; c'est surtout par les parties latérales que l'ébranlement se transmet de la base à la voûte. Or, parmi ces parties latérales, la première qu'il rencontre est la portion pierreuse du temporal qu'il prend en travers, en se transmettant simultanément à sa base et à son sommet; plus faible et non soutenue, la partie moyenne de la pyramide peut alors se briser, si l'ébranlement communiqué au crâne présente une extrême violence.

3° Résistance du crâne aux chocs qui portent sur ses parties antérieure, postérieure et latérale.

Lorsque le choc porte sur la partie antérieure du crâne, le frontal résiste en s'appuyant : en haut et en arrière, sur les pariétaux ; en bas et latéralement, sur les grandes ailes du sphénoïde d'une part, sur les os malaires de l'autre ; en bas et au milieu, sur les apophyses montantes des maxillaires supérieurs et sur la cloison des fosses nasales. — Invariable dans sa situation, il transmet à tous les os environnants l'impulsion qu'il a reçue.

En passant du frontal aux pariétaux, celle-ci se perd en arrière dans la suture lambdoïde et l'occipital, en sorte que toutes les sutures transversales de la voûte tendent à se resserrer. — En bas et en arrière, elle se propage, des grandes ailes du sphénoïde dans les temporaux, et de ceux-ci à l'occipital ; la même tendance au resserrement se reproduit donc sur les parties latérales et inférieure du crâne. — En bas et en avant, elle se transmet du frontal au malaire, du malaire au maxillaire supérieur, et s'étend jusqu'à la suture médiane de la voûte palatine, où l'ébranlement venu d'un côté se trouve neutralisé par celui du côté opposé. — En bas et sur la ligne médiane, l'effort impulsif qui a suivi la paroi antérieure des sinus frontaux se perd dans les os du nez et les maxillaires supérieurs. Celui qui a suivi la paroi postérieure se décompose en deux parties : l'une verticale, qui se prolonge à travers la cloison des fosses nasales jusqu'à la voûte du palais ; l'autre horizontale, qui se propage à travers la lame criblée et les voûtes orbitaires jusqu'au sphénoïde.

En un mot, l'ébranlement imprimé au frontal s'irradie : d'une part, vers l'occipital, en suivant les parois supérieure, latérales et inférieure du crâne ; de l'autre, vers la voûte palatine, par trois voies différentes, deux latérales et obliques très-solides, la dernière médiane et verticale.

Les chocs qui portent sur la partie postérieure de la boîte osseuse viennent s'épuiser dans sa partie antérieure, dans les os de la face et dans la colonne vertébrale. L'impulsion a pour siége primitif alors ou pour point de départ la moitié supérieure de l'occipital. Invariable aussi dans ses connexions, cet os résiste et transmet aux os voisins l'effort qui tend à le déplacer. — En haut l'impulsion se propage dans les deux pariétaux, qui la reportent sur le frontal. — En bas, elle subit une décomposition au niveau des condyles, pour suivre, d'une part, la colonne vertébrale, qui en reçoit la plus grande partie, de l'autre, l'apophyse basilaire et le corps du sphénoïde. — De chaque côté, l'ébranlement se propage de l'occipital au temporal, et de celui-ci à la grande aile du sphénoïde, qui le communique au frontal et aux os malaires ; il arrive en outre aux os de la pommette par les apophyses zygomatiques. Ces deux os se trouvent donc poussés en avant, en bas et en dedans ; ils agissent à leur tour sur les maxillaires supérieurs,. en sorte que l'effort se prolonge aussi jusqu'à la suture médiane de la voûte du palais.

Ce mode de propagation, nous montre que, dans les violents ébranlements imprimés, soit au frontal, soit à l'occipital, la mâchoire supérieure absorbe une partie considérable de l'effort, et que la face, par ses connexions avec le crâne, joue, à l'égard de ce dernier, le rôle d'organe protecteur.

Les chocs dirigés sur les parois latérales tendent à repousser vers le centre de la cavité l'écaille du temporal et la partie inférieure du pariétal. — Mais la première s'appuie sur la seconde; et celle-ci s'appuie, en avant sur le frontal, en arrière, sur l'occipital, qui, l'un et l'autre, sont taillés en biseau aux dépens de leur face externe. Tous deux résistent donc à l'effort qui dès lors se propage : en haut, vers la suture sagittale; en bas, vers les condyles et l'apophyse basilaire; en arrière, vers l'écaille de l'occipital; en avant, vers le frontal, et vers le malaire qui le transmet aux os de la face. L'ébranlement reste ainsi limité à la moitié correspondante de la tête. Pour s'étendre au delà, il faudrait qu'il fût animé d'une grande intensité; et comme les parois du crâne sont très-minces dans la fosse temporale, il aurait alors pour résultat presque nécessaire une solution de continuité.

En résumé, les chocs communiqués au vertex se propagent, d'une part, vers la partie médiane de la base du crâne; de l'autre, vers la partie médiane de la face. — Ceux qui viennent de la colonne vertébrale s'étendent vers la partie médiane de la voûte. — Ceux qui partent du frontal se transmettent en bas et en avant à toute la partie médiane de la face; en bas et en arrière, à toute la circonférence de l'occipital. — Ceux qui dérivent de cet os vont se perdre sur la circonférence du frontal et sur la partie médiane de la voûte palatine. — Ceux qui portent sur la tempe s'arrêtent sur la partie médiane de la boîte osseuse. Tous ont pour effet commun et primitif une tendance des os qui la composent à se serrer plus étroitement les uns contre les autres, en sorte qu'un écartement de deux ou de plusieurs d'entre eux ne peut avoir lieu; ou du moins ce phénomène ne devient possible qu'à la condition d'une fracture préalable.

4° Siége des fractures du crâne. — Fractures par contre-coup.

Lorsque le crâne devient le siége d'une fracture, celle-ci se produit sur le point qui a reçu le choc. Quelques faits, dont la valeur est aujourd'hui contestée, attestent cependant qu'elle peut aussi se montrer sur un point plus ou moins éloigné, les parties intermédiaires au point percuté et au point fracturé restant parfaitement intactes. De là cette distinction ancienne des solutions de continuité du crâne en fractures directes et fractures indirectes ou par contre-coup.

Le mécanisme de ces fractures indirectes a été, de tout temps, un sujet de discussion, qui avait surtout vivement préoccupé l'Académie de chil'urgie au siècle dernier. Dans la pensée d'élucider ce mécanisme, elle mit, pour la troisième fois, au concours, en 1766, *la théorie des lésions de la tête par contre-coup.*

Saucerotte (1), Sabouraut (2) et Chopart (3) furent d'accord pour comparer la cavité du crâne à une sphère élastique. Tous trois s'attachèrent à démontrer que, soumise à un choc, elle se déprime, soit dans le point percuté, soit dans le point diamétralement opposé, et s'allonge, au contraire, dans le sens perpendiculaire à la direction du choc; que le diamètre parallèle à cette direction, après s'être raccourci, revient non-seulement à sa longueur normale, mais s'allonge à son tour, tandis que le diamètre perpendiculaire qui s'était allongé se raccourcit; et que chacun d'eux, après avoir passé par une série d'ondulations décroissantes, finit par reprendre son étendue primitive.

D'après cette théorie, l'ébranlement imprimé aux parois du crâne se transmettant de proche en proche au point diamétralement opposé, si les parois de la cavité offraient une épaisseur uniforme, la fracture devrait se produire constamment au point de départ des ondulations vibratoires; car celles-ci diminuant d'intensité à mesure qu'elles se propagent, si le point de départ résiste, les points les plus éloignés doivent résister mieux encore. Mais ces parois, ainsi que nous l'avons vu, présentent une épaisseur extrêmement inégale. Dès lors, on comprend qu'un mouvement vibratoire pourra être trop faible pour agir sur une partie épaisse, et assez intense pour rompre une lame mince. Si le point percuté, ainsi que tous les points intermédiaires, sont très-résistants, et le point diamétralement opposé au choc relativement très-mince, c'est ce dernier qui cédera. Si le point percuté et le point opposé sont très-solides et l'un des points intermédiaires plus faible, c'est celui-ci, au contraire, qui se brisera.

Telle était la théorie acceptée par l'Académie de chirurgie et par tous les auteurs de notre époque, lorsqu'en 1844 Aran crut devoir la soumettre au contrôle de l'expérimentation. Dans ce but, il se rendit à l'école anatomique des hôpitaux, où j'étais alors prosecteur, et me pria de l'aider dans ses recherches. Je le secondai, en effet, et je devins ainsi le témoin de ses expériences, dont j'ai pu constater avec lui tous les résultats. Or, l'expérimentation cadavérique, de même que les faits cliniques, se trouva en opposition à peu près complète avec la théorie généralement acceptée. D'après celle-ci, les chutes sur le sommet du crâne devaient produire, dans quelques cas du moins, des fractures par contre-coup de la base et surtout du corps du sphénoïde. Invoquant l'observation, Aran s'attacha à faire prévaloir une doctrine opposée; il admit (4) :

(1) Saucerotte, *Mémoire sur les contre-coups* (Prix de l'Acad. de chir., t. IV, p. 372).
(2) Sabouraut, *id.*, p. 443.
(3) Chopart, *id.*, p. 523.
(4) Aran, *Rech. sur les fract. du crâne* (Arch. gén. de méd., 1844, t. IV, p. 180).

1° Que jamais il ne se produit de fracture de la base sans fracture au point percuté ;

2° Que les fractures de la voûte s'étendent ordinairement par irradiation jusqu'à la base, à travers les sutures qui ne s'opposent nullement à cette propagation, ainsi que le croyait Galien ;

3° Qu'elles y arrivent par la courbe du plus court rayon, c'est-à-dire par la route la plus directe : ainsi les chutes sur le vertex déterminent une fracture qui s'étend de la voûte à la fosse moyenne de la base du crâne ; les chutes sur le front, une fracture qui se prolonge sur la voûte orbitaire ; les chutes sur l'occiput, une fracture qui se dirige vers le trou occipital.

Quant aux fractures par contre-coup, cet auteur, bien qu'il ait pris soin de varier son mode d'expérimentation, n'a jamais pu en produire une seule. Frappé de ce résultat négatif, il voulut soumettre à une critique plus sévère les faits mentionnés par divers auteurs ; aucun ne lui parut rigoureusement concluant.

En voici un cependant qui ne laisse rien à désirer, au double point de vue de l'authenticité et de la précision des détails. Ce fait appartient au professeur Nélaton, qui a fait déposer la pièce au musée Dupuytren. Il s'agit d'une jeune femme de vingt-six ans. Assise sur une voiture chargée de plusieurs pièces de vin, le cheval s'abat ; elle est précipitée en avant ; une pièce se détache, roule et passe sur elle : perte complète de connaissance, hémorrhagie nasale produite par une déchirure de l'artère carotide interne à son passage dans le sinus caverneux ; plus tard, anévrysme artério-veineux consécutif à cette déchirure ; puis exorbitis considérable consécutif à cet anévrysme. Huit mois après l'accident, la malade succombe. Je suis chargé d'en faire l'autopsie. Le crâne est scié horizontalement ; la dure-mère est détachée de tous les points de sa surface : aucune trace de fracture sur la voûte, aucune sur les parois latérales, aucune sur les fosses latérales de la base ; *mais il existait une fracture transversale avec écartement des fragments sur le corps du sphénoïde.*

Cette fracture, consolidée, était située immédiatement au-dessus de l'union du corps de l'os avec l'apophyse basilaire. Sur la pièce, on peut voir en outre deux petites esquilles occupant chacune le sommet du rocher correspondant. La fracture avait occasionné la déchirure de l'artère, laquelle communiquait par un large orifice circulaire avec la cavité du sinus. La veine ophthalmique, dont le sang ne trouvait plus qu'un difficile accès dans cette cavité, s'était considérablement allongée ; elle décrivait des flexuosités très-prononcées et offrait un calibre énorme. En présence de ce fait, autour duquel on pourrait en grouper quelques autres, il n'est plus permis de mettre en doute la réalité des fractures par contre-coup ; mais une donnée incontestable reste acquise à la science : c'est leur excessive rareté.

ARTICLE II

DE LA FACE

La *face* est cette partie de la tête qui est annexée et comme suspendue à la moitié antérieure de la base du crâne.

Elle comprend dans sa composition : d'une part, la *mâchoire supérieure*, formée par l'assemblage de treize pièces; de l'autre, la *mâchoire inférieure*, constituée par un seul os, le *maxillaire inférieur*.

Sur les treize os qui font partie de la mâchoire supérieure, un seul, le *vomer*, occupe la ligne médiane.

Parmi les os pairs ou latéraux, il en est un, beaucoup plus considérable, auquel tous les autres viennent se rattacher comme à un centre commun, c'est le *maxillaire supérieur*. Par son volume et son importance, il mérite de fixer d'abord notre attention. Nous décrirons ensuite les *os malaires*, les os propres du nez, les os unguis, les palatins, les cornets inférieurs, puis le vomer, et enfin le maxillaire inférieur.

§ I. — DES OS DE LA FACE EN PARTICULIER.

1. — **Maxillaire supérieur.**

Os pair, situé au-dessous des orbites, au-dessus de la cavité buccale, entre les fosses nasales à la formation desquelles il prend une part importante, et l'os malaire qui semble le prolonger en dehors pour l'unir aux temporaux.

Cet os présente une légèreté qui contraste avec son volume. Il en est redevable à l'existence d'une vaste cavité, de forme pyramidale et triangulaire, dont le sommet se dirige en dehors, et dont la base, tournée en dedans, communique par un large orifice avec les fosses nasales; cette cavité constitue le *sinus maxillaire*. Ainsi creusé à son centre d'une cavité à minces parois, il paraît comme soufflé. Le maxillaire supérieur est remarquable, en outre, par la présence d'une longue apophyse, l'*apophyse montante*, qui se trouve placée au devant et au-dessus du sinus et qui se porte presque verticalement en haut.

Sa forme, bien que très-irrégulière, permet cependant de lui considérer : une face externe, une face interne, deux bords verticaux et deux bords horizontaux.

Pour mettre cet os en position et distinguer le droit du gauche, il faut tourner en dedans l'ouverture du sinus maxillaire, placer en avant l'apophyse montante, et diriger en haut le sommet de cette apophyse.

A. Face externe. — Séparée de la face interne par la cavité du sinus maxillaire, cette face, ainsi que le fait remarquer M. Fort, est essentiellement constituée par une grosse apophyse, de forme pyramidale et triangulaire, qui reproduit assez fidèlement les dimensions et le mode de configuration du sinus. La direction de cette apophyse est transversale, en sorte que son sommet se porte directement en dehors, tandis que sa base, tournée en dedans, se confond avec la face interne. Nous la désignerons sous le nom d'*apophyse transverse* ou *pyramidale*, par opposition à l'apophyse montante, qui est verticale et aplatie.

L'apophyse pyramidale nous offre à étudier : son sommet, une face supérieure, une face antérieure, une face postérieure, et trois bords.

Le sommet, tronqué, très-irrégulier et tout hérissé d'aspérités, s'articule avec l'os de la pommette : il porte le nom d'*apophyse malaire*.

La face supérieure ou orbitaire est plane, triangulaire, un peu inclinée

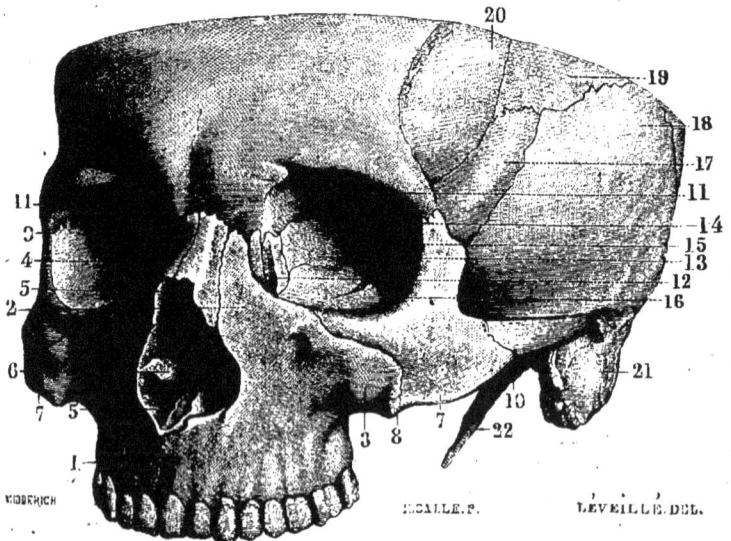

FIG. 47. — *Mâchoire supérieure unie à la base du crâne*

1. Suture des maxillaires supérieurs. — 2. Leur apophyse montante. — 3. Leur apophyse pyramidale. — 4. Suture des os du nez. — 5, 5. Orifice antérieur des fosses nasales. — 6. Extrémité antérieure du cornet inférieur. — 7, 7. Os malaires. — 8. Suture unissant l'os malaire au maxillaire supérieur. — 9. Union du malaire avec l'apophyse externe du frontal. — 10. Union du malaire avec l'apophyse zygomatique. — 11, 11. Cavités orbitaires. — 12. Gouttière lacrymale, au fond de laquelle on remarque la ligne d'union de l'apophyse montante du maxillaire avec l'os unguis. — 13. Os planum formant avec cet os la paroi interne de l'orbite. — 14. Trou optique, sur l'alignement et au devant duquel se voient les deux trous orbitaires internes. — 15. Fente sphénoïdale. — 16. Fente sphéno-maxillaire, se continuant en arrière avec la précédente. — 17. Partie supérieure de la grande aile du sphénoïde. — 18. Portion écailleuse du temporal. — 19. Angle antéro-intérieur du pariétal. — 20. Partie du frontal qui contribue à former la fosse temporale. — 21. Apophyse mastoïde. — 22. Apophyse styloïde.

de haut en bas et de dedans en dehors. Elle forme la paroi inférieure ou le plancher de l'orbite. — On remarque à sa partie moyenne et externe une gouttière que limite en dedans un bord mince et tranchant ; ce bord s'avance obliquement vers celui du côté opposé, auquel il s'applique bientôt, sans perdre son indépendance primitive. La gouttière revêt alors la forme d'un canal, qui prend le nom de *canal sous-orbitaire*, et qui présente constamment sur sa paroi supérieure une scissure ou suture, due au simple adossement des deux bords précédents. Cette scissure se prolonge chez les jeunes sujets jusqu'à l'orifice antérieur du canal ; mais chez les individus plus âgés elle disparaît en avant et s'efface sur une étendue d'autant plus grande que l'âge est plus avancé. — A son extrémité antérieure, le canal sous-orbitaire se divise en deux canaux très-inégaux : l'un, plus considérable, qui vient se terminer sur la face antérieure de l'apophyse pyramidale par un orifice appelé *trou orbitaire inférieur* ou *sous-orbitaire ;* l'autre, plus délié, qui s'incline en bas et en dedans, et qui constitue le *conduit dentaire antérieur et supérieur.* — La gouttière, et le canal sous-orbitaire, donnent passage au nerf et aux vaisseaux de ce nom. Le conduit dentaire antérieur et supérieur reçoit les vaisseaux et le nerf destinés aux deux incisives et à la canine adjacente.

La face antérieure ou cutanée de l'apophyse pyramidale est concave, légèrement inclinée en bas et en dehors ; elle porte le nom de *fosse canine.* Sa partie inférieure, en général plus déprimée, donne attache au muscle canin. A sa partie supérieure, on voit le trou sous-orbitaire, que limite en haut et en dehors un bord mince et tranchant. Au-dessus de ce trou existent des inégalités sur lesquelles s'insère le muscle élévateur de la lèvre supérieure.

La face postérieure ou zygomatique est légèrement concave dans le sens transversal, plane dans le sens vertical. Elle répond au muscle temporal. Sur la limite qui la sépare du bord postérieur on remarque un ou deux orifices, ordinairement précédés d'une très-courte gouttière. Ces orifices sont le point de départ des *conduits dentaires supérieurs et postérieurs,* qui se portent d'arrière en avant, parallèlement au bord inférieur ou alvéolaire de l'os ; ils contiennent les vaisseaux et les nerfs destinés aux dents molaires.

Des trois bords de l'apophyse pyramidale, l'un est postérieur, l'autre antérieur, le dernier inférieur. — Le bord postérieur, horizontal et un peu émoussé, se dirige obliquement d'arrière en avant et de dedans en dehors. Il contribue à former la fente sphéno-maxillaire. Sur sa partie moyenne, on aperçoit l'origine de la gouttière sous-orbitaire. — Le bord antérieur fait partie du contour de la base de l'orbite ; il se continue en dedans avec la lèvre antérieure de la gouttière lacrymale. — Le bord inférieur, très-saillant, mousse et concave, sépare la face sous-cutanée de la face zygomatique ; son extrémité supérieure se prolonge jusqu'au sommet de l'apophyse pyramidale; son extrémité inférieure répond à l'alvéole de la première grosse molaire.

En avant et au-dessus de l'apophyse pyramidale s'élève l'*apophyse montante*, qui appartient aux deux faces du maxillaire. Cette apophyse, appelée aussi *nasale* ou *verticale*, est aplatie de dehors en dedans, étroite en haut, plus large inférieurement. Elle nous offre à considérer deux faces, deux bords, une base et un sommet. — La face externe, concave de haut en bas, présente un et quelquefois deux orifices qui livrent passage à des vaisseaux. Elle donne attache au muscle élévateur commun de l'aile du nez et de la lèvre supérieure. — La face interne fait partie de la paroi externe des fosses nasales. On observe sur sa partie inférieure une crête transversale qui s'articule avec le cornet inférieur. Au-dessus de celle-ci est une dépression qui fait partie du méat moyen des fosses nasales; et plus haut une petite surface inégale qui s'unit à l'extrémité antérieure des masses latérales de l'ethmoïde.

Le bord antérieur de l'apophyse montante est mince, inégal, et coupé en biseau aux dépens de la face interne pour s'articuler avec l'os propre du nez; il se dirige obliquement de haut en bas et d'arrière en avant. — Le bord postérieur est creusé d'une gouttière, dont la moitié supérieure fait partie de la gouttière lacrymale; la moitié inférieure, plus large et plus

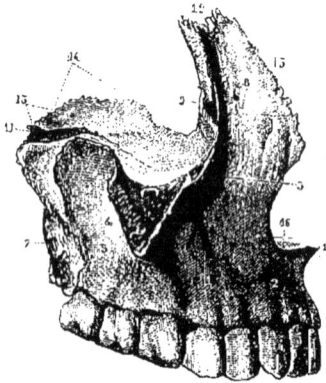

FIG. 48. — *Maxillaire supérieur,*
face externe.

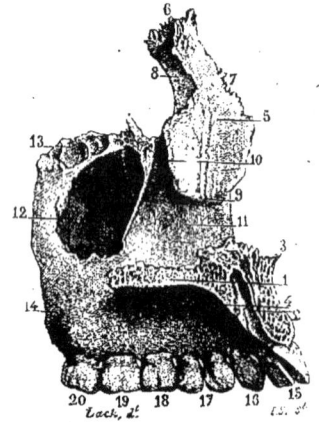

FIG. 49. — *Maxillaire supérieur,*
face interne.

FIG. 48. — 1. Face antérieure de l'apophyse pyramidale, ou fosse canine. — 2. Fossette myrtiforme. — 3. Trou sous-orbitaire. — 4. Sommet de l'apophyse pyramidale, ou apophyse malaire. — 5. Face postérieure de l'apophyse pyramidale. — 6. Bord inférieur de cette apophyse. — 7. Bord postérieur, ou tubérosité du maxillaire, offrant une facette rugueuse pour s'articuler avec le palatin. — 8. Apophyse montante. — 9. Bord postérieur de cette apophyse, creusée d'une gouttière qui concourt à la formation de la gouttière lacrymale. — 10. Épine nasale antérieure et inférieure. — 11. Gouttière sous-orbitaire creusée sur la face supérieure de l'apophyse pyramidale, et continuée en avant par un canal surmonté d'une fissure. — 12. Sommet de l'apophyse montante. — 13. Angle postérieur et supérieur

profonde, fait partie du canal nasal. Des deux lèvres qui limitent cette gouttière, l'interne est verticale, plus longue, plus mince, et tournée directement en arrière; elle s'articule avec le bord antérieur de l'os unguis; l'externe est concave, lisse et tournée en dehors : elle fait partie du contour de la base de l'orbite.

La base de l'apophyse montante, limitée en dedans par la crête à laquelle s'attache le cornet inférieur, se continue en dehors avec la fosse canine. — Son sommet, hérissé de dentelures, s'articule avec les parties latérales de l'échancrure nasale du frontal.

B. **Face interne.** — Elle est plane et verticale. Une apophyse volumineuse et horizontale la divise en deux étages : l'un, inférieur, qui fait partie de la cavité buccale; l'autre, supérieur et plus considérable, qui fait partie des fosses nasales. En s'unissant à celle du côté opposé, cette apophyse forme les deux tiers antérieurs de la voûte du palais, d'où le nom d'*apophyse palatine*.

Cette apophyse présente une figure triangulaire. — Sa face supérieure, concave dans le sens transversal, rectiligne d'avant en arrière, fait partie du plancher des fosses nasales ; on voit à son extrémité antérieure, près du bord interne, l'orifice supérieur du conduit palatin antérieur. — Sa face inférieure, concave d'avant en arrière, offre des rugosités qui donnent attache à la muqueuse palatine. On remarque souvent, sur sa partie postérieure et externe, un large sillon qu'occupent les vaisseaux et nerfs palatins supérieurs. — Le bord interne de l'apophyse, beaucoup plus épais en avant qu'en arrière, est extrêmement inégal ; il s'articule avec l'apophyse palatine du côté opposé. A son extrémité antérieure, on observe une gouttière creusée sur sa moitié inférieure, et un peu oblique en bas et en avant ; en s'unissant à celle du côté opposé, elle forme la portion médiane du conduit palatin antérieur. Du bord interne s'élève une crête mince, que le bord inférieur du vomer sépare de la crête correspondante. — Le bord postérieur de l'apophyse palatine est court, transversal, inégal et coupé en biseau aux dépens de la face supérieure; il s'articule avec la portion horizontale de l'os palatin. — Le bord externe, curviligne, s'unit ou plutôt se confond avec le bord alvéolaire, lequel contribue avec l'apophyse palatine à former la voûte du palais.

du maxillaire. — 14. Son bord supérieur. — 15. Bord antérieur de l'apophyse montante. — 16. Échancrure faisant partie de l'ouverture antérieure des fosses nasales.

FIG. 49. — 1. Apophyse palatine. — 2. Conduit palatin antérieur. — 3. Épine nasale. — 4. Partie inférieure de la face interne contribuant à former la voûte palatine. — 5. Face interne de l'apophyse montante. — 6. Sommet de cette apophyse. — 7. Son bord antérieur. — 8. Son bord postérieur creusé en gouttière. — 9. Crête avec laquelle s'articule le cornet inférieur. — 10. Gouttière contribuant à former le canal nasal. — 11. Surface qui fait partie de la paroi externe du méat inférieur. — 12. Sinus maxillaire. — 13. Portions de cellules destinées à compléter celles de l'ethmoïde. — 14. Tubérosité du maxillaire. — 15. Incisives. — 16. Canine. — 17. Petites molaires. — 18, 19, 20. Grosses molaires.

Au-dessus de cette apophyse, on remarque : 1° en avant, une large dépression qui fait partie du méat inférieur des fosses nasales, et plus haut la face interne de l'apophyse montante ; 2° en arrière de la base de l'apophyse montante, une gouttière infundibuliforme qui constitue la plus grande partie du canal nasal ; 3° au delà de cette gouttière, la base du sinus maxillaire ; et sur cette base, un large orifice irrégulièrement triangulaire, conduisant dans le sinus.

Cet orifice est limité supérieurement par une surface inégale, sur laquelle sont creusées des portions de cellules que complètent celles de l'ethmoïde. Inférieurement, son contour est constitué par deux lames tranchantes qui s'entrecroisent et qui interceptent une fente obliquement dirigée en bas, en arrière et en dedans. — L'entrée du sinus maxillaire, extrêmement large sur un maxillaire isolé, est beaucoup plus étroite sur une tête articulée ; elle se trouve alors rétrécie, en haut par l'ethmoïde, en arrière par

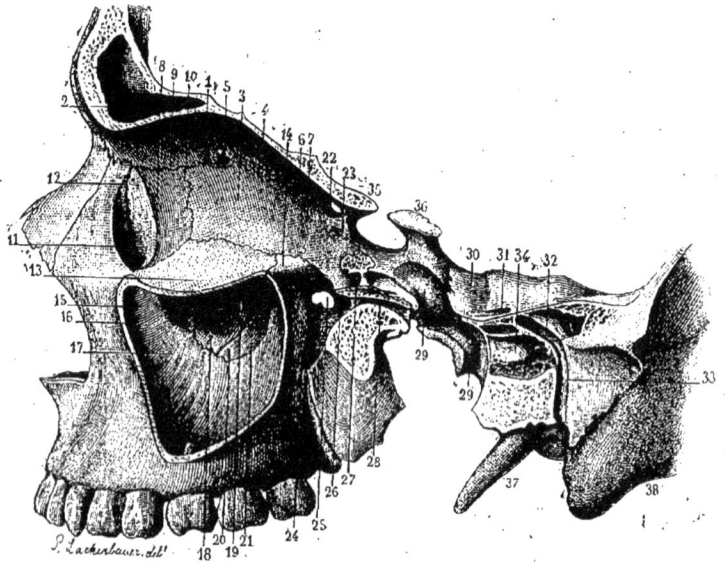

Fig. 50. — *Gouttière lacrymale.* — *Sinus maxillaire.* — *Sommet de la fosse zygomatique.* — *Canal carotidien.* — *Conduit de Fallope.*

1. Paroi supérieure ou voûte de l'orbite. — 2. Sinus frontal. — 3. Ethmoïde. — 4. Suture fronto-ethmoïdale. — 5. Trou orbitaire interne antérieur. — 6. Trou orbitaire interne postérieur. — 7. Suture sphéno-ethmoïdale. — 8. Os unguis. — 9. Suture fronto-unguéale. — 10. Suture ethmoïdo-unguéale. — 11. Gouttière lacrymale formée en arrière par l'unguis, en avant par l'apophyse montante du maxillaire. — 12. Suture des deux os qui composent cette gouttière. — 13. Paroi inférieure ou plancher de l'orbite. — 14. Facette supérieure de l'apophyse orbitaire du palatin, contribuant à former ce plancher. — 15. Paroi externe du canal nasal formant relief sur la paroi interne ou la base du sinus maxillaire. — 16. Point qui correspond à l'ouverture de ce canal dans le méat inférieur. — 17. Relief dépendant de la paroi externe de ce méat ; on voit que ce relief fait suite à celui du canal nasal dont le méat n'est en réalité qu'un renflement. — 18. Apophyse auriculaire du cornet inférieur. — 19. Union de l'apophyse unciforme de l'ethmoïde avec l'apophyse pré-

le palatin, en bas par le cornet inférieur. Elle répond au méat moyen des fosses nasales.

La cavité du sinus présente trois parois, trois bords et un sommet, qui correspondent très-exactement aux faces, aux bords et au sommet de l'apophyse pyramidale.

La paroi supérieure, plane, comprend dans son épaisseur le canal sous-orbitaire. — La paroi antérieure, un peu convexe, est surmontée d'une saillie demi-circulaire, qui contient le conduit dentaire antérieur et supérieur. Souvent ce conduit est incomplet; il prend alors l'aspect d'une simple gouttière. — La paroi postérieure, légèrement convexe aussi, renferme les conduits dentaires supérieurs et postérieurs, qui la parcourent de dedans en dehors et qui s'avancent jusque sur la paroi antérieure, pour se terminer au niveau de la fosse canine. Ces canaux sont souvent ouverts sur une grande partie de leur trajet, en sorte que les vaisseaux et nerfs destinés aux dents molaires, comme ceux destinés aux dents antérieures, se trouvent alors immédiatement en contact avec la muqueuse du sinus.

Le bord postérieur est plus long que le bord correspondant de l'apophyse pyramidale. — L'antérieur est croisé dans sa partie moyenne par la saillie du conduit dentaire antérieur. — L'inférieur, peu accusé, se confond en haut avec le sommet de l'apophyse pyramidale, sommet uni, arrondi et transparent; en bas, il forme avec les parois antérieure et postérieure d'une part, et la base du sinus de l'autre, une large gouttière demi-circulaire, qui répond aux racines des dents molaires.

Pour compléter l'étude du sinus maxillaire, il convient de l'ouvrir par sa partie externe, en enlevant, à l'aide d'un trait de scie, tout le sommet de l'apophyse pyramidale. On peut observer alors la face externe de sa base, et l'on voit très-bien comment son ouverture est rétrécie en arrière par l'os palatin, en bas par l'apophyse auriculaire du cornet inférieur, en haut par l'apophyse unciforme de l'ethmoïde. On peut constater en outre qu'au devant de cette ouverture la base du sinus forme une saillie convexe, étroite en haut, où elle répond au canal nasal, large en bas et en arrière, où elle répond au méat inférieur (fig. 50, 17 à 21).

La capacité du sinus maxillaire varie beaucoup suivant les individus.

cédente. — 20. Partie antérieure du palatin recouverte, comme l'apophyse auriculaire du cornet, par la muqueuse du sinus. — 21. Partie postérieure de l'entrée du sinus, qui se trouve aussi recouverte par cette muqueuse et qui disparaît par conséquent à l'état physiologique. — 22. Trou optique. — 23. Très-minime dépression à laquelle s'insère le tendon de Zinn. — 24. Orifice supérieur du conduit palatin postérieur. — 25. Trou sphéno-palatin. — 26. Orifice antérieur du conduit ptérygo-palatin. — 27. Trou grand rond ou maxillaire supérieur. — 28. Conduit vidien ou ptérygoïdien. — 29, 29. Canal carotidien. — 30. Dépression occupant la partie antérieure du sommet du rocher et supportant le ganglion de Gasser. — 31. Hiatus de Fallope et sillon qui le précède. — 32. Portion moyenne du conduit de Fallope. — 33. Portion inférieure ou verticale de ce conduit. — 34. Promontoire et paroi interne de la caisse du tympan. — 35. Coupe de l'apophyse clinoïde antérieure. — 36. Apophyse clinoïde postérieure. — 37. Apophyse styloïde. — 38. Apophyse mastoïde.

Elle est en général plus grande chez l'adulte, et plus encore chez le vieil-lard. On rencontre quelquefois sur ses parois des cloisons partielles.

C. **Bords**. — Les bords du maxillaire supérieur se distinguent : d'après leur direction, en verticaux et horizontaux; et d'après leur situation rela-tive, en antérieur, postérieur, supérieur et inférieur.

Le *bord antérieur* se compose de trois portions bien distinctes : une in-férieure, une moyenne, une supérieure. — La portion inférieure, plus petite, est représentée par une crête, qui sépare le bord interne de l'apo-physe palatine du bord alvéolaire, et qui se termine supérieurement par une mince lamelle triangulaire; cette lamelle forme, en s'unissant à une lamelle semblable du côté opposé, l'*épine nasale antérieure et inférieure*. En dehors et au-dessous de l'épine nasale, se trouve la *fossette myrtiforme*, à laquelle s'attache le muscle de ce nom. — La portion moyenne, concave, contribue à former l'ouverture antérieure des fosses nasales. — La portion supérieure est constituée par le bord antérieur de l'apophyse montante.

Le *bord postérieur*, très-épais et arrondi, a reçu le nom de *tubé-rosité maxillaire*. Après la sortie de la dernière molaire, il s'affaisse un peu et en même temps il s'allonge. A sa partie inférieure et interne existe une surface rugueuse qui s'articule avec l'apophyse ptérygoïdienne de l'os palatin. En dedans et un peu au-dessus de cette surface, on remarque ordinairement une gouttière oblique, qui fait partie du conduit palatin postérieur.

Le *bord supérieur*, mince et inégal, limite en dedans la face orbitaire de l'apophyse pyramidale. Sa direction est horizontale et antéro-posté-rieure. Il s'articule en avant avec l'os unguis, au milieu et sur la plus grande partie de son étendue avec l'ethmoïde, en arrière avec l'apophyse orbitaire du palatin.

Le *bord inférieur* ou *alvéolaire* décrit une courbe dont la concavité re-garde en dedans et en arrière. Il est remarquable par les cavités creusées dans son épaisseur. Ces cavités, appelées *alvéoles*, affectent une direction verticale et une forme irrégulièrement conique, comme les racines des dents qu'elles sont destinées à loger. Des cloisons transversales les sépa-rent les unes des autres. Les antérieures sont simples; les postérieures, qui reçoivent les grosses molaires, sont subdivisées par des cloisons se-condaires en trois, quatre ou cinq loges plus petites. Au fond de chaque alvéole on aperçoit un ou plusieurs pertuis qui livrent passage aux vais-seaux et nerfs dentaires. La partie externe de ce bord présente des saillies et des dépressions alternatives plus ou moins accusées qui correspondent aux alvéoles et à leurs cloisons.

D. *Connexions et conformation intérieure*. — Cet os s'articule avec deux os du crâne, le frontal et l'ethmoïde, et sept os de la face. Il s'unit au frontal par le sommet de son apophyse montante, à l'ethmoïde par son bord supérieur, à l'unguis par la partie antérieure de ce bord, à l'os propre du nez par son bord antérieur, au palatin par son bord postérieur, au malaire par le sommet de son apophyse pyramidale, au cornet inférieur par sa face interne, au vomer et au maxillaire du côté opposé par son apophyse palatine.

Le maxillaire supérieur est presque entièrement composé de tissu compacte. Il existe un peu de tissu spongieux dans son apophyse palatine, dans le bord alvéolaire et dans l'épaisseur de l'apophyse montante.

E. *Développement.* — Le mode d'évolution du maxillaire supérieur présente dans son étude de très-grandes difficultés qui ont été l'origine de nombreuses dissidences parmi les anatomistes. De nouvelles recherches longtemps et attentivement poursuivies m'ont démontré que cet os se développe par cinq points d'ossification.

Pour observer ces divers points d'ossification, il importe d'avoir à sa disposition des fœtus de deux à trois mois, et d'autres de quatre, cinq, six mois et même plus âgés ; il importe, en outre, de procéder à la préparation et à l'isolement du maxillaire supérieur avec des ménagements extrêmes qui exigent toute une étude préalable, lorsqu'il est au début de son évolution.

De ces points d'ossification le premier embrasse toute la partie de l'os qui est située en dehors de la gouttière sous-orbitaire : il constitue le point *externe* ou *malaire*. — Le second est une lame à concavité interne aux dépens de laquelle se formeront le sinus maxillaire et la partie interne du plancher de l'orbite : je le désignerai sous le nom de point *supérieur* ou *orbito-nasal*. — Le troisième donne naissance aux deux tiers postérieurs de l'apophyse palatine et à la partie interne du bord alvéolaire : c'est le point *inférieur* ou *palatin*. — Le quatrième, comprenant l'apophyse montante, la gouttière qui formera la plus grande partie du canal nasal et toute la partie de l'os qui est au-dessous, représente le point *antéro-interne* ou *nasal*. — Le cinquième est le point *incisif*.

Aucun de ces points d'ossification n'est précédé par un cartilage ; chacun d'eux se développe, comme tous les os de la voûte du crâne, aux dépens des cellules embryonnaires.

Les points externe et supérieur, en s'appliquant l'un à l'autre, forment le plancher de l'orbite ; la gouttière et le canal sous-orbitaire sont le résultat de leur conjugaison. Sur toute leur étendue on observe alors une suture très-manifeste qui s'efface rapidement sur la gouttière et sur la paroi inférieure du canal, mais qui persiste longtemps sur la paroi supérieure de celui-ci. En arrière du rebord de l'orbite elle ne disparaît même jamais entièrement. Bien qu'en général on ne la retrouve plus sur ce rebord quelques années après la naissance, il n'est pas rare cependant de la rencontrer jusqu'à six, huit, dix ans ; dans quelques cas plus rares, on peut l'observer encore à douze, quinze ou dix-huit ans. Par contre, elle peut être déjà soudée chez le fœtus à terme.

Le point supérieur ou orbito-nasal, très-allongé, présente une forme prismatique et triangulaire. Sa face supérieure ou orbitaire est plane. Sur sa face interne ou nasale on remarque une fossette qui, en se développant, formera le sinus maxillaire. Ce sinus existe donc dès le début de l'évolution de l'os ; mais à son apparition il ne s'étend pas au delà de la gouttière sous-orbitaire. Le bord inférieur de ce point d'ossification s'applique au point palatin ; jusqu'au quatrième ou cinquième mois de la vie intra-utérine il en reste séparé par une suture très-évidente. Son extrémité antérieure, d'abord distincte du point nasal, se soude rapidement à celui-ci.

Le point inférieur ou palatin comprend une portion horizontale constituant les deux tiers postérieurs de l'apophyse palatine, et une portion verticale qui forme la partie interne d'une large gouttière destinée à loger les follicules des dents molaires. Cette gouttière alvéolaire est sous-jacente et parallèle à la gouttière orbitaire. Les deux gouttières superposées com-

Fig. 51.   Fig. 52.   Fig. 53.

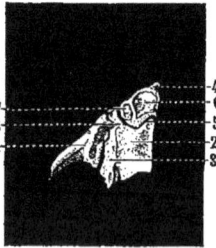 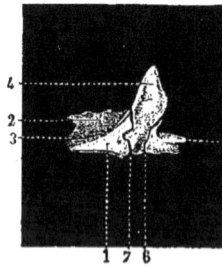 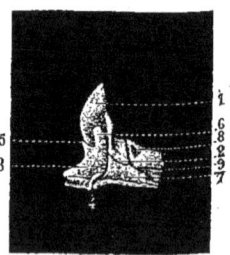

Développement du maxillaire supérieur.

Fig. 51. — *Maxillaire supérieur d'un fœtus de deux mois et demi à trois mois, vu par sa partie inférieure.* — 1. Point externe ou malaire. — 2. Point inférieur ou palatin, formant avec le précédent la gouttière dans laquelle se développeront les dents molaires. — 3. Fissure occupant le fond de cette gouttière et mettant celle-ci en communication avec la gouttière sous-orbitaire. — 4. Point ou os incisif. — 5. Fissure séparant le point incisif du point palatin. — 6. Large alvéole contenant le follicule de l'incisive interne. — 7. Alvéole plus petit pour le follicule de l'incisive externe. — 8. Partie inférieure du point antéro-interne ou nasal sur laquelle se trouve creusé l'alvéole de la dent canine.

Fig. 52. — *Même maxillaire, vu par sa partie antéro-externe.* — 1. Point malaire. — 2. Point orbito-nasal. — 3. Gouttière et canal sous-orbitaires dont la paroi inférieure présente une fissure par laquelle ils communiquent avec la gouttière alvéolaire. — 4. Point nasal. — 5. Os incisif. — 6. Fissure séparant le point incisif du point nasal. — 7. Fissure séparant le point nasal des points malaire et orbito-nasal.

Fig. 53. — *Même maxillaire, vu par sa face interne.* — 1. Point nasal. — 2. Fissure séparant le point nasal du point palatin ; au-dessus de cette fissure on aperçoit déjà la gouttière naissante du canal nasal. — 3. Os incisif. — 4. Fissure séparant l'os incisif du point palatin. — 5. Apophyse antérieure ou petite apophyse de l'os incisif. — 6. Grande apophyse de cet os. — 7. Point palatin. — 8. Point orbito-nasal aux dépens duquel se développe le sinus maxillaire. — 9. Fissure séparant le point orbito-nasal du point palatin.

muniquent alors entre elles sur toute leur longueur, en sorte que les germes des dents ne se trouvent séparés du globe oculaire que par l'épaisseur des vaisseaux et nerfs sous-orbitaires. Lorsque les deux premiers points d'ossification se soudent, elles deviennent indépendantes; mais restent très-rapprochées jusqu'au moment où le sinus maxillaire, en s'étendant, viendra s'interposer entre elles. La gouttière alvéolaire est le résultat de la conjugaison du point malaire et du point palatin.

Le quatrième point, point antéro-interne ou nasal, présente : 1° une face antérieure qui répond, de bas en haut, à l'alvéole de la dent canine, à la partie antérieure de la fosse canine et à l'apophyse montante; 2° une face interne sur laquelle on remarque cette même apophyse, et la gouttière du canal nasal. Un interstice le sépare en arrière du point orbito-nasal; un autre le sépare en bas du point palatin.

Le point antérieur, plus connu sous le nom d'*os incisif* ou *intermaxillaire*, est très-manifeste chez les animaux, où il reste indépendant toute la durée de la vie. Son étude a fixé l'attention d'un grand nombre de naturalistes. A l'illustre Gœthe appartient le mérite d'avoir le premier hautement et nettement proclamé son existence temporaire chez l'homme : « Lorsque je commençai, vers l'année 1780, à m'occuper beaucoup d'anatomie sous la direction du professeur Loder, je travaillais à l'établissement d'un type ostéologique, et il me fallait par conséquent admettre que toutes les parties de l'animal, prises ensemble ou isolément, doivent se trouver dans tous les animaux; car l'anatomie comparée, dont on s'occupe depuis si longtemps, ne repose que sur cette idée. Il se trouva que l'on voulait alors différencier l'homme du singe, en admettant chez le second un os intermaxillaire dont on niait l'existence dans l'espèce humaine. Mais cet os ayant surtout cela de remarquable qu'il porte les dents incisives, je ne pouvais comprendre comment l'homme aurait eu des dents de cette espèce sans posséder en même temps l'os dans lequel elles sont enchâssées. J'en recherchai donc les traces chez le fœtus et l'enfant; et il ne me fut pas difficile de les trouver (1) ».

L'os incisif présente une forme irrégulièrement cubique. — Sa face inférieure est creusée de deux larges alvéoles qui logent les incisives. — La supérieure fait partie du plancher des fosses nasales. — L'interne, inégale et rugueuse, s'articule avec celle de l'os incisif du côté opposé; on y remarque, en arrière la gouttière qui contribue à former le conduit palatin antérieur, gouttière creusée en partie sur le point incisif, en partie sur le point palatin, d'où il suit que le conduit palatin antérieur est le résultat de la conjugaison de quatre points d'ossification, deux droits et deux gauches. — La face externe, contiguë à la face interne du point nasal, correspond en bas à l'alvéole de la dent canine, et plus haut à la base de l'apophyse

(1) Gœthe, *Œuvres d'histoire naturelle*, traduction par Martins, p. 98.

montante. Sa partie supérieure offre deux apophyses, l'une grande, qui contribue à former la paroi externe du méat inférieur ; l'autre, petite, aiguë et curviligne, qui fait partie du contour de l'ouverture antérieure des fosses nasales. — La face antérieure est recouverte par la muqueuse gingivale et la lèvre supérieure. — La face postérieure s'articule avec le point palatin. La suture qui sépare l'os incisif de ce point d'ossification avait déjà été signalée par Vésale et par Albinus ; tous deux l'ont représentée. Le dessin qu'en a donné le second est plus exact. Sur la voûte du palais, elle décrit une petite courbe à concavité antérieure, qui se perd en dehors sur la cloison située entre la dent canine et la seconde incisive et dont l'extrémité interne répond au conduit palatin antérieur ; sur le plancher des fosses nasales, elle s'étend transversalement de dedans en dehors, pour se continuer sur la face interne du maxillaire avec celle qui unit le point incisif au point nasal.

L'os incisif se soude d'abord au point nasal. La soudure s'opère constamment d'avant en arrière et de bas en haut, en sorte que sa grande apophyse reste assez longtemps distincte pour qu'on puisse facilement l'étudier. On le voit ensuite s'unir au point palatin, union qui s'opère, au contraire, de haut en bas, en se propageant lentement vers la voûte palatine. A la naissance, la suture qu'on observe sur cette voûte se montre encore très-apparente ; elle s'efface progressivement, puis disparaît en général de douze à quinze ans. Mais il n'est pas extrêmement rare d'en rencontrer un vestige chez l'adulte.

Quelquefois l'os incisif ne se soude pas au reste de l'os ; il en reste séparé par un sillon obliquement étendu du bord alvéolaire au conduit palatin antérieur. Si l'un et l'autre conservent leur indépendance primitive, il existe deux larges sillons qui se réunissent angulairement en arrière, et qui circonscrivent un petit segment osseux, sur lequel sont implantées les quatre incisives. Ce segment, située sur la ligne médiane, se trouve en quelque sorte suspendu à l'extrémité antérieure de la cloison des fosses nasales ; il rappelle l'os intermaxillaire des animaux. Chez l'homme, comme chez les quadrupèdes, la couronne des dents correspondantes est alors fortement projetée en avant. L'indépendance des os incisifs dans l'espèce humaine constitue un vice de conformation qui coïncide toujours avec la division congénitale des lèvres, ou le bec-de-lièvre.

Lorsque les cinq points d'ossification sont soudés, le sinus maxillaire s'étend graduellement dans tous les sens, en séparant la gouttière sous-orbitaire de la gouttière alvéolaire, et s'avançant jusqu'au point malaire dans l'épaisseur duquel il pénètre. — Ce sinus atteint chez l'adulte des dimensions considérables. De ses trois principaux diamètres, le transverse est le plus court ; il ne dépasse pas en général 3 centimètres. L'antéro-postérieur et le vertical, qui sont à peu près égaux, varient de 30 à 36 millimètres.

II. — Os malaire.

Le *malaire, os de la pommette,* appelé aussi *os jugal, os zygomatique,* est un os pair situé au-dessous des parties latérales du frontal qu'il soutient à la manière d'un arc-boutant, entre le maxillaire supérieur et l'apophyse zygomatique qu'il relie l'un à l'autre.

De figure irrégulièrement quadrilatère, il présente deux faces, quatre bords et quatre angles. L'une de ses faces regarde en avant et en dehors ; l'autre, en arrière et en dedans. Une apophyse considérable, qui fait partie de l'orbite, s'élève de cette dernière.

Pour mettre le malaire en position, il faut tourner en arrière la face qui porte l'apophyse orbitaire, diriger en dedans la facette concave de cette apophyse et en haut celui des quatre angles qui est le plus long.

A. **Faces.** — La *face antéro-externe* est verticale, convexe, recouverte par une couche cellulo-graisseuse et par la peau. On y remarque un orifice, quelquefois double, qui donne passage à un filet nerveux. Le muscle grand zygomatique, et le petit lorsqu'il existe, s'attachent à sa partie inférieure.

La *face postéro-interne,* légèrement concave et verticale aussi, présente sur sa partie la plus élevée l'*apophyse orbitaire* qui se porte directement en arrière, et dont la direction par conséquent est perpendiculaire

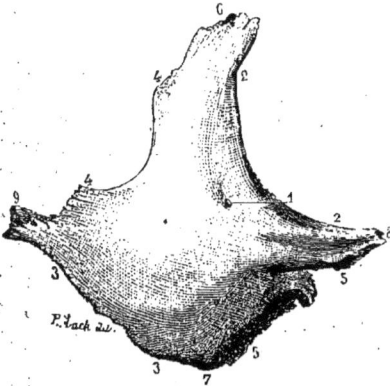

FIG. 54. — *Os malaire, face externe.*   FIG. 55. — *Os malaire, face interne.*

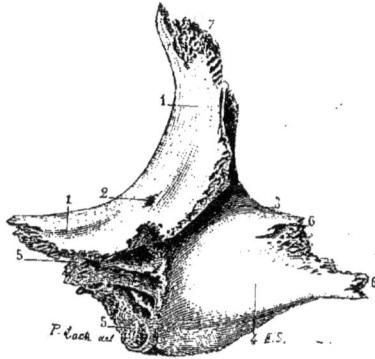

FIG. 54. — 1. Orifice par lequel sort le nerf malaire. — 2, 2. Bord supérieur et antérieur contribuant à former le contour de la base de l'orbite. — 3, 3. Bord inférieur et postérieur. — 4, 4. Bord supérieur et postérieur. — 5, 5. Bord inférieur et antérieur. — 6. Angle supérieur. — 7. Angle inférieur. — 8. Angle antérieur. — 9. Angle postérieur.

FIG. 55. — 1, 1. Facette supérieure ou concave de l'apophyse orbitaire. — 2. Orifice dans lequel s'engage le nerf malaire. — 3. Les bords supérieur et inférieur de l'apophyse orbitaire. — 4. Partie inférieure de la face interne de l'os. — 5, 5. Surface dentelée par laquelle il s'articule avec le sommet de l'apophyse transverse du maxillaire supérieur. — 6, 6. Angle postérieur dentelé pour s'articuler avec l'apophyse zygomatique. — 7. Angle supérieur, dentelé aussi pour s'unir à l'apophyse orbitaire externe du frontal.

à la sienne. Cette apophyse revêt la figure d'une lame triangulaire et curviligne. — Sa face supérieure, concave, fait partie de la cavité de l'orbite : on
y voit un orifice qui se continue avec celui de la face externe par un canal
étendu de l'un à l'autre. Sa face inférieure convexe fait partie de la fosse
temporale. — Son bord antérieur se confond avec le bord concave de l'os.
Son bord supérieur s'articule avec le bord antérieur de la facette orbitaire
des grandes ailes du sphénoïde. Son bord inférieur s'unit à l'apophyse
malaire du maxillaire supérieur. Son sommet, dirigé en arrière et très-
obtus, répond à l'extrémité antérieure de la fente sphéno-maxillaire.

Au-dessous de l'apophyse orbitaire et en avant existe une surface dentelée
qui s'articule avec l'apophyse malaire du maxillaire supérieur ; au-dessous
de la même apophyse et en arrière on observe une surface beaucoup plus
grande et unie, qui concourt à la formation de la fosse zygomatique.

B. **Bords**. — Deux sont supérieurs, l'un antérieur, l'autre postérieur ;
et deux inférieurs, dont l'un se dirige aussi en avant et l'autre en arrière.
Le *bord antéro-supérieur*, concave, regarde en haut et en dedans ; il
fait partie du contour de la base de l'orbite.

Le *bord postéro-supérieur* décrit une courbe qui l'a fait comparer à une
S italique. Il donne attache à l'aponévrose du muscle temporal.

Le *bord inférieur et antérieur*, dentelé, s'articule avec le sommet de
l'apophyse pyramidale du maxillaire supérieur.

Le *bord inférieur et postérieur*, presque horizontal, est rectiligne, un
peu rugueux ; il donne attache au muscle masséter.

C. **Angles**. — On les distingue en supérieur, inférieur, antérieur et
postérieur. — Le supérieur, plus long et plus épais que les trois autres,
est formé par le concours des deux bords supérieurs et de l'apophyse orbitaire. Il présente à son sommet des dentelures pour s'articuler avec
l'apophyse orbitaire externe du frontal. — L'inférieur, mousse et mince,
s'articule avec l'apophyse malaire du maxillaire : au niveau de cette union
on voit souvent une sorte de tubercule, le *tubercule malaire*. — L'antérieur, qui est le plus mince et le plus aigu, s'unit au bord correspondant
de l'apophyse pyramidale du maxillaire. — Le postérieur, dentelé et taillé
en biseau aux dépens de sa partie supérieure, s'unit au sommet de l'apophyse zygomatique.

Connexions et conformation intérieure. — L'os malaire se trouve en
connexion avec trois os du crâne et un os de la face. Il s'articule avec le
frontal par son angle supérieur, avec le sphénoïde par son apophyse orbitaire, avec le temporal par son angle postérieur, avec le maxillaire supérieur par sa face interne et son bord antérieur.

Cet os est principalement composé de tissu compacte. Il se développe par
un seul point d'ossification qui paraît vers la fin du deuxième mois de la
vie intra-utérine.

III. — Os propres du nez.

Les os propres du nez sont situés au-dessous du frontal, au-dessus de l'ouverture antérieure des fosses nasales qu'ils contribuent à former, en avant de l'apophyse montante des maxillaires, sur laquelle ils s'appuient.

Leur figure est celle d'un petit rectangle, un peu plus large inférieure-ment que supérieurement. On leur considère deux faces, deux bords et deux extrémités. — Pour les mettre en position, il faut tourner en avant leur face la plus unie, en dedans leur bord le plus épais, en bas leur extrémité la plus large et la plus mince.

A. **Faces.** — La face antérieure ou cutanée, inclinée en dehors, est unie, concave de haut en bas, convexe transversalement. Sur sa partie moyenne on voit l'orifice d'un conduit vasculaire qui s'ouvre par son autre extrémité sur la face opposée. Le muscle pyramidal la recouvre sur toute son étendue.

La face postérieure, inclinée en arrière et en bas, est concave de dedans en dehors, étroite supérieurement, large inférieurement, et plutôt triangulaire que quadrilatère. Elle offre l'orifice postérieur du conduit précédemment mentionné, et un sillon qui loge le filet ethmoïdal du nerf nasal. Cette face fait partie de la voûte des fosses nasales.

B. **Bords.** — Le bord interne, très-épais, inégal et rugueux dans ses deux tiers supérieurs, s'amincit de plus en plus inférieurement. Il s'arti-cule avec l'os du côté opposé en avant, avec l'épine nasale du frontal et la lame perpendiculaire de l'ethmoïde en arrière. — Le bord externe, plus long que le précédent, est coupé en biseau aux dépens de la face cutanée, pour s'articuler avec le bord antérieur de l'apophyse montante du maxil-laire supérieur.

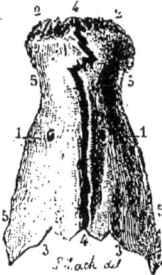

Fig. 56. — *Os du nez, face externe.* Fig. 57. — *Os du nez, face interne.*

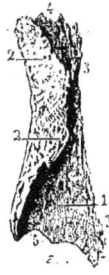

Fig. 56. — 1, 1. Les deux os du nez en rapport et légèrement écartés. — 2, 2. Extrémité supérieure de ces os. — 3, 3. Leur bord inférieur. — 4, 4. Leur bord interne, au niveau duquel ils sont séparés par un très-mince intervalle, 5, 5, 5, 5. Leur bord externe.

Fig. 57. — 1. Face interne de l'os du nez du côté droit. — 2, 2. Son bord interne très-épais et rugueux. — 3, 3. Son bord externe. — 4. Extrémité supérieure. — 5. Extrémité inférieure.

C. **Extrémités**. — L'extrémité supérieure, étroite, très-épaisse et dentelée, s'articule avec la partie moyenne de l'échancrure nasale du frontal. L'inférieure, plus large, extrêmement mince et irrégulièrement découpée, se termine par un bord obliquement dirigé en bas et en dehors. Elle fait partie de l'ouverture antérieure des fosses nasales.

Cet os est presque entièrement composé de tissu compacte. Il se développe par un seul point d'ossification qui se montre dans les premiers jours du troisième mois de la vie intra-utérine.

IV. — Os unguis.

L'*unguis*, appelé aussi *lacrymal*, est un os pair, très-petit, extrêmement mince et fragile, situé à la partie antérieure de la paroi interne de l'orbite.

Irrégulièrement quadrilatère, il présente deux faces et quatre bords. L'une des faces regarde en dehors, l'autre en dedans.

Pour le mettre en position, il faut tourner en dehors la face qui offre une crête verticale, en bas le crochet terminal de cette crête, et en avant la gouttière que celle-ci contribue à former.

A. **Faces**. — La face externe, verticale, un peu concave, de haut en bas, est divisée en deux parties inégales par la crête longitudinale qui règne sur toute sa longueur. Cette crête, à laquelle s'attachent le tendon réfléchi du muscle orbiculaire des paupières et le muscle de Horner, se termine en bas par un petit crochet contribuant à circonscrire l'orifice supérieur du canal nasal. — Au devant de la crête se trouve une portion de gouttière souvent criblée d'orifices et comme poreuse; réunie à celle du maxillaire

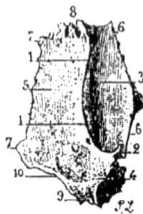

Fig. 58. — *Os unguis, face externe.*   Fig. 59. — *Os unguis, face interne.*

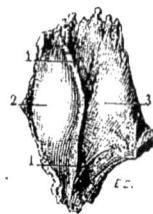

Fig. 58. — 1, 1. Crête verticale divisant la face externe de l'unguis en deux parties. — 2. Crochet qui termine cette crête. — 3. Gouttière contribuant à former la gouttière lacrymale. — 4. Gouttière située sur le prolongement de la précédente et contribuant à former le canal nasal. — 5. Partie postérieure ou plane de la face externe concourant à la formation de la paroi interne de l'orbite. — 6, 6. Bord antérieur de l'unguis. — 7, 7. Son bord postérieur. — 8. Son extrémité supérieure. — 9. Portion du bord inférieur qui s'articule avec l'apophyse unguéale du cornet inférieur. — 10. Portion du même bord qui s'articule avec le bord supérieur du maxillaire.

Fig. 59. — 1, 1. Sillon qui partage la face interne de l'unguis en deux parties à peu près égales. — 2. Portion antérieure de cette face; elle correspond à la gouttière de la face opposée. — 3. Portion postérieure; elle s'applique aux cellules antérieures de l'ethmoïde supérieur, elle forme la gouttière lacrymale. — En arrière, existe une surface lisse qui fait partie de la paroi interne de l'orbite.

La face interne est parcourue sur toute sa longueur par un sillon qui correspond à la crête située sur la face opposée et qui la divise en deux parties à peu près égales. La partie postérieure, inégale, s'applique à l'extrémité antérieure de l'ethmoïde, dont elle complète les cellules. L'antérieure, libre, répond au méat moyen des fosses nasales et à la pituitaire.

B. **Bords.**—Le supérieur, peu étendu, s'articule avec l'apophyse orbitaire interne du frontal. — L'inférieur, toujours plus long que le précédent, se divise en deux portions, comme les faces, l'une postérieure, l'autre antérieure ; la première s'unit au bord supérieur du maxillaire ; la seconde descend plus bas pour concourir à la formation du canal nasal et s'unir à l'apophyse unguéale du cornet inférieur ; — le bord antérieur s'unit à la lèvre interne de la gouttière creusée sur le bord postérieur de l'apophyse montante du maxillaire ; — le postérieur, très-mince et inégal, s'articule avec le bord antérieur de l'os planum de l'ethmoïde.

L'unguis est exclusivement composé de tissu compacte. Il se développe par un seul point d'ossification, qui paraît au quatrième mois de la vie intra-utérine.

V. — Os palatin.

Le *palatin* est un os pair, extrêmement irrégulier, mince et fragile situé en arrière du maxillaire supérieur. Bien que très-peu volumineux, il constitue une notable partie de la voûte palatine et contribue en outre à former quatre cavités : la fosse ptérygoïde en bas, la cavité de l'orbite en haut, la fosse zygomatique en dehors, les fosses nasales en dedans.

Cet os se compose de deux portions soudées à angle droit : l'une horizontale ou palatine, l'autre verticale ou nasale, plus considérable.

Pour le mettre en position, il faut placer sa petite portion ou portion horizontale en bas, tourner en dedans celui des trois bords de cette portion qui est le plus épais, et en arrière celui qui est concave.

A. **Portion horizontale.** — Elle est située en arrière de l'apophyse palatine du maxillaire supérieur qu'elle prolonge. De figure quadrilatère, on lui considère deux faces et quatre bords.

La *face supérieure*, unie, concave transversalement, plane d'avant en arrière, contribue à former le plancher des fosses nasales, dont elle représente la partie la plus large.

La *face inférieure*, un peu inégale, constitue le tiers postérieur de la voûte palatine. Elle présente en arrière une crête et en dehors de celle-ci une échancrure qui, en s'opposant à une échancrure plus petite de la tubérosité du maxillaire supérieur, circonscrit l'orifice inférieur du conduit palatin postérieur. Cette échancrure représente ordinairement les deux tiers de l'orifice. Souvent celui-ci est complété en dehors par la base de l'apophyse ptérygoïdienne du palatin.

Le *bord antérieur*, mince, inégal et coupé en biseau aux dépens de la face inférieure, s'articule avec le bord postérieur de l'apophyse palatine.

Le *bord postérieur*, uni et concave, donne attache à la portion aponévrotique du voile du palais.

Le *bord interne*, très-épais et rugueux, s'articule avec la portion horizontale de l'os palatin du côté opposé. De sa partie supérieure s'élève une crête à laquelle s'applique le bord inférieur du vomer. En se prolongeant en arrière, il donne naissance à une saillie aiguë qui s'unit à une saillie semblable de l'autre palatin pour former l'*épine nasale postérieure*.

Le *bord externe* se confond avec le bord inférieur de la portion verticale : c'est sur ce bord que vient s'ouvrir le conduit palatin postérieur.

B. **Portion verticale.** — Cette seconde portion est plus large, plus longue et plus mince que la précédente. Elle offre la figure d'un rectangle, en sorte qu'on peut lui considérer aussi deux faces et quatre bords.

La *face externe* présente : 1° en avant, une petite surface unie recou-

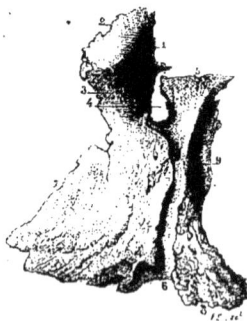

FIG. 60. — *Os palatin, face externe.*

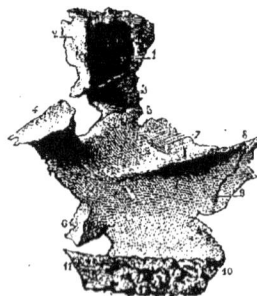

FIG. 61. — *Os palatin, face interne.*

FIG. 60. — 1. Facette externe de l'apophyse orbitaire. — 2. Facette supérieure ou orbitaire de cette apophyse, séparée de la précédente par un bord mousse qui fait partie de la fente sphéno-maxillaire. — 3. Facette antérieure ou maxillaire. — 4. Échancrure formant la plus grande partie du trou sphéno-palatin. — 5. Apophyse sphénoïdale. — 6. Gouttière contribuant à former le conduit palatin postérieur. — 7. Petite facette allongée, unie et lisse, qui fait partie de la base du sinus maxillaire, et qui se trouve recouverte par la muqueuse de ce sinus. — 8. Facette externe de l'apophyse ptérygoïdienne. — 9. Gouttière qui reçoit le bord postérieur de l'aile interne de l'apophyse ptérygoïde.

FIG. 61. — 1. Facette interne ou ethmoïdale de l'apophyse orbitaire sur laquelle on voit l'orifice du sinus palatin. — 2. Facette postérieure ou sphénoïdale de cette apophyse. — 3. Col de l'apophyse orbitaire. — 4. Apophyse sphénoïdale. — 5. Petite crête à laquelle s'unit l'extrémité postérieure du cornet moyen. — 6. Apophyse ptérygoïdienne dont on aperçoit seulement le sommet. — 7. Surface concave qui fait partie de la paroi externe du méat moyen. — 8. Longue crête avec laquelle s'articule le cornet inférieur. — 9. Surface concave contribuant à former la paroi externe du méat inférieur. — 10. Bord interne de la portion horizontale de l'os. — 11. Moitié gauche de l'épine nasale postérieure.

verte par la muqueuse du sinus maxillaire ; 2° en arrière de celle-ci, une large surface inégale s'étendant du bord supérieur au bord inférieur pour s'articuler avec la partie postérieure de la face interne du maxillaire ; 3° plus en arrière encore, une gouttière verticale qui, en se réunissant à une gouttière de l'os précédent, forme le conduit palatin postérieur ; la partie inférieure de cette gouttière, toujours plus profonde, décrit les deux tiers ou les trois quarts d'un canal ; quelquefois elle se transforme en un canal complet. A son extrémité supérieure, on observe une surface lisse qui fait partie du sommet de la fosse zygomatique.

La *face interne* contribue à former la paroi externe des fosses nasales. Elle offre de haut en bas : 1° une crête antéro-postérieure extrêmement courte, située sur le pédicule de l'apophyse orbitaire ; cette crête s'articule avec le cornet moyen ou ethmoïdal ; 2° une dépression qui fait partie du méat moyen ; 3° une seconde crête horizontale qui s'étend du bord anté-rieur au bord postérieur de la portion verticale, et qui s'unit au cornet infé-rieur ; 4° une seconde dépression plus accusée que la précédente ; elle fait partie du méat inférieur.

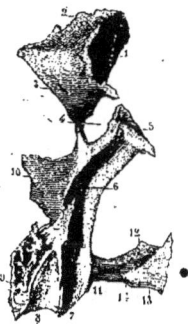

Fig. 62. — *Os palatin,*
vue postérieure.

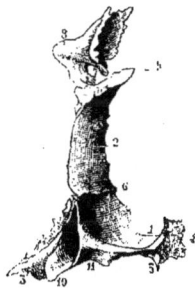

Fig. 63. — *Os palatin,*
vue postéro-interne.

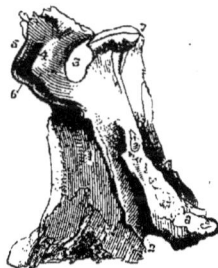

Fig. 64. — *Os palatin,*
variété de conformation.

Fig. 62. — 1, Facette interne de l'apophyse orbitaire et sinus palatin. — 2. Facette su-périeure de cette apophyse. — 3. Sa facette postérieure. — 4. Échancrure du bord su-périeur. — 5. Apophyse sphénoïdale. — 6. Gouttière qui reçoit l'aile interne de l'apophyse ptérygoïde. — 7. Son extrémité inférieure ou ptérygoïdienne. — 8. Gouttière moyenne de l'apophyse ptérygoïdienne. — 9. Gouttière externe de la même apophyse. — 10. Saillie qui répond à l'orifice du sinus maxillaire. — 11. Bord postérieur de la portion horizontale. — 12. Son bord antérieur. — 13. Son bord interne. — 14. Épine nasale.

Fig. 63. — 1. Portion horizontale du palatin. — 2. Sa portion verticale. — 3. Apophyse ptérygoïdienne. — 4. Bord interne de la portion horizontale. — 5. Épine nasale. — 6. Crête qui s'articule avec le cornet inférieur. — 7. Échancrure du bord supérieur. — 8. Apophyse orbitaire. — 9. Apophyse sphénoïdale. — 10. Gouttière interne de l'apophyse ptérygoï-dienne. — 11. Bord postérieur de la portion horizontale.

Fig. 64. — 1. Face externe. — 2. Gouttière contribuant à former le conduit palatin pos-térieur. — 3. Trou sphéno-palatin, qui est constitué ici presque exclusivement par le pa-latin. — 4, 5, 6. Les facettes externe, supérieure et postérieure de l'apophyse orbitaire. — 7. Apophyse sphénoïdale. — 8. Face externe de l'apophyse ptérygoïdienne.

Le *bord antérieur*, irrégulier et tranchant, présente à sa partie moyenne un prolongement anguleux très-mince, qui est reçu dans la fente située sur la partie inférieure de l'entrée du sinus maxillaire, et qui concourt à rétrécir cet orifice.

Le *bord postérieur*, irrégulier aussi, est concave. Il s'applique au bord antérieur de l'aile interne de l'apophyse ptérygoïde.

De l'angle que forme le bord postérieur avec le bord correspondant de la portion horizontale on voit naître une saillie volumineuse obliquement dirigée en bas, en arrière et en dehors. Cette saillie s'articule avec l'angle rentrant du sommet de l'apophyse ptérygoïde; elle revêt la forme d'une pyramide à base triangulaire, d'où les noms d'*apophyse ptérygoïdienne*, d'*apophyse pyramidale*, qui lui ont été donnés. — Sa face supérieure offre trois gouttières : une externe, très-inégale, qui reçoit le bord postérieur de l'aile externe de l'apophyse ptérygoïde; une interne, tantôt plus courte, tantôt beaucoup plus longue, qui reçoit le bord postérieur de l'aile interne; et une moyenne lisse, triangulaire, qui est reçue dans l'espace compris entre ces deux ailes et qui complète la fosse ptérygoïde. — Sa face inférieure forme une dépendance de la voûte palatine. On y remarque deux pertuis : ce sont les orifices inférieurs des conduits palatins accessoires. — Sa face externe est dentelée pour s'articuler avec la tubérosité du maxillaire; elle offre une petite facette triangulaire qui fait partie de la fosse zygomatique. — Sa base se continue avec l'angle de réunion des portions horizontale et verticale de l'os; on y remarque une gouttière contribuant à former le conduit palatin postérieur. — Son sommet, irrégulier, se prolonge horizontalement sous l'extrémité inférieure de l'aile externe de l'apophyse ptérygoïde.

Le *bord inférieur* de la portion verticale se confond avec le bord externe de la portion horizontale.

Le *bord supérieur* est surmonté de deux apophyses : l'une postérieure, inclinée en dedans et en arrière, c'est l'*apophyse sphénoïdale;* l'autre antérieure, beaucoup plus considérable, un peu inclinée en dehors, c'est l'*apophyse orbitaire*. Ces apophyses sont séparées par une large échancrure que le sphénoïde convertit en un trou nommé *sphéno-palatin*. Quelquefois elles s'unissent l'une à l'autre; l'échancrure est alors remplacée par un trou; d'autres fois on observe un trou, et au-dessus de celui-ci une petite échancrure.

L'apophyse postérieure ou sphénoïdale, moins élevée que l'antérieure, présente trois facettes : une interne, concave, qui fait partie des fosses nasales; une externe, convexe, qui répond au sommet de la fosse zygomatique; une supérieure, plus petite, creusée d'une gouttière qui contribue à former le conduit ptérygo-palatin.

L'apophyse antérieure ou orbitaire se continue avec le bord supérieur de l'os par un pédicule étroit et grêle que limite en bas et en dedans la petite crête à laquelle s'attache le cornet moyen, et qui semble avoir subi une sorte de torsion sur son axe. Cette apophyse, de forme pyramidale, est creusée d'une cavité à laquelle on donne le nom de *sinus palatin*. Elle offre cinq facettes :

1° Une facette supérieure, inclinée en dehors, qui constitue le sommet du plancher de l'orbite. Lorsqu'elle est très-inclinée, elle fait partie aussi de la paroi interne de cette cavité; quelquefois même elle appartient en totalité à cette paroi.

2° Une facette externe inclinée en bas et en arrière, plane ou légèrement, convexe, constituant le sommet de la fosse zygomatique. Elle est séparée de la précédente par un bord mousse qui concourt à la formation de la fente sphéno-maxillaire.

3° Une facette interne s'articulant avec les masses latérales de l'ethmoïde, et sur laquelle il n'est pas rare de rencontrer l'ouverture du sinus; celui-ci communique alors avec les cellules ethmoïdales postérieures.

4° Une facette postérieure tournée en haut et en dedans; elle s'unit à la partie inférieure de l'orifice du sinus sphénoïdal. C'est en général sur cette facette que s'ouvre le sinus palatin; dans ce cas, il communique avec le précédent.

5° Enfin une facette antérieure, plane, triangulaire, qui s'articule avec une facette semblable du maxillaire.

Parmi ces cinq facettes, les deux premières, recouvertes par le périoste, sont lisses et unies; les trois autres, ou facettes articulaires, sont au contraire plus ou moins inégales.

C. *Connexions et développement.* — Le palatin s'articule avec deux os du crâne, avec deux os de la face et avec celui du côté opposé. Il s'articule avec le sphénoïde par le bord postérieur de sa portion verticale et ses trois apophyses; avec l'ethmoïde par son apophyse orbitaire; avec le maxillaire supérieur par cette même apophyse, par son apophyse ptérygoïdienne et par la face externe de sa portion verticale: avec le cornet inférieur par la crête principale de la face interne de cette portion.

Cet os contient un peu de tissu spongieux dans son apophyse ptérygoïdienne. Sur le reste de son étendue il est presque entièrement composé de tissu compacte.

Le palatin, comme tous les os de la face, se développe aux dépens de la couche celluleuse embryonnaire. Il a pour origine un seul point d'ossification qui occupe l'angle de réunion de ses deux portions. La portion horizontale s'accroît plus rapidement et l'emporte d'abord sur la verticale. Plus tard, cette dernière s'allonge un peu; il s'établit alors entre l'une et l'autre une sorte d'égalité. Lorsque le sinus maxillaire s'agrandit, le bord postérieur de l'os dans lequel il est creusé s'allongeant considérablement de bas en haut, on voit la portion verticale s'allonger aussi et devenir prédominante.

VI. — Cornet inférieur.

Le *cornet inférieur* est un os pair, situé sur la paroi externe des fosses nasales, au-dessous de l'entrée du sinus maxillaire.

Cet os est allongé d'avant en arrière, enroulé de haut en bas et de dedans en dehors. Il présente deux faces : l'une convexe, dirigée en dedans, l'autre concave, dirigée en dehors; deux bords : l'un supérieur, mince et fragile, l'autre inférieur, plus épais; et deux extrémités : l'une antérieure, l'autre postérieure plus ou moins effilée.

Pour le mettre en position, il faut tourner sa face convexe en dedans, son bord le plus épais en bas, et son extrémité la plus large en avant.

A. **Faces.** — La *face interne* ou *convexe* est remarquable par les rugosités disséminées sur toute son étendue. Une saillie antéro-postérieure la divise en deux moitiés à peu près égales; la moitié supérieure, tournée en haut, fait partie du méat moyen des fosses nasales; la moitié inférieure, très-rugueuse, regarde en dedans et un peu en bas.

La *face externe* ou *concave*, beaucoup moins inégale que la précédente, fait partie du méat inférieur.

B. **Bords.** — Le *bord supérieur*, très-irrégulier, est oblique en bas et en avant dans son tiers antérieur, pour s'articuler avec la crête également oblique, qui répond à la base de l'apophyse montante du maxillaire. — En arrière de cette portion oblique on voit l'*apophyse unguéale*, convexe en dedans, concave en dehors, représentant la partie la plus saillante du bord supérieur; elle s'articule en haut avec l'extrémité inférieure de l'os unguis;

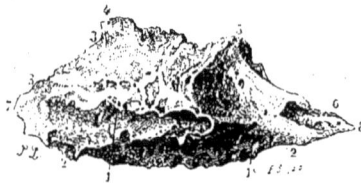

Fic. 65. — *Cornet inférieur,*
face interne ou convexe.

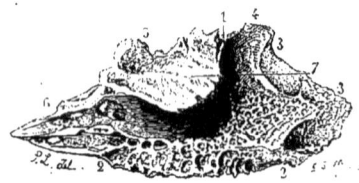

Fic. 66. — *Cornet inférieur,*
face externe ou concave

Fic. 65. — 1, 1. Crête antéro-postérieure qui divise la face interne en deux parties à peu près égales. — 2, 2. Bord inférieur. — 3, 3. Partie antérieure ou oblique du bord supérieur par laquelle le cornet s'articule avec la crête située sur la base de l'apophyse montante du maxillaire. — 4. Apophyse unguéale. — 5. Apophyse à laquelle vient s'unir l'apophyse unciforme de l'ethmoïde. — 6. Partie du bord supérieur qui s'articule avec la crête de la face interne du palatin. — 7. Extrémité antérieure. — 8. Extrémité postérieure.

Fic. 66. — 1. Large dépression occupant la partie moyenne ou centrale de la face externe. — 2, 2. Bord inférieur très-épais et rugueux. — 3, 3. Partie antérieure ou oblique du bord supérieur. — 4. Apophyse unguéale. — 5. Apophyse qui s'articule avec l'apophyse unciforme de l'ethmoïde. — 6. Portion du bord supérieur qui s'unit à la crête du palatin. — 7. Apophyse auriculaire.

en avant et en arrière avec les bords de la gouttière nasale. Cette apophyse contribue par conséquent à la formation du canal nasal.

Sur la portion moyenne du bord supérieur il existe deux autres lamelles, l'une descendante, l'autre ascendante. — La première, beaucoup plus large, a été comparée, par Bertin, à une oreille de chien, d'où le nom d'*apophyse auriculaire*, sous lequel elle est connue. Sa figure est demi-circulaire. En se continuant avec le bord supérieur, elle constitue une gouttière qui se trouve, pour ainsi dire, à cheval sur la partie inférieure de l'entrée du sinus maxillaire, et qui, en soutenant le cornet, concourt à le fixer dans sa situation. Ainsi disposée, l'apophyse auriculaire répond par sa face interne à la base du sinus, et par l'externe à la muqueuse qui revêt cette cavité. — La seconde lamelle, ou *apophyse ethmoïdale*, très-petite et très-variable suivant les individus, est située en arrière de la précédente. Son sommet s'articule et souvent se continue avec l'apophyse unciforme de l'ethmoïde. Cette union a pour résultat de diviser l'entrée du sinus maxillaire déjà très-rétrécie en deux parties : une partie antérieure, qui communique avec l'infundibulum de l'ethmoïde; une partie postérieure, qui communique avec le méat moyen sur une tête sèche, mais qui est ordinairement fermée sur une tête revêtue de ses parties molles.

Le tiers postérieur du bord supérieur est inégal; il s'articule avec la principale crête de la portion verticale du palatin.

Le *bord inférieur*, convexe, plus épais que le supérieur, diffère surtout de celui-ci par les rugosités très-multipliées qui le recouvrent.

C. **Extrémités.** — L'*extrémité antérieure* est mince, large, anguleuse, articulée en haut avec le maxillaire, libre en bas.

L'*extrémité postérieure*, située sur le prolongement de la saillie que présente la face interne, s'effile graduellement et se termine en pointe.

Le cornet inférieur se compose exclusivement de tissu compacte. Il se développe par un seul point d'ossification qui se montre quelques mois après la naissance.

VII. — Vomer et cartilage de la cloison.

Le *vomer* est un os impair, médian et symétrique, situé à la partie postérieure et inférieure de la cloison des fosses nasales. Il est allongé de haut en bas et d'arrière en avant, aplati transversalement et creusé dans sa partie supérieure d'une large gouttière.

Irrégulièrement quadrilatère, on lui considère deux faces et quatre bords. Pour le mettre en position, il faut placer en haut la gouttière qu'il présente, donner à cette gouttière une direction horizontale, et diriger en arrière son extrémité libre.

Les *faces* contribuent à former la paroi interne des fosses nasales. Elles sont ordinairement verticales. Mais très-souvent elles se dévient à droite ou à gauche, en sorte que l'une d'elles devient concave, l'autre convexe; la fosse nasale vers laquelle elles s'inclinent ainsi se trouve plus ou moins rétrécie, tandis que celle du côté opposé s'élargit proportionnellement. Ces faces sont recouvertes par la pituitaire.

Le *bord supérieur*, court et large, semble se dédoubler pour former une gouttière antéro-postérieure qui répond à la crête de la face inférieure du corps sphénoïde. Les bords de cette gouttière, ou *ailes* du vomer, sont re-çus dans la rainure qu'on remarque sur le côté interne de la base des apo-physes ptérygoïdes.

Le *bord inférieur* est le plus long. Il s'articule avec l'apophyse palatine des maxillaires en avant, et la portion horizontale des palatins en arrière.

Le *bord antérieur*, oblique de haut en bas et d'arrière en avant, s'unit supérieurement à la lame perpendiculaire de l'ethmoïde, et inférieurement au cartilage de la cloison des fosses nasales.

Le *bord postérieur*, dirigé comme le précédent, mais moins oblique, est libre, mince et uni. Il sépare l'ouverture postérieure de la fosse nasale droite de celle de la fosse nasale gauche.

Connexions et conformation intérieure. — Le vomer s'articule avec deux os du crâne et quatre os de la face : avec le sphénoïde par son bord supérieur, et l'ethmoïde par son bord antérieur ; avec les deux maxillaires et les deux palatins par son bord inférieur.

Cet os est formé de deux lames parallèles, qui se confondent en bas et en arrière, mais qui restent distinctes en avant et en haut. Un prolonge-ment émané du cartilage de la cloison remplit l'intervalle qui les sépare.

Développement. — Tous les auteurs s'accordent pour admettre que le vomer est précédé par un cartilage dans l'épaisseur duquel il prend nais-sance. Je m'étais d'abord rallié à l'opinion commune. Mais de nouvelles observations m'ont appris qu'il ne se développe pas aux dépens de ce car-tilage. On le voit constamment apparaître à la surface de celui-ci. Comme tous les os du même groupe, il a pour point de départ le tissu celluleux em-bryonnaire. Constamment aussi il prend naissance par deux points d'ossifi-cation, l'un droit et l'autre gauche, qui répondent à la partie la plus infé-rieure du cartilage de la cloison. Ces points se montrent du cinquième au sixième mois de la vie intra-utérine, sous la forme d'une lamelle elliptique de 3 millimètres de longueur. Les deux lamelles s'unissent très-rapide-ment par la partie moyenne de leur bord inférieur, et forment alors une gouttière de 4 à 5 millimètres, à concavité supérieure. La fusion continuant à s'opérer, la gouttière ne tarde pas à se compléter en avant et en arrière. Une fois constituée, celle-ci s'allonge de plus en plus, tandis que ses bords s'élèvent. Elle se prolonge ainsi, d'une part, jusqu'au conduit palatin an-térieur et jusqu'à l'épine nasale postérieure ; de l'autre jusqu'à la crête du sphénoïde, où ses bords s'écartent pour s'incliner en dehors.

Le vomer est donc indépendant du cartilage de la cloison à sa naissance et pendant toute la durée de son développement ; il ne s'approprie pas celui-ci, il l'entoure à la manière d'une gaîne.

Quelques années après la naissance, d'autres modifications se produisent. Le cartilage est résorbé inférieurement ; les deux lames de l'os se rapprochent, puis se confondent. La résorption du cartilage et la fusion des deux lames restent limitées le plus habituellement à cette partie inférieure ; mais elles peuvent aussi s'étendre à toute la hauteur du vomer ; c'est ce qu'on observe chez quelques adultes, et surtout chez le vieillard.

Cartilage de la cloison. — Pendant toute la première moitié de la vie fœtale, la cloison des fosses nasales est exclusivement constituée par un cartilage qui s'étend de leur paroi supérieure à l'inférieure, et de leur ouverture antérieure à la postérieure.

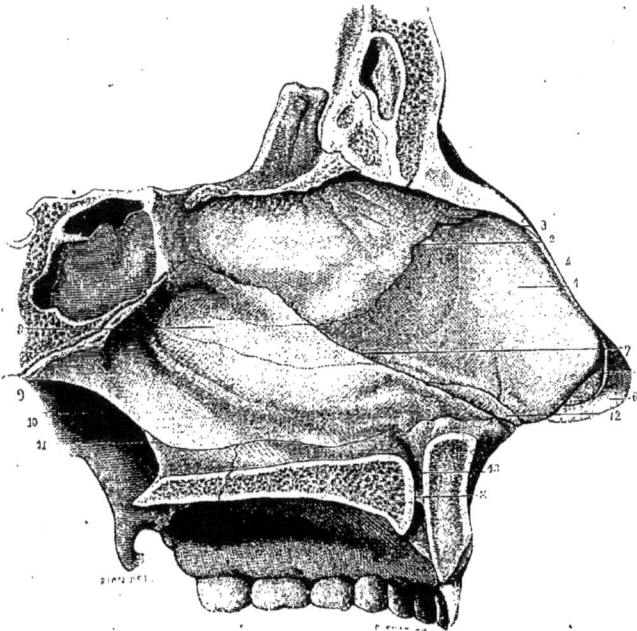

FIG. 67. — *Vomer et cartilage de la cloison.*

1. Cartilage de la cloison. — 2. Bord supérieur et postérieur de ce cartilage, uni à la lame perpendiculaire de l'ethmoïde.—3. Son bord supérieur et antérieur, uni au cartilage latéral du nez. — 4. Coupe du cartilage latéral du nez. — 5. Bord inférieur et antérieur du cartilage de la cloison. — 6. Cartilage de l'aile du nez débordant celui de la cloison. — 7. Bord inférieur et postérieur du cartilage de la cloison, uni au bord antérieur du vomer. — 8. Prolongement intra-vomérien de ce cartilage, dont les bords supérieur et inférieur sont indiqués par deux lignes ponctuées. — 9, 9. Bord supérieur ou base du vomer, dont l'aile droite a été enlevée. — 10. Bord postérieur de cet os. — 11. Son bord inférieur, uni aux palatins et à l'apophyse palatine des maxillaires. — 12. Sommet du vomer ; au-dessus de ce sommet on voit un très-petit cartilage qui existe constamment.—13. Branche droite du conduit palatin antérieur. — 14. Branche gauche de ce conduit.

Dans la seconde moitié de la vie intra-utérine apparaissent les deux lames qui composent le vomer. Mais elles s'appliquent à ses parties latérales et inférieure, en sorte que le cartilage de la cloison ne subit d'abord aucune réduction; il est simplement doublé à droite et à gauche d'une lame osseuse.

Après la naissance, sa partie supérieure et antérieure s'ossifie, et prend alors le nom de *lame perpendiculaire de l'ethmoïde*. En même temps, sa partie postéro-inférieure est résorbée, ce qui permet aux deux lames du vomer de se rapprocher. Chez l'adulte, il n'est plus représenté que par un segment quadrilatère, situé dans l'épaisseur du vomer. — Des quatre bords de ce cartilage deux sont postérieurs et deux antérieurs.

Le *bord postérieur et supérieur* s'unit à la lame perpendiculaire de l'ethmoïde à la manière des côtes avec les cartilages costaux

Le *bord postérieur et inférieur* adhère, en avant à l'épine nasale, en arrière à la moitié inférieure du bord antérieur du vomer, dans l'épaisseur duquel il se prolonge sous la forme d'une languette.

Le *bord antéro-supérieur* répond, en haut aux cartilages latéraux du nez, avec lesquels il se continue, et plus bas aux cartilages des ailes du nez qu'il sépare l'un de l'autre.

Le *bord antérieur et inférieur* s'étend du précédent à l'épine nasale correspondante. C'est le plus court de tous.

Les faces de ce cartilage, souvent inclinées de l'un ou de l'autre côté, sont tapissées par la pituitaire, qui leur adhère assez faiblement.

VIII. — Maxillaire inférieur.

Le *maxillaire inférieur* est un os impair, médian et symétrique, situé à la partie inférieure de la face, au-dessous et au devant des temporaux, avec lesquels il s'articule.

Aplati d'avant en arrière et de dehors en dedans, il décrit une courbe parabolique à concavité postérieure, dont les extrémités se dirigent presque verticalement en haut. On le divise généralement en *corps* ou partie moyenne, et extrémités appelées aussi *branches* de la mâchoire.

Nous lui considérerons deux faces : l'une antérieure et externe convexe; l'autre postérieure et interne concave; un bord supérieur ou alvéolaire, un bord inférieur et un bord postérieur ou parotidien. — Pour mettre cet os en position, il faut tourner en avant sa face convexe, placer en haut son bord alvéolaire et donner à celui-ci une direction horizontale.

A. **Face antéro-externe ou cutanée.** — Très-convexe en avant, cette face l'est à peine sur les côtés. Elle présente sur sa partie médiane une ligne verticale, dernier vestige de la soudure des deux moitiés qui formaient primitivement la mâchoire inférieure. — Au-dessous de cette ligne, appelée *symphyse du menton*, est une saillie triangulaire à base inférieure, l'*éminence du menton*, plus ou moins développée suivant les individus.

De la base de cette éminence naît, à droite et à gauche, la *ligne oblique externe*, qui, d'abord horizontale et très-rapprochée du bord inférieur, devient ensuite obliquement ascendante pour aller se continuer avec le bord antérieur de l'apophyse coronoïde. — Au-dessus du point de départ de la ligne oblique externe, de chaque côté de l'éminence mentonnière, on voit une dépression sur laquelle s'attache le muscle de la houppe du menton; et plus en dehors, le *trou mentonnier*, ou l'orifice externe du conduit dentaire inférieur. Ce trou, plus rapproché du bord inférieur que du supérieur, correspond à la deuxième petite molaire; il regarde en haut et en dehors. — Au delà de la ligne oblique externe se trouve une large surface rectangulaire, que recouvre le masséter, et qui présente inférieurement des inégalités pour l'insertion de ce muscle.

B. **Face postéro-interne ou linguale.** — Elle comprend deux parties bien distinctes : l'une, supérieure et antérieure, qui se moule sur la langue et qui en reproduit très-fidèlement le contour; l'autre, inférieure et postérieure, qui répond aux parties molles du cou. — Ces deux portions sont séparées par la *ligne oblique interne*, parallèle à l'externe, mais plus élevée, beaucoup plus saillante, se continuant en arrière avec le bord interne de l'apophyse coronoïde. Elle donne attache au muscle mylo-hyoïdien, en sorte qu'on l'appelle aussi *ligne mylo-hyoïdienne*.

La première portion, ou *portion linguale*, *portion buccale*, concave et assez large en avant, se termine en pointe en arrière. Elle présente sur la ligne médiane la symphyse du menton, et plus bas les apophyses géni. Ces apophyses se composent de quatre petits tubercules, distingués en supérieurs et inférieurs, droits et gauches. Les deux apophyses supérieures donnent attache aux muscles génio-glosses, et les inférieures aux muscles génio-hyoïdiens. Très-souvent ces quatre tubercules se confondent en partie, et produisent par leur fusion une apophyse dont la forme et la saillie varient beaucoup suivant les individus. — De chaque côté, entre les deux apophyses correspondantes et l'origine de la ligne oblique interne, existe une dépression qui répond à la glande sublinguale.—La portion supérieure de la face interne est revêtue sur toute son étendue par la muqueuse buccale qui la sépare de la pointe et des bords de la langue.

La seconde portion, ou *portion cervicale*, revêt la forme d'une gouttière étroite et plus profonde en avant, large et superficielle en arrière. —La moitié antérieure de cette gouttière, sous-jacente à la ligne mylo-hyoïdienne, correspond à la glande sous-maxillaire sur laquelle elle se moule.—La moitié postérieure, rectangulaire, représente la face interne des branches de la mâchoire; elle se trouve en rapport surtout avec le muscle ptérygoïdien interne. On y remarque en bas et en arrière des inégalités destinées à l'insertion de ce muscle. A sa partie centrale on voit l'orifice interne du conduit dentaire inférieur, situé sur le prolongement d'une ligne qui raserait le bord supérieur du corps de l'os. Cet orifice regarde en haut, en arrière et en dedans. Sur sa partie postérieure il existe un autre orifice, relativement très-minime, qui donne passage à des vaisseaux. En avant, il est limité par une saillie angulaire, l'*épine* de Spix, à laquelle vient s'attacher le ligament latéral interne de l'articulation temporo-maxillaire. En dedans et en bas, il forme le point de départ d'un sillon, le *sillon mylohyoïdien*, qui loge le nerf et les vaisseaux de ce nom.

C. **Bord supérieur.** — Considéré d'avant en arrière, ce bord est formé par *l'arcade alvéolaire inférieure*, *l'apophyse coronoïde*, *l'échancrure sigmoïde* et le *condyle*.

L'arcade alvéolaire s'incline un peu en dedans par ses deux extrémités; elle décrit ainsi une courbe plus petite que celle de l'arcade alvéolaire supérieure et inscrite dans cette dernière; suffisamment prolongée, elle passerait à 15 ou 18 millimètres en dedans du bord postérieur de l'os. Cette arcade est creusée de cavités ou *alvéoles* dont la forme reproduit celle des dents, et dont la capacité augmente d'avant en arrière. Elles sont simples au niveau des incisives et aplaties de dedans en dehors; simples aussi au niveau des canines et des petites molaires, mais aplaties d'avant en arrière. Celles qui reçoivent les grosses molaires sont à peu près cylindriques et subdivisées en deux cavités secondaires par une cloison transversale. Au fond de chacune de ces cavités, on aperçoit un ou plusieurs orifices par lesquels passent les nerfs et vaisseaux dentaires. — La partie antérieure de l'arcade alvéolaire présente de très-légères saillies verticales qui correspondent aux alvéoles, et des dépressions en rapport avec les cloisons qui les séparent. — La partie postérieure est unie, et recouverte, ainsi que la précédente, par la muqueuse gingivale.

L'apophyse coronoïde, située en arrière et un peu en dehors de l'arcade alvéolaire qu'elle surmonte, est verticale, aplatie transversalement, de forme pyramidale et triangulaire. — Sa face externe, plane, donne attache à quelques fibres du masséter. — Sa face interne, beaucoup plus étroite que la précédente, regarde en arrière. — Sa face antérieure, un peu tournée en dedans, revêt l'aspect d'une gouttière qui se prolonge en partie sur la face externe de l'os. — Le bord antérieur, très-long, se continue avec la ligne oblique externe. L'interne, rectiligne, se continue avec la ligne oblique interne. Le postérieur, concave, fait partie de l'échancrure sigmoïde. — Le sommet s'incline un peu en arrière. — Cette apophyse donne attache au muscle temporal.

L'échancrure sigmoïde, demi-circulaire, sépare l'apophyse coronoïde du condyle. Elle donne passage au nerf ainsi qu'aux vaisseaux massétérins.

Le *condyle*, situé au-dessus du bord postérieur de la mâchoire, en arrière de l'échancrure sigmoïde, offre la forme d'une saillie ellipsoïde, dont le grand axe se dirige un peu obliquement de dehors en dedans et d'avant en arrière. — Sa face supérieure convexe s'articule avec la cavité glénoïde du temporal. La postérieure, convexe aussi, se continue en haut avec la précédente. L'antérieure, concave, est séparée au contraire de cette dernière par une arête très-manifeste ; elle donne attache au muscle ptérygoïdien externe. — L'extrémité externe reçoit l'insertion des fibres les plus élevées du ligament latéral externe de l'articulation temporo-maxillaire. L'extrémité interne, située sur un plan plus reculé que la précédente, forme aussi une saillie plus prononcée que celle-ci.

Le condyle est supporté par un pédicule qui a reçu le nom de *col*. En arrière le col se continue avec le bord postérieur de l'os. Son bord externe est rectiligne ; l'interne curviligne et plus mince.

D. **Bord inférieur.** — Le bord inférieur, appelé aussi **base** de la mâchoire, est horizontal, lisse et uni, rectiligne d'avant en arrière, arrondi de dehors en dedans. On y remarque, à droite et à gauche de la ligne médiane, au-dessous de la saillie du menton, une fossette ou plutôt une empreinte ovoïde très-superficielle, à laquelle s'insère le muscle digastrique. Ce bord répond à la glande sous-maxillaire.

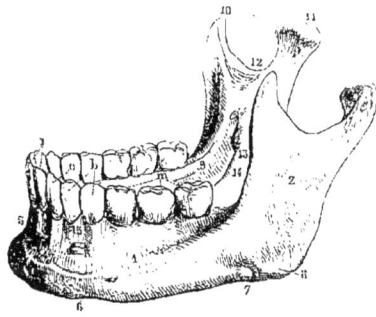

FIG. 68. — *Maxillaire inférieur,*
face externe.

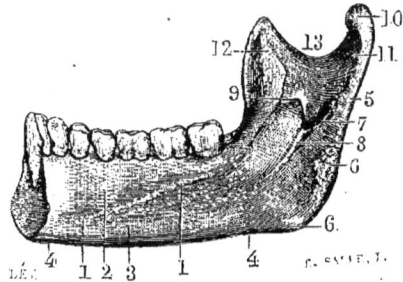

FIG. 69. — *Maxillaire inférieur,*
face interne.

FIG. 68. — 1. Corps du maxillaire et ligne oblique externe. — 2. Branche de la mâchoire. — 3. Symphyse. — 4. Fossette située sur le côté de cette symphyse. — 5. Trou mentonnier. — 6. Empreinte du bord inférieur à laquelle s'attache le muscle digastrique. — 7. Légère dépression du même bord correspondant au passage de l'artère faciale. — 8. Angle de la mâchoire. — 9. Extrémité postérieure de la ligne oblique interne. — 10. Apophyse coronoïde. — 11. Condyle. — 12. Échancrure sigmoïde. — 13. Origine du canal dentaire inférieur. — 14. Sillon destiné au rameau mylo-hyoïdien. — 15. Bord alvéolaire. — 1. Incisives. — c. Canines. — b. Petites molaires. — m. Grosses molaires.

FIG. 69. — 1, 1. Ligne oblique interne ou mylo-hyoïdienne. — 2. Portion supérieure ou linguale de la face interne du corps de la mâchoire. — 3. Sa portion inférieure ou cervicale. — 4, 4. Son bord inférieur ou base de la mâchoire. — 5. Son bord postérieur ou parotidien. — 6, 6. Angle de la mâchoire. — 7. Orifice d'entrée du conduit dentaire inférieur. — 8. Sillon qu'occupe le nerf mylo-hyoïdien. — 9. Épine de Spix. — 10. Condyle. — 11. Col du condyle. — 12. Apophyse coronoïde. — 23. Échancrure sigmoïde.

E. **Bord postérieur ou parotidien.** — Il est rectiligne, oblique de haut en bas et d'arrière en avant. En s'unissant au bord inférieur, il forme un angle qui varie avec l'âge. Chez le fœtus, cet angle s'élève à 150°; à la naissance il se réduit déjà à 135°, et dans l'âge adulte à 120°. Mais, sous l'influence de la vieillesse, il revient en partie à ses dimensions primitives, et mesure alors 125° à 130°.

F. *Conformation intérieure.* — Le maxillaire inférieur, comme tous les os plats, comprend dans sa constitution une table externe, une table interne, l'une et l'autre compactes, et une couche moyenne composée de tissu spongieux. Les deux tables compactes sont minces au niveau du bord alvéolaire, épaisses à leur partie moyenne, et surtout inférieurement. Dans l'épaisseur de la couche spongieuse chemine le canal dentaire qui a pour origine l'orifice situé sur la face interne de la branche de la mâchoire. Ce canal se porte en bas et en avant, et devient bientôt parallèle au bord inférieur, dont il se trouve très-rapproché. Arrivé au-dessous de la première petite molaire, il donne une division située sur le prolongement du canal principal, laquelle communique avec le sommet des alvéoles de la canine et des incisives. Après avoir émis ce petit conduit, il se réfléchit pour se diriger en haut et en arrière, puis s'ouvre au niveau de la seconde petite molaire. C'est à cet orifice terminal qu'on a donné le nom de trou mentonnier.

G. *Développement.* — La mâchoire inférieure se développe aux dépens d'une couche de cellules embryonnaires. Elle se montre au début du second mois de la vie intra-utérine, sous la forme d'un petit arc ogival composé de deux moitiés symétriques qui s'appliquent angulairement l'une à l'autre sur la ligne médiane.

Mais une simple couche celluleuse, dépourvue de soutien, ne pouvait assurer à la mâchoire inférieure la forme qu'elle devait offrir pour se mettre en rapport avec la supérieure. Dans ce but, la nature a placé à sa partie postérieure un arc cartilagineux, comparable à ces charpentes qui supportent les voûtes en construction.

Cet arc, de figure parabolique, constitue le *cartilage de Meckel*. Il a été signalé en 1821, par cet anatomiste (1), et décrit par Serres en 1822, sous la dénomination très-exacte de *maxillaire inférieur temporaire.* Sa disposition a fixé depuis cette époque l'attention d'un grand nombre d'observateurs, et particulièrement de Reichert. MM. Magitot et Ch. Robin en ont donné une bonne description (2). Il devient manifeste dès la fin du premier mois de la vie embryonnaire, acquiert son plus grand développement à deux mois et demi, et commence à s'atrophier à trois mois et demi, pour disparaître complétement de cinq à six.

Situé sur la face interne de l'os, au-dessous de la ligne mylo-hyoïdienne,

(1) Meckel, *Manuel d'anatomie*, traduit par Jourdan, t. III, p. 199.
(2) Magitot, *Note sur le cart. de Meckel* (*Comptes rendus de la Soc. de biol.*, 1862, p. 1).

le cartilage de Meckel offre la figure d'un long ruban, étendu de la symphyse à la partie antérieure de la caisse du tympan. — A leur extrémité
interne, les deux cartilages se continuent; ils forment ainsi une arcade
dont la partie médiane enverrait, selon quelques auteurs, un prolongement
entre les deux moitiés du maxillaire; mais l'existence de ce prolongement
ne me paraît pas démontrée. — Leur extrémité externe déborde la partie
correspondante de l'os, s'applique à la partie antérieure de l'anneau tympanal, et pénètre dans la caisse du tympan, où elle se termine par un ren-
dement ovoïde. Ce renflement devient l'origine de la chaîne des osselets
de l'ouïe. On voit naître de son extrémité inférieure un appendice filiforme
qui se divise bientôt en deux parties; l'une, plus longue, se continue avec
l'appendice, et représente très-manifestement le marteau; l'autre constitue
l'enclume.

Pendant que ces phénomènes se passent aux extrémités du cartilage, sa
partie moyenne s'atrophie et disparaît du quatrième au cinquième mois; il
ne reste plus bientôt que l'extrémité interne qui ne tarde pas à disparaître
aussi, et l'externe représentée par le marteau et l'enclume.

Le cartilage de Meckel ne prend donc aucune part au développement de
la mâchoire; organe temporaire, il joue le rôle d'un simple tuteur.

Au devant du cartilage se forme le maxillaire inférieur par deux points
d'ossification, l'un droit et l'autre gauche. Ceux-ci apparaissent vers le
trente-cinquième jour, et s'étendent rapidement sur toute la longueur de
chacune des moitiés de l'os. Dans cette première période, les branches
sont situées sur le prolongement du corps. L'échancrure sigmoïde, déjà
apparente, regarde en arrière. Le bord parotidien est horizontal, et l'angle
de la mâchoire n'existe pas.

A deux mois et demi, le bord parotidien commence à se relever. A trois
mois, le condyle, qui était d'abord aplati de dehors en dedans, comme
l'apophyse coronoïde, se dessine sous la forme d'un petit tubercule, qui
bientôt s'allonge un peu dans le sens transversal. L'échancrure sigmoïde
regarde alors en haut et en arrière. — Examinée par leur bord supérieur,
chacune des moitiés de la mâchoire offre l'aspect d'une gouttière, au fond
de laquelle se trouve le conduit dentaire, dont la paroi supérieure fait
alors défaut. L'orifice interne de celui-ci n'existe pas encore; il est représenté par une simple échancrure.

Vers le milieu de la vie fœtale apparaissent les premiers rudiments des
cloisons destinées à séparer les deux incisives internes l'une de l'autre, la
seconde incisive de la canine, la canine de la première petite molaire, et
celle-ci de la seconde. Celles qui séparent les grosses molaires ne se montrent qu'après la naissance. Ces cloisons passent à la manière d'un pont
sur la gouttière du conduit dentaire : de là autant de trous d'abord fort
larges, qui ensuite se rétrécissent. Ainsi se forme la paroi supérieure du
conduit dentaire.

A la naissance, les cloisons interalvéolaires ne sont pas encore complètes. La face antérieure de l'os offre des bosselures très-prononcées au niveau de la canine et de la première petite molaire. La gouttière alvéolaire forme les deux tiers de la hauteur totale de l'os; les lames qui la limitent sont très-minces. Le trou mentonnier répond à la cloison séparant la canine de la première petite molaire. Le corps du maxillaire présente une épaisseur considérable qui diffère à peine de sa hauteur.

Après la sortie des premières dents, la hauteur du corps de l'os devient prédominante et à peu près double de son épaisseur. Le trou mentonnier est situé sur le prolongement de la première petite molaire. — Chez l'adulte, le diamètre vertical du corps de l'os s'allonge encore. Le trou mentonnier répond à la dernière petite molaire, et quelquefois à l'intervalle qui sépare celle-ci de la première grosse molaire.

Chez le vieillard, après la chute totale des dents, le bord alvéolaire est résorbé; la hauteur de l'os diminue si notablement qu'elle redevient presque égale à son épaisseur. Le trou mentonnier s'élève et se trouve situé sur le bord supérieur. Celui-ci n'offre plus aucune trace d'alvéoles; il prend l'aspect d'une crête.

§ 2. — DE LA FACE EN GÉNÉRAL.

La *face* est un groupe de petites cavités annexées à la grande cavité du crâne pour contenir des organes qui ne sont eux-mêmes que des annexes de l'organe de l'intelligence. Sur certains points celui-ci se prolonge au dehors sous la forme de cordons et de membranes pour se mettre en relation avec le monde extérieur; de même l'enveloppe qui le protége, après avoir embrassé à droite et à gauche le sens de l'ouïe dans l'épaisseur de ses parois, semble se prolonger aussi sur les sens de la vue, de l'odorat et du goût pour leur assurer la même protection.

Ainsi constituée, la face se présente à nous sous un aspect qui diffère beaucoup de celui du crâne. Ce dernier a pour limite une vaste surface arrondie et partout continue. La face est formée, au contraire, de parties saillantes et rentrantes, qui représentent les derniers restes, la charpente, le squelette, en un mot, de la physionomie. Privée des parties molles qui la recouvraient, elle conserve encore une sorte d'expression; ses cavités, jadis voilées par des organes mobiles qu'agitait le souffle de nos passions, maintenant vides et béantes, concourent surtout à lui donner cette expression étrange qui l'a fait considérer, dans tous les temps et chez tous les peuples, comme l'emblème le plus caractéristique de la mort.

Située au-dessous de la partie antérieure de la base du crâne, la face regarde presque directement en avant. Son grand diamètre, un peu oblique de haut en bas et d'arrière en avant, croise perpendiculairement celui de cette cavité, dirigé au contraire en bas et en arrière.

La face nous offre à considérer : ses dimensions absolues et relatives, sa conformation extérieure, sa conformation intérieure, son développement et enfin son mécanisme et sa résistance.

A. — Dimensions de la face.

La face, beaucoup moins volumineuse que le crâne, forme le tiers environ du volume total de la tête. Pour prendre une notion exacte de ses dimensions, il importe d'avoir à sa disposition une tête entière et une autre divisée en deux moitiés symétriques.

a. Dimensions absolues. — De ses trois principaux diamètres le vertical est le plus long, vient ensuite le transversal, puis l'antéro-postérieur. L'étendue du premier est de 11 à 12 centimètres, celle du second de 10 à 11, et celle du troisième de 8 à 9.

Le diamètre vertical atteint sa plus grande longueur en avant, où il répond par son extrémité supérieure à l'échancrure nasale et par l'inférieure à l'éminence du menton ; il se réduit considérablement et brusquement en arrière de la symphyse, et diminue ensuite lentement à mesure qu'on se rapproche de l'ouverture postérieure des fosses nasales.

Le diamètre transversal le plus long correspond aux os de la pommette ; au-dessus de ces os la largeur de la face diminue, mais d'une manière à peine sensible ; au-dessous elle se réduit notablement,

Le diamètre antéro-postérieur le plus considérable s'étend du bord inférieur des os propres du nez à la partie supérieure de l'ouverture postérieure des fosses nasales. En se rapprochant de la base du crâne, ce diamètre diminue un peu ; en descendant vers la symphyse, il diminue aussi, mais lentement et progressivement jusqu'à la voûte palatine, au-dessous de laquelle il se réduit considérablement sur la ligne médiane, tandis qu'il augmente au contraire d'étendue sur les côtés.

b. Dimensions relatives de la face et du crâne. — C'est surtout pour étudier ces dimensions proportionnelles qu'une tête verticalement divisée en deux parties symétriques devient utile. En comparant sur cette coupe l'aire circonscrite par la courbure du crâne à l'aire circonscrite par les quatre côtés qui limitent chacune des moitiés de la face, on remarque que la première est considérable relativement à la seconde. La même comparaison répétée sur toute la série des vertébrés nous enseigne que plus la face s'allonge et plus aussi le crâne diminue de volume. On arrive ainsi à constater que les deux parties constituantes de l'extrémité céphalique présentent un développement inverse. Ce fait, du reste, n'avait pas échappé au génie observateur des grands naturalistes de l'antiquité. Les artistes, de leur côté, en ont fait l'application à la peinture et à la statuaire. Le crâne s'avançant sur la face et prenant à l'égard de celle-ci des proportions de plus en plus prédominantes, à mesure qu'on remonte des animaux à l'homme, ils virent dans cette prédominance le caractère de la dignité ; et lorsqu'ils eurent à représenter des héros ou des dieux, ils affaiblirent encore les dimensions de l'une en augmentant, au contraire, celles de l'autre.

Les anatomistes du XVIII° siècle et leurs successeurs pensèrent qu'il ne suffisait pas d'avoir démontré cet antagonisme des dimensions du crâne et de la face, mais qu'il fallait suivre en quelque sorte pas à pas les modifications inverses qu'ils subissent en descendant ou remontant la série animale. Dans ce but, ils s'attachèrent à découvrir un procédé de mensuration qui permît d'évaluer leurs proportions respectives et applicable tout à la fois à l'homme et aux vertébrés. De ces recherches sont nés : l'angle facial de Camper ; les divers goniomètres destinés à le faire connaître ; les aires comparatives de Cuvier et Geoffroy Saint-Hilaire ; et le procédé de M. Segond, qui consiste à décomposer chacune de ces aires en plusieurs segments angulaires, afin d'en mieux apprécier l'étendue.

1° *Angle facial de Camper.*—Vue de côté, la tête s'allonge de haut en bas et d'arrière en avant : elle présente deux pôles ou deux extrémités : une extrémité supérieure et postérieure, volumineuse et arrondie ; une extrémité inférieure et antérieure, plus petite et angulaire. Comme elles varient en sens inverse, pour connaître leurs dimensions relatives il pouvait suffire, à la rigueur, de mesurer l'une d'elles ; Camper mesura l'extrémité angulaire. — Pour sommet de son angle, il prit non l'éminence du menton, mais la partie médiane de l'arcade dentaire supérieure. De ce point il fit partir deux lignes, l'une supérieure et antérieure ou faciale, qui venait se terminer en haut sur la bosse nasale ; l'autre, inférieure et postérieure ou auriculaire, qui se terminait à l'entrée du conduit auditif externe : l'espace compris entre ces deux lignes constitue l'*angle facial.* Le procédé de Camper, réduit à sa plus simple expression, consiste donc, en résumé, à appliquer l'extrémité de l'une des branches d'un compas sur les incisives supérieures, et l'autre tour à tour en haut sur la partie saillante du front et l'entrée du conduit auditif. En passant des vertébrés supérieurs aux inférieurs, on voit les deux branches du compas se rapprocher ; elles s'écartent, au contraire, lorsqu'on remonte la série, et arrivent à leur maximum d'écartement dans l'espèce humaine. Selon les évaluations de l'anatomiste allemand, l'angle facial s'élève à 80° dans la race caucasique ; il descend à 75° dans la race mongole ; à 70° dans la race nègre.

Ce procédé, d'une extrême simplicité, est expéditif et facilement applicable à l'homme et aux animaux, à la nature morte comme à la nature animée. Il fut accueilli avec un rare succès.

2° *Angle facial de Cuvier et Geoffroy Saint-Hilaire.* — Pour côté antérieur de leur angle, ces auteurs adoptent la ligne faciale de Camper ; le côté inférieur se porte du côté tranchant des incisives à la partie moyenne d'une ligne qui s'étendrait transversalement d'un conduit auditif à l'autre. Ce bord ne s'inclinant ni à droite ni à gauche, l'angle qu'il contribue à former se trouve compris dans le plan médian, et mieux situé par conséquent que celui de Camper pour mesurer les dimensions de la face. Mais comment l'évaluer? Sur une tête réduite à ses parties dures, il suffira de pratiquer une coupe médiane. Sur le vivant, la solution du problème devient plus compliquée. Cuvier et Geoffroy Saint-Hilaire construisaient graphiquement un triangle présentant un côté inférieur, un côté antérieur et un côté postérieur. — Pour obtenir le côté inférieur, ils mesuraient d'une part la distance qui sépare les deux orifices auriculaires, de l'autre celle qui se trouve comprise entre chacun de ces orifices et le tranchant des incisives médianes; ils formaient ainsi un premier triangle isocèle, et abaissaient du sommet de celui-ci sur le milieu de sa base une perpendiculaire qui représentait le côté inférieur de leur triangle définitif. — Un second triangle isocèle était composé avec la ligne interauriculaire prise aussi comme base, et deux lignes obliquement tirées des conduits auditifs vers la bosse nasale; la perpendiculaire abaissée du sommet de ce second triangle isocèle sur sa base leur donnait le côté postérieur du triangle définitif. — Pour avoir le troisième côté ou le côté antérieur, ils n'avaient plus qu'à mesurer la ligne qui se porte des incisives à la saillie du front.

L'angle facial ainsi déterminé exprime avec plus de précision le volume relatif de la face. Mais sa mensuration réclame tant de soins, qu'il serait sans doute tombé dans l'oubli, si l'on n'eût trouvé pour l'évaluer un procédé plus pratique. Ce procédé consiste dans l'emploi des goniomètres.

Goniomètres faciaux. — Ces instruments sont disposés de manière à mesurer l'angle facial de Cuvier et Geoffroy Saint-Hilaire, c'est-à-dire l'angle facial médian qui donne les meilleurs résultats, et qui seul mérite de rester dans la science. Leur application est à la fois plus facile, plus expéditive et plus sûre que celle du procédé de Camper, en sorte que ce dernier, malgré toute la popularité dont il a joui, n'offre plus actuellement qu'une simple valeur historique. — Les goniomètres se composent de deux plans angulairement unis et mobiles l'un sur l'autre; un demi-cercle gradué mesure l'angle qu'ils forment. Le premier qui ait été construit est celui du docteur Morton; mais il présentait plusieurs imperfections que n'offre pas le goniomètre du docteur Jacquart.

L'angle facial médian, déterminé à l'aide du goniomètre le plus perfectionné, donne-t-il la mesure rigoureusement exacte des dimensions respectives du crâne et de la face? Non, assurément. Les incisives et le bord alvéolaires qui occupent le sommet de cet angle présentent une inclinaison extrêmement variable suivant les individus. La bosse nasale, d'une autre part, ne répond pas à l'encéphale, mais aux sinus frontaux dont la capacité ne varie pas moins, et même plus encore; de là il résulte qu'à égalité de volume ce procédé peut donner des résultats assez différents. M. Jacquart, qui a fait l'application de son goniomètre à plusieurs médecins, a constaté entre eux des différences s'élevant jusqu'à 20° : différences trop considérables, qui suffiraient à elles seules pour attester les imperfections de ce procédé, alors même qu'on l'emploie dans les meilleures conditions possibles. Cependant on ne saurait nier son utilité ; il est d'ailleurs le seul qui soit applicable pendant la vie, et le seul aussi qu'on puisse appliquer après la mort à une tête entière.

Des aires comparatives du crâne et de la face. — L'angle facial donnant des résultats qui ne sont pas aussi approximatifs qu'on pouvait le désirer, Cuvier proposa de diviser la tête verticalement sur le plan médian, et de comparer ensuite les aires des deux parties qui la composent. Ce procédé est, sans contredit, celui qui permet d'apprécier de la manière la plus exacte les dimensions relatives de la face et du crâne; mais il ne s'applique qu'à la nature inanimée. Cuvier, du reste, ne nous a laissé aucune donnée sur son mode d'application. C'est à M. Segond que la science est redevable des notions qu'elle possède à cet égard.

Cet observateur a fait remarquer que, sur une tête divisée en deux moitiés symétriques, on peut considérer la partie antérieure du trou occipital comme un centre, duquel partent tous les rayons compris dans le plan médian, et autour duquel aussi tous ces rayons se meuvent lorsque les

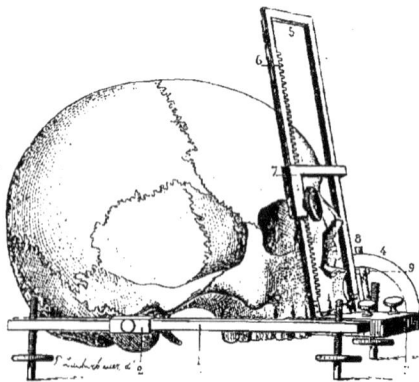

Fig. 70. — *Goniomètre facial du docteur Jacquart.*

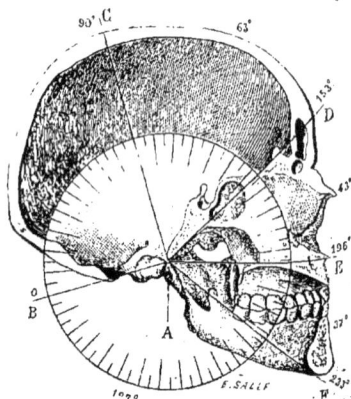

Fig. 71 — *Procédé de M. Second pour mesurer les aires du crâne et de la face.*

Fig. 70. — 1. Plan inférieur ou horizontal du goniomètre. — 2. Partie mobile à laquelle se trouve adaptée une tige qui pénètre dans le conduit auditif. — 3. Partie antérieure ou transversale du plan inférieur, s'articulant en arrière avec le plan oblique. — 4. Cercle gradué fixé sur le côté droit du plan inférieur. — 5. Plan oblique articulé en bas avec le précédent et mobile sur celui-ci. — 6. Crémaillère fixée sur le côté droit de ce plan. — 7. Équerre dont la branche transversale s'applique sur la bosse nasale; cette équerre est mobile sur la crémaillère, afin de pouvoir s'appliquer toujours exactement sur la partie la plus saillante du front; sa branche verticale porte une vis qui permet de la fixer. — 8. Aiguille parcourant le cercle gradué. — 9. Petite saillie transversale soudée au plan oblique.

proportions du crâne et de la face se modifient. — Parmi ceux-ci on en distingue trois principaux. L'un d'eux se rend à la bosse nasale : c'est le rayon occipito-frontal ; il sépare l'aire crânienne de l'aire faciale ; en descendant la série animale on le voit s'élever, en sorte que l'aire crânienne se rétrécit, tandis que l'aire faciale s'allonge ; si on la remonte, ce sont des phénomènes inverses qui se produisent. — Le second rayon se porte de l'extrémité antérieure à l'extrémité postérieure du trou occipital. Ce rayon occipital forme avec le précédent un angle qui mesure l'aire du crâne, et qui varie chez l'homme de 150° à 160°. — Le troisième se dirige vers l'extrémité inférieure de la symphyse de la mâchoire et constitue avec le premier un autre angle qui mesure l'aire de la face ; cet angle est de 80 à 90°.

A l'aide de ces rayons se mouvant autour d'un centre commun, et formant des angles, on peut donc mesurer les aires crânienne et faciale, et les suivre à travers toutes les modifications inverses qu'elles subissent, soit dans une même espèce suivant l'âge et le sexe, soit d'une espèce à une autre. — Si l'on veut poursuivre cette étude et reconnaître la part que les diverses parties de l'extrémité céphalique prennent à ces modifications, il suffira de tirer des rayons secondaires ; c'est ainsi qu'un rayon venant se terminer sur la portion moyenne de la suture bipariétale permettra de comparer les parties postérieure et antérieure de l'aire crânienne ; un autre rayon, aboutissant au bord tranchant des incisives, séparera l'aire de la mâchoire supérieure de celle de la mâchoire inférieure, etc.

Si Cuvier a bien posé le principe sur lequel il convient de s'appuyer pour évaluer les dimensions proportionnelles des deux parties qui contribuent à former la tête, on ne saurait contester à M. Segond le mérite de l'avoir très-heureusement appliqué.

B. — Conformation extérieure de la face.

La face revêt la forme d'une pyramide quadrangulaire dont le sommet représenté par l'éminence du menton se dirige en bas et en avant, et dont la base tournée en haut et en arrière s'unit à la base du crâne. On peut lui considérer, par conséquent, cinq faces ou régions : une région supérieure, une région antérieure, une région postérieure et deux régions latérales.

d'une part, et de l'autre à l'aiguille, qui se trouve ainsi associée à tous les mouvements angulaires du plan oblique.

Fig. 71. — A. Extrémité antérieure du trou occipital, constituant le point de départ de tous les rayons destinés à mesurer les aires du crâne et de la face. — B. Rayon occipital. — C. Rayon occipito-pariétal, formant avec le précédent un angle de 90°. — D. Rayon occipito-frontal ; il forme avec le rayon occipital un angle de 153°, avec le rayon occipito-pariétal un angle de 63°. — E. Rayon occipito-incisif. — F. Rayon occipito-maxillaire. Il forme avec le rayon incisif un angle de 37° ; avec le rayon occipito-frontal un angle de 80°, qui mesure l'aire de la face ; et avec le rayon occipital un angle de 127°. Ce dernier augmente à mesure que le crâne se rétrécit et que la face s'allonge.

a. *Région supérieure ou crânienne.* — Elle offre sur la ligne médiane, en procédant d'avant en arrière : la suture des os du nez, l'articulation de ces os avec l'épine nasale du frontal, celle de la lame perpendiculaire de l'ethmoïde avec le vomer, et la réception de la crête du sphénoïde dans la gouttière de cet os.

Sur les côtés, on voit : 1° l'extrémité supérieure des os du nez, et deux vastes excavations qui font partie des fosses nasales ; 2° en dehors de ces excavations la gouttière lacrymale, puis la paroi inférieure de l'orbite traversée obliquement par la suture qui unit l'os de la pommette au maxillaire supérieur.

La base du crâne formant la voûte des cavités orbitaires et la plus grande partie aussi de la voûte des fosses nasales, la région supérieure de la face isolée et réduite à elle-même, ne présente plus que le plancher des quatre cavités qu'elle concourt à former.

b. *Région antérieure ou faciale.* — Elle est plus longue que les autres, oblique de haut en bas et d'arrière en avant. On remarque sur sa partie médiane : 1° l'éminence nasale, étroite supérieurement, plus large inférieurement, divisée en deux moitiés symétriques par la suture des os du nez, offrant de chaque côté une autre suture qui unit ceux-ci à l'apophyse montante des maxillaires supérieurs ; 2° l'ouverture antérieure des fosses nasales obliquement dirigée en bas et en arrière ; elle revêt la figure d'un triangle isocèle, à angles arrondis, à sommet supérieur, à base transversale ; 3° l'épine nasale antérieure et inférieure, quelquefois bifide ; 4° au-dessous de celle-ci la suture qui unit les deux maxillaires et la fossette myrtiforme ; 5° l'arcade dentaire supérieure, l'ouverture de la cavité buccale, et l'arcade dentaire inférieure ; 6° la symphyse du maxillaire inférieur et l'éminence du menton.

De chaque côté, cette région présente de haut en bas une large échancrure qui fait partie du contour de la base de l'orbite. Au devant de la partie interne de cette échancrure se trouve une surface quadrilatère formée par la branche montante du maxillaire supérieur. Au-dessous et en dehors de sa partie externe existe une autre surface quadrilatère plus considérable, constituée par l'os malaire ; au-dessous de sa partie moyenne on observe la suture résultant de l'union de cet os avec le maxillaire supérieur ; en dedans de cette suture le trou sous-orbitaire ; plus bas la fosse canine ; plus bas encore le bord alvéolaire, les arcades dentaires, le trou mentonnier et la ligne oblique externe.

c. *Région postérieure ou naso-buccale.* — Elle s'étend dans le sens transversal de l'un à l'autre bord parotidien de la mâchoire inférieure. En bas elle est limitée par la courbe parabolique que décrit la base de cet os ; et en haut par une autre courbe à concavité postérieure passant par les condyles de celui-ci et l'extrémité postérieure du vomer. Cette région comprend deux étages très-distincts : un étage supérieur ou nasal, et un étage inférieur ou buccal beaucoup plus considérable.

L'étage supérieur fait partie des fosses nasales. Vertical et quadrilatère, il offre sur la ligne médiane : l'extrémité postérieure du bord supérieur du vomer, large et bifide ; le bord postérieur de cet os, oblique en bas et en avant ; et au-dessous de ce bord l'épine nasale postérieure. — De chaque côté on voit l'ouverture postérieure des fosses nasales ; en dehors de celle-ci les fosses ptérygoïdes ; et au delà de ces fosses la face interne des branches de la mâchoire.

L'étage inférieur, beaucoup plus grand, fait partie de la cavité buccale. Il se compose d'une portion horizontale ou palatine et d'une portion verticale ou maxillaire.

La portion horizontale constitue la voûte du palais, remarquable par sa figure parabolique et par sa concavité plus prononcée en arrière. Elle présente sur la ligne médiane une longue suture qui unit en avant les deux maxillaires, et en arrière les deux palatins. — A l'extrémité antérieure de cette suture on voit l'orifice inférieur du conduit palatin antérieur : conduit large et unique inférieurement, se divisant supérieurement pour aller s'ouvrir sur le plancher de chacune des fosses nasales. — A droite et à gauche de la suture existe une surface inégale et triangulaire que recouvre la muqueuse palatine. — En arrière de celle-ci est une suture transversale unissant l'apophyse palatine des maxillaires à la portion horizontale des palatins et formant une croix avec la suture médiane ; Boyer se plaisait à rappeler qu'une épingle plongée dans le point d'intersection des deux sutures et conduite jusque sur le vomer permettait de toucher cinq os à la fois. — En arrière de la suture transversale on observe l'orifice inférieur des conduits palatins postérieurs ; et plus en dehors le bord interne de l'arcade alvéolaire supérieure qui encadre toute la voûte palatine.

La portion verticale est formée supérieurement par les arcades alvéolaires et dentaires, inférieurement par la face interne du corps de la mâchoire. Elle offre, sur la ligne médiane, la symphyse de cet os et de chaque côté de celle-ci les apophyses géni. A droite et à gauche on remarque la ligne mylo-hyoïdienne ; au-dessus de cette ligne une surface plane et angulaire ; au-dessous la gouttière qui loge la glande sous-maxillaire.

d. *Régions latérales ou zygomatiques.* — Elles sont composées de deux plans, l'un superficiel, l'autre profond.

Le plan superficiel, beaucoup plus étendu, est représenté : en haut par l'angle postérieur du malaire qui, en s'unissant au temporal, contribue à former l'arcade zygomatique ; en bas par la face externe de la branche de la mâchoire.

Le plan profond est constitué par la face postérieure de l'apophyse pyramidale du maxillaire supérieur, par la tubérosité de cet os et par la facette externe de l'apophyse ptérygoïdienne du palatin. En s'unissant au sphénoïde, il concourt à la formation d'une fosse étendue et profonde qui porte le nom de *fosse zygomatique*.

Cette fosse présente trois faces. — La face antérieure, formée par la partie postérieure du maxillaire supérieur, est la plus grande; elle s'incline en arrière. — La face interne, formée par l'aile externe [de l'apophyse ptérygoïde et par la facette externe de l'apophyse pyramidale du palatin, est la plus petite; elle s'incline en avant. — La face supérieure, inclinée aussi en avant, comprend dans sa composition toute la partie inférieure des faces latérales du sphénoïde, et une facette triangulaire du temporal située au devant de la racine transversale de l'apophyse zygomatique. La crête qui part de cette racine pour se prolonger sur le sphénoïde, limite cette face et sépare ainsi la fosse zygomatique de la fosse temporale.

Au point de convergence des trois faces de la fosse zygomatique, on voit l'excavation qu'elles limitent se rétrécir brusquement pour se prolonger de dehors en dedans jusqu'à l'os palatin, et de bas en haut jusqu'au sommet

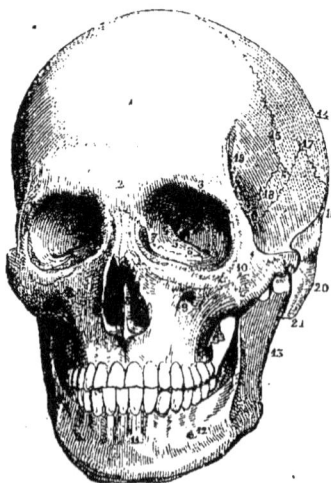

FIG. 72. — *Face,*
région antérieure.

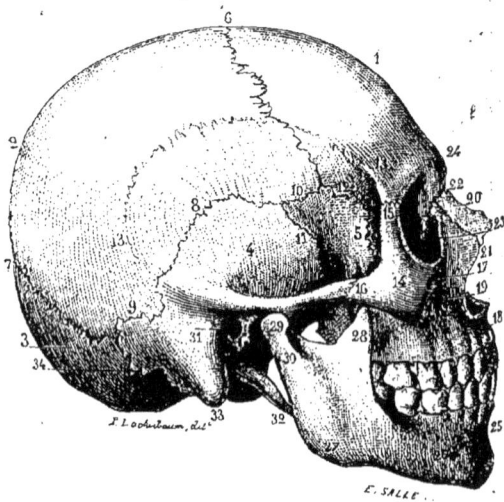

FIG. 73. — *Face,*
région latérale.

FIG. 72. — 1. Frontal. — 2. Bosse nasale. — 3. Arcade orbitaire. — 4. Trou optique. — 5. Fente sphénoïdale. — 6. Fente sphéno-maxillaire. — 7. Gouttière lacrymale. — 8. Cloison et orifice antérieur des fosses nasales. — 9. Trou sous-orbitaire. — 10. Os malaire. — 11. Symphyse du menton. — 12. Trou mentonnier. — 13. Branche du maxillaire inférieur. — 14. Pariétal. — 15. Suture fronto-pariétale. — 16. Temporal. — 17. Suture écailleuse. — 18. Grande aile du sphénoïde. — 19. Origine de la ligne qui circonscrit la fosse temporale. — 20. Arcade zygomatique. — 21. Apophyse mastoïde.

FIG. 73. — 1. Frontal. — 2. Pariétal. — 3. Occipital. — 4. Temporal. — 5. Grande aile du sphénoïde. — 6. Suture lambdoïde. — 7. Suture fronto-pariétale. — 8. Suture formée par l'union du bord inférieur du pariétal avec la portion écailleuse du temporal. — 9. Union de l'angle inférieur et postérieur du pariétal avec le bord supérieur de la portion mastoïdienne du temporal. — 10. Suture sphéno-pariétale. — 11. Suture sphéno-temporale. — 12. Suture

de l'orbite. Ce prolongement, nommé par Bichat *fosse ptérygo-maxillaire*, constitue le sommet de la fosse zygomatique. Il se présente sous l'aspect d'une fente verticale se continuant en haut avec la fente sphéno-maxillaire, et formant avec celle-ci une sorte d'équerre.

La fosse ptérygo-maxillaire est circonscrite : en avant par la moitié supérieure de la tubérosité du maxillaire ; en arrière par la partie antérieure de l'apophyse ptérygoïde ; en dedans par l'os palatin. On y remarque cinq orifices : 1° l'orifice supérieur du conduit palatin postérieur, situé à son extrémité inférieure, au point de réunion des trois parois ; 2° le trou sphéno-palatin, situé à son extrémité opposée et sur sa paroi interne ; c'est le plus grand et le plus irrégulier ; il donne passage aux vaisseaux de ce nom ; 3° le trou grand rond ou maxillaire supérieur, situé sur la partie la plus élevée de sa paroi postérieure ; 4° l'orifice antérieur du conduit vidien ou ptérygoïdien, situé sur la même paroi, au-dessous du précédent, en arrière du trou sphéno-palatin ; 5° enfin l'orifice antérieur du conduit ptérygo-palatin, placé aussi sur cette paroi, en dedans du trou vidien (fig. 50).

C. — Conformation intérieure de la face.

Considérée dans sa conformation intérieure, la face, de même que le crâne, représente une cavité, mais une cavité à cloison multiple, c'est-à-dire divisée en plusieurs compartiments ou cavités secondaires.

Une cloison horizontale la partage en deux moitiés superposées, l'une supérieure, affectée au sens de la vue et de l'odorat, l'autre inférieure, occupée par le sens du goût. Une cloison verticale et médiane subdivise la première en deux parties, l'une droite et l'autre gauche. La face se trouve ainsi creusée de cinq cavités principales : deux supérieures pour le sens de la vue, ce sont les *orbites;* deux moyennes et centrales pour le sens de l'odorat, ce sont les *fosses nasales;* une inférieure et médiane, plus grande, pour le sens du goût.

Ces cavités ont pour caractère commun d'être largement ouvertes au dehors, et très-incomplètes. L'inférieure représente plutôt une fosse qu'une .

sphéno-frontale. — 13, 13. Ligne courbe limitant la fosse temporale. — 14. Os malaire. — 15. Union de l'angle supérieur de cet os avec l'apophyse orbitaire externe du frontal. — 16. Union de l'angle postérieur du même os avec le sommet de l'apophyse zygomatique. — 17. Union du malaire avec l'os maxillaire supérieur. — 18. Os maxillaire supérieur. — 19. Trou sous-orbitaire. — 20. Os du nez. — 21. Union de ces mêmes os avec l'apophyse montante du maxillaire.—22. Leur union avec l'échancrure nasale du frontal.—23. Gouttière lacrymale, au fond de laquelle on remarque la suture formée par l'union de l'os unguis avec le maxillaire supérieur. — 24. Bosse nasale. — 25. Os maxillaire inférieur. — 26. Trou mentonnier.—27. Angle de la mâchoire. — 28. Apophyse coronoïde. — 29. Condyle de la mâchoire inférieure. — 30. Col du condyle. — 31. Conduit auditif externe. — 32. Apophyse styloïde. — 33. Apophyse mastoïde. — 34. Union de l'occipital avec la portion mastoïdienne du temporal.

cavité; elle est complétée à l'état physiologique par des parties molles. Les autres ou supérieures sont complétées par le crâne qui les recouvre à la manière d'une voûte.

Parmi les cinq cavités de la face, celle qui loge le sens du goût fait partie de la région postérieure et nous est déjà connue. Il ne nous reste donc plus à étudier que les cavités orbitaires et les fosses-nasales.

I. — Cavités orbitaires.

Les *orbites* ou *cavités orbitaires*, situées entre le crâne et la face, présentent la forme d'une pyramide quadrangulaire dont la base regarde en avant et un peu en dehors, le sommet en arrière et un peu en dedans. Les axes des deux orbites, suffisamment prolongés, iraient se croiser au niveau de la protubérance occipitale interne.

Ainsi configurées ces cavités nous offrent à étudier quatre parois : deux horizontales et deux verticales; quatre angles, deux supérieurs et deux inférieurs; une base et un sommet.

Des deux parois horizontales l'une est supérieure, l'autre inférieure; et des deux parois verticales l'une interne, l'autre externe.

a. — La *paroi supérieure*, ou *voûte de l'orbite*, concave, de figure triangulaire, est formée en arrière par les petites ailes du sphénoïde et dans le reste de son étendue par le frontal. La suture qui unit ces deux parties répond à son extrémité postérieure. En arrière de cette suture, on voit le trou optique obliquement dirigé en avant et en dehors; et au-dessous de celui-ci une très-minime et irrégulière dépression pour l'attache du tendon de Zinn. — Sa partie antérieure et externe est creusée d'une large fossette, la *fossette lacrymale*, destinée à loger la glande de ce nom. — Sa partie antérieure et interne présente une petite dépression circulaire, souvent peu apparente, qui donne insertion à la poulie sur laquelle se réfléchit le tendon du muscle grand oblique de l'œil.

b. — La *paroi inférieure*, ou *plancher de l'orbite*, est plane, un peu inclinée en dehors, triangulaire. Trois os contribuent à la former : la face supérieure de la pyramide du maxillaire supérieur qui en constitue la presque totalité, la facette supérieure de l'apophyse orbitaire du palatin qui en représente la partie la plus reculée, et enfin l'os de la pommette qui répond à sa partie antérieure et externe. — On voit sur son angle postérieur la suture unissant le palatin au maxillaire, et sur son angle externe celle beaucoup plus longue qui unit cet os au malaire. — Elle est traversée obliquement par la gouttière sous-orbitaire, puis par une fissure qui lui succède et qui se prolonge jusqu'à son bord antérieur. Au-dessous de la fissure se trouve le canal sous-orbitaire. — Cette paroi sépare l'orbite du sinus maxillaire.

c. — La *paroi externe*, plane et triangulaire comme les précédentes, se dirige très-obliquement d'avant en arrière et de dehors en dedans. Elle est constituée en arrière par le sphénoïde, en avant par le malaire, en haut par le frontal. On voit sur son tiers antérieur une suture verticale qui unit le malaire au sphénoïde, et au-dessus de celle-ci une suture antéro-postérieure produite par l'union de ces os avec le frontal. Près de son bord antérieur se trouve l'orifice supérieur du conduit qui traverse l'os de la pommette. Cette paroi sépare l'orbite de la fosse temporale.

d. — La *paroi interne* est parallèle au plan médian, allongée d'avant en arrière, de figure triangulaire. L'os planum de l'ethmoïde en compose la plus grande partie ; l'unguis et le bord postérieur de l'apophyse montante du maxillaire la complètent en avant. — Elle offre trois sutures verticales et parallèles : une postérieure, qui unit l'os planum aux parties latérales du corps du sphénoïde ; une moyenne, qui unit l'ethmoïde à l'unguis ; une

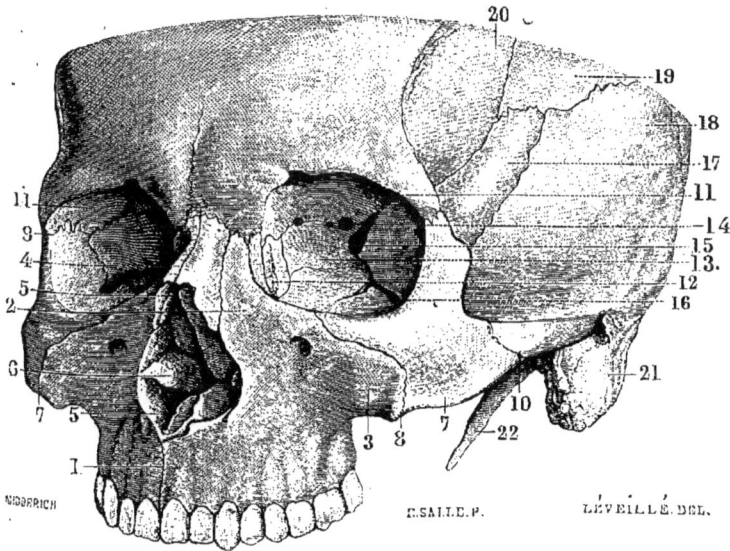

Fig. 74. — *Cavités orbitaires.*

1. Suture des maxillaires supérieurs. — 2. Leur apophyse montante. — 3. Leur apophyse pyramidale. — 4. Suture des os du nez. — 5, 5. Orifice antérieur des fosses nasales. — 6. Extrémité antérieure du cornet inférieur. — 7, 7. Os malaires. — 8. Suture unissant l'os malaire au maxillaire supérieur. — 9. Union du malaire avec l'apophyse externe du frontal. — 10. Union du malaire avec l'apophyse zygomatique. — 11, 11. Cavités orbitaires. — 12. Gouttière lacrymale, au fond de laquelle on remarque la ligne d'union de l'apophyse montante du maxillaire avec l'os unguis. — 13. Os planum formant avec cet os la paroi interne de l'orbite. — 14. Trou optique, sur l'alignement et au devant duquel se voient les deux trous orbitaires internes. — 15. Fente sphénoïdale. — 16. Fente sphéno-maxillaire, se continuant en arrière avec la précédente. — 17. Partie supérieure de la grande aile du sphénoïde. — 18. Portion écailleuse du temporal. — 19. Angle antéro-inférieur du pariétal. — 20. Partie du frontal qui contribue à former la fosse temporale. — 21. Apophyse mastoïde. — 22. Apophyse styloïde.

antérieure, qui unit l'unguis à l'apophyse montante. — On observe à sa partie antérieure la *gouttière lacrymale*, dont la concavité regarde en dehors. Cette gouttière est formée en arrière par l'unguis, en avant par l'apophyse montante du maxillaire supérieur. Elle se dirige un peu obliquement de haut en bas, de dedans en dehors et d'avant en arrière. La suture qui unit l'unguis à l'apophyse montante occupe sa partie moyenne et la parcourt sur toute sa longueur. Son extrémité supérieure répond à l'apophyse orbitaire interne du frontal. En descendant, elle devient de plus en plus profonde, et se termine en bas par un orifice résultant du rapprochement de ses bords, orifice à la formation duquel le crochet de l'unguis prend la part principale.

A la gouttière lacrymale succède le canal nasal qui continue le trajet de celle-ci, pour aller s'ouvrir à la partie supérieure et antérieure du méat inférieur des fosses nasales. Ce canal est formé : en dehors par une large gouttière située sur la face interne du maxillaire, en dedans et en haut par la partie la plus inférieure de l'unguis, en dedans et en bas par l'apophyse unguéale du cornet inférieur. Sa longueur est de 11 millimètres, tandis que celle de la gouttière s'élève à 12. Il serait un peu plus étroit dans sa partie moyenne, selon la plupart des auteurs ; ce rétrécissement existe en effet quelquefois ; mais en général le canal s'élargit graduellement de haut en bas et affecte une configuration infundibuliforme. Son diamètre antéro-postérieur, un peu plus étendu que le transversal, est de 4 millimètres au niveau de son extrémité supérieure, de 5 à 6 sur sa partie moyenne, de 7 à 8 à son embouchure dans le méat inférieur. Sa paroi externe se continue avec celle de ce méat, qui semble le prolonger et qu'on peut considérer comme son épanouissement.

L'angle supérieur et interne présente la suture qui unit l'ethmoïde et l'unguis au frontal. Sur cette suture on remarque les trous orbitaires internes au nombre de deux. Ceux-ci, distingués en antérieur et postérieur, forment chacun le point de départ d'un canal qui va s'ouvrir dans la cavité du crâne, sur les bords de la fosse ethmoïdale. L'antérieur donne passage au filet ethmoïdal du nerf nasal, à une artère et une veine ; le postérieur est traversé par des vaisseaux.

L'angle supérieur et externe répond : en avant, à la fossette lacrymale située à la fois sur la paroi supérieure et sur la paroi externe ; au milieu, à la partie la plus reculée et la plus élevée de la suture sphéno-frontale ; et en arrière, à la fente sphénoïdale.

L'angle inférieur et interne, horizontal et antéro-postérieur, présente : 1° en avant, l'orifice supérieur du canal nasal ; 2° au milieu et sur la plus grande partie de son étendue, la suture résultant de l'union du bord supérieur du maxillaire avec l'unguis et l'ethmoïde ; 3° en arrière, une autre suture très-courte produite par l'union de l'ethmoïde avec l'apophyse orbitaire du palatin.

L'*angle inférieur et externe*, horizontal aussi, mais obliquement dirigé d'avant en arrière et de dehors en dedans, est constitué dans son tiers antérieur par l'apophyse orbitaire du malaire et par une très-petite partie du sommet de l'apophyse pyramidale du maxillaire ; la suture formée par l'union de ces apophyses répond à ce tiers antérieur. — Sur sa partie moyenne on remarque la fente sphéno-maxillaire, plus large en avant qu'en arrière, limitée en dehors par la grande aile du sphénoïde, en dedans par le bord postérieur de la pyramide du maxillaire. A l'état physiologique, cette fente se trouve comblée par le périoste qui passe de la paroi externe de l'orbite sur la paroi inférieure pour recouvrir la gouttière ainsi que le nerf et les vaisseaux sous-orbitaires.

En arrière de la fente sphéno-maxillaire, se voit la partie la plus élevée de la fosse ptérygo-maxillaire qui se continue avec elle ; un léger rétrécissement établit ordinairement leurs limites respectives.

La *base* de l'orbite, irrégulièrement quadrilatère, est circonscrite : en haut, par l'arcade orbitaire du frontal ; en bas, par la partie inférieure du bord concave du malaire et par le bord antérieur de la pyramide du maxillaire ; en dedans, par le bord antérieur de la gouttière lacrymale et par l'apophyse orbitaire interne du frontal ; en dehors, par l'apophyse orbitaire externe de cet os et par la partie supérieure du bord concave du malaire. On observe sur le côté supérieur de cette base le trou sus-orbitaire, ou l'échancrure qui en tient la place ; et sur le milieu des trois autres côtés la suture des deux os qui concourent à les former.

Le *sommet* répond à la partie la plus large de la fente sphénoïdale ; c'est par ce sommet et par le trou optique que les orbites se trouvent en communication avec la cavité du crâne, et que le sens de la vue se continue avec l'encéphale.

II. — Fosses nasales.

Les *fosses nasales* sont situées au-dessous de la partie antérieure et médiane de la base du crâne, au-dessus de la cavité buccale. Elles séparent les cavités orbitaires, et sont elles-mêmes séparées par une cloison verticale très-mince, souvent déjetée à droite ou à gauche, constituée en haut par la lame perpendiculaire de l'ethmoïde, en bas et en arrière par le vomer, en avant par une lame cartilagineuse.

Pour juger de leurs dimensions il faut les soumettre à des coupes verticales dirigées, soit de droite à gauche, soit d'avant en arrière. Il devient très-facile alors de mesurer leurs principaux diamètres et de les comparer entre eux.

Le diamètre vertical le plus long s'étend du conduit palatin antérieur à l'épine nasale du frontal ; il est de 5 centimètres. En se rapprochant de l'ouverture antérieure ce diamètre diminue rapidement ; en se portant en arrière il diminue d'abord lentement, puis brusquement au niveau de l'ouverture postérieure.

Le diamètre antéro-postérieur le plus étendu est celui qui mesure l'espace compris entre ces deux ouvertures. Il varie de 7 à 8 centimètres; à mesure qu'on s'élève il diminue.

Le diamètre transversal diffère des précédents par sa brièveté. Sur la partie inférieure des fosses nasales, où il atteint sa plus grande longueur, il ne dépasse pas 15 millimètres; plus on s'élève et plus aussi il se raccourcit, en sorte qu'au niveau de leur partie supérieure il se réduit à 3 millimètres et même à 2 sur certains points.

La direction des fosses nasales paraît horizontale chez quelques individus; mais, en général, ces cavités se dirigent un peu obliquement d'avant en arrière et de haut en bas.

Leur forme est difficile à déterminer. Surmontées de saillies membra-

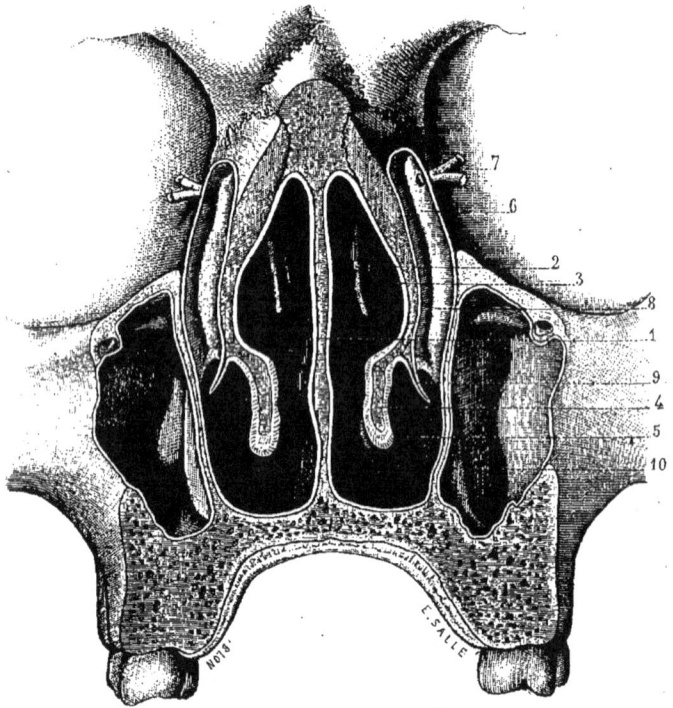

FIG. 75. — *Coupe transversale des fosses nasales, destinée à montrer leurs dimensions et leur mode de configuration.*

1. Cloison des fosses nasales. — 2. Extrémité antérieure du cornet moyen. — 3. Méat moyen. — 4. Coupe du cornet inférieur, pratiquée au niveau de l'embouchure du canal nasal. — 5. Méat inférieur. — 6. Sac lacrymal. — 7. Les deux conduits lacrymaux se réunissant pour s'ouvrir dans la cavité de celui-ci par un orifice commun. — 8. Canal nasal. — 9. Coupe du repli que forme la muqueuse de ce canal en continuant avec celle du méat intérieur. — 10. Sinus maxillaire.

neuses qui tendent à s'enrouler sur elles-mêmes, donnant naissance à des prolongements qui pénètrent dans plusieurs os du crâne et de la face et qui constituent autant d'*arrière-cavités* ou *sinus*, elles présentent une irrégularité extrême. Cependant on peut leur considérer : une paroi supérieure; une paroi inférieure; deux parois latérales, l'une interne, l'autre externe; et deux ouvertures, l'une antérieure, l'autre postérieure.

La *paroi supérieure* ou *voûte* des fosses nasales offre l'aspect d'une longue gouttière antéro-postérieure dont la concavité regarderait en bas. Elle comprend quatre portions très-différentes. — La première, ou portion antérieure, obliquement ascendante, est formée par la face postérieure des os du nez, et plus haut par la petite gouttière qu'on remarque sur la partie inférieure de l'épine nasale du frontal. — La seconde est horizontale, plus longue que la précédente, plus étroite aussi; elle répond à la lame criblée de l'ethmoïde et à la lame horizontale du corps du sphénoïde. — La troisième se porte verticalement ou un peu obliquement en bas; elle est constituée par la face antérieure du corps du sphénoïde; sur cette portion verticale on voit l'orifice du sinus sphénoïdal, situé en arrière du méat supérieur, à 4 ou 5 millimètres au-dessous de la portion horizontale, plus près de la paroi externe que de l'interne. — La quatrième, ou portion postérieure, est horizontale aussi. Trois os entrent dans sa composition, le corps du sphénoïde, les ailes du vomer et l'apophyse sphénoïdale du palatin. Le conduit ptérygo-palatin chemine dans son épaisseur.

La *paroi inférieure* ou *plancher* des fosses nasales, s'incline légèrement d'avant en arrière et de haut en bas. Elle est unie et concave transversalement. L'apophyse palatine du maxillaire forme ses deux tiers antérieurs, et la portion horizontale du palatin son tiers postérieur. — On voit sur cette paroi la suture résultant de l'union de ces deux os; et sur sa partie antérieure et interne l'orifice d'un conduit qui se dirige en bas et en dedans, et qui ne tarde pas à se réunir sur le plan médian à un conduit semblable venu du côté opposé, pour constituer un conduit unique, le *conduit palatin antérieur*. Simple et large inférieurement, bifide supérieurement, ce conduit rappelle assez bien la figure d'un Y.

La *paroi interne* est représentée par la cloison des fosses nasales. On voit : à sa partie supérieure et postérieure la suture qui unit le vomer à la lame perpendiculaire de l'ethmoïde; à sa partie supérieure et antérieure la soudure de cette lame avec le cartilage qui complète la cloison; et plus bas l'union de ce cartilage avec les deux lames du vomer. — Cette paroi est plus étendue d'avant en arrière que de haut en bas. Le périoste qui la tapisse s'en laisse facilement séparer par voie de décollement (fig. 67).

La *paroi externe*, oblique de haut en bas et de dedans en dehors, est remarquable par les anfractuosités qu'elle présente, et par les arrière-cavités, sinus et cellules, qui en dépendent. Six os contribuent à la former : l'ethmoïde en haut, le maxillaire supérieur en avant et en bas, le palatin et le sphénoïde en arrière, le cornet inférieur situé au-dessous de l'ethmoïde, et l'unguis situé au devant de cet os.

On observe sur cette paroi trois lames osseuses, allongées d'avant en arrière, recourbées de haut en bas et de dehors en dedans, tendant à s'enrouler autour d'un axe fictif antéro-postérieur à la manière d'une volute, et s'enroulant en effet chez les mammifères dont le sens de l'odorat est doué d'une sensibilité exquise. Ces lames constituent les cornets, distingués entre eux sous les noms de supérieur, moyen et inférieur. Leur longueur augmente de haut en bas, et comme leur extrémité postérieure répond à une même ligne verticale, le cornet supérieur est débordé en avant par le moyen, et le moyen par l'inférieur. Régulièrement échelonnés sur la paroi externe, ils la divisent en trois étages très-distincts.

L'étage supérieur est formé en arrière par le cornet supérieur, et en avant par une petite surface verticale qui se continue en bas avec le cornet moyen. Au-dessous et en dehors du cornet supérieur on voit : 1° le méat supérieur et l'orifice par lequel ce méat communique avec les cellules postérieures de l'ethmoïde; 2° le trou sphéno-palatin situé à l'extrémité la plus reculée du même méat.

L'étage moyen présente : sur un premier plan le cornet moyen, remarquable par la saillie angulaire et l'indépendance de son extrémité antérieure; et sur un second plan le méat moyen dont la paroi externe revêt l'aspect d'une longue gouttière, qui oppose sa concavité à la concavité du cornet. Cette gouttière est constituée : en avant, par la face interne de l'apophyse montante du maxillaire supérieur; en arrière, par l'aile interne de l'apophyse ptérygoïde; au milieu, par la portion verticale du palatin, par l'ethmoïde et par la paroi interne du canal nasal, c'est-à-dire par l'extrémité inférieure de l'unguis et l'apophyse unguéale du cornet inférieur. — On remarque sur cette partie moyenne de la paroi externe du méat moyen deux orifices : 1° un orifice supérieur, profondément caché sous l'extrémité antérieure du cornet; cet orifice, qui répond à l'infundibulum de l'ethmoïde, fait communiquer le méat moyen avec les sinus frontaux; 2° un orifice inférieur et postérieur, plus grand et irrégulier, qui fait communiquer ce méat avec le sinus maxillaire; ce second orifice est partagé en deux portions inégales par l'union de l'apophyse unciforme de l'ethmoïde avec l'apophyse ethmoïdale du cornet inférieur.

L'étage inférieur offre la même disposition que le précédent; mais il est beaucoup plus régulier et plus simple. Sur un premier plan on aperçoit le cornet inférieur; au-dessous du cornet se trouve le méat inférieur limité en en dedans par la face concave de celui-ci, et en dehors par une autre surface concave que forment le maxillaire supérieur et le palatin. Le canal nasal vient s'ouvrir sur la partie supérieure et antérieure de ce méat.

L'*ouverture antérieure* des fosses nasales est double comme la postérieure, lorsque la cloison est complétée par son cartilage. En l'absence de ce cartilage elle est unique et commune aux deux cavités. Nous avons vu qu'elle offre alors la figure d'un triangle isocèle à angles arrondis. Elle a été aussi comparée à un cœur de carte à jouer. — Quatre os contribuent à la circonscrire : les os du nez en haut, les maxillaires supérieurs en bas et sur les côtés. On remarque sur son angle supérieur la suture qui unit les deux premiers, et sur la partie médiane de sa base celle qui unit les seconds. Au devant de cette partie médiane se trouve l'épine nasale antérieure et inférieure, plus saillante et plus aiguë que la postérieure.

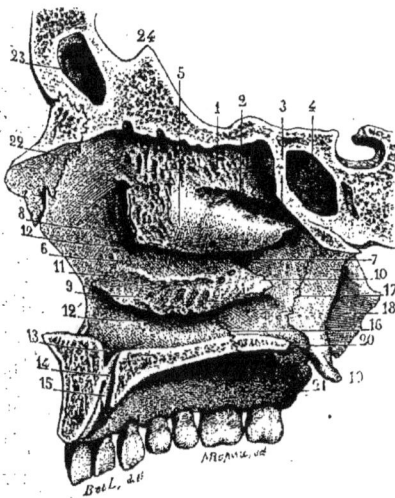

FIG. 76. — *Fosses nasales,*
paroi externe.

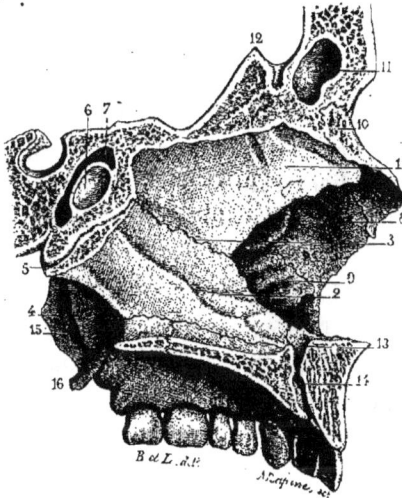

FIG. 77. — *Fosses nasales,*
paroi interne.

FIG. 76. — 1. Cornet supérieur. — 2. Méat supérieur. — 3. Trou sphéno-palatin. — 4. Sinus sphénoïdal — 5. Cornet moyen. — 6. Méat moyen. — 7. Orifice du sinus maxillaire. — 8. Suture unissant l'apophyse montante à l'unguis. — 9. Cornet inférieur. — 10. Son extrémité postérieure unie au palatin. — 11. Son extrémité antérieure unie à la crête située sur la base de l'apophyse montante. — 12. Apophyse unguéale du cornet unie à l'extrémité inférieure de l'unguis. — 13. Branche droite du conduit palatin antérieur. — 14. Branche gauche du même conduit. — 15. Partie médiane ou inférieure de ce conduit. — 16. Union du palatin et de l'apophyse palatine du maxillaire — 17. Union du palatin et de l'apophyse ptérygoïde. — 18. Fosse ptérygoïde. — 19. Crochet de l'aile interne. — 20. Apophyse ptérygoïdienne du palatin. — 21. Voûte palatine. — 22. Union de l'os du nez et de l'apophyse montante. — 23. Sinus frontal. — 24. Sommet de l'apophyse crista-galli.

FIG. 77. — 1. Lame perpendiculaire de l'ethmoïde. — 2. Vomer. — 3. Union de cet os avec la lame perpendiculaire. — 4. Union du même os avec le palatin et l'apophyse palatine du maxillaire. - 5. Union de la base du vomer avec le corps du sphénoïde. — 6. Segment de la cloison qui sépare les sinus sphénoïdaux. — 7. Sinus sphénoïdal gauche en partie ouvert. — 8. Extrémité antérieure du cornet moyen. — 9. Extrémité antérieure du cornet inférieur. — 10. Suture naso-frontale. — 11. Sinus frontal. — 12. Sommet de l'apophyse crista-galli. — 13. Épine nasale antérieure et inférieure. — 14. Conduit palatin antérieur. — 15. Fosse ptérygoïde. — 16. Crochet de l'aile interne.

L'*ouverture postérieure* est oblique de haut en bas et d'arrière en avant; elle affecte par conséquent une direction inverse de celle que présente l'ouverture antérieure, en sorte que ces deux ouvertures s'éloignent supérieurement, et se rapprochent au contraire inférieurement. — Le vomer sépare l'ouverture postérieure du côté droit de celle du côté gauche.

Cette ouverture revêt la figure d'un rectangle à angles arrondis; on pourrait la comparer également à un ovale dont le grand axe se dirigerait de haut en bas. Elle est limitée : en haut, par la face inférieure du corps du sphénoïde; en bas, par le bord postérieur de la voûte palatine; en dedans, par le bord postérieur du vomer; en dehors, par le bord postérieur de l'aile interne des apophyses ptérygoïdes.

D. — **Développement de la face.**

Après avoir considéré la face dans sa conformation extérieure et intérieure, il importe de la suivre dans les diverses phases de son évolution. Étudions d'abord son développement général; nous nous occuperons ensuite du développement de ses cavités et arrière-cavités.

a. Développement général de la face.

La face parcourt dans son développement trois périodes, pendant la durée desquelles elle se présente à nous sous des aspects bien différents. La première période s'étend de la vie embryonnaire à l'enfance; la seconde embrasse tout le laps de temps qui s'écoule depuis l'enfance jusqu'à la vieillesse; la troisième est celle qui répond à l'âge des infirmités et de la décrépitude. L'éruption des dents sépare la première période de la seconde; leur chute distingue la seconde de la troisième.

1° *État de la face chez le fœtus et l'enfant.* — Au début de la vie la face est surtout remarquable, par l'extrême petitesse de son volume comparé à celui du crâne, par la brièveté de ses dimensions verticales comparées aux transversales et antéro-postérieures, et par la prédominance de sa partie supérieure sur la moyenne et l'inférieure.

La partie supérieure, unie au crâne, participe au large développement de celui-ci. Les cavités orbitaires, destinées à protéger un organe dont l'évolution est presque aussi précoce que celle de l'encéphale, offrent une capacité considérable. L'ethmoïde qui les sépare l'une de l'autre, est large, mais peu élevé. Le diamètre transversal de la face mesuré au niveau de l'équateur des orbites l'emporte très-notablement sur le vertical, qui plus tard deviendra, au contraire, prédominant.

La partie moyenne ou nasale est la moins développée. Le sens de l'odorat, beaucoup plus tardif dans son apparition que celui de la vue, reste longtemps à l'état rudimentaire. C'est de l'exiguïté de ses proportions, chez le fœtus et le nouveau-né, que dépend surtout la brièveté du diamètre vertical. La paroi inférieure des orbites repose immédiatement sur le bord alvéolaire, en sorte qu'elle se trouve très-rapprochée de la cavité buccale. Le plancher des fosses nasales, destiné à s'abaisser beaucoup au-dessous du plancher des orbites, est d'abord situé presque sur le même plan ; il descend de quelques millimètres vers le milieu de la grossesse, et de 8 à 10 au moment de la naissance.

La partie inférieure ou buccale, représentée par un os qui se montre vers le trente-cinquième jour, c'est-à-dire bien longtemps avant tous les autres os du même groupe, est d'abord aplatie, très-haute, très-longue, et constitue la moitié de la face ; mais peu à peu sa hauteur diminue, tandis que son épaisseur augmente. Au quatrième ou cinquième mois de la grossesse, elle ne forme plus que le tiers environ de la face, et le quart seulement à la naissance.

Les bords alvéolaires qui renferment les follicules des dents sont épais et bosselés ; mais ils ont très-peu de hauteur. Les joues et les lèvres, organisées déjà pour recouvrir les arcades dentaires lorsqu'elles paraîtront, présentent au contraire à cet âge une étendue relative très-grande, et flotteraient, si la nature pour les soutenir n'avait étalé sous leur couche antérieure ou cutanée une notable proportion de tissu cellulo-graisseux. Elles acquièrent ainsi une plus grande épaisseur qui n'enlève rien à leur mobilité. De cette conformation il suit :

1° Que la paroi antérieure de la bouche, véritable organe de préhension chez l'homme comme chez les mammifères, peut s'allonger à la manière d'un entonnoir pour saisir le mamelon ;

2° Que l'orifice buccal se prête à une large dilatation et peut acquérir, lorsqu'il est convulsivement dilaté par les cris de l'enfant, une ampleur considérable ;

3° Qu'à l'état de calme ou d'occlusion la bouche paraît au contraire très-petite ; par ses dimensions ainsi que par son coloris et la grâce de ses contours elle contribue alors à répandre sur la physionomie le charme et la douceur qui sont les attributs de cet âge.

La région postérieure ou naso-buccale de la face se dirige très-obliquement de haut en bas et d'arrière en avant, pendant toute la durée de cette première période. Les bords parotidiens de la mâchoire inférieure, presque horizontaux chez l'embryon, sont encore très-obliques à la naissance. L'ouverture postérieure des fosses nasales offre une obliquité analogue ; son diamètre vertical, très-court, dépasse à peine le transversal, en sorte que cette ouverture est plutôt circulaire qu'ovalaire ; elle participe à l'état rudimentaire de toutes les autres parties du sens de l'odorat. Le voile du palais, qui prolonge en arrière la paroi supérieure de la bouche, et qui joue un si grand rôle dans la déglutition, participe, au contraire, au grand développement de la langue et des lèvres. Ainsi, tandis que tout est disposé en avant pour faire de la bouche un organe de préhension, tout est disposé en arrière pour prévenir le reflux du liquide alimentaire vers les fosses nasales et pour le diriger sûrement vers les voies qu'il doit parcourir.

2° *État de la face chez l'adulte.* — Dans cette seconde et longue période qui embrasse la presque totalité du cours de l'existence, on voit dès son début les parties qui avaient acquis des dimensions plus grandes perdre de leur importance, celles dont l'évolution avait été tardive se développer à leur tour, et une sorte d'équilibre s'établir entre toutes. La prédominance passe alors de la partie supérieure ou orbito-ethmoïdale à la partie moyenne ou nasale, qui en est redevable aux proportions nouvelles et définitives du sens de l'odorat, à l'extension de son bord alvéolaire et à l'apparition de l'arcade dentaire correspondante. — Le sens de l'odorat s'allongeant de haut en bas, le plancher des fosses nasales s'abaisse davantage au-dessous de celui des orbites, et l'ouverture postérieure de ces fosses devient ovalaire de circulaire qu'elle était. Ce sens s'allonge aussi d'avant en arrière, et cette ouverture devient alors moins oblique. Il s'allonge également de dedans en dehors, s'insinue pour ainsi dire entre le plancher des cavités orbitaires qu'il repousse en haut, et le bord alvéolaire qu'il repousse en bas. Ce bord s'éloigne donc très-notablement de l'orbite ; en même temps il s'allonge de haut en bas pour suivre les dents pendant leur irruption et entourer leurs racines. Le bord alvéolaire inférieur devient le siége de phénomènes semblables.

Tout semble donc se réunir à cette époque pour donner la prépondérance aux dimensions verticales. C'est alors aussi qu'on voit les bords parotidiens de la mâchoire se relever, ses angles devenir plus saillants, sa base se dessiner sous la peau et la face entière prendre la figure d'un ovale dont la grosse extrémité tournée en haut se confond avec le crâne.

3° *État de la face chez le vieillard.* — Après la chute des dents, les bords alvéolaires s'affaissent et sont peu à peu résorbés. Le vide considérable que laissent les arcades dentaires en disparaissant s'agrandit par conséquent de tout le raccourcissement de ceux-ci. Le diamètre vertical reprend donc sa brièveté primitive, en sorte que la face du vieillard est conformée sous ce point de vue comme celle du fœtus et de l'enfant.

Le bord postérieur de la mâchoire inférieure reprend aussi l'obliquité qu'il présentait dans la première période de son développement ; il forme avec le bord inférieur un angle plus obtus. — Le corps de l'os, réduit à sa portion basilaire, se rapproche du maxillaire supérieur pour combler le vide énorme qui vient de se produire entre eux. La symphyse du menton, par suite de cette élévation, prend une direction de plus en plus oblique, en sorte qu'elle se porte à la rencontre du nez. Les lèvres et les joues, devenues trop longues pour les parties qu'elles recouvrent, se dépriment dans l'intervalle des deux mâchoires en formant un sillon demi-circulaire. Pendant la mastication elles sont repoussées en dehors, puis soulevées de bas en haut par leur propre contraction, et offrent alors des plis ondulatoires longitudinaux et parallèles qui impriment un caractère distinctif à la physionomie du vieillard, et qu'on peut même considérer comme l'un des attributs les plus caractéristiques de la sénilité.

b. Développement des cavités et arrière-cavités de la face.

1° *Développement des orbites*. — Ces cavités chez le fœtus et l'enfant ne présentent pas la forme qu'elles auront plus tard. Leurs parois interne et externe sont moins développées que la supérieure et l'inférieure. Ces dernières se trouvent plus rapprochées et la base de l'orbite revêt la figure d'un rectangle transversal dont les angles seraient plus ou moins arrondis. A cet âge, les cavités orbitaires sont aussi moins profondes, en sorte que la longueur de leur axe ne dépasse pas le diamètre de leur base comme chez l'adulte, mais se montre égale ou un peu inférieure à celui-ci. — La fente sphéno-maxillaire, très-considérable, se confond avec la fosse ptérygo-maxillaire, qui elle-même ne se distingue pas encore bien nettement de la fosse zygomatique. — La fente sphénoïdale est également plus large et le trou optique plus grand, les nerfs qui traversent l'une et l'autre étant alors relativement plus volumineux. — Le canal sous-orbitaire présente une large fissure sur sa paroi supérieure. — La gouttière lacrymale et le canal nasal qui relient le sens de la vue à celui de l'olfaction ne participent pas au large développement des orbites; comme les fosses nasales, ils restent longtemps à l'état rudimentaire.

Dans la période qui s'écoule de la naissance à la puberté, les cavités orbitaires s'allongent d'arrière en avant; leurs parois latérales s'élèvent; la fente sphéno-maxillaire se rétrécit beaucoup; la gouttière lacrymale et le canal nasal augmentent de calibre, en même temps qu'ils s'allongent.

2° *Développement des fosses nasales*. — Ces fosses, ainsi que nous l'avons vu, se développent tardivement et lentement. Mais leur évolution n'est pas également tardive pour toutes leurs parties. Vers le milieu de la grossesse leur paroi supérieure a déjà 2 millimètres de largeur; elle en a de 2 à 3 à la naissance et ne diffère pas ou diffère peu de celle de l'adulte. Les parties essentielles ou fondamentales d'un organe sont toujours les premières qui se montrent. Or ici la partie essentielle est la paroi supérieure qui répond aux nerfs de l'odorat; à peine le sens de l'olfaction commence-t-il à se montrer, que déjà la portion horizontale de cette paroi possède ses dimensions définitives. De ce fait, il résulte que le développement des fosses nasales s'opère de haut en bas, et que leurs parties accessoires seules restent longtemps rudimentaires. Lorsque les proportions respectives du crâne et de la face se modifient à l'avantage de celle-ci, on les voit se développer à leur tour, mais avec lenteur, et atteindre, quelques années après la puberté, les dimensions qu'elles nous offrent chez l'adulte.

3° *Développement des arrière-cavités des fosses nasales.* — A ces arrière-cavités appartiennent : 1° les cellules de l'ethmoïde ; 2° les sinus.

Les cellules de l'ethmoïde précèdent l'ossification de cet os ; à l'état cartilagineux celui-ci présente déjà toutes les cellules creusées dans l'épaisseur de ses masses latérales. Lorsqu'il s'ossifie, les sels calcaires ne font que se déposer dans leurs parois et dans les cloisons qui les séparent. Leur existence est donc primordiale et non consécutive à la résorption du tissu spongieux, comme celle des cellules mastoïdiennes par exemple.

L'ethmoïde étant remarquable chez le fœtus et l'enfant par la grande étendue de ses dimensions transversales, les cellules qui en dépendent offrent aussi, dès leur apparition, une capacité assez considérable, et d'autant plus digne d'être signalée que les sinus destinés à acquérir une capacité extrêmement supérieure à la leur n'existent pas encore, à l'exception toutefois du sinus maxillaire qui apparaît du troisième au quatrième mois de la vie fœtale.

Tous les autres sinus se forment plus tard. Le sinus sphénoïdal ne commence à se montrer que vers la fin de la première année. Le sinus palatin se développe à trois ans chez quelques enfants, et chez d'autres à quatre, six, huit et dix ans ; quelquefois même il n'existe pas encore à cet âge. Le sinus frontal naît de sept à huit ans, souvent un peu plus tard ; il est rare cependant qu'on ne le rencontre pas à dix ou douze ans.

Les sinus palatins et les sinus frontaux offrent le même mode de développement. Ils sont représentés au début de leur formation par une très-petite fossette, située, pour les premiers, sur la facette interne de l'apophyse orbitaire, et pour les seconds sur les côtés de l'échancrure nasale du frontal. Ces fossettes s'accroissent aux dépens du tissu spongieux qui est résorbé ; et lorsque tout ce tissu a disparu la cavité s'agrandit par écartement ou extension de ses parois.

Les sinus sphénoïdaux débutent par une lamelle qui s'enroule autour d'un axe fictif pour former le cornet de Bertin. Plus tard la paroi supérieure du cornet est résorbée ; tout le tissu spongieux qui remplit le corps du sphénoïde est résorbé aussi de proche en proche. Leur cavité, constituée d'abord par une paroi qui leur est propre, s'accroît donc ensuite par le même mécanisme que celle des sinus palatins et frontaux.

Le sinus maxillaire, comme les sinus précédents, a pour origine une lame osseuse particulière. Mais c'est presque exclusivement aux dépens de cette lame osseuse qu'il s'agrandit. Celle-ci, en effet, d'abord légèrement déprimée à sa face interne, se déprime de plus en plus à mesure qu'elle s'étend, et forme tout le sinus jusqu'à trois ou quatre ans : sa cavité, qui ne dépassait pas la gouttière et le canal sous-orbitaires, commence alors à s'étendre au-dessous du canal. Dans cette seconde période de son développement elle s'accroît d'abord par résorption du tissu osseux qui occupait le sommet de l'apophyse pyramidale : ce sommet s'amincit alors au point de devenir transparent. Plus tard le sinus augmente de capacité par extension de toutes ses parois : bien que son mode d'évolution ne puisse pas être complétement assimilé à celui du sinus sphénoïdal, on doit reconnaître cependant qu'il offre, avec ce dernier, une grande analogie.

Le développement des sinus est d'abord plus lent que celui des fosses nasales. Mais lorsque celles-ci ont atteint leurs plus grandes dimensions, à vingt-cinq ou trente ans, les sinus continuent encore de croître et n'arrivent au terme de leur accroissement qu'à un âge très-avancé. C'est pourquoi les têtes sur lesquelles on remarque de vastes sinus appartiennent en général à des vieillards. Les parois qui circonscrivent ces sinus étant d'autant plus minces que leur capacité est plus considérable, elles deviennent de moins en moins résistantes dans les derniers temps de la vie. Tandis que la mâchoire inférieure, réduite à sa portion basilaire, conserve néanmoins une assez grande solidité ; la mâchoire supérieure, soufflée en quelque sorte de toutes parts, devient au contraire plus fragile.

4° Destination des sinus. — Elle est restée longtemps obscure. On leur a successivement attribué pour usage :

1° De donner plus d'étendue à la surface olfactive et de constituer par conséquent, pour le sens de l'odorat, des organes de perfectionnement. Mais la muqueuse qui les tapisse n'est pas sensible aux odeurs.

2° D'emmagasiner l'air chargé de molécules odorantes, et de prolonger ainsi l'impression produite par ces molécules. Cette opinion n'est pas mieux fondée que la précédente.

3° D'alléger le poids de la face, et de permettre à la tête de rester plus facilement en équilibre sur la colonne vertébrale.

Ce rôle est, en effet, celui qu'ils remplissent. M. Tillaux, le premier, a eu le mérite de le signaler et d'en établir la réalité (1). Chez l'enfant, le crâne étant volumineux et la face très-petite, la tête reste en équilibre sur le rachis. Chez l'adulte, le volume de la face devient relativement plus considérable ; si son poids augmentait dans la même proportion, cet état d'équilibre serait rompu. Or, pour le maintenir, la nature, ajoute M. Tillaux, a fait pour les os de la face ce qu'elle a fait pour les grands os des membres : elle les a creusés ; et afin de mieux réaliser encore le but qu'elle se proposait, au lieu de les remplir de tissu adipeux, elle les a remplis d'air. Malgré cet artifice, la tête conserve encore une certaine tendance à tomber en avant ; mais un léger effort nous suffit pour résister à cette tendance.

Dans la race nègre, la face est plus volumineuse que dans la race blanche. On ne remarque pas cependant que les sinus soient plus développés ; ils le seraient même moins, si je m'en rapportais à mes observations. Pour se rendre compte de ce fait, il importe de ne pas oublier que dans la race caucasique la partie antérieure du crâne est plus développée, et que dans la

(1) Tillaux, *Du rôle des sinus de la face*, thèse de 1862, p. 40.

race éthiopienne c'est au contraire là partie occipitale qui l'emporte : dans celle-ci la tête offrait donc moins de tendance à tomber en avant, et une grande capacité des sinus était moins nécessaire.

E. — Mécanisme et résistance de la face.

Les deux mâchoires se comportent très-différemment à l'égard du crâne ; la supérieure s'unit à cette cavité par les liens les plus solides ; l'inférieure lui est seulement contiguë. Considérées dans leur mécanisme, la première est donc remarquable par son immobilité et sa résistance ; la seconde, par l'étendue et la variété de ses mouvements.

Résistance de la mâchoire supérieure. — Les efforts qui mettent en jeu cette résistance sont de deux ordres, indirects ou directs : indirects lorsqu'ils s'exercent sur le crâne ; directs lorsqu'ils s'appliquent à la face.

Toutes les violences dont la cavité crânienne peut être le siége ont pour effet, lorsqu'elles se propagent à travers ses parois, d'ébranler également les os de la face, ainsi que nous l'avons précédemment établi ; et nous avons vu que celle-ci, en absorbant une partie plus ou moins notable de l'effort, devient pour l'enveloppe osseuse de l'encéphale, et pour l'encéphale lui-même, un appareil de protection.

Les efforts que supporte la face suivent deux directions principales : les uns se transmettent de bas en haut, les autres d'avant en arrière.

L'effort qui se dirige de bas en haut est le plus fréquent, puisque c'est celui qui se produit pendant la mastication. La mâchoire inférieure a été comparée alors à un marteau, et la supérieure à une enclume. Cette enclume, qui a pour base l'arcade dentaire, s'appuie sur le crâne par six colonnes verticales, à travers lesquelles l'ébranlement se propage jusqu'à la boîte osseuse. — Deux de ces colonnes, situées en avant et en dedans, sont représentées par les apophyses montantes ; deux autres, situées en avant et en dehors, sont constituées par les apophyses pyramidales et les os malaires ; les deux dernières, placées en arrière, sont formées par la tubérosité des maxillaires étroitement unie aux apophyses ptérygoïdes. Ces six colonnes correspondent, par leur extrémité supérieure, aux parties les plus solides de la base du crâne : en dedans, à l'échancrure nasale du frontal ; en dehors, à l'apophyse orbitaire externe de cet os ; en arrière, au corps du sphénoïde. Il est digne de remarque que les dents appelées à supporter des efforts considérables s'implantent sur ces colonnes : ainsi les canines se fixent sur les colonnes internes ; les grosses molaires sur les colonnes externes et postérieures. Les petites molaires, qui supportent des efforts moins grands, occupent l'intervalle des deux colonnes antérieures ; et les incisives, qui sont le siége d'efforts moins considérables encore, sont situées entre les deux colonnes internes, au-dessous de l'ouverture antérieure des fosses nasales.

Quelquefois l'effort ne porte pas immédiatement sur la mâchoire supérieure, mais sur l'inférieure, qui, préalablement rapprochée, fait corps avec elle ; il se transmet alors au crâne en suivant les six colonnes précédentes et deux autres colonnes non moins résistantes, représentées par les branches du maxillaire.

Lorsque l'effort se dirige d'avant en arrière, il est transmis à la base du crâne par six colonnes horizontales, dont trois sont situées à droite et trois à gauche. Les deux premières, en procédant de haut en bas, sont formées par la paroi externe des orbites ; les deux suivantes, par les os malaires et les apophyses zygomatiques ; les dernières, par le corps et les branches de la mâchoire inférieure. L'ébranlement se transmet alors au sphénoïde et aux deux temporaux.

DES ANNEXES DE LA FACE.

Sous ce titre, je comprendrai l'*os hyoïde* et l'*appareil hyoïdien*. Cet appareil, donnant attache, d'une part aux muscles de la langue, de l'autre à tous les muscles du plancher de la bouche, peut être considéré comme faisant partie de la cavité buccale.

I. — Os hyoïde.

L'*os hyoïde* est un os impair, médian et symétrique, situé à la partie antérieure et supérieure du cou, entre la langue et le larynx, avec lesquels il affecte les connexions les plus intimes. Sa forme parabolique l'a fait comparer à l'upsilon de l'alphabet grec, dont il offre en effet la forme, ainsi que le rappelle sa dénomination.

Considéré dans son ensemble, cet os présente : une face antérieure convexe qu'on peut facilement sentir au-dessous des téguments sur la ligne médiane ; une face postérieure concave qui embrasse l'épiglotte et les parties latérales du pharynx ; un bord supérieur horizontal donnant attache aux muscles de la langue, à ceux du plancher de la bouche, et à deux osselets mobiles, les *petites cornes*, qui font partie de l'hyoïde ; un bord inférieur horizontal aussi, sur lequel viennent s'insérer de chaque côté trois muscles appartenant à la région hyoïdienne inférieure ; et deux extrémités dirigées en arrière vers la colonne vertébrale, dont elles restent toujours séparées par un certain intervalle.

Considéré dans sa constitution, il est composé de cinq parties : une partie moyenne, ou *corps*; deux parties latérales et inférieures, ou *grandes cornes*; et deux parties latérales et supérieures beaucoup moins étendues que les précédentes, ou *petites cornes*. — Pour le mettre en position, il faut tourner en arrière sa concavité, placer en haut le bord qui supporte les petites cornes, et donner à ce bord une direction horizontale.

1° *Corps.* — Il est situé sur la ligne médiane. Allongé transversalement, recourbé de haut en bas et d'avant en arrière, on peut le comparer à un segment d'ellipsoïde creux coupé suivant son grand axe.

Sa face antérieure, convexe, présente une ligne saillante, transversale, qui la divise en deux parties, l'une supérieure, presque horizontale, l'autre inférieure, tournée en avant et un peu en bas. Sur la partie supérieure on remarque au milieu une légère saillie, et de chaque côté une dépression à laquelle viennent s'attacher les muscles digastrique, stylo-hyoïdien, mylo-hyoïdien, génio-hyoïdien et hyo-glosse. Sur la partie inférieure il existe aussi deux petites dépressions latérales qui reçoivent l'attache des muscles sterno-cléido-hyoïdiens et scapulo-hyoïdiens.

La face postérieure, inclinée en bas et concave, répond à l'épiglotte qui lui est unie par un tissu fibreux élastique jaunâtre.

Le bord supérieur, tourné en arrière, donne attache au muscle lingual supérieur; il est recouvert par la muqueuse qui s'étend de l'épiglotte à la base de la langue.

Le bord inférieur reçoit l'insertion des muscles thyro-hyoïdiens. Il répond au bord supérieur du cartilage thyroïde, qui pendant la déglutition remonte jusqu'à lui pour se loger dans sa concavité.

Les extrémités du corps de l'os hyoïde sont recouvertes d'une lame de cartilage par laquelle elles s'unissent à la base des grandes cornes.

2° *Grandes cornes, ou cornes thyroïdiennes.* — Situées à droite et à gauche du corps et plus longues que celui-ci, les grandes cornes sont aplaties de haut en bas. — Leur face supérieure reçoit l'attache de l'hyo-glosse en avant, du constricteur moyen du pharynx en arrière. L'inférieure donne insertion à la membrane thyro-hyoïdienne. Le bord externe est convexe; l'interne, concave et sous-jacent à la muqueuse pharyngienne. L'extrémité antérieure, épaisse, s'unit au corps de l'os. La postérieure, arrondie, donne attache aux ligaments thyro-hyoïdiens latéraux.

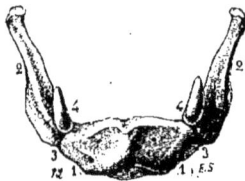

Fig. 78. — *Os hyoïde,*
face antérieure.

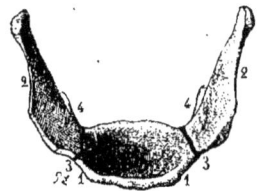

Fig. 79. — *Os hyoïde,*
face postérieure.

Fig 78. — 1, 1. Face antérieure ou convexe du corps de l'hyoïde. — 2, 2. Grandes cornes. — 3, 3. Union de celles-ci avec le corps. — 4, 4. Petites cornes.

Fig. 79. — 1, 1. Face postérieure ou concave du corps. — 2, 2. Face inférieure des grandes cornes. — 3, 3. Union des grandes cornes avec le corps. — 4, 4 Petites cornes, dont on n'aperçoit sur cette face que le sommet.

3°. *Petites cornes, ou cornes styloïdiennes.* — Les petites cornes sont situées sur le bord supérieur de l'os, au niveau de l'union du corps avec les grandes cornes. Elles se dirigent obliquement de bas en haut, de dedans en dehors et d'avant en arrière. On les a comparées à un grain d'orge dont elles offrent assez bien, en effet, la forme et les dimensions. Leur extrémité inférieure, arrondie, répond à la lame cartilagineuse qui unit le corps aux grandes cornes ; elle adhère à cette lame par un cordon fibreux très-court. Leur extrémité supérieure donne attache au ligament stylo-hyoïdien.

L'os hyoïde est formé principalement de tissu compacte. Il se développe par cinq points d'ossification : un pour le corps, deux pour les grandes cornes, deux pour les petites. — Le point d'ossification du corps et celui des grandes cornes se montrent à la fin de la grossesse ou dans les premiers mois qui suivent la naissance. — Celui des petites cornes naît beaucoup plus tard et à une époque très-variable. — A quarante ans, et souvent bien avant, les grandes cornes se soudent au corps. Les petites cornes se soudent aussi quelquefois au corps, mais seulement dans la vieillesse.

II. — Appareil hyoïdien.

Sous ce nom, E. Geoffroy Saint-Hilaire a décrit, en 1818, un ensemble d'osselets disposés en série linéaire et formant une longue arcade attachée par ses extrémités à la partie inférieure des temporaux.

Cette arcade, inscrite dans la courbe du maxillaire inférieur, répond par sa concavité à la base de la langue et aux parties latérales du pharynx. On la retrouve dans toute la série des vertébrés où elle a été poursuivie avec une rare sagacité par l'illustre auteur de la *Philosophie anatomique* (1). Mais ses études sur ce point avaient été à peine remarquées. M. le professeur Milne Edwards, dans son *Traité de physiologie et d'anatomie comparée*, les a rappelées à l'attention des anatomistes et a pris soin d'en faire ressortir tout l'intérêt (2).

L'appareil hyoïdien, qui atteint ses plus grandes proportions chez les poissons, devient rudimentaire, presque filiforme, chez les oiseaux, et nous offre chez les mammifères un moyen développement. Chez l'homme, il descend à un état d'atrophie extrême ; mais l'analyse philosophique en retrouve cependant sans peine tous les éléments.

Cet appareil comprend trois parties : l'une médiane, perpendiculaire à l'axe du cou et embrassant la base de langue ; les deux autres, latérales, qui vont s'attacher obliquement à la base du crâne et auxquelles la première se trouve comme suspendue. — La partie médiane est représentée par le corps de l'hyoïde et ses grandes cornes. — Les parties latérales, ou *chaînes*

(1) E. Geoffroy Saint-Hilaire, *Philosophie anatomique : Des os antérieurs de la poitrine ou de l'hyoïde*, p. 140.
(2) Milne Edwards, *Traité de physiologie et d'anatomie comparée*, t. IV, p. 80.

hyoïdiennes, se composent chacune de trois osselets unis les uns aux autres par une substance fibreuse intermédiaire. E. Geoffroy Saint-Hilaire désignait ces osselets, en procédant de bas en haut, sous les noms d'*apohyal*, de *cératohyal*, de *stylhyal*. — L'inférieur s'unit à l'hyoïde. — Le supérieur s'articule avec le temporal; il est d'autant plus développé, que la face est plus volumineuse et plus allongée : aussi le voit-on atteindre des dimen-

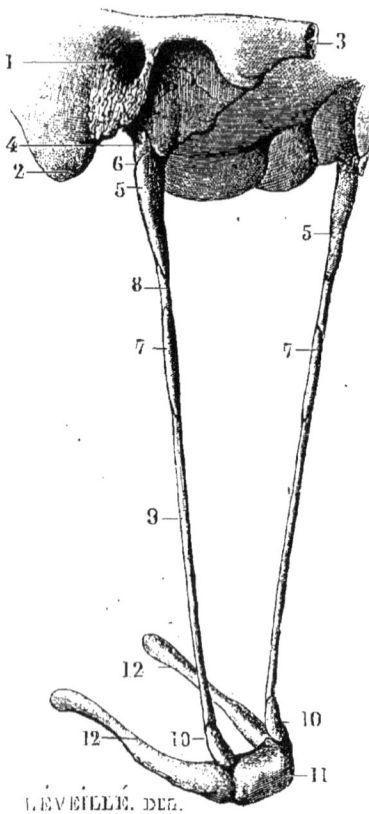

FIG. 80. — *Appareil hyoïdien normal.*

FIG. 81. — *Appareil hyoïdien anormal.*

FIG. 80. — 1. Conduit auditif externe — 2. Apophyse mastoïde. — 3. Apophyse zygomatique dont l'extrémité antérieure a été excisée. — 4. Prolongement hyoïdien. — 5. Apophyse styloïde ou stylhyal. — 6. Union du prolongement hyoïdien avec le stylhyal. — 7. Cératohyal. — 8. Cordon fibreux unissant le stylhyal au cératohyal. — 9. Ligament stylo- ou plutôt cérato-hyoïdien. — 10, 10. Petite corne de l'os hyoïde, ou apohyal. — 11. Corps de l'os hyoïde. — 12, 12. Grandes cornes de cet os.

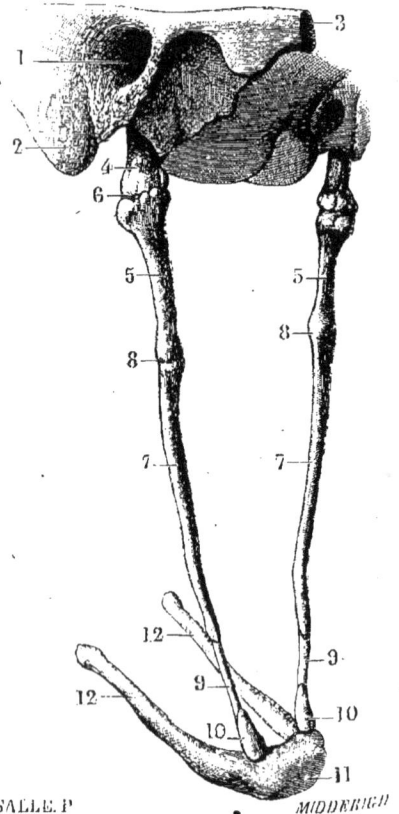

FIG. 81. — 1. Conduit auditif externe. — 2. Apophyse mastoïde. — 3. Apophyse zygomatique. — 4. Prolongement hyoïdien. — 5, 5. Stylhyal. — 6. Soudure du stylhyal avec le prolongement hyoïdien. — 7, 7. Cératohyal considérablement hypertrophié. — 8, 8. Soudure du cératohyal avec le stylhyal. — 9, 9. Ligament stylo-hyoïdien aux dépens duquel le cératohyal s'est allongé. — 10, 10. Apohyal, ou petite corne. — 11. Corps de l'os hyoïde. — 12, 12. Grandes cornes de cet os.

sions considérables chez quelques mammifères, particulièrement chez le bœuf et le cheval.

Chez l'homme, chaque chaîne hyoïdienne se trouve représentée par les mêmes osselets. Le segment inférieur de la chaîne, ou l'apohyal, est constitué par les petites cornes de l'hyoïde; le segment supérieur, ou le stylhyal, par l'apophyse styloïde; et le segment moyen, ou le cératohyal, par un osselet situé sur le prolongement de celle-ci.

L'apophyse styloïde, considérée par tous les auteurs comme une dépendance du crâne, n'appartient donc pas à cette cavité; elle fait partie de l'appareil hyoïdien. — Il existe cependant sur les temporaux de l'homme, comme sur ceux des mammifères, immédiatement au devant du trou stylo-mastoïdien, une apophyse; mais elle dépasse à peine le sommet de l'apophyse vaginale, c'est le *prolongement hyoïdien*. Ce prolongement ne se développe pas par un point osseux particulier; il a pour origine un cylindre cartilagineux continu supérieurement avec le cartilage de la portion mastoïdienne, et occupant un véritable canal situé entre le trou stylo-mastoïdien et la portion tympanale du temporal.

L'osselet supérieur de la chaîne hyoïdienne s'unit au prolongement hyoïdien par un fibro-cartilage, en sorte que chez l'homme, comme chez les mammifères, il reste longtemps mobile. A trente ans, ce fibro-cartilage commence à être envahi par les sels calcaires; il s'ossifie avec une extrême lenteur. A quarante ans, il est en général soudé au temporal. L'apophyse styloïde offre alors 3 centimètres de longueur, et se compose de deux parties : 1° du prolongement hyoïdien; 2° du stylhyal.

La pièce intermédiaire de la chaîne hyoïdienne, ou le cératohyal, découverte en 1818 par Geoffroy Saint-Hilaire, présente en général une longueur de 14 à 18 millimètres. Elle est plus grêle que la précédente et s'unit par son extrémité supérieure à celle-ci, c'est-à-dire au sommet de l'apophyse styloïde des auteurs, à l'aide d'un ligament ou cordon fibreux qui lui permet de se mouvoir sur cet osselet. De sa partie inférieure part un autre ligament extrêmement long et grêle, qui va s'attacher à la petite corne : c'est le *ligament stylo-hyoïdien* : il atteste par son étendue et sa ténuité le degré d'atrophie considérable où cette chaîne est descendue chez l'homme. — A la naissance, ce ligament est très-court, mais volumineux, de couleur jaunâtre et exclusivement composé de fibres élastiques. A mesure que la chaîne hyoïdienne s'allonge, il s'atrophie. — Le cératohyal s'ossifie avant le stylhyal. Souvent je l'ai trouvé ossifié, alors que le point d'ossification du stylhyal n'avait pas encore paru.

De cinquante à soixante ans, le ligament destiné à unir les deux pièces supérieures de la chaîne hyoïdienne s'ossifie; le cératohyal, en d'autres termes, se soude au stylhyal. L'apophyse styloïde revêt alors cet aspect monumental, contourné et noueux, qui la caractérise chez quelques individus. Sa longueur, après cette soudure, varie de 4 à 5 centimètres; des deux nodosités qu'elle présente, l'une répond à l'union du prolongement hyoïdien avec le stylhyal, l'autre à l'union du stylhyal avec le cératohyal.

Quelquefois aussi le ligament stylo-hyoïdien s'ossifie dans sa partie supérieure; on l'a même vu s'ossifier sur toute son étendue. Serres a communiqué à E. Geoffroy Saint-Hilaire un fait semblable.

CHAPITRE II

DU TRONC

Le *tronc* est la partie centrale du squelette. Verticalement situé entre l'extrémité céphalique et les extrémités inférieures ou pelviennes, il supporte la première et se trouve supporté par les secondes. Les membres thoraciques, auxquels il fournit un point d'appui, flottent sur ses parties latérales. On le divise en trois parties : la *colonne vertébrale*, le *thorax*, le *bassin*.

ARTICLE PREMIER

COLONNE VERTÉBRALE

La *colonne vertébrale, colonne épinière, colonne rachidienne* ou *rachis*, est cette partie postérieure et médiane du tronc qui sert d'étui protecteur à la moelle, et à laquelle viennent se rallier comme à un centre commun les trois cavités splanchniques.

Elle se comporte un peu différemment à l'égard de chacune des cavités échelonnées sur son trajet. En haut, la cavité crânienne la déborde de tout son tiers postérieur, et se maintient ainsi en équilibre sur son sommet. — Au milieu, le thorax la déborde aussi un peu par ses parties latérales, tandis que la colonne vertébrale fait saillie, au contraire, dans cette cavité. — Inférieurement, elle répond à la paroi postérieure du bassin, qu'elle ferait basculer en arrière, si les viscères thoraciques et abdominaux, en entraînant celui-ci dans un sens opposé, ne lui servaient de contre-poids.

Étendue du crâne à la partie inférieure du tronc, la colonne vertébrale répond successivement au cou, au dos, aux lombes et au bassin. En parcourant ces diverses régions, elle subit des modifications qui permettent de la diviser en quatre parties : une *partie cervicale*, une *partie dorsale*, une *partie lombaire*, et une *partie pelvienne* ou *sacro-coccygienne*.

Cette colonne est composée de vingt-six pièces superposées et ainsi réparties : sept pour la région cervicale, douze pour la région dorsale, cinq pour la région lombaire, deux pour la région sacro-coccygienne.

Les os qui forment les trois premières régions ont reçu le nom de *vertèbres;* ils constituent la colonne vertébrale proprement dite.

Les vertèbres sont distinguées entre elles sous les noms de première, seconde, etc., en procédant de haut en bas. — Dans chaque région, on les distingue aussi par leur nom numérique, en procédant des supérieures aux inférieures.

Les deux os qui forment la région pelvienne diffèrent beaucoup des précédents chez l'adulte. Mais, chez l'enfant, ils en diffèrent à peine ; chacun d'eux se compose alors de cinq pièces articulées entre elles, mobiles aussi les unes sur les autres, indépendantes par conséquent, et représentant autant de vertèbres configurées sur le même type que toutes celles des régions cervicale, dorsale et lombaire.

Par les progrès rapides de l'ossification, ces vertèbres se soudent. De leur fusion résultent deux tronçons de colonne aplatis et triangulaires : l'un supérieur et volumineux, le *sacrum ;* l'autre inférieur et très-petit, le *coccyx.* Ces vertèbres, soudées entre elles, ont été désignées sous le nom de *fausses vertèbres,* par opposition aux supérieures ou *vraies vertèbres,* qui conservent leur individualité pendant toute la durée de la vie.

Nous étudierons d'abord les vraies vertèbres ; puis les vertèbres sacrées et coccygiennes, c'est-à-dire les deux os résultant de leur soudure. Nous considérerons ensuite tous ces os dans leur ensemble ; et nous terminerons par un court parallèle entre les vertèbres rachidiennes et les vertèbres crâniennes.

1er. — DES VERTÈBRES CERVICALES, DORSALES ET LOMBAIRES,
OU VRAIES VERTÈBRES.

Les vertèbres présentent des caractères qui leur sont communs. Elles présentent en outre dans chaque région des caractères qui leur sont propres ; et enfin, dans chacune de ces régions, il en est qui se distinguent de toutes les autres par des caractères particuliers ou individuels.

A. — **Caractères communs à toutes les vertèbres.**

Les vertèbres n'étant que des segments détachés d'un long canal, chacune d'elles affecte une forme annulaire.

Tout segment ou anneau vertébral offre donc un large orifice qui livre passage à la moelle et à ses enveloppes : c'est le *trou vertébral,* mieux nommé *trou rachidien.*

Cet orifice est circonscrit par quatre parties : une partie antérieure aplatie de haut en bas, une partie postérieure aplatie d'avant en arrière, et deux parties latérales aplaties de dehors en dedans.

La partie antérieure, très-volumineuse, cylindroïde, est celle par laquelle tous les anneaux se superposent pour former la colonne qui supporte le poids du tronc, de la tête, et des membres thoraciques : elle constitue la partie principale ou le *corps* de la vertèbre.

La partie postérieure, verticale, toute hérissée de saillies, contraste avec la précédente par sa grande irrégularité. Elle se compose de trois éléments : 1° de deux lames quadrilatères qui complètent en arrière le trou de la *vertèbre*, ce sont les *lames vertébrales;* 2° de trois apophyses d'insertion : une médiane, située sur le prolongement de ces lames, l'*apophyse épineuse*, et deux qui se dirigent en dehors, les *apophyses transverses;* 3° de quatre apophyses plus petites, par lesquelles les vertèbres s'articulent entre elles, deux supérieures et deux inférieures : elles portent le nom d'*apophyses articulaires*.

Les parties latérales, ou *pédicule de la vertèbre*, étendues de l'antérieure à la postérieure, représentent la portion la plus grêle et la plus faible de l'anneau vertébral. Chacune d'elles est creusée de deux échancrures, qu'on distingue en supérieure et inférieure. En s'opposant, les échancrures correspondantes forment une longue série d'orifices qui s'échelonnent sur les côtés de la colonne vertébrale, et qui font communiquer le canal rachidien avec les parties molles environnantes. Ces orifices, appelés *trous de conjugaison*, livrent passage à des vaisseaux et aux nerfs spinaux. — Unis à la partie postérieure, les pédicules forment l'*arc* de la vertèbre.

Les parties constituantes communes à toutes les vertèbres s'élèvent donc en résumé au nombre de treize. Elles peuvent être divisées en médianes

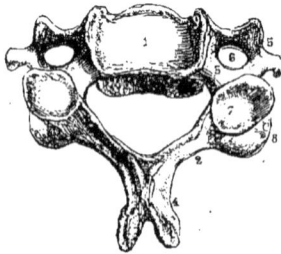

FIG. 82. — *Vertèbre cervicale,*
vue postéro-supérieure.

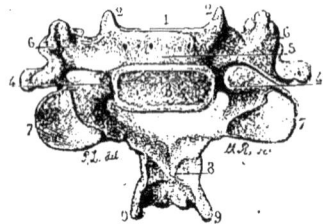

FIG. 83. — *Vertèbre cervicale,*
vue antéro-inférieure.

FIG. 82. — 1. Face supérieure du corps. — 2. Lames vertébrales. — 3. Pédicule. — 4. Apophyse épineuse bifurquée à son sommet. — 5. Apophyse transverse creusée en gouttière et bifide aussi à son sommet. — 6. Trou situé sur la base de ces apophyses. — 7 Apophyses articulaires supérieures. — 8. Apophyses articulaires inférieures.

FIG. 83. — 1. Partie supérieure du corps, concave dans le sens transversal. — 2. Ses apophyses semi-lunaires. — 3. Sa face inférieure, concave d'avant en arrière. — 4, 4. Légère dépression creusée de chaque côté de cette face, pour recevoir les apophyses semi-lunaires de la vertèbre qui est au-dessous. — 5, 5. Face antérieure du corps, convexe dans sa partie médiane, déprimée à droite et à gauche. — 6, 6. Partie antérieure ou costiforme des apophyses transverses. — 7, 7. Apophyses articulaires inférieures. — 8. Gouttière que présente la face inférieure de l'apophyse épineuse. — 9. Tubercules qui prolongent les bords de cette gouttière, et qui donnent au sommet de l'apophyse épineuse sa forme bifide.

et latérales. — Les parties médianes comprennent, d'avant en arrière : le corps, le trou rachidien, les lames vertébrales et l'apophyse épineuse. — Les parties latérales sont pour chaque côté : deux apophyses articulaires, une apophyse transverse, un pédicule et ses échancrures.

1° **Corps de la vertèbre.** — Il revêt la forme d'un segment de cylindre, dont la partie postérieure aurait été retranchée, et présente ainsi quatre faces : deux horizontales, l'une supérieure, l'autre inférieure ; et deux verticales, l'une antérieure, l'autre postérieure.

Les *faces horizontales* s'unissent à celles des vertèbres adjacentes. Elles sont recouvertes sur leur périphérie par une lame annulaire de tissu compacte, unie et lisse, d'une largeur de 3 à 5 millimètres, sur laquelle on ne remarque aucune trace de pertuis. Toute la partie des faces horizontales qui se trouve inscrite dans cet anneau est plane, et criblée au contraire d'orifices microscopiques ; elle est tapissée à l'état frais d'une mince couche de cartilage qui l'élève au niveau de la partie périphérique. À l'état sec, cette couche de cartilage n'existant plus, les faces supérieure et inférieure paraissent légèrement concaves.

La *face antérieure* est convexe de droite à gauche, concave de haut en bas. Ainsi configurée, elle prend l'aspect d'une gouttière transversale, plus profonde sur les côtés que sur la ligne médiane, limitée supérieurement et inférieurement par une arête mousse, demi-circulaire. Ces arêtes repré-

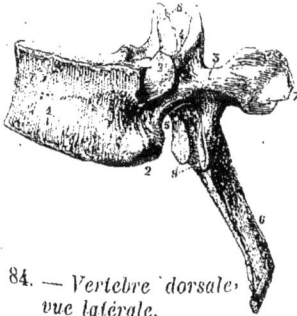

FIG. 84. — *Vertebre dorsale, vue latérale.*

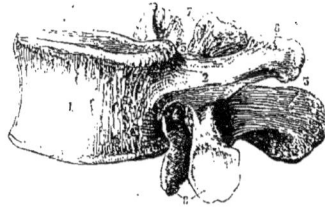

FIG. 85. — *Vertèbre lombaire, vue latérale.*

FIG. 84. — 1. Corps de la vertèbre. — 2, 2. Demi-facettes par lesquelles les parties latérales du corps s'articulent avec la tête des côtes ; de ces deux demi-facettes, la supérieure, plus grande, repose en partie sur le pédicule. — 3. Apophyse transverse. — 4. Échancrure supérieure du pédicule. — 5. Échancrure inférieure, qui contraste avec la précédente par sa profondeur et sa largeur. — 6. Apophyse épineuse, remarquable par sa longueur et son obliquité. — 7. Facette par laquelle le sommet de l'apophyse transverse s'unit à la tubérosité des côtes. — 8, 8. Apophyses articulaires supérieures et inférieures verticalement dirigées.

FIG. 85. — 1. Corps. — 2. Pédicule. — 3. Échancrure supérieure, très-superficielle. — 4. Échancrure inférieure, très-profonde. — 5. Apophyse épineuse, horizontale et terminée par un bord mousse. — 6. Apophyse transverse. — 7. Apophyses articulaires supérieures, tournées en arrière et en dedans. — 8. Apophyses articulaires inférieures, tournées en avant et en dehors.

sentent les parties les plus faibles du corps de la vertèbre. Les anneaux compactes qui occupent la périphérie des faces horizontales sont essentiellement destinés à les consolider. Néanmoins on les voit ordinairement s'affaisser sous l'influence des progrès de l'âge, et devenir alors l'une des principales causes de l'incurvation du tronc et de l'abaissement de la taille chez les vieillards. — Cette face est recouverte par le grand ligament vertébral commun antérieur, qui lui adhère d'une manière intime. Au niveau du thorax et de l'abdomen, elle répond aux artères intercostales et lombaires et aux veines qui les accompagnent. On y remarque une multitude d'orifices de divers diamètres.

La *face postérieure* est concave dans le sens transversal, rectiligne dans le sens vertical. Elle contribue à former la paroi antérieure du canal vertébral. Sur sa partie centrale, on voit une petite excavation et au fond de celle-ci un groupe d'orifices qui représentent l'embouchure des canaux veineux creusés dans le corps de la vertèbre, orifices d'autant plus larges que celle-ci est plus volumineuse. Cette face répond au grand ligament vertébral commun postérieur.

2° **Trou rachidien.** — Le trou rachidien présente la figure d'un triangle dont les angles seraient arrondis, et dont les côtés eux-mêmes seraient plus ou moins curvilignes, en sorte qu'il tend à devenir circulaire. Sa figure, du reste, varie un peu pour les différentes régions, ainsi que ses dimensions. Il est d'autant plus considérable, que les vertèbres jouissent d'une plus grande mobilité. Son diamètre surpasse très-notablement celui de la moelle, laquelle ne le remplit pas, mais en occupe seulement le centre. Sous ce point de vue, le canal rachidien, formé par la série des trous vertébraux, diffère beaucoup de la cavité crânienne.

3° **Lames vertébrales.** — Ces lames, situées à la partie postérieure du trou rachidien, se dirigent obliquement de haut en bas, et d'avant en arrière, d'où il suit que la partie inférieure du trou est un peu plus évasée que la supérieure, et que toutes tendent à se recouvrir à la manière des tuiles d'un toit. — De figure quadrilatère, elles offrent : une face antérieure inclinée en bas, une face postérieure inclinée en haut, un bord supérieur auquel s'attachent les ligaments jaunes, et un bord inférieur qui se continue avec celui de l'apophyse épineuse. — En dedans elles s'unissent pour constituer cette apophyse, en sorte qu'on a pu tour à tour considérer celle-ci comme un prolongement des lames, et les lames comme un dédoublement de l'apophyse. — En dehors elles se confondent avec les apophyses articulaires et les apophyses transverses.

4° **Apophyse épineuse.** — Placée comme le corps sur la ligne médiane, mais à l'extrémité diamétralement opposée de la vertèbre, l'apophyse épineuse semble racheter par sa longueur ce qui lui manque du côté du volume. Elle répond à droite et à gauche aux muscles spinaux, fournit à ces muscles une large surface d'implantation, et devient ainsi pour eux un bras de levier, à l'aide duquel ils font basculer en arrière chaque anneau verté-bral. Lorsque ce mouvement se répète sur toute la hauteur de la colonne, il a pour effet de la redresser et de la maintenir dans l'extension.

- Cette apophyse présente : deux faces qui donnent attache aux muscles spinaux, l'une droite et l'autre gauche ; un bord supérieur mince et recti-ligne ; un bord inférieur court et plus épais ; une extrémité antérieure ou base, par laquelle elle se continue avec les lames vertébrales ; et une extré-mité postérieure ou sommet qui répond à la peau. — En se superposant, les apophyses épineuses forment une longue crête, la *crête épinière*, qui se dessine sous les téguments, chez les individus amaigris.

5° **Apophyses transverses.** — La direction de ces apophyses est presque le seul caractère qui leur soit commun. Remarquons cependant que toutes présentent deux extrémités. Leur extrémité interne, ou base, se continue : en avant avec le pédicule de la vertèbre, en haut avec l'apophyse articu-laire supérieure, en bas avec l'apophyse articulaire inférieure. Leur extré-mité externe, libre, donne attache à des muscles.

6° **Apophyses articulaires.** — — Elles forment les quatre angles de la partie postérieure des vertèbres, et suivent la direction de celle-ci qui se

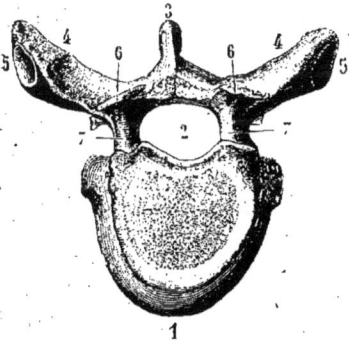

FIG. 86. — *Vertèbre dorsale,*
vue antéro-supérieure.

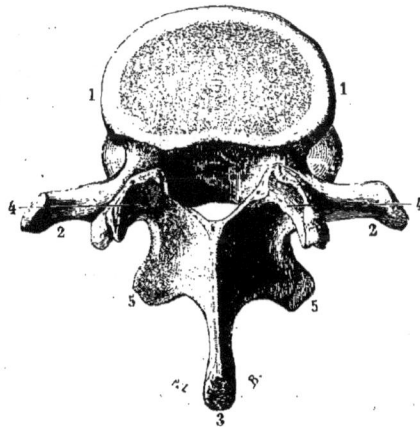

FIG. 87. — *Vertèbre lombaire,*
vue postéro-supérieure.

FIG. 86. — 1. Face antérieure du corps, formée par une gouttière transversale, et face supérieure bordée par un anneau de substance compacte. — 2. Trou rachidien. — 3. Apo-physe épineuse, dont on voit seulement le sommet. — 4, 4. Apophyses transverses. — 5, 5. Facettes articulaires occupant le sommet de ces apophyses. — 6, 6. Apophyses arti-culaires supérieures — 7, 7. Pédicules dirigés d'avant en arrière.

FIG. 87. — 1, 1. Face supérieure du corps, plane et bordée par un anneau de substance compacte. — 2, 2. Apophyses transverses. — 3. Apophyse épineuse, dont on voit seule-ment le bord supérieur. — 4, 4. Apophyses articulaires supérieures, dont la concavité regarde en arrière et en dedans. — 5, 5. Apophyses articulaires inférieures.

rapproche plus ou moins de la verticale. — Les deux apophyses articulaires supérieures, tournées en arrière, s'articulent avec les inférieures de la vertèbre qui est au-dessus. Les deux inférieures, tournées en avant, s'unissent aux supérieures de la vertèbre sous-jacente. — Les unes et les autres débordent le niveau du corps. Il suit de leur disposition :

1° Que les articulations des arcs sont situées au niveau des ligaments qui unissent les corps ;

2° Que les surfaces d'union des premiers sont perpendiculaires aux surfaces d'union des seconds ;

3° Que la plus grande hauteur de l'anneau vertébral ne correspond pas à sa partie antérieure, mais à sa partie postérieure, et se trouve mesurée par l'espace compris entre les deux apophyses articulaires d'un même côté.

7° **Pédicules.** — Les pédicules ou parties latérales des vertèbres se dirigent d'avant en arrière. Ils se continuent par leur extrémité antérieure avec la partie supérieure du corps, et par la postérieure avec la base des apophyses transverses, et les deux apophyses articulaires correspondantes.

Leur face externe est plane, un peu inégale ; l'interne, plus courte, concave et unie. — Leur bord supérieur décrit une courbe que prolonge en haut et en dedans le corps de la vertèbre, en haut et en dehors l'apophyse articulaire adjacente ; cette courbe, dont la concavité regarde en haut, constitue l'*échancrure supérieure*. — Leur bord inférieur décrit une courbe analogue, mais plus prononcée que la précédente, et dont la concavité regarde en bas : elle constitue l'*échancrure inférieure*.

Trois éléments de la vertèbre concourent donc à former chaque échancrure, et six interviennent par conséquent pour former chacun des trous de conjugaison. À ces six éléments il faut ajouter encore le disque intervertébral, qui complète ces trous en avant.

B. — Caractères propres aux vertèbres de chaque région.

Une vertèbre étant donnée, s'il s'agissait simplement de déterminer la région à laquelle elle appartient, il suffirait pour résoudre ce facile problème de remarquer que les apophyses transverses des vertèbres cervicales sont percées à leur base d'un trou pour le passage de l'artère vertébrale ; que les vertèbres dorsales offrent de chaque côté de leur corps deux facettes articulaires pour s'unir aux facettes correspondantes de la tête des côtes, et que les vertèbres lombaires ne présentent ni l'un ni l'autre de ces caractères. Mais ce n'est pas seulement par un point de leur surface que ces vertèbres diffèrent ; c'est par l'ensemble de leur conformation. Pour saisir les différences qui les distinguent, il importe donc de comparer chacune de leurs parties constituantes dans les diverses régions ; et comme elles se modifient insensiblement en passant d'une région à la région suivante, il importe aussi de choisir, lorsqu'on procède à ce parallèle, non les vertèbres extrêmes, qui établissent la transition et qui cumulent les attributs propres à l'une et à l'autre, mais les vertèbres moyennes, qui offrent des caractères plus accusés.

a. Parallèle des corps.

Comparons, dans les différentes régions, leur volume, leurs diamètres, leur face antérieure et leurs faces horizontales.

1° *Volume.* — Il augmente de la partie supérieure à la partie inférieure du rachis. En prenant pour unité le corps des vertèbres cervicales, on peut reconnaître que celui des vertèbres dorsales est double ou triple, et celui des vertèbres lombaires quatre à cinq fois plus considérable.

2° *Diamètres.* — Dans toutes les vertèbres, le diamètre transverse est le plus long; vient ensuite l'antéro-postérieur; puis le vertical. — Celui-ci est de 12 millimètres pour les vertèbres cervicales, de 20 pour les vertèbres dorsales, de 25 à 28 pour les vertèbres lombaires. Dans les premières, il offre la même étendue en avant et en arrière; dans les secondes, il est plus long en arrière; dans les troisièmes, il est plus long en avant.

L'étendue relative des diamètres antéro-postérieur et transverse varie aussi dans les diverses régions. Le transverse étant pris pour unité, l'antéro-postérieur en représente les deux tiers dans la région cervicale; les cinq sixièmes dans la région dorsale, et les quatre cinquièmes dans la région lombaire. C'est donc dans les vertèbres dorsales où ils tendent le plus à l'égalité, bien qu'ils offrent encore une différence très-sensible.

3° *Face antérieure.* — Sur les vertèbres du cou, cette face est légèrement convexe, dépourvue de gouttière transversale, et parfaitement symétrique. On remarque sur sa partie médiane une saillie verticale, et de chaque côté une dépression. — Sur les vertèbres du dos elle offre une convexité extrêmement prononcée, et se trouve creusée d'une gouttière plus profonde du côté droit que du côté gauche. Cette gouttière s'efface presque entièrement sur la partie antérieure de ce côté gauche, pour les huit dernières vertèbres dorsales, au niveau du point d'appui qu'elles fournissent à l'aorte thoracique. Pour constater la différence qui existe sous ce point de vue entre les deux côtés, il faut examiner la colonne vertébrale par sa partie supérieure dans une direction presque parallèle à son axe. On voit alors très-bien sur sa partie antéro-latérale gauche la longue empreinte due à la présence du tronc aortique, empreinte qui se prolonge sur les deux premières vertèbres lombaires, en se rapprochant de plus en plus de la ligne médiane. Il résulte de cet aplatissement que le corps des vertèbres dorsales n'est pas symétrique. — De chaque côté de ce corps, on remarque deux demi-facettes, l'une supérieure, l'autre inférieure, qui forment avec celles des vertèbres voisines et le ligament correspondant des fossettes hémisphériques par lesquelles les corps vertébraux s'articulent avec la tête des côtes. — Sur les vertèbres des lombes, la face antérieure est convexe aussi, mais symétrique et dépourvue de facettes articulaires.

4° *Faces supérieure et inférieure.* — Dans la région cervicale, la face supérieure est concave transversalement. Elle offre de chaque côté une saillie verticale et aplatie qui s'articule avec les parties latérales du corps de la vertèbre située au-dessus : ces saillies peuvent être désignées sous le nom d'*apophyses semi-lunaires.* — La face inférieure est concave d'avant en arrière, et légèrement échancrée sur les côtés, où elle répond aux apophyses semi-lunaires de la vertèbre sous-jacente.

Dans la région dorsale, les faces supérieure et inférieure sont planes, non symétriques, continues à droite et à gauche avec les deux demi-facettes correspondantes du corps. — Dans la région lombaire, la face supérieure est plane aussi, lorsqu'elle se trouve recouverte par la lame cartilagineuse qui la revêt à l'état frais ; la face inférieure est concave.

En résumé, étant donné le corps d'une vertèbre, on reconnaîtra à quelle classe elle appartient aux caractères suivants :

Corps peu volumineux, comparable à un cube allongé dans le sens transversal, offrant une face antérieure plane, une face inférieure concave d'avant en arrière, une face supérieure concave de droite à gauche et surmontée de deux apophyses semi-lunaires : *vertèbres cervicales.*

Corps d'un volume moyen, de forme cylindroïde, imparfaitement symétrique, offrant une face antérieure convexe et pourvue de deux demi-facettes articulaires de chaque côté, une face inférieure et une face supérieure planes : *vertèbres dorsales.*

Corps très-volumineux, cylindrique et symétrique, offrant une face antérieure convexe et dépourvue de facettes articulaires, une face supérieure plane et une face inférieure concave : *vertèbres lombaires.*

b. Parallèle des trous rachidiens.

Ces trous nous offrent à comparer leurs diamètres, leur figure, leur face antérieure et leur face postérieure.

1° *Diamètres.* — Dans la région cervicale, le diamètre transverse est à peu près double de l'antéro-postérieur ; dans la région dorsale, le second diffère à peine du premier ; dans la région lombaire, le transverse reprend la prédominance, ainsi que l'attestent les chiffres suivants :

	Diamètre transverse.	Diamètre antéro-postérieur.
	mm	mm
Au cou.................	0,24	0,13
Au dos.................	0,17	0,15
Aux lombes.............	0,22	0,15

Ces résultats nous montrent aussi que les trous rachidiens ne sont nullement en rapport avec le volume de la moelle, puisque après avoir diminué dans la région dorsale, ils redeviennent plus grands dans la région lombaire, où la moelle se prolonge à peine. Leurs dimensions sont en raison composée de la mobilité dont jouissent les vertèbres, et du volume des veines intra-rachidiennes.

2° *Figure.* — Au cou, les trous vertébraux sont triangulaires. Au dos, ils sont à peu près circulaires ou plutôt cylindriques. Aux lombes, on les retrouve avec une figure triangulaire ; mais leur angle postérieur est peu accusé.

3° *Face antérieure.* — Elle diffère beaucoup pour les trois classes. Dans la région cervicale elle est plane, et n'offre à son centre que de très-petits orifices veineux ; souvent même elle n'en présente pas. — Dans la région dorsale, elle est concave de droite à gauche ; les orifices veineux, situés à son centre, sont peu considérables. — Dans la région lombaire, cette face redevient plane, mais sa partie centrale est creusée d'une excavation anfractueuse au fond de laquelle on voit des orifices multiples et très-inégaux.

4° *Face postérieure.* — Au cou, elle est unie, située en dedans des apophyses articulaires inférieures, et sur un plan différent. — Au dos, elle est inégale, située aussi en dedans des apophyses articulaires inférieures, mais sur le même plan. — Aux lombes, elle est unie et située au-dessous des apophyses articulaires inférieures qui regardent en dehors, tandis qu'elle regarde en avant.

A l'aspect seul du trou rachidien et à l'aide des caractères qui suivent, il sera donc facile de dire à quelle classe la vertèbre appartient :

Trou rachidien, très-grand, triangulaire, à paroi antérieure plane, à paroi postérieure unie et non comprise dans le même plan que les apophyses articulaires inférieures : *vertèbres cervicales.*

Trou rachidien petit, circulaire, à paroi antérieure concave, à paroi postérieure inégale et comprise dans le même plan que les apophyses articulaires inférieures : *vertèbres dorsales.*

Trou rachidien triangulaire, à paroi antérieure plane, profondément et très-irrégulièrement excavée dans sa partie centrale, à parois postérieures unies et sans aucun rapport avec les apophyses articulaires inférieures : *vertèbres lombaires.*

c. Parallèle des lames vertébrales.

Dans la région cervicale, ces lames sont minces, très-larges, de figure quadrilatère, obliques de haut en bas et d'avant en arrière, et imbriquées par conséquent les unes sur les autres. Pendant l'état de flexion, leur bord inférieur s'écarte du bord supérieur de la lame qui est au-dessous, et un instrument piquant pourrait pénétrer à travers les parties molles jusqu'à la moelle ; mais un mouvement instinctif, ramenant la colonne dans l'état d'extension; elles se recouvrent alors instantanément comme les tuiles d'un toit, pour fermer tout passage à l'agent vulnérant. — En dehors, elles se continuent avec les apophyses articulaires, qui sont situées sur un plan différent et qui les séparent des apophyses transverses, en sorte qu'elles n'ont aucun rapport avec ces dernières.

Dans la région dorsale, les lames vertébrales sont plus épaisses et plus élevées, mais très-étroites et presque verticales. Elles se continuent en haut et en bas avec les apophyses articulaires, situées sur le même plan, et en dehors avec les apophyses transverses, avec lesquelles elles forment une arcade à concavité postérieure.

Dans la région lombaire, elles sont très-étroites aussi, et plus épaisses encore, tout à fait verticales, continues en haut et en bas avec les apophyses articulaires, situées sur un plan différent; une crête mousse, verticalement étendue de l'une à l'autre de ces apophyses, *crête interarticulaire*, les sépare à droite et à gauche des apophyses transverses.

A l'aspect seul des lames, on peut donc reconnaître aussi à quelle classe la vertèbre appartient :

Larges et minces, obliquement dirigées, sans rapport avec les apophyses transverses, et continues seulement avec les apophyses articulaires qui occupent un plan différent, elles dénotent une *vertèbre cervicale*.

Étroites, presque verticales, situées sur le même plan que les apophyses articulaires et continues avec les apophyses transverses, elles dénotent une *vertèbre dorsale*.

Étroites, verticales, très-épaisses, situées sur un plan différent de celui des apophyses articulaires, et séparées des apophyses transverses par une crête mousse, elles dénotent une *vertèbre lombaire*.

d. Parallèle des apophyses épineuses.

Au cou, les apophyses épineuses s'inclinent sur le plan horizontal de la vertèbre à angle de 45 degrés. — Elles sont courtes et aplaties de haut en bas, en sorte qu'elles offrent plus de largeur que d'épaisseur. — Leur bord supérieur présente sur la ligne médiane une crête mousse. — Leur bord inférieur est creusé en gouttière pour s'appliquer au bord supérieur de la vertèbre qui est au-dessous. C'est pendant l'extension extrême de la colonne cervicale que cette application se produit, en sorte qu'il y a alors imbrication des lames et emboîtement des apophyses épineuses. — Le sommet de ces apophyses se divise, pour se terminer par deux tubercules qui donnent attache à des muscles.

Au dos, les apophyses épineuses sont longues, presque verticales, pyramidales et triangulaires, non divisées à leur sommet. Elles s'étendent jusqu'à la partie inférieure du corps de la vertèbre qui est au-dessous, et ne se trouvent séparées les unes des autres que par un très-petit intervalle, en sorte qu'il suffit d'un léger mouvement d'extension pour les amener au contact. — Leur bord supérieur et leur bord inférieur, rectilignes, donnent attache aux ligaments interépineux. — Leur sommet est recouvert par le ligament surépineux.

Aux lombes, ces apophyses sont horizontales, aplaties transversalement, de figure rectangulaire. Elles présentent, par conséquent, deux faces latérales, planes et verticales, auxquelles s'insèrent les muscles spinaux; deux bords horizontaux, l'un supérieur, l'autre inférieur pour l'attache des ligaments interépineux; et un bord postérieur, vertical aussi, plus épais inférieurement et irrégulièrement triangulaire.

L'apophyse épineuse d'une vertèbre suffit donc pour dénoter la classe à laquelle cette vertèbre doit être rapportée :

Courte, inclinée à angle de 45 degrés, convexe supérieurement, creusée en gouttière inférieurement, bituberculeuse à son sommet, elle appartient à une vertèbre cervicale.

Longue, verticale, prismatique et triangulaire, unituberculeuse à son sommet, elle appartient à une vertèbre dorsale.

Longue, horizontale, aplatie de droite à gauche, offrant l'aspect d'une lame rectangulaire à bord postérieur épais et mousse, elle appartient à une vertèbre lombaire.

e. Parallèle des apophyses articulaires.

Dans la région cervicale, les deux apophyses articulaires du même côté sont situées en arrière de l'apophyse transverse, l'une au-dessus de l'autre. Elles forment avec le plan horizontal de la vertèbre un angle de 45 degrés. Les supérieures, tournées en haut et en arrière, reposent sur le même plan; les inférieures, inclinées en bas et en avant, occupent aussi le même plan. Toutes sont planes et irrégulièrement circulaires.

Dans la région dorsale, ces apophyses sont situées au-dessus et au-dessous des apophyses transverses. Leur direction est verticale; leur surface plane aussi, et irrégulièrement circulaire. Les supérieures regardent en arrière et un peu en dehors; les inférieures en avant et un peu en dedans; chacune d'elles, par conséquent, occupe un plan différent.

Dans la région lombaire, elles sont situées en arrière des apophyses transverses, et affectent aussi une direction verticale. — Les supérieures, très-écartées et volumineuses, représentent un demi-cylindre creux, dont la concavité regarde en dedans. Un tubercule, appelé *tubercule mamillaire*, les prolonge en arrière. — Les inférieures plus rapprochées, et reliées aux précédentes par les crêtes interarticulaires, représentent un demi-cylindre plein, dont la convexité regarde en dehors.

En résumant les principaux traits du parallèle qui précède, nous dirons donc :

Apophyses articulaires situées en arrière des apophyses transverses, l'une au-dessus de l'autre, inclinées à angle de 45 degrés; planes et circulaires; les supérieures comprises dans un même plan qui regarde en haut et en arrière; les inférieures comprises aussi dans un même plan qui regarde en bas et en avant : *vertèbres cervicales*.

Apophyses articulaires situées au-dessus et au-dessous des apophyses transverses, verticales planes et circulaires; les supérieures, non comprises dans le même plan, regardant en arrière et en dehors; les inférieures, non comprises aussi dans le même plan, regardant en avant et en dedans : *vertèbres dorsales*.

Apophyses articulaires situées en arrière des apophyses transverses, verticales; les supérieures, très-écartées et concaves, regardant en dedans; les inférieures plus rapprochées et convexes, regardant en dehors : *vertèbres lombaires*.

f. Parallèle des apophyses transverses.

Ces apophyses diffèrent considérablement dans les trois régions, et constituent pour chaque groupe de vertèbres un de leurs attributs les plus caractéristiques.

Dans la région cervicale, les apophyses transverses se trouvent situées sur le prolongement de l'axe transversal du corps, au devant des apophyses articulaires qui les séparent des lames vertébrales, entre les trous de conjugaison qu'elles semblent protéger en dehors. — Ces apophyses sont courtes, et creusées en gouttière supérieurement pour recevoir les nerfs spinaux à leur sortie du canal rachidien. La partie antérieure de la gouttière, plus élevée et horizontale, se continue avec le corps; la partie postérieure se continue avec les apophyses articulaires (1). — Leur base est percée d'un trou qui donne passage à l'artère vertébrale. — Leur sommet se bifurque, et présente deux tubercules auxquels s'attachent les muscles intertransversaires et les scalènes.

Dans la région dorsale, les apophyses transverses sont situées en arrière des pédicules, en avant des lames vertébrales, entre les apophyses articulaires supérieure et inférieure, qu'elles séparent. Ces apophyses ne se continuent donc pas avec le corps, mais avec les lames. Elles sont remarquables par leur volume, qui est considérable, par leur forme irrégulièrement cylindrique, et par leur direction oblique d'avant en arrière et de dedans en dehors. Leur sommet arrondi présente une facette circulaire, qui s'unit à une facette semblable de la tubérosité des côtes.

Dans la région lombaire, ces apophyses correspondent par leur base aux

_____

(1) L'anatomie comparée et l'anatomie philosophique démontrent très-clairement que cette partie postérieure constitue l'apophyse transverse proprement dite, et que la partie antérieure représente, à l'état rudimentaire, la côte qu'on observe au devant de cette apophyse chez un grand nombre de vertébrés.

pédicules et aux apophyses articulaires supérieures, et ne se continuent ni avec les apophyses articulaires inférieures, ni avec les lames de la vertèbre. Elles sont situées sur un plan antérieur à celui des apophyses transverses dorsales, peu volumineuses, mais longues, aplaties d'avant en arrière, et assez semblables à des côtes rudimentaires. Leur longueur augmente de haut en bas.

Étant donnée l'apophyse transverse d'une vertèbre, il sera donc facile de dire dans quelle région cette vertèbre doit être rangée :

Apophyses transverses courtes, creusées en gouttière à leur partie supé-rieure, perforées à leur base, bituberculeuses à leur sommet, se continuant avec le corps et les apophyses articulaires, mais non avec les lames : *ver-tèbres cervicales*.

Apophyses transverses longues, volumineuses, cylindroïdes, déjetées en arrière ; unituberculeuses et creusées à leur sommet d'une facette articu-laire ; se continuant par leur base avec les pédicules en avant, avec les lames en arrière : *vertèbres dorsales*.

Apophyses transverses très-longues, costiformes, à peine déjetées en arrière ; se continuant par leur base avec les pédicules en avant, avec les apophyses articulaires supérieures en arrière : *vertèbres lombaires* (1).

g. Parallèle des pédicules et des échancrures.

Au cou, les pédicules sont situés en arrière des apophyses transverses, en dedans des apophyses articulaires ; ils se dirigent un peu obliquement d'arrière en avant et de dehors en dedans. Les échancrures supérieures sont peu étendues de dedans en dehors, mais profondes et demi-circulaires. Les inférieures sont très-étendues dans le sens transversal, mais moins profondes et quadrilatères.

Au dos, les pédicules se voient en avant des apophyses transverses et articulaires. Leur direction est antéro-postérieure. Les facettes latérales et supérieures du corps de la vertèbre reposent en partie ou en totalité sur leur face externe. — Les échancrures supérieures n'existent qu'à l'état de vestige. — Les inférieures sont profondes et demi-circulaires.

Aux lombes, les pédicules se trouvent aussi en avant des apophyses transverses et articulaires, et se dirigent également d'avant en arrière ; mais il n'y a pas de facette articulaire sur leur face externe. — Les échan-crures supérieures sont petites, et cependant plus grandes que celles des vertèbres précédentes. — Les inférieures sont très-considérables.

(1) En définissant ainsi les apophyses transverses lombaires, nous nous conformons au langage de tous les auteurs dogmatiques. Mais ce langage n'est pas irréprochable ; car l'anatomie philosophique a très-bien établi que ces apophyses correspondent aux côtes qu'on observe dans la région lombaire chez beaucoup de vertébrés, et que les véritables apophyses transverses de cette région sont représentées par les tubercules mamillaires. Pour plus de détails sur ce point, voyez la description de la douzième vertèbre dorsale.

En résumé : des pédicules situés en arrière des apophyses transverses et en dedans des apophyses articulaires, transversalement dirigés, offrant des échancrures supérieures demi-circulaires, des échancrures inférieures quadrilatères et moins profondes, caractérisent une *vertèbre cervicale*.

Des pédicules situés en avant des apophyses transverses et articulaires, dirigés en arrière ; offrant une facette articulaire, des échancrures supérieures à l'état de vestige, des échancrures inférieures très-profondes, caractérisent une *vertèbre dorsale*.

Des pédicules situés en avant des apophyses transverses et articulaires, dirigés en arrière ; dépourvus de facette articulaire ; offrant des échancrures supérieures petites, des échancrures inférieures énormes, caractérisent une *vertèbre lombaire*.

Conclusion générale. — Étant donnée l'une quelconque des treize parties constituantes d'une vertèbre, il est facile de reconnaître à quelle classe cette vertèbre appartient.

C. — Caractères propres à certaines vertèbres.

Neuf vertèbres présentent des caractères particuliers qui permettent de les distinguer de toutes les autres. Dans ce nombre, il en est trois qui appartiennent à la région cervicale : la première ou *atlas*, la seconde ou *axis*, et la septième ou *proéminente ;* quatre qui appartiennent à la région dorsale, les première, dixième, onzième et douzième ; et deux à la région lombaire, la première et la dernière.

Cette énumération nous montre que, dans les diverses régions, les vertèbres placées sur leurs limites sont celles qui diffèrent le plus de toutes les autres. Elles sont redevables de ces différences à leur situation seule : vertèbres de transition, elles participent à la fois de celles qui les précèdent et de celles qui les suivent, et revêtent ainsi une conformation mixte à laquelle on peut très-facilement les reconnaître.

Les deux premières vertèbres cervicales établissent la transition entre les vertèbres crâniennes et les vertèbres rachidiennes.

I. — Première vertèbre cervicale, ou atlas.

L'atlas, articulé avec le crâne et destiné à le supporter, est remarquable par ses dimensions plus grandes que celles de toutes les autres vertèbres de la même région. Débordant ces dernières par sa périphérie, il couronne la colonne cervicale à la manière d'un chapiteau.

Dans cette vertèbre, le corps est remplacé par un arc transversal, *arc antérieur de l'atlas*. La face antérieure de l'arc, convexe, présente sur la ligne médiane une saillie, le *tubercule antérieur de l'atlas* ; sa face postérieure, concave, présente une facette circulaire qui s'unit à une facette correspondante de l'apophyse odontoïde. — Ses bords supérieur et inférieur donnent attache à des ligaments. — Ses extrémités se continuent avec les apophyses articulaires.

Le *trou rachidien*, très-considérable, est divisé à l'état physiologique en deux parties inégales par un ligament semi-annulaire, épais et résistant, qui s'étend de l'un à l'autre côté. — Sa partie antérieure, plus petite, reçoit l'*apophyse odontoïde*, qui constitue pour la première vertèbre un pivot autour duquel elle exécute ses mouvements de rotation. — Sa partie postérieure livre passage à la moelle et à ses enveloppes ; elle représente le trou rachidien proprement dit. Ainsi ramené à ses vraies dimensions, ce trou reste plus large encore que celui des autres vertèbres, plus étendu surtout dans le sens transversal : d'où la possibilité pour l'atlas d'exécuter sur l'axis ses mouvements de rotation sans comprimer la moelle.

Les *lames* sont remplacées aussi par un arc, *arc postérieur de l'atlas*, horizontal comme l'antérieur, mais beaucoup plus long, aplati d'avant en arrière sur la ligne médiane et de haut en bas sur les côtés.

L'*apophyse épineuse* n'existe pas ; elle est représentée tantôt par un très-petit tubercule irrégulier, tantôt par un groupe d'aspérités, et quelquefois par une simple empreinte musculaire.

Les *apophyses articulaires*, très-volumineuses, ont reçu le nom de *masses latérales*. Le corps faisant défaut dans la première vertèbre, ou du moins n'existant pas comme base de sustentation, il est suppléé par ces apophyses

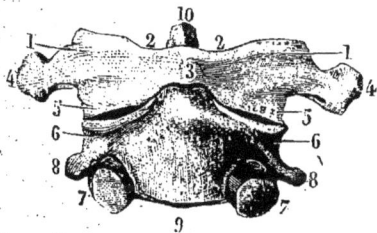

Fig. 88. — *Atlas et axis,*
face antérieure.

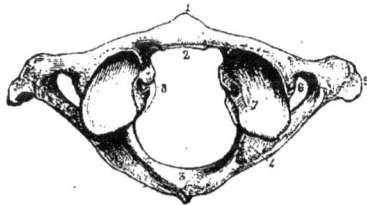

Fig. 89. — *Atlas,*
face supérieure.

Fig. 88. — 1, 1. Masses latérales de l'atlas. — 2, 2. Arc antérieur de cette vertèbre, embrassant l'apophyse odontoïde qui dépasse son bord supérieur. — 3. Tubercule de l'arc antérieur. — 4, 4. Apophyses transverses de l'atlas. — 5, 5. Ses apophyses articulaires inférieures. — 6, 6. Apophyses articulaires supérieures de l'axis, séparées des apophyses correspondantes de l'atlas par un espace angulaire. — 7, 7. Apophyses articulaires inférieures de l'axis. — 8, 8. Ses apophyses transverses. — 9. Face antérieure de son corps. — 10. Sommet de son apophyse odontoïde.

Fig. 89. — 1. Tubercule de l'arc antérieur. — 2. Facette articulaire située sur la partie postérieure et médiane de cet arc. — 3. Arc postérieur et apophyse épineuse rudimentaire occupant sa partie postérieure. — 4. Échancrure supérieure. — 5. Apophyse transverse. — 6. Trou situé sur la base de cette apophyse et livrant passage à l'artère vertébrale. — 7. Apophyses articulaires supérieures. — 8. Saillie située sur le côté interne des masses latérales ; c'est à cette saillie que viennent s'attacher les extrémités du ligament qui partage le trou rachidien en deux parties inégales : l'une antérieure, pour l'apophyse odontoïde, l'autre postérieure, plus grande, pour la moelle et ses enveloppes.

qui portent tout le poids de la tête et qui le transmettent au corps de la
vertèbre sous-jacente ; leur destination toute spéciale explique donc le volume exceptionnel qu'elles présentent. — Les apophyses articulaires supérieures, tournées en haut et en dedans, s'écartent un peu en arrière pour
s'articuler avec les condyles de l'occipital ; elles sont elliptiques, concaves,
plus étroites à leur partie moyenne, qu'une sorte d'étranglement partage
quelquefois en deux facettes, l'une antérieure, l'autre postérieure. — Les
inférieures, tournées en bas et en dedans, sont planes dans le sens antéro-
postérieur, légèrement concaves dans le sens transversal. Leur contour est
irrégulièrement circulaire. — Les deux apophyses articulaires du même
côté, regardant l'une et l'autre en dedans, se trouvent très-écartées en
dehors, et plus rapprochées au contraire à leur partie interne, où l'on
remarque une saillie inégale : c'est sur cette saillie que vient s'attacher le
ligament qui divise le trou rachidien en deux anneaux secondaires.

Les *apophyses transverses*, situées en dehors des masses articulaires,
aux deux extrémités du grand diamètre de la vertèbre, donnent attache aux
muscles rotateurs de la tête, et offrent un volume considérable aussi qui
est en rapport avec cette destination. Elles sont triangulaires, unituberculeuses, non creusées en gouttières, et percées à leur base d'un trou plus
grand que celui des vertèbres sous-jacentes.

Les *pédicules*, situées sur le côté interne des apophyses articulaires
dans les cinq dernières vertèbres cervicales, se trouvent rejetés dans la
première à la partie postérieure de ces apophyses. On ne remarque sur
leur partie inférieure aucune échancrure. Entre l'atlas et l'axis il n'y a pas
de trous de conjugaison, mais seulement un intervalle qui ne diffère de
celui compris entre les arcs des autres vertèbres que par sa hauteur plus
considérable. — Supérieurement, les pédicules sont creusés d'une échancrure qu'une languette osseuse transforme quelquefois en trou, et qu'une
gouttière horizontale prolonge jusqu'à l'orifice de l'apophyse transverse.
De la continuité de ces trois parties résulte un demi-canal, d'abord ascendant, puis horizontal, qui contourne l'apophyse articulaire supérieure, et
qui reçoit l'artère vertébrale pour la transmettre dans le crâne.

En résumé, l'atlas diffère des autres vertèbres cervicales : par sa forme
annulaire, par la grande étendue de ses dimensions transversales, par
l'ampleur du trou rachidien, par l'état rudimentaire de son corps, de ses
lames et de son apophyse épineuse, par le grand développement de ses
apophyses articulaires et transverses.

Atrophie de ses parties médianes, hypertrophie de ses parties latérales,
tel est en d'autres termes le double attribut qui distingue cette vertèbre.
Elle est donc essentiellement constituée en définitive, par deux colonnes
verticales qui tournent autour de l'apophyse odontoïde de l'axis, et qui
ont été reliées l'une l'autre par les arcs antérieur et postérieur, pour ramener à l'unité ce mouvement de rotation.

II. — Seconde vertèbre cervicale, ou axis.

Les attributs propres à la seconde vertèbre du cou ne sont pas moins caractéristiques que ceux de la première.

Son *corps* est surmonté d'une apophyse volumineuse, verticale et cylindroïde, qui occupe l'anneau ostéo-fibreux de l'atlas, et autour de laquelle cette vertèbre unie au crâne exécute ses mouvements de rotation ; elle a reçu le nom d'*apophyse odontoïde* (de ὀδούς, dent; εἶδος, forme). On l'a comparée aussi, et avec plus de raison, à un axe, d'où la dénomination sous laquelle la seconde vertèbre du cou est depuis longtemps connue.

Cette apophyse, dont la hauteur mesure 15 à 16 millimètres, dépasse un peu en général le bord supérieur de l'arc antérieur de l'atlas. — Sa face antérieure présente une facette elliptique convexe, qui s'articule avec la facette correspondante de cet arc. — Sur sa face postérieure, on voit une autre facette moins élevée que la précédente, et concave de haut en bas, qui répond à la partie fibreuse de l'anneau dans lequel l'apophyse odontoïde est reçue. — Sa base, très-large, se continue avec la face supérieure du corps de l'axis; immédiatement au-dessus de cette base, se trouve un rétrécissement circulaire qui constitue le *col* de l'apophyse odontoïde, et qui en représente la partie la plus faible et la plus fragile ; c'est sur le col que repose la facette postérieure : il résulte de la concavité de celle-ci et de sa situation très-rapprochée de la base que l'apophyse déborde en haut la partie fibreuse de l'anneau et se trouve ainsi immobilisée. — Son sommet arrondi et inégal donne attache aux ligaments odontoïdiens latéraux.

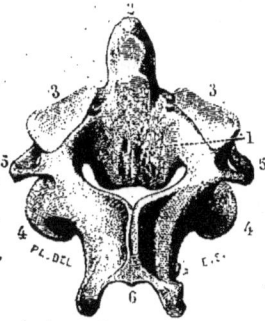

FIG. 90. — *Axis,*
vue postéro-supérieure.

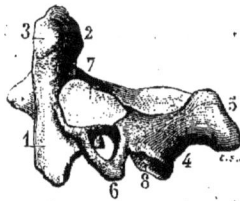

FIG. 91. — *Axis,*
vue latérale.

FIG. 90. — 1. Face postérieure du corps. — 2. Apophyse odontoïde. — 3, 3. Apophyses articulaires supérieures. — 4, 4. Apophyses articulaires inférieures. — 5, 5. Apophyses transverses. — 6. Apophyse épineuse.

FIG. 91. — 1. Corps. — 2. Apophyse odontoïde. — 3 Facette par laquelle cette apophyse s'articule avec l'arc antérieur de l'atlas. — 4. Lames de la vertèbre. — 5. Apophyse épineuse. — 6. Apophyse transverse. — 7. Apophyses articulaires supérieures. — 8. Apophyses articulaires inférieures.

La face antérieure du corps offre sur la ligne médiane une saillie pyramidale et triangulaire, et de chaque côté une dépression à laquelle s'insèrent les muscles longs du cou. — La face inférieure ne diffère de celle des autres vertèbres que par la brièveté de son diamètre transverse, qui dépasse à peine le diamètre antéro-postérieur.

Le *trou rachidien* se distingue par ses grandes dimensions, en rapport avec l'étendue des mouvements de l'atlas ; et par sa figure, qu'on peut comparer, avec Boyer, à celle d'un cœur de cartes à jouer.

Les *lames vertébrales* sont plus longues, plus élevées et plus épaisses que celles des autres vertèbres de la même région.

L'*apophyse épineuse* présente un volume très-considérable qui suffirait à lui seul pour caractériser l'axis, et qui se trouve du reste en parfaite harmonie avec sa destination toute spéciale. Cette apophyse, en effet, donne attache de chaque côté au muscle grand oblique ou grand rotateur de la tête ; et c'est pour offrir à ces muscles une plus large surface d'implantation qu'elle s'accroît en longueur et surtout en largeur.

Les *apophyses articulaires supérieures* reposent sur les parties latérales du corps, en sorte qu'elles se trouvent très-rapprochées l'une de l'autre ; elles regardent en haut et en dehors et présentent une figure irrégulièrement circulaire. Leur surface est rectiligne transversalement, convexe d'avant en arrière. — Les *apophyses articulaires inférieures*, beaucoup plus petites que les précédentes, ne diffèrent pas de celles des vertèbres sous-jacentes.

Les *apophyses transverses* sont petites, triangulaires, dépourvues de gouttière, unituberculeuses, et percées à leur base d'un large trou dont la paroi interne se dirige obliquement en haut et en dehors.

Les *pédicules* s'étendent du corps et des apophyses articulaires supérieures vers les inférieures et les lames. On observe une échancrure sur leur partie inférieure ; mais leur partie supérieure n'en présente aucune trace.

Comparé aux vertèbres sous-jacentes de la même classe, l'axis en diffère donc : par le volume plus considérable de son corps, par l'apophyse qui surmonte celui-ci, par l'ampleur et la figure du trou rachidien, par le grand développement de ses lames et de son apophyse épineuse, et par ses larges apophyses articulaires supérieures, horizontalement situées sur les parties latérales du corps.

Comparé à l'atlas, l'axis en diffère par des caractères diamétralement opposés. Nous avons vu, en effet, que cette vertèbre a pour attribut distinctif l'atrophie de ses parties médianes et l'hypertrophie de ses parties latérales. Or, sur l'axis, il y a au contraire hypertrophie des premières et atrophie des secondes. L'atlas est un anneau monté sur deux colonnes latérales ; l'axis est un anneau monté sur une colonne unique et médiane. Cette unique colonne s'élève jusqu'au crâne pour constituer à l'anneau su-

·périeur un axe de rotation; et en même temps elle s'élargit à sa base pour offrir de chaque côté à cet anneau une plus large surface d'appui. C'est sur elle que vient se centraliser tout le poids du crâne et de la face, après avoir subi à droite et à gauche une double décomposition, une première en se transmettant des condyles de l'occipital aux colonnes latérales de l'atlas, une seconde en se transmettant des colonnes latérales de l'atlas à la colonne médiane de l'axis : double décomposition qui n'a pas été remarquée des physiologistes, et qui a pour avantage de faciliter ses mouvements de rotation.

III. — Septième vertèbre cervicale, ou proéminente.

La septième vertèbre cervicale est plus volumineuse que les autres. — Son corps ne présente, en avant, ni saillie médiane, ni fossettes latérales. On observe quelquefois à droite et à gauche, sur sa partie inférieure, un quart de facette par lequel il s'articule avec la tête de la première côte.

Son apophyse épineuse n'offre ni gouttière à sa partie inférieure, ni bifidité à son sommet; elle est unituberculeuse, obliquement dirigée en bas et en arrière, comme celle des vertèbres dorsales, et remarquable surtout par sa longueur, d'où le nom de *proéminente* qui lui a été donné.

Les apophyses articulaires supérieures ne se trouvent pas situées au-dessus des inférieures, mais au-dessus des apophyses transverses.

Les apophyses transverses sont longues, volumineuses, triangulaires, et

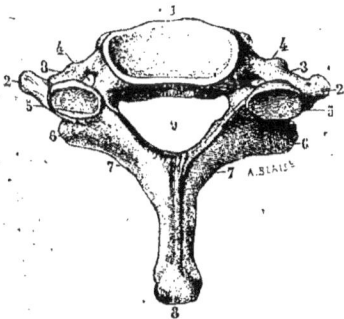

FIG. 92. — *Septième cervicale,*
vue postéro-supérieure.

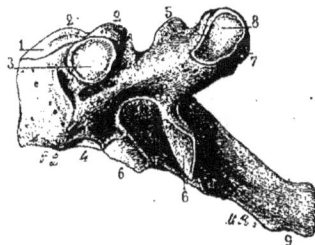

FIG. 93. — *Première dorsale,*
vue latérale.

FIG. 92. — 1. Corps. — 2, 2. Apophyses transverses. — 3, 3. Partie antérieure ou costale de cette apophyse. — 4, 4. Trou qui en occupe le centre. — 5, 5. Apophyses articulaires supérieures. — 6, 6. Apophyses articulaires inférieures. — 7, 7. Lames vertébrales. — 8. Apophyse épineuse très-longue et non bifurquée. — 9. Trou rachidien.

FIG. 93. — 1. Face supérieure du corps. — 2, 2. Apophyses semi-lunaires qui surmontent ses parties latérales. — 3. Facette articulaire latérale et supérieure par laquelle il s'articule avec la tête de la première côte. — 4. Facette latérale et inférieure très-petite, contribuant à former la cavité qui reçoit la tête de la seconde côte. — 5. Apophyses articulaires supérieures. — 6, 6. Apophyses articulaires inférieures. — 7. Apophyse transverse. — 8. Facette articulaire de cette apophyse. — 9. Apophyse épineuse.

unituberculeuses. — Leur partie antérieure ou costale, très-minime, est horizontale; dans quelques cas rares, elle s'articule par ses deux extrémités avec les parties correspondantes, et représente alors une véritable côte à l'état rudimentaire. — Leur partie postérieure, très-considérable, offre la plus grande analogie avec les apophyses transverses des vertèbres dorsales. — Le trou qui répond à leur base est plus petit que celui des autres vertèbres.

En résumé : apophyse épineuse très-longue, plus épaisse, plus arrondie et non bifurquée à son sommet; apophyses articulaires supérieures non superposées aux inférieures; apophyses transverses volumineuses, triangulaires et unituberculeuses, tels sont les caractères auxquels on reconnaîtra la septième vertèbre cervicale.

IV. — Première vertèbre dorsale.

La première vertèbre dorsale diffère de toutes celles de la même classe par son corps, par ses apophyses articulaires supérieures et par ses pédicules.

Le corps est très-allongé dans le sens transversal, comme celui des vertèbres cervicales. Il est surmonté aussi de deux apophyses semi-lunaires, qu'on retrouve sur la seconde et même sur la troisième vertèbre dorsale, mais plus petites, et regardant alors directement en avant, tandis que sur la première elles regardent en avant et en dedans. — De chaque côté on remarque supérieurement une facette complète qui s'articule avec la tête de la première côte, et inférieurement un quart de facette qui répond à la deuxième.

Les apophyses articulaires supérieures, situées sur le même plan et tournées directement en arrière, rappellent celles des vertèbres cervicales.

Ses pédicules sont cylindriques et non aplatis de dehors en dedans, comme ceux de toutes les autres vertèbres dorsales. Leur échancrure supérieure, demi-circulaire et profonde, regarde directement en haut; sur les vertèbres suivantes, elle regarde en haut et en avant.

V. — Dixième vertèbre dorsale.

La dixième vertèbre dorsale présente, sur les parties latérales de son corps, une facette supérieure complète ou presque complète, qui s'étend jusqu'à la face supérieure et qui s'articule avec la tête de la dixième côte; mais la facette inférieure fait constamment défaut. Quelquefois aussi on n'observe pas de facette au sommet de son apophyse transverse; ou bien cette facette existe d'un côté seulement.

VI. — **Onzième vertèbre dorsale.**

Cette vertèbre emprunte les caractères qui la distinguent à son corps, à ses apophyses articulaires inférieures et à ses apophyses transverses.

Sur les parties latérales du corps, il n'existe qu'une seule facette, complète, circulaire, située sur le pédicule et très-rapprochée de la face supérieure, dont elle reste cependant indépendante.

Les apophyses articulaires inférieures s'inclinent en avant et un peu en dehors. Chez quelques individus, elles se tournent presque directement en dehors.

Les apophyses transverses sont courtes, dépourvues de facette articulaire et très-irrégulières. On distingue en général trois tubercules sur leur sommet : l'un supérieur et ascendant, l'autre inférieur et antérieur, le dernier inférieur et postérieur. Ces trois tubercules sont le prélude d'une transformation que nous allons retrouver plus accusée sur la douzième vertèbre dorsale, et complétement réalisée sur les vertèbres lombaires.

VII. — **Douzième vertèbre dorsale.**

La douzième vertèbre dorsale peut être reconnue aussi à son corps, à ses apophyses articulaires inférieures et à ses apophyses transverses.

Le corps n'offre qu'une seule facette articulaire sur ses parties latérales. Cette facette repose entièrement sur le pédicule, et s'étend jusqu'à son

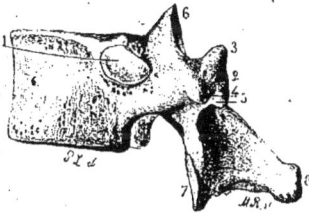

Fig. 94. — *Onzième dorsale,*
vue latérale.

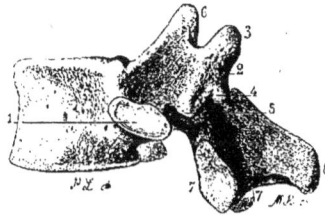

Fig. 95. — *Douzième dorsale,*
vue latérale.

Fig 94. — 1. Facette latérale du corps, complète et très-rapprochée de la face supérieure. — 2. Apophyse transverse, très-petite, dépourvue de facette articulaire et offrant le plus habituellement trois tubercules. — 3. Tubercule supérieur de cette apophyse. — 4. Son tubercule inférieur et postérieur. — 5. Son tubercule inférieur et antérieur. — 6 Apophyse articulaire supérieure. — 7. Apophyse articulaire inférieure. — 8. Apophyse épineuse offrant un bord supérieur obliquement descendant et un bord inférieur horizontal.

Fig. 95. — 1. Facette latérale du corps, complète, très-éloignée de la face supérieure, située sur le bord inférieur du pédicule. — 2. Apophyse transverse. — 3. Son tubercule supérieur et postérieur. — 4. Son tubercule inférieur et postérieur. — 5. Son tubercule inférieur et antérieur. — 6. Apophyse articulaire supérieure. — 7, 7. Apophyses articulaires inférieures regardant en dehors. — 8. Apophyse épineuse dont le bord supérieur est oblique, et l'inférieur horizontal.

3ᵉ ÉDIT.

bord inférieur ; elle se trouve beaucoup plus éloignée de la face supérieure que celle de la onzième dorsale.

Les apophyses articulaires inférieures regardent en dehors ; elles sont longues, très-rapprochées, et convexes comme celles des vertèbres lombaires.

Les apophyses transverses contrastent avec celles de toutes les autres vertèbres de cette région par leur extrême brièveté et leur aspect tout à fait rudimentaire. Bien qu'elles présentent quelques variétés, suivant les individus, on y retrouve cependant presque toujours les trois tubercules que nous avons déjà remarqués dans la vertèbre précédente.

Le tubercule supérieur est le plus volumineux ; il forme avec l'apophyse articulaire supérieure correspondante un angle dont l'ouverture se dirige en haut ; quelquefois cet angle se trouve comblé par une lamelle osseuse ; les apophyses articulaires supérieures de la douzième dorsale offrent alors un mode de configuration qui reproduit très-fidèlement celui des apophyses articulaires supérieures des vertèbres lombaires, et qui démontre de la manière la plus évidente que le tubercule supérieur correspond aux tubercules mamillaires de ces vertèbres.

Le tubercule inférieur et postérieur représente le tubercule accessoire qu'on observe dans l'angle de séparation des apophyses transverses et articulaires des mêmes vertèbres.

Le troisième tubercule, ou tubercule inférieur et antérieur, est l'analogue des apophyses transverses des vertèbres lombaires. S'il se réduit à une extrême petitesse, c'est parce qu'il y a au devant de lui une côte ; celle-ci existant, il s'efface et n'apparait en quelque sorte que pour établir la transition entre les côtes dorsales et les côtes lombaires. Mais passez de la dernière dorsale à la première lombaire, et vous le verrez s'allonger en s'aplatissant d'avant en arrière, puis s'allonger plus encore dans les vertèbres suivantes.

Pour saisir la véritable signification des trois tubercules de la dernière vertèbre dorsale, il faut se reporter aux vertébrés chez lesquels il existe des côtes dans la région des lombes. Chez tous ces vertébrés, les apophyses transverses lombaires sont conformées exactement sur le même type que celles du dos. Chez les vertébrés qui semblent le plus dépourvus de côtes lombaires, celles-ci ne disparaissent jamais d'une manière complète ; elles s'atrophient seulement, et en même temps elles se soudent aux pédicules de la vertèbre. Telles sont les apophyses transverses lombaires chez l'homme et la plupart des mammifères : véritables côtes rudimentaires soudées et immobilisées. Or, lorsque les côtes s'atrophient et se soudent, le support de ces côtes, restant sans destination, s'atrophie aussi. C'est pourquoi nous voyons les apophyses transverses se réduire à un simple tubercule qui s'écarte de la côte, à laquelle il n'est plus nécessaire, pour s'unir aux apophyses articulaires qu'il renforce.

Les apophyses transverses de la douzième vertèbre dorsale, formant l'origine des modifications ou plutôt de la transformation que subissent les apophyses correspondantes dans la région lombaire, présentent donc un intérêt très-réel au point de vue de l'anatomie philosophique.

VIII. — **Première vertèbre lombaire.**

Le corps de cette vertèbre est concave en arrière, comme celui des vertèbres dorsales. — Le tubercule mamillaire accessoire des apophyses articulaires est très-développé. — Les apophyses transverses ou costiformes sont plus courtes et moins larges que celles des vertèbres suivantes.

IX. — **Cinquième vertèbre lombaire.**

La cinquième vertèbre des lombes est reconnaissable à son corps, à ses apophyses articulaires et à ses apophyses transverses.

La face supérieure du corps est horizontale, comme celle des autres vertèbres de cette classe; mais sa face inférieure se dirige très-obliquement d'avant en arrière et de bas en haut. Le diamètre vertical de cette vertèbre, qui s'élève à 28 millimètres en avant, se réduit à 22 en arrière.

Les apophyses articulaires inférieures, rapprochées l'une de l'autre dans les autres vertèbres lombaires, s'écartent au contraire beaucoup dans celle-ci. Au lieu de se trouver en dedans des supérieures, elles sont situées sur la même ligne; quelquefois même elles les débordent un peu en dehors.

Les apophyses transverses affectent une forme pyramidale et triangulaire, dont elles sont redevables à l'élargissement de leur bord inférieur qui devient pour elles une troisième face, tournée directement en bas. Sur la partie interne de cette face il existe deux tubercules, l'un antérieur, l'autre postérieur, qu'on observe aussi sur la quatrième vertèbre lombaire; mais sur celle-ci ils sont très-rapprochés et souvent en partie confondus. Leurs faces antérieure et postérieure regardent en haut. Leur sommet, en général mousse, donne attache au ligament iléo-lombaire.

§ 2. — DES VERTÈBRES SACRÉES ET COCCYGIENNES, OU FAUSSES VERTÈBRES.

Les *vertèbres sacrées*, au nombre de cinq, sont caractérisées : 1° par l'aplatissement de la partie antérieure de leur corps; 2° par l'énorme développement qu'acquièrent leurs apophyses transverses et la côte rudimentaire, située au devant de celles-ci: côte et apophyse d'abord indépendantes, mais bientôt continues et confondues; 3° par la soudure qui ne tarde pas à les unir les unes aux autres sur toute leur périphérie; 4° par la bifidité des trous ou plutôt des canaux de conjugaison résultant de l'union de leurs échancrures.

Ainsi conformées et soudées entre elles, ces vertèbres forment chez l'adulte un os unique qui constitue le *sacrum*.

Les *vertèbres coccygiennes* diffèrent beaucoup des précédentes. Celles-ci se montrent pourvues de toutes leurs parties constituantes. Les vertèbres qui composent le coccyx ne sont plus représentées que par leur corps; et ce corps se trouve réduit lui-même à un état d'atrophie extrême. De ces différences il résulte : 1° que le sacrum présente un volume considérable, et le coccyx un volume très-minime, bien qu'il comprenne dans sa composition un nombre égal de pièces; 2° que ces deux os, formés des mêmes éléments, sont loin cependant d'offrir le même aspect.

1. — Sacrum.

Le *sacrum*, que les anciens offraient, dit-on, en sacrifice à leurs dieux, est un os impair, médian et symétrique, située à la partie postérieure du bassin, au-dessous des vertèbres lombaires, au-dessus du coccyx, entre les deux os iliaques, avec lesquels il s'articule.

Sa direction est oblique de haut en bas et d'avant en arrière; d'autant plus oblique que la cambrure des lombes est plus prononcée.

Il offre la forme d'une pyramide quadrangulaire recourbée sur son axe de haut en bas et d'arrière en avant. — On lui considère une face antérieure concave, une face postérieure convexe, deux faces latérales, une base et un sommet. — Pour mettre cet os en position, il faut placer sa base en haut, tourner en avant sa face concave, et incliner celle-ci en bas sous un angle de 45 degrés environ.

A. Face antérieure ou concave. — Cette face répond à l'extrémité terminale de l'appareil digestif. Elle est plus oblique chez la femme que chez l'homme. On observe, sur sa partie médiane : 1° cinq surfaces planes et quadrilatères représentant le corps des vertèbres sacrées; 2° quatre crêtes, ou lignes transversales, formées par la soudure de ces corps.

Sur les côtés, la face antérieure présente cinq prolongements transversalement dirigés, qui naissent du corps de chaque vertèbre, et qui se confondent en dehors pour constituer les faces latérales du sacrum. Ces prolongements, situés au devant des apophyses transverses, sont les analogues des côtes rudimentaires que nous avons déjà rencontrées au cou et aux lombes. — Dans leur intervalle, on voit les trous sacrés antérieurs, au nombre de quatre, les deux premiers très-grands, les deux derniers notablement plus petits, tous en communication avec le canal sacré; ils livrent passage aux branches antérieures des nerfs sacrés, à une artériole et à une ou plusieurs veines. — En dehors de ceux-ci se trouvent des gouttières obliques, d'arrière en avant et de dedans en dehors, s'étendant jusqu'aux limites de la face antérieure. Les deux premières, qui répondent à des trous plus grands, sont aussi plus longues, plus larges et plus profondes. La seconde et la troisième donnent attache au muscle pyramidal.

B. Face postérieure ou convexe. — Sur la ligne médiane, elle présente la *crête sacrée*, formée par les apophyses épineuses des quatre vertèbres supérieures, apophyses qui sont soudées par leurs bords, et dont le sommet seul reste ordinairement indépendant. Chez les individus jeunes, la soudure n'étant pas complète, la crête se trouve quelquefois interrompue sur un ou plusieurs points. — Au-dessous de la crête sacrée, on observe une large gouttière longitudinale, terminaison du canal sacré. Les bords de cette gouttière se rapprochent supérieurement pour s'unir l'un à l'autre au niveau du tubercule de la quatrième apophyse épineuse. Inférieurement, ils se terminent par un tubercule qui appartient à la cinquième vertèbre du sacrum, et qui se trouve séparé du corps de cette vertèbre par une échancrure sous laquelle passe le cinquième nerf sacré. Ces tubercules, connus sous le nom de *cornes* du sacrum, se continuent souvent avec les tubercules correspondants ou les *cornes* du coccyx.

A droite et à gauche de la crête sacrée, on remarque une gouttière située

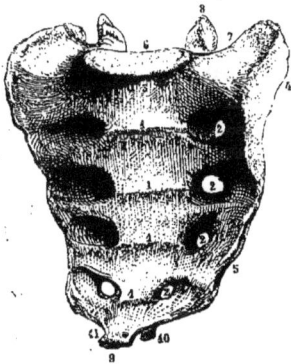

FIG. 96. — *Sacrum,*
face antérieure.

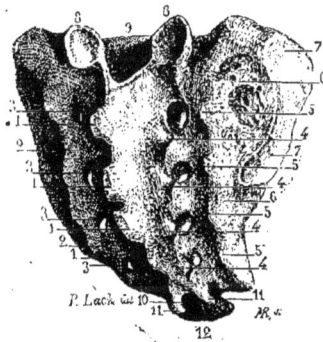

FIG. 97. — *Sacrum,*
face postérieure.

FIG. 96. — 1, 1, 1, 1. Corps des vertèbres sacrées et lignes transversales qui correspondent à la soudure de ces corps. — 2, 2, 2, 2. Trous sacrés antérieurs. — 3. Base du sacrum. — 4. Portion supérieure ou articulaires des faces latérales. — 5. Portion inférieure de ces faces, réduite à l'état d'un simple bord. — 6. Facette articulaire de la base du sacrum. — 7. Échancrures concourant à la formation du dernier trou de conjugaison. — 8. Apophyses articulaires supérieures de la première vertèbre sacrée. — 9. Sommet du sacrum, présentant une facette pour s'unir à la base du coccyx. — 10. Cornes du sacrum. — 11. Échancrures pour le passage de la cinquième paire des nerfs sacrés.

FIG. 97. — 1, 1, 1, 1. Apophyses épineuses des vertèbres sacrées soudées entre elles. — 2, 2. Gouttières sacrées, formées par la soudure des lames. — 3, 3, 3, 3. Trous sacrés postérieurs. — 4, 4, 4, 4. Série des apophyses articulaires soudées aussi les unes aux autres. — 5, 5, 5, 5. Série des apophyses transverses. — 6. Fosse cribriforme. — 7, 7. Facette auriculaire. — 8, 8. Apophyses articulaires supérieures de la première vertèbre sacrée. — 9. Trou rachidien de cette vertèbre, formant l'orifice supérieur du canal sacré. — 10. Gouttière représentant la partie inférieure ou terminale de ce canal. — 11, 11. Cornes du sacrum. — 12. Sommet de cet os.

sur le prolongement des gouttières vertébrales, et formée comme celles-ci par les lames des vertèbres superposées ; seulement, dans les régions plus élevées, les lames sont indépendantes et mobiles les unes sur les autres; dans la région sacrée, elles sont soudées par leurs bords. — En dehors des gouttières se trouvent les trous sacrés postérieurs, au nombre de quatre aussi, communiquant avec le canal sacré, et donnant passage à la branche postérieure des nerfs du même nom. Les deux premiers sont notablement plus petits que ceux qui leur correspondent en avant; les deux derniers offrent à peu près le même diamètre que leurs correspondants. — Sur le côté interne de ces trous, on voit une rangée de crêtes ou saillies angulaires ; elles représentent la série des apophyses articulaires soudées entre elles. — Sur leur côté externe existent d'autres saillies plus prononcées, de forme mamelonnée : ce sont les apophyses transverses unies les unes aux autres par leurs bords et aux prolongements latéraux du corps des vertèbres par leur face antérieure.

C. **Faces latérales.** — Elles sont triangulaires comme les précédentes, très-larges dans leur moitié supérieure, par laquelle elles s'articulent avec les os iliaques, très-étroites dans leur moitié inférieure, qui donne attache au grand ligament sacro-sciatique et qui représente plutôt un bord qu'une face. — Leur direction est oblique de haut en bas, et de dehors en dedans. En outre, elles se dirigent obliquement d'avant en arrière et de dehors en dedans, de telle sorte que cet os représente à la fois un coin vertical et un coin antéro-postérieur.

Sur la partie supérieure de ces faces, on voit une large facette qui s'unit à une facette semblable de l'os coxal, et qui a été comparée au pavillon de l'oreille, d'où le nom de *facette auriculaire*. Mais elle représente plutôt une sorte d'équerre, dont la branche horizontale, courte, se termine par un angle; en arrière de cet angle est une surface inégale qui complète l'équerre et qui donne attache à des ligaments. La branche verticale, plus longue, se termine par un bord arrondi. L'angle saillant de l'équerre répond aux angles latéraux antérieurs de la base du sacrum. L'angle rentrant est obtus. Il n'est pas rare de les voir s'arrondir l'un et l'autre ; la facette articulaire prend alors une figure semi-lunaire.

En arrière de la branche horizontale de la facette auriculaire, il existe une fosse percée d'un si grand nombre d'orifices, qu'elle forme un véritable crible ; c'est par ce crible que sortent la plupart des veines du tissu spongieux de l'os ; elle offre à ce point de vue une certaine importance. — Au-dessous de la *fosse criblée* du sacrum, se trouve une surface inégale qui donne attache à des ligaments.

D. **Base.** — Irrégulièrement quadrilatère, beaucoup plus étendue dans le sens transversal que d'avant en arrière. Sa partie médiane présente une surface elliptique, horizontale, légèrement concave de droite à gauche, qui s'articule avec la face inférieure de la dernière vertèbre des lombes. — En arrière de cette surface on voit une large ouverture, de figure triangulaire, formant l'orifice supérieur du canal sacré ; et sur un plan plus reculé, les deux lames et l'apophyse épineuse de la première vertèbre du sacrum. ·

De chaque côté se trouve une surface triangulaire, plane, tournée en haut et en avant. Le bord antérieur de cette surface, mousse et concave, fait partie du détroit supérieur du bassin ; son extrémité externe constitue les *angles latéraux* ou *supérieurs* du sacrum. — De l'union du bord externe avec le bord supérieur de la même surface, résulte une autre saillie angu-leuse, plus prononcée : elle représente l'apophyse transverse de la première vertèbre sacrée. — En dedans des apophyses transverses, on remarque les apophyses articulaires supérieures de cette vertèbre, configurées comme celles des vertèbres lombaires ; et sur leur côté interne, une échancrure qui contribue à former le dernier trou de conjugaison.

E. Sommet. — Le sommet, appelé aussi *angle inférieur* du sacrum, est constitué sur la ligne médiane par une facette elliptique, transversale, incli-née en bas et en avant, et articulée avec une facette analogue de la base du coccyx. A droite et à gauche de cette facette, il existe une échancrure qui varie beaucoup suivant les individus, à peine sensible chez quelques-uns, très-accusée chez d'autres.

Canal sacré. — Le sacrum est parcouru dans toute sa longueur par un canal qui fait suite au canal vertébral, et qui est formé comme celui-ci par la superposition des anneaux dont il se compose. Ce canal, creusé dans l'épaisseur de l'os, en suit la courbure. Il offre une forme prismatique et triangulaire. D'abord très-large, il diminue de calibre en descendant ; son diamètre antéro-postérieur se réduit surtout considérablement, en sorte qu'en devenant plus étroit, il s'aplatit aussi d'avant en arrière, puis dégé-nère en une simple gouttière qui s'étend jusqu'à la base du coccyx, et que des parties fibreuses complètent en arrière. Une série d'orifices, échelonnés sur ses parties latérales, le mettent en communication avec les trous sacrés antérieurs et postérieurs. Ces orifices représentent les trous de conjugai-son de la région sacrée ; les trous situés en avant et en arrière du sacrum sont une simple division et un prolongement de ceux-ci.

II. — Coccyx.

Le coccyx est au squelette de l'homme ce que l'appendice caudal est à celui des vertébrés. Cet appendice, composé chez la plupart des animaux d'un grand nombre d'anneaux très-complétement développés, descend chez lui à un tel degré d'atrophie, qu'il se réduit à un petit chapelet de cinq tubercules soudés les uns aux autres, et représentant chacun le rudiment d'un corps de vertèbre.

Ces rudiments de vertèbres se montrent d'autant plus atrophiés et se soudent d'autant plus rapidement, qu'ils sont plus inférieurs. — La première vertèbre coccygienne, aussi volumineuse à elle seule que toutes les autres, reste longtemps indépendante; elle est aplatie et triangulaire. — La seconde et la troisième sont ellipsoïdes et transversalement dirigées. — La quatrième offre quelquefois la même forme, mais elle dégénère souvent en un simple tubercule. — La cinquième est un tubercule beaucoup plus petit encore, situé primitivement au-dessous du précédent, mais qui se dévie presque toujours. Il se soude très-rapidement à celui-ci et semble en faire partie : c'est pourquoi il a été méconnu de la plupart des auteurs, qui n'admettent que quatre vertèbres coccygiennes, bien qu'on en trouve constamment cinq.

Ainsi constitué, le coccyx est un os impair, médian et symétrique, obliquement situé à la partie inférieure du sacrum, dont il prolonge la courbure, et de figure irrégulièrement triangulaire. On lui considère une face antérieure, une face postérieure, deux bords, une base et un sommet.

La *face antérieure*, légèrement concave, est traversée par une série de lignes qui répondent à la soudure des vertèbres coccygiennes.

La *face postérieure*, convexe, présente des sillons transversaux qui correspondent aussi à la soudure de ces vertèbres. Elle donne attache à des parties fibreuses.

Les *bords*, obliques de haut en bas et de dehors en dedans, sont comme découpés ou irrégulièrement festonnés. Les ligaments sacro-sciatiques s'insèrent sur toute leur étendue.

La *base*, tournée en haut et en arrière, offre une facette elliptique par laquelle elle s'unit au sommet du sacrum. — En arrière de celle-ci et sur les

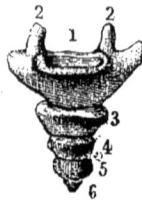

FIG. 98. — *Coccyx,*
face antérieure.

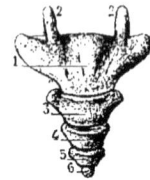

FIG. 99. — *Coccyx,*
face postérieure.

FIG. 98. — 1. Base du coccyx. Sur cette base on voit une facette elliptique par laquelle elle s'unit au sommet du sacrum. — 2, 2. Cornes du coccyx. — 3. Seconde vertèbre de cet os. — 4. Troisième vertèbre coccygienne. — 5. Quatrième vertèbre. — 6. Cinquième vertèbre réduite à l'état d'un simple et très-petit tubercule.

FIG. 99. — 1. Corps de la première vertèbre du coccyx. — 2, 2. Cornes de cet os représentant un rudiment des lames de la première vertèbre, lames qui, au lieu de se porter l'une vers l'autre, se dirigent en haut vers les lames correspondantes de la cinquième vertèbre sacrée ou cornes du sacrum. — 3, 4, 5, 6. Les quatre dernières vertèbres coccygiennes représentées seulement par leur corps très-atrophié et de plus en plus minime.

côtés, sont deux apophyses ascendantes qui se portent à la rencontre des petites cornes de cet os, et qui se soudent quelquefois avec elles : ce sont les *petites cornes* du coccyx ; elles représentent sous une forme rudimentaire les lames de la première vertèbre coccygienne. — En dehors de la facette articulaire et des petites cornes, on voit à droite et à gauche un prolongement angulaire qui élargit beaucoup la base de l'os, et qui contribue à lui donner une figure triangulaire. Cette saillie, transversalement dirigée, forme les *angles latéraux* ou supérieurs du coccyx ; elle représente, sous une forme rudimentaire aussi, les apophyses transverses de la première vertèbre coccygienne. Cette première vertèbre, moins atrophiée que les suivantes, établit la transition entre celles-ci et la dernière vertèbre sacrée.

Le *sommet* du coccyx est symétrique chez le fœtus et dans les premières années qui suivent la naissance ; mais il ne l'est pas chez l'adulte, par suite de la déviation du tubercule qui forme la cinquième vertèbre ; ce tubercule se porte, indifféremment du reste, dans toutes les directions. Quelquefois aussi le tubercule représentant la quatrième vertèbre présente une déviation analogue.

§ 3. — DE LA COLONNE VERTÉBRALE EN GÉNÉRAL.

Considérée dans son ensemble, la colonne vertébrale nous offre à étudier ses dimensions, sa direction et sa conformation extérieure ; sa conformation intérieure ou le canal qui la parcourt ; sa structure, et enfin son développement.

A. — Dimensions de la colonne vertébrale.

1° *Dimensions longitudinales.* — La colonne vertébrale n'atteint sa plus grande longueur qu'à vingt-huit ou trente ans. Lorsque les autres parties du squelette sont déjà complétement développées, elle s'accroît encore, mais dans une très-faible proportion ; entre toutes, elle est donc celle qui arrive la dernière au terme de son développement. Sa hauteur s'élève alors chez l'homme de moyenne stature à 73 centimètres, qui se répartissent ainsi entre les diverses régions : 13 pour la région cervicale, 30 pour la région dorsale, 18 pour la région lombaire, et 12 pour les régions sacrée et coccygienne. — Chez la femme, sa hauteur moyenne s'élève à 60 centimètres.

Le rachis paraît court chez les individus de haute taille, et long chez ceux de petite stature. En réalité, cependant, il diffère peu des uns aux autres. Les différences de stature, ainsi que nous l'avons démontré, sont dues surtout à la grande inégalité des membres inférieurs. Il faut donc distinguer dans la colonne rachidienne sa longueur absolue et sa lon-

gueur relative : la première varie peu ; la seconde, au contraire, var
beaucoup.

Comparée à celle des membres abdominaux, la hauteur du rachis var
aussi selon l'âge. — Chez le nouveau-né, où les membres sont encore
peine développés, il est relativement si long, que le centre du corps co
respond alors à l'ombilic. — Chez l'adulte, les extrémités inférieures l'er
portent très-notablement sur le rachis ; aussi voit-on le centre du cor
descendre jusqu'au pubis, et même un peu au-dessous. — Chez le viei
lard, la taille s'abaisse de 5, 6, 7 centimètres ; or, cet abaissement de
stature s'opère bien évidemment aux dépens de la colonne vertébrale. C'e
elle qui en fait presque tous les frais ; cependant son raccourcisseme
reconnaît pour cause beaucoup moins une diminution de longueur qu'un
augmentation de ses courbures.

A chaque âge, du reste, une foule de causes peuvent avoir pour résulta
d'abaisser la hauteur de la colonne vertébrale. Ces causes sont de deu
ordres : les unes morbides, les autres physiologiques. Les causes morbide
agissent sur le corps même des vertèbres, qu'elles détruisent en partie o
dont elles altèrent la résistance. Les causes physiologiques n'agissent qu'il
directement et mécaniquement sur ces corps, en les inclinant les uns su
les autres. Dans le premier cas, la colonne se raccourcit par suite de l'af
faissement des colonnes partielles qui la composent ; le raccourcisseme
est réel ; il accuse un état pathologique des plus graves. Dans le second
elle se raccourcit par suite d'une déviation ; le raccourcissement n'es
qu'apparent ; il constitue une difformité.

2° *Dimensions antéro-postérieures.* — Les dernières vertèbres lombaire
sont celles qui présentent le plus grand diamètre antéro-postérieur. A me
sure qu'on se rapproche de l'extrémité supérieure du rachis, ce diamètr
diminue, mais lentement ; en se rapprochant de son extrémité coccygienne
on le voit diminuer au contraire d'une manière rapide et considérable. —
Au niveau de l'angle sacro-vertébral, il est de 7 à 8 centimètres, de 6 à l
région dorsale, de 4 dans la région cervicale. Sur la partie moyenne d
sacrum, il se réduit à 3, quelquefois même à 2 ; et sur la partie moyenn
du coccyx, à 5 millimètres.

3° *Dimensions transversales.* — Sur la base du sacrum, le diamètr
transversal du rachis s'élève à 11 centimètres. En descendant, il diminue
rapidement. — En montant, il diminue d'abord, mais lentement ; augmente
ensuite et diminue de nouveau. Sur les dernières vertèbres lombaires,
est de 8 centimètres, se réduit à 7 ou 6 sur la première, et atteint sur l
dernière dorsale une telle brièveté, qu'il ne dépasse pas 4 centimètres. I
augmente ensuite graduellement au point d'égaler 7 centimètres au nivea
des deux premières dorsales, puis diminue alors par degrés presque insen
sibles, jusqu'à l'axis, où il équivaut à 5 centimètres et demi. Sur l'atlas
son étendue varie de 7 à 8 centimètres. — Au niveau des corps vertébraux

ce diamètre est de 4 centimètres à la partie inférieure des lombes, de 3 à la partie moyenne du dos, de 2 à la partie moyenne du cou.

B. — Direction de la colonne vertébrale.

Le rachis est vertical, mais il n'est pas rectiligne. Dans le long trajet qu'il parcourt, on le voit s'infléchir tour à tour d'avant en arrière et d'arrière en avant. Il décrit ainsi quatre courbures alternatives et antéro-postérieures qui se succèdent dans l'ordre suivant sur sa face antérieure : au cou, une convexité ; au dos, une concavité ; aux lombes, seconde convexité ; dans le bassin, seconde concavité. Sur la face postérieure, les courbures présentent une disposition inverse.

Une transition insensible de l'une à l'autre forme le caractère des trois premières courbures. Mais il n'en est pas ainsi de la dernière ; elle succède brusquement à celle qui la précède ; de là un angle saillant en avant, et rentrant en arrière : c'est l'*angle sacro-vertébral*, qui domine toute l'excavation du bassin à la manière d'un promontoire, et qui joue un rôle si important dans le mécanisme de la station et dans celui de l'accouchement.

Les trois courbures supérieures sont solidaires ; lorsque l'une d'elles augmente, les deux autres s'accroissent dans la même proportion. — Elles varient selon les individus. On les trouve toujours moins prononcées chez ceux pour lesquels l'attitude verticale est une nécessité de profession ; elles le sont plus au contraire chez ceux que leurs travaux condamnent à une inflexion longtemps prolongée. On ne saurait se méprendre, ainsi que l'a fait remarquer Bichat, entre le soldat qui a vieilli dans les rangs et le laboureur qui a passé sa vie penché sur sa charrue.

Chez le fœtus, la colonne vertébrale est rectiligne. Mais déjà à la naissance les courbures se dessinent. Elles s'accroissent progressivement jusqu'à l'époque où le rachis arrive au terme de son développement ; restent pendant vingt-cinq à trente ans dans le même état ; puis entrent dans une nouvelle période d'accroissement, lorsque la taille commence à s'abaisser ; on les voit alors s'exagérer en raison directe de l'abaissement de la stature. Il importe de remarquer toutefois que les exagérations de courbure dues à l'influence de l'âge intéressent surtout la région dorsale ; celles qui dépendent des professions occupent de préférence, tantôt la partie inférieure de la région cervicale, comme chez les porteurs, et tantôt la partie supérieure de la région lombaire, comme chez ceux qui s'adonnent à la culture du sol.

Ces trois courbures supérieures ont pour effet commun d'augmenter la résistance du rachis ; car on démontre en physique que de deux colonnes élastiques, semblables sous tous les autres rapports, celle qui présente des courbures alternes supporte des pressions plus considérables que celle qui est rectiligne. La résistance de la première est équivalente au carré du nombre des courbures plus un ; pour la colonne vertébrale, elle égalerait donc $3 \times 3 + 1$ ou 10. Ses trois courbures, en d'autres termes, auraient pour effet de décupler sa force de résistance. Mais le principe n'est pas applicable ici dans le sens rigoureux de son énoncé : car il suppose des courbures régulières, et celles du rachis ne le sont pas ; il suppose que la colonne est formée d'une pièce unique, et le rachis est formé de pièces multiples ; il suppose surtout que la colonne est homogène dans toutes ses parties, et le rachis est composé au contraire de parties très-différentes.

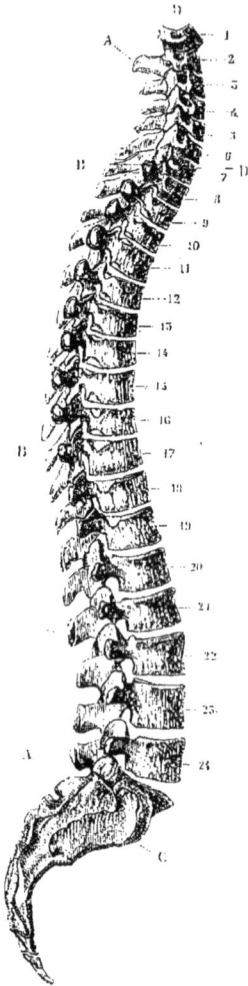

FIG. 100. — *Colonne vertébrale, vue latérale.*

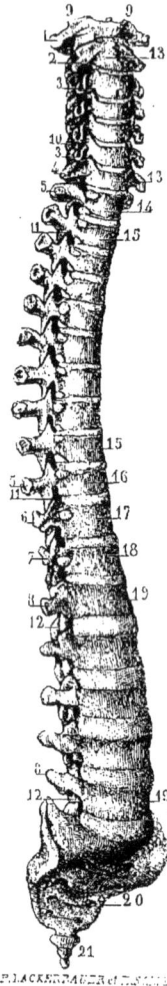

FIG. 101. — *Colonne vertébrale, vue antéro-latérale.*

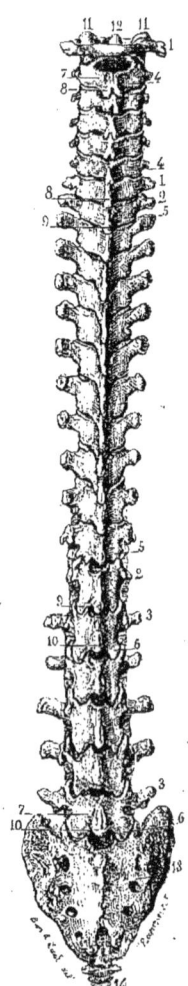

FIG. 102. — *Colonne vertébrale, vue postérieure.*

FIG. 100. — 1.... 7. Vertèbres cervicales. — 8.... 19. Vertèbres dorsales. — 20.... 24. Vertèbres lombaires. — A, A. Série des apophyses épineuses. — B, B. Facettes articulaires des apophyses transverses des dix premières vertèbres dorsales. — C. Facette auriculaire du sacrum. — D. Série des trous situés à la base des apophyses transverses des vertèbres cer-

La courbure de la région dorsale a en outre pour avantage d'accroître la capacité du thorax, de même que celle de la colonne sacro-coccygienne accroît la capacité du bassin.

Indépendamment des courbures antéro-postérieures, on observe sur le côté gauche de la colonne vertébrale une dépression qui commence au niveau de la cinquième vertèbre dorsale, et qui a été improprement nommée *courbure latérale*. Cette dépression répond à l'aorte ; elle reconnaît pour cause unique et constante la présence de ce vaisseau. Bichat crut en trouver une explication plus satisfaisante dans la prédilection que nous avons pour l'usage du bras droit ; obligés de nous pencher un peu en sens opposé pour offrir à ce membre un point d'appui solide, l'habitude de répéter souvent cette inflexion finirait par en perpétuer l'existence. Mais cette opinion, qui avait rallié un assez grand nombre de partisans, n'est plus admissible ; car elle suppose. qu'il existe une courbure latérale, et cette courbure n'existe pas. Ce qu'on a décrit sous ce nom est une simple gouttière due à la présence de l'aorte. Cette gouttière s'étend jusque sur la colonne lombaire, correspond exactement au tronc aortique dans toute son étendue, et doit être assimilée à toutes les autres gouttières ou empreintes artérielles que nous offre la surface du squelette. Lorsque l'aorte, participant à une transposition générale, occupe le côté droit du rachis, la gouttière latérale se déplace aussi.

vicales. — Cette figure montre aussi d'une manière très-exacte les inflexions antéro-postérieures et alternes de la colonne vertébrale.

FIG. 101. — 1. Apophyse transverse de l'atlas. — 2. Apophyse transverse de l'axis. — 3, 3. Apophyses transverses des quatre vertèbres suivantes. — 4. Apophyse transverse de la septième cervicale. — 5, 5. Apophyses transverses des dix premières vertèbres dorsales, présentant à leur sommet une facette articulaire. — 6. Apophyses transverses de la onzième dorsale. — 7. Apophyse transverse de la douzième dorsale, surmontée de ses trois tubercules. — 8, 8. Apophyses transverses des vertèbres lombaires. — 9, 9. Apophyses articulaires de l'atlas. — 10. Apophyses articulaires des six dernières vertèbres cervicales. — 11, 11. Apophyses articulaires des vertèbres dorsales. — 12, 12. Apophyses articulaires des vertèbres lombaires. — 13. Corps de la septième cervicale. — 14. Corps de la première dorsale, offrant de chaque côté et supérieurement une facette articulaire complète pour la tête de la première côte, et inférieurement une demi-facette. — 15, 15. Corps des huit vertèbres suivantes, offrant de chaque côté deux demi-facettes articulaires. — 16. Corps de la dixième vertèbre dorsale, sur lequel il n'existe qu'une seule facette très-rapprochée de la face supérieure. — 17. Corps de la onzième vertèbre dorsale, présentant aussi une seule facette articulaire, qui répond à sa partie moyenne. — 18. Corps de la douzième vertèbre dorsale, dont la facette, également unique, est située sur le bord inférieur du pédicule. — 19, 19. Corps des vertèbres lombaires. — 20. Face antérieure ou concave du sacrum. — 21. Coccyx.

FIG. 102. — 1, 1. Sommet des apophyses transverses des vertèbres cervicales. — 2, 2. Apophyses transverses des vertèbres dorsales. — 3, 3. Apophyses transverses des vertèbres lombaires. — 4, 4. Lames des vertèbres du cou. — 5, 5. Lames des vertèbres du dos. — 6, 6. Lames des vertèbres des lombes. — 7. Apophyse épineuse très-considérable de l'axis. — 8, 8. Apophyse épineuse des six dernières vertèbres cervicales. — 9, 9. Apophyse épineuse des douze vertèbres dorsales. — 10, 10. Apophyse épineuse des cinq vertèbres lombaires. — 11, 11. Masses latérales de l'atlas. — 12. Sommet de l'apophyse odontoïde de l'axis. — 13. Face postérieure du sacrum. — 14. Face postérieure du coccyx.

L'empreinte de l'aorte n'est pas également prononcée chez tous les individus; elle est à peine sensible chez quelques-uns, et peut même faire entièrement défaut. Ce sont des faits de ce genre qui avaient inspiré à Bichat des doutes sur l'influence attribuée au tronc aortique. « D'où vient, dit-il, que la cause étant permanente, l'effet ne se rencontre pas toujours? » Je répondrai que cette cause, bien que permanente, varie dans ses effets, suivant le développement du vaisseau, la capacité du thorax, l'énergie de la circulation, et probablement aussi, suivant l'énergie de la respiration, le poumon gauche tendant d'autant plus à refouler l'aorte vers le rachis, qu'il est doué d'une plus grande puissance d'expansion.

C. — Configuration de la colonne vertébrale.

La colonne vertébrale se compose de deux pyramides adossées base à base : l'une, inférieure, courte et aplatie, dont le sommet très-aigu se dirige en bas; l'autre, supérieure, longue et arrondie, dont le sommet tronqué se dirige en haut.

La pyramide inférieure, constituée par le sacrum et le coccyx, s'incline en arrière, de telle sorte que sa base, tournée en haut, regarde aussi en avant. Vue par sa partie antérieure, elle est concave et triangulaire; vue par sa partie postérieure, elle est convexe et cunéiforme.

La pyramide supérieure, formée par la superposition des vertèbres, est verticale et flexueuse; sa base s'unit à celle du sacrum. Vue en avant, elle est cylindrique et assez régulière; vue en arrière, elle est prismatique et triangulaire.

Envisagée dans son ensemble, la colonne vertébrale nous offre à considérer : une face antérieure, une face postérieure, deux faces latérales, une extrémité supérieure ou crânienne, et une extrémité inférieure.

1° **Face antérieure.** — Elle est formée sur toute l'étendue de la pyramide supérieure par la série des corps vertébraux. Examinée de haut en bas, on la voit s'élargir de l'axis à la première dorsale, se rétrécir ensuite de celle-ci à la cinquième, puis s'élargir de nouveau et de plus en plus, jusqu'à la base du sacrum. Cette disposition a conduit quelques anatomistes à subdiviser la pyramide supérieure en trois pyramides secondaires, dont les deux premières s'appliqueraient l'une à l'autre par leur base, tandis que la seconde et la troisième se continueraient par leur sommet. — Le rétrécissement qu'on remarque au niveau de la continuité des deux dernières est un fait constant et digne d'attention; ce point en effet paraît être celui qui offre le moins de résistance; il correspond à l'origine de la gouttière de l'aorte, c'est-à-dire à sa partie la plus profonde, qui contribue encore à l'affaiblir. Aussi est-il le siége le plus habituel des déviations si fréquentes que nous présente la colonne vertébrale : déviations qui seraient sans doute plus fréquentes encore, si, pour compenser les effets de ce rétrécissement, la nature n'avait pris soin de superposer les lames et les apophyses épineuses des vertèbres correspondantes; ainsi appuyées les unes sur les autres, les parties situées en arrière du canal vertébral deviennent dans cette région, et dans cette région seule, un auxiliaire de celles qui sont situées en avant.

La face antérieure de la colonne vertébrale se montre très-différemment conformée, suivant que l'on considère sa partie supérieure, sa partie moyenne ou sa partie inférieure.

La partie supérieure ou cervicale, plane, soit dans le sens transversal, soit dans le sens vertical ne devient convexe qu'au niveau de sa continuité avec la colonne dorsale et par suite du retrait de cette dernière. Sur la ligne médiane, elle est formée par la série des corps vertébraux, et de chaque côté par la partie antérieure ou costale des apophyses transverses. Les muscles droits antérieurs et longs du cou s'insèrent à ses parties latérales, et la recouvrent presque entièrement. Sur un plan plus antérieur, elle répond à l'aponévrose prévertébrale, qui la sépare du pharynx et de l'œsophage.

La partie moyenne comprend les régions dorsale et lombaire; elle est cylindrique. Sur ce long cylindre, on remarque : 1° la gouttière aortique, qui s'étend de la cinquième dorsale à la deuxième lombaire, en se rapprochant de plus en plus de la ligne médiane; 2° une série de gouttières transversales, en nombre égal à celui des vertèbres; 3° une série de renflements qui séparent ces gouttières et qui sont constitués chacun par deux crêtes demi-circulaires et par le ligament interosseux correspondant. Cette partie moyenne ou cylindrique est donc caractérisée surtout par les renflements et les étranglements alternatifs qu'elle présente. — Elle se trouve en rapport, dans la région dorsale, avec les artères intercostales, les veines azygos, le canal thoracique, l'aorte, l'œsophage, le cœur et les poumons; dans la région lombaire, avec l'aorte, la veine cave ascendante, les piliers du diaphragme, qui s'attachent à la partie médiane, et les muscles psoas, qui s'attachent à ses parties latérales.

La partie inférieure ou sacro-coccygienne est large, triangulaire, plane ou à peu près plane dans le sens transversal, concave de haut en bas. Elle offre, sur la ligne médiane : 1° une série de surfaces quadrilatères qui correspondent aux corps des vertèbres sacrées et coccygiennes; 2° une série de lignes transversales qui établissent les limites respectives de ces corps, et qui résultent de leur soudure. De chaque côté on voit les trous sacrés antérieurs, les gouttières creusées sur leur côté externe et les prolongements ou côtes sacrées rudimentaires qui séparent ces gouttières.

Sur toute sa longueur, cette face est recouverte par le ligament vertébral commun antérieur. Supérieurement elle donne attache aux muscles prévertébraux, et inférieurement aux grands psoas.

2° Face postérieure. — Elle offre sur la ligne médiane la série des apophyses épineuses, échelonnées les unes au-dessus des autres, et formant, par leur succession, une longue crête verticale que prolonge inférieurement la crête sacrée. Cette crête présente de très-notables différences sur les divers points de son étendue. — Réduite à l'état de vestige sur l'atlas, elle se renfle et s'élève subitement au niveau de l'axis, s'abaisse au niveau des troisième, quatrième et cinquième cervicales ; s'élève de nouveau sur la sixième, et plus encore sur la septième : de là une courbe à concavité postérieure, dont l'axis et la proéminente forment les extrémités. Il résulte de cette disposition rentrante que le mouvement d'extension de la colonne cervicale, déjà favorisé par la gouttière et la bifurcation de ses apophyses épineuses, acquiert une plus grande étendue. — Les apophyses épineuses des quatre premières vertèbres dorsales sont plus inclinées que celles du cou, mais restent cependant séparées par un intervalle triangulaire, dont la base répond à leur sommet. Celles des quatre vertèbres moyennes sont presque superposées, verticales et parallèles. Celles des quatre dernières s'écartent beaucoup les unes des autres ; la neuvième s'incline sur la face inférieure du corps, sous un angle de 45 degrés ; le bord supérieur de la dixième offre la même inclinaison, mais l'inférieur est presque horizontal, de même que celui des onzième et douzième. — Dans la région lombaire, les deux bords de toutes les apophyses épineuses sont également horizontaux. — Sur le sacrum, les apophyses se soudent entre elles. En arrière de la cinquième vertèbre sacrée, les deux moitiés de l'arc postérieur n'arrivant pas au contact, le canal rachidien prend l'aspect d'une gouttière qui se prolonge sur le coccyx.

Les apophyses épineuses ne sont pas toujours exactement comprises dans le même plan. Souvent on voit l'une d'elles sortir de l'alignement pour se porter à droite ou à gauche ; quelquefois une apophyse s'incline d'un côté, et une autre placée à une certaine distance s'incline du côté opposé. Ces déviations se voient surtout dans la région dorsale. Tant qu'elles restent partielles, elles n'accusent aucun vice de conformation. Celles qui portent sur toute une série d'apophyses inclinées dans le même sens dénotent une inclinaison des corps vertébraux en sens opposé.

Sur les côtés de la crête, on remarque deux longues gouttières, les *gouttières vertébrales*, formées : profondément, par la succession des lames des vertèbres ; en dedans, par les apophyses épineuses ; en dehors, par les apophyses articulaires et transverses. Ces gouttières sont larges et superficielles au cou, plus étroites et plus profondes dans la région dorsale. Sur la région lombaire, elles se divisent en deux gouttières secondaires : une gouttière interne, et une gouttière externe, séparées l'une de l'autre par la série des apophyses articulaires. Sur le sacrum, on ne trouve de chaque côté qu'une gouttière qui se termine au niveau des cornes de cet os, et sur laquelle s'ouvrent les trous sacrés postérieurs.

Au fond des gouttières vertébrales, entre les lames et les apophyses épineuses, on remarque des espaces que viennent combler à l'état frais les ligaments jaunes. Ces espaces diffèrent beaucoup au cou, au dos et aux lombes. — Dans la région cervicale, ils sont peu étendus de haut en bas, mais très-allongés de droite à gauche, et s'effacent, du reste, dans l'état d'extension de la colonne. Dans la région dorsale, où les lames et les apophyses épineuses s'imbriquent les unes sur les autres, on en trouve à peine quelque trace, si ce n'est cependant entre les onzième et douzième dorsales. Dans la région lombaire, ils augmentent et s'étendent plus dans le sens vertical que dans le sens transversal. Ces espaces, assez grands pour admettre l'extrémité du doigt, pourraient facilement livrer passage à un instrument piquant, tranchant, et même contondant.

3° **Faces latérales.** — Les faces latérales, de même que la face antérieure, sont différemment conformées sur les parties supérieure, moyenne et inférieure de la colonne vertébrale.

La partie supérieure ou cervicale des faces latérales est très-étroite. Elle présente sur un plan antérieur la série des apophyses transverses et les trous de conjugaison compris entre ces apophyses; et sur un plan postérieur la série des apophyses articulaires.

La partie moyenne, qui comprend aussi les régions dorsale et lombaire, est beaucoup plus large. Elle offre d'avant en arrière : 1° les renflements et les étranglements alternatifs que nous avons déjà observés sur la face antérieure; 2° à la région dorsale, la série des facettes qui s'articulent avec la tête des côtes; 3° sur toute son étendue, la série des pédicules des vertèbres; 4° entre ces pédicules, les trous de conjugaison, d'autant plus grands qu'ils sont plus inférieurs; 5° la série des apophyses transverses, dont la longueur décroît de haut en bas à la région dorsale, et augmente à la région lombaire.

La partie inférieure des faces latérales est constituée par les faces correspondantes du sacrum et les bords du coccyx.

4° **Extrémités.** — Elles diffèrent considérablement. L'extrémité supérieure est représentée par l'atlas; l'extrémité inférieure est formée par le sommet du coccyx. — Du côté de l'atlas, les parties médianes de la vertèbre sont rudimentaires, et les parties latérales très-développées. Sur le coccyx, ces parties latérales ont disparu, ainsi que la partie postérieure; le corps seul persiste à l'état de vestige.

D. — Canal vertébral.

Le canal vertébral parcourt toute l'étendue du rachis, dont il suit exactement les inflexions. Supérieurement, il se continue avec la cavité du crâne, qui en représente un prolongement, une sorte de renflement, ainsi que nous le verrons bientôt. Inférieurement, l'arc postérieur des vertèbres n'existant plus qu'à l'état rudimentaire, il se transforme sur le sommet du sacrum en une simple gouttière ; puis ces rudiments d'arc disparaissant eux-mêmes, on n'en trouve plus aucune trace sur le coccyx.

La capacité de ce canal varie dans les diverses régions, en raison directe de leur mobilité. Elle est plus grande dans les régions cervicale et lombaire, qui sont aussi plus mobiles ; moindre dans la région dorsale, dont les mouvements sont très-limités ; et moindre encore dans la région sacrée, dont l'immobilité devient complète.

Cette capacité, du reste, surpasse beaucoup le volume de la moelle épinière. Il existe à cet égard une très-notable différence entre la cavité du rachis et celle du crâne. L'enveloppe osseuse de l'encéphale s'applique à cet organe, et l'embrasse si exactement qu'elle en prend l'empreinte. L'enveloppe osseuse de la moelle ne s'applique pas à celle-ci ; elle s'en éloigne au contraire et lui laisse toute liberté pour ses mouvements. On peut lui considérer deux parties : l'une, centrale, occupée par la moelle et ses enveloppes ; l'autre, périphérique, remplie par des plexus veineux et une graisse diffluente. Cette partie périphérique est réservée en quelque sorte pour la recevoir pendant les déplacements que lui font subir les divers mouvements d'incurvation de la colonne.

La forme du canal rachidien ne varie pas moins que ses dimensions. Prismatique et triangulaire au cou, il est cylindrique au dos, redevient prismatique et triangulaire aux lombes et à la partie supérieure du sacrum, puis s'aplatit à la partie inférieure de celui-ci. Bien qu'il offre la même forme dans les régions cervicale et lombaire, il n'est pas cependant tout à fait semblable : au cou, la paroi antérieure du canal est très-large et assez rapprochée de l'angle postérieur ; aux lombes, cette paroi est relativement beaucoup moins large, l'angle postérieur en est plus éloigné, les angles latéraux sont plus ouverts.

La paroi antérieure du canal vertébral, constituée par la série des corps vertébraux, est plane à la région cervicale, très-concave à la région dorsale, légèrement concave aux lombes, et convexe dans la région sacrée. Elle se trouve complétée à l'état frais par la partie correspondante des disques intervertébraux. Le ligament vertébral commun postérieur la tapisse sur toute son étendue.

Les parois postérieures, formées par la série des lames vertébrales, sont complétée par les ligaments jaunes, qui les régularisent, et auxquels elles empruntent l'aspect uni qui leur est propre.

Les parties latérales, formées par les pédicules des vertèbres, présentent toute la série des trous de conjugaison par lesquels la moelle entre en relation avec les autres parties de l'économie. Rappelons que le diamètre de ces trous est en rapport avec le volume des troncs veineux qui les traversent, et non avec celui des nerfs spinaux, qui diffère peu dans les diverses régions.

Ainsi constitué, le canal vertébral présente deux attributs qui semblent s'exclure, et qu'il réunit cependant à un très-haut degré : la mobilité et la solidité. Il est redevable de l'un à la multiplicité des pièces qui le composent, de l'autre au mode d'union, d'engrènement et de conformation de celles-ci. Régulier et uni au dedans, il se hérisse en dehors de toutes sortes de saillies qui en défendent l'approche aux corps étrangers, qui deviennent pour les muscles autant de surfaces d'insertion, et qui constituent pour les anneaux protecteurs de la moelle autant de leviers à l'aide desquels ces muscles les meuvent les uns sur les autres.

E. — **Structure des vertèbres.**

Les vertèbres sont essentiellement composées de tissus spongieux. Les lames et les apophyses épineuses présentent seules une notable proportion de tissu compacte. Sur les apophyses articulaires, la couche périphérique que forme ce tissu est beaucoup plus mince ; elle s'amincit encore sur les apophyses transverses, et se réduit à une simple pellicule sur les corps vertébraux.

Ces corps des vertèbres qui forment, par leur superposition, la colonne d'appui de toutes les parties supérieures de l'économie, ne possèdent donc pour moyens de résistance que des filaments et des lamelles extrêmement déliés. Mais ici le nombre des trabécules osseuses en compense la ténuité ; elles s'étendent, pour la plupart, de la face supérieure à la face inférieure, en sorte que chaque tronçon de la colonne peut être considéré comme une agglomération de colonnes filiformes reliées les unes aux autres par des lamelles transversales ou obliques; de l'entrecroisement des deux ordres de lamelles résultent de larges aréoles à parois incomplètes et irrégulières.

Dans les grands mammifères, et surtout dans la baleine, les lamelles transversales et longitudinales sont disposées de manière à former des tubes dirigés d'avant en arrière. On voit ainsi naître de chaque face articulaire de la vertèbre une prodigieuse quantité de tubes, presque tous égaux, très-petits, parallèles, qui s'étendent jusqu'à la face opposée.

Canaux veineux du corps des vertèbres.— Ces canaux sont remarquables par leur calibre, par leur nombre, et par la direction horizontale et rayonnée qu'ils présentent. Sous ce triple point de vue, ils varient du reste beaucoup suivant les individus.

Leur calibre, plus ou moins étroit dans les vertèbres du cou, est en général considérable dans celles du dos et des lombes.

Leur nombre, presque toujours multiple, ne saurait être déterminé d'une manière rigoureuse ; on en compte le plus habituellement de trois à cinq.

Dans les vertèbres dorsales et lombaires, ces canaux ont pour point de départ la fossette anfractueuse que présente la face postérieure de leur corps.—Après un trajet de quelques millimètres, chacune de ces fossettes,

ou plutôt chacun de ces canaux principaux se divise le plus habituellement
en deux ou plusieurs canaux secondaires qui s'étendent en rayonnant vers
la face antérieure, sur laquelle on les voit quelquefois s'ouvrir par un
orifice égal à leur calibre.

Très-souvent ces canaux divergents communiquent entre eux par des
canaux transversalement dirigés. Assez fréquemment il existe au devant de
la partie centrale du corps un canal transversal, curviligne, à concavité
antérieure; dont les deux extrémités s'ouvrent à droite et à gauche.

Les parois de tous ces canaux, formées par une couche de tissu compacte, sont criblées de trous représentant l'embouchure des veines émanées du tissu spongieux. Chacun d'eux est tapissé par un prolongement
de la membrane interne du système vasculaire : prolongement à l'aide
duquel ils se continuent en arrière avec les veines intra-rachidiennes, en
avant avec les veines intercostales et lombaires. Cette double continuité
nous montre que les canaux veineux des vertèbres n'ont pas seulement
pour destination de recueillir le sang contenu dans les veines du tissu spongieux; ils ont encore pour usage d'établir une communication : 1° entre
les veines intra-rachidiennes et les veines rachidiennes antérieures;
2° entre les veines intercostales et lombaires d'un côté, et les mêmes veines
du côté opposé. En un mot, les veines du rachis que nous verrons s'anastomoser entre elles sur toute la périphérie du corps des vertèbres s'anastomosent aussi dans l'épaisseur même de ces corps par l'intermédiaire des
canaux veineux. Ainsi s'explique le calibre si considérable de ces canaux;
il est en rapport avec celui des veines qu'ils font communiquer, et non
avec celui des veines qu'ils reçoivent. Si leur capacité s'accroît avec l'âge,
c'est pour se mettre en harmonie avec le volume également croissant des
veines périphériques.

§ 4. — DÉVELOPPEMENT DE LA COLONNE VERTÉBRALE.

Considérée dans son développement, la colonne vertébrale nous offre à
étudier : 1° le mode d'évolution des vertèbres en général; 2° le mode d'é-
volution propre à quelques-unes d'entre elles; 3° le mode d'évolution de
la colonne proprement dite.

A. — Développement des vertèbres en général.

Les vertèbres se développent par trois points d'ossification primitifs,
auxquels se joignent, pour la plupart d'entre elles, un nombre variable de
points complémentaires.

1° **Points primitifs**. — On les distingue, d'après leur situation, en médian et latéraux. — Le premier occupe le corps de la vertèbre, dont il
produit la plus grande partie. Selon Serres et quelques autres anatomistes,

il serait toujours double ; ces deux points, très-petits, et d'ailleurs très-rapprochés, ne tarderaient pas à se confondre. Sur les squelettes d'embryons que j'ai pu observer, je dois avouer que je n'ai jamais rencontré qu'un seul point osseux, alors même que ce point se réduisait à la plus extrême petitesse. — Les points latéraux répondent aux apophyses articulaires. De leur côté postérieur naissent les lames et l'apophyse épineuse ; de leur côté antérieur, les pédicules et les parties latérales du corps ; de leur côté externe, l'apophyse transverse correspondante.

L'ordre d'apparition du point médian et des points latéraux n'est pas le même pour les diverses régions. — Au cou, les points latéraux se montrent d'abord ; ils paraissent du cinquante-cinquième au soixantième jour de la vie intra-utérine. Le point médian ne se manifeste que vers la fin du quatrième mois de la grossesse. — Dans toutes les régions sous-jacentes, c'est au contraire le point médian qui apparaît le premier ; il se développe à la région dorsale de deux mois à deux mois et demi ; dans la région lombaire, de deux mois et demi à trois mois ; et dans la région sacrée, de trois mois à trois mois et demi. A peine a-t-il paru dans chacune de ces régions, qu'on voit se manifester les points latéraux.

Vers le milieu de la grossesse, tous les points d'ossification primitifs ont donc paru. Les lames des vertèbres existent, mais elles ne sont pas réunies ; en sorte que le canal vertébral reste ouvert en arrière, ou du moins il n'est fermé que par une mince lame de cartilage. En avant, il reste ouvert de chaque côté.

Soudure des points primitifs. — On remarque que dans toutes les régions les points latéraux se soudent d'abord entre eux ; le canal vertébral, en d'autres termes, se ferme toujours en arrière avant de se fermer sur les côtés.

Les lames des vertèbres lombaires se soudent l'une à l'autre six mois après la naissance ; celles des vertèbres dorsales se réunissent du sixième au neuvième mois ; celles des dernières cervicales, du dixième au douzième ; celles des cervicales moyennes, du douzième au quinzième ; celles de l'axis, à deux ans ; celles de l'atlas, de quatre à cinq ans ; celles des vertèbres sacrées, de sept à neuf. Toutes ces lames se soudent d'abord du côté du canal rachidien ; leur soudure s'étend ensuite d'avant en arrière, c'est-à-dire de l'intérieur à l'extérieur.

Lorsque les points latéraux sont réunis l'un à l'autre pour fermer le canal en arrière, ils ne tardent pas à s'unir au point médian, pour le fermer aussi sur les côtés. Cette union s'opère de quatre à six ans, et d'arrière en avant. En se soudant au point médian, ils complètent le corps dont ils forment chacun la sixième partie environ. Toute cette partie du corps sur laquelle reposent les facettes articulaires des vertèbres dorsales est constituée par les points latéraux ; en sorte qu'avant la soudure des trois points primitifs, les côtes répondent, par leur extrémité postérieure, aux points latéraux exclusivement. — Dans la région cervicale, les points latéraux sont plus élevés que le médian ; de cette différence de niveau résultent : 1° les apophyses semi-lunaires ; 2° la concavité de la face supérieure du corps ; 3° la dépression qu'on remarque sur les côtés de sa face inférieure.

2° **Points complémentaires.** — Le nombre des points complémentaires n'est pas le même pour toutes les régions. Au cou, il existe deux épiphyses pour le corps des vertèbres, l'une supérieure, l'autre inférieure. Au dos, il y a deux épiphyses pour le corps, une pour l'apophyse épineuse, une pour chaque apophyse transverse. Aux lombes, on compte deux épiphyses pour le corps : une pour l'apophyse épineuse, une pour chaque apophyse transverse, une pour chaque tubercule mamillaire. Ainsi, deux pour les vertèbres cervicales, cinq pour les dorsales, sept pour les lombaires. On pourrait les distinguer en deux classes : celles du corps ou épiphyses communes à toutes les vertèbres ; et celles de l'arc postérieur, qui n'appartiennent qu'à un certain nombre d'entre elles.

Les épiphyses du corps apparaissent de quatorze à quinze ans, sous la forme de lames annulaires qui recouvrent la périphérie des faces supérieure et inférieure du corps des vertèbres, et qui s'étendent de la circonférence au centre. Ces lames se surajoutent, non-seulement au point médian primitif, mais à toute cette partie des points latéraux qui contribue à former le corps. Après leur apparition, chaque corps vertébral se compose de trois couches osseuses parallèles, l'une moyenne très-épaisse, les deux autres notablement plus minces. La couche moyenne est unie à chacune des couches superficielles par une lame de cartilage : c'est aux dépens de

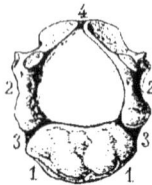

Fig. 103. — *Vertèbre lombaire;*
ses trois points primitifs.

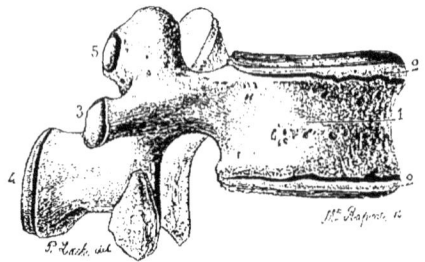

Fig. 104. — *Vertèbre lombaire;*
ses sept points complémentaires.

Fig. 103. — 1, 1. Corps de la vertèbre. — 2, 2. Ses pédicules dont la longueur relative est alors considérable ; à la partie postérieure de ceux-ci on voit les apophyses articulaires supérieures et les apophyses transverses naissantes. — 3, 3. Lames de cartilage intermédiaires aux corps et aux pédicules. — 4. Lames vertébrales unies l'une à l'autre par une languette de cartilage.

Fig. 104. — 1. Corps. — 2, 2. Points complémentaires du corps offrant la forme de lames qui constituent ses faces supérieure et inférieure. — 3. Épiphyses de l'apophyse transverse. — 4. Épiphyse de l'apophyse épineuse. — 5. Épiphyse des apophyses articulaires supérieures.

ces lames cartilagineuses que le corps de la vertèbre s'accroît en hauteur· La couche moyenne profite dans une large proportion de cet accroissement; les couches supérieure et inférieure restent toujours très-minces.

Les épiphyses de l'arc postérieur se montrent à des époques successives. Celles des apophyses transverses, qui appartiennent seulement aux régions dorsale et lombaire, se développent dè quinze à seize ans. Elles constituent le sommet des apophyses, et contribuent à former, sur les vertèbres dorsales, la facette qui occupe ce sommet. — Celles des apophyses épineuses naissent de seize à dix-sept ans; elles n'en forment aussi que le sommet. Dans la région lombaire, elles ont souvent pour origine deux points latéraux qui ne tardent pas à se réunir. — Celles des apophyses articulaires se développent en même temps que les précédentes; mais comme elles sont moins étendues, elles arrivent beaucoup plus rapidement au terme de leur évolution.

L'époque à laquelle se soudent les épiphyses des vertèbres n'est pas en rapport avec l'ordre qui préside à leur naissance. — Celles des apophyses transverses et articulaires se soudent à dix-huit ans; — celles des apophyses épineuses, de dix-neuf à vingt; — celles des corps vertébraux, qui paraissent les premières, se réunissent constamment les dernières; leur soudure a lieu, chez les femmes, de vingt à vingt-deux ans, et chez l'homme, de vingt-deux à vingt-cinq ans. A la vue d'une colonne vertébrale; sur laquelle ces épiphyses ont disparu, on peut annoncer que le squelette dont cette colonne fait partie a parcouru toutes les phases de son développement.

B. — **Développement propre à quelques-uns des os qui composent la colonne vertébrale.**

Sur les vingt-six os dont se compose le rachis, il en est huit qui présentent dans leur développement quelques caractères particuliers : ce sont les première, deuxième, sixième et septième vertèbres cervicales; la douzième dorsale, la cinquième lombaire, le sacrum et le coccyx.

1° **Développement de l'atlas.** — La première vertèbre cervicale se développe par trois points d'ossification : deux latéraux, aux dépens desquels se forment les masses latérales et l'arc postérieur; un antérieur et médian pour l'arc antérieur. Ce dernier est quelquefois double, en sorte que le nombre dés points osseux primitifs varie de trois à quatre. Il n'existe pour cette vertèbre aucun point complémentaire.

Les points latéraux naissent comme ceux de toutes les autres vertèbres cervicales, vers la fin du deuxième mois de la vie fœtale. — Le point médian se montre à deux ans ou deux ans et demi. Lorsqu'il est double, l'un d'eux est situé à droite de la ligne médiane et l'autre à gauche; mais leur accroissement est rarement égal; celui qui s'accroît le plus rapidement dépasse la ligne médiane pour aller rejoindre celui du côté opposé. De leur fusion résulte l'arc antérieur. — Les points latéraux se soudent l'un à l'autre de quatre à cinq ans, et avec l'arc antérieur de sept à neuf.

2° **Développement de l'axis.** — L'axis se développe par cinq points primitifs : deux points latéraux pour l'arc postérieur, un point médian pour le corps, et deux points latéraux pour l'apophyse odontoïde. Quelquefois il existe en outre deux points latéraux pour le corps. — A ces cinq ou sept points primitifs se joignent un point complémentaire pour le sommet de l'apophyse odontoïde, et un pour la face inférieure du corps de la vertèbre.

a. *Points primitifs.* — Les points latéraux de l'axis ouvrent, pour ainsi dire, avec ceux de l'atlas, la marche de l'ossification dans le rachis ; c'est par leur apparition que cette ossification débute. Ils naissent du cinquantième au cinquante-cinquième jour de la vie fœtale. Comme ceux de toutes les autres vertèbres, ils produisent les apophyses articulaires et transverses, les lames, l'apophyse épineuse, et les parties latérales du corps.

Le point médian se montre vers le milieu de la grossesse ; il ne constitue que la partie médiane et inférieure du corps. — Lorsqu'il existe pour celui-ci deux points surnuméraires, ce qui est fréquent, ces points sont situés à droite et à gauche du précédent ; mais ils répondent seulement à la face antérieure du corps ; on ne les voit jamais s'étendre jusqu'à sa face postérieure. C'est du septième au huitième mois de la vie intra-utérine qu'ils

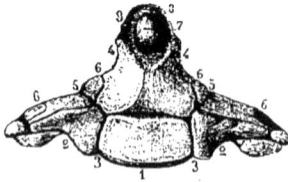

FIG. 105. — *Axis, ses points d'ossification constants.*

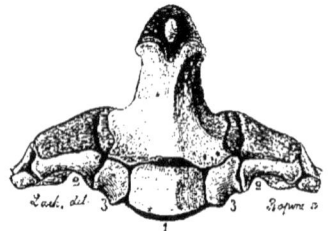

FIG. 106. — *Axis, ses deux points d'ossification supplémentaires.*

FIG. 105. — 1. Point d'ossification médian produisant la partie inférieure du corps de la vertèbre. — 2, 2. Points latéraux aux dépens desquels se forment une partie du corps et toutes les parties latérales et postérieures. — 3, 3. Lames cartilagineuses qui séparent le point médian des points latéraux. — 4, 4. Les points latéraux de l'apophyse odontoïde, dont la partie inférieure contribue à former le corps et les apophyses articulaires supérieures. — 5, 5. Lames cartilagineuses qui séparent les deux points odontoïdiens des points latéraux de l'axis. — 6, 6. Apophyses articulaires supérieures, constituées en partie par les points odontoïdiens, en partie par les points latéraux de la vertèbre. — 7. Point complémentaire de l'apophyse odontoïde. — 8, 8. Masse cartilagineuse entourant ce point d'ossification.

FIG. 106. — 1. Point médian du corps. — 2, 2. Points latéraux de la vertèbre. — 3, 3. Points supplémentaires situés entre le point médian et les points latéraux. Ces points n'appartiennent qu'à la partie antérieure du corps de l'axis ; ils ne s'étendent jamais jusqu'à sa partie postérieure.

se développent. Leurs dimensions, comparées à celles du point médian, se montrent du reste très-variables ; en général, cependant, ils sont plus petits que celui-ci.

Les points primitifs de l'apophyse odontoïde naissent à la fin du cinquième mois, et s'unissent l'un à l'autre du septième au huitième. Ils se soudent d'abord par leur partie antérieure et inférieure. En arrière, ils restent assez longtemps séparés par un sillon médian et vertical qu'on peut observer encore plusieurs années après la naissance. Supérieurement, ils sont séparés par un sillon antéro-postérieur profond ; en sorte que l'apophyse odontoïde, dans la première période de son développement, représenté une sorte de fourche.

Soudure des points primitifs. — En arrière, les points latéraux s'unissent l'un à l'autre à deux ans. En avant, ils se soudent avec le point médian, les points surnuméraires du corps, et la base de l'apophyse odontoïde, de quatre à six ans. La base de cette apophyse, très-large, forme le tiers interne des apophyses articulaires supérieures de l'axis ; après s'être soudée à droite et à gauche aux points latéraux, elle se soude inférieurement au point médian.

b. *Points complémentaires.* — L'épiphyse de l'apophyse odontoïde se développe de quatre à cinq ans et se confond promptement avec les points latéraux. L'apophyse, bifide jusqu'au moment de son apparition, se termine alors par une pointe mousse. Cette épiphyse est constante. — Le point complémentaire, qui répond à la face inférieure du corps, se soude comme celui des autres vertèbres de vingt à vingt-cinq ans.

3° **Sixième vertèbre cervicale.** — Son développement ne diffère de celui des vertèbres qui la précèdent que par l'existence d'un point d'ossification complémentaire occupant le sommet de l'apophyse épineuse.

4° **Septième vertèbre cervicale.** — A ses trois points d'ossification primitifs, vient s'ajouter aussi un point complémentaire pour le sommet de son apophyse épineuse. Mais ce qui caractérise surtout l'évolution de cette vertèbre, c'est la présence d'un point osseux constant sur la partie antérieure de son apophyse transverse. Cette partie antérieure, ainsi que nous l'avons fait remarquer, est l'analogue des côtes qu'on observe chez quelques animaux dans la région cervicale. Son indépendance primitive vient donc témoigner aussi en faveur de cette analogie ; tant qu'elle n'est pas soudée, elle représente en réalité une côte rudimentaire. Dans quelques cas, d'une excessive rareté, on l'a vue rester pendant toute la durée de la vie sous cet état de côte rudimentaire. Mais presque constamment elle se soude à l'apophyse transverse proprement dite ; cette soudure s'opère généralement de quatre à six ans.

5° **Douzième vertèbre dorsale.** — Ses apophyses transverses, si différentes de celles de toutes les autres vertèbres de la même région, présen-

tent : 1° une épiphyse constante qui occupe le sommet de son tubercule
supérieur ; 2° une épiphyse qui occupe le sommet de son tubercule inférieur et antérieur, mais qu'on ne rencontre pas toujours. La première est
l'analogue des épiphyses qu'on remarque sur les apophyses articulaires supérieures des vertèbres lombaires ; la seconde est l'analogue de celles des
apophyses transverses des mêmes vertèbres.

6° **Cinquième vertèbre lombaire.** — Le tubercule antérieur de ses apophyses transverses se développe souvent par un point osseux particulier.

7° **Développement du sacrum.** — Les quatre premières vertèbres sacrées se développent chacune par cinq points d'ossification primitifs et trois
complémentaires ; la cinquième se forme par trois points primitifs et deux
complémentaires. Indépendamment de ces vingt-trois points primitifs, et
de ces quatorze points complémentaires, il existe constamment, pour les
parties latérales de l'os, quatre épiphyses marginales, deux pour le côté
droit, et deux pour le côté gauche. L'évolution du sacrum s'opère donc en
résumé par quarante et un points d'ossification.

FIG. 107.   FIG. 109.

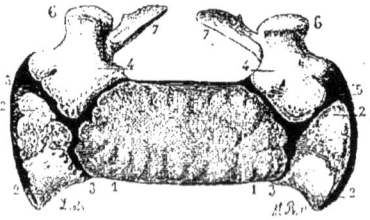

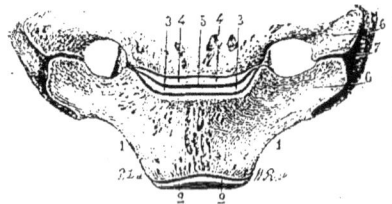

FIG. 108.   FIG. 110.

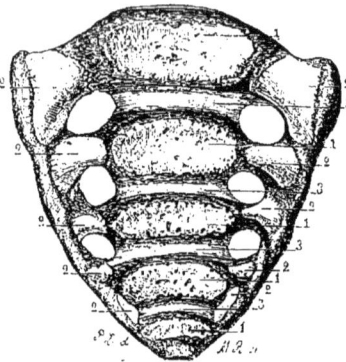

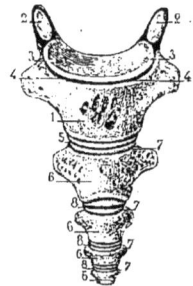

Développement du sacrum et du coccyx.

FIG. 107. — *Les cinq points d'ossification primitifs de la première vertèbre sacrée et
des vertèbres suivantes.* — 1, 1. Corps de la vertèbre. — 2, 2, 2. 2. Points latéraux et antérieurs aux dépens desquels se forment les apophyses transverses. — 3, 3. Lames cartilagineuses unissant le point médian aux points latéraux antérieurs. — 4, 4. Points latéraux
postérieurs donnant naissance aux apophyses articulaires, aux lames et à l'apophyse épi-

a. *Points primitifs.* — Les cinq points primitifs sont ainsi répartis dans chaque vertèbre : un pour le corps ; deux latéraux et postérieurs aux dépens desquels se développent les apophyses articulaires, les lames et l'apophyse épineuse ; deux latéraux antérieurs pour les apophyses transverses. Ces deux points latéraux antérieurs sont constants pour les première et deuxième vertèbres sacrées ; ils font quelquefois défaut pour la troisième et très-souvent pour la quatrième.

Les points médians naissent vers la fin du quatrième mois de la vie fœtale. Les points latéraux postérieurs et antérieurs se montrent du cinquième au sixième. Comme les précédents, ils paraissent successivement et de haut en bas, en sorte que les plus inférieurs ne se développent qu'au huitième mois de la grossesse. — Les points latéraux se soudent d'abord entre eux : ils s'unissent ensuite au point médian.

b. *Points complémentaires.* — Des trois épiphyses que présente chaque vertèbre sacrée, deux appartiennent au corps ; elles ne diffèrent pas de celles qu'on observe dans toutes les autres régions. La troisième occupe le sommet de l'apophyse épineuse, et rappelle aussi les épiphyses correspondantes des régions plus élevées. — Les épiphyses du corps se développent de dix à treize ans ; celle de la vertèbre qui est au-dessus est unie à celle de la vertèbre qui est au-dessous par un ligament interosseux comparable aux disques intervertébraux, et d'autant plus mince que l'ossification est plus avancée. — L'épiphyse des apophyses épineuses se forme de quinze à seize ans, et se soude rapidement à celles-ci.

c. *Soudure des vertèbres sacrées.* — Ces vertèbres s'unissent d'abord par leurs parties latérales ; c'est à huit ou dix ans que commence à s'opérer cette fusion. Elles s'unissent ensuite par leurs lames, par leur apophyse épineuse, puis enfin par leur corps, dont la soudure se complète de dix-huit à vingt ans.

d. *Épiphyses marginales.* — Lorsque le sacrum s'est déjà presque en-

---

neuse.—5, 5. Lames cartilagineuses qui unissent les points latéraux postérieurs aux points latéraux antérieurs. — 6, 6. Apophyses articulaires supérieures. — 7, 7. Lames vertébrales non réunies encore l'une à l'autre.

Fig. 108.— *Sacrum d'un enfant de onze mois, vu par sa face antérieure.*—1, 1, 1, 1, 1. Points d'ossification du corps des vertèbres sacrées. — 2, 2, 2, 2, 2. Points latéraux antérieurs.—3, 3, 3, 3. Ligaments unissant les cartilages dans l'épaisseur desquels se sont développés les points osseux des corps vertébraux.

Fig. 109. — *Épiphyses des vertèbres sacrées.* — 1, 1. Corps de la cinquième vertèbre sacrée. — 2, 2. Épiphyse de sa face inférieure.—3, 3. Son épiphyse supérieure.—4, 4. Épiphyse inférieure du corps de la quatrième vertèbre du sacrum. —5. Ligament intermédiaire à ces deux épiphyses — 6, 6. Apophyses transverses des deux dernières vertèbres sacrées. — 7. Cartilage unissant ces apophyses.

Fig. 110.— *Développement du coccyx.*— 1. Corps de la première vertèbre coccygienne. — 2, 2. Points d'ossification des lames de cette vertèbre ou cornes du coccyx. — 3, 3. Épiphyse supérieure. — 4, 4. Lame de cartilage unissant cette épiphyse au corps. — 5. Épiphyse inférieure. — 6, 6, 6, 6. Corps des quatre dernières vertèbres coccygiennes. — 7, 7, 7, 7. Épiphyses supérieures de ces vertèbres. — 8, 8, 8. Leurs épiphyses inférieures.

tièrement constitué, par suite de l'union de ses diverses pièces, on voit naître sur ses parties latérales, à dix-sept ou dix-huit ans, plusieurs noyaux osseux qui marchent à la rencontre les uns des autres. De la fusion de tous ces noyaux résultent de chaque côté deux épiphyses : l'une, supérieure, très-large, qui recouvre toute la facette auriculaire du sacrum ; l'autre, inférieure, étroite et courte, qui répond aux deux dernières vertèbres sacrées. — Ces épiphyses marginales se soudent elles-mêmes de dix-neuf à vingt ans. L'os, parvenu alors au terme de son évolution, n'est plus composé que d'une seule pièce, et présente les dimensions qu'il doit conserver d'une manière définitive.

8° **Développement du coccyx.** — Cet os se développe par cinq points primitifs et onze points complémentaires. — Chacune des quatre premières vertèbres coccygiennes se forme par un noyau osseux central qui en constitue la presque totalité, et par deux épiphyses, une supérieure, une inférieure.

Le point central ou primitif de la première paraît de quatre à cinq ans ; celui des deuxième, troisième et quatrième, de six à neuf. Leurs épiphyses, parfaitement semblables à celles du corps des vertèbres sacrées, naissent de dix à douze ans. — La cinquième vertèbre coccygienne, réduite au volume d'une lentille, ne se montre qu'à dix ans, et quelquefois plus tard. A son point osseux primitif vient se surajouter presque aussitôt une épiphyse qui occupe sa partie supérieure. — Indépendamment de ces neuf épiphyses, il en existe deux autres pour les petites cornes.

Les vertèbres coccygiennes, si tardives dans leur apparition, parcourent avec une extrême rapidité toutes les phases de leur développement, et commencent à se souder lorsque les vertèbres sacrées conservent encore toute leur indépendance. Leur soudure s'opère de bas en haut ; c'est toujours la cinquième qui se soude la première ; à douze ou quatorze ans, elle fait déjà corps avec la quatrième. Celle-ci s'unit ensuite à la troisième, puis la troisième à la deuxième. Mais la première reste longtemps distincte ; souvent elle l'est encore à vingt-cinq ou trente ans.

C. — Développement de la colonne vertébrale.

Au début de son évolution, c'est-à-dire au commencement du troisième mois de la vie intra-utérine, la colonne vertébrale constitue à elle seule la moitié de la longueur totale du corps ; les extrémités pelviennes en forment le quart, et l'extrémité céphalique, alors très-considérable, l'autre quart. Vers le milieu de la grossesse, elle n'en représente plus que les deux cinquièmes, et conserve cette longueur relative, non-seulement à la naissance, mais pendant presque toute la durée de la vie.

Dans la première période de son développement, le rachis reste parfaitement rectiligne. On ne remarque même aucune tendance aux inflexions antéro-postérieures qu'il présentera plus tard. Le sacrum lui-même est vertical, et rien ne laisse encore pressentir l'angle sacro-vertébral, qui sera un jour si prononcé.

Sa forme est déjà celle d'une pyramide triangulaire ; mais la pyramide semble retournée ; sa base se dirige en haut ; elle répond à l'atlas, et son sommet très-effilé au sacrum.

Le canal vertébral offre en arrière une scissure longitudinale et médiane. Si le rachis est frappé à cette époque d'un arrêt de développement, on verra se produire le vice de conformation qui a reçu le nom de *spina-bifida*. Jusqu'à la fin du quatrième mois, il existe sur la partie antérieure de la colonne cervicale une dépression semblable, qui nous explique les exemples de spina-bifida, du reste extrêmement rares, observés dans cette dernière région. — Dans la seconde moitié de la grossesse, et jusqu'à l'âge de cinq ou six ans, les points osseux médians des vertèbres cervicales ayant paru, il existe deux longues dépressions de chaque côté de la colonne rachidienne. Entre ces deux dépressions verticales et parallèles, se trouve la partie médiane des corps vertébraux très-allongée dans le sens transversal.

La moelle épinière s'étend alors à toute la longueur du canal. — Les parties destinées à la protéger ont seules fait leur apparition ; les lames vertébrales qui recouvrent et protègent sa partie postérieure sont relativement très-larges.

L'angle sacro-vertébral commence à se dessiner du cinquième au sixième mois de la vie fœtale. Les courbures des régions plus élevées apparaissent du septième au huitième mois. A mesure que le rachis s'allonge, elles se prononcent de plus en plus.

Après la naissance, chaque anneau vertébral se complète par la soudure successive de ses trois points primitifs. Les apophyses épineuses et transverses se développent.

A la puberté, les épiphyses des corps paraissant, et la colonne s'accroissant considérablement dans le court espace de quelques années, elle revêt peu à peu les caractères qui la distinguent dans l'âge adulte.

Chez le vieillard, la colonne vertébrale s'infléchit en avant ; les corps s'affaissent, et deviennent moins mobiles. Le coccyx se soude au sacrum, s'il ne l'était pas déjà. Le sacrum lui-même tend à se souder à la cinquième lombaire. — Dans l'extrême vieillesse, d'autres vertèbres se soudent à leur tour dans les régions lombaire et dorsale. Le nombre des pièces qui composent le rachis tend donc à se réduire de plus en plus. La colonne, par suite de cette fusion graduelle, peut se trouver ramenée à l'unité : telle était celle du nommé Séraphin, déposée au musée Dupuytren, sur laquelle toutes les articulations costo-vertébrales sont elles-mêmes soudées, en sorte que le tronc, à la constitution duquel concourent un si grand nombre de pièces, n'en formait plus qu'une seule infléchie en avant.

§ 5. — Des vertèbres céphaliques.

L'encéphale n'étant qu'un prolongement de la moelle épinière, il était rationnel de penser que la cavité crânienne n'est aussi qu'un prolongement du canal rachidien. Dès la plus haute antiquité, elle a été considérée en effet comme un renflement de ce canal. Mais en s'exprimant ainsi, les auteurs adoptaient une simple formule ; ils voulaient exprimer d'un seul mot, d'une part la continuité des deux cavités, de l'autre leur différence de capacité. Aucun d'eux ne paraît avoir pensé, ni même vaguement pressenti, que la constitution anatomique du crâne répète celle du rachis.

Oken le premier, en 1807, entrevit cette analogie de constitution. Se promenant un jour dans la forêt du Harz, il aperçoit à ses pieds un crâne de chevreuil parfaitement blanchi : « Le ramasser, le retourner, le consi- » dérer, me suffit, dit-il ; la vérité me frappa : c'est une colonne vertébrale ! » m'écriai-je. » Dès lors il se livra à de longues études. Le crâne des ru- minants lui parut le plus convenable pour démontrer l'analogie qu'il venait de découvrir : « Prenez le crâne d'un jeune mouton ; enlevez le frontal, le » pariétal, le temporal et l'ethmoïde, il restera une colonne osseuse que » l'anatomiste reconnaîtra au premier coup d'œil, comme les trois corps » d'autant de vertèbres ; replacez les os de la voûte, à l'exception des tem- » poraux, qui ne prennent aucune part à la formation du crâne, et vous » aurez une colonne vertébrale qui ne diffère de la véritable que par un » canal plus développé. De même que le cerveau est une moelle épinière » d'un plus grand volume, de même le crâne est une colonne rachidienne » plus ample. »

Déjà, il est vrai, en 1790, dans une lettre datée de Venise, Gœthe expri- mait à Mme Harder la même pensée ; il avait entrevu toute la théorie de la constitution du crâne sur une tête de mouton, que son domestique Gœtze avait trouvée dans le cimetière des juifs. Mais l'illustre poëte naturaliste n'a publié ses vues sur ce point qu'en 1820 ; sa théorie, brièvement expo- sée, est d'ailleurs très-inférieure à celle qui avait déjà paru. S'il est juste d'attribuer une découverte, non à celui qui se contente d'une vague affir- mation, mais à celui qui l'établit par la démonstration, l'honneur de celle-ci appartient incontestablement à Oken.

Pour cet auteur, le crâne est formé de trois vertèbres. Revenant, en 1820, sur ses premières études, il avança que le rachis, après s'être approprié le crâne tout entier, se prolonge jusque dans la face ; et à ses trois vertèbres crâniennes il ajouta une vertèbre faciale. Depuis cette époque, un grand nombre d'observateurs ont abordé le même sujet ; tous se montrent d'ac- cord pour admettre que le crâne et la face sont l'un et l'autre conformés sur le même type que le rachis. De là deux ordres de vertèbres céphali- ques : des *vertèbres crâniennes* et des *vertèbres faciales*. L'existence des premières est un fait aujourd'hui très-nettement démontré ; nous verrons qu'il n'en est pas ainsi des secondes.

A. — Vertèbres crâniennes.

Le nombre de ces vertèbres n'est pas le même pour tous les anatomistes. Gœthe et Oken en avaient reconnu trois ; Goodsir en admit quatre (1) ; E. Geoffroy Saint-Hilaire, dans un mémoire lu à l'Académie de médecine, en 1824, en décrivit cinq. Dix ans plus tard, Carus s'attachait à démontrer qu'il en existe six, trois principales, et trois secondaires ou intervertèbres qui correspondaient aux organes des sens (2). Mais la plupart des observateurs se sont rangés au sentiment d'Oken. Parmi ceux-ci, je citerai plus particulièrement Bojanus, de Blainville, M. Lavocat, M. R. Owen, auquel la science est redevable de l'ouvrage le plus complet et le plus important que nous possédions sur ce sujet (3), et M. Camille Bertrand, qui, dans un ouvrage plus récent, a soumis à une savante et judicieuse discussion les opinions de ses prédécesseurs (4). Soit qu'on prenne en considération l'ensemble des recherches destinées à démontrer les analogies du crâne et du rachis, soit que, le crâne à la main, on préfère s'inspirer surtout de l'observation, on arrive toujours à reconnaître que l'enveloppe osseuse de l'encéphale se compose manifestement de trois vertèbres.

L'une de ces vertèbres répond à la partie postérieure du crâne, la seconde à sa partie moyenne, la troisième à sa partie antérieure. — La vertèbre postérieure est formée par l'occipital ; la moyenne, par le sphénoïde postérieur, le temporal et le pariétal ; l'antérieure, par le sphénoïde antérieur et le frontal.

Ces trois vertèbres sont conformées sur le même type que toutes celles du rachis ; les éléments qui entrent dans leur composition sont les mêmes, bien que leur volume et leur forme aient subi de notables modifications. Déterminons d'abord ces éléments pour chacune d'elles ; nous les comparerons ensuite aux vertèbres rachidiennes.

1° Vertèbre postérieure ou occipitale.

Cette vertèbre a pour *corps* l'apophyse basilaire ; pour *trou rachidien*, le trou occipital ; pour *lames*, toute la partie postérieure de l'os, connue sous les noms d'*écaille*, de *portion écailleuse, portion squameuse ;* pour *apophyse épineuse*, la crête occipitale externe ; pour *sommet* de cette apophyse, la protubérance occipitale ; pour *apophyses articulaires*, les condyles ; pour *apophyses transverses*, les apophyses jugulaires.

(1) Goodsir, *Edinburgh new philosophical Journal*, new series, vol. V, 1857.
(2) Carus, *Traité élément. d'anat. comp.*, trad. Paris, 1835, t. III.
(3) R. Owen, *Principes d'ostéologie comparée*. Paris, 1855.
(4) C. Bertrand, *Anat. philos. : Conformation osseuse de la tête*. Paris, 1862.

Le *corps* de cette vertèbre est concave sur la face qui répond à l'axe cérébro-spinal. — Sa face opposée présente une saillie médiane et deux dépressions latérales, comme le corps des vertèbres cervicales. — Son extrémité supérieure s'articule avec le corps de la vertèbre crânienne moyenne. — Son extrémité inférieure adhère par des liens fibreux, d'une part, à l'arc antérieur de l'atlas, de l'autre, à l'apophyse odontoïde qui n'est qu'une partie détachée de cette vertèbre, et qui en représente le corps au point de vue de l'anatomie philosophique. — Ajoutons qu'il a pour origine un point d'ossification unique et médian, semblable à celui de toutes les vertèbres sous-jacentes.

Les *lames* de la vertèbre occipitale sont remarquables par leur grand développement en rapport avec le volume, considérable aussi, de l'encéphale.

L'*apophyse épineuse* est très-bien représentée par la crête et la protubérance occipitales externes. En se continuant avec les deux lames, elle forme l'écaille de l'occipital. Cette écaille est donc l'analogue de l'arc ou partie postérieure de toutes les vertèbres rachidiennes. Comme cet arc, elle donne attache à des muscles; comme lui, elle joue le rôle d'un levier à l'aide duquel ceux-ci meuvent toute l'extrémité céphalique. Entre elle et l'arc, il n'y a en réalité qu'une seule différence : ce qui est rudimentaire

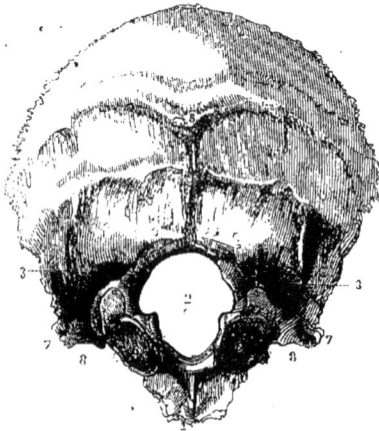

FIG. 111. — *Vertèbre occipitale,*
vue postéro-inférieure.

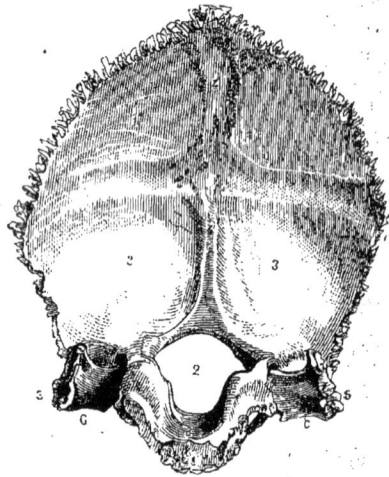

FIG. 112. — *Vertèbre occipitale,*
vue antéro-supérieure.

FIG. 111. — 1. Corps de la vertèbre. — 2. Trou rachidien. — 3, 3. Lames vertébrales. 4. Apophyse épineuse. — 5. Sommet de cette apophyse. — 6, 6. Apophyses articulaires. 7, 7. Apophyses transverses. — 8, 8. Échancrures contribuant à former les trous de conjugaison compris entre la vertèbre postérieure et la vertèbre moyenne.

FIG. 112. — 1. Surface par laquelle le corps de la vertèbre crânienne postérieure s'articule avec le corps de la vertèbre crânienne moyenne. — 2. Trou rachidien. — 3, 3. Lames vertébrales. — 4, 4. Partie médiane postérieure de la vertèbre sur laquelle ces deux lames viennent se souder. — 5, 5. Apophyses transverses. — 6, 6. Échancrures qui contribuent à former les trous déchirés ou trous de conjugaison postérieurs.

chez l'un est très-développé chez l'autre, et réciproquement. L'arc, s'appliquant à la partie la plus grêle du centre nerveux, présente des lames courtes et une apophyse épineuse très-étendue ; l'écaille, correspondant à la partie la plus volumineuse de l'axe cérébro-spinal, offre de larges lames et une apophyse épineuse rudimentaire. D'un côté, l'apophyse épineuse s'allonge aux dépens des lames qui se rapprochent, en s'unissant par voie de fusion sur la ligne médiane ; de l'autre, les lames s'accroissent aux dépens de l'apophyse épineuse, qui se dédouble au contraire, et qui s'étale au point de disparaître presque entièrement.

Les *apophyses articulaires*, constituées par les condyles, répètent très-manifestement celles des régions cervicale, dorsale et lombaire.

Les *apophyses transverses* sont peu développées, et cependant très-bien accusées par les connexions qu'elles présentent. — Elles occupent les parties latérales du trou rachidien. — Leur partie inférieure est surmontée d'une saillie, à laquelle vient s'attacher le petit droit latéral, le plus élevé des muscles intertransversaires. — Leur partie supérieure et antérieure est creusée d'une échancrure qui contribue à former le trou déchiré postérieur, c'est-à-dire un véritable trou de conjugaison. — Au devant et en dedans de cette échancrure, on voit le trou condyloïdien antérieur qui livre passage au nerf de la neuvième paire, et qui devient pour cette vertèbre un trou accessoire. Sur les autres vertèbres crâniennes nous retrouverons des trous semblables ; et plus loin nous constaterons que si les trous accessoires appartiennent exclusivement à ces vertèbres chez l'homme et le plus grand nombre des animaux, ils existent aussi sur la colonne rachidienne chez plusieurs mammifères.

La vertèbre occipitale possède donc tous les éléments qui sont propres aux vertèbres cervicales dorsales et lombaires ; elle se rapproche de ces vertèbres par des traits si prononcés et si évidents, que, depuis la découverte d'Oken, les auteurs ont été unanimes pour reconnaître qu'elle est constituée sur le même type que celles-ci.

2° Vertèbre moyenne ou sphéno-temporo-pariétale.

Avant d'énumérer les divers éléments qui entrent dans la composition de cette vertèbre, je crois devoir rappeler :

1° Que vers le huitième mois de la vie intra-utérine, le sphénoïde est formé de deux parties très-distinctes : l'une, antérieure, qui comprend la lame quadrilatère sur laquelle passent les nerfs olfactifs, la gouttière optique et les apophyses d'Ingrassias ; l'autre, postérieure, formée par la partie correspondante du corps et les grandes ailes.

2° Que chez un grand nombre de vertébrés ces deux parties conservent, pendant toute la durée de la vie, leur individualité.

3° Que la partie antérieure, beaucoup moins considérable chez l'homme que la postérieure, est égale à celle-ci, et même plus volumineuse dans quelques animaux.

Il existe, en un mot, deux sphénoïdes, dont l'indépendance est temporaire dans l'espèce humaine, mais permanente en général dans les espèces animales. Le sphénoïde antérieur appartient à la vertèbre frontale, le postérieur à la vertèbre moyenne.

Ces faits rappelés et bien établis, il devient facile de définir cette vertèbre. Elle a pour *corps* la partie médiane du sphénoïde postérieur; pour *trou rachidien*, l'énorme intervalle qui sépare cet os de la suture bipariétale; pour *lames*, les grandes ailes du sphénoïde et les temporaux; pour *apophyse épineuse*, les pariétaux; pour *apophyses transverses*, les apophyses mastoïdes; pour *échancrures postérieures*, les fosses jugulaires; pour *échancrures antérieures*, l'extrémité interne des fentes sphénoïdales; pour *pédicules*, toute cette partie rétrécie qui se trouve comprise de chaque côté entre le corps et les deux échancrures.

Embrassant la partie la plus large de l'encéphale, la vertèbre moyenne est aussi la plus considérable; son volume surpasse beaucoup celui des deux autres réunies.

Le *corps*, très-petit, comme celui de toutes les vertèbres crâniennes, s'unit : en arrière, au corps de la vertèbre occipitale; en avant, au corps de la vertèbre frontale; de chaque côté, aux grandes ailes, c'est-à-dire aux pédicules de la vertèbre correspondante. Il se développe par quatre points d'ossification, deux droits et deux gauches; mais nous avons vu que l'apophyse odontoïde, qui constitue le corps de l'atlas, se développe également par deux points latéraux; que l'arc antérieur de cette vertèbre se développe souvent aussi par deux points semblables. (1).

Les *lames* seraient formées, selon quelques anatomistes, uniquement par les grandes ailes. D'autres joignent à celles-ci la portion écailleuse du temporal; d'autres, la portion écailleuse et la portion mastoïdienne. — Presque tous s'accordent pour considérer la portion pierreuse comme n'appartenant pas à la vertèbre moyenne. Cette dernière opinion, formulée d'abord par Oken, et si généralement acceptée, ne me paraît pas cependant la mieux fondée. R. Owen, qui l'a récemment reproduite et développée, invoque en sa faveur les raisons suivantes : 1° Le rocher est une dépendance de l'appareil auditif; il ne prend aucune part à la composition vertébrale de la tête; il est contenu, intercalé dans les parois du crâne, mais n'en fait nullement partie : « *contentum sed non paries* ». 2° Il se développe par un point d'ossification indépendant de celui de la portion mastoïdienne. 3° Il se présente sous des états très-différents, tantôt à l'état osseux, tantôt à l'état cartilagineux, et tantôt à l'état membraneux.

_____

(1) Cette dualité primitive se retrouve, du reste, sur tous les os qui sont situés en avant du sphénoïde, sur le frontal, sur l'ethmoïde, sur le vomer lui-même. Elle est l'expression d'un fait général pour l'extrémité céphalique.

Ces arguments sont-ils concluants? Je ne le pense pas. Je rappellerai d'abord que dans la recherche des parties analogues, il faut éviter de faire intervenir la fonction. Les auteurs qui ont abordé ce sujet ne l'ignorent pas; mais en présence d'une difficulté, il arrive trop souvent qu'on s'écarte des principes les mieux connus. Constatons d'ailleurs que si le rocher forme une dépendance du sens de l'audition, il est aussi une dépendance du crâne. Le labyrinthe membraneux en occupe le centre. Ce labyrinthe, il fallait le protéger : pour le protéger, la nature l'a entouré d'un étui osseux; et cet étui, elle l'a emprunté aux parois crâniennes. La portion pierreuse du temporal n'est donc, en définitive, qu'un fragment de ces parois. Elle ne diffère des autres parties constituantes du crâne que par l'existence du labyrinthe membraneux dans son épaisseur; et si la présence de ce labyrinthe devait suffire pour la faire considérer comme étrangère à la constitution de cette cavité, il faudrait en exclure aussi le corps de la vertèbre moyenne qui renferme une dépendance du sens de l'odorat, et le frontal, qui contient deux autres prolongements du même sens.

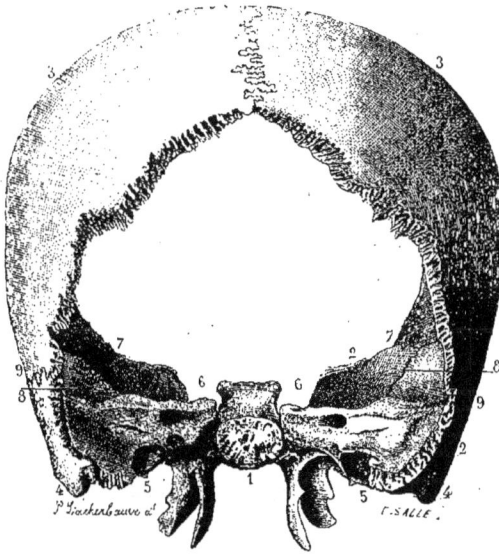

FIG. 113. — *Vertèbre sphéno-temporo-pariétale,*
vue postérieure.

1. Corps de la vertèbre représenté par le corps du sphénoïde postérieur. — 2, 2. Lame vertébrale du côté droit, représentée par la grande aile du sphénoïde et le temporal. — 3, 3. Apophyse épineuse énorme et largement étalée, constituée par les pariétaux. — 4, 4. Apophyses transverses constituées par les apophyses mastoïdes. — 5, 5. Échancrures postérieures ou fosses jugulaires contribuant à former les trous de conjugaison compris entre la vertèbre postérieure et la vertèbre moyenne. — 6, 6. Échancrures antérieures contribuant à former les fentes sphénoïdales ou trous de conjugaison antérieurs. — 7, 7. Sutures sphéno-pariétales. — 8, 8. Sutures sphéno-temporales. — 9, 9. Sutures temporo-pariétales. — Entre le corps et l'apophyse épineuse de cette vertèbre on voit un grand espace qui représente le trou rachidien.

En admettant que les portions pierreuse et mastoïdienne possèdent chacune un point d'ossification qui leur est propre, R. Owen a commis une erreur. Elles ont pour origine constante un seul et même point, à l'aide duquel elles se développent successivement, la portion pierreuse d'abord, la portion mastoïdienne ensuite. Par conséquent, si l'on admet la seconde au nombre des éléments de la vertèbre moyenne, il faut aussi admettre la première, ou bien les repousser l'une et l'autre.

Quant à l'argument tiré des divers états sous lesquels le rocher peut se présenter, je répondrai que dans l'immense majorité des vertébrés, c'est à l'état osseux qu'on le rencontre ; que s'il est cartilagineux chez un grand nombre de poissons et de reptiles, on voit aussi chez ces animaux d'autres parties du crâne, et même le crâne tout entier, rester également à l'état de cartilage. Cette dernière raison ne me paraît donc pas plus probante que les précédentes.

Pour résoudre les difficultés de cette nature, ce sont les connexions des os qu'il faut surtout prendre en considération. Or, ne voyons-nous pas le rocher s'articuler sur toute son étendue avec la vertèbre occipitale ? N'est-ce pas sur le rocher que se trouve creusée l'échancrure contribuant à former le trou de conjugaison des deux premières vertèbres ? Concluons donc que les trois portions du temporal font partie de la vertèbre moyenne, et particulièrement des lames de cette vertèbre.

L'apophyse épineuse de la même vertèbre, constituée par les pariétaux, se dédouble, s'étale comme celle de la vertèbre occipitale, et mieux encore, en sorte qu'elle n'offre plus la forme primitive du type.

Les apophyses transverses, représentées par les apophyses mastoïdes, sont relativement très-petites. Elles reçoivent l'attache de plusieurs muscles, au nombre desquels se trouve le petit complexus, qui semble prolonger la série des muscles intertransversaires.

3° Vertèbre antérieure ou sphéno-frontale.

Cette vertèbre est plus grande que la postérieure, et plus petite que la moyenne. Elle a pour *corps* la partie moyenne du sphénoïde antérieur ; pour *lames*, les apophyses d'Ingrassias ; pour *apophyse épineuse*, les deux moitiés du frontal largement étalées, et d'abord indépendantes, mais plus tard soudées l'une à l'autre sur la ligne médiane ; pour *trou rachidien*, la concavité de cet os ; pour *apophyses transverses*, les apophyses orbitaires externes ; pour *échancrures*, les dépressions qu'on remarque au-dessous des petites ailes du sphénoïde, c'est-à-dire toute la moitié supérieure de la fente sphénoïdale.

Chez l'homme, où le sphénoïde antérieur est très-petit et soudé au postérieur, et où le frontal acquiert au contraire un énorme développement, cette vertèbre s'éloigne beaucoup du type commun. Ses parties fondamentales deviennent tout à fait rudimentaires, tandis que celles d'une importance secondaire offrent une très-large surface. Mais ces renversements ou transpositions de volume, et les différences de forme si considérables qui en sont le résultat, se rencontrent fréquemment dans les organes homotypes. Lorsqu'on descend la série animale, le frontal diminuant assez brusquement de volume, le sphénoïde antérieur prenant des proportions de plus en plus grandes et restant indépendant, la vertèbre antérieure se dessine beaucoup mieux.

C'est sur le mouton que les trois vertèbres crâniennes se montrent les plus régulières, les plus égales, et les plus conformes au type rachidien. Mais pour les observer, il importe de pratiquer sur la tête une coupe médiane; car c'est surtout en les examinant par la face interne du crâne qu'on pourra comparer ces vertèbres entre elles et prendre une notion exacte de leur disposition respective.

L'ethmoïde, qui a été rattaché à cette vertèbre par quelques auteurs, ne lui appartient pas. Il fait partie du squelette de la face, et plus spécialement de l'appareil olfactif.

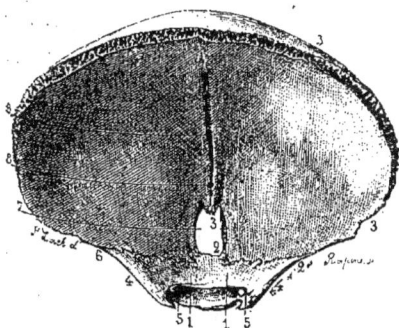

Fig. 114. — *Vertèbre sphéno-frontale,*
vue postérieure.

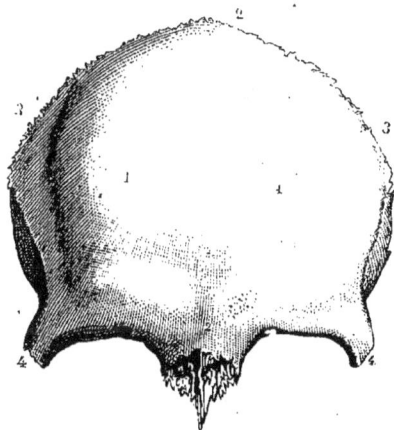

Fig. 115. — *Vertèbre sphéno-frontale,*
vue antérieure.

Fig. 114. — 1, 1. Corps de la vertèbre. — 2, 2. Lame vertébrale du côté droit, représentée par l'apophyse d'Ingrassias et la partie correspondante de la voûte orbitaire du frontal. — 3, 3, 3. Moitié droite de l'apophyse épineuse s'unissant sur la ligne médiane à celle du côté opposé, et constituant par cette union une fosse profonde qui est l'analogue du trou rachidien. — 4, 4, Bord postérieur des petites ailes du sphénoïde contribuant à former la fente sphénoïdale ou trou de conjugaison antérieur. — 5, 5. Trous optiques, ou accessoires des trous de conjugaison. — 6. Suture sphéno-frontale. — 7. Échancrure ethmoïdale. — 8. Trou borgne. — 9. Gouttière longitudinale.

Fig. 115. — 1, 1. Les parties droite et gauche du frontal représentant les deux moitiés de l'apophyse épineuse. — 2, 2. Soudure des deux moitiés de cette apophyse sur la ligne médiane. — 3, 3. Bord par lequel la vertèbre antérieure s'unit à la vertèbre moyenne. — 4, 4. Apophyses transverses de la vertèbre sphéno-frontale.

4° Parallèle des vertèbres crâniennes et rachidiennes.

Les vertèbres rachidiennes sont indépendantes et mobiles les unes sur les autres ; elles forment un long canal qui peut s'infléchir dans tous les sens. — Les vertèbres crâniennes, articulées entre elles et complétement immobiles, constituent une large cavité dont les axes et les parois sont également rigides.

Les divers anneaux qui composent le rachis jouent le rôle d'organes protecteurs, et sont destinés en outre à fournir un point d'appui aux parties très-multipliées qui les entourent : de là le volume considérable de leur corps. — Ceux qui composent le crâne constituent une cuirasse plutôt qu'une colonne d'appui : aussi voyons-nous leur corps se réduire, et la partie annulaire ou l'arc postérieur de la vertèbre s'étendre beaucoup dans tous les sens.

Cet arc, qui forme, sur les vertèbres du rachis, un peu plus de la moitié de l'anneau, en forme la presque totalité sur les vertèbres moyenne et antérieure du crâne. Il devient la partie fondamentale des vertèbres crâniennes, tandis que le corps constitue l'élément principal des vertèbres rachidiennes : c'est le renversement des proportions du corps et de l'arc qui établit une si grande différence de forme entre les vertèbres des deux ordres. Dans la vertèbre type, tous les éléments sont développés et présentent, si l'on peut s'exprimer ainsi, une sorte d'équilibre, bien que le corps cependant conserve toujours un volume prédominant. Dans les vertèbres crâniennes, tout est sacrifié à l'arc, qui prend des proportions monumentales ; les autres éléments s'atrophient (1).

Cette atrophie est surtout très-sensible sur les apophyses transverses. Comparez les apophyses jugulaires, mastoïdes et orbitaires externes, aux apophyses transverses des vertèbres dorsales : d'un côté se présente une saillie qui déborde considérablement l'arc postérieur, de l'autre une saillie perdue en quelque sorte sur le contour de cet arc.

Les trous de conjugaison dépendants de la base du crâne diffèrent aussi beaucoup de ceux qui occupent les parties latérales du rachis. Ces derniers sont très-grands et uniques ; ils donnent passage aux nerfs spinaux et à des veines. Les premiers sont remarquables par la présence, dans leur voisinage, de trous accessoires. — A côté des trous déchirés, ou trous de conjugaison postérieurs par lesquels passent les nerfs glosso-pharyngien, pneumogastrique et spinal, ainsi que la veine jugulaire interne, on voit en arrière le trou condyloïdien destiné au nerf hypoglosse, et en avant le conduit auditif interne et le conduit de Fallope que traverse le nerf facial.

(1) Nous trouvons ici un exemple remarquable de la loi du balancement des organes, loi formulée par E. Geoffroy Saint-Hilaire et ainsi définie par Gœthe : « Le budget de la nature est fixé ; si elle dépense trop d'un côté, elle est forcée d'économiser de l'autre. » (Œuvr. d'hist. nat., trad. de Martins, p. 30.)

A côté de la fente sphénoïdale, ou trou de conjugaison antérieur qui donne passage aux nerfs de la troisième, de la quatrième et de la sixième paire, ainsi qu'à la veine ophthalmique, se présentent le trou grand rond et le trou ovale, destinés aux nerfs maxillaires supérieur et inférieur. Les orifices par lesquels s'échappent les nerfs de l'encéphale ne sont donc pas ramenés à l'unité comme ceux de la colonne vertébrale. Mais ces trous accessoires ne se montrent pas exclusivement sur les vertèbres crâniennes. Dans presque toutes les classes de mammifères, on en rencontre également sur certaines vertèbres rachidiennes. Parmi les carnassiers, je citerai l'ours, qui en présente sur les lames des six dernières vertèbres dorsales, et l'hyène, chez laquelle il en existe sur les lames des vertèbres dorsales moyennes. Parmi les rongeurs, je signalerai le cabiai, chez lequel l'atlas et l'axis sont percés de chaque côté d'un trou accessoire. Parmi les ruminants, le bœuf est surtout remarquable sous ce rapport ; toutes ses vertèbres dorsales sont percées, sur leurs pédicules, d'un large orifice. On en rencontre aussi des exemples chez les solipèdes et les pachydermes.

Du parallèle qui précède, il résulte : 1° que les vertèbres crâniennes sont conformées sur le même type que celles du rachis ; 2° que le crâne fait partie de la colonne vertébrale, et qu'il constitue pour cette colonne une sixième région, ou *région céphalique*.

Parallèle du crâne et du coccyx. — Situés aux deux extrémités de la colonne vertébrale, le crâne et le coccyx diffèrent à la fois beaucoup des vertèbres moyennes, et beaucoup surtout l'un de l'autre.

Les vertèbres coccygiennes ont pour caractère distinctif leur extrême atrophie ; elles ne sont plus représentées que par leur corps, qui est lui-même très-rudimentaire, et qui se réduit sur la dernière aux proportions d'un simple globule.

Les vertèbres crâniennes sont caractérisées par l'énorme étendue de leur arc, par l'ampleur du trou rachidien, par la petitesse relative du corps.

Entre ces deux ordres de vertèbres, l'opposition est donc complète. — Celles du coccyx sont atrophiées, et celles du crâne extrêmement développées. — Sur les premières l'arc a disparu ; du trou rachidien, il ne reste aucun vestige. Sur les secondes, l'arc est gigantesque et le trou rachidien ne l'est pas moins. — D'un côté, le corps constitue toute la vertèbre ; de l'autre, il n'en représente plus qu'une très-minime partie.

En remontant du coccyx au sacrum, et du sacrum à la région lombaire, on voit l'arc postérieur surgir peu à peu, tous les autres éléments reparaître progressivement, et la vertèbre se reconstituer. En descendant du crâne vers la région cervicale, c'est un phénomène inverse qui se produit ; l'arc et le trou rachidien se réduisent, le corps augmente de volume, et la vertèbre se rapproche du type qu'elle revêt dans les régions moyennes du rachis.

B. — Vertèbres faciales.

Ces vertèbres ont été l'objet de recherches qui ont donné naissance à des opinions très-diverses. Faire l'histoire de toutes ces opinions, ce serait en quelque sorte dresser le tableau des égarements auxquels peuvent conduire les études philosophiques, lorsqu'elles n'ont pas les données de l'observation pour guide ou pour point de départ.

Le nombre des vertèbres faciales varie selon les anatomistes. Gœthe en reconnaissait trois. Quelques auteurs, parmi lesquels je mentionnerai Spix et E. Geoffroy Saint-Hilaire, en ont décrit deux. Oken, qui n'avait vu, en 1807, que les trois vertèbres crâniennes, s'attacha à prouver, en 1820, qu'il existe aussi une vertèbre faciale. Son opinion a généralement prévalu. Presque tous les observateurs semblent s'accorder aujourd'hui pour admettre cette vertèbre qui a été tour à tour appelée *ethmoïdale*, *nasale*, *vomérienne*. Elle aurait pour *corps* le vomer; pour *lames*, les deux moitiés de la lame criblée de l'ethmoïde; pour *apophyse épineuse*, les os du nez. Les apophyses transverses feraient défaut d'après Oken et R. Owen.

Après avoir lu tout ce qui a été écrit sur cette vertèbre, et l'avoir attentivement considérée, je dois avouer que le moment ne me semble pas encore venu de l'inscrire au nombre des acquisitions positives de la science. Jusqu'à présent aucun fait concluant ne nous autorise à penser que la colonne vertébrale s'étend au delà de la partie antérieure du crâne. Voyant cette colonne s'effiler à son extrémité inférieure, beaucoup d'auteurs ont cru devoir admettre qu'elle s'effilait et s'atrophiait aussi en se prolongeant dans la face. Poursuivre ce prolongement a été leur rêve.

Abordant résolûment un problème pour la solution duquel ils n'avaient pas des données suffisantes, on les a vus alors entasser erreurs sur erreurs, et tomber dans de tels écarts, que l'anatomie philosophique en a subi pendant quelque temps une sorte de déconsidération. Il n'est peut-être pas un seul point de la science qui ait jamais provoqué une pareille explosion de recherches purement spéculatives. Oken, en faisant appel à l'induction comme moyen d'étude, avait porté l'emploi de cette méthode jusqu'à l'abus mais Carus, après lui, le porta jusqu'à l'égarement le plus étrange, et Spix jusqu'au délire.

Ce dernier auteur admet, avec l'école des philosophes de la nature, que tout est dans tout, que la partie reproduit le tout. Il voit dans le squelette de la face une reproduction de tout le squelette : les fosses nasales répètent le thorax, la bouche répète la cavité abdominale; les maxillaires supérieurs répètent les membres thoraciques, l'inférieur les membres abdominaux; les arcades alvéolaires supérieures les mains, les arcades alvéolaires inférieures les pieds; les dents répètent les ongles! A la vue d'un si merveilleux spectacle, son imagination s'exalte; il est transporté d'enthousiasme, s'élance à toute vapeur dans le vaste empire des hypothèses; et croyant voir alors dans le squelette de la face une répétition de l'univers entier, il profère ces paroles qui semblent n'avoir pu tomber que de la bouche d'un visionnaire :

« La tête représente une sphère parfaite, semblable aux sphères des
» corps célestes ; les sutures qu'on y voit ne sont-elles pas les lignes de
» démarcation des climats et des diverses zones? Si l'on compare la tête de
» l'homme à la planète qu'il habite, la région qui s'étend de l'occiput au
» front représentera celle qui, dans le globe terrestre, va du pôle à l'équa-
» teur. L'os basilaire sera l'axe, la suture lambdoïde le cercle polaire, la
» suture coronale le cercle tropique, la suture sagittale le méridien. L'oc-
» ciput lui-même pourra être assimilé à la zone polaire ! le pariétal à la
» zone tempérée !! la région du front à la zone torride !!! »

Ainsi parlaient les philosophes de la nature ; ainsi s'expose à parler celui qui, trop dédaigneux de l'observation et trop confiant en lui-même, ne veut accepter pour guides que l'induction et l'inspiration.

ARTICLE II

THORAX.

Le *thorax*, ou *poitrine*, est cette grande cavité de forme conoïde qui constitue la partie supérieure du tronc, et qui se trouve située entre les membres supérieurs ou thoraciques, auxquels elle donne un point d'appui.

Cette cavité est formée : en arrière, par la colonne dorsale ; en avant, par le sternum ; à droite et à gauche, par les côtes et les cartilages costaux. Les vertèbres dorsales nous étant connues, il nous reste à étudier le *ster-num*, les *côtes* et les *cartilages* qui les prolongent.

§ 1. — Des os du thorax en particulier.

I. — Sternum.

Le *sternum* (de στέρνον, poitrine) est un os impair, médian et symétrique, situé à la partie antérieure du thorax. Les anciens le comparaient à une épée et le divisaient en trois parties : une partie supérieure, irrégulièrement triangulaire, plus épaisse et plus large, qui formait la *poignée* de l'épée ; une partie moyenne, de figure rectangulaire et plus longue que la précédente, qui en représentait le *corps* ou la *lame ;* et une partie inférieure, effilée, qui en constituait la *pointe.*

Sa longueur moyenne est de 19 centimètres, ainsi répartis entre ses trois portions : 5 pour la portion supérieure, 11 pour la portion moyenne, 3 pour la portion inférieure.

Sa largeur diffère pour chaque portion, et pour les divers points de l'étendue de celle-ci. — La poignée s'élargit d'abord, puis ne tarde pas à se rétrécir de plus en plus, et prend ainsi la figure triangulaire qui lui est propre. Sa plus grande longueur varie de 5 à 6 centimètres. — Le corps, au contraire, s'élargit un peu de haut en bas; sa largeur supérieurement est de 25 à 30 millimètres et inférieurement de 30 à 35. A l'union de sa première avec sa seconde portion, l'os présente donc un rétrécissement sensible. — La largeur de la pointe au niveau de sa base est de 15 à 20 millimètres.

La plus grande épaisseur de la poignée varie de 10 à 14 millimètres; l'épaisseur moyenne du corps est de 6 à 8; et celle de la pointe, de 2 à 3 sur sa partie la plus élevée.

La direction du sternum n'est pas verticale, mais un peu oblique de haut en bas et d'arrière en avant. Son diamètre longitudinal, suffisamment prolongé, irait tomber sur l'apophyse basilaire de l'occipital. Il ne faut pas juger, du reste, de cette direction d'après les squelettes artificiels, sur lesquels elle est ordinairement exagérée.

Allongé de haut en bas, et aplati d'avant en arrière, cet os nous offre à considérer : une face antérieure légèrement convexe; une face postérieure concave; deux bords, l'un droit et l'autre gauche; deux extrémités, l'une supérieure, ou grosse extrémité, l'autre inférieure, ou petite extrémité, appelée aussi *appendice xiphoïde*. — Pour le mettre en position, il faut tourner en avant sa face convexe, placer en haut son extrémité la plus épaisse, et incliner celle-ci un peu en arrière.

A. Face antérieure ou cutanée.

— Elle est plane transversalement, convexe de haut en bas. Sa convexité varie assez notablement suivant les individus. On la trouve en général plus accusée chez la femme que chez l'homme. Chez quelques-unes, elle devient si prononcée, que la partie supérieure du thorax présente une sorte de voussure, tandis que l'inférieure est au contraire plus ou moins rentrante.

A l'union de la partie supérieure avec la partie moyenne de l'os, on voit sur cette face une saillie transversale. A l'union de la partie moyenne avec l'appendice xiphoïde, il existe au contraire une dépression que limite à droite et à gauche le cartilage de la septième côte, et qui, ainsi limitée, constitue la *fossette sus-xiphoïdienne*, fossette sensible au toucher et à la vue, alors même que le sternum est recouvert par les parties molles. Lorsque cet os n'a pas encore parcouru toutes les phases de son développement, on remarque en outre sur le corps trois lignes transversales qui correspondent à la soudure des quatre pièces dont il se compose. Ces lignes disparaissent successivement et de bas en haut; souvent elles se réduisent à deux, à une, ou se montrent à l'état de simples vestiges, ou bien encore il n'en reste plus aucune trace.

La face antérieure du sternum donne attache, en haut, au muscle sterno-mastoïdien, et sur toute son étendue aux muscles grands pectoraux, dont les fibres aponévrotiques s'entrecroisent sur la ligne médiane, en se confondant avec celles du périoste. Plus superficiellement, cette face est recouverte par la peau.

On remarque quelquefois, à la partie inférieure du corps de l'os, un trou situé sur la ligne médiane, et assez grand parfois pour admettre l'extrémité du petit doigt. Cet orifice ne doit pas être considéré comme le résultat d'une altération ou comme un vice de conformation; il reconnaît pour cause une disposition particulière des points d'ossification correspondants.

B. Face postérieure ou médiastine. — Cette face est légèrement concave dans le sens longitudinal et dans le sens transversal. Elle présente un sillon au niveau de l'union de la partie supérieure avec le corps, et un autre sillon à l'union du corps avec l'extrémité inférieure. Lorsque l'os est parvenu au terme de son développement, ce dernier sillon disparaît; mais l'autre persiste ordinairement jusqu'à l'âge le plus avancé.

La face postérieure donne attache : supérieurement, aux muscles sterno-hyoïdiens et sterno-thyroïdiens; en bas et sur les côtés, aux muscles triangulaires du sternum. Sur toute son étendue, elle adhère par un tissu conjonctif lâche au médiastin antérieur. — Sa partie supérieure est en rapport avec la portion droite de la crosse de l'aorte, la veine cave descendante et le tronc veineux brachio-céphalique gauche. Sa partie moyenne recouvre le ventricule droit et l'oreillette droite du cœur. L'appendice xiphoïde correspond à la partie antérieure et médiane du diaphragme.

C. Bords. — Unis aux cartilages des sept premières côtes, les bords présentent, pour cette union, sept cavités articulaires, dans l'intervalle desquelles ils se dépriment en décrivant une courbe à concavité externe. Les espaces semi-lunaires compris entre les cavités deviennent d'autant plus courts qu'ils sont plus inférieurs; leur brièveté est telle inférieurement qu'ils semblent disparaître.

La plus élevée de ces cavités se voit aux deux extrémités du plus grand diamètre transversal de la portion supérieure de l'os; elle est très-superficielle, allongée de haut en bas, verticale et triangulaire. Cette cavité, ou plutôt cette surface, se continue avec le cartilage de la première côte. — Les suivantes sont composées de deux facettes, l'une supérieure, l'autre inférieure, qui forment un angle rentrant. Le sommet de l'angle répond à la soudure des deux parties sur lesquelles reposent ces facettes; il est très-aigu dans les premières périodes du développement de l'os. Mais lorsque toutes les pièces qui le constituaient primitivement se sont soudées entre elles, il s'émousse, puis s'arrondit, en sorte que la conformation des cavités articulaires varie assez notablement aux divers âges. Cependant la seconde, qui est située à l'union de la poignée avec le corps, conserve jusqu'à l'âge le plus avancé sa disposition anguleuse. Les dernières, situées sur une partie dont l'ossification est très-précoce, passent rapidement de la forme angulaire à la forme arrondie. La plus inférieure repose en partie sur la base de l'appendice xiphoïde.

D. Extrémité supérieure. — Elle représente la partie la plus large et la plus épaisse de l'os. On remarque, sur sa partie médiane, une échancrure qui a reçu le nom de *fourchette du sternum*. Cette échancrure, très-superficielle, lorsque le sternum est isolé, augmente beaucoup de profondeur lorsqu'il est articulé avec les clavicules par suite de la saillie considérable de ces dernières ; elle donne attache sur toute son étendue au ligament interclaviculaire. Cette étendue est du reste très-variable ; je l'ai vue se réduire à 7 ou 8 millimètres chez quelques individus, et mesurer jusqu'à 3 centimètres chez d'autres. — De chaque côté, l'extrémité supérieure présente une large facette qui regarde en haut, en dehors et un peu en arrière. Cette facette est concave de haut en bas, et légèrement convexe d'avant en arrière ; elle s'unit à l'extrémité interne de la clavicule.

E. Extrémité inférieure. — L'extrémité inférieure du sternum, constituée par l'appendice xiphoïde (de ξίφος, épée), contraste avec la précédente par sa minceur et sa forme effilée. Sous ce double point de vue, elle offre de très-grandes variétés individuelles. Ses faces restent toujours planes. Mais on la voit tantôt se rétrécir de haut en bas, pour se terminer par une pointe mousse ; tantôt conserver la même largeur sur toute son étendue, et représenter alors une lame rectangulaire ; quelquefois elle se bifurque, et les deux branches peuvent être semblables et symétriques, ou très-inégales. Lorsqu'elle prend la forme d'un petit rectangle, elle présente parfois un orifice dans sa partie centrale. — L'appendice xiphoïde reste très-longtemps cartilagineux. — Sa face postérieure est située sur le même plan que celle du corps ; elle répond au diaphragme et au péritoine, qui la séparent de l'estomac. Sa face antérieure est recouverte par les téguments. Son extrémité libre donne attache à la ligne blanche.

F. Conformation intérieure. — Le sternum, qui se rapproche des os longs par la prédominance de ses dimensions longitudinales, et des os larges par sa forme aplatie, semble se ranger dans la classe des os courts par sa conformation intérieure. L'étude de son développement va nous montrer qu'il a en effet pour origine un grand nombre de pièces soudées entre elles : ainsi constitué, il n'est en réalité qu'une agglomération d'os courts. Comme la plupart de ceux-ci, il se compose à peu près exclusivement de tissu spongieux. — La moelle contenue dans ses aréoles est remarquable par sa grande vascularité, par sa teinte d'un rouge vineux, et par son peu de consistance. —Le périoste du sternum présente une grande épaisseur ; il est riche aussi en vaisseaux. La structure éminemment vasculaire de cet os nous explique en partie la fréquence de ses maladies.

G. **Développement**. — Le sternum est, de tous les os de l'économie, celui dont l'évolution présente le plus de variétés. Nous étudierons la marche de l'ossification dans chacune des trois portions qui le composent.

a. *Mode d'évolution de la portion supérieure*. — Elle se développe ordinairement par un seul point osseux qui s'allonge de haut en bas. — Quelquefois elle a pour origine deux points situés l'un au-dessus de l'autre, le supérieur étant presque toujours le plus gros ; ou bien l'un à côté de l'autre, et d'un volume inégal aussi. — Dans certains cas plus rares, il se forme par trois points d'ossification que j'ai vus rangés en série longitudinale et en série transversale. Le point qui se trouve placé entre les deux autres est alors le plus volumineux. — Qu'ils soient uniques ou multiples, ces points apparaissent du cinquième au sixième mois de la vie fœtale. Ils s'accroissent lentement. A la naissance, le noyau osseux qui occupe le centre de la poignée s'étend à la moitié environ du cartilage.

b. *Mode d'évolution du corps*. — Le nombre des points d'ossification du corps dans quelques cas rares est de quatre seulement. Chez certains individus, il peut s'élever jusqu'à huit ou neuf. En général, on en compte de cinq à sept. Ils naissent de haut en bas. Les plus élevés se montrent du septième au huitième mois de la vie fœtale ; les suivants vers la fin de la grossesse. Les inférieurs ne naissent que huit ou dix mois après la naissance, et souvent beaucoup plus tard.

Ces noyaux osseux correspondent aux espaces intercostaux. Lorsqu'il en existe quatre, le premier répond au deuxième espace ; le deuxième au troisième, le troisième au quatrième, le quatrième aux cinquième et sixième, qui sont très-rapprochés. Plus nombreux, leur disposition reste la même ; seulement, au lieu d'un seul point pour chaque espace, il y en a deux. C'est ordinairement sur les espaces inférieurs qu'on observe ce dédoublement des points osseux.

Lorsque deux points occupent le même espace, ils sont situés l'un à côté de l'autre, mais rarement sur le même niveau ; presque toujours l'un est un peu plus élevé que l'autre. Le plus habituellement aussi l'un deux est un peu plus gros.

Si les deux points d'un même espace sont égaux et très-éloignés, et si ceux de l'espace voisin offrent la même disposition, ces quatre points peuvent ne pas arriver à la rencontre les uns des autres : c'est alors qu'on voit se produire un trou qui a pour siége l'intervalle compris entre la cinquième cavité articulaire droite et la cavité correspondante du côté gauche, cette région étant celle où le dédoublement des points osseux se rencontre le plus souvent.

Soudure des points d'ossification. — Les points latéraux se soudent d'abord entre eux. Comme ils sont en général inégaux, leur soudure répond assez rarement à la ligne médiane. Elle s'en rapproche d'autant plus, que leur inégalité est moins prononcée.

Lorsque les points latéraux se sont soudés, les pièces qui composent le corps du sternum se trouvent ramenées à quatre. Celles-ci se rapprochent alors pour se souder à leur tour. Leur union s'opère de bas en haut, c'est-à-dire dans un ordre inverse à celui qui préside à leur formation. Les deux pièces inférieures s'unissent à deux ou trois ans, quelquefois plus tard. La troisième se soude ensuite à la seconde; puis celle-ci à la première. La réunion débute constamment par la partie postérieure de l'os; pour chaque soudure elle marche de l'intérieur à l'extérieur.

c. *Évolution de l'appendice xiphoïde.* — Cet appendice se développe par un noyau osseux qui occupe sa base. Il n'est pas rare d'en rencontrer un second situé au-dessous du précédent. L'un et l'autre paraissent quelquefois vers la fin de la troisième année; mais ils peuvent aussi ne se manifester qu'à dix, quinze et même vingt ans. A cet âge, une grande partie de l'appendice est encore cartilagineuse. — De trente à quarante ou quarante-cinq ans, son ossification se complète; à cinquante ou soixante ans, elle se soude au corps de l'os.

Indépendamment de ces points primitifs, il existe deux épiphyses qui occupent les extrémités de la fourchette, et qui ont pour effet, lorsqu'elles se montrent, d'en augmenter la profondeur.

II. — Côtes.

Les *côtes* sont des os longs et plats qui s'enroulent autour des organes contenus dans le thorax, en s'étendant comme autant d'arcades des parties latérales du rachis vers les parties latérales du sternum.

Par suite de leur enroulement, ces arcs osseux répondent successivement aux parois postérieure, latérale et antérieure de la poitrine, et constituent ainsi la plus grande partie de cette cavité.

a. *Nombre.* — Les côtes sont au nombre de vingt-quatre : douze pour le côté droit, douze pour le côté gauche. On a quelquefois observé treize côtes du même côté, ou bien onze seulement.

Lorsqu'il existe une ou deux côtes surnuméraires, elles occupent ordinairement l'extrémité inférieure du cou, et sont formées par un prolongement de la partie antérieure de l'apophyse transverse de la septième vertèbre cervicale. Elles peuvent être situées aussi à la partie supérieure des lombes, et ont alors pour origine l'apophyse transverse de la première lombaire, qui ne s'est pas soudée au corps de la vertèbre. Qu'elles aient pour siége l'une ou l'autre région, les côtes surnuméraires ne représentent donc pas des organes nouveaux ou surajoutés ; chacune d'elles n'est qu'une partie de vertèbre qui se détache de l'anneau auquel elle appartient, et qui, ainsi détachée et isolée, reste presque toujours à l'état rudimentaire. Cependant elle peut aussi arriver à un développement complet ; car on a vu des côtes surnuméraires s'articuler en arrière avec la colonne vertébrale, et en avant avec la partie supérieure du sternum.

Lorsque le nombre des côtes diminue, cette réduction reconnaît pour cause : tantôt un arrêt de développement qui a été suivi de la soudure de la côte avec la vertèbre correspondante ; tantôt une perturbation de ce développement, qui a eu pour résultat une soudure de la côte avec une côte voisine. Dans le premier cas, on observe huit vertèbres cervicales ou six vertèbres lombaires ; dans le second, on rencontre une côte beaucoup plus large que les autres et s'articulant en arrière avec plusieurs vertèbres.

Les côtes sont distinguées entre elles sous les noms de *première*, *deuxième*, etc., en procédant de haut en bas. La première, étant recouverte par la clavicule et le grand pectoral, n'est accessible ni à la vue ni au toucher. Mais la seconde, qui répond par son cartilage à l'union de la poignée avec le corps du sternum, est en général facile à reconnaître : c'est elle par conséquent qu'il faut prendre comme point de repère pour la recherche ou la détermination de toutes les autres. Dans ce dénombrement, on peut aussi, à l'exemple de la plupart des médecins et des chirurgiens, procéder de bas en haut en prenant pour point de départ la dernière côte, que le doigt découvre facilement sous la peau.

b. *Classification et situation relative.* — Les côtes se divisent en deux classes : celles qui s'unissent au sternum, et celles qui n'ont aucune connexion avec cet os. Les premières, appelées *côtes sternales* ou *vraies côtes*, sont au nombre de sept. Les secondes, nommées *côtes asternales* ou *fausses côtes*, sont au nombre de cinq ; de même que les précédentes, on les désigne sous les noms de *première*, *seconde*, *troisième*, etc., en procédant des supérieures aux inférieures.

Les deux dernières fausses côtes se perdent par leur sommet dans l'épaisseur des parois de l'abdomen, et offrent une plus grande mobilité que toutes les autres, d'où la dénomination de *côtes flottantes*.

Les arcs costaux, échelonnés de haut en bas, ne se trouvent pas compris cependant dans le même plan vertical. La première côte est très-rapprochée de l'axe de la cavité thoracique ; la seconde côte s'en éloigne davantage, en sorte qu'elle déborde la précédente par toute sa circonférence ; la troisième est plus excentrique que la seconde, et la quatrième l'est plus aussi que la troisième. Les cinq côtes suivantes se tiennent à une distance à peu près égale du plan médian, et se superposent assez régulièrement. Les trois dernières s'en rapprochent d'autant plus, qu'elles deviennent plus inférieures.

Les côtes sont séparées par des intervalles que remplissent des plans musculaires, et qui portent le nom d'*espaces intercostaux*. La hauteur de ces espaces n'est pas la même pour tous; et en outre elle varie pour chacun d'eux dans les divers points de leur étendue. — Sur la partie moyenne du thorax, elle égale celle des côtes; sur la partie inférieure, elle est plus grande; et sur la partie supérieure, plus grande encore. Les deux premiers espaces l'emportent, à cet égard, sur tous les autres.

Les espaces intercostaux augmentent de hauteur d'arrière en avant; les côtes, en d'autres termes, sont plus rapprochées en arrière, et plus écartées en avant. Considérées dans leur ensemble, celles du même côté forment une sorte d'éventail, dont le sommet tronqué répond à la colonne dorsale, et dont la base serait représentée par une grande courbe à concavité postérieure, rasant leur extrémité cartilagineuse.

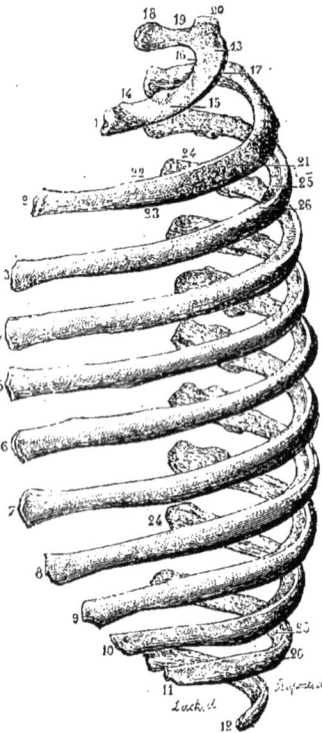

FIG. 116. — *Côtes gauches,*
face externe.

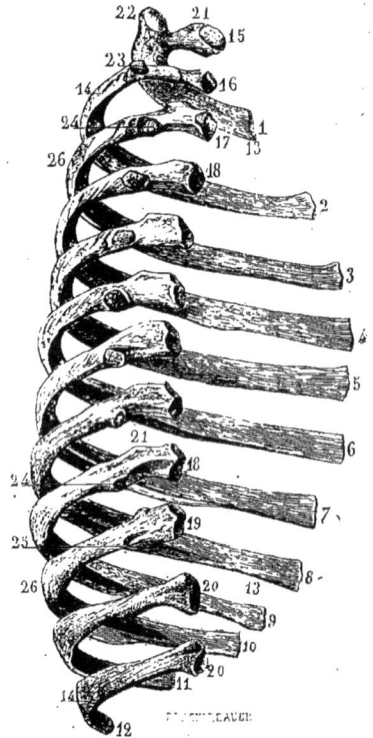

FIG. 117. — *Côtes gauches,*
extrémité postérieure.

FIG. 116. — 1 à 12. Extrémité antérieure des douze côtes gauches. — 13. Face supérieure de la première côte. — 14. Dépression qui correspond à la veine sous-clavière. — 15. Tubercule auquel s'insère le muscle scalène antérieur; en dehors et en arrière de ce tubercule, on observe une seconde dépression ou gouttière qui répond au passage de l'artère sous-clavière. — 16. Bord interne de la première côte, offrant une courbure d'un très-petit rayon. — 17. Son bord externe concentrique au précédent. — 18. Tête de cette côte. — 19. Son col. — 20. Son angle et sa tubérosité. — 21. Empreinte rugueuse de la seconde

c. *Dimensions des côtes.* — La longueur des côtes augmente de la première à la septième, et diminue ensuite de la huitième à la douzième. L'étendue de la dernière est, du reste, très-variable, tantôt plus grande et tantôt plus petite que celle de la première.

Leur largeur varie pour les divers points de leur étendue. — Sur les vraies côtes, ou côtes sternales, elle augmente d'arrière en avant; leur extrémité antérieure l'emporte très-sensiblement sous ce rapport sur la postérieure; mais elle est moins épaisse que celle-ci.—Pour les cinq dernières, c'est la partie moyenne de la côte qui est généralement la plus large; ce maximum de largeur correspond, pour les huitième, neuvième et dixième côtes, à l'union de leur tiers postérieur avec les deux tiers antérieurs.

d. *Direction des côtes.* — Situées à leur point de départ au devant des apophyses transverses des vertèbres du dos, les côtes, d'abord parallèles à ces apophyses, se portent horizontalement en dehors et en arrière; placées ensuite au devant des muscles spinaux auxquels elles donnent attache, elles se portent presque transversalement en dehors. Au niveau du bord externe de ces muscles, elles se coudent pour se diriger en bas, en dehors et en avant; puis s'infléchissent de nouveau au voisinage de leur terminaison pour se porter en bas, en avant et en dedans.

Il résulte de cette direction que toutes les côtes sont obliques relativement à la colonne vertébrale, et que leur axe forme, avec celui de cette colonne, un angle aigu inférieurement. L'obliquité, peu prononcée pour la première, augmente de haut en bas; la dernière s'incline tellement sur le rachis, que son sommet ne se trouve ordinairement séparé de la crête iliaque que par un intervalle de 6 à 7 centimètres. Sur les squelettes artificiels, les côtes sont loin d'offrir toute l'obliquité qui leur appartient, la plupart des fabricants étant dans l'usage de les élever le plus possible, afin de donner au thorax plus d'ampleur et une plus belle apparence.

La portion cartilagineuse des côtes rencontre aussi les bords du sternum sous une incidence plus ou moins oblique. La première forme avec les

côte, sur laquelle vient s'attacher le muscle grand dentelé. — 22. Son bord supérieur ou interne. — 23. Son bord inférieur ou externe. — 24, 24. Extrémité postérieure des côtes. — 25, 25. Partie postérieure de leur face interne. —26, 26. Partie antéro-latérale de leur face externe.

Fig. 117. — 1 à 12. Extrémité antérieure des douze côtes gauches. — 13, 13. Leur face interne. — 14, 14. Leur face externe. — 15. Tête de la première côte, présentant une facette articulaire unique et circulaire.—16. Tête de la seconde côte, offrant deux facettes, dont l'inférieure, plus grande, est seule apparente.—17. Tête de la troisième côte sur laquelle la facette supérieure, très-petite, se dérobe aussi à la vue. — 18, 18. Tête des six côtes moyennes dont les deux facettes sont moins inégales. — 19. Tête de la neuvième côte. —20, 20. Tête des deux dernières côtes, présentant une facette unique. —21, 21. Col des côtes. — 22. Tubérosité de la première côte. — 23. Facette articulaire de la tubérosité de la seconde côte. — 24, 24. Facette articulaire des sept côtes suivantes. —25. Facette articulaire de la dixième côte. — 26, 26. Angle des côtes.

bords de l'os un angle aigu supérieurement. La seconde leur est perpendiculaire. La troisième et toutes les autres sont obliquement ascendantes, et le sont d'autant plus, qu'elles occupent un rang plus inférieur ; l'angle compris entre elles et le sternum devient ainsi de plus en plus aigu à mesure qu'on se rapproche de la base du thorax.

e. *Courbures.* — Les côtes suivent le contour des viscères contenus dans la cavité thoracique ; ceux-ci affectant une forme conoïde, elles représentent des segments d'anneaux ; de là une première courbure, qu'on peut appeler *courbure d'enroulement.* — Ces segments d'anneaux ne sont pas horizontaux, mais très-obliquement descendants ; et dans le long trajet qu'ils décrivent, leur axe se contourne afin que leur concavité reste toujours exactement appliquée à la surface des organes. Chacun d'eux se comporte, en un mot, à la manière d'une spirale ; de là une seconde courbure, ou *courbure spiroïde*, qui a été décrite aussi sous le nom de *courbure de torsion.*

La courbure d'enroulement n'est pas régulière. A l'union de la paroi postérieure avec les parois latérales du thorax, les côtes changent assez brusquement de direction pour se porter en avant : elles forment ainsi un coude qui a reçu le nom d'*angle des côtes.* — Cet angle s'éloigne d'autant plus de la colonne vertébrale, que la côte est plus inférieure. Sur la seconde côte, l'intervalle qui le sépare de l'apophyse transverse correspondante n'excède pas 1 centimètre ; en descendant, on le voit s'écarter de plus en plus de ces apophyses, en sorte qu'inférieurement on le trouve à 6 ou 7 centimètres en dehors de celles-ci.—Sa partie saillante ou postérieure répond au bord externe des muscles spinaux ; elle est caractérisée par la présence d'une empreinte musculaire que limite une ligne obliquement dirigée en bas et en dehors. — Sa partie rentrante ou antérieure est arrondie ; elle embrasse le bord postérieur des poumons. — Au devant de l'angle et sur toute l'étendue des parois latérales de la poitrine, les côtes présentent une courbure beaucoup moins prononcée. Lorsqu'elles passent des parois latérales sur la paroi antérieure, leur courbure augmente un peu ; chez certains individus, elles se coudent même légèrement. Ce second coude, situé à 2, 3 ou 4 centimètres de leur extrémité terminale, n'est pas sensible sur leur face interne ; il s'accuse en dehors par une ligne peu apparente, oblique de haut en bas et d'avant en arrière.

La courbure spiroïde, ou courbure de torsion, se montre d'autant plus prononcée, que la côte est plus longue ; c'est donc sur les côtes moyennes qu'elle apparaît dans toute son évidence. Elle semble être le résultat de deux efforts diamétralement opposés, dont l'un porterait l'extrémité postérieure en dehors, et l'autre l'extrémité antérieure en dedans. Il suit de cette courbure : 1° que les côtes, posées sur un plan horizontal, ne touchent ce plan que par leur partie moyenne et une de leurs extrémités ; 2° que chacune de leurs faces présente trois parties différemment inclinées : sur la face externe, la partie postérieure regarde en bas, la moyenne en dehors, et l'antérieure en haut ; sur la face interne, on retrouve ces trois plans, mais dirigés en sens inverse.

f. *Configuration.* — Les côtes sont manifestement conformées sur le même type. Il suffit d'un simple coup d'œil jeté sur le thorax pour constater l'étroite parenté qu'elles présentent. Cependant il en est plusieurs qui se distinguent de toutes les autres par des caractères particuliers. Nous avons donc à étudier : 1° les caractères qui sont communs à la plupart d'entre elles ; 2° ceux qui sont propres à quelques-unes.

A. — Caractères généraux des côtes.

Envisagées dans leur conformation extérieure, les côtes nous offrent à considérer un corps et deux extrémités. — Pour les mettre en position et distinguer celles du côté droit de celles du côté gauche, il faut tourner en dehors leur face convexe, en bas leur bord le plus mince, en arrière et haut l'extrémité la plus recourbée.

a. **Corps ou partie moyenne des côtes.** — Très-allongé d'arrière en avant, aplati de dehors en dedans, il présente une face externe convexe, une face interne concave, un bord supérieur et un bord inférieur.

La *face externe* varie dans son inclinaison : celle des côtes supérieures regarde en haut, celle des côtes moyennes se tourne en dehors, celle des côtes inférieures se dirige en bas. — Cette face est divisée par l'angle des côtes en deux parties inégales : l'une, postérieure, courte ; l'autre, antéro-latérale, très-longue.

La partie postérieure ou dorsale, légèrement inclinée en bas sur toutes les côtes, est d'autant plus étendue que celles-ci sont plus inférieures. Les muscles sacro-lombaire, long dorsal et surcostaux, la recouvrent et s'y attachent. Elle n'est, en réalité, qu'une empreinte musculaire, d'où l'aspect un peu rugueux qu'elle présente.

La partie antéro-latérale, d'autant plus longue relativement à la précédente, que la côte occupe une situation plus élevée, offre au contraire un aspect uni. Au niveau de l'angle antérieur, on remarque chez quelques individus, sur les six dernières côtes, une empreinte très-superficielle, qui correspond à l'insertion des muscles grand dentelé, grand dorsal, et grand oblique de l'abdomen.

La *face interne* varie comme la précédente dans son inclinaison, mais en sens inverse : celle des côtes supérieures s'incline en bas, celle des côtes moyennes en dedans, celle des côtes inférieures en haut. — Cette face est formée aussi de deux portions bien différentes : 1° d'une portion supérieure ou principale, qui répond à la plèvre ; 2° d'une portion inférieure

destinée à loger l'artère et les veines intercostales. —La portion supérieure,
d'abord assez large, se rétrécit à mesure qu'on se rapproche de l'angle
costal, puis s'accroît progressivement à partir de cet angle pour atteindre
en avant sa plus grande largeur. — La portion inférieure constitue une
gouttière ; elle commence en arrière de l'angle, s'élargit progressivement,
acquiert sa plus grande largeur et sa plus grande profondeur un peu au
devant de celui-ci ; devient ensuite de plus en plus superficielle, et finit
par se confondre avec le bord inférieur vers l'union du tiers antérieur avec
les deux tiers postérieurs de la côte. La lèvre supérieure de la gouttière

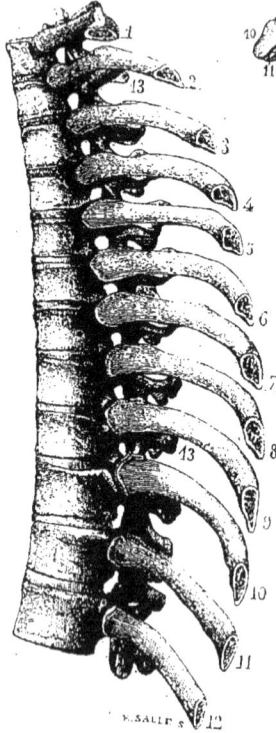

FIG. 118. — Côtes
en rapport
avec les vertèbres.

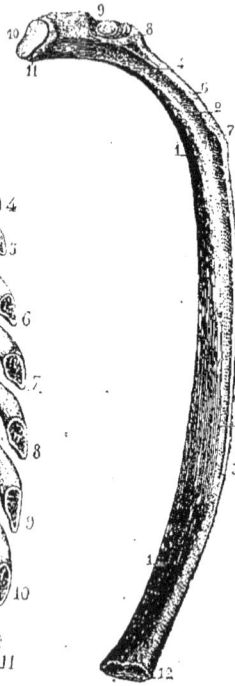

FIG. 119. — Côte moyenne,
face interne
et courbure de torsion.

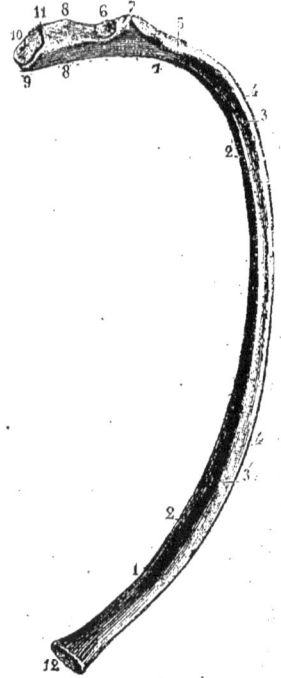

FIG. 120. — Même côte,
bord inférieur
et courbure d'enroulement.

FIG. 118. — 1. Extrémité postérieure de la première côte gauche, dont la tête s'unit à
la facette supérieure de la première vertèbre dorsale. — 2. Extrémité postérieure de la
deuxième côte, dont la tête s'articule par sa facette inférieure, plus large, avec la seconde
vertèbre dorsale, et par sa facette supérieure, très-petite, avec la première. — 3, 4, 5, 6,
7, 8, 9. Extrémité postérieure des sept côtes suivantes. — 10. Dixième côte, s'articulant ici
avec la dixième et la neuvième vertèbre dorsale ; mais, en général, elle n'est pas en rapport avec cette dernière. — 11, 12. Onzième et douzième côtes, dont la tête s'articule avec
une seule vertèbre. — 13, 13. Apophyses transverses, s'unissant par leur sommet avec la
facette articulaire de la tubérosité des côtes.

FIG. 119. — 1, 1. Face interne de la côte. — 2, 2. Gouttière. — 3. Extrémité antérieure
de cette gouttière. — 4. Sa lèvre interne, très-rapprochée en arrière du bord supérieur, se

est mousse ; elle donne attache aux muscles intercostaux internes ; sa lèvre inférieure, très-mince et presque tranchante, se confond avec le bord correspondant de la côte ; elle donne attache aux muscles intercostaux externes.

Le *bord supérieur* est très-épais. Sur toutes les côtes sternales, à l'exception de la première, il présente en arrière une véritable gouttière plus ou moins accusée, suivant les individus. Cette gouttière permet de lui considérer une lèvre externe qui donne attache aux intercostaux externes, et une lèvre interne à laquelle s'insèrent les intercostaux internes.

Le *bord inférieur* est mince au niveau de la gouttière des côtes, creusée à ses dépens. En avant, où cette gouttière disparaît, il offre la même épaisseur que le bord supérieur.

b. **Extrémités.** — On les distingue en postérieure et antérieure. La première a été aussi appelée extrémité supérieure, extrémité vertébrale, et la seconde, extrémité inférieure, sternale ou cartilagineuse. Elles diffèrent très-notablement l'une de l'autre.

L'*extrémité postérieure* ou *vertébrale* comprend toute cette partie de la côte qui s'étend du corps des vertèbres au sommet de leurs apophyses transverses. Elle est située immédiatement au devant de ces apophyses, qui représentent pour chaque côte une colonne d'appui. — Trois parties contribuent à la former : la tête, la tubérosité et le col.

La *tête* des côtes est cette partie par laquelle elles s'articulent avec le corps des vertèbres. Elle offre deux demi-facettes pour s'unir aux facettes correspondantes de ces corps. Ces deux facettes sont séparées par une crête mousse qui donne attache à un ligament.

La *tubérosité des côtes* est constituée par une saillie, dont la partie supérieure, plus volumineuse et arrondie, donne attache au ligament transverso-costal postérieur. Sur la partie inférieure de cette saillie, on remarque une facette circulaire qui s'en trouve souvent séparée par un sillon curviligne. Cette facette s'articule avec celle de l'apophyse transverse correspondante. Elle regarde en arrière sur les trois ou quatre premières côtes, en arrière et en bas sur les côtes suivantes.

Le *col*, étendu de la tête à la tubérosité, n'est ni rétréci, ni arrondi, mais aplati d'avant en arrière. Il résulte de cet aplatissement : 1° que le col offre

confondant en avant avec le bord inférieur et indiquant par sa direction la courbure spiroïde de l'os. — 5. Partie de la face interne sur laquelle il n'existe plus aucune trace de gouttière. — 6, 6. Bord inférieur de la côte. — 7. Partie la plus saillante de ce bord. — 8. Tubérosité. — 9. Facette articulaire de cette tubérosité. — 10. Épiphyse et facette articulaires de la tête de la côte. — 11. Lame cartilagineuse unissant l'épiphyse au col. — 12. Facette semi-ovoïde de l'extrémité antérieure de la côte.

Fig. 120. — 1, 1. Courbure d'enroulement. — 2, 2. Face interne. — 3, 3. Gouttière. — 4, 4. Bord inférieur. — 5. Partie saillante de ce bord. — 6. Facette articulaire de la tubérosité. — 7. Partie saillante de la tubérosité. — 8, 8. Col de la côte. — 9. Tête. — 10. Son épiphyse et sa facette articulaire. — 11. Lame cartilagineuse qui unit cette épiphyse au col. — 12. Facette semi-ovoïde de l'extrémité antérieure de la côte.

en général un peu plus de largeur que la partie du corps avec laquelle il se continue ; 2° qu'il est plus mince et représente la partie la moins résistante de la côte ; il en représenterait aussi la partie la plus fragile, s'il n'était uni de la manière la plus solide à l'apophyse transverse qui lui sert de tuteur et qui résiste pour lui. — Sa face postérieure est inégale, concave, quelquefois plane ou même légèrement convexe. Elle donne attache à un ligament qui l'unit à l'apophyse transverse. — Sa face antérieure, plane et lisse, se continue sans ligne de démarcation avec la face interne du corps. — Son bord supérieur présente souvent une petite saillie sur laquelle s'insère le ligament transverso-costal supérieur. — Son bord inférieur, rectiligne, se continue avec la lèvre supérieure de la gouttière des côtes.

L'*extrémité antérieure* ou *cartilagineuse* est la partie la plus large des côtes. Elle présente une facette elliptique, concave et inégale, pour s'unir à l'extrémité correspondante des cartilages costaux. La partie qui porte cette facette est un peu plus épaisse que celle qui la précède ; les cartilages costaux offrant plus d'épaisseur que les côtes, au moment où elles vont les atteindre, celles-ci se renflent très-légèrement.

Conformation intérieure. — Les côtes sont formées de deux couches de tissu compacte, qui se continuent au niveau des bords, et d'un long ruban de tissu spongieux. — Les couches compactes présentent leur plus grande épaisseur au niveau de l'angle et de la partie moyenne du corps ; elles s'amincissent à mesure qu'on se rapproche des extrémités. Sur la tête des côtes et sur leur extrémité antérieure, elles se réduisent à l'état d'une simple pellicule. — La couche spongieuse se compose de lamelles et de filaments très-solides qui circonscrivent des aréoles ; celles-ci communiquent très-largement entre elles, mais offrent, du reste, la même disposition au centre et aux extrémités.

Développement. — Les côtes sont remarquables par la précocité de leur évolution. Elles passent immédiatement de l'état celluleux à l'état osseux et se montrent du quarantième au cinquantième jour de la vie fœtale. Leur ossification s'opère avec une telle rapidité, qu'elle semble envahir, pour ainsi dire d'emblée, toute leur étendue. Dès qu'elles apparaissent, elles prennent l'aspect d'un long fil osseux qui offre à peine un millimètre, et qui circonscrit déjà toute une moitié du thorax. — Chacune d'elles a pour origine un seul point d'ossification primitif.

Plus tard, on voit naître trois points complémentaires : un pour la partie saillante de la tubérosité, un pour la facette articulaire de celle-ci, et un troisième pour la facette articulaire de la tête.

Ces trois épiphyses se développent de seize à dix-sept ans. Leur apparition est à peu près simultanée. Cependant j'ai pu constater que l'épiphyse supérieure de la tubérosité précède assez souvent les deux autres. Vient ensuite l'épiphyse inférieure, puis celle de la tête. — Mais elles diffèrent beaucoup plus par l'époque à laquelle elles se soudent. L'épiphyse supérieure se soude la première et très-rapidement; on ne la trouve déjà plus à dix-huit ans, et quelquefois même à dix-sept. — L'épiphyse inférieure se soude en général de dix-huit à vingt ans. — Celle de la tête de la côte se soude de vingt-deux à vingt-quatre ans.

B. — Caractères particuliers à quelques côtes.

Les côtes qui possèdent des caractères particuliers sont au nombre de quatre : la première, la deuxième, la onzième et la douzième.

Première côte. — Elle est moins oblique que les autres; beaucoup moins longue, et notablement plus large; courbée suivant ses bords, et non suivant ses faces. Le rayon de sa courbure d'enroulement est court; sa courbure de torsion est très-peu prononcée, quelquefois tout à fait nulle, en sorte que lorsqu'on la pose sur un plan horizontal, elle le touche ordinairement par ses deux extrémités. Son angle est très-saillant; mais, au lieu d'être situé sur le corps, il répond à l'union de celui-ci avec l'extrémité postérieure de la côte. C'est donc bien à tort que les auteurs s'accordent à en nier l'existence.

Corps. — Il augmente graduellement de largeur d'arrière en avant. Sa face supérieure regarde en haut et un peu en dehors. On y remarque deux dépressions séparées par un tubercule. Celui-ci, en général très-petit, souvent à peine apparent, répond à la partie moyenne du bord interne; il donne attache au tendon du muscle scalène antérieur. La dépression située à son côté interne est recouverte par la veine sous-clavière; celle qui occupe son côté externe supporte l'artère correspondante. — La face inférieure, plane ou légèrement convexe, s'incline en dedans. Elle est dépourvue de gouttière.

Des deux bords, l'un est interne, concave et mince; l'autre externe, convexe, plus mince à sa partie moyenne qu'à ses extrémités.

Extrémité postérieure. — Elle est rectiligne et beaucoup plus étroite que les autres parties de la côte. — La tête, arrondie, présente une facette unique, circulaire, qui s'articule avec la facette supérieure de la première vertèbre dorsale. — La tubérosité, très-saillante, occupe le sommet du coude de la côte; le bord externe du corps et le bord postérieur du col, en se réunissant sur ce sommet, forment un angle droit ou presque droit chez la plupart des individus, en sorte que cette côte, considérée comme dépourvue d'angle, est caractérisée au contraire par sa forme essentiellement anguleuse. — Le col n'est pas aplati d'avant en arrière, mais de haut en bas. Il s'unit à l'apophyse transverse de la première dorsale par son bord postérieur; son bord antérieur, rectiligne, forme, avec le bord concave du corps, la partie rentrante de l'angle de la côte.

L'extrémité antérieure de la première côte en représente la partie la plus épaisse ; elle en est aussi la partie la plus large.

En résumé, la première côte diffère de toutes les autres : 1° par sa largeur et sa brièveté ; 2° par ses faces, presque horizontales, et courbées suivant leurs bords ; 3° par leur courbure de torsion, nulle ou peu prononcée ; 4° par leur angle, qui répond à la tubérosité et qui est très-saillant, presque droit ; 5° par leur col, étroit, rectiligne et aplati de haut en bas.

Deuxième côte. — Elle est moins large que la première, mais d'une longueur à peu près double ; très-courbée suivant ses bords, et à peine suivant ses faces. — Le rayon de sa courbure d'enroulement offre aussi beaucoup plus d'étendue. — Sa courbure de torsion fait en général complétement défaut, en sorte que, posée sur un plan horizontal, elle le touche par ses deux extrémités et sa partie moyenne. — Son angle, très-peu accusé, se trouve situé à 1 centimètre en dehors de la tubérosité.

Corps. — La face externe, tournée en haut, présente, sur sa partie moyenne, une empreinte rugueuse à laquelle s'attache le muscle grand dentelé. — La face interne, tournée en bas, est dépourvue de gouttière. — Sur le bord supérieur il en existe une, quelquefois très-superficielle, mais en général assez prononcée ; cette gouttière supérieure commence au niveau de l'angle de la côte, et se prolonge jusqu'à l'empreinte située sur la face externe. — Le bord inférieur est parallèle au précédent et beaucoup plus excentrique.

Extrémité postérieure. — La tête de la côte et sa tubérosité ne diffèrent pas sensiblement de celles des côtes suivantes. Le col, très-étroit, irrégulièrement arrondi, ou un peu aplati d'avant en arrière, établit la transition entre celui qui le précède et ceux qui le suivent. Sa partie supérieure se continue avec la gouttière creusée sur le bord correspondant, sa partie antérieure avec la lèvre interne de ce bord, et sa partie inférieure avec la face interne de la côte.

L'extrémité antérieure est plus étroite que la partie moyenne de la côte, et plus étroite aussi que celle des autres côtes sternales.

En résumé : courbure d'enroulement suivant ses bords très-prononcée, courbure de torsion nulle, angle très-mousse situé à 1 centimètre en dehors de la tubérosité, empreinte musculaire sur sa face externe, absence de gouttière sur sa face interne, col étroit et irrégulièrement cylindrique, extrémité antérieure plus étroite que le corps, tels sont les attributs qui sont propres à la seconde côte, et qui permettent de la reconnaître au milieu de toutes les autres.

Onzième côte. — Son angle est très-éloigné de la tête ; sa gouttière étroite et superficielle. Son extrémité postérieure se continue sans ligne de démarcation avec le corps ; elle n'offre aucune trace de tubérosité ; on n'y remarque également aucun vestige de facette articulaire. Sur la tête, il existe une facette unique qui s'articule avec la facette unique aussi du corps de la onzième dorsale.

Douzième côte. — Comme la première, elle a pour attribut sa brièveté. En outre elle ne présente ni angle, ni gouttière, ni tubérosité. Sur la tête, il existe une facette unique, large et plane, qui s'articule avec celle du corps de la douzième dorsale. Son extrémité antérieure se termine par une pointe plus ou moins aiguë.

III. — **Cartilages costaux.**

Toutes les côtes sont prolongées en avant par des cartilages auxquels le thorax est redevable de l'élasticité qu'il présente.

Ces cartilages, au nombre de douze, se distinguent comme les côtes, dont ils constituent une dépendance, par les noms numériques de *premier, second, troisième,* etc., en procédant de haut en bas. Les sept premiers s'étendent des côtes correspondantes aux bords du sternum. Les huitième, neuvième et dixième se terminent sur la moitié inférieure des rebords cartilagineux de la poitrine, qu'ils contribuent à former. Les deux derniers, isolés de ceux qui précèdent et indépendants aussi l'un de l'autre, se perdent dans l'épaisseur des muscles de la paroi abdominale antérieure.

Dimensions. — La largeur des cartilages est égale à celle des côtes, à leur point de départ ; mais, pour la plupart d'entre eux, elle diminue à mesure qu'ils se rapprochent du sternum. Le premier est constamment le plus large ; le second est un des plus étroits. La largeur de ceux qui suivent augmente jusqu'au septième, et diminue ensuite de plus en plus du huitième au douzième.

Leur épaisseur est plus considérable que celle des côtes ; mais celles-ci, à leur extrémité antérieure, se renflent légèrement, en sorte que sur ce point les côtes et les cartilages présentent des dimensions et une forme parfaitement identiques. Ils empruntent à leur épaisseur, ainsi qu'à leur élasticité, à leur brièveté et à leur nombre, une somme de résistance telle, que leur solution de continuité est aussi rare que celle des côtes est fréquente.

Leur longueur augmente de haut en bas pour les cartilages des côtes sternales, et diminue au contraire pour ceux des côtes inférieures. — Celui de la première côte offre une étendue de 2 centimètres ; ceux de la seconde et de la troisième, une étendue de 2 à 3 centimètres. Les suivants s'allongent de plus en plus jusqu'au septième, qui mesure de 12 à 14 centimètres. Le huitième se réduit à 10 centimètres, le neuvième à 7, le dixième à 4, le onzième à 2, le dernier à 6 ou 8 millimètres.

Direction. — Considérés dans leur ensemble, les cartilages costaux convergent des côtes vers le sternum. — Le premier, dirigé en bas, en avant et en dedans, fait avec cet os un angle très-obtus inférieurement. Le second lui est perpendiculaire. Le troisième, obliquement ascendant, forme avec ses bords un angle obtus supérieurement, aigu inférieurement. Les quatrième, cinquième, sixième et septième se dirigent d'abord en bas, en avant et en dedans, comme les côtes qu'ils prolongent, et se coudent ensuite pour remonter vers son extrémité inférieure, à laquelle ils s'unissent sous une incidence de plus en plus oblique. Les huitième, neuvième et dixième se comportent de la même manière, mais ne s'élèvent pas jusqu'au sternum. Il suit de ces différences de direction :

1º Que les deux premiers espaces intercartilagineux sont notablement plus grands.

2º Que les deux espaces suivants sont égaux en dehors aux espaces intercostaux, mais diminuent progressivement à mesure qu'on se rapproche du sternum.

3º Que les autres, très-grands aussi en dehors, se réduisent rapidement, puis disparaissent par suite de la juxtaposition des cartilages. Cette juxtaposition ne se produit en général qu'au voisinage du sternum, sur une étendue qui varie suivant les individus.

Le cartilage de la huitième côte s'applique au bord inférieur du septième, et se termine sur sa partie moyenne un peu au-dessous du sommet de l'appendice xiphoïde. Celui de la neuvième s'applique au bord inférieur du précédent, et se termine aussi sur sa partie moyenne; celui de la dixième se comporte de même. Ainsi superposés, ils constituent les rebords cartilagineux droit et gauche, séparés l'un de l'autre par un espace angulaire, dont l'appendice xiphoïde occupe le sommet.

Très-différents par leur situation, leurs dimensions et leur direction, les cartilages présentent la plus grande analogie de conformation, de connexions et de structure.

Caractères généraux des cartilages.

1º *Configuration*. — La forme des cartilages reproduit celle des côtes; ils sont seulement un peu plus épais, en sorte qu'on pourrait les comparer à des segments de cylindres aplatis d'avant en arrière. On leur considère deux faces, deux bords et deux extrémités.

La face antérieure, convexe, est recouverte par le grand pectoral supérieurement, par le grand droit et le grand oblique de l'abdomen inférieurement.

La face postérieure, concave, répond pour les cinq ou six premiers aux vaisseaux mammaires internes, au muscle triangulaire du sternum et à la plèvre; pour les six autres, au diaphragme et au muscle transverse de l'abdomen.

Le bord supérieur est concave pour la plupart d'entre eux, l'inférieur convexe ; tous deux sont arrondis d'avant en arrière. Ils prolongent les espaces intercostaux, et donnent attache aux muscles qui remplissent ces espaces.

Leur extrémité externe présente une facette elliptique, verticale, qui se continue avec l'extrémité antérieure des côtes.

Leur extrémité interne diffère pour le cartilage de la première côte, pour les six cartilages suivants, et pour les cinq derniers. — Celui de la première côte présente une facette plane, ovalaire, qui s'unit par simple juxtaposition à une facette semblable de la poignée du sternum. Lorsque cet os s'ossifie, il se soude au cartilage, en sorte que, chez l'adulte, il y a toujours continuité de l'un à l'autre. — Les six cartilages suivants se terminent en dedans par un angle saillant que reçoivent les angles rentrants, échelonnés sur les bords de l'os. Le sommet de l'angle répond à la ligne de jonction des deux pièces qui forment l'angle rentrant; sa facette supérieure s'unit à la facette de la pièce la plus élevée, et l'inférieure à celle de la pièce sous-jacente. Après l'ossification complète du sternum, les angles saillants et rentrants s'émoussent peu à peu et se trouvent remplacés, du côté des cartilages par une saillie hémisphérique, du côté du sternum par une facette de même forme.

Les cinq derniers cartilages s'effilent progressivement dans leur moitié terminale ou ascendante, qui est conoïde et toujours beaucoup moins volumineuse que l'externe.

On voit souvent les cartilages de la cinquième, de la sixième et de la septième côte s'unir entre eux par leurs bords. Ils présentent alors pour cette union des facettes articulaires qui tantôt reposent sur le bord même de la côte, et tantôt sont supportées par des saillies plus ou moins perpendiculaires à leur direction.

La structure des cartilages costaux est celle de tous les organes du même ordre. Ils sont entourés d'une membrane fibreuse, ou *périchondre*, remarquable par son épaisseur et sa vascularité.

Dans le jeune âge, ces cartilages sont blancs, souples et très-élastiques, surtout les inférieurs. De quarante à cinquante ans, ils deviennent jaunâtres, plus fermes, plus cassants. C'est alors qu'on voit naître, sous la face profonde du périchondre, des noyaux osseux lamelliformes, qui se multiplient, s'étendent et finissent chez quelques individus par entourer presque entièrement le cartilage. En même temps d'autres noyaux osseux se forment dans l'épaisseur même de celui-ci. On pourrait croire que des cartilages ainsi envahis par un travail d'ossification qui attaque tout à la fois leur partie périphérique et leur partie centrale, doivent passer assez rapidement de l'état cartilagineux à l'état osseux; il n'en est rien cependant, ce travail marche toujours avec une extrême lenteur. Il est très-rare, même dans la vieillesse la plus avancée, de trouver des cartilages costaux complétement ossifiés.

§ 2. — Du thorax en général.

Le thorax est une des trois grandes cavités du corps. Situé entre le crâne et l'abdomen, qui n'est représenté sur le squelette que par sa partie inférieure ou pelvienne, il établit la transition de l'un à l'autre, participant du premier par la fixité de sa forme et sa résistance, du second par la mobilité et la composition de ses parois.

Cette cavité renferme les poumons, organes essentiels de la respiration, et le cœur, organe central de la circulation. Le sang afflue de toutes les parties du corps vers les premiers pour se régénérer au contact de l'air; ainsi épuré et régénéré, il est projeté par le second vers ces mêmes parties auxquelles il porte la chaleur et la vie. Nos organes sont donc d'autant plus assurés de recevoir les éléments réparateurs nécessaires à chacun d'eux, qu'ils se trouvent plus rapprochés des poumons et du cœur, véritable foyer de la vie nutritive. La cavité crânienne et la cavité abdominale, ou plutôt l'encéphale et les viscères abdominaux, en subissent l'influence presque immédiate. Les membres supérieurs s'en éloignent davantage, et les membres inférieurs plus encore; de là, pour l'extrémité terminale de ceux-ci, une vitalité moindre, une tendance plus grande au refroidissement, des infiltrations séreuses et même des gangrènes plus fréquentes.

Appelée à protéger des organes qui s'emplissent et se vident tour à tour, et dans lesquels l'air atmosphérique devait incessamment se renouveler, la cavité thoracique, pour opérer ce renouvellement, se dilate et resserre; elle joue, en un mot, le rôle d'une pompe aspirante et foulante. Considérée sous ce point de vue, elle se compose de trois parties qui prennent à sa dilatation une part très-différente :

1° D'une partie postérieure, médiane, fixe, immobile, servant de point d'appui à toutes les autres, c'est la colonne dorsale.

2° De deux parties latérales, représentant chacune un large éventail, dont les pièces se rapprochent et s'éloignent alternativement : ce sont les côtes.

3° D'une partie antérieure remplissant l'office d'une clef de voûte s'élevant lorsque ces éventails se développent, s'abaissant lorsqu'ils se referment.

La destination du thorax nous explique sa structure à la fois osseuse, cartilagineuse et musculaire. Ces trois éléments cependant ne prennent pas à sa composition une part égale : l'élément cartilagineux est le moins important; viennent ensuite l'élément osseux et l'élément musculaire, qui sont répartis en quantité à peu près égale. Sur le squelette, où ce dernier élément se trouve retranché, le thorax est percé à jour de toutes parts, en sorte qu'il a pu être comparé à une sorte de cage.

Sa forme est celle d'un cône comprimé d'avant en arrière, dont la base répond à l'abdomen, et le sommet tronqué à la partie inférieure du cou.

La cavité thoracique nous offre à considérer sa direction et ses dimensions, sa configuration extérieure et intérieure, et son développement.

A. — **Direction du thorax.**

Le cône constitué par la cavité thoracique n'est pas régulier et ne possède pas d'axe, à proprement parler, ou du moins il ne possède pas un axe qui soit commun à toutes ses parois. En l'examinant sous ce point de vue, on peut reconnaître qu'il en présente réellement trois : un médian et deux latéraux.

L'axe médian exprime la direction des parois antérieure et postérieure : il est oblique de haut en bas et d'arrière en avant.

Les axes latéraux expriment la direction de chacune des moitiés du thorax : ils sont obliques de haut en bas et de dedans en dehors. En haut, ces derniers se rapprochent beaucoup du plan médian ; légèrement prolongés, ils le rencontreraient sous un angle très-aigu. Inférieurement, ils s'en éloignent d'autant plus que le diamètre transversal de la cavité est plus étendu. C'est autour des axes latéraux que les côtes décrivent leur courbure d'enroulement. La longueur des axes latéraux est notablement plus grande que celle de l'axe médian.

B. — **Dimensions du thorax.**

Les dimensions du thorax ne sauraient être étudiées avec trop de soin ; car on chercherait vainement dans l'économie un appareil où l'énergie de la fonction soit aussi rigoureusement liée au volume des organes. Une poitrine largement développée accuse toujours des poumons volumineux, une respiration puissante, une circulation rapide, une nutrition active, un grand développement des muscles ; elle annonce, en un mot, la plénitude de la vie et la vigueur de la constitution : heureux priviléges qui coïncident avec la saillie et la rondeur des épaules, en sorte qu'aux dimensions de celles-ci on peut juger, au premier coup d'œil, de l'ampleur du thorax.

Lorsque cette cavité est étroite, les clavicules deviennent comparativement trop longues ; les épaules se détachent en arrière comme des ailes. Elles sont saillantes aussi en haut et en dehors ; mais la saillie qu'on observe alors est anguleuse ; et les membres thoraciques tombent de chaque côté, à l'instar des manches d'un vêtement qu'on aurait suspendu à un porte-manteau. L'aspect des individus ainsi conformés contraste étrangement avec celui d'un homme aux larges et puissantes épaules.

Le plan médian du thorax augmente de largeur en descendant. Le plan transversal de chacune des moitiés latérales s'élargit de haut en bas jusqu'à la huitième ou neuvième côte, et l'antéro-postérieur de haut en bas aussi jusqu'à la base de l'appendice xiphoïde.

Le diamètre vertical le plus long, mesuré sur un thorax réduit à ses parties dures, s'étend du bord interne de la première côte au bord inférieur de la dernière ; il est en moyenne de 29 centimètres chez l'homme. Mais la plèvre qui revêt les parois de cette cavité, et qui en fixe les limites véritables, s'élève un peu au-dessus de la première côte ; la longueur réelle du diamètre vertical est donc un peu supérieure à sa longueur apparente. Or c'est ce diamètre réel qu'il importe surtout de connaître, et que je me suis attaché à déterminer. Sur le cadavre, sa détermination est facile. Sur le vivant, il n'en est pas ainsi, parce que nous manquons de point de repère pour son extrémité supérieure. En explorant sous ce point de vue tout le contour de la poitrine, j'ai reconnu qu'une ligne verticale passant par le mamelon, se terminant en haut sur la clavicule, en bas sur le rebord des fausses côtes, l'exprimait d'une manière très-approximative.

Le diamètre transversal est celui dont l'évaluation offre le plus d'intérêt, les poumons occupant les parties latérales de la poitrine.

Le diamètre antéro-postérieur médian nous indique surtout l'étendue de l'emplacement réservé au cœur. Il importe qu'il ne soit pas trop court ; car alors cet organe, ne trouvant plus entre la colonne vertébrale et le sternum une place suffisante, s'empare d'une partie de l'espace réservé au poumon gauche, dont le volume, déjà plus petit que celui du poumon droit, subit alors une nouvelle réduction.

1° Des dimensions du thorax chez l'homme.

J'ai mesuré les trois principaux diamètres de cette cavité chez vingt-quatre individus dont la poitrine était régulièrement conformée ; et afin d'apprécier l'influence que la taille pouvait avoir sur leur étendue, j'ai pris soin de classer ces individus en deux séries égales, mettant d'un côté tous ceux de petite stature, de l'autre ceux de stature plus élevée.

PREMIÈRE SÉRIE. — *Dimensions du thorax chez les hommes d'une taille de* 1m,54 *à* 1m,65.

Age.	Taille.	Diamètre transverse.	Diamètre antéro-postér.	Diamètre vertical postér.	Diamètre vertical antér.
	m	m	m	m	m
19 ans........	1,54	0,280	0,185	0,280	0,155
20 ans........	1,58	0,255	0,170	0,300	0,150
38 ans........	1,60	0,245	0,170	0,310	0,160
60 ans........	1,61	0,230	0,170	0,310	0,130
36 ans........	1,62	0,315	0,210	0,310	0,165
32 ans........	1,63	0,310	0,215	0,315	0,170
35 ans........	1,63	0,260	0,185	0,345	0,155
38 ans........	1,63	0,285	0,215	0,310	0,165
30 ans........	1,64	0,285	0,215	0,290	0,160
71 ans........	1,64	0,290	0,210	0,315	0,165
42 ans........	1,65	0,290	0,205	0,330	0,175
55 ans........	1,65	0,275	0,220	0,325	0,140
Dimens. moyennes..	1,62	0,276	0,197	0,310	0,157

DEUXIÈME SÉRIE. — *Dimensions du thorax chez les hommes d'une taille de* 1m,67 *à* 1m,78.

Age.	Taille.	Diamètre transverse.	Diamètre antéro-postér.	Diamètre vertical postér.	Diamètre vertical antér.
	m	m	m	m	m
52 ans.......	1,67	0,310	0,225	0,310	0,165
25 ans.......	1,69	0,280	0,195	0,330	0,175
36 ans.......	1,69	0,285	0,185	0,330	0,155
22 ans.......	1,70	0,270	0,210	0,350	0,170
21 ans.......	1,71	0,280	0,200	0,340	0,160
19 ans.......	1,72	0,285	0,200	0,320	0,165
58 ans.......	1,72	0,260	0,190	0,300	0,155
60 ans.......	1,72	0,255	0,195	0,300	0,155
69 ans.......	1,73	0,300	0,230	0,310	0,160
67 ans.......	1,75	0,285	0,240	0,350	0,175
76 ans.......	1,75	0,260	0,200	0,300	0,160
49 ans.......	1,78	0,305	0,200	0,330	0,175
Dimens. moyennes..	1,72	0,281	0,205	0,322	0,164

En comparant les résultats moyens de ces deux séries, on peut remarquer que dans la seconde, où la taille est plus élevée en moyenne de 10 centimètres, le diamètre transverse ne surpasse le diamètre correspondant de la première que de 5 millimètres, l'antéro-postérieur de 8, et le vertical de 12. C'est donc, ainsi qu'on aurait pu le prévoir, sur le diamètre vertical que la structure exerce le plus d'influence ; et cependant l'allongement qu'il subit lorsque la taille s'élève ne représente en moyenne que le dixième de l'accroissement de celle-ci. Cette influence de la taille sur les dimensions du thorax est par conséquent bien faible. On pourrait même dire qu'elle est presque nulle sur le diamètre transverse, celui de tous qui offre les relations les plus directes avec le volume de l'appareil respiratoire. J'avais prévu ce résultat dès le début de mes recherches. Car, pour que la capacité de la poitrine restât en rapport avec la stature, il faudrait que tous les hommes fussent exactement proportionnés ; et il n'est pas nécessaire d'observer un bien grand nombre d'individus pour reconnaître que les hommes bien proportionnés forment la minorité, et les hommes mal proportionnés une majorité assez imposante. Je ne puis donc assez manifester ma surprise en voyant Hutchinson avancer que « *la capacité vitale du thorax, à l'état normal, croît en proportion régulière avec la stature* ».

En réunissant les deux séries d'observations, et en prenant pour chaque colonne la moyenne des résultats mentionnés, on constate que le diamètre transversal du thorax est de 28 centimètres, l'antéro-postérieur de 20, le vertical postérieur de 31 1/2, et le vertical antérieur de 15 1/2. Dès lors il reste établi :

1° Que le diamètre vertical postérieur est le plus long de tous, et que le diamètre vertical antérieur, ou la hauteur du sternum, en représente assez exactement la moitié.

2° Que le diamètre antéro-postérieur reste constamment le plus petit, et que sa longueur est à celle du diamètre transverse : : 3 : 4.

3° Que chacun de ces diamètres présente des variétés individuelles assez grandes, qui n'excèdent pas, pour le vertical postérieur, la cinquième partie de son étendue, et qui en égalent le quart pour les deux autres.

Ces variétés individuelles sont loin d'avoir pour tous la même importance. Le diamètre vertical postérieur étant plus étendu que le poumon, ainsi que nous le verrons, et correspondant, en outre, dans son tiers inférieur, à une partie très-amincie de cet organe, ne modifie pas beaucoup la capacité de la poitrine en s'allongeant ou se raccourcissant de quelques centimètres; dans le calcul qui a pour but d'établir cette capacité, on peut le considérer, sans s'écarter sensiblement de la vérité, comme une valeur constante. C'est donc à déterminer l'étendue absolue et relative des diamètres transverse et antéro-postérieur qu'il faut surtout s'attacher.

Lorsque le transverse s'élève à 30 ou 32 centimètres, et l'antéro-postérieur à 22 ou 23, la poitrine présente un très-beau développement.

Si le premier de ces diamètres se réduit, au contraire, à 26 ou 25, l'autre conservant son étendue moyenne, la cavité thoracique tend à devenir cylindrique, forme qui est régulière encore, mais beaucoup moins avantageuse.

Si, en même temps que le diamètre transverse diminue, l'antéro-postérieur augmente au point d'atteindre 24 ou 25 centimètres, elle s'aplatit sur les côtés pour faire saillie en avant. Ce mode de conformation est le plus défavorable de tous; il accuse toujours une constitution faible.

2° Des dimensions du thorax chez la femme.

Les dimensions du thorax ne sont pas moins intéressantes à connaître chez la femme que chez l'homme. J'ai procédé dans leur étude de la même manière. Voici le résultat des mesures que j'ai prises sur douze femmes dont la poitrine offrait une conformation normale :

Age.	Taille.	Diamètre transverse.	Diamètre antéro-postér.	Diamètre vertical postér.	Diamètre vertical antér.
	m	m	m	m	m
33 ans........	1,51	0,260	0,195	0,310	0,155
40 ans........	1,51	0,255	0,190	0,260	0,110
24 ans........	1,52	0,230	0,180	0,290	0,145
32 ans........	1,52	0,240	0,175	0,290	0,170
38 ans........	1,54	0,265	0,195	0,280	0,140
49 ans........	1,55	0,235	0,175	0,300	0,150
46 ans........	1,56	0,230	0,170	0,300	0,145
20 ans........	1,57	0,220	0,170	0,290	0,145
35 ans........	1,57	0,260	0,190	0,300	0,150
25 ans........	1,58	0,245	0,200	0,300	0,140
40 ans........	1,61	0,255	0,190	0,310	0,145
36 ans........	1,65	0,260	0,195	0,300	0,140
Dimens. moyennes..	1,56	0,246	0,185	0,294	0,144

En comparant les moyennes de ce tableau aux dimensions moyennes du thorax de l'homme, on peut voir que le diamètre vertical postérieur n'est plus court que de 2 centimètres, et l'antéro-postérieur de 1 centimètre et demi, tandis que le diamètre transverse a subi une réduction de plus de 3 centimètres : chez la femme, en un mot, la poitrine est plus longue et un peu plus arrondie.

Le plus grand diamètre antéro-postérieur ne répond pas toujours à la partie inférieure du sternum ; on le voit, dans quelques cas qui ne sont pas très-rares, correspondre à la partie moyenne de cet os. Du reste, lorsque l'inférieur prédomine, il dépasse ceux qui sont plus élevés d'une étendue en général moindre que chez l'homme : seconde différence qu'on peut exprimer plus clairement aussi, en disant que le sternum dans le sexe féminin est moins oblique, et la partie supérieure du thorax comparativement plus large. Cette différence se trouve en harmonie avec le mode de respiration qui lui est le plus habituel. Certains individus, en effet, respirent par le diaphragme, d'autres par les côtes inférieures, et d'autres par les côtes supérieures ; de là trois types respiratoires principaux : le *type abdominal*, le *type costo-inférieur* et le *type costo-supérieur;* c'est le type costo-supérieur qu'on observe en général chez la femme.

C. — Configuration extérieure du thorax.

Le cône constitué par le thorax s'élargit rapidement de la première côte à la troisième ou quatrième, puis lentement et progressivement de celle-ci à la huitième ou neuvième, et se rétrécit ensuite, mais d'une manière peu sensible. Sa plus grande circonférence répond donc à la partie moyenne de la huitième ou neuvième côte. Recouverte par les parties molles, elle est de 80 à 84 centimètres en moyenne. Chez les individus fortement constitués, elle atteint jusqu'à 90 ou 92 centimètres; chez ceux dont la poitrine est peu développée, elle varie de 74 à 80.

En mesurant chacune de ses moitiés latérales, on peut constater si elles offrent un développement égal ou inégal. Dans le premier cas, le thorax est symétrique; dans le second, il se déforme. M. Woillez, qui a examiné cent soixante-quatorze malades sous ce point de vue, a reconnu :

Que le côté droit était plus développé chez.............. 133
Que le côté gauche l'emportait chez..................... 9
Et que les deux côtés étaient égaux chez................ 32
                                                     _____
                                                       174

Il résulte de ces recherches qu'un cinquième à peine des individus aurait la poitrine symétrique; et que lorsqu'elle se déforme, presque toujours, c'est le côté droit qui offre le plus grand développement.

La surface externe du thorax comprend quatre régions : une région antérieure, une région postérieure et deux régions latérales.

a. La *région antérieure* ou *sternale* se dirige obliquement de haut en bas et d'arrière en avant. Sa partie médiane descend beaucoup moins bas que ses parties latérales. Elle est constituée sur la ligne médiane par le sternum, latéralement par les cartilages costaux et l'extrémité antérieure des côtes.

En procédant de dedans en dehors, cette face présente : 1° à droite et à gauche du sternum, la série des articulations chondro-sternales, au nombre de sept, d'autant plus rapprochées qu'elles sont plus inférieures ; 2° la face antérieure des cartilages, leur bord supérieur concave, et leur bord inférieur convexe ; 3° la soudure de ces cartilages avec les côtes, soudures disposées sur une ligne courbe, dont la concavité regarde en dehors, en haut et en arrière ; 4° l'angle antérieur des côtes qui établit les limites respectives de la face antérieure et des faces latérales du thorax ; 5° enfin l'extrémité antérieure des espaces intercostaux.

b. La *région postérieure* ou *dorsale* est verticale, légèrement convexe de haut en bas. On remarque sur sa partie médiane les apophyses épineuses des vertèbres dorsales qui partagent cette région en deux moitiés, offrant rarement une symétrie parfaite. De chaque côté de la crête épinière se trouvent : 1° la gouttière vertébrale, dont la largeur diminue de haut en bas ; 2° la série des apophyses transverses, dont la longueur diminue aussi de haut en bas, d'où le rétrécissement graduel de la gouttière qu'elles contribuent à former ; 3° le col des côtes ; et plus en dehors, leur tubérosité qui s'articule avec le sommet des apophyses précédentes ; 4° la partie dorsale des côtes, inégale et d'autant plus longue que celles-ci sont plus inférieures ; 5° enfin au delà de cette partie dorsale, l'angle des côtes qui sépare la région postérieure des régions latérales.

c. Les *régions latérales*, étendues de l'angle postérieur à l'angle antérieur des côtes, s'élargissent de haut en bas, atteignent leur plus grande largeur au niveau de l'appendice xiphoïde, et diminuent ensuite rapidement. Elles sont convexes d'avant en arrière, et convexes aussi de haut en bas. Leur partie moyenne regarde directement en dehors, la supérieure en dehors et en haut, l'inférieure en dehors et en bas. Cette dernière, cependant, est beaucoup moins inclinée que la précédente.

Ces régions sont constituées uniquement par la partie moyenne des côtes, toutes obliquement descendantes et à peu près parallèles, mais séparées par des espaces inégaux. Le premier et le second espace offrent plus de largeur que le troisième ; celui-ci l'emporte sur les quatre espaces suivants ; les quatre derniers au contraire augmentent de haut en bas. Les espaces intercostaux moyens sont donc constamment les plus étroits ; leur hauteur ne dépasse pas en général 12 millimètres.

En avant, ces espaces correspondent à des vertèbres situées bien au-dessous de celles avec lesquelles les côtes s'articulent en arrière.

Le premier espace intercostal, qui est limité en arrière par le corps de la première vertèbre dorsale, répond en avant au corps de la quatrième.

Le second espace, que limite postérieurement le corps de la deuxième, répond antérieurement au corps de la cinquième.

Le troisième répond en avant au corps de la sixième ; le quatrième à la septième ; le cinquième à la huitième ; le sixième à la neuvième.

Le septième correspond à la partie supérieure de la dixième ; le huitième à la partie supérieure de la douzième ; le neuvième à l'articulation de la

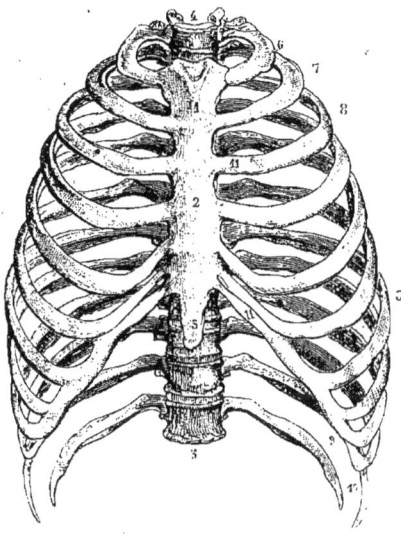

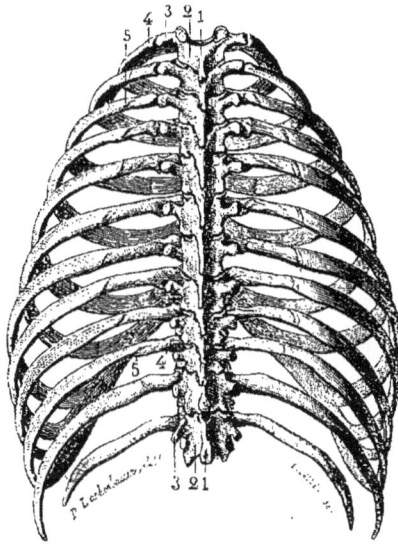

FIG. 121. — *Thorax, vue antérieure.* FIG. 122. — *Thorax, vue postérieure.*

FIG. 121. — 1. Partie supérieure ou poignée du sternum. — 2. Partie moyenne ou corps de cet os. — 3. Partie inférieure ou appendice xiphoïde. — 4. Circonférence du sommet du thorax constituée, en arrière par le corps de la première vertèbre dorsale, en avant par l'extrémité supérieure du sternum, à droite et à gauche par le bord interne de la première côte. — 5. Circonférence de la base du thorax, formée, en arrière par le corps de la douzième dorsale, de chaque côté par la douzième côte, en avant par les rebords cartilagineux et l'appendice xiphoïde.—6. Première côte, formant avec les bords du sternum un angle obtus inférieurement. — 7. Seconde côte s'unissant au sternum à angle droit. — 8, 8. Les cinq dernières côtes sternales, dont l'extrémité antérieure rencontre cet os sous un angle de plus en plus aigu. — 9. Les trois fausses côtes supérieures, dont la partie antérieure contribue à former les rebords cartilagineux. — 10. Les deux dernières côtes ou côtes flottantes. — 11, 11. Les cartilages costaux.

FIG. 122. — 1, 1. Apophyses épineuses des vertèbres dorsales. — 2, 2. Gouttières vertébrales, formées par la superposition des lames. — 3, 3. Série des apophyses transverses dont le sommet s'articule avec la facette de la tubérosité des côtes. — 4, 4. Partie dorsale des côtes, recouverte d'empreintes musculaires auxquelles s'attachent les muscles spinaux —5, 5. Angle des côtes d'autant plus éloigné de la colonne vertébrale que la côte est plus inférieure.

douzième avec la première lombaire ; le dixième à la dernière lombaire ; le
onzième enfin à la troisième lombaire.

En un mot, l'extrémité antérieure de ces espaces s'abaisse en moyenne
de trois vertèbres au-dessous de leur extrémité postérieure. Cet abaissement devient un peu plus considérable chez les individus dont la paroi
antérieure du thorax se déprime ; il tend, au contraire, à diminuer chez
ceux dont la région sternale est très-saillante.

D. — Configuration intérieure du thorax.

Vue intérieurement, la cavité thoracique affecte une configuration que
son aspect extérieur était loin de faire pressentir. La colonne dorsale s'a-
vançant à la manière d'un pilastre, la cloisonne dans son tiers postérieur,
et semble ainsi la diviser en deux cavités plus petites, communiquant entre
elles par tout l'espace compris entre le sternum et le rachis. De ce mode
de configuration il résulte :

1° Que sur une coupe horizontale la surface interne de la poitrine offre
la figure d'une circonférence, dont la partie postérieure serait assez rentrante pour se rapprocher plus ou moins de son centre ;

2° Que la paroi postérieure de cette cavité se compose de trois parties
très-différentes : d'une partie médiane, proéminente, concave de haut en
bas, convexe transversalement ; et de deux parties latérales présentant
l'une et l'autre la disposition d'une gouttière ;

3° Que le diamètre antéro-postérieur interne de la cavité est beaucoup
moins long que le diamètre antéro-postérieur externe. Chez quelques individus, le premier ne représente que la moitié de la longueur du second ;
mais, en général, il excède cette moitié d'un centimètre. Connaissant l'un,
on pourra donc toujours déterminer approximativement l'autre, et apprécier par conséquent l'étendue de l'espace réservé au cœur. Ainsi, lorsque
l'externe s'élève à 21 centimètres, il y a lieu de penser que l'interne n'est
pas moindre de 11 à 12.

Le diamètre transversal interne ne diffère de l'externe que de 15 à
20 millimètres chez les individus dont les côtes sont apparentes ou faciles
à reconnaître au toucher ; il est donc en moyenne de 26 à 27 centimètres
chez l'homme, et de 22 à 23 chez la femme.

La surface interne du thorax comprend aussi quatre régions : une antérieure, une postérieure, et deux latérales.

La *région antérieure* est concave ; le sternum répond à sa partie médiane. De chaque côté, elle présente : 1° la série des articulations chondro-sternales ; 2° les cartilages costaux ; 3° la série des articulations chondro-costales ; 4° enfin, l'extrémité antérieure des côtes.

La *région postérieure* est formée sur la ligne médiane par la colonne
dorsale, et de chaque côté par une gouttière qui reçoit le bord postérieur

des poumons. Ces gouttières offrent chez l'homme une profondeur et une largeur qu'on ne remarque pas chez les quadrupèdes. Leur profondeur a pour avantage de rejeter en arrière une partie du poids des viscères thoraciques et de faciliter par conséquent l'équilibre du tronc. Il résulte de leur largeur que le diamètre transverse de la poitrine l'emporte sur le diamètre antéro-postérieur ou dorso-sternal, et que cette cavité revêt la forme d'un cône comprimé d'avant en arrière. Le diamètre dorso-sternal prédomine, au contraire, chez les mammifères, en sorte que leur thorax représente un cône comprimé de droite à gauche.

Les *régions latérales*, concaves, dirigées de haut en bas et de dehors en dedans, répondent à la face externe des poumons dont elles se trouvent séparées, comme les régions antérieure et postérieure, par la plèvre pariétale.

E. — Base et sommet du thorax.

Sur le squelette, la *base* de la poitrine est représentée seulement par sa circonférence que constituent : en arrière, le bord inférieur des douzièmes côtes ; en avant l'appendice xiphoïde ; de chaque côté, deux longues arcades résultant de la superposition des septième, huitième, neuvième et dixième cartilages. Ces arcades, dont la convexité regarde en bas et en dedans, ont reçu le nom de *rebords cartilagineux*. Leur extrémité supérieure s'articule avec l'extrémité inférieure du corps du sternum, et quelquefois en partie aussi avec la base de l'appendice qui les sépare l'une de l'autre. Très-rapprochés en haut, les deux rebords cartilagineux divergent en descendant.

Ainsi conformé, le contour de la base du thorax présente trois angles rentrants : un antérieur et médian formé par les rebords qui précèdent ; deux postérieurs ou latéraux qui ont pour bord interne le rachis et pour bord externe les douzièmes côtes. — Dans l'intervalle compris entre les deux dernières côtes, ce contour se trouve interrompu.

Sur un thorax pourvu de ses parties molles, la cavité pectorale est séparée de l'abdomen par le diaphragme, dont la périphérie s'attache sur le contour de sa base, et dont la surface s'élève à la manière d'une voûte inclinée en arrière. Il suit de cette disposition que les deux cavités se pénètrent mutuellement : la cavité abdominale remontant dans la cavité thoracique par la partie antérieure de son dôme ; et celle-ci descendant autour de la première postérieurement et latéralement. Une partie des viscères abdominaux se trouve ainsi entourée par la cavité thoracique ; ces viscères sont ceux qui occupent la région la plus élevée de l'abdomen, c'est-à-dire le foie, l'estomac et la rate.

Le *sommet* de la cavité pectorale est circonscrit : sur les côtés, par les premières côtes ; en avant, par l'extrémité supérieure du sternum ; en arrière, par le corps de la première vertèbre dorsale. Il présente la figure d'une ellipse, dont le grand axe serait transversal, et dont les courbes parallèles à cet axe seraient l'une et l'autre rentrantes dans leur partie moyenne.

Le plan de cet orifice se dirige de haut en bas et d'arrière en avant, de telle sorte que la fourchette du sternum répond en général au corps de la seconde vertèbre du dos. Mais l'inclinaison du plan varie un peu suivant les individus. Elle varie aussi pendant la respiration ; lorsqu'il s'abaisse, l'extrémité supérieure du sternum se rapproche de la troisième dorsale ; lorsqu'il s'élève, elle se rapproche de la première.

Le diamètre antéro-postérieur de l'orifice est, le plus habituellement, de 4 à 5 centimètres. Le diamètre transversal présente une étendue moyenne de 12 centimètres.

Cet orifice donne passage : en avant, à la trachée-artère ; en arrière, à l'œsophage ; sur les côtes, aux troncs artériels qui se rendent à la tête et aux membres supérieurs ; aux troncs veineux qui rapportent le sang de ces mêmes parties ; et aux poumons dont le sommet déborde un peu les premières côtes.

F. — Développement du thorax.

La cavité thoracique présente, dans le cours de son développement, de très-grandes différences, suivant qu'on la considère chez le fœtus, à la naissance, dans l'âge adulte ou la vieillesse.

a. *Du thorax chez le fœtus.* — Au début de son évolution, le thorax de l'homme est conformé comme celui des mammifères. Les poumons offrant alors un très-petit volume, les gouttières destinées à loger leur bord postérieur sont étroites et peu profondes. Les côtes en arrière ne débordent pas la colonne dorsale, mais se trouvent débordées par elle comme chez les quadrupèdes. Le sternum s'éloigne davantage de la colonne vertébrale, et affecte une direction très-obliquement descendante, d'où il suit : 1° que le cœur, beaucoup plus précoce que les poumons, possède au devant du rachis une place suffisante pour son développement ; 2° que la région antérieure est plus saillante ; 3° que la poitrine est au contraire déprimée sur les côtés.

Dans cette première période, le thorax présente encore un autre attribut qui pourrait suffire pour le caractériser. Il se dilate très-régulièrement de haut en bas, en sorte que sa plus grande circonférence répond à sa base, et non à la huitième ou neuvième côte. L'énorme évasement de sa base coïncide avec le volume considérable des viscères abdominaux que cette base embrasse. Plus tard, ceux-ci seront relativement moins volumineux ; la partie correspondante du thorax se rétrécira, et sa plus grande circonférence remontera jusqu'à l'union de son tiers inférieur avec ses deux tiers supérieurs.

b. *Du thorax à la naissance.* — Chez le nouveau-né, une révolution s'accomplit dans cette cavité. Les poumons, jusque-là concentrés dans sa moitié postérieure, se dilatent au point de doubler de volume. On les voit alors se porter en avant et recouvrir entièrement le cœur, qui d'abord les débordait à droite et à gauche. En même temps ces organes, en vertu de leur puissance d'expansion, repoussent en dehors les parois de la poitrine, dont la capacité augmente, et dont la forme aussi se modifie.

La colonne dorsale, rectiligne, chez le fœtus, commence déjà à s'infléchir à la naissance. Les gouttières qu'elle contribue à former deviennent plus profondes et plus larges. L'angle des côtes se dessine. La paroi postérieure de la poitrine s'élargit. — La paroi antérieure, soulevée par le bord correspondant des poumons, s'accroît aussi en surface et présente une sorte de *voussure.* — En s'élargissant, ces deux parois se rapprochent; la poitrine, primitivement aplatie de l'un à l'autre côté, s'arrondit, puis s'aplatit un peu plus tard dans le sens diamétralement opposé : modifications que rendent alors faciles l'extrême flexibilité des côtes et l'état presque entièrement cartilagineux du sternum. Chez l'enfant, elle revêt ainsi peu à peu la forme qui lui est propre dans l'espèce humaine.

A l'époque de la puberté, la cavité thoracique, prenant un accroissement plus rapide, se rétrécit d'une manière plus sensible à sa base. A quinze ou dix-huit ans, elle acquiert sa forme définitive, mais continue de croître en capacité jusqu'à vingt-deux ou vingt-cinq ans chez la femme, jusqu'à trente ou trente-cinq chez l'homme.

c. *Du thorax chez l'adulte.*—Parvenue au terme de son développement, cette cavité ne présente plus que des modifications relatives à la nutrition des différentes pièces qui la composent. Toutes les parties constituantes du sternum sont alors soudées entre elles. La poignée et le corps de l'os restent seuls indépendants. Les articulations chondro-sternales commencent à se souder aussi et perdent un peu de leur mobilité primitive. Les cartilages costaux deviennent jaunâtres, plus épais, plus rigides et plus cassants. Les parois thoraciques n'offrent plus une élasticité aussi grande, en sorte que les côtes prennent une part moins grande à la respiration, et le diaphragme, au contraire, une part plus importante.

d. *Du thorax chez le vieillard.* — Dans la dernière période de la vie, tous les cartilages sont soudés au sternum. La plupart d'entre eux se recouvrent d'une couche osseuse complète ou partielle, et offrent en outre des noyaux d'ossification disséminés dans leur épaisseur. Ils perdent leur attribut le plus caractéristique, l'élasticité. Les côtes et le sternum finissent par se mouvoir comme une seule pièce sur le rachis : mouvement d'ensemble assez limité lui-même. Les articulations costo-vertébrales présentent à cet âge une grande rigidité. En devenant moins élastique, la cavité devient aussi moins dilatable. Dans l'extrême vieillesse, la respiration se fait à peu près exclusivement par le diaphragme. Chez la femme, cependant, les côtes supérieures, plus mobiles que chez l'homme, conservent jusqu'à un âge très-avancé la faculté de participer à la dilatation du thorax.

G. — De l'arc hæmatal ou antérieur des vertèbres.

Chaque vertèbre est constituée par un corps et par un arc qui embrasse l'axe cérébro-spinal. Au niveau des vertèbres dorsales, il existe un arc beaucoup plus grand, formé : à droite et à gauche par les deux côtes articulées avec chacune d'elles, en avant par les cartilages costaux qui les prolongent et la partie correspondante du sternum. C'est à cet arc, antérieur chez l'homme, inférieur chez les vertébrés, qu'on a donné le nom d'*arc hæmatal*; il a été aussi appelé *arc ventral* ou *abdominal* : dénomination qui lui convient mieux, d'une part, parce qu'il répond à la face abdominale du corps; de l'autre, parce qu'il n'entoure pas seulement les organes de la circulation, mais encore ceux de la respiration et de la digestion.

Considéré dans sa portion thoracique, le squelette du tronc est donc formé de douze segments superposés, et offrant chacun : une partie centrale qui joue le rôle de colonne de sustentation; un arc postérieur ou dorsal qui embrasse l'axe cérébro-spinal; un arc antérieur ou abdominal qui embrasse les principaux organes de la vie nutritive. Ces segments ont été considérés comme autant de vertèbres complètes; ils représentent la vertèbre à son état le plus parfait, la vertèbre type.

En s'éloignant du thorax, c'est-à-dire de la région où la vertèbre atteint son plus haut degré de développement, soit qu'on se rapproche du coccyx, soit qu'on remonte vers le crâne, on retrouve toujours cette même vertèbre, mais plus ou moins modifiée : quelques-uns de ses éléments se réduisant à l'état de simple vestige à peine reconnaissable, d'autres persistant sous une forme différente.

Sur la partie inférieure du thorax, la vertèbre type n'est déjà plus aussi complète. Pour les cinq derniers segments de cette cavité, l'arc abdominal reste interrompu en avant. Cependant sa portion sternale seule fait défaut; la plus grande partie de l'arc existe. Sur les deux derniers, l'arc est beaucoup plus ouvert et plus incomplet.

En passant de la région thoracique à la région abdominale, l'arc antérieur continue de se réduire, sans jamais disparaître toutefois. Il n'est plus représenté que par les apophyses transverses lombaires : côtes rudimentaires qui, en s'atrophiant, se sont soudées au corps de la vertèbre.

Sur la région sacrée, cet arc reprendrait de grandes proportions, suivant quelques auteurs, parmi lesquels je citerai M. R. Owen, et serait représenté par les os iliaques. Mais une semblable opinion n'est plus en rapport avec les progrès de l'anatomie philosophique. Nous verrons, plus loin, que ces os sont les analogues de ceux de l'épaule ; ils appartiennent aux membres abdominaux et non au rachis. L'arc abdominal a pour représentants dans cette région les saillies transversales qui séparent les trous sacrés antérieurs, saillies qui se développent chacune par un point particulier d'ossification.

Au cou, l'arc antérieur s'atrophie plus encore ; la partie antérieure des apophyses transverses en est un dernier vestige.

Il est digne de remarque que plus les segments supérieurs et inférieurs se trouvent rapprochés des segments complets, et plus aussi ils tendent à se développer ; c'est toujours au voisinage du sommet ou de la base de la poitrine que l'on rencontre des côtes supplémentaires.

Les vertèbres crâniennes elles-mêmes ne sont pas dépourvues d'arc antérieur. Celui de la vertèbre occipitale est représenté par le corps et les grandes cornes de l'os hyoïde ; ses parties latérales ont disparu. — Celui de la vertèbre sphéno-pariétale est constitué par le corps de cet os et les chaînes hyoïdiennes ; sur la ligne médiane les deux arcs se confondent ; mais les exemples d'une semblable coalescence ne sont pas rares dans le domaine de l'anatomie philosophique. En s'appuyant sur des considérations d'une valeur très-réelle, on démontre que l'arc antérieur de la vertèbre sphéno-frontale est formé par le maxillaire inférieur. — Les auteurs, qui admettent une quatrième vertèbre céphalique, ou vertèbre nasale, lui donnent pour arc antérieur les maxillaires supérieurs et les os palatins.

L'axe du squelette se compose donc, en définitive, d'une série de segments échelonnés de haut en bas chez l'homme, d'avant en arrière chez les animaux ; et ces segments sont conformés sur un type uniforme dans toute la série des vertébrés. Les parties constituantes de ce type varient dans leur proportion relative d'une manière presque infinie ; quelques-unes atteignent sur certains segments, ou dans certaines espèces, un développement énorme ; d'autres se réduisent considérablement et disparaissent en partie, ou même complétement ; de là des modifications sans nombre, au milieu desquelles on reconnaît toujours le type primitif. Variété dans l'unité, telle est la loi qui semble avoir présidé à la segmentation et à la constitution de l'axe du corps.

L'extrémité céphalique, si différente du tronc au premier aspect, que nous avons dû l'en séparer en la considérant sous un point de vue purement descriptif, s'en rapproche donc beaucoup lorsqu'on la considère d'un point de vue philosophique. L'une et l'autre présentent le même mode de constitution. En réalité, le squelette ne comprend que deux parties : un axe ou partie centrale, formé d'une longue série de segments homotypes ; et quatre appendices, deux supérieurs ou antérieurs, deux inférieurs ou postérieurs. Nous verrons d'ailleurs que ces appendices présentent aussi entre eux la plus grande analogie.

ARTICLE III

DU BASSIN.

Le bassin est cette cavité infundibuliforme qui constitue la partie inférieure du tronc. Séparé en avant du thorax par un grand espace que remplissent les viscères de l'abdomen, il se relie en arrière à cette cavité par la colonne lombaire.

Quatre os contribuent à le former : deux postérieurs et médians, le sacrum et le coccyx ; deux latéraux et antérieurs, les os iliaques. Les premiers ont été décrits avec la colonne vertébrale dont ils font partie. Il nous reste à étudier les seconds, remarquables par leur volume, par la grande étendue de leur surface, et par la part importante qu'ils prennent à la constitution du bassin.

§ 1. — DES OS DU BASSIN EN PARTICULIER.

Os iliaque.

L'os iliaque, *os innominé, os coxal, os de la hanche,* est le plus grand, le plus lourd et le plus irrégulier de tous les os plats. Articulé en haut et en arrière avec le sacrum, en bas et en avant avec l'os de la cuisse, il reçoit du premier le poids des parties supérieures du corps pour le transmettre au second. Uni sur la ligne médiane à l'os iliaque du côté opposé, il forme avec celui-ci les trois quarts d'un vase sans fond ou d'une ceinture osseuse que la partie inférieure du rachis ferme et complète en arrière.

Cet os se contourne de telle sorte, que sa partie supérieure et postérieure, plus large, est aplatie de dedans en dehors, tandis que sa partie inférieure et antérieure, percée d'un large orifice, est aplatie au contraire d'avant en arrière. Sa partie moyenne, étroite et plus épaisse, présente en dehors une vaste cavité hémisphérique qui reçoit la tête du fémur.

Ainsi rétréci à sa partie moyenne, et contourné en sens inverse à ses deux extrémités, l'os iliaque a pu être comparé, avec assez de vérité, aux ailes d'un moulin à vent.

Ce mode de configuration permet de lui considérer une face externe, une face interne, et quatre bords distingués en supérieur, inférieur, antérieur et postérieur. — Pour mettre l'os iliaque en position, il faut tourner en dehors sa cavité hémisphérique ; en haut, son extrémité la plus large, et en avant celle qui est percée d'un large orifice.

A. **Face externe.** — Elle comprend trois parties très-différentes : 1° une partie supérieure, déprimée et contournée, qui en forme la moitié environ, et qui a été assez improprement appelée *fosse iliaque externe*; 2° la cavité qui reçoit la tête du fémur, ou *cavité cotyloïde*; 3° une partie inférieure, tournée en bas et en avant, largement évidée à son centre.

a. *Fosse iliaque externe*. — Cette fosse regarde en bas et en dehors. Son tiers antérieur est convexe d'avant en arrière, concave de haut en bas; ses deux tiers postérieurs sont concaves dans l'un et l'autre sens. Deux lignes courbes, demi-circulaires et superposées, la parcourent d'avant en arrière, dans toute sa largeur.

La *ligne demi-circulaire supérieure*, plus grande, établit les limites respectives de la fosse iliaque et du bord supérieur. Elle commence au niveau de l'épine iliaque antéro-supérieure, et suit d'abord une direction légèrement ascendante; parvenue sur la partie convexe de la fosse iliaque, elle décrit un coude dont le sommet répond à un tubercule de forme pyramidale et triangulaire, reprend ensuite sa direction primitive, et se dévie une seconde fois à 3 centimètres environ au-dessus de l'épine iliaque postérieure pour se porter vers la grande échancrure ischiatique. — Entre la partie terminale de cette ligne et l'épine iliaque postérieure, existe une petite surface, de figure irrégulièrement quadrilatère et d'aspect rugueux, qui donne attache au muscle grand fessier.

La *ligne demi-circulaire inférieure* commence en arrière, au niveau de la partie terminale de la précédente, dont la sépare une distance qui varie de 1 à 2 centimètres; elle se dirige vers le tubercule pyramidal de la crête iliaque, et se confond au delà de ce tubercule avec la ligne demi-circulaire supérieure. Cette ligne est constituée par une série de très-minimes saillies, plus ou moins espacées, et souvent peu apparentes.

Entre les deux lignes courbes se trouve comprise une surface de figure semi-lunaire; elle donne attache au muscle moyen fessier. — Au-dessous de la ligne courbe inférieure, on voit une autre surface beaucoup plus considérable qui reçoit l'insertion du muscle petit fessier, et qui offre ordinairement, sur sa partie moyenne, l'orifice d'un conduit nourricier. — En bas et en avant, la fosse iliaque externe présente une gouttière triangulaire, superficielle et criblée d'orifices vasculaires, sur laquelle s'insère le tendon réfléchi du muscle droit antérieur de la cuisse.

b. *Cavité cotyloïde*. — La cavité cotyloïde est remarquable par sa largeur, sa profondeur et sa forme régulièrement hémisphérique. Son axe se dirige en bas, en avant et en dehors. Les deux tiers supérieurs de sa surface sont unis et tapissés à l'état frais par une couche de cartilage. Son tiers inférieur et antérieur, plus profondément excavé et dépourvu de cartilage, a reçu le nom d'*arrière-cavité* ou *arrière-fond* de la cavité cotyloïde. Cette arrière-cavité, circonscrite par un bord inégal, donne attache au ligament rond ou interarticulaire. Un coussinet cellulo-adipeux, qui achève de la remplir, l'élève au niveau des autres points de la surface articulaire, en sorte que sur un os coxal muni de ses parties molles, la cavité cotyloïde, ainsi complétée, se montre parfaitement régulière sur toute son étendue.

Le bord ou circonférence de cette cavité est circulaire, mince, presque tranchant. Il présente deux dépressions, dont l'une occupe sa partie supérieure et antérieure, l'autre sa partie supérieure et postérieure; et une échancrure très-profonde située sur sa partie antéro-inférieure. — La dépression antéro-supérieure répond à la gouttière sur laquelle glisse le tendon des muscles psoas et iliaque. — La dépression postéro-supérieure répond au tendon du muscle pyramidal; elle est plus superficielle que la précédente. C'est au niveau de ces dépressions que la circonférence est le plus mince. En s'étendant de l'une à l'autre, elle augmente très-sensiblement d'épaisseur et forme une saillie qui se porte presque horizontalement en dehors; cette saillie en représente la partie la plus élevée; elle contribue beaucoup à fixer la tête du fémur dans la cavité cotyloïde.

L'échancrure de la circonférence se prolonge jusqu'à l'arrière-fond de la cavité. Elle est limitée : en avant, par un bord inégal et rugueux; en arrière, par un bord mince et demi-circulaire qui se réfléchit au niveau de l'arrière-cavité pour se continuer avec le contour de celle-ci; au milieu, par un bord lisse et arrondi qui en forme une dépendance. A l'union de cette partie moyenne ou profonde de l'échancrure avec son bord postérieur, il existe une gouttière sur laquelle passent les vaisseaux destinés à la tête du fémur. — A l'état frais, cette échancrure est transformée en trou par un ligament qui s'étend de son bord antérieur à son bord postérieur. Toute la circonférence se trouve elle-même recouverte par un coussinet fibro-cartilagineux, très-épais, de forme prismatique et triangulaire, qui la régularise en la protégeant, et qui augmente beaucoup la profondeur de la cavité articulaire.

En arrière de la cavité cotyloïde, on observe une surface quadrilatère convexe, que recouvrent : le ligament capsulaire de l'articulation, le muscle pyramidal et le jumeau supérieur.

c. *Partie antéro-inférieure de la face externe.* — Elle présente un grand trou, appelé autrefois *trou obturateur*, mieux nommé aujourd'hui *trou sous-pubien.* Chez l'homme, ce trou est en général plus considérable et ovalaire, d'où le nom de *trou ovale* sous lequel on le désigne aussi. Il offre une figure irrégulièrement triangulaire chez la femme. Son grand axe se dirige en bas, en arrière et en dehors. — On remarque, à sa partie supérieure, une large gouttière, oblique d'arrière en avant, et de dehors en dedans : c'est la *gouttière obturatrice* ou *sous-pubienne*, dans laquelle passent les vaisseaux et le nerf obturateurs. Le bord supérieur de cette gouttière se continue avec la partie interne de la circonférence du trou, et son bord inférieur avec la partie externe de celle-ci. — A l'état frais, le trou sous-pubien est fermé par une membrane fibreuse qui donne attache aux muscles obturateurs; la partie antéro-inférieure de l'os iliaque ne se trouve alors interrompue qu'en haut et en dehors, c'est-à-dire au niveau de la *gouttière obturatrice.*

Le trou sous-pubien est circonscrit en dedans par une lame osseuse, irrégulièrement quadrilatère, plus épaisse et plus large supérieurement qu'inférieurement : cette lame osseuse constitue le *corps du pubis;* sa face antérieure, légèrement concave, donne attache aux muscles adducteurs.

En haut, ce trou est limité par une colonne étendue transversalement du corps du pubis à la partie antérieure de la cavité cotyloïde : c'est la *branche horizontale du pubis,* étroite et comme étranglée au niveau de sa partie moyenne, plus volumineuse à ses extrémités, et surtout à son extrémité externe ou cotyloïdienne.

En bas et en arrière, le trou ovale a pour limite une courte et grosse colonne, de forme prismatique et triangulaire, qui supporte tout le poids des parties supérieures du corps dans l'attitude assise, et qui a reçu le nom d'ischion. La partie la plus élevée de cette colonne, rectiligne et verticale, constitue pour la cavité cotyloïde une sorte de piédestal ; elle représente le *corps* de l'ischion. Sa partie inférieure, curviligne, porte le nom de *tubérosité* de l'ischion. — La face antérieure de l'ischion est quadrilatère, plane et unie. Immédiatement au-dessous de la cavité cotyloïde, elle présente une gouttière légèrement ascendante, dans laquelle passe le tendon du muscle obturateur externe.

En avant, le trou sous-pubien est borné par une troisième colonne, oblique en bas et en dehors, aplatie d'avant en arrière, et plus épaisse sur son bord interne que sur l'externe. Chez l'enfant, cette colonne se divise en deux parties : l'une supérieure, qui se continue avec le corps du pubis; l'autre inférieure, qui se continue avec l'ischion : d'où le nom de *branche descendante du pubis* donné à la première, et celui de *branche ascendante de l'ischion* donné à la seconde. Soudées chez l'adulte, elles constituent une colonne unique appelée *branche ischio-pubienne.* — La face antérieure de la branche ischio-pubienne est plane, unie, rectangulaire, continue en bas avec l'ischion, en haut avec le pubis.

B. **Face interne.** — Une ligne saillante et concave divise cette face en deux moitiés, l'une supérieure qui regarde en haut et en avant, l'autre inférieure tournée en arrière.

La moitié supérieure est constituée dans ses deux tiers antérieurs par une fosse large et peu profonde, connue sous le nom de *fosse iliaque interne.* Cette fosse, lisse et unie sur toute son étendue, donne attache au muscle iliaque. Elle présente l'orifice d'un conduit nourricier, très-variable dans son siège et son calibre : quelquefois il fait complétement défaut. — En arrière de la fosse iliaque se trouve une surface inégale qui comprend deux parties très-différentes. La partie inférieure, comparée au pavillon de l'oreille, porte le nom de *facette auriculaire;* elle est plane ou presque plane, et s'articule avec une facette semblable du sacrum. La partie supérieure, plus étendue, convexe, très-inégale, donne attache aux ligaments résistants qui unissent en arrière le sacrum à l'os iliaque; elle est connue sous la dénomination de *tubérosité iliaque.*

Au devant de la facette auriculaire, on voit la ligne courbe qui sépare les deux moitiés de la face interne : c'est la *ligne innominée* ou *auriculopectinéale;* elle fait partie du détroit supérieur du bassin.

La moitié inférieure de la face interne fait partie de l'excavation du bassin. Elle présente, en haut et en arrière, une large surface quadrilatère qui répond à la cavité cotyloïde, et que recouvre le muscle obturateur interne. — En avant de cette surface, on observe : 1° le trou sous-pubien et l'extrémité postérieure de la gouttière sous-pubienne; 2° au-dessus de ce trou, la face postérieure de la branche horizontale du pubis; 3° en haut et

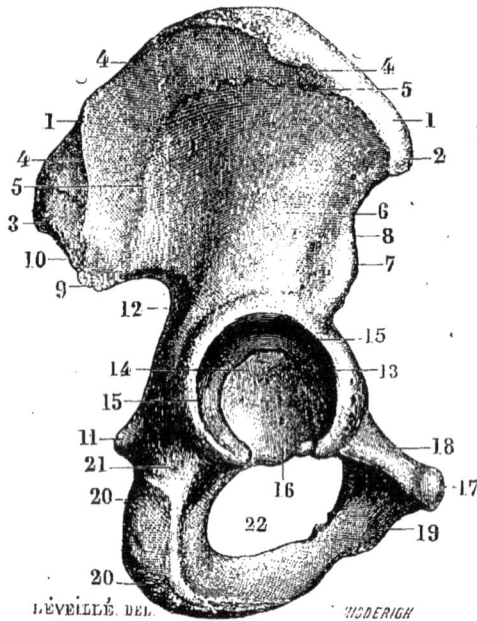

FIG. 123. — *Os iliaque droit, face externe.*

FIG. 123. — 1, 1. Bord supérieur ou crête iliaque. — 2. Épine iliaque antérieure et supérieure. — 3. Épine iliaque postérieure et supérieure. — 4, 4, 4. Ligne demi-circulaire supérieure. — 5, 5. Ligne demi-circulaire inférieure, séparée de la précédente par un intervalle curviligne qui donne attache au muscle moyen fessier. — 6. Surface comprise entre la ligne courbe inférieure et la cavité cotyloïde sur laquelle s'insère le muscle petit fessier. — 7. Épine iliaque antérieure et inférieure. — 8. Échancrure séparant les deux épines iliaques antérieures. — 9. Épine iliaque postérieure et inférieure. — 10. Échancrure très-petite séparant les deux épines iliaques postérieures. — 11. Épine sciatique. — 12. Grande échancrure sciatique. — 13. Cavité cotyloïde. — 14. Arrière-fond de cette cavité. — 15. 15. Sa base ou circonférence. — 16. Son échancrure inférieure. — 17. Épine du pubis. — 18. Branche horizontale du pubis — 19. Son corps et sa branche descendante.

en dedans, la face postérieure du corps du pubis, semblable à l'antérieure mais légèrement convexe; 4° plus bas, la face postérieure de la branche ischio-pubienne; 5° plus bas encore, la face postérieure de l'ischion.

C. Bord supérieur ou crête iliaque. — Ce bord est le plus long de tous. Il s'incline en dehors et se contourne à la manière d'une *S* italique, de telle sorte que sa moitié antérieure est concave en dedans, et sa moitié postérieure concave en dehors. Son épaisseur varie pour les divers points de sa longueur. En l'examinant d'avant en arrière, on remarque qu'il se rétrécit d'abord, puis s'élargit très-notablement au-dessus du tubercule de la ligne courbe supérieure, tubercule qui appartient à la fois à la crête iliaque et à la face externe; au delà de ce tubercule, le bord supérieur se rétrécit de nouveau, atteint sa plus grande minceur au niveau du centre de la fosse iliaque interne, et s'élargit ensuite progressivement pour acquérir sa plus grande épaisseur sur la tubérosité iliaque.

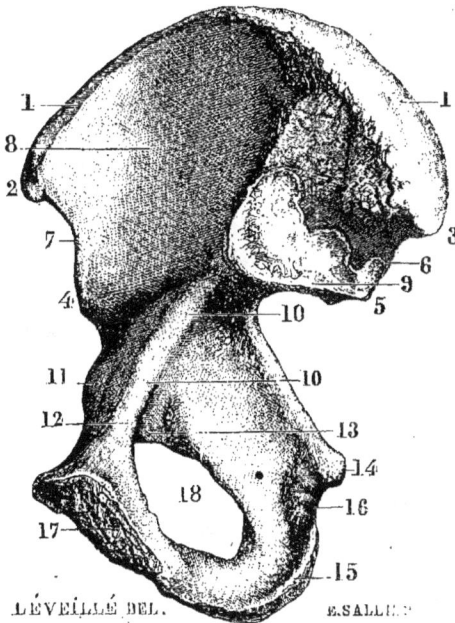

Fig. 124. — *Os iliaque droit, face interne.*

20, 20. Ischion. — 21. Gouttière sur laquelle glisse le tendon du muscle obturateur externe. — 22. Trou sous-pubien.

Fig. 124. — 1, 1. Crête iliaque. — 2. Épine iliaque antérieure et supérieure. — 3. Épine iliaque postérieure et supérieure. — 4. Épine iliaque antérieure et inférieure. — 5. Épine iliaque postérieure et inférieure. — 6. Échancrure qui sépare les deux épines iliaques postérieures. — 7. Échancrure qui sépare les deux épines iliaques antérieures. — 8. Fosse iliaque interne. — 9. Facette auriculaire. — 10. Ligne auriculo-pectinéale. — 11. Éminence ilio-pectinée. — 12. Branche horizontale du pubis. — 13. Gouttière sous-pubienne. — 14. Épine ischiatique. — 15. Ischion. — 16. Petite échancrure sciatique. — 17. Facette par laquelle s'unissent les deux pubis. — 18. Trou sous-pubien.

En se continuant avec le bord antérieur, il forme une saillie qui se dessine sous les téguments, et qui constitue *l'épine iliaque antérieure et supérieure*. En se continuant avec le bord postérieur, il forme une autre saillie plus volumineuse que la précédente, appelée *épine iliaque postérieure et supérieure*.

L'épaisseur de ce bord permet de lui considérer deux lèvres et un interstice. — La lèvre externe se confond dans ses quatre cinquièmes antérieurs avec la ligne demi-circulaire supérieure, dont elle se sépare en arrière, pour se porter vers l'épine iliaque correspondante, tandis que la ligne demi-circulaire se dirige vers la grande échancrure sciatique ; dans l'angle de séparation des deux lignes se trouve comprise la surface rugueuse à laquelle s'insère le grand fessier. Cette lèvre donne attache : inférieurement, à l'aponévrose de la cuisse ou fascia lata ; supérieurement, au muscle grand oblique en avant, et au grand dorsal en arrière. — La lèvre interne donne attache : en bas, au muscle iliaque ; en haut, au muscle transverse et au muscle carré lombaire. — L'interstice est destiné à l'insertion du muscle petit oblique de l'abdomen.

D. **Bord inférieur ou pubien.** — Ce bord est très-court, tourné en dedans, plus mince à sa partie moyenne qu'à ses extrémités. Il se compose de deux parties très-différentes.

Sa partie supérieure, formée par le corps du pubis, se dirige de haut en bas, et d'avant en arrière. Elle présente une large facette, de figure ovalaire, parallèle au plan médian. Cette facette est rugueuse, un peu plus longue chez l'homme que chez la femme. Son grand axe varie de 30 à 35 millimètres, et le petit de 12 à 14. En s'unissant à une facette semblable de l'os opposé, elle constitue la *symphyse des pubis*.

La partie inférieure de ce bord, beaucoup plus longue que la précédente, se porte en bas, en arrière et en dehors ; elle est comme déjetée en dehors et plus oblique dans le sexe féminin. En s'appliquant en avant à celle du côté opposé, elle forme, dans ce sexe, une arcade que régularise le ligament sous-pubien ; et chez l'homme un angle plus ou moins aigu. — On lui distingue aussi deux lèvres et un interstice. La lèvre externe donne attache aux muscles droit interne et grand adducteur de la cuisse ; la lèvre interne est recouverte par l'insertion des muscles transverse et ischio-caverneux ; l'interstice répond à la racine du corps caverneux qui lui adhère de la manière la plus intime.

De la continuité de ce bord avec le bord antérieur, résulte un angle droit qui constitue *l'angle du pubis*. En se continuant par son extrémité opposée avec le bord postérieur, il contribue à former la tubérosité de l'ischion.

E. **Bord antérieur ou inguinal.** — Il est oblique de haut en bas et de dehors en dedans dans sa moitié externe ; presque horizontal dans sa moitié interne ; concave dans son ensemble.

On voit à son extrémité externe l'épine iliaque antérieure et supérieure qui donne attache : par sa lèvre externe, au muscle tenseur du fascia lata ; par sa lèvre interne, au muscle iliaque ; par son interstice, au muscle couturier et au ligament de Fallope.

Au-dessous de cette épine, se trouve une échancrure, et plus bas une seconde saillie, l'*épine iliaque antérieure et inférieure*, à laquelle s'insère le tendon direct du muscle droit antérieur de la cuisse.

En dedans de celle-ci, existe une large gouttière, sur laquelle glissent les tendons réunis des muscles psoas et iliaque. — Plus loin, se présente une saillie arrondie qui porte le nom d'*éminence ilio-pectinée*, et qui donne insertion au muscle petit psoas.

Au delà de cette éminence, le bord antérieur est formé par la face supérieure de la branche horizontale du pubis, concave transversalement, inclinée de haut en bas et d'arrière en avant, beaucoup plus large en dehors qu'en dedans. C'est sur cette face supérieure de la branche horizontale que passent les vaisseaux fémoraux, et que l'on comprime l'artère fémorale pendant les opérations qui intéressent le membre inférieur. — Son bord postérieur est constitué par une crête qui fait partie du détroit supérieur du bassin, et qui donne attache au muscle pectiné, d'où la dénomination de *crête pectinéale*, sous laquelle on la désigne. — Son bord antérieur mousse se perd en dehors, sur le contour de la cavité cotyloïde ; il se termine en dedans à un tubercule qui porte le nom d'*épine du pubis*. Cette épine donne attache à l'arcade crurale ou ligament de Fallope.

F. **Bord postérieur ou sacro-coccygien.**—Il est irrégulier, oblique de haut en bas et d'arrière en avant, et surmonté de saillies très-prononcées que séparent autant d'échancrures.

On remarque sur ce bord : l'épine iliaque, postérieure et supérieure ; plus bas, une très-petite échancrure ; et au-dessous de celle-ci, l'*épine iliaque postérieure et inférieure*, mince, demi-circulaire, et aplatie de dehors en dedans.

A cette épine succède une large et profonde échancrure, obliquement ascendante : c'est la *grande échancrure sciatique;* elle livre passage au muscle pyramidal, au nerf sciatique, aux artères fessière, ischiatique et honteuse interne, et aux veines qui les accompagnent.

La grande échancrure sciatique a pour limite en bas une saillie triangulaire, aplatie, l'*épine sciatique*, dont le bord supérieur est ascendant et rectiligne, l'inférieur horizontal et concave. Son sommet donne attache au petit ligament sacro-sciatique.

Plus bas existe une gouttière, sur laquelle se réfléchit le tendon du muscle obturateur interne : c'est la *petite échancrure sciatique*.

Plus bas encore se présente la partie postérieure et inférieure de l'ischion ou tubérosité ischiatique, remarquable par sa grande épaisseur et par les

empreintes musculaires dont elle est recouverte, empreintes qui lui donnent un aspect inégal et rugueux.

G. *Épaisseur et conformation intérieure.* — L'os iliaque présente une
épaisseur extrêmement inégale. Il s'amincit tellement au niveau des fosses
iliaques, qu'il devient demi-transparent à leur centre; il est aussi très-
mince et transparent sur la partie antéro-inférieure de la cavité cotyloïde.
En arrière et au-dessus de cette cavité, il offre au contraire une épaisseur
considérable. Ses bords supérieur et antérieur sont également très-épais.
Le bord inférieur l'est un peu moins; le postérieur, mince dans la plus
grande partie de son étendue, acquiert une énorme épaisseur au niveau de
la tubérosité ischiatique.

Cet os est formé, comme tous les os plats, de deux couches compactes et
d'une couche spongieuse. — Les couches compactes atteignent leur plus
grand développement sur les fosses iliaques et sur la ligne auriculo-pectinéale. Elles sont moins épaisses sur la branche ischio-pubienne, sur
l'ischion, et la branche horizontale du pubis, et moins encore sur les parois
de la cavité cotyloïde. — La couche spongieuse constitue essentiellement
l'os coxal; elle forme la presque totalité du pubis, de la crête iliaque, de
l'ischion. Elle fait défaut sur la partie centrale des fosses iliaques, et sur
l'arrière-fond de la cavité cotyloïde. Dans l'épaisseur de cette couche,
il existe quelques canaux veineux.

H. **Développement.** — L'os coxal se développe par trois points d'ossification primitifs qui en forment la presque totalité, et huit points complémentaires dont l'existence est constante.

1° *Points primitifs.* — Leur situation, relativement à la cavité cotyloïde,
permet de les distinguer en supérieur, inférieur et antérieur.

Le point primitif supérieur paraît du cinquantième au soixantième jour
de la vie intra-utérine. Il donne naissance à la partie supérieure de la cavité cotyloïde, et à toute cette portion de l'os iliaque qui la surmonte.

Le point primitif inférieur se montre au commencement du quatrième
mois de la vie fœtale. Il produit la partie correspondante de la cavité articulaire, l'épine ischiatique, le corps de l'ischion, sa tubérosité et sa branche
ascendante.

Le point primitif antérieur est le plus tardif; il n'apparaît que vers le
milieu de la grossesse. De ce point naissent la partie antérieure de la cavité cotyloïde, le corps et les deux branches du pubis.

Ces trois points ont été considérés comme autant d'os différents, et décrits chacun sous un nom particulier : le supérieur constitue l'*ilium* ou
ilion; l'inférieur a reçu le nom d'*ischion*; l'antérieur celui de *pubis*.

Participant tous à la formation de la cavité cotyloïde, ils se rapprochent
peu à peu, en sorte que le cartilage compris dans leur intervalle se rétrécit
de plus en plus et finit par représenter une sorte d'étoile, dont les rayons

s'étendent vers les trois dépressions de sa circonférence. Ce cartilage a été comparé aussi à un Y, dont le tronc se dirigerait en arrière.

La branche ascendante de l'ischion et la branche descendante du pubis s'unissent d'abord l'une à l'autre pour former la branche ischio-pubienne. Cette union s'opère de douze à quatorze ans.

Les trois points primitifs se soudent de quinze à seize ans. Leur soudure s'étend des parois de la cavité articulaire vers la face interne de l'os sur laquelle on retrouve encore, chez quelques individus, à dix-sept ou dix-huit ans, un dernier vestige de l'étoile cotyloïdienne.

2° *Points complémentaires.* — Sur les huit points épiphysaires de l'os iliaque, il y en a trois pour la cavité cotyloïde, un pour l'épine iliaque an-

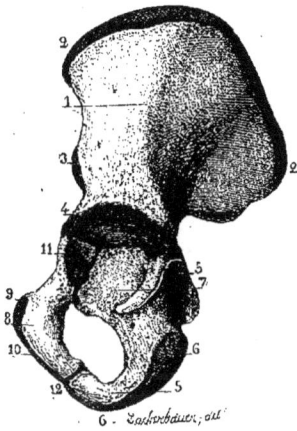

FIG. 125. — *Os iliaque,*   FIG. 126. — *Os iliaque,*
  ses trois pièces primitives.   *ses épiphyses marginales.*

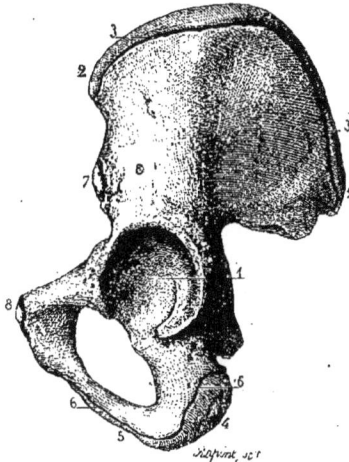

FIG. 125. — 1. Ilium ou ilion. — 2, 2. Lame cartilagineuse dans laquelle naîtra l'épiphyse marginale supérieure. — 3. Noyau cartilagineux aux dépens duquel se produira l'épiphyse de l'épine iliaque antérieure et inférieure. — 4. Partie de la cavité cotyloïde qui est formée par l'ilium. — 5, 5. Ischion. — 6, 6. Cartilage dans lequel naîtra l'épiphyse marginale inférieure. — 7. Partie de la cavité cotyloïde qui est formée par l'ischion. — 8. Pubis. — 9. Cartilage recouvrant l'épine et l'angle du pubis. — 10. Autre cartilage recouvrant le bord interne de la branche descendante du pubis et se continuant avec celui qui recouvre la branche ascendante de l'ischion. — 11. Partie de la cavité cotyloïde qui dépend du pubis. Entre les trois pièces primitives de cette cavité on voit le cartilage étoilé qui les unit entre elles ; à l'extrémité du rayon postérieur de l'étoile apparaît un noyau osseux qui contribuera à former la circonférence de la cavité. — 12. Cartilage séparant la branche descendante du pubis de la branche ascendante de l'ischion.

FIG. 126. — 1, Cavité cotyloïde n'offrant plus aucune trace de la séparation primitive des six points osseux qui ont contribué à la former. — 2, 2. Épiphyse marginale supérieure constituant la crête iliaque. — 3, 3. Lame mince de cartilage unissant cette épiphyse au corps de l'os. — 4. Épiphyse marginale de l'ischion. — 5. Épiphyse marginale de la branche ischio-pubienne se continuant avec la précédente. — 6, 6. Lame cartilagineuse unissant cette longue épiphyse marginale à la tubérosité de l'ischion et à la branche ischio-pubienne. — 7. Épiphyse de l'épine iliaque antérieure et inférieure. — 8. Épiphyse de l'épine du pubis

térieure et inférieure, un pour la crête iliaque, un pour la tubérosité de l'ischion et la branche ischio-pubienne. Les deux derniers sont destinés à l'épine et à l'angle du pubis.

Des trois points complémentaires de la cavité cotyloïde, le premier répond au centre de l'étoile cotyloïdienne ; ses dimensions et sa configuration sont très-variables. — Le second, beaucoup plus considérable que le précédent, occupe l'extrémité terminale du rayon antérieur et supérieur ; il forme toute la partie antéro-supérieure de la circonférence de la cavité. — Le troisième occupe l'extrémité terminale du rayon postérieur. Il s'élève quelquefois assez pour aller rejoindre le point antérieur. Ces deux points produisent alors à eux seuls plus de la moitié de la circonférence de la cavité. — Le rayon inférieur ne possède pas de point complémentaire : ainsi s'expliquent la profondeur et la largeur si considérables de l'échancrure qui lui correspond.

Les épiphyses de la cavité cotyloïde se développent de treize à quinze ans. Elles s'unissent aux points osseux primitifs à l'époque où ceux-ci se soudent entre eux. Six points d'ossification, trois principaux et trois accessoires, contribuent donc à former la cavité qui reçoit la tête du fémur. Quelquefois même il en existe un septième qui répond au bord inférieur de la grande échancrure sciatique.

L'épiphyse de l'épine iliaque antérieure et inférieure suit de très-près celles de la cavité articulaire. En s'allongeant, elle vient se continuer ordinairement avec l'épiphyse du rayon antéro-supérieur. Comme celle-ci, elle se soude en général à seize ans.

L'épiphyse de l'épine du pubis ne se montre qu'à dix-huit ans, et se soude très-rapidement.

Celle de l'angle du pubis, plus tardive encore, naît de dix-neuf à vingt ans. On la voit constamment se prolonger sur la facette articulaire du bord inférieur. Elle se soude de vingt et un à vingt-deux ans.

L'épiphyse marginale du bord inférieur naît de quinze à seize ans. Elle répond d'abord à la partie rugueuse de l'ischion, où elle est très-large, puis remonte progressivement sur les branches ascendante de l'ischion et descendante du pubis qu'elle recouvre sur toute leur étendue, en s'amincissant et se rétrécissant de plus en plus. — Cette épiphyse commence à se souder à dix-sept ans. La soudure débute par sa partie postérieure ; de là elle s'étend au côté interne de l'ischion, ensuite à son côté externe, et enfin à la branche ischio-pubienne. Elle se complète, chez la plupart des individus, de vingt à vingt-deux ans chez la femme, de vingt et un à vingt-quatre ans chez l'homme.

L'épiphyse du bord supérieur apparaît, comme la précédente, de quinze à seize ans. Elle se développe par plusieurs points disséminés sur toute la longueur du cartilage correspondant et très-variables dans leur nombre : le plus habituellement on en compte de quatre à six. Il y en a un pour l'épine iliaque antéro-supérieure ; un autre pour l'épine postéro-supérieure. Ces points s'étendent et se réunissent. De leur fusion, résulte une longue épiphyse marginale qui adhère à la crête iliaque par l'intermédiaire d'une couche de cartilage. C'est aux dépens de cette couche cartilagineuse que l'os continue de croître en hauteur et en largeur. — La soudure de l'épiphyse marginale supérieure se fait à la même époque que celle de l'épiphyse marginale inférieure. Quelquefois cependant les deux épiphyses se soudent successivement ; dans ce cas, c'est toujours la supérieure qui se soude la dernière.

§ 2. — DU BASSIN EN GÉNÉRAL.

Le bassin, envisagé dans son ensemble, se présente sous l'aspect d'une cavité conoïde, aplatie d'avant en arrière, très-évasée dans sa moitié supérieure qui s'incline en avant, beaucoup plus étroite et presque cylindrique dans sa moitié inférieure qui se dirige en bas et en arrière.

Cette cavité nous offre à considérer : sa situation, sa direction et ses dimensions ; deux surfaces, l'une externe et l'autre interne ; et deux circonférences, l'une qui répond à sa base, l'autre à son sommet.

Elle n'est pas tout à fait semblable chez l'homme et chez la femme ; après en avoir pris une notion générale, nous aurons donc à la comparer dans les deux sexes, afin de déterminer les caractères propres à chacun d'eux. Nous terminerons par l'étude de son développement.

A. — **Situation, direction, dimensions du bassin.**

Le bassin forme la partie inférieure du tronc et de la cavité abdominale. Situé à l'extrême limite de l'un et de l'autre, il correspond à peu près à la partie moyenne du corps. Chez le fœtus, sa partie centrale descend bien au-dessous de cette partie moyenne ; mais elle s'en rapproche à mesure que l'enfant se développe pour lui devenir supérieure chez l'adulte, d'autant plus supérieure, que les membres abdominaux sont plus longs. Dans le sexe féminin, elle s'élève en général à 3 centimètres, et dans le sexe masculin, à 5 centimètres au-dessus du centre du corps.

Direction. — La direction du bassin diffère beaucoup de celle du thorax, et même de celle de l'abdomen. Nous avons vu que l'axe médian de la cavité thoracique est oblique de haut en bas et d'arrière en avant. Celui de la cavité abdominale descend verticalement et forme avec le précédent un angle à sinus postérieur extrêmement ouvert. — L'axe de la cavité pelvienne se dirige aussi de haut en bas, mais d'avant en arrière. Une ligne qui partirait de l'ombilic pour aller tomber sur la deuxième pièce du coccyx le représente assez bien. Il coupe l'axe de l'abdomen sous un angle aigu de 55 degrés chez l'homme, de 60 degrés chez la femme. Le bassin s'incline donc très-notablement en arrière.

Son inclinaison augmente en raison directe de la cambrure des lombes, qui est en général moins accusée chez l'homme que chez la femme, d'où la direction plus oblique de la cavité pelvienne dans ce sexe. Pendant la grossesse, cette cambrure se prononçant davantage, le bassin devient plus oblique encore. Chez les hommes à dos plat, un phénomène inverse se produit ; l'axe de la cavité se relève, et atteint alors son minimum d'inclinaison. Une foule de causes physiologiques et morbides peuvent faire varier, du reste, la direction de cet axe, soit dans le sens antéro-postérieur, soit dans le sens transversal ou oblique.

Pour donner au bassin la situation et la direction qui lui conviennent, il faut tourner sa base en haut et en avant, puis abaisser les pubis jusqu'à ce qu'une ligne horizontale, rasant leur bord supérieur, vienne tomber en arrière sur le sommet du sacrum, s'il s'agit d'un homme ; et sur la partie moyenne du coccyx, s'il s'agit d'une femme. Lorsqu'on lui a ainsi restitué l'inclinaison qu'il présente dans l'attitude verticale, l'angle sacro-vertébral s'élève à 8 ou 10 centimètres au-dessus de la symphyse pubienne.

Dimensions. — Des trois principaux diamètres du bassin, le transversal est le plus considérable ; vient ensuite le vertical ; puis l'antéro-postérieur.

Le diamètre transverse le plus long est celui qui s'étend de l'une à l'autre crête iliaque. En étudiant les proportions des principales parties du corps, nous avons vu qu'il varie, chez l'homme, de 25 à 32 centimètres ; chez la femme, de 26 à 35 ; et qu'il équivaut, en moyenne, à 0^m,287 chez l'un, à 0^m,292 chez l'autre. Ce diamètre n'offre donc pas une étendue égale dans les deux sexes ; mais la différence ne dépasse pas 5 millimètres, et paraîtra bien minime, trop minime sans doute, aux auteurs très-nombreux encore qui considèrent le diamètre transversal du bassin comme le plus grand diamètre transverse du corps chez la femme. J'ai pris soin déjà de réfuter cette erreur, sur laquelle il serait superflu de revenir. Quelques mensurations prises comparativement sur les parties supérieure et inférieure du tronc suffisent pour la montrer dans toute son évidence. Je me borne à rappeler qu'au niveau de sa base les dimensions transversales du bassin diffèrent en réalité très-peu d'un sexe à l'autre. En descendant, ces dimensions se réduisent de plus en plus ; mais elles se réduisent moins chez la femme que chez l'homme. Il faut donc admettre :

1° Que les dimensions transversales sont en général prédominantes dans le sexe féminin ;

2° Que leur prédominance, peu prononcée sur la moitié supérieure de la cavité, s'accuse d'une manière beaucoup plus sensible sur la moitié inférieure.

Parmi les diamètres verticaux, celui qui offre la plus grande étendue correspond à la partie antérieure de la tubérosité de l'ischion par une de ses extrémités, à la partie moyenne de la crête iliaque par l'extrémité opposée. Ce diamètre est en général de 20 centimètres chez l'homme, de 18 à 19 chez la femme.

Les dimensions antéro-postérieures ne diffèrent pas sensiblement dans les deux sexes, bien que la cavité pelvienne, ainsi que nous le verrons, présente une plus grande capacité chez la femme ; mais les parois de cette cavité sont plus épaisses chez l'homme, et l'égalité se trouve ainsi rétablie.

En résumé, le bassin de la femme est plus large que celui de l'homme ; et le bassin de l'homme est plus élevé que celui de la femme. De cette prédominance de largeur chez l'un, de hauteur chez l'autre, découle toute une série de différences secondaires qui seront exposées plus loin.

B. — Surface externe du bassin.

Cette surface se divise en quatre régions, distinguées en antérieure, postérieure et latérales.

La *région antérieure* est la moins étendue. Sa partie médiane présente une dépression anguleuse qui répond à l'union ou symphyse des pubis, et qui se dirige très-obliquement de haut en bas et d'avant en arrière. La longueur de cette symphyse varie de 3 à 4 centimètres ; elle est un peu plus grande chez l'homme que chez la femme.

De chaque côté, on aperçoit : 1° la face antérieure du corps des pubis, légèrement concave ; 2° immédiatement au-dessus de ce corps, l'épine des pubis, et en dehors de celle-ci le bord antérieur de leur branche horizontale ; 3° au-dessous de chaque branche horizontale, l'extrémité antérieure de la gouttière sous-pubienne, et le trou sous-pubien ; 4° sur la partie interne de ces trous, les branches ischio-pubiennes ; à leur partie inférieure, la tubérosité des ischions ; et à leur partie externe, le corps de l'ischion.

La *région postérieure* décrit une courbure, dont la partie la plus saillante répond à l'extrémité inférieure du sacrum. Ses trois quarts supérieurs regardent en haut ; son quart inférieur est tourné en bas.

On remarque, sur sa partie médiane : la crête sacrée ; plus bas, une gouttière, terminaison du canal sacré, limitée à droite et à gauche par les cornes du sacrum et les cornes du coccyx ; plus bas encore, la face postéro-inférieure de cet os.

De chaque côté, cette région présente une large excavation, de forme pyramidale et triangulaire, oblique de haut en bas et d'avant en arrière, limitée en dehors par la partie postérieure de l'os iliaque. Ces excavations prolongent les gouttières vertébrales, et sont remplies aussi par les muscles spinaux qui s'insèrent sur toute l'étendue de leur surface. Elles offrent, en procédant de dedans en dehors : 1° la gouttière sacrée, et les trous sacrés postérieurs ; 2° sur le côté interne de ces trous, une série d'éminences résultant de la fusion des apophyses articulaires des vertèbres sacrées ; et sur leur côté externe, une autre série d'éminences plus prononcées résultant de la fusion des apophyses transverses de ces vertèbres ; 3° en dehors de celles-ci, une surface inégale et rugueuse, criblée d'orifices vasculaires, à laquelle s'attachent les ligaments sacro-iliaques postérieurs ; 4° au delà de ces empreintes ligamenteuses, l'union du sacrum avec l'os coxal, la tubérosité iliaque, la partie postérieure de la crête du même nom, et l'épine iliaque postérieure et supérieure ; 5° au-dessous de toutes ces parties, une vaste échancrure qui sépare le sacrum et le coccyx du bord postérieur de l'os coxal.

Les *régions latérales* s'inclinent en bas, leur moitié supérieure en bas et en arrière, leur moitié inférieure en bas et en avant. Elles présentent : 1° la fosse iliaque externe, limitée en haut par la ligne demi-circulaire supérieure, en arrière par cette même ligne et la surface rugueuse à laquelle s'insère le muscle grand fessier ; 2° la cavité cotyloïde séparée du bord postérieur de l'os par une surface quadrilatère, convexe, que recouvrent le muscle pyramidal et le jumeau supérieur ; 3° le corps de l'ischion, creusé supérieurement d'une gouttière sur laquelle glisse le tendon de l'obturateur externe. — Plus bas on aperçoit la tubérosité de l'ischion, la branche ischio-pubienne, le trou sous-pubien, et la branche horizontale du pubis qui appartiennent plus spécialement à la région antérieure.

C. — Surface interne, circonférences, détroits du bassin.

La surface interne du bassin est beaucoup plus régulière et plus unie que la surface externe. Un étranglement circulaire, qui a reçu le nom de *détroit supérieur*, la divise en deux parties bien différentes : l'une supérieure très-évasée, l'autre inférieure beaucoup plus étroite et cylindrique. La partie supérieure constitue le *grand bassin*; la partie inférieure forme le *petit bassin*, appelé aussi *excavation pelvienne*.

Le *grand bassin* est largement échancré en avant, où il se trouve complété à l'état frais par la paroi abdominale antérieure. Il est échancré aussi en arrière ; mais cette seconde échancrure, beaucoup moins grande, est remplie en grande partie par l'extrémité inférieure de la colonne lombaire, qui s'unit à la facette correspondante du sacrum, pour former l'angle sacro-vertébral. Dans l'attitude normale du bassin, cet angle, ainsi que nous l'avons vu, s'élève à 8 ou 10 centimètres au-dessus de la symphyse des pubis; il domine toute l'excavation pelvienne, et a pu être comparé par les anciens à une sorte de promontoire. Sur ses parties latérales, on voit une surface triangulaire qui fait partie de la base du sacrum ; et plus loin, un intervalle qui répond à l'union de cet os avec l'os iliaque.

De chaque côté, le grand bassin est formé par les fosses iliaques internes, un peu moins grandes et plus excavées chez l'homme que chez la femme. En appliquant sur les deux crêtes iliaques une tige horizontale, on peut constater que la distance comprise entre le détroit et la tige est de 6 à 7 centimètres. — Cette distance exprime la hauteur, ou plutôt la profondeur du grand bassin.

Celui-ci a pour limite, en haut, la circonférence supérieure ou base du bassin, circonférence constituée : en arrière, par la base du sacrum, à droite et à gauche par les crêtes iliaques, en avant par le bord antérieur des os coxaux et la symphyse pubienne.

Le *petit bassin*, ou *excavation pelvienne*, comprend toute cette partie rétrécie qui se trouve située au-dessous du grand bassin, et qui affecte la forme d'un canal. On lui considère une partie moyenne qui représente l'excavation pelvienne proprement dite, et deux extrémités qui ont reçu le nom de *détroits*; l'un de ces détroits regarde en haut et en avant, l'autre en bas et en arrière.

L'*excavation pelvienne*, très-obliquement dirigée de haut en bas et d'avant en arrière, présente quatre parois : une paroi antérieure concave de droite à gauche, une paroi postérieure concave de haut en bas, et deux parois latérales planes.

La paroi antérieure, tournée en haut, est la plus courte. Sa longueur varie de 4 à 5 centimètres. Elle offre sur la ligne médiane une saillie longitudinale, produite par la projection du bord postérieur de la symphyse pubienne; cette saillie est plus ou moins prononcée, suivant les individus. A droite et à gauche on observe : 1° une surface quadrilatère formée par la face postérieure du corps des pubis; 2° en haut et en dehors de celle-ci, la face postérieure de la branche horizontale des pubis; 3° au-dessous de cette branche, l'extrémité postérieure de la gouttière sous-pubienne, et le trou sous-pubien; 4° en bas et en dedans, la face interne de la branche ischio-pubienne, et tout à fait en bas la face interne de l'ischion, l'une et l'autre plane et unie.

La paroi postérieure est la plus longue; son étendue varie de 13 à 15 centimètres. Inclinée en bas et recourbée sur elle-même d'avant en arrière, elle revêt l'aspect d'une voûte triangulaire. Le sacrum et le coccyx en composent la presque totalité. Sur sa partie inférieure, on voit un sillon transversal résultant de l'union de ces os; et sur ses parties latérales et supérieures, deux sillons verticaux qui correspondent aux articulations sacro-iliaques. En dehors de ceux-ci, la paroi postérieure est complétée de chaque côté par l'extrémité supérieure de la grande échancrure sciatique.

Les parois latérales, plus longues que l'antérieure, et moins longues que la postérieure, présentent une étendue de 9 à 10 centimètres. De figure irrégulièrement rectangulaire, elles regardent en dedans, en arrière et en haut. Il suit de cette direction qu'elles se rapprochent inférieurement, et que l'excavation pelvienne se rétrécit de haut en bas dans le sens transversal. Leur moitié supérieure, plus large, répond à la cavité cotyloïde. Leur moitié inférieure est formée par la face interne du corps et de la tubérosité de l'ischion. — Ces parois séparent la grande et la petite échancrure sciatique du trou sous-pubien. Elles sont recouvertes en partie par le muscle obturateur interne.

Le *détroit supérieur*, ou *détroit abdominal*, sépare le grand bassin de l'excavation pelvienne. Il est formé : en arrière, par l'angle sacro-vertébral et le bord antérieur de la base du sacrum; sur les côtés, par la ligne innominée ou auriculo-pectinéale; en avant, par les crêtes pectinéales, le bord supérieur des pubis et la symphyse pubienne.

Le contour de cette ouverture est saillant en arrière, au niveau de l'angle sacro-vertébral; mousse et concave sur les côtés; mince, rectiligne et obliquement dirigé au niveau des trous sous-pubiens; arrondi et transversal au-dessus des pubis.

Sa figure a été comparée tour à tour : à un cercle; à un ovale; à un cœur de carte à jouer, dont la grosse extrémité ou la base serait en arrière; à une ellipse, dont le grand axe serait transversal; à un triangle curviligne, dont les angles seraient arrondis. Cette dernière comparaison est celle qui en donne l'idée la plus exacte. — La base du trigone répond au sacrum; son angle antérieur ou son sommet à la symphyse pubienne; ses angles postérieurs ou latéraux aux symphyses sacro-iliaques. On considère à ce détroit quatre principaux diamètres :

1° Un diamètre antéro-postérieur qui mesure l'espace compris entre l'angle sacro-vertébral et la symphyse pubienne;

2° Un diamètre transversal étendu du milieu de la crête qui limite en bas la fosse iliaque droite, au point correspondant de la crête qui limite la fosse iliaque gauche : ce diamètre croise perpendiculairement le précédent à l'union de ses deux tiers antérieurs avec son tiers postérieur;

3° Deux diamètres obliques se dirigeant, à la manière d'une diagonale, de la symphyse sacro-iliaque d'un côté, vers l'éminence ilio-pectinée du côté opposé.

Ces diamètres n'offrent pas une longueur égale dans les deux sexes. Chez la femme, où ils sont un peu plus longs; l'étendue moyenne du diamètre antéro-postérieur ou sacro-pubien est de 11 centimètres; celle des diamètres obliques de 12 centimètres; et celle du diamètre transverse de 13 centimètres et demi.

Le plan inscrit dans le détroit supérieur se dirige très-obliquement de haut en bas et d'arrière en avant. Étant donné un plan horizontal qui s'étendrait de la partie supérieure de la symphyse pubienne vers la paroi postérieure du bassin, on remarque que ce plan horizontal forme, avec le plan oblique du détroit, un angle aigu de 55 degrés chez l'homme, de 60 chez la femme.

Une ligne perpendiculairement abaissée sur la partie centrale de ce plan représente l'*axe* du détroit supérieur. Cet axe indique la direction que suit le fœtus au moment où il s'engage dans l'excavation pelvienne ; prolongé, il s'identifie avec l'axe du bassin. Nous avons vu que celui-ci, très-oblique de haut en bas et d'avant en arrière, répond par son extrémité supérieure à l'ombilic, par l'inférieure à la partie moyenne du coccyx, et qu'il croise la verticale sous un angle de 60 degrés.

L'excavation pelvienne est limitée en bas par la circonférence inférieure du bassin. Cette circonférence présente trois saillies très-accusées et trois échancrures profondes qui les séparent.

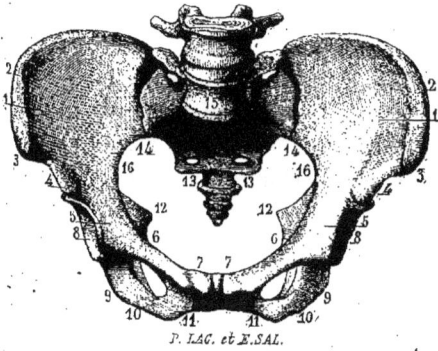

FIG. 127. — *Bassin, vue antéro-superieure, détroit supérieur.*

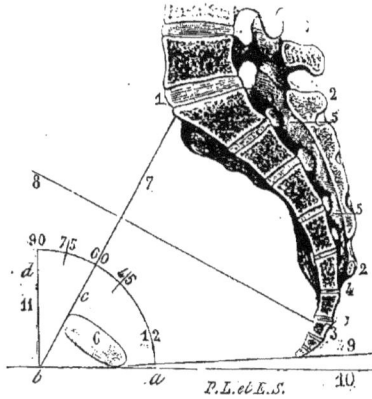

FIG. 128. — *Coupe médiane du bassin, plan et axe du détroit supérieur.*

FIG. 127. — 1, 1. Fosses iliaques internes. — 2, 2. Crêtes iliaques. — 3, 3. Épines iliaques antérieures et supérieures. — 4, 4. Épines iliaques antérieures et inférieures. — 5, 5. Éminences ilio-pectinées. — 6, 6. Branche horizontale des pubis. — 7, 7. Corps et symphyse des pubis. — 8, 8. Cavités cotyloïdes. — 9, 9. Tubérosités ischiatiques. — 10, 10. Branche ascendante des ischions. — 11, 11. Branche descendante des pubis. — 12, 12. Épines ischiatiques. — 13, 13. Paroi postérieure de l'excavation pelvienne, constituée par le sacrum et par le coccyx. — 14, 14. Symphyses sacro-iliaques. — 15. Angle sacro-vertébral. — 16, 16. Détroit supérieur formé : en arrière, par le bord antérieur de la base du sacrum ; à droite et à gauche, par la ligne innominée ; en avant, par le bord postérieur de la branche horizontale des pubis ou les crêtes pectinéales, par l'angle des pubis et la symphyse pubienne.

FIG. 128. — 1. Angle sacro-vertébral. — 2, 2. Coupe médiane du sacrum. — 3. Coupe médiane du coccyx. — 4. Union de ces deux os. — 5, 5. Canal sacré. — 6. Coupe médiane de la symphyse des pubis. — 7. Diamètre antéro-postérieur ou sacro-pubien du détroit supérieur représentant le plan et la direction de ce détroit chez la femme. — b. Ce même plan prolongé, formant avec le plan horizontal *ab* un angle de 60 degrés, et avec la verticale *bd* un angle de 30 degrés. — 8. Perpendiculaire élevée sur la partie centrale de ce plan ; cette perpendiculaire, qui vient tomber sur la seconde pièce du coccyx, représente l'axe du détroit supérieur. — 9. Diamètre antéro-postérieur ou coccy-pubien du détroit inférieur, représentant le plan et la direction de ce détroit. — 10. Ligne horizontale rasant la partie inférieure de la symphyse pubienne ; cette ligne forme avec le plan du détroit inférieur un angle de 10 à 11 degrés. — 11. Ligne verticalement élevée sur la précédente. — 12. Arc mesurant l'angle compris entre ces deux lignes.

Des trois saillies, l'une, postérieure et médiane, est formée par le coccyx et la partie inférieure du sacrum ; les deux autres, antérieures et latérales, sont constituées par les tubérosités ischiatiques. — La saillie médiane, de forme pyramidale et triangulaire, se recourbe sur son axe de telle sorte que son sommet se dirige en bas et en avant. Lorsqu'on donne au bassin son inclinaison naturelle, ce sommet s'élève à 14 millimètres au-dessus d'une ligne horizontale antéro-postérieure qui partirait de l'extrémité inférieure de la symphyse pubienne. Dans l'attitude assise, il se trouve situé par conséquent bien au-dessus des tubérosités ischiatiques, qui représentent la partie la plus déclive des parois du bassin et qui seules supportent le poids du tronc. Ces tubérosités, obliques d'avant en arrière et de dedans en dehors sont larges à leur partie postérieure, où elles se continuent avec le corps de l'ischion, étroites à leur partie antérieure, qui se continue avec les branches ischio-pubiennes.

Des trois échancrures, l'une est antérieure et médiane, les deux autres postérieures et latérales. — L'échancrure antérieure est anguleuse chez l'homme ; plus large et plus arrondie chez la femme, où elle prend la figure d'une arcade. Les branches ischio-pubiennes la limitent à droite et à gauche, et la symphyse pubienne en avant. — Les échancrures postérieures ou *sacro-sciatiques* sont moins régulières que la précédente, et si profondes, que leur partie supérieure s'élève à 5 centimètres au-dessus des pubis, dans l'attitude normale du bassin. Elles ont pour limite : en dehors, les deux échancrures sciatiques ; en dedans, les bords du sacrum et du coccyx. On remarque, à leur partie moyenne, un rétrécissement peu accusé qui répond, d'une part, à l'épine ischiatique, de l'autre, à l'apophyse transverse de la cinquième vertèbre sacrée.

Telle est la circonférence inférieure sur un bassin entièrement dépouillé de ses parties molles. A l'état frais, cette circonférence présente un aspect bien différent. Deux plans fibreux, étendus des bords du sacrum et du coccyx à la tubérosité des ischions, en séparent les échancrures postérieures, et la rétrécissent par conséquent, mais en la régularisant. Ces plans fibreux, appelés *grands ligaments sacro-sciatiques*, convertissent en trous chacune des échancrures postérieures. Deux autres plans fibreux, de figure triangulaire, les *petits ligaments sacro-sciatiques*, subdivisent ceux-ci en deux trous inégaux : l'un, supérieur, qui répond à la grande échancrure sciatique, l'autre, inférieur, qui répond à la petite échancrure et qui donne passage au tendon de l'obturateur interne. — La circonférence inférieure du bassin, ainsi réduite et régularisée, constitue le détroit inférieur.

Le *détroit inférieur* ou *détroit périnéal* est donc limité : en arrière, par le coccyx et le bord interne des grands ligaments sacro-sciatiques ; en avant, par les branches ischio-pubiennes et la partie inférieure de la symphyse pubienne ; de chaque côté, par la tubérosité des ischions. — La moitié antérieure de son contour est osseuse et invariable dans ses dimensions ; la moitié postérieure est fibreuse, dépressible et dilatable ; le coccyx en représente la partie la plus mobile.

La figure de ce détroit est assez difficile à déterminer. Cependant, en y appliquant une feuille de papier sur laquelle on dessine son contour, à l'aide d'un crayon, on peut reconnaître avec Chaussier qu'elle figure un ovale dont la grosse extrémité serait tournée en arrière. Sur la partie médiane de cette grosse extrémité, la courbe est légèrement rentrante par suite de la saillie du coccyx. Au moment de l'accouchement, le coccyx s'abaissant, l'ovale devient à la fois plus grand et plus régulier.

Les diamètres du détroit inférieur ont été distingués aussi en antéro-postérieur, transverse et obliques. L'antéro-postérieur s'étend du sommet du coccyx au sommet de l'arcade pubienne ; le transverse se porte de l'une à l'autre tubérosité de l'ischion ; les deux obliques se dirigent de la partie moyenne des grands ligaments sacro-sciatiques vers la partie moyenne de la branche ischio-pubienne du côté opposé. — Chacun d'eux présente une longueur moyenne de 11 centimètres. — Le détroit inférieur, par conséquent, est plus petit que le supérieur ; la tête du fœtus qui s'engage facilement dans l'excavation pelvienne éprouve un temps d'arrêt au moment où elle se présente pour le franchir : disposition heureuse qui prévient la dilacération du conduit vulvo-vaginal, en permettant à ce conduit de se dilater progressivement.

Parmi ces diamètres, le transverse est le seul qui offre une étendue invariable. Les deux obliques s'allongent un peu lorsque le fœtus traverse le détroit inférieur ; l'antéro-postérieur ou coccy-pubien s'allonge plus encore, et peut atteindre facilement 12 centimètres. Sous l'influence de la pression à laquelle ce détroit se trouve soumis pendant l'accouchement, ses diamètres, en un mot, se modifient donc de telle sorte, que le médian devient alors le plus long, le transverse restant au contraire le plus court. Le petit bassin, qui supérieurement est plus large dans le sens transversal, offre donc inférieurement une disposition inverse. De là, il suit que si le grand diamètre de la tête du fœtus correspond exactement à celui du détroit supérieur, après s'être engagée transversalement dans l'excavation pelvienne, elle devra tourner sur son axe pour prendre une direction antéro-postérieure : c'est ce qui a lieu en effet le plus habituellement.

Le *plan* du détroit inférieur se dirige de haut en bas, et d'arrière en avant, comme celui du détroit supérieur ; mais son obliquité est très-peu prononcée. Un plan horizontal, partant du sommet de l'arcade pubienne et se portant en arrière, passerait à 14 ou 15 millimètres au-dessous du sommet du coccyx, d'après les recherches de Nægele. — L'*axe* de ce détroit répond par son extrémité la plus élevée à la première vertèbre du sacrum ; il croise celui du détroit supérieur sous un angle très-obtus, à peu près au niveau du centre de l'excavation pelvienne.

L'axe de cette excavation est curviligne dans sa moitié inférieure. Sa moitié supérieure est rectiligne, et si rapprochée de l'axe du détroit supérieur, qu'on a pu la considérer comme s'identifiant avec celui-ci.

D. — Du bassin comparé dans les deux sexes.

Constitué sur le même type dans les deux sexes, le bassin présente cependant, dans chacun d'eux, un ensemble de caractères qui lui sont propres, et qui suffisent pour le faire reconnaître au premier aspect. Ces caractères différentiels varient, du reste, suivant les individus : ils peuvent se montrer très-prononcés, ou l'être médiocrement, ou l'être même très-peu. En général, ils le sont moins que ne semblent le penser la plupart des auteurs, dont les descriptions ont été empruntées évidemment aux individus de la première catégorie, et non à ceux de la seconde. Je les rattacherai à quatre chefs principaux : à l'épaisseur des parois de la cavité pelvienne, à ses dimensions, à son inclinaison, à sa configuration.

a. *Différences relatives à l'épaisseur des parois, aux bords et aux saillies de la cavité pelvienne.* — Sous ce triple point de vue, le bassin de l'homme l'emporte sur celui de la femme. L'observation nous montre que chez lui la charpente osseuse est plus fortement constituée. Le sacrum et les os de la hanche n'échappent pas à la loi générale : leur partie centrale, leurs bords, leurs angles, toutes les apophyses qui les surmontent, diffèrent très-sensiblement dans les deux sexes. A leur centre, les fosses iliaques

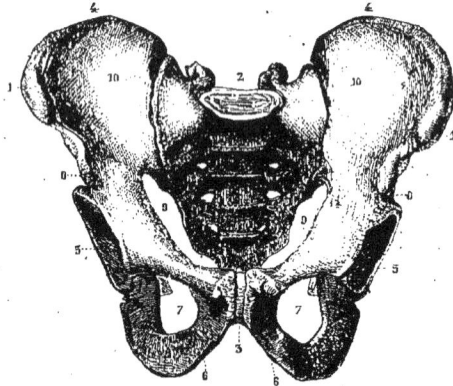

Fig. 129. — *Bassin d'homme.*

1, 1. Partie supérieure de la cavité pelvienne, ou grand bassin. — 2. Sacrum, contribuant à former le grand bassin par sa base et le petit bassin par sa face antérieure. — 3. Symphyse pubienne. — 4, 4. Crêtes iliaques. — 5, 5. Cavités cotyloïdes. — 6, 6. Branches ischio-pubiennes, formant avec la partie inférieure de la symphyse un angle dont l'ouverture regarde en bas et en arrière. — 7, 7. Trous sous-pubiens. — 8, 8. Épines iliaques antérieures et inférieures. — 9, 9. Détroit supérieur offrant la figure d'un trigone curviligne. — 10, 10. Fosses iliaques internes.

deviennent si minces dans le sexe féminin, qu'elles sont transparentes, dépressibles, et parfois perforées ; le corps des pubis, les branches ischio-pubiennes, sont aussi beaucoup plus aplatis ; la circonférence supérieure et la circonférence inférieure du bassin sont plus minces ; les saillies osseuses sont plus petites. Dans le sexe masculin, les os qui forment cette cavité, les os iliaques surtout, sont plus volumineux, plus solides et plus lourds. Voyez chez lui l'épaisseur des crêtes iliaques ; comparez chez l'un et l'autre les épines de ce nom, les tubérosités iliaques, les tubérosités de l'ischion, le bord interne des branches ischio-pubiennes, les angles des pubis et leur branche horizontale : d'un côté se présentent des bords et des saillies qui dénotent un système musculaire faible ; de l'autre, des bords épais et des saillies volumineuses qui annoncent des muscles plus puissants. Le bassin, se trouvant en rapport dans chacun d'eux avec les mêmes muscles, et donnant attache aux mêmes tendons, devait présenter, et présente en effet toutes les différences qui découlent de l'inégal développement de l'appareil locomoteur dans les deux sexes.

ḅ. *Différences relatives à l'inclinaison du bassin.* — Nous avons vu : 1° que cette inclinaison est mesurée par l'angle que forme le plan de chaque détroit avec un plan horizontal prolongé de la partie inférieure de ceux-ci vers le sacrum ; 2° que cet angle chez la femme est de 10 à 11 degrés pour le détroit inférieur ; et de 60 pour le détroit supérieur. Nægele, auquel la science est redevable de ces deux évaluations, fondées sur des données précises et très-nombreuses, n'a pas étendu ses recherches au sexe masculin.

Les frères Weber considèrent l'inclinaison du détroit supérieur comme

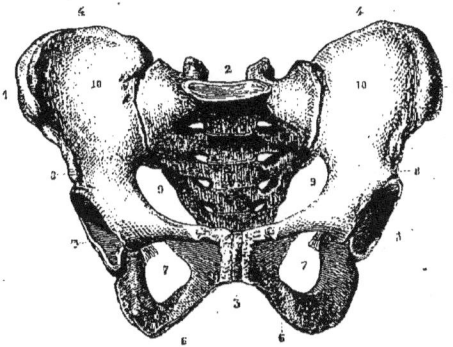

FIG. 130. — *Bassin de femme.*

1, 1. Grand bassin, plus large et moins élevé que celui de l'homme. — 2. Base du sacrum, plus large aussi que dans le sexe masculin. — 3. Partie inférieure de la symphyse pubienne, formant une arcade et non un angle. — 4, 4. Crêtes iliaques, moins sinueuses. — 5, 5. Cavités cotyloïdes plus écartées. — 6, 6. Branches ischio-pubiennes plus étroites. 7, 7. Trous sous-pubiens, triangulaires. — 8, 8. Épines iliaques antérieures et inférieures plus petites. — 9, 9. Détroit supérieur plus grand et de figure elliptique. — 10, 10. Fosses iliaques internes plus étalées et moins profondes.

à peu près égale dans les deux sexes. L'observation me semble au contraire établir qu'elle est un peu moindre chez l'homme. Pour obtenir des résultats comparatifs, j'ai suspendu contre un mur vertical des troncs appartenant à l'un et à l'autre sexe; puis abaissant jusqu'au mur une ligne horizontale qui rasait la symphyse des pubis et qui traversait le sacrum, j'ai mesuré l'angle que formait cette tige avec le diamètre sacro-pubien : il a varié, pour la femme, de 54 à 63 degrés ; et pour l'homme, de 49 à 60. Il serait donc, en moyenne, de 58 degrés pour l'une, et de 54 pour l'autre. Mes recherches, il est vrai, n'ont porté que sur six hommes et autant de femmes. Un plus grand nombre d'observations serait peut-être nécessaire pour résoudre cette question d'une manière rigoureuse et définitive.

c. *Différences relatives aux dimensions du bassin.* — Chez la femme, le diamètre étendu de l'une à l'autre crête iliaque est plus long que chez l'homme; mais celui qui se porte de la crête iliaque à la tubérosité de l'ischion est plus court. Les dimensions transversales comparées dans les deux sexes diffèrent, en moyenne, de 5 millimètres seulement; et les verticales, de 10 à 15. Ce que le sexe masculin perd du côté de la largeur, il le retrouve donc, et au delà, du côté de la hauteur.

Quant aux dimensions antéro-postérieures, elles sont aussi un peu plus considérables chez la femme, si l'on considère seulement l'excavation pelvienne; mais les parois du bassin offrent plus d'épaisseur dans le sexe masculin; et cette différence d'épaisseur compense la différence de capacité.

De la prédominance des dimensions transversales chez la femme découle toute une série de différences secondaires. Le détroit supérieur, s'allongeant dans le même sens, tend à prendre chez elle une figure elliptique. La branche horizontale des pubis étant plus longue, les cavités cotyloïdes sont plus écartées, les têtes fémorales plus éloignées, les grands trochanters plus saillants, les fémurs plus obliques, les genoux plus rapprochés.

De l'écartement des grands trochanters résulte, pour ce sexe, un mode de déambulation particulier, dont quelques auteurs ont donné une idée vraie, mais exagérée, en le comparant à celui des palmipèdes.

d. *Différences relatives à la configuration.* — Parmi ces différences, les unes se rattachent au grand bassin, les autres au petit bassin.

Le grand bassin est très-évasé dans le sexe féminin; les fosses iliaques sont étalées; les crêtes iliaques déjetées en dehors et peu sinueuses. Dans le sexe masculin, les fosses iliaques sont plus concaves; les crêtes de ce nom plus contournées et plus relevées.

Le petit bassin est plus large chez la femme, plus allongé surtout dans le sens transversal. Les angles latéraux du détroit supérieur s'arrondissent en même temps qu'ils s'écartent, d'où la figure elliptique de ce détroit, d'autant plus accusée qu'il est plus ample. — La paroi postérieure de l'excavation présente une concavité plus prononcée et plus régulière. La base du sacrum est plus large, mais seulement chez les femmes, assez nombreuses, dont le détroit supérieur dépasse son ampleur ordinaire. — La paroi antérieure ou pubienne du petit bassin est plus étendue dans le sens transversal, mais moins élevée. — Les trous sous-pubiens sont plus grands et triangulaires; les tubérosités de l'ischion plus écartées; les branches ischio-pubiennes plus étroites; leur bord interne se déjette en haut et en dehors. — L'arcade pubienne, très-large, représente une sorte de poulie, sur laquelle la tête du fœtus se réfléchit au moment où elle franchit l'orifice vulvaire. Cette arcade offre une largeur de 25 à 30 millimètres à sa partie supérieure, et de 9 centimètres inférieurement.

E. — **Développement du bassin.**

Des trois zones qui forment l'abdomen, la zone inférieure ou pelvienne est celle dont l'évolution est la plus tardive. Uni aux membres abdominaux, le bassin participe à la lenteur de leur accroissement; de là, au début de la vie, une sorte de contraste entre les deux extrémités du tronc, la supérieure étant très-développée, l'inférieure l'étant très-peu, et représentant le sommet d'un cône que prolongent les membres pelviens; de là, en partie aussi, la capacité si remarquable des parties plus élevées de l'abdomen, l'excavation naissante du bassin étant insuffisante pour loger les organes qu'elle doit contenir, et ceux-ci se réfugiant provisoirement dans la cavité abdominale, déjà en grande partie remplie par la masse, alors très-considérable, du foie.

La moitié supérieure du bassin apparaît toujours la première. Vers la fin du troisième mois de la vie intra-utérine, le grand bassin a déjà acquis une assez grande étendue; mais le petit bassin est encore très-étroit et entièrement cartilagineux. — Dans le cours du quatrième mois, la paroi postérieure de l'excavation pelvienne se montre sous la forme d'un petit chapelet de globules osseux échelonné de haut en bas. — Dans ce même mois, naissent sur l'ischion deux nouveaux points qui formeront la presque totalité des parois latérales de l'excavation. — Le mois suivant, deux autres se développent dans la branche horizontale des pubis.

Tel est l'état du bassin vers le milieu de la grossesse. A cette époque, sa moitié supérieure revêt déjà la forme qui lui est propre. L'excavation pelvienne se montre au contraire sous un aspect très-différent de celui qu'elle aura chez l'adulte; allongée d'avant en arrière, elle offre la figure d'une ellipse, dont le diamètre sacro-pubien forme le grand axe.

A la naissance, les parois de l'excavation pelvienne sont beaucoup plus avancées dans leur développement. Le sacrum n'est plus vertical; sa base s'incline déjà en avant. Le détroit supérieur représente un ovale dont la grosse extrémité serait en arrière.

3e ÉDIT.   1 — 25

C'est le même mode de configuration qu'on observe chez l'enfant. Le petit bassin reste allongé d'avant en arrière ; seulement, ses dimensions antéro-postérieures diminuent insensiblement, tandis que les transversales augmentent de plus en plus par suite de l'accroissement du sacrum en arrière, et de l'allongement des pubis en avant. A mesure que les parois antérieure et postérieure prennent des proportions plus grandes, le détroit supérieur et toute l'excavation pelvienne se rapprochent de leur forme définitive. La vessie, la matrice, les trompes, les ovaires, descendent peu à peu du grand dans le petit bassin, ainsi que les circonvolutions les plus inférieures de l'intestin grêle.

Aussi longtemps que les trois pièces de l'os coxal et les épiphyses marginales du sacrum ne sont pas soudées, le petit bassin continue de croître en capacité. A seize ans, les parois antérieure et latérales ont acquis tout leur développement. Mais il n'en est pas de même de la paroi postérieure : les épiphyses marginales du sacrum ne se soudant qu'à dix-neuf ou vingt ans. C'est donc à cet âge seulement que le petit bassin acquiert ses plus grandes dimensions.

CHAPITRE III

DES MEMBRES OU EXTRÉMITÉS

Les *membres* sont de longs appendices annexés au tronc, avec lequel ils s'articulent. Partant d'un centre commun, ils ont été considérés comme autant de rayons ou parties divergentes du corps, d'où le nom d'*extrémités* sous lequel on les désigne aussi.

Au nombre de quatre, et symétriquement disposés, les membres se distinguent en *supérieurs* ou *thoraciques*, et *inférieurs* ou *abdominaux*.

Chez les vertébrés, les uns et les autres remplissent le même usage. — Pour la plupart des mammifères et des reptiles, ils constituent autant de colonnes d'appui et d'agents de locomotion. — Pour les oiseaux, les supérieurs se transforment en deux longues rames, à l'aide desquelles ils se soutiennent et se meuvent sur l'atmosphère ; les inférieurs représentent deux piliers déliés dont ils se servent lorsqu'ils veulent s'appuyer et se mouvoir sur des corps plus résistants. — Dans les poissons, tous affectent la forme de rames, jouant le même rôle que les ailes, très-variables du reste dans leur nombre, leur forme, leur disposition ; et comme ils sont plus légers encore que les oiseaux par suite de leur immersion dans un milieu beaucoup plus dense, leurs rames sont plus légères aussi, si légères même qu'elles n'offrent plus avec les membres qu'une analogie lointaine.

Chez l'homme, les inférieurs seuls président à la locomotion du corps. Les supérieurs, que son attitude bipède laisse en liberté, deviennent pour ui des agents de préhension, des armes offensives et défensives, des organes destinés à toucher et à explorer les corps qui nous entourent; ce sont des instruments, en un ● mis au service de son intelligence.

Nous étudierons d'abord les *membres thoraciques;* puis les *membres abdominaux.* Nous les comparerons ensuite pour déterminer les analogies qu'ils présentent.

ARTICLE PREMIER

DES MEMBRES SUPÉRIEURS OU THORACIQUES

Les *membres thoraciques* se composent de quatre parties qui se succèdent dans l'ordre suivant, en procédant de leur extrémité supérieure vers l'inférieure : l'*épaule,* le *bras,* l'*avant-bras* et la *main.*

§ 1ᵉʳ. — DE L'ÉPAULE.

L'*épaule* repose sur les parties latérale, supérieure et postérieure de la poitrine, dont elle recouvre et voile le sommet. Ses dimensions sont en général proportionnelles à celles de cette cavité ; de larges épaules coïncident presque toujours avec un large thorax.

Considérée dans son ensemble, elle représente un levier angulaire, dont la branche horizontale, étroite et flexueuse, répond au sommet du cône thoracique, tandis que sa branche verticale, large et mince, s'applique à ses parois postéro-latérales. — De ces deux branches, la première est constituée par la *clavicule,* la seconde par l'*omoplate.*

I. — Clavicule.

La *clavicule* est un os long situé à la partie antérieure et supérieure du thorax, entre le sternum, avec lequel elle s'articule en dedans, et l'omoplate, à laquelle elle s'unit en dehors.

Sa longueur, selon Bichat, serait un peu plus grande chez la femme que chez l'homme. Cette opinion, qui a été adoptée par plusieurs auteurs, me paraît erronée. A l'aide d'un compas d'épaisseur, j'ai mesuré, chez quarante hommes et trente femmes, l'espace compris entre les deux acromions : or, pour le sexe masculin, il égale, en moyenne, 0ᵐ,321 ; et pour le sexe féminin, 0ᵐ,285. Loin d'offrir plus de brièveté chez le premier, la clavicule est donc en réalité plus longue ; elle est aussi plus volumineuse, plus résistante, plus lourde et plus flexueuse.

Sa direction paraît d'abord transversale et horizontale. Mais en l'examinant plus attentivement, on voit qu'elle se porte un peu obliquement de dedans en dehors, d'avant en arrière et de bas en haut. — Dans ce trajet, elle décrit deux courbures comparables à celles d'une *S* italique : 1°.une courbure à concavité postérieure, qui comprend ses deux tiers internes, et qui appartient à un cercle de grand rayon; 2°.une courbure à concavité antérieure, siégeant sur son tiers externe, et d'un rayon plus court.

Sa forme varie pour les divers points de son étendue. Irrégulièrement arrondie en dedans, elle s'aplatit en dehors de haut en bas.

On considère à cet os deux faces : l'une supérieure, l'autre inférieure; deux bords, l'un antérieur, l'autre postérieur; et deux extrémités, l'une interne, l'autre externe. — Pour le mettre en position et distinguer le droit du gauche, il faut tourner en haut celle des deux faces qui est la plus unie; en dehors, celle des deux extrémités qui est aplatie; et en avant celui des deux bords de cette extrémité qui est concave.

A. La **face supérieure** est plus étroite à sa partie moyenne qu'à ses extrémités, convexe d'avant en arrière dans ses deux tiers internes, plane et légèrement rugueuse dans son tiers externe. Elle répond au muscle peaucier et à la peau, sous laquelle elle se dessine, en sorte qu'elle établit les limites respectives du thorax et du cou. Les branches inférieures du plexus cervical la croisent perpendiculairement, d'où la sensibilité des téguments qui la recouvrent, lorsqu'ils deviennent le siége d'une compression trop vive ou d'une contusion.

B. La **face inférieure** correspond : en dedans, à la première côte, qu'elle croise à angle aigu, et dont elle se trouve séparée par le muscle et les vaisseaux sous-claviers; plus loin, au premier espace intercostal; en dehors, à l'apophyse coracoïde et à l'articulation de l'épaule. — Cette face présente, sur sa partie interne, une empreinte rugueuse, irrégulièrement ovalaire, à laquelle s'attache le ligament costo-claviculaire; et sur sa partie moyenne une longue gouttière longitudinale, recouverte par le muscle sous-clavier, d'autant plus profonde et plus manifeste que celui-ci est plus développé. — A l'extrémité externe de cette gouttière se trouve un tubercule, situé sur les limites de la face inférieure et du bord postérieur. Ce tubercule donne attache au ligament conoïde ou coraco-claviculaire postérieur. De sa partie externe on voit naître une ligne rugueuse qui se dirige en dehors et un peu en avant, en s'élargissant de plus en plus; elle donne insertion au ligament trapézoïde ou coraco-claviculaire antérieur.

C. Le **bord antérieur** est épais et convexe dans ses deux tiers internes, recouverts par l'insertion du muscle grand pectoral; mince, concave et plus inégal dans son tiers externe, auquel s'insère le muscle deltoïde.

D. Le **bord postérieur**, uni et concave dans ses deux tiers internes, devient inégal et convexe dans son tiers externe. Il donne attache, en dedans au faisceau externe du muscle sterno-mastoïdien, en dehors au muscle trapèze. Sa partie moyenne, libre, limite en avant le creux sus-claviculaire.

Les muscles scalènes le croisent perpendiculairement. Le muscle omoplat-hyoïdien le longe en dehors. Il répond en outre à la veine et à l'artère sous-clavières. C'est tantôt sur ce bord, et tantôt sur la face inférieure, que se trouve situé le conduit nourricier de l'os.

E. L'**extrémité interne** est remarquable par son volume. Elle présente une facette articulaire qui s'unit à une facette correspondante du sternum, mais beaucoup plus étendue que celle-ci, en sorte qu'elle la déborde en avant, en arrière, et en haut. Cette facette reste déprimée à son centre, et très-inégale jusqu'à vingt ou vingt-deux ans; à cet âge, elle devient plane, et prend un aspect beaucoup plus uni. Elle regarde en dedans, en avant et en bas. Son contour, irrégulièrement triangulaire, permet de lui distinguer : un bord postérieur, un bord antérieur, un bord inférieur; et trois angles, l'un supérieur, l'autre antérieur, le troisième inférieur et postérieur; ce dernier est le plus saillant. Quelquefois les angles s'émoussent, la facette articulaire revêt alors un contour plus ou moins circulaire.

F. L'**extrémité externe**, mince et beaucoup moins résistante que l'interne, présente une facette elliptique qui s'articule avec une facette semblable de l'acromion. Cette facette regarde en dehors, en avant et en bas.

Conformation intérieure. — La clavicule est creusée d'un canal médullaire qui répond seulement à son tiers moyen. Les parois de ce canal sont très-épaisses et douées d'une remarquable résistance; elles s'amincissent graduellement à mesure qu'on se rapproche des extrémités. Celles-ci se composent essentiellement de tissu spongieux.

Développement. — C'est la clavicule qui ouvre la période d'ossification du squelette. Elle apparaît vers la fin du premier mois ou au début du second, et se développe avec une telle rapidité, qu'elle se trouve envahie par les sels calcaires en quelque sorte d'emblée sur toute son étendue. Dès

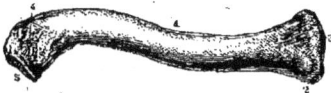

Fig. 131. — *Clavicule gauche,*   Fig. 132. — *Clavicule gauche,*
   face supérieure.   *face inférieure.*

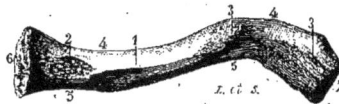

Fig. 131. — 1. Corps de la clavicule, convexe en avant et concave en arrière, dans ses deux tiers internes; convexe et concave en sens opposé dans son tiers externe. — 2. Extrémité interne de l'os. — 3. Facette sternale. — 4. Extrémité externe. — 5. Facette acromiale.

Fig. 132. — 1. Gouttière longitudinale à laquelle s'insère le muscle sous-clavier. — 2. Empreinte rugueuse à laquelle s'insère le ligament costo-claviculaire. — 3, 3. Autre empreinte à laquelle s'attachent les ligaments coraco-claviculaires. — 4, 4. Bord postérieur de la clavicule. — 5, 5. Son bord antérieur. — 6. Facette sternale. — 7. Facette acromiale.

qu'elle se montre, elle a déjà une longueur de 5 millimètres, c'est-à-dire quatre ou cinq fois aussi grande que celle de l'humérus et du fémur. Ce n'est que vers le milieu du troisième mois de la vie fœtale que ces os présentent une longueur égale à la sienne.

Au point primitif unique qui lui donne naissance, s'ajoute un point complémentaire unique aussi. Ce point épiphysaire ne se développe qu'à vingt ans, quelquefois vingt et un ans. Il a d'abord pour siége la partie centrale de la facette sternale. De ce centre, il rayonne vers la circonférence de la surface articulaire, et ne tarde pas à la recouvrir complétement. Douze ou quinze mois après son apparition, il se soude. La clavicule, qui commence à se former vers le trentième jour de la vie intra-utérine, n'arrive donc au terme de son développement qu'à vingt et un ou vingt-deux ans. C'est son épiphyse qui régularise la facette sternale, en la recouvrant d'une couche de tissu compacte.

II. — Omoplate.

L'*omoplate*, ou *scapulum*, est un os large et irrégulier, situé sur la partie postérieure et supérieure du thorax, au-dessous et en dehors de la clavicule, au-dessus et en arrière de l'humérus, au milieu de masses musculaires qui l'entourent de toutes parts et qui s'y attachent.

De figure triangulaire, cet os présente trois faces, trois bords et trois angles. L'une de ses faces regarde en arrière et en dehors, l'autre en avant et en dedans. Ses bords se distinguent en *supérieur, interne* et *externe;* et ses angles en *supérieur, inférieur* et *antérieur*. — Pour mettre l'omoplate en position, il faut tourner en arrière et en dehors celle des deux faces qui est surmontée d'une large et longue apophyse; en haut, le bord le plus court, et en avant l'angle le plus épais.

A. **Face postéro-externe ou dorsale**. — Elle est divisée en deux portions par une éminence considérable, aplatie et contournée, appelée *épine* de l'omoplate. Cette éminence, située à l'union de son quart supérieur avec ses trois quarts inférieurs, en mesure toute la largeur à son point de départ; mais elle se rétrécit rapidement en se portant en arrière, en haut et en avant. Parvenue au niveau de l'angle antérieur, elle se recourbe pour se diriger en haut et en avant, et se termine par une large apophyse qui forme la partie la plus élevée de l'épaule, et qui a reçu le nom d'*acromion* (de ἄκρος, sommet, et ὦμος, épaule). Ainsi conformé, on peut lui considérer deux parties : une partie initiale et principale, aplatie de haut en bas, mince et triangulaire, qui constitue l'épine proprement dite; et une partie terminale, aplatie d'avant en arrière, triangulaire aussi : c'est l'*acromion*. Au niveau de la continuité de ces deux parties, l'épine de l'omoplate, plus épaisse et plus étroite, subit une sorte de torsion qui a pour effet de leur imprimer une direction réciproquement perpendiculaire.

La première partie, ou partie principale, présente une face supérieure, concave, qui contribue à former la fosse sus-épineuse ; — une face inférieure, concave en arrière, plane en avant, qui fait partie de la fosse sous-épineuse ; — un bord externe, uni et concave, qui se continue en arrière avec la face profonde de l'acromion ; — un bord postérieur, rectiligne ou légèrement convexe, très-épais et rugueux. La lèvre supérieure de ce bord donne attache au muscle trapèze, et sa lèvre inférieure au muscle deltoïde. En dedans, il s'amincit beaucoup, puis s'élargit presque aussitôt pour se continuer avec le bord interne de l'os, et forme ainsi une petite surface triangulaire, sur laquelle glisse l'aponévrose du trapèze. En avant, il se continue avec la face superficielle de l'acromion, de même que le précédent se continue avec sa face profonde. Cette dernière apophyse n'est donc en réalité qu'un élargissement des deux bords de l'épine réunis et prolongés ; de là sa direction perpendiculaire à la partie initiale ou principale.

L'*acromion* offre deux faces, deux bords, une base et un sommet. — La face postérieure, tournée en haut, est convexe et inégale ; elle répond à la peau. La face antérieure, inclinée en bas, est concave ; elle répond à l'articulation de l'épaule. — Le bord supérieur se continue en arrière avec la lèvre correspondante du bord postérieur de l'épine. Comme cette lèvre, il donne attache au muscle trapèze. On remarque sur sa partie antérieure une facette ovalaire qui s'articule avec une facette semblable de la clavicule. — Le bord inférieur, plus inégal, donne attache au muscle deltoïde. En se continuant avec la lèvre inférieure du bord postérieur de l'épine, il forme un angle qui établit les limites respectives de celle-ci et de l'acromion. — La base se continue en arrière avec le bord postérieur de l'épine ; en avant, avec son bord externe. — Le sommet est arrondi ; il donne attache au deltoïde supérieurement, et au ligament acromio-coracoïdien inférieurement.

La portion supérieure de la face dorsale forme, avec l'épine de l'omoplate, une large gouttière qui a reçu le nom de *fosse sus-épineuse*. Cette fosse, large et superficielle en dedans, devient plus étroite et plus profonde en dehors. Elle est remplie par le muscle sus-épineux, qui s'attache à ses deux tiers internes.

La portion de la même face, qui est située au-dessous de l'épine, forme avec celle-ci une seconde fosse beaucoup plus étendue et plus superficielle, qui porte le nom de *fosse sous-épineuse*. Cette fosse se continue en haut et en dehors avec la précédente. Elle est remplie par le muscle sous-épineux, qui s'attache à ses trois quarts internes. On remarque, à son côté externe, une crête longitudinale étendue de l'angle externe à l'angle inférieur ; en dehors de celle-ci, une surface étroite offrant la même longueur ; et sur cette surface, une seconde crête oblique et très-courte qui la partage en deux parties : la partie supérieure donne attache au muscle petit rond, et la partie inférieure au muscle grand rond.

B. Face antéro-interne ou costale. — Elle est concave et porte le nom de *fosse sous-scapulaire*. A l'union de son cinquième supérieur avec ses quatre cinquièmes inférieurs, on remarque sur cette face une dépression angulaire qui correspond à la base de l'épine. — La partie située au-dessus de cette dépression est plane. — La partie située au-dessous est déprimée; elle offre deux ou trois crêtes obliquement ascendantes, auxquelles s'insèrent les aponévroses d'origine du muscle sous-scapulaire.

La face costale répond sur presque toute son étendue à ce muscle. En dedans de l'angle supérieur, il existe une facette étroite, à laquelle s'insère le grand dentelé; et inférieurement, près du bord spinal, une autre facette qui donne insertion au même muscle.

C. Bord supérieur ou cervical. — Ce bord est le plus court. Sa moitié postérieure, mince et concave, donne attache : en arrière, au muscle sus-

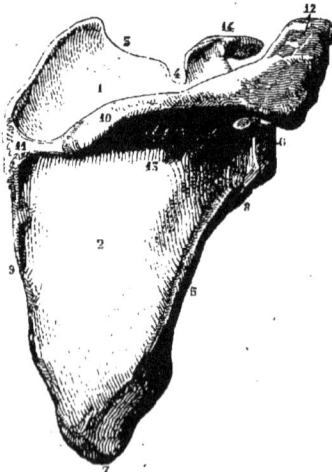

FIG. 133. — *Omoplate,*
face postéro-externe.

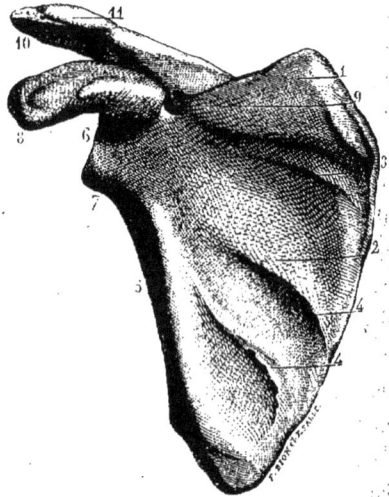

FIG. 134. — *Omoplate,*
face antéro-interne.

FIG. 133. — 1. Fosse sus-épineuse. — 2. Fosse sous-épineuse. — 3. Bord supérieur ou coracoïdien. — 4. Échancrure coracoïdienne. — 5. Bord axillaire ou externe. — 6. Angle supérieur et cavité glénoïde. — 7. Angle inférieur. — 8. Empreinte rugueuse à laquelle s'insère la longue portion du muscle triceps. — 9. Bord interne, spinal ou vertébral. — 10. Bord postérieur de l'épine de l'omoplate. — 11. Petite surface triangulaire sur laquelle glisse l'aponévrose d'insertion du muscle trapèze. — 12. Acromion. — 13. Base ou bord adhérent de l'épine. — 14. Apophyse coracoïde.

FIG. 134. — 1. Portion de la face costale qui répond à la fosse sus-épineuse. — 2. Portion de cette même face qui répond à la fosse sous-épineuse. — 3. Crête occupant l'extrémité supérieure de cette portion. — 4, 4. Autres crêtes semblables à la précédente, donnant attache comme celle-ci aux aponévroses d'origine du muscle sous-scapulaire. — 5. Bord axillaire. — 6. Bord interne de la cavité glénoïde. — 7. Angle que forme cette cavité avec le bord axillaire. — 8. Apophyse coracoïde. — 9. Échancrure coracoïdienne. — 10. Acromion. — 11. Facette articulaire de cette apophyse.

épineux; en avant, au muscle sous-scapulaire; et par son interstice, à l'angulaire en dedans, à l'omoplat-hyoïdien en dehors. — Au devant de cette partie amincie, se trouve une échancrure qu'un cordon fibreux convertit en trou à l'état frais. Ce trou livre passage au nerf sus-scapulaire.

À son extrémité antérieure, le bord cervical présente une apophyse volumineuse qui se porte d'abord en haut et en dedans, et qui s'infléchit ensuite pour se diriger presque horizontalement en dehors. Dans cette seconde partie de son trajet, elle décrit une courbure à concavité inférieure, qui l'a fait comparer à un bec de corbeau; d'où le nom d'*apophyse coracoïde*, qui lui a été donné (κόραξ, corbeau; εἶδος, forme). Winslow la compare avec plus de raison à l'extrémité du petit doigt légèrement fléchi.
— La face supérieure de cette apophyse est inclinée en dedans, convexe et inégale; elle répond à la clavicule, qu'elle déborde antérieurement. — Sa

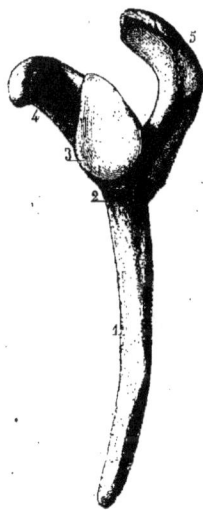

FIG. 135. — *Omoplate*,
vue par son bord axillaire.

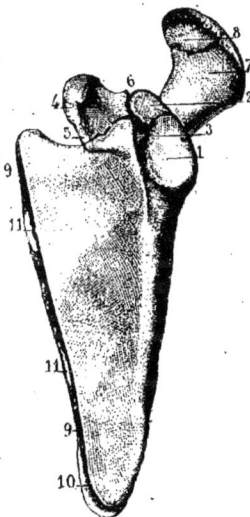

FIG. 136. — *Omoplate*,
ses points osseux complémentaires.

FIG. 135. — 1. Bord axillaire. — 2. Empreinte rugueuse à laquelle s'insère la longue portion du muscle triceps brachial. — 3. Cavité glénoïde, présentant la figure d'un ovale dont la grosse extrémité se dirige en bas et dont le sommet répond au bord externe de l'apophyse coracoïde. — 4. Face inférieure et sommet de l'apophyse coracoïde. — 5. Bord antérieur de l'épine de l'omoplate et face inférieure de l'acromion.

FIG. 136. — 1. Portion de la cavité glénoïde qui se forme aux dépens du point osseux primitif. — 2. Point d'ossification complémentaire formant la partie supérieure ou le sommet de cette cavité. — 3. Second point osseux complémentaire dont l'existence n'est pas constante. — 4. Apophyse coracoïde. — 5. Cartilage unissant la partie interne de la base de cette apophyse au point osseux primitif. — 6. Lame cartilagineuse unissant la partie externe de la base de cette même apophyse au point complémentaire supérieur de la cavité glénoïde. — 7. Acromion. — 8. Épiphyse de l'acromion. — 9, 9. Ruban cartilagineux recouvrant le bord spinal de l'omoplate. — 10. Épiphyse de l'angle inférieur — 11, 11. Noyaux osseux de l'épiphyse marginale du bord spinal.

face inférieure est inclinée en dehors, concave et unie. — Son bord interne, incliné en bas, donne attache au tendon du petit pectoral. — Son bord externe, plus élevé, donne insertion dans toute sa longueur au ligament acromio-coracoïdien. — Sa base, très-large, se continue avec le reste de l'os ; elle est surmontée d'un tubercule, auquel vient se fixer le ligament conoïde. — Son sommet, arrondi, est embrassé par le tendon commun au coraco-huméral et à la courte portion du biceps.

D. **Bord interne ou spinal.** — Ce bord, appelé aussi *bord vertébral, bord postérieur* et *base* de l'omoplate, est le plus long. Il s'incline en arrière, et se trouve plus rapproché du rachis en haut qu'en bas. On remarque, à l'union de son quart supérieur avec ses trois quarts inférieurs, un angle très-obtus qui répond à la racine de l'épine. — Sa lèvre externe donne attache aux muscles sus- et sous-épineux ; sa lèvre interne au muscle grand dentelé ; son interstice au muscle angulaire supérieurement, et au muscle rhomboïde dans le reste de son étendue.

E. **Bord externe ou axillaire.** — Beaucoup plus épais et plus résistant que les deux autres, ce bord s'incline en bas et en avant, d'où le nom de *bord antérieur*, sous lequel il a été désigné par quelques auteurs. Sur ses deux tiers supérieurs, on voit une gouttière longitudinale, dont la lèvre interne est mousse, et l'externe plus ou moins tranchante. Cette dernière se termine en haut à une empreinte rugueuse, de figure triangulaire, sur laquelle s'insère le tendon de la longue portion du muscle triceps. — Dans son tiers inférieur, qui est mince, inégal et convexe, ce bord donne attache, en dehors au muscle grand rond, en dedans au muscle sous-scapulaire.

F. **Angles.** — *L'angle supérieur*, formé par l'union du bord cervical avec le bord spinal, répond au premier espace intercostal. Il est très-variable suivant les individus, tantôt presque droit, tantôt aigu, quelquefois obtus. Cet angle donne insertion au muscle angulaire.

L'angle inférieur, formé par la rencontre du bord spinal et du bord axillaire, correspond ordinairement à la septième côte. Il est arrondi, plus épais que le supérieur. Le grand rond, et quelquefois un faisceau du grand dorsal, s'attachent à son côté externe ; le grand dentelé et le sous-scapulaire à son côté interne.

L'angle antérieur est tronqué, extrêmement épais. Il présente une facette ovalaire légèrement concave, qui porte le nom de *cavité glénoïde*. Cette cavité regarde en haut, en dehors et en avant. Sa grosse extrémité, tournée en bas, répond au bord axillaire, avec lequel elle forme un angle obtus. Sa petite extrémité, dirigée verticalement en haut, répond à la partie postérieure de la base de l'apophyse coracoïde. Son bord postérieur est plus convexe et plus saillant que l'antérieur ; celui-ci offre ordinairement une légère dépression au niveau de son tiers supérieur. A l'état frais, une lame de cartilage tapisse la surface de la cavité ; un bourrelet fibreux qui recouvre sa circonférence en augmente la profondeur. — La cavité glénoïde s'articule avec la tête de l'humérus. Sur son pourtour, on observe un rétrécissement appelé *col* de l'omoplate.

Conformation intérieure. — L'omoplate est le plus mince de tous les os plats. Elle présente une remarquable transparence au niveau des fosses sus- et sous-épineuses, presque exclusivement formées de tissu compacte. L'acromion, l'apophyse coracoïde et l'angle externe se composent au contraire principalement de tissu spongieux. Les deux tissus prennent une part à peu près égale à la formation de l'épine et du bord axillaire.

Développement. — Cet os se développe par un point primitif et six points complémentaires. Le nombre de ceux-ci peut s'élever à sept.

Le point primitif se montre vers la fin du second mois de la vie intra-utérine, du cinquantième au cinquante-cinquième jour. Il occupe le centre de la fosse sous-épineuse, rayonne de ce centre vers les bords, et constitue à lui seul la presque totalité de l'omoplate. C'est aux dépens de ce point que se forment l'épine et la plus grande partie de l'acromion.

Les points épiphysaires constants se répartissent ainsi : deux pour l'apophyse coracoïde, un pour l'acromion, un pour la cavité glénoïde, un pour l'angle inférieur, un pour le bord spinal.

Des deux points qui donnent naissance à l'apophyse coracoïde, il en est un qui prend une très-grande part à sa formation, et l'autre une très-petite. Le point principal paraît le plus habituellement de quinze à dix-huit mois. Il se développe lentement, et se soude à quatorze ou quinze ans. — C'est à l'époque où cette soudure s'opère que naît le point accessoire. Celui-ci répond à la base de l'apophyse. Il se soude au précédent douze ou quinze mois environ après son apparition. Chez plusieurs sujets, j'ai observé un second point accessoire qui occupait le sommet de l'apophyse.

L'épiphyse de l'acromion commence à se former à des époques très-variables; le plus ordinairement de quatorze à seize ans, quelquefois à dix-sept, et même dix-huit. Elle procède, en général, de la partie supérieure à la partie inférieure. Très-souvent elle débute par plusieurs noyaux ou globules osseux qui marchent à la rencontre les uns des autres. Cette épiphyse produit la moitié externe seulement de l'acromion; l'autre moitié provient, comme l'épine, du point primitif. Elle se soude, chez la plupart des individus, de dix-sept à dix-huit ans.

L'épiphyse de la cavité glénoïde forme le tiers supérieur de cette cavité. Contiguë en bas au point primitif, elle s'applique en haut au point épiphysaire principal de l'apophyse coracoïde. Cette épiphyse se développe à dix-huit ans, et se soude de dix-neuf à vingt. Au-dessous de celle-ci, on voit souvent sur le bord interne de la cavité une seconde épiphyse beaucoup plus petite, qui prend part aussi à sa formation, et qui s'unit plus rapidement encore au point primitif.

L'épiphyse marginale de l'angle inférieur naît de seize à dix-huit ans, et se soude de vingt à vingt et un chez la femme, de vingt à vingt-quatre ans chez l'homme.

L'épiphyse marginale du bord interne est la plus tardive. Elle se montre de dix-huit à vingt ans, et se développe par deux ou trois noyaux osseux, dont l'un, plus précoce et plus considérable, répond à l'angle de ce bord. Cette épiphyse se soude de vingt-deux à vingt-quatre ans.

§ 2. — De l'os du bras, ou de l'humérus.

L'*humérus* est un os long, le plus long du membre supérieur, situé sur les côtés du thorax, entre l'omoplate et les os de l'avant-bras. Sa direction n'est pas verticale, mais un peu oblique de haut en bas, de dehors en dedans, et d'avant en arrière. On lui considère un corps ou partie moyenne, et deux extrémités, l'une supérieure, l'autre inférieure.

Pour mettre cet os en position, il faut placer en bas l'extrémité qui est aplatie ; diriger en dedans et un peu en arrière celle des deux saillies latérales de cette extrémité, qui est la plus proéminente ; tourner en arrière et un peu en dehors celle de ses deux cavités qui est la plus grande.

A. **Corps**. — Le corps de l'humérus est rectiligne et tordu sur son axe. De sa torsion résulte une gouttière oblique, qui répond à sa partie moyenne, et que parcourent l'artère humérale profonde et le nerf radial. Arrondi au-dessus de cette gouttière, prismatique et triangulaire au-dessous, il présente trois faces et trois bords. — Ses faces se distinguent en *externe, interne* et *postérieure* ; ses bords en *externe, interne* et *antérieur*.

La *face externe* regarde directement en dehors dans sa moitié supérieure, en dehors et en avant dans sa moitié inférieure. — Elle offre, un peu au-dessus de sa partie moyenne, une empreinte rugueuse, à laquelle s'attache le tendon du deltoïde : c'est l'*empreinte deltoïdienne*, qui revêt la figure d'un triangle à sommet inférieur chez les individus très-musclés ; mais ses limites sont en général si peu accusées, que son contour reste indéterminé. — Au-dessous de cette empreinte, on voit la *gouttière de torsion*, qui semble avoir été produite par la rotation en sens inverse des deux extrémités de l'os, l'extrémité supérieure tournant sur son axe de dedans en dehors, et l'inférieure de dehors en dedans. Elle est plus prononcée chez l'homme que chez la femme, et chez les individus fortement constitués que chez ceux dont le système musculaire reste peu développé. — La partie inférieure de cette face est unie et recouverte par le muscle brachial antérieur, auquel elle donne attache.

La *face interne*, moins large que l'externe, présente supérieurement une gouttière qui se prolonge sur l'extrémité scapulaire, et qui loge le tendon de la longue portion du muscle biceps : c'est la *gouttière* ou *coulisse bicipitale*. Très-profonde en haut, elle devient de plus en plus superficielle en descendant, puis se perd insensiblement sur la face interne. Son bord postérieur, court, large et déprimé, se continue supérieurement avec la petite tubérosité de l'humérus; il donne attache au tendon du muscle grand rond. Son bord antérieur, beaucoup plus long et plus saillant, se confond

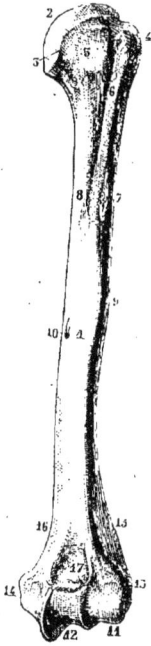

Fig. 137. — *Humérus,*
vue antérieure.

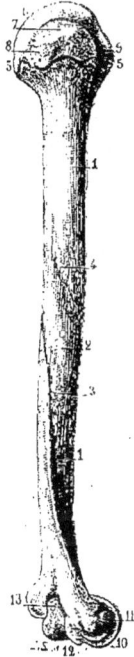

Fig. 138. — *Humérus,*
courbure de torsion.

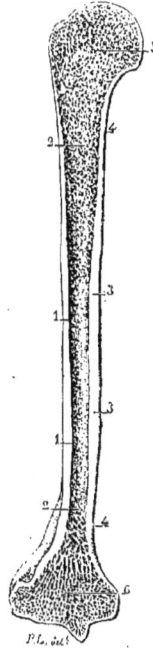

Fig. 139. — *Humérus,*
coupe longitudinale.

Fig. 137. — 1. Diaphyse. — 2. Tête humérale. — 3. Col anatomique. — 4. Grosse tubérosité ou tubérosité externe. — 5. Petite tubérosité ou tubérosité antérieure. — 6. Gouttière bicipitale. — 7. Empreinte à laquelle s'attache le muscle coraco-huméral. — 8. Bord antérieur de la diaphyse limitant en dehors la gouttière bicipitale. — 9. Face externe de la diaphyse. — 10. Orifice du conduit nourricier de l'os, situé sur la face interne du corps. — 11. Petite tête ou condyle de l'humérus. — 12. Poulie ou trochlée humérale. — 13. Tubérosité externe ou épicondyle. — 14. Tubérosité interne ou épitrochlée. — 15. Partie inférieure du bord externe de la diaphyse. — 16. Partie inférieure de son bord interne. — 17. Cavité coronoïdienne.

Fig. 138. — 1, 1. Face externe de la diaphyse. — 2. Gouttière de torsion. — 3. Bord externe sur lequel passe cette gouttière. — 4. Empreinte deltoïdienne. — 5, 5. Extrémité scapulaire de l'humérus non encore soudée au corps de l'os. — 6. Tête humérale. — 7. Facette moyenne de la tubérosité externe. — 8. Facette postérieure de cette tubérosité. — 9. Gouttière bicipitale séparant la tubérosité externe de la tubérosité antérieure. — 10. Condyle de l'humérus. — 11. Épicondyle. — 12. Partie postérieure de la poulie humérale. — 13. Cavité olécrânienne.

Fig. 139. — 1, 1. Corps de l'os. — 2, 2. Canal médullaire. — 3, 3. Parois de ce canal. — 4, 4. Ces mêmes parois s'amincissant à mesure qu'elles se rapprochent des extrémités. — 5. Tissu spongieux formant l'extrémité scapulaire. — 6. Tissu spongieux plus dense, formant l'extrémité antibrachiale.

avec le bord correspondant du corps de l'os; il est rugueux, et donne attache au tendon du muscle grand pectoral. La partie profonde de la gouttière reçoit l'insertion du muscle grand dorsal. — Au-dessous et en dedans de la coulisse bicipitale, on voit une empreinte très-superficielle à laquelle se fixe le muscle coraco-huméral. — Dans le reste de son étendue, la face interne donne attache au brachial antérieur qui la recouvre. C'est ordinairement sur cette face que se trouve le conduit nourricier de l'os; ce conduit, situé un peu au-dessous de sa partie moyenne, près du bord interne, se dirige de haut en bas.

La *face postérieure* est unie, plus large en bas qu'en haut. Sa moitié supérieure regarde en dedans, et sa moitié inférieure en dehors. Elle donne attache au muscle triceps brachial, qui la recouvre sur toute son étendue.

Le *bord externe* est très-mousse dans sa moitié supérieure. Sa partie moyenne répond à la gouttière de torsion, qui le croise à angle aigu. Au-dessous de cette gouttière, il devient plus saillant, plus mince, et se recourbe d'arrière en avant pour venir se terminer sur la tubérosité externe de l'extrémité inférieure de l'humérus. C'est sur ce bord que s'insère l'aponévrose intermusculaire externe; sa partie terminale donne attache : par sa lèvre antérieure, au grand supinateur et au premier radial externe; par sa lèvre postérieure, au triceps brachial.

Le *bord interne*, plus prononcé que le précédent dans sa moitié supérieure, répond en haut à la petite tubérosité de l'extrémité scapulaire, et en bas à la tubérosité interne de l'extrémité antibrachiale. Il donne attache : par son interstice, à l'aponévrose intermusculaire interne; par sa

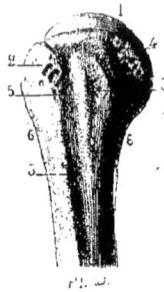

FIG. 140. — *Extrém. supér. de l'humérus,*
vue antérieure.

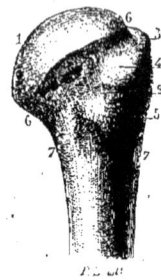

FIG. 141. — *Extrém. supér. de l'humérus,*
vue postérieure.

FIG. 140. — 1. Tête de l'humérus tournée en haut, en arrière et en dedans. — 2. Grosse tubérosité ou tubérosité externe. — 3. Petite tubérosité ou tubérosité antérieure. — 4. Col anatomique. — 5, 5. Gouttière ou coulisse bicipitale, séparant en haut les deux tubérosités. — 6, 6. Col chirurgical, se confondant en dedans avec le col anatomique.

FIG. 141. — 1. Tête de l'humérus représentant le tiers environ d'une sphère. — 2. Grosse tubérosité. — 3. Sa facette supérieure, à laquelle s'attache le muscle sus-épineux. — 4. Sa facette moyenne, sur laquelle s'insère le muscle sous-épineux. — 5. Sa facette inférieure, destinée au muscle petit rond. — 6, 6. Col anatomique obliquement dirigé de haut en bas et de dehors en dedans. 7, — 7. Col chirurgical.

lèvre antérieure, au brachial intérieur ; par sa lèvre postérieure, au triceps brachial.

Le *bord antérieur*, contrairement aux deux autres, est plus saillant dans sa moitié supérieure que dans sa moitié inférieure. De ces deux moitiés, la première répond en haut à la coulisse bicipitale, qu'elle limite en dehors; et plus bas, à l'empreinte deltoïdienne, qu'elle limite en dedans. La seconde, très-mousse et unie, est recouverte par le muscle brachial antérieur auquel elle donne attache.

B. **Extrémité supérieure ou scapulaire.** — Cette extrémité est volumineuse et arrondie. Elle offre trois éminences : l'une interne, beaucoup plus considérable, appelée *tête* de l'humérus ; les deux autres, situées en dehors et en avant, appelées *tubérosités*. Ces dernières ont été distinguées, tantôt d'après leur volume, en grosse et petite, tantôt d'après leur situation relative, en externe et antérieure.

La *tête* de l'humérus représente le tiers d'une sphère. Sa surface, lisse et unie, regarde en haut, en dedans et en arrière. En promenant sur son contour la pointe d'un compas, on reconnaît que sa sphéricité n'est pas parfaite, et qu'elle s'allonge un peu de haut en bas, c'est-à-dire dans le même sens que la cavité glénoïde, avec laquelle elle s'articule. Son plus grand diamètre mesure en général 46 millimètres, et le plus petit, ou antéro-postérieur, 43 ; la différence de l'un à l'autre est donc assez minime, mais cependant sensible et constante. — La tête humérale a pour limite un sillon circulaire auquel on donne le nom de *col anatomique*. Ce col se

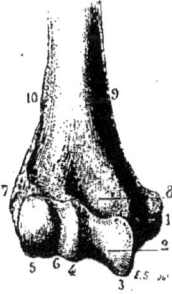

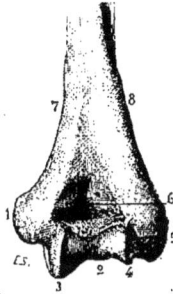

FIG. 142. — *Extrém. infér. de l'humérus,*   FIG. 143 — *Extrém. infér. de l'humérus,*
                vue antérieure.   *vue postérieure.*

FIG. 142. — 1. Tubérosité interne ou épitrochlée. — 2. Poulie ou trochlée humérale. — 3. Son bord interne. — 4. Son bord externe. — 5. Petite tête ou condyle de l'humérus. — 6. Rainure séparant le condyle du bord externe de la poulie. — 7. Tubérosité externe ou épicondyle. — 8. Cavité coronoïdienne. — 9. Bord interne de la diaphyse venant se terminer à l'épitrochlée. — 10. Son bord externe se terminant à l'épicondyle.

FIG. 143. — 1. Tubérosité interne. — 2. Partie postérieure de la poulie humérale. — 3. Son bord interne saillant et tranchant. — 4. Son bord externe peu saillant et mousse. — 5. Tubérosité externe. — 6. Cavité olécrânienne située sur le prolongement de la trochlée humérale. — 7. Bord externe du corps de l'humérus. — 8. Son bord interne

dirige en bas et en dedans. Une perpendiculaire passant par sa partie centrale, et suffisamment prolongée, représenterait l'*axe* de l'extrémité supérieure ; il forme, avec celui du corps, un angle obtus de 135 degrés environ. Le col anatomique donne attache au ligament capsulaire de l'articulation de l'épaule.

La *grosse tubérosité*, ou *tubérosité externe*, est irrégulièrement arrondie. Sa partie externe, verticale, se continue avec la face correspondante du corps, dont elle diffère par son aspect rugueux ; elle répond à l'acromion et au deltoïde. — Cette apophyse présente trois facettes : la facette supérieure et antérieure donne attache au muscle sus-épineux ; la seconde ou moyenne, plus grande, donne attache au muscle sous-épineux ; la troisième, postérieure et inférieure, et moins bien limitée, reçoit l'insertion du muscle petit rond.

La *petite tubérosité*, ou *tubérosité antérieure*, est séparée de la précédente par la coulisse bicipitale, et de la tête humérale par le col anatomique. Elle se continue en bas avec la face interne de la diaphyse. Sa surface, tournée directement en avant, donne attache au muscle sous-scapulaire.

L'extrémité supérieure de l'humérus se continue sans ligne de démarcation avec la partie correspondante du corps, qui lui constitue une sorte de col, et qui a reçu, en effet, le nom de *col chirurgical*. Ce col est horizontal. En dehors, il se trouve séparé du col anatomique par toute l'épaisseur de la grosse tubérosité ; mais en dedans, les deux cols se confondent.

C. **Extrémité inférieure ou antibrachiale.** — Elle est aplatie d'arrière en avant et un peu recourbée dans le même sens. Il suit de cet aplatissement et de cette incurvation : 1° que l'étendue de son diamètre transversal est à peu près triple de celle du diamètre antéro-postérieur ; 2° que l'axe prolongé du corps traverse cette extrémité à l'union de son cinquième postérieur avec ses quatre cinquièmes antérieurs ; chez quelques individus, où son incurvation est plus prononcée, il longe sa partie postérieure à la manière d'une tangente.

Cette extrémité est creusée en avant et en haut d'une cavité qui reçoit le bec de l'apophyse coronoïde du cubitus pendant la flexion de l'avant-bras sur le bras, et qui porte le nom de *cavité coronoïdienne*. — Au-dessous de celle-ci, on observe la *poulie* ou *trochlée humérale*, qui s'articule avec la grande cavité sigmoïde du cubitus, et qui décrit un trajet circulaire presque complet. Sa partie antérieure est légèrement oblique en bas et en dedans ; sa partie postérieure se porte en haut et en dehors dans une direction beaucoup plus oblique ; prolongées en haut, elles croiseraient l'une et l'autre le bord externe de l'os, la première au niveau de sa partie moyenne ou un peu au-dessous, la seconde à l'union de son cinquième inférieur avec ses quatre cinquièmes supérieurs. La gorge de la poulie est plus raptrochée du bord externe; celui-ci, de figure arrondie, la déborde à peine; le bord interne est tranchant et descend beaucoup plus bas. — En arrière, immédiatement au-dessus de la poulie humérale, existe une grande cavité destinée à recevoir le bec de l'olécrâne dans l'état d'extension de l'avant-bras, d'où le nom de *cavité olécrânienne*. Une lame très-mince la sépare de la cavité coronoïdienne; quelquefois même cette lame est perforée à son centre, en sorte que les deux cavités communiquent par un orifice plus ou moins large.

En dehors de la trochlée, on voit une gouttière demi-circulaire qui reçoit le bord de la cavité glénoïde de la tête du radius; et au delà une saillie arrondie en rapport avec cette cavité : c'est la *petite tête* de l'humérus, le *condyle huméral* de Chaussier. Ce condyle est surmonté, en avant, d'une dépression sur laquelle vient s'appliquer la partie antérieure de la tête du radius pendant la flexion de l'avant-bras.

La poulie, la gouttière radiale et le condyle forment une seule et même surface articulaire que le bord externe de la trochlée partage en deux parties à peu près égales. De chaque côté de cette large surface, on remarque une saillie connue sous le nom de *tubérosité*.

La *tubérosité interne*, ou *épitrochlée*, beaucoup plus proéminente, est inégale et aplatie d'avant en arrière. Sa partie supérieure se continue avec

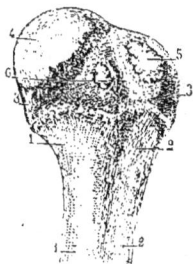

FIG. 144. — *Extrémité supérieure*
de l'humérus,
ses trois points d'ossification.

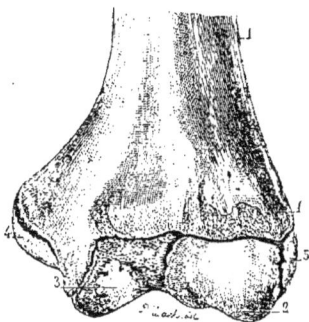

FIG. 145. — *Extrémité inférieure*
de l'humérus,
ses quatre points d'ossification.

FIG. 144. — 1, 1. Partie supérieure du corps de l'os. — 2, 2. Gouttière bicipitale. — 3, 3. Cartilage dans lequel se développent les trois points d'ossification de l'extrémité supérieure. — 4. Point d'ossification de la tête humérale. — 5. Point d'ossification de la grosse tubérosité. — 6. Point osseux de la petite tubérosité.

FIG. 145. — 1. Partie inférieure du corps de l'os. — 2. Condyle de l'humérus qui a déjà pris un grand développement et qui n'est plus séparé de la diaphyse que par une couche très-mince de cartilage; en s'avançant de dehors en dedans, ce noyau osseux a donné naissance au bord externe de la trochlée humérale. — 3. Point d'ossification de la trochlée. — 4. Épiphyse de la tubérosité interne. — 5. Épiphyse de la tubérosité externe, moins avancée dans son développement que la précédente; une lame cartilagineuse l'unit au condyle et au corps de l'os.

le bord interne de l'os. Elle donne attache au ligament latéral interne de l'articulation du coude, et aux muscles de la région antérieure et superficielle de l'avant-bras.

La *tubérosité externe,* ou *épicondyle,* très-petite relativement à la précédente, se continue en haut avec le bord externe; elle est située au niveau de la surface articulaire, un peu au-dessous de l'épitrochlée. Cette tubérosité donne attache au ligament latéral externe de l'articulation du coude, au second radial externe, et au tendon commun des muscles de la région postérieure et superficielle de l'avant-bras.

Conformation intérieure. — Le canal médullaire de l'humérus présente une longueur de 15 à 18 centimètres. Il est plus large en haut qu'en bas; son diamètre, qui ne dépasse pas 7 à 8 millimètres sur le tiers inférieur, en mesure 10 sur la partie moyenne, et 12 à 14 sur le tiers supérieur. Ses parois offrent une épaisseur de 4 à 5 millimètres sur toute l'étendue de sa moitié inférieure; elles sont moins épaisses supérieurement et s'amincissent de plus en plus, à mesure qu'on se rapproche de l'extrémité scapulaire. Sur le côté interne des deux cols, le tissu compacte conserve une certaine épaisseur, et constitue pour cette extrémité une sorte d'arc-boutant. — Les extrémités de l'os sont entièrement formées de tissu spongieux; mais ce tissu est moins résistant dans l'extrémité supérieure; il est plus dense et beaucoup plus solide dans l'extrémité inférieure.

Développement. — L'os du bras se développe par huit points d'ossification; un point primitif pour le corps; et sept points complémentaires : trois pour l'extrémité supérieure, quatre pour l'inférieure.

Le point primitif paraît du trentième au quarantième jour de la vie fœtale. Il occupe la partie moyenne de la diaphyse, s'étend progressivement vers les extrémités, et produit à lui seul les sept huitièmes de l'os.

Les deux extrémités sont encore cartilagineuses chez le nouveau-né. La supérieure est la première qui s'ossifie. — Le point osseux de la tête humérale se montre quelques mois après la naissance, au troisième ou quatrième, le plus habituellement, et s'accroît assez rapidement. — Celui de la grosse tubérosité se forme de deux ans à deux ans et demi; et celui de la petite, de trois ans et demi à quatre ans. — Les trois épiphyses de l'extrémité supérieure, en se développant, se rapprochent; elles se soudent en général de quatre à cinq ans.

L'ossification de l'extrémité inférieure débute par le condyle, dans lequel un point osseux se développe vers la fin de la seconde année. Un nouveau point qui apparaît de quatre à cinq ans donne naissance à la tubérosité interne. Un troisième se forme à treize ans, dans l'épaisseur du bord interne de la poulie humérale; et un quatrième quelques mois plus tard, dans l'épaisseur de la tubérosité externe. — L'épiphyse du condyle et celle de la trochlée se réunissent au niveau de la gorge de la poulie; elles se soudent au corps de l'os de quinze à seize ans. — L'épiphyse de la tubérosité externe se soude à la même époque ; et celle de la tubérosité interne, de seize à dix-sept ans.

L'extrémité supérieure, née avant l'inférieure, n'arrive au terme de son évolution que quatre, cinq ou six ans après celle-ci. Elle se soude au corps de l'os de vingt à vingt-deux ans chez la femme, de vingt et un à vingt-cinq ans chez l'homme.

§ 3. — DE L'AVANT-BRAS.

L'*avant-bras* est formé de deux os qui s'unissent par leurs extrémités, et qui restent séparés dans toute l'étendue de leur partie moyenne par un espace elliptique, appelé *espace interosseux*. L'un de ces os répond à sa partie interne, l'autre à sa partie externe. Le premier porte le nom de *cubitus*, et le second celui de *radius*.

I. — **Du cubitus.**

Le *cubitus* est un os long, situé à l'avant-bras, en dedans du radius. Il se dirige un peu obliquement de haut en bas et de dedans en dehors, en sorte qu'il forme avec l'humérus un angle obtus.

Cet os est volumineux et irrégulier supérieurement, grêle et arrondi inférieurement, prismatique et triangulaire dans sa partie moyenne. On lui considère un corps et deux extrémités. — Pour le mettre en position, il faut placer en haut son extrémité la plus volumineuse ; en avant, l'échancrure demi-circulaire qu'elle présente ; et en dehors, la facette concave qui se trouve au-dessous de cette échancrure.

A. **Corps.** — Le corps du cubitus, plus volumineux supérieurement, décrit une courbure, peu prononcée, à concavité antérieure. De forme prismatique et triangulaire, il présente trois faces et trois bords.

La *face antérieure* est large et creusée en gouttière dans ses trois quarts supérieurs, qui donnent attache au muscle fléchisseur profond des doigts ; elle est étroite, arrondie et moins unie dans son quart inférieur, auquel s'insère le muscle carré pronateur. On voit, sur sa partie supérieure, l'orifice du conduit nourricier de l'os : ce conduit se dirige de bas en haut.

La *face postérieure* présente, à l'union de son quart supérieur avec ses trois quarts inférieurs, une ligne oblique ; et au-dessus de cette ligne une surface triangulaire à laquelle s'attache le muscle anconé. — Sur sa partie moyenne, on remarque une ligne longitudinale qui la divise en deux parties. La partie externe, ordinairement plus large et creusée en gouttière, répond au muscle cubital postérieur. La partie interne, plane, donne insertion de haut en bas au court supinateur, au grand abducteur du pouce, à son court et à son grand extenseur, et à l'extenseur propre de l'index. — Dans son quart inférieur, cette face est étroite et arrondie.

La *face interne*, ainsi que les précédentes, diminue de largeur de haut en bas, en sorte qu'elle représente un long triangle tronqué à son sommet. Elle est plane en haut, légèrement convexe dans le reste de son étendue, et unie sur toute sa longueur. — Recouverte dans ses deux tiers supérieurs par le muscle fléchisseur profond des doigts, par l'aponévrose antibrachiale et par la peau, elle devient sous-cutanée dans son tiers inférieur.

Le *bord antérieur* est arrondi et uni dans ses trois quarts supérieurs que recouvre le muscle fléchisseur profond des doigts. Son quart inférieur est linéaire, moins saillant, moins uni, et un peu obliquement dirigé ; il donne attache au muscle carré pronateur.

Le *bord postérieur*, arrondi et très-saillant dans ses deux tiers supérieurs, se déprime plus bas et finit par se confondre avec la face interne. Il répond sur toute sa longueur à l'aponévrose antibrachiale et à la peau.

FIG. 146.   FIG. 147.   FIG. 149.

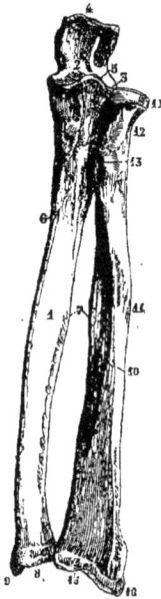

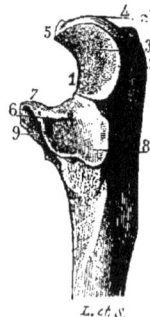

FIG. 148.

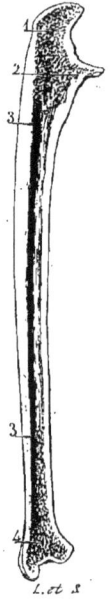

Os de l'avant-bras,   Les extrémités du cubitus,   Cubitus
face antérieure.   face externe.   coupe longitudinale.

FIG. 146. — 1. Face antérieure du corps du cubitus. — 2. Grande cavité sigmoïde, divisée en deux parties latérales par une crête verticale mousse. — 3. Petite cavité sigmoïde unie à la tête du radius. — 4. Olécrâne. — 5. Apophyse coronoïde. — 6. Conduit nourricier de l'os obliquement ascendant. — 7. Espace interosseux, limité d'un côté par le bord interne du cubitus, de l'autre par le bord externe du radius. — 8. Tête du cubitus. — 9. Apophyse styloïde de cet os. — 10. Corps du radius. — 11. Tête du radius. — 12. Son

Le *bord externe* est au contraire saillant, mince et tranchant sur la plus grande partie de son étendue ; arrondi dans son quart ou son tiers inférieur : c'est sur ce bord que s'insère le ligament interosseux.

B. **Extrémité supérieure.** — Elle forme la partie la plus volumineuse de l'os. On y remarque deux saillies : l'une, supérieure, verticale, plus considérable, appelée *olécrâne* ; l'autre, antérieure, horizontale, appelée *apophyse coronoïde* ; et deux cavités articulaires, les *cavités sigmoïdes*, distinguées en supérieure ou grande, et inférieure ou petite.

L'*olécrâne*, situé sur le prolongement de l'axe du cubitus, offre une forme irrégulièrement cubique. — Sa face antérieure, unie et concave, contribue à former la grande cavité sigmoïde. — Sa face postérieure, plane ou légèrement convexe, se rétrécit de haut en bas pour se continuer avec le bord correspondant du corps de l'os. — Sa face interne donne attache au faisceau supérieur du ligament latéral interne de l'articulation du coude. — Sa face externe est recouverte par le muscle anconé. — Sa face supérieure se continue, d'une part avec l'antérieure, de l'autre avec la postérieure. De la continuité des deux premières résulte une saillie anguleuse, le *bec* de l'olécrâne, qui se trouve reçue dans la cavité olécrânienne de l'humérus pendant l'extension de l'avant-bras sur le bras. De la continuité des deux dernières résulte une autre saillie, volumineuse et arrondie, formant le sommet du coude. Cette saillie donne attache au tendon du muscle triceps brachial, qui recouvre la moitié postérieure de la face supérieure, et la moitié supérieure de la postérieure. — En bas, l'olécrâne se continue avec le corps de l'os.

L'*apophyse coronoïde* (de κορώνη, corneille ; εἶδος, forme) peut être comparée à une pyramide quadrangulaire qui serait soudée par sa base à la face antérieure du cubitus. — Sa face supérieure, unie et concave, fait partie de la grande cavité sigmoïde. — Sa face inférieure présente une empreinte rugueuse et triangulaire, sur laquelle se fixe le tendon du muscle

col. — 13. Tubérosité bicipitale. — 14. Empreinte à laquelle s'insère le muscle rond pronateur. — 15. Extrémité inférieure du radius. — 16. Apophyse styloïde de cet os.

Fig. 147. — *Extrémité supérieure du cubitus.* — 1. Grande cavité sigmoïde divisée en deux parties, l'une supérieure, l'autre inférieure, par une ligne transversale. — 2. Olécrâne. — 3. Portion olécrânienne de la grande cavité sigmoïde. — 4. Partie supérieure de l'olécrâne. A l'union de cette partie supérieure avec la partie postérieure, on voit une saillie anguleuse et inégale qui donne attache au tendon du muscle triceps brachial. — 5. Bec de l'olécrâne. — 6. Apophyse coronoïde. — 7. Partie supérieure de cette apophyse contribuant à former la grande cavité sigmoïde. — 8. Petite cavité sigmoïde. — 9. Empreinte à laquelle s'attache le tendon du muscle brachial antérieur.

Fig. 148. — *Extrémité inférieure du cubitus.* — 1. Tête du cubitus. — 2. Facette latérale et convexe, par laquelle cette tête s'articule avec le radius. — 3. Sa face inférieure ou carpienne. — 4. Son apophyse styloïde. — 5. Dépression située sur le côté externe de la base de cette apophyse.

Fig. 149. — 1. Coupe de l'olécrâne. — 2. Coupe de l'apophyse coronoïde. — 3, 3. Canal médullaire du cubitus. — 4. Coupe de la tête du cubitus et de son apophyse styloïde.

brachial antérieur. — Sa face interne reçoit l'insertion du faisceau inférieur du ligament latéral interne de l'articulation du coude. — Sa face externe est creusée d'une cavité articulaire qui constitue la petite cavité sigmoïde. — Son sommet, demi-circulaire et tranchant, se termine par une pointe qui représente le *bec* de l'apophyse coronoïde ; ce bec est reçu dans la cavité coronoïdienne de l'humérus pendant la flexion de l'avant-bras sur le bras.

La *grande cavité sigmoïde*, formée en haut et en arrière par l'olécrâne, en bas et en avant par l'apophyse coronoïde, est demi-circulaire. A l'union des deux portions qui la composent, on remarque un léger rétrécissement et un sillon ou une simple ligne transversale, qui établit leurs limites respectives. Cette cavité s'articule avec la poulie humérale. Elle présente une saillie, mousse, verticale, demi-circulaire aussi, qui la partage en deux parties latérales et qui répond à la gorge de cette poulie.

La *petite cavité sigmoïde*, située au-dessous de la précédente, en dehors de l'apophyse coronoïde, est concave d'avant en arrière, plus étendue dans ce sens que de haut en bas. Son bord inférieur est convexe, son bord supérieur concave et plus court. Elle s'articule avec la partie interne de la tête du radius. — Les deux cavités sigmoïdes du reste se continuent entre elles.

C. **Extrémité inférieure.** — Après avoir beaucoup diminué de volume, le cubitus se renfle subitement à son extrémité inférieure, et donne ainsi naissance à deux saillies : l'une, externe et antérieure, beaucoup plus considérable, qui constitue la *tête* de l'os ; l'autre, interne et postérieure, appelée *apophyse styloïde*.

La *tête* du cubitus, irrégulièrement cylindrique, présente une facette circulaire tournée en bas, et une facette demi-cylindrique dirigée en dehors. La première répond à un ligament triangulaire qui la sépare de l'os pyramidal ; la seconde est reçue dans une cavité articulaire située sur le côté interne de l'extrémité inférieure du radius. Ces deux facettes articulaires, que sépare un bord mousse, sont tapissées par un seul et même cartilage passant directement de l'une sur l'autre.

L'*apophyse styloïde* du cubitus revêt aussi une forme cylindrique. — Elle descend verticalement. Son extrémité supérieure, ou sa base, un peu plus volumineuse, se soude au corps de l'os. En dehors, elle est séparée de la tête par une dépression ou cavité qui donne attache au sommet du ligament triangulaire de l'articulation radio-cubitale inférieure. En arrière, elle répond à une gouttière verticale très-courte, dans laquelle glisse le tendon du muscle cubital postérieur. — Cette apophyse donne attache au ligament latéral interne de l'articulation du poignet.

Conformation intérieure. — Le canal médullaire de cet os s'élève jusqu'à la base de l'apophyse coronoïde ; inférieurement, il ne s'étend pas au delà du tiers moyen du cubitus. Son diamètre est de 6 millimètres. Ses parois offrent plus d'épaisseur en arrière, où le cubitus devient très-superficiel, qu'en avant, où d'épaisses couches musculaires le recouvrent. — Un tissu spongieux, aréolaire et léger, forme son extrémité inférieure. Celui de l'extrémité supérieure est remarquable par l'extrême petitesse des aréoles, par la brièveté et l'épaisseur des trabécules, par sa densité très-grande, en un mot, surtout en avant et en arrière, où il diffère à peine du tissu compacte.

Développement. — Le cubitus se développe par un point primitif et trois points complémentaires. De ses trois épiphyses, deux appartiennent à l'extrémité supérieure, et une à l'extrémité inférieure.

Le point primitif se montre du trentième au quarantième jour de la vie intra-utérine, sous la forme d'un petit cylindre d'un millimètre de longueur, qui occupe la partie moyenne de la diaphyse. En s'étendant, il produit non-seulement le corps de l'os, mais une grande partie de ses extrémités ; en haut, il forme les deux tiers inférieurs de l'olécrâne et toute l'apophyse coronoïde ; en bas, il forme la moitié supérieure de la tête de l'os.

L'épiphyse de l'extrémité inférieure paraît de sept à neuf ans. — On voit naître de douze à treize l'épiphyse principale de l'olécrâne. Cette épiphyse répond à sa partie supérieure et postérieure, c'est-à-dire à l'insertion du tendon du triceps brachial ou au sommet du coude. A treize ou quatorze ans, un autre point osseux se développe au devant du précédent, et donne naissance au bec de l'olécrâne. Ces deux points osseux se soudent l'un à l'autre de quatorze à quinze ans ; et au corps de l'os, de quinze à seize, le plus souvent ; quelquefois à dix-sept, dix-huit et même dix-neuf ans. Leur soudure s'opère d'arrière en avant.

L'épiphyse de la tête du cubitus s'accroît beaucoup plus lentement. Elle s'unit à la diaphyse de vingt à vingt et un ans chez la femme, de vingt et un à vingt-quatre ans chez l'homme. Cette union procède de dedans en dehors.

II. — Du radius.

Le *radius* est un os long, situé à l'avant-bras, en dehors du cubitus, avec lequel il s'articule par ses deux extrémités. Il est un peu moins long que cet os, plus gros inférieurement que supérieurement, et légèrement arqué. On lui considère un corps, une extrémité supérieure et une extrémité inférieure. — Pour le mettre en position, il faut tourner en bas sa grosse extrémité, en dedans le bord concave de cette extrémité, et en arrière celui qui présente, sur sa partie moyenne, une saillie longitudinale.

A. **Corps.** — Prismatique et triangulaire, il offre trois faces, qui se distinguent en antérieure, postérieure et externe ; et trois bords, dont l'un est antérieur, le second postérieur, et le dernier interne.

La *face antérieure* est concave dans ses deux tiers supérieurs, qui donnent attache au muscle long fléchisseur du pouce ; plane ou légèrement convexe dans son tiers inférieur, auquel s'insère le muscle carré pronateur. On remarque sur cette face, un peu au-dessus de sa partie moyenne, l'orifice du conduit nourricier de l'os, conduit qui se dirige très-obliquement de bas en haut.

La *face postérieure* est arrondie dans sa partie supérieure, que recouvre le court supinateur ; légèrement excavée dans ses deux tiers inférieurs, auxquels s'insèrent le muscle long abducteur du pouce et ses deux extenseurs.

La *face externe*, convexe de haut en bas, et convexe aussi d'avant en arrière, donne attache par sa partie supérieure au court supinateur. On

FIG. 150.　　　　FIG. 152.　　　　FIG. 154.

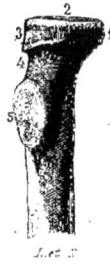

FIG. 151.

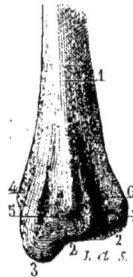

FIG. 153.

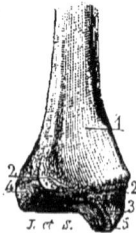

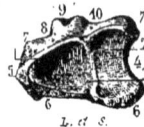

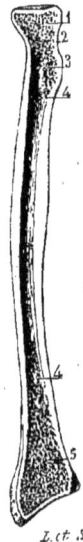

Les extrémités du radius,　　L'extrém. infér. du radius,　　Radius,
vue antérieure.　　　　vues postér. et infér.　　coupe longitudinale.

FIG. 150. — *Extrémité humérale du radius, vue antérieure.* — 1. Tête du radius. — 2. Sa facette articulaire supérieure, destinée à s'unir au condyle de l'humérus. — 3. Sa facette articulaire latérale, destinée à s'unir à la petite cavité sigmoïde du cubitus. — 4. — Son col. — 5. Tubérosité bicipitale.

FIG. 151. — *Extrémité carpienne du radius, vue antérieure.* — 1. Partie inférieure de la face antérieure du corps de l'os. — 2, 2. Bord antérieur de l'extrémité inférieure. — 3. Surface par laquelle cette extrémité s'articule avec les os du carpe. — 4. Surface par laquelle elle s'articule avec la tête du cubitus. — 5. Apophyse styloïde du radius.

FIG. 152. — *Extrémité carpienne du radius, vue postérieure.* — 1. Partie inférieure des faces postérieure et externe du corps de l'os. — 2, 2. Facette par laquelle l'extrémité inférieure s'articule avec les os du carpe. — 3. Apophyse styloïde. — 4. Gouttière creusée

voit, sur sa partie moyenne, une empreinte plus ou moins prononcée, à laquelle se fixe le muscle grand pronateur. Sa partie inférieure répond aux tendons des muscles radiaux externes.

Le *bord antérieur* est saillant dans sa moitié supérieure, qui présente une courbure à concavité interne; très-mousse dans sa moitié inférieure.

Le *bord postérieur* revêt l'aspect d'une crête curviligne dans son tiers moyen; supérieurement et inférieurement, il s'arrondit au point de s'effacer presque entièrement.

Le *bord externe*, mousse sur son quart supérieur, très-mince, tranchant, et concave sur sa partie moyenne, prend inférieurement la figure d'un petit triangle, dont le sommet se dirige en haut, et dont la base se continue avec le bord concave de l'extrémité carpienne de l'os. Il donne attaché sur toute son étendue au ligament interosseux.

B. **Extrémité supérieure ou humérale.** — Cette extrémité présente une partie arrondie appelée *tête* du radius; plus bas, une partie rétrécie et cylindrique qui supporte cette tête et qui en constitue le *col;* plus bas encore et en dedans, une saillie ovoïde à laquelle s'attache le tendon du muscle biceps, d'où le nom de *tubérosité bicipitale.*

La *tête* du radius est cylindrique. Son diamètre varie de 18 à 22 millimètres, et son axe ou sa hauteur de 6 à 8. On remarque, sur sa partie supérieure, une dépression circulaire, ou *cavité glénoïde*, qui s'unit au condyle de l'humérus, et sur la partie interne de son contour, une facette articulaire, convexe, qui s'articule avec la petite cavité sigmoïde du cubitus. C'est au niveau de la partie moyenne de cette facette que le contour de la tête du radius atteint sa plus grande hauteur.

Le *col* offre une longueur d'un centimètre, et un diamètre moyen de 15 millimètres. Son axe forme, avec celui du corps, un angle obtus, dont l'ouverture regarde en dehors.

sur le côté externe de la base de cette apophyse; elle reçoit le tendon du muscle long abducteur et celui du muscle court extenseur du pouce. — 5. Gouttière située sur le prolongement de la face externe du corps de l'os; cette gouttière reçoit les tendons des muscles radiaux externes; elle est limitée en dedans par une saillie longitudinale située sur le prolongement du bord postérieur du corps. — 6. Petite gouttière destinée au tendon du muscle long extenseur du pouce. — 7. Gouttière double ou triple de la précédente, située comme elle sur le prolongement de la face postérieure du corps; elle donne passage aux tendons de l'extenseur commun des doigts et à celui de l'extenseur propre de l'index

Fig. 153. — *Extrémité carpienne du radius, vue inférieure.* — 1. Facette triangulaire qui s'articule avec le scaphoïde. — 2. Facette quadrilatère qui s'articule avec le semi-lunaire. — 3. Ligne antéro-postérieure établissant les limites respectives de ces deux facettes. — 4. Facette concave qui s'unit à la tête du cubitus. — 5. Sommet de l'apophyse styloïde. — 6, 6. Bord antérieur de l'extrémité carpienne. — 7, 7. Partie inférieure de la face postérieure de cette extrémité. — 8. Coulisse des muscles radiaux externes. — 9. Coulisse du muscle long extenseur du pouce. — 10. Coulisse dans laquelle glissent les tendons de l'extenseur commun des doigts et celui de l'extenseur propre de l'index.

Fig. 154. — 1. Tête du radius. — 2. Son col. — 3. Tubérosité bicipitale. — 4, 4. Canal médullaire. — 5. Extrémité inférieure de l'os.

La *tubérosité bicipitale* se dirige de haut en bas. Son grand axe mesure 18 millimètres, et le petit 12 à 14. On observe à son centre une dépression. La partie située en arrière de cette dépression est rugueuse ; elle donne seule attache au tendon du biceps. Celle qui se trouve située en avant est unie et recouverte d'une synoviale sur laquelle glisse ce tendon.

C. **Extrémité inférieure ou carpienne.** — Beaucoup plus volumineuse que la supérieure et irrégulièrement cubique, on lui considère une face inférieure horizontale, et quatre faces verticales, qui se distinguent en interne, externe, antérieure et postérieure.

La *face inférieure* est allongée transversalement, triangulaire et concave. Une ligne antéro-postérieure la divise en deux facettes. La facette interne, de figure quadrilatère, s'unit à l'os semi-lunaire. La facette externe, de figure triangulaire, s'articule avec l'os scaphoïde ; elle est ordinairement un peu plus petite que la précédente, quelquefois égale à celle-ci ou un peu plus grande.

La *face interne*, unie et concave, représente le tiers d'un cylindre. Elle s'articule avec la tête du cubitus.

La *face externe*, très-étroite, est creusée supérieurement d'une gouttière oblique et superficielle sur laquelle glissent les tendons du long abducteur et du court extenseur du pouce. Elle se termine par une saillie de forme pyramidale et triangulaire, appelée *apophyse styloïde* du radius. Cette apophyse est sous-cutanée ; son sommet descend plus bas que celui de l'apophyse styloïde du cubitus ; il donne attache au ligament latéral externe de l'articulation radio-carpienne.

La *face antérieure* représente plutôt un bord qu'une face. Elle déborde de 6 millimètres la face correspondante du corps. Le ligament antérieur de l'articulation du poignet s'insère sur sa moitié interne.

La *face postérieure* est convexe. On remarque, sur sa partie moyenne, une saillie longitudinale qui la divise en deux parties à peu près égales, offrant l'une et l'autre la forme d'une gouttière. — La gouttière externe, située sur le prolongement du corps, répond aux tendons des muscles radiaux externes. — La gouttière interne, située aussi sur le prolongement du corps de l'os, est subdivisée par une crête mousse en deux coulisses secondaires ; l'une, externe, plus petite, oblique en bas et en dehors, qui loge le tendon du long extenseur du pouce ; l'autre, interne, d'une largeur double ou triple, qui reçoit le tendon de l'extenseur propre de l'index, et ceux de l'extenseur commun des quatre derniers doigts. — Les bords de ces gouttières donnent attache à des gaînes ligamenteuses qui les transforment en autant de cylindres, moitié osseux, moitié fibreux.

Conformation intérieure. — Le canal médullaire du radius, plus étroit à sa partie moyenne qu'à ses extrémités, se termine en bas au niveau du quart inférieur de la diaphyse ; en haut, il se prolonge jusqu'au col. Les deux extrémités de l'os sont formées par un tissu spongieux, dont les aréoles communiquent largement entre elles.

Développement. — Cet os se développe par trois points d'ossification, un point primitif pour le corps, et un point complémentaire pour chacune des extrémités. — Le point primitif se montre du trentième au quarantième jour de la vie fœtale ; il produit non-seulement le corps, mais une grande partie de l'extrémité supérieure. — L'épiphyse de l'extrémité carpienne paraît de deux à trois ans ; et celle de l'extrémité humérale, de cinq à six. Cette dernière se soude de seize à dix-sept ans, quelquefois à dix-huit et même à dix-neuf ans ; la soudure s'opère de dehors en dedans. L'épiphyse de l'extrémité inférieure s'unit au corps de l'os de vingt à vingt-deux ans chez la femme, de vingt et un à vingt-cinq ans chez l'homme. Cette union procède d'avant en arrière.

§ 4. — DE LA MAIN.

Les trois premiers segments du membre supérieur sont de simples leviers, échelonnés de haut en bas et articulés entre eux.

La *main*, située à l'extrémité terminale de ce long levier brisé, est un organe qui se détache en quelque sorte du mobile édifice auquel elle appartient, pour aller flotter sur sa périphérie, et se mettre ainsi à la disposition de toutes les parties qui le composent.

Les segments plus élevés sont pour elle une sorte de long pédicule destiné à la relier au tronc, et à lui imprimer des mouvements ; ils jouent à son égard le rôle d'un appareil de suspension et de locomotion. S'ils présentent une longueur si grande, relativement à la sienne, c'est afin de pouvoir la transporter jusqu'aux limites les plus extrêmes de l'économie. S'ils s'unissent entre eux, c'est pour lui imprimer des mouvements plus variés. Si la colonne qu'ils forment se dédouble en descendant, c'est pour associer à ces mouvements de translation des mouvements de rotation. Si les muscles qui les entourent se multiplient à mesure qu'ils s'en rapprochent, c'est pour ajouter encore à tous ces mouvements d'ensemble ou mouvements généraux, une prodigieuse quantité de mouvements partiels.

Comparée à l'épaule, au bras et à l'avant-bras, la main ne s'en distingue pas seulement par ses attributions d'un ordre plus élevé, mais aussi par sa structure plus compliquée. Elle en diffère surtout par le grand nombre de pièces qui la composent, et par l'extrême brièveté de celles-ci.

La plupart de ces pièces ont, du reste, la même tendance à se superposer en colonnes. Le squelette des membres supérieurs, qui s'était déjà dédoublé à l'avant-bras, se dédouble encore à leur extrémité terminale, en sorte que celle-ci nous offre quatre colonnes secondaires et parallèles : deux internes, situées sur le prolongement du cubitus ; deux externes, situées sur le prolongement du radius. — A ces quatre colonnes vient s'en ajouter une cinquième, placée en dehors des précédentes, sur un plan un peu antérieur, plus courte, plus mobile, et obliquement dirigée, pouvant s'opposer à toutes les autres, et transformant ainsi la main en une pince, dont elle représente la branche antérieure.

Ces cinq colonnes se rallient supérieurement à un petit groupe d'osselets taillés à facettes, qui répond au poignet, et qui constitue le *carpe*. — Au-dessous du carpe, les os de la main se disposent sur quatre séries transversales. La plus élevée de ces séries forme le *métacarpe*. Les suivantes, articulées entre elles, forment les *doigts*.

Considérée dans son mode de conformation, la main présente deux faces, deux bords et deux extrémités.

La face antérieure ou palmaire est concave. Elle répond à la flexion de toutes les colonnes élémentaires de la partie terminale du membre ; c'est dans la paume de la main que viennent, en quelque sorte, se rassembler les divers segments de ces colonnes, lorsqu'elles s'enroulent sur leur axe. La face postérieure ou dorsale est convexe, soit dans le sens vertical, soit dans le sens transversal.

Le bord interne ou cubital descend verticalement, comme celui de l'avant-bras, qu'il prolonge. — Le bord externe ou radial, un peu moins long que le précédent, se dirige en bas, en dehors et en avant..

L'extrémité supérieure ou carpienne décrit une courbe transversale à convexité supérieure ; elle s'unit aux os de l'avant-bras. — L'extrémité inférieure ou digitale décrit aussi une courbe transversale, mais plus grande, à convexité inférieure, dont le sommet répond au doigt le plus long, c'est-à-dire au médius.

Nous étudierons successivement les trois parties constituantes de la main, le *carpe*, le *métacarpe* et les *doigts*.

J. — **Du carpe**.

Le *carpe* est ce groupe d'osselets qui relie les os de l'avant-bras au métacarpe, et qui forme le squelette du poignet. Sa hauteur varie de 25 à 30 millimètres, et sa largeur de 5 à 6 centimètres. Irrégulier, aplati d'avant en arrière, allongé dans le sens transversal, on lui considère deux faces, deux bords, et deux extrémités.

La *face antérieure* du carpe est concave. Elle répond aux nombreux tendons des muscles fléchisseurs des doigts. — La *face postérieure*, convexe, répond aux tendons des muscles extenseurs ; on remarque sur sa partie moyenne une dépression transversale au niveau des deux rangées qui forment le carpe.

Le *bord supérieur*, convexe aussi, s'articule avec le radius et le cubitus. — Le *bord inférieur* est formé par une série de facettes diversement inclinées les unes sur les autres ; il s'unit au métacarpe.

Les *extrémités* présentent, l'une et l'autre, deux éminences superposées qui font saillie du côté de la face antérieure. Ainsi limitée en dedans et en dehors par un bord très-saillant, cette face prend l'aspect d'une large et profonde gouttière, oblique de haut en bas et de dedans en dehors. Les bords de la gouttière donnent attache au ligament annulaire antérieur du poignet, qui la transforme en canal.

Le carpe se compose de huit os disposés sur deux rangées transversales. Chacune de ces rangées comprend quatre os qu'on distingue sous les noms de *premier*, *second*, etc., en comptant de dehors en dedans. Le premier de la rangée supérieure est aussi appelé *scaphoïde*; le second, *semi-lunaire*; le troisième, *pyramidal*; et le quatrième, *pisiforme*. En procédant dans le même ordre, ceux de la seconde rangée prennent les noms de *trapèze*, *trapézoïde*, *grand os*, et *os crochu*.

Bien que ces os présentent une forme irrégulière, on peut leur considérer six faces : une face supérieure tournée vers l'avant-bras, ou antibrachiale; une face inférieure tournée vers le métacarpe, ou métacarpienne; une face externe ou radiale, une face interne ou cubitale, une face antérieure ou palmaire, une face postérieure ou dorsale. Ils ont pour caractères communs : quatre facettes articulaires, à l'exception du pisiforme, qui n'en possède qu'une; et deux facettes destinées à des insertions ligamenteuses.

A. — Rangée supérieure du carpe.

La rangée supérieure des os du carpe est moins longue que l'inférieure. S'articulant en haut avec les os de l'avant-bras, elle se trouve située sur leur prolongement; ceux-ci cependant la débordent un peu en dedans.

I. **Scaphoïde.** — Os court; le premier et le plus grand de cette rangée; situé à la partie supérieure et externe du carpe, au-dessus du trapèze et du trapézoïde, en dehors du semi-lunaire. Il se dirige très-obliquement de dehors en dedans et de bas en haut. Sa forme allongée, la convexité et la concavité opposées qu'il présente l'ont fait comparer par les anciens à une nacelle, d'où le nom de *scaphoïde* (de σκάφη, nacelle; εἶδος, forme).—Pour le mettre en position, et distinguer le droit du gauche, il faut tourner son extrémité tuberculeuse en dehors, la gouttière qui sépare les deux faces convexes en arrière, et la face concave en dedans.

Cet os n'offre que trois faces articulaires; les trois autres donnent attache à des ligaments. — La face supérieure, convexe, triangulaire, inclinée en arrière et en dehors, s'articule avec le radius. — Sa face inférieure, convexe et triangulaire aussi, s'articule avec le trapèze et le trapézoïde. — Sa face interne présente deux facettes : l'une, supérieure, étroite, plane et demi-circulaire, qui s'unit à l'os semi-lunaire; l'autre, inférieure, large, concave, qui s'unit à la partie externe de la tête du grand os. — Sa face externe est constituée par un gros tubercule auquel s'insère le ligament latéral externe de l'articulation radio-carpienne. — Sa face antérieure, étroite et plane supérieurement, concave au milieu, devient large et convexe inférieurement, où elle répond au tubercule de l'os. — Sa face postérieure est formée par une gouttière étroite et rugueuse qui se dirige en dehors et en bas.

II. **Semi-lunaire**. — Os court, très-petit, situé entre le scaphoïde et le pyramidal, au-dessus du grand os ; offrant la forme d'un croissant.

Sa face supérieure, unie et convexe, s'articule avec le radius. — Sa face inférieure, concave d'avant en arrière, s'articule avec la tête du grand os et le sommet de l'os crochu. — Sa face externe, plane et demi-circulaire, s'unit par un ligament interosseux au scaphoïde. — Sa face interne, quadrilatère, est unie par un ligament semblable au pyramidal. — Ses faces antérieure et postérieure donnent attache à des ligaments. La première est convexe ; la seconde plane, plus petite et rugueuse.

Pour mettre cet os en position, il faut tourner en bas sa face concave ;

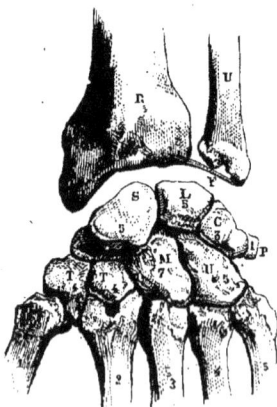

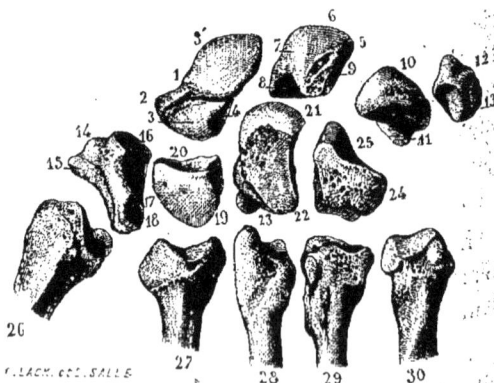

FIG. 155. — *Les os du carpe,*   FIG. 156. — *Ces mêmes os, un peu écartés,*
       face dorsale.   *et vus aussi par leur partie postérieure.*

FIG. 155. — R. Extrémité inférieure du radius. — U. Extrémité inférieure du cubitus. — F. Fibro-cartilage unissant la tête du cubitus à la facette correspondante du radius. — S. Scaphoïde. — L. Semi-lunaire. — C. Pyramidal. — P. Pisiforme. — T. Trapèze. — T. Trapézoïde. — M. Grand-os. — U. Os crochu ou unciforme. Le chiffre inscrit sur chacun de ces huit os indique le nombre de ceux avec lesquels il s'articule. — 1. Extr. sup. du premier métacarpien. — 2. Extr. sup. du second métacarpien. — 3. Extr. sup. du troisième métacarpien. — 4. Extr. sup. du quatrième métacarpien. — 5. Extr. sup. du cinquième métacarpien.

FIG. 156. — 1. Scaphoïde. — 2. Tubérosité de cet os. — 3. Sa facette supérieure ou radiale. — 4. Facette par laquelle il s'articule avec la partie externe de la tête du grand os. — 5. Semi-lunaire. — 6. Sa facette supérieure ou radiale. — 7. Sa facette externe ou scaphoïdienne. — 8. Sa facette inférieure ou semi-lunaire par laquelle il s'unit à la tête du grand os. — 9. Sa facette externe par laquelle il s'articule avec le pyramidal. — 10. Facette articulaire supérieure ou cubitale du pyramidal. — 11. Facette par laquelle cet

en dehors, celle qui est plane et demi-circulaire; en avant, celle des deux faces ligamenteuses qui est la plus grande.

III. Pyramidal. — Os court, très-petit aussi; situé en dedans du semi-lunaire, au-dessus de l'os crochu, en arrière du pisiforme; offrant la forme d'une petite pyramide triangulaire, dont la base regarde en haut et en dehors, le sommet en bas et en dedans.

Il présente quatre facettes articulaires : 1° une facette supérieure, convexe, inclinée en dedans et en arrière, contiguë au ligament triangulaire de l'articulation radio-cubitale ; 2° une facette inférieure plus grande, concave et triangulaire, qui s'incline en dehors et qui s'unit à l'os crochu; 2° une facette externe, plane, qui répond au semi-lunaire ; 4° une facette antéro-interne, plane aussi et circulaire, contiguë au pisiforme.

En avant et en dedans, on remarque sur le pyramidal une surface inégale à laquelle s'attachent des ligaments; en arrière et en dehors, on voit une autre empreinte ligamenteuse plus grande et criblée d'orifices.

Pour mettre cet os en position, il faut tourner sa base en dehors et en haut, sa facette triangulaire en bas, et sa facette circulaire en avant.

IV. Pisiforme. — Extrêmement petit; situé à la partie antérieure et interne du carpe, au devant du pyramidal, au-dessus de l'apophyse de l'os crochu; de forme plus qu'hémisphérique, et aplati de dehors en dedans.

Sa partie postérieure, plane et unie, s'articule avec le pyramidal. — Sa partie antérieure, convexe, donne attache au tendon du muscle cubital antérieur, et au ligament antérieur du carpe. — Sa partie externe présente une gouttière très-superficielle, qui répond aux tendons fléchisseurs du petit doigt. — Sur sa partie interne, convexe, vient se fixer le ligament latéral interne de l'articulation radio-carpienne. — Son extrémité supérieure, mince, se dirige un peu en dedans. Son extrémité inférieure, arrondie, et inclinée en dehors, est recouverte par l'insertion du muscle adducteur du petit doigt.

Pour mettre cet osselet en position, il faut tourner en arrière sa facette

os s'unit à l'os crochu. — 12. Pisiforme. — 13. Facette par laquelle il s'unit au pyramidal. — 14. Face externe du trapèze. — 15. Sa facette inférieure, convexe et concave en sens opposé par laquelle il s'unit au premier métacarpien. — 16. Sa facette scaphoïdienne. — 17. Sa facette trapézoïdienne. — 18. Facette par laquelle il s'articule avec le second métacarpien. — 19. Facette par laquelle le trapézoïde s'unit au grand os. — 20. Sa facette scaphoïdienne. — 21. Tête du grand os. — 22. Son apophyse pyramidale. — 23. Sa facette inférieure par laquelle il s'articule avec le troisième et le second métacarpiens. — 24. Os crochu. — 25. Facette par laquelle cet os s'unit au pyramidal. — 26. Extr. sup. du premier métacarpien, s'articulant avec le trapèze par une facette convexe et concave en sens opposé. — 27. Extr. sup. du second métacarpien, bifide, s'articulant en haut avec le trapézoïde, en dehors avec le trapèze, en dedans avec le grand os. — 28. Extr. sup. du troisième métacarpien s'articulant en haut avec le grand os. — 29. Extr. sup. du quatrième métacarpien s'unissant à l'os crochu. — 30. Extr. sup. du cinquième métacarpien s'unissant aussi à l'os crochu, et présentant en dedans une saillie qui donne attache au tendon du muscle cubital postérieur.

articulaire; en dehors, la face qui est creusée d'une gouttière; en bas et un peu en dedans, celle des deux extrémités qui est la plus volumineuse.

B. — **Rangée inférieure du carpe.**

La rangée inférieure du carpe déborde en dehors la supérieure, afin de se mettre en rapport avec la colonne qui porte le doigt opposant.

I. **Trapèze.** — Os court, irrégulier ; situé à la partie inférieure et externe du carpe, au-dessous du scaphoïde, en dehors du trapézoïde.

Sa face supérieure, très-petite, triangulaire et légèrement concave, s'articule avec le scaphoïde. — Sa face inférieure, d'une étendue double ou triple, est concave transversalement, convexe d'avant en arrière; elle s'unit à l'extrémité supérieure du premier métacarpien. — Sa face interne offre deux facettes articulaires : l'une, supérieure, concave, qui s'applique au trapézoïde ; l'autre, inférieure, beaucoup plus petite, et inclinée en bas, qui répond au second métacarpien. Cette facette inférieure n'est pas constante. — Sa face externe, quadrilatère et inégale, donne attache à des ligaments. — Sa face antérieure, très-petite, présente une gouttière dans laquelle glisse le tendon du grand palmaire; la lèvre externe de cette gouttière, très-saillante, donne attache au ligament annulaire antérieur du carpe, ainsi qu'aux muscles court abducteur et court fléchisseur du pouce. — Sa face postérieure est inégale.

Pour mettre cet os en position, il faut placer en bas la face qui est convexe et concave en sens opposé, diriger en avant celle qui présente une gouttière, et tourner en dehors le bord le plus saillant de celle-ci.

II. **Trapézoïde.** — Très-petit ; situé au-dessous du scaphoïde, entre le trapèze et le grand os; de forme irrégulièrement cubique.

Sa face supérieure, légèrement concave, s'unit au scaphoïde. — La face inférieure est allongée d'avant en arrière; une crête mousse antéro-postérieure la divise en deux parties latérales ou deux plans, dont l'un regarde en bas et en dehors, l'autre en bas et en dedans. Elle s'articule avec le second métacarpien. — La face externe, convexe, s'unit au trapèze. — La face interne présente, en avant, une facette plane qui répond au grand os. — Les faces antérieure et postérieure donnent attache à des ligaments ; la première est plane, la seconde convexe et plus grande.

Pour mettre le trapézoïde en position, il faut tourner en bas la face qui est partagée en deux moitiés par une crête mousse; en dehors, celle qui offre une facette articulaire convexe; et en arrière, celle des deux faces ligamenteuses qui est la plus large.

III. **Grand os.** — C'est l'os central et principal du carpe, la plupart des autres viennent se grouper autour de lui. Il est allongé de haut en bas; arrondi dans sa partie supérieure, qui forme une sorte de tête et que supporte un léger rétrécissement ou *col*; plus volumineux, et irrégulièrement cubique dans sa moitié inférieure.

Sa face supérieure, convexe d'avant en arrière, s'articule avec le semi-lunaire. — Sa face inférieure présente une crête mousse, antéro-postérieure, qui la partage en deux facettes inégales ; la facette interne, plane et triangulaire, s'articule avec le troisième métacarpien ; la facette externe, plus petite et concave, s'articule avec le second. — Sur sa face externe, on remarque de haut en bas : 1° une facette sphérique qui fait partie de la tête de l'os, et qui s'articule avec le scaphoïde ; 2° une dépression antéro-postérieure qui fait partie du col ; 3° en avant et en bas, une petite facette demi-circulaire qui s'applique à une facette semblable du trapézoïde. — La face interne est plane et unie dans son tiers supérieur qui correspond à l'os crochu ; en bas et en avant, elle offre une petite facette circulaire contiguë au même os ; en bas et en arrière, des inégalités auxquelles s'attache un ligament interosseux. — La face antérieure est creusée en haut d'une dépression transversale, convexe et inégale dans le reste de son étendue. — La face postérieure est inégale aussi, concave et beaucoup plus large ; en se continuant avec les faces inférieure et interne, elle contribue à former une apophyse pyramidale et triangulaire, volumineuse, qui descend obliquement vers le quatrième métacarpien.

Pour mettre cet os en position, il faut placer en haut son extrémité arrondie ou sa tête ; en arrière, le côté le plus large de sa base ; et en dedans, la face qui présente deux facettes articulaires planes.

IV. Os crochu ou unciforme. — Os court ; situé à la partie inférieure et interne du carpe, en dedans du grand os, au-dessous du pyramidal ; offrant la forme d'un coin, dont le sommet se dirige en haut.

Sa partie supérieure, ou le sommet de l'os, s'unit au semi-lunaire. — Sa partie inférieure, ou sa base, est divisée par une crête mousse antéro-postérieure en deux facettes : la facette externe, tournée en bas, s'articule avec le quatrième métacarpien et la facette interne, inclinée en bas et en dedans avec le cinquième.

La face externe est verticale. Elle présente : 1° dans son tiers supérieur, une facette plane et unie qui répond au grand os ; 2° en bas et en arrière, une seconde facette, circulaire, très-petite, qui se joint au même os ; 3° en bas et en avant, une surface inégale à laquelle s'insèrent des fibres ligamenteuses. — La face interne, oblique de haut en bas et de dehors en dedans, convexe et concave en sens opposé, s'articule avec la face inférieure du pyramidal.

La face postérieure, très-large, quadrilatère, plane et inégale, donne attache à des ligaments. — La face antérieure est surmontée d'une longue et large apophyse, convexe en dedans et concave en dehors. Cette apophyse forme en quelque sorte le pendant de celle du trapèze. Comme celle-ci, elle joue le rôle de gouttière et de poulie de réflexion ; elle donne aussi attache au ligament annulaire du carpe, mais présente un volume plus considérable. Son sommet, recourbé en dehors, l'a fait comparer à un crochet, d'où le nom d'*apophyse unciforme* (de *uncus*, crochet) qui lui a été donné, et qui a été appliqué ensuite à la totalité de l'os.

Pour mettre l'os crochu en position et distinguer le droit du gauche, il faut tourner son sommet en haut, son apophyse unciforme en avant, et sa face oblique en dehors.

C. — Conformation intérieure et développement des os du carpe.

Les os du carpe présentent la structure qui est commune à la plupart des os courts. Ils sont presque entièrement composés de tissu spongieux : Une couche très-mince de tissu compacte s'étale à leur périphérie, beaucoup moins pour en accroître la résistance que pour fournir aux ligaments une surface d'implantation et pour régulariser les facettes par lesquelles ils s'appliquent les uns aux autres.

Ces os se développent chacun par un seul point osseux. — Le premier point d'ossification qui paraît dans le carpe est destiné au grand os ; il se montre à un an. — Du douzième au quinzième mois, un second point osseux se forme dans l'os crochu. — Celui du pyramidal naît de deux ans et demi à trois ans. — Celui du semi-lunaire, de quatre à cinq ans. — Celui du trapèze, à cinq ans. — Celui du scaphoïde, à cinq ans et demi. — Celui du trapézoïde, à six ans. — Celui du pisiforme, de huit à dix ans. Cet osselet est constamment le plus tardif. Son développement ne diffère nullement, du reste, de celui des autres os du même groupe : c'est à tort qu'il a été rangé par quelques auteurs au nombre des os sésamoïdes.

Chacun de ces points a pour siége, au début de sa formation, le centre de l'os. Chacun d'eux affecte une forme plus ou moins arrondie jusqu'au moment où ils ont acquis un assez grand développement pour entrer en contact ; on voit alors leurs facettes s'étendre peu à peu, à mesure qu'ils revêtent leur forme définitive.

II. — Du métacarpe.

Le *métacarpe* constitue la partie moyenne ou centrale de la charpente osseuse de la main. C'est sur cette partie moyenne que sont ramenés et fixés la plupart des corps dans l'acte de la préhension.

Les os du métacarpe, au nombre de cinq, se distinguent sous les noms de *premier*, *second*, etc., en procédant de dehors en dedans. Le premier est oblique en bas et en dehors ; les autres se portent en bas en suivant une direction légèrement divergente. — Plus volumineux à leurs extrémités, ils se touchent supérieurement, sont très-rapprochés inférieurement, et restent séparés dans toute l'étendue de leur partie moyenne par des espaces elliptiques, appelés *espaces interosseux*. — Le premier métacarpien offrant une direction oblique, le premier espace interosseux est angulaire et beaucoup plus grand.

On considère au métacarpe deux faces et quatre bords. — La face antérieure, concave, soutient les parties molles de la paume de la main. — La face postérieure, convexe, répond aux tendons extenseurs des doigts — Le bord interne est vertical et arrondi; le bord externe, oblique, mince et plus court. — Le bord supérieur présente une série de facettes articulaires diversement inclinées, contiguës aux facettes correspondantes de la seconde rangée des os du carpe. — Le bord inférieur se compose de cinq têtes qui s'articulent avec les doigts. La première, très-écartée de la seconde, occupe un plan plus élevé et plus antérieur que celle-ci; les autres, séparées par un léger intervalle, sont disposées sur une ligne courbe et transversale, dont la convexité se dirige en bas.

Les métacarpiens possèdent des caractères qui leur sont communs, et des caractères qui sont propres à chacun d'eux.

A. — Caractères communs à tous les métacarpiens.

Nous avons vu que les os longs se divisent en grands, moyens et petits. Les métacarpiens sont des os longs du troisième ordre. Leur axe décrit une courbure peu prononcée à concavité antérieure. — Chacun d'eux comprend un corps et deux extrémités.

a. Le *corps*, ou *partie moyenne*, présente une forme irrégulièrement arrondie; cependant on peut lui considérer, avec la plupart des auteurs, trois faces et trois bords.

Des trois faces, l'une est postérieure ou dorsale; les deux autres latérales. La première, légèrement convexe, offre la figure d'un triangle, dont le sommet se dirige en haut. Elle répond aux tendons des muscles extenseurs des doigts. — Les secondes s'élargissent en s'élevant, et ne sont plus séparées dans leur tiers supérieur que par le sommet effilé de la face précédente; elles donnent attache aux muscles interosseux.

Des trois bords, l'un est antérieur, les autres latéraux. — Le bord antérieur, représenté par une ligne très-déliée, se termine inférieurement au-dessus d'une petite surface triangulaire qui fait partie de l'extrémité digitale de l'os. Il donne attache à l'aponévrose interosseuse. — Les bords latéraux, séparés d'abord par toute la largeur de la face dorsale, convergent l'un vers l'autre en montant, et se réunissent supérieurement pour former une sorte de crête mousse plus ou moins saillante.

b. L'*extrémité supérieure* ou *carpienne*, de forme irrégulièrement cubique, offre trois faces articulaires et deux faces destinées à des insertions ligamenteuses. — La face supérieure, plus large en arrière qu'en avant, s'articule avec les os de la rangée inférieure du carpe. — Les faces laté-

rales, distinguées en interne et externe, s'articulent avec celles des métacarpiens voisins; elles offrent pour cette union une facette antéro-postérieure, plane et verticale, plus étroite à sa partie moyenne, souvent divisée
en deux facettes secondaires, situées l'une au-devant de l'autre. — La face
postérieure ou dorsale a pour attributs sa largeur et sa figure quadrilatère.
— La face antérieure ou palmaire, étroite, convexe et plus saillante, revêt
l'aspect d'un bord.

   c. L'extrémité inférieure ou *digitale,* appelée aussi *tête* des métacarpiens, est arrondie d'avant en arrière, aplatie de l'un à l'autre côté. Elle
présente inférieurement une facette articulaire, convexe, étroite dans le
sens transversal, mais très-étendue dans le sens antéro-postérieur. Cette
facette s'unit aux premières phalanges. On remarque, en outre, sur cette
extrémité digitale : 1° de chaque côté une dépression plus rapprochée de la
face dorsale que de la face palmaire, et en arrière de celle-ci un tubercule,
auxquels s'attachent les ligaments latéraux des articulations métacarpo-
phalangiennes; 2° en avant, une petite surface triangulaire à base inférieure, qui répond aux tendons des muscles fléchisseurs des doigts.

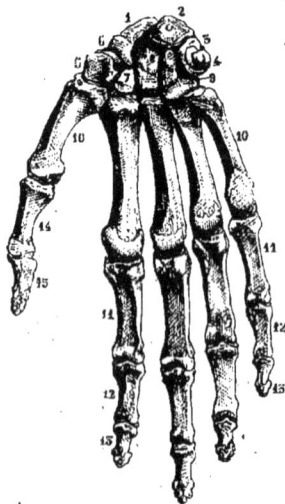

FIG. 157. — *Main,*
face palmaire.

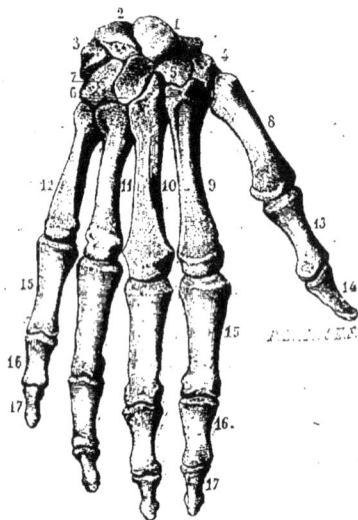

FIG. 158. — *Main,*
face dorsale.

FIG. 157. — 1 Scaphoïde. — 2. Semi-lunaire — 3. Pyramidal. — 4. Pisiforme.
5. Trapèze, s'articulant en bas avec le premier métacarpien, en haut avec le scaphoïde, en
dedans avec le trapézoïde. — 6. Gouttière dans laquelle passe le tendon du grand palmaire. — 7. Trapézoïde, s'articulant en bas avec le second métacarpien, en haut avec le
scaphoïde, en dehors avec le trapèze, en dedans avec le grand os. — 8. Grand os, s'unissant en haut au scaphoïde et au semi-lunaire, en bas au troisième et au second métacarpien, en dehors au trapézoïde, en dedans à l'os crochu. — 9. Os crochu ou unciforme,
s'unissant en bas aux deux derniers métacarpiens, en haut au semi-lunaire, en dehors au
grand os, en dedans au pyramidal. — 10, 10. Les cinq métacarpiens. — 11, 11. Premières
phalanges des quatre derniers doigts. — 12, 12. Secondes phalanges ou phalangines.

B. — Caractères propres à chacun des métacarpiens.

Premier métacarpien. — Il est plus court et plus volumineux que tous les autres, situé sur un plan antérieur à ceux-ci ; obliquement dirigé de haut en bas et de dedans en dehors.

Par sa configuration, cet os participe à la fois des métacarpiens et des phalanges.

Le *corps* est aplati d'avant en arrière, comme celui de toutes les phalanges, en sorte que son diamètre transversal l'emporte très-notablement sur l'antéro-postérieur. Il présente une face postéro-externe ou dorsale légèrement convexe et rectangulaire ; une face antéro-interne ou palmaire, demi-cylindrique et concave de haut en bas ; un bord externe mince, et un bord interne plus épais.

L'*extrémité supérieure* offre une large facette limitée, en arrière par un bord plus ou moins rectiligne, et en avant par un bord demi-circulaire. Cette facette est convexe transversalement, concave d'avant en arrière ; elle s'articule avec le trapèze. En arrière de celle-ci, on voit trois petites empreintes : l'une, moyenne, lisse et unie, à laquelle s'attache le tendon du muscle long abducteur du pouce ; les autres, latérales et inégales, destinées à des insertions ligamenteuses.

L'*extrémité inférieure*, irrégulièrement cubique, présente une facette quadrilatère et convexe qui s'articule avec la première phalange du pouce. Au devant de cette facette existent deux petites saillies qui sont les analogues des condyles des phalanges.

En résumé, on reconnaîtra le premier métacarpien à sa brièveté, à son volume plus considérable, à la forme aplatie et demi-cylindrique de son corps, à la facette convexe et concave en sens opposé de son extrémité supérieure, à la facette presque plane et quadrilatère de son extrémité inférieure.

Pour mettre cet os en position et distinguer le droit du gauche, on placera en bas l'extrémité qui présente une facette convexe ; en avant et un peu en dedans, celle des deux faces de la diaphyse qui est demi-cylindrique ; et en dehors celui des deux bords qui est le plus mince.

13, 13. Troisièmes phalanges ou phalangettes. — 14. Première phalange du pouce. — 15. Seconde phalange du pouce.

Fig. 158. — 1. Scaphoïde. — 2. Semi-lunaire. — 3. Pyramidal. — 4. Trapèze — 5. Trapézoïde. — 6. Grand os. — 7. Os crochu. — 8. Premier métacarpien, s'articulant en haut avec le trapèze. — 9. Second métacarpien, s'unissant en haut au trapèze, au trapézoïde et au troisième métacarpien. — 10. Troisième métacarpien surmonté de son apophyse pyramidale, qui remonte en arrière du grand os et le recouvre en partie. — 11. Quatrième métacarpien articulé par son extrémité supérieure avec le grand os et l'os crochu. — 12. Cinquième métacarpien. — 13. Première phalange du pouce. — 14. Seconde phalange du pouce. — 15, 15. Premières phalanges des quatre derniers doigts. — 16, 16. Secondes phalanges de ces doigts. — 17, 17. Troisièmes phalanges.

Deuxième métacarpien. — Comme les suivants, il emprunte ses caractères distinctifs à son extrémité supérieure. Cette extrémité est volumineuse. Elle offre trois facettes carpiennes : 1° une facette moyenne et principale, concave transversalement; elle s'articule avec le trapézoïde; 2° une facette externe, extrêmement petite, qui s'incline en dehors pour s'unir au trapèze ; 3° une facette interne, étroite et longue, qui s'incline en dedans pour s'articuler avec le grand os. — Sur son côté interne, cette extrémité porte deux autres facettes verticales par lesquelles elle s'unit au troisième métacarpien. — Vue en arrière, elle semble se bifurquer ; au niveau de sa bifidité, on voit une fossette criblée de pertuis vasculaires, et de chaque côté de celle-ci, un tubercule. Le tubercule externe donne attache au tendon du premier radial externe.

Pour mettre cet os en position, on tournera en haut l'extrémité qui offre une facette articulaire concave ; en arrière, le côté de cette extrémité qui est le plus large ; et en dedans, celui qui présente deux facettes verticales.

Troisième métacarpien. — Son extrémité supérieure est configurée à la manière d'un coin: Le sommet du coin regarde en avant, et la base directement en arrière. L'angle externe de cette base, beaucoup plus saillant et plus élevé, revêt la forme d'une petite pyramide à base triangulaire : c'est *l'apophyse pyramidale* du troisième métacarpien, *apophyse styloïde* de quelques auteurs. Des trois facettes qu'elle présente, l'interne, légèrement concave, inclinée en haut et en avant, s'unit au grand os ; l'externe, verticale et plane, s'unit à une facette correspondante du deuxième métacarpien ; la postérieure, convexe, donne attache au tendon du second radial externe.

Pour mettre cet os en position, tournez en haut son extrémité cunéiforme ; en arrière et en dehors, son apophyse pyramidale.

Quatrième métacarpien. — Son extrémité supérieure, irrégulière et articulée en haut avec l'os crochu, présente une facette qui répond à cet os, mais qui ne recouvre que ses deux tiers internes. En dehors de celle-ci et sur le même plan, on voit une empreinte ligamenteuse qui suffit pour reconnaître le quatrième métacarpien, et pour distinguer le droit du gauche.

Cinquième métacarpien. — Son extrémité supérieure est aplatie de la face palmaire vers la face dorsale. Elle ne présente que deux facettes articulaires : l'une horizontale ou carpienne, convexe d'arrière en avant ; l'autre verticale et plane, située sur son côté externe. En dedans, on remarque sur cette extrémité une saillie qui donne attache au tendon du muscle cubital postérieur.

Pour mettre en position le cinquième métacarpien, il faut placer en haut son extrémité aplatie d'avant en arrière ; tourner en dehors la facette verticale de cette extrémité, et diriger en avant le bord convexe de la facette horizontale.

C. — Conformation intérieure et développement des métacarpiens.

Les os du métacarpe sont creusés, comme tous les os longs, d'un canal médullaire. Mais le calibre et la longueur de ce canal varient pour chacun d'eux. On peut dire, d'une manière générale, que son diamètre diminue et que sa longueur augmente du premier au cinquième. Celui du premier est extrêmement court, mais assez large; sur le second et le troisième, il occupe la moitié environ de la diaphyse, et se rapproche plus de l'extrémité supérieure que de l'inférieure; dans les deux derniers, il s'étend à presque toute la longueur du corps.

Les parois du canal sont formées par du tissu compacte, doublé d'une couche de trabécules osseuses. Les extrémités des métacarpiens se composent exclusivement de tissu spongieux, plus dense et plus résistant dans leur extrémité digitale que dans leur extrémité carpienne.

Développement. — Ces os se développent chacun par un point primitif, auquel vient se joindre un point d'ossification complémentaire.

Pour les quatre derniers métacarpiens, le point primitif produit, par son extension graduelle, le corps de l'os et son extrémité carpienne. Ce point apparaît dans la première moitié du troisième mois. En s'allongeant, il forme d'abord le corps. Vers la fin de la grossesse, l'extrémité supérieure commence à se manifester, et acquiert des proportions de plus en plus grandes dans les premières années qui suivent la naissance.

Le point complémentaire occupe l'extrémité inférieure ou digitale des métacarpiens. Il se montre de cinq à six ans, et se soude chez la plupart des individus de seize à dix-huit.

Le premier métacarpien offre, dans son mode d'évolution, la plus remarquable analogie avec les phalanges. Son point d'ossification primitif donne naissance au corps et à l'extrémité inférieure; l'épiphyse produit l'extrémité supérieure. — Le point primitif ne se montre que dans la seconde moitié du troisième mois : un peu plus tard, par conséquent, que celui des autres métacarpiens. — Le point épiphysaire, plus tardif aussi, naît vers la fin de la septième année, quelquefois au début de la huitième, et se soude également de seize à dix-huit ans; il forme à peine la sixième partie de la longueur de l'os.

Cette épiphyse représente le premier métacarpien proprement dit, qui n'existe par conséquent qu'à l'état de vestige. Il résulte de son extrême atrophie et de sa brièveté que le pouce peut s'opposer non-seulement aux autres doigts, mais aussi à la paume de la main. Sa soudure avec la première phalange est le résultat de cette atrophie, car on voit presque partout les os rudimentaires se souder aux os voisins. C'est ainsi que l'arc antérieur des vertèbres lombaires et la portion antérieure des apophyses transverses cervicales, côtes rudimentaires, se soudent aux vertèbres correspondantes. Chez quelques animaux, l'aï, par exemple, non-seulement la première phalange du pouce, mais toutes les premières phalanges se soudent ainsi aux métacarpiens. Il est donc rationnel de regarder cette épiphyse comme représentant le métacarpien du pouce chez l'homme; dès lors ce doigt présenterait trois phalanges comme les autres : seulement la première serait soudée au métacarpien.

I. — Des doigts.

Les *doigts* sont des appendices articulés avec le métacarpe, et formés de pièces si mobiles les unes sur les autres, qu'ils peuvent s'enrouler sur leur axe. Chacun d'eux possède ainsi la faculté de s'appliquer à la surface d'un corps, de le toucher et de le saisir, en s'opposant, soit au pouce, soit à la paume de la main.

On distingue ces appendices, tantôt sous les noms de *pouce, index* ou *indicateur, médius, annulaire* et *auriculaire*, et tantôt par les termes de *premier, deuxième, troisième*, etc., en procédant de dehors en dedans. Ils se dirigent de haut en bas, en s'effilant, et en décrivant une légère courbe à concavité antérieure. Leur direction est un peu divergente, comme celle des métacarpiens, sur le prolongement desquels ils sont situés.

Les doigts se composent de trois phalanges, à l'exception du premier ou du pouce, qui n'en possède que deux. Les phalanges se divisent en *premières* ou *supérieures, secondes* ou *moyennes, troisièmes* ou *inférieures*. On les désigne aussi quelquefois sous les noms de *phalanges, phalangines* et *phalangettes*, en procédant de haut en bas.

A. — Des premières phalanges.

Les *premières phalanges*, ou *phalanges supérieures*, sont au nombre de cinq. Elles présentent des caractères qui leur sont communs et des caractères propres à chacune d'elles.

a. *Caractères communs.* — Leur corps est demi-cylindrique. Il décrit une légère courbure à concavité antérieure. On lui considère deux faces et deux bords. — La face postérieure, convexe, répond aux tendons des muscles extenseurs. — La face antérieure, plane, répond aux tendons des muscles fléchisseurs. — Les bords, minces et concaves, donnent attache à une gaîne fibreuse qui entoure ces tendons.

L'extrémité supérieure, plus volumineuse, est creusée d'une petite cavité glénoïde qui s'articule avec la tête des métacarpiens. De chaque côté, on voit un tubercule situé sur le prolongement des bords latéraux du corps.

L'extrémité inférieure, aplatie d'avant en arrière, revêt la configuration d'une poulie plus étendue du côté de la flexion que du côté de l'extension. A droite et à gauche de la gorge de la poulie, on remarque une saillie ou *condyle;* et en dehors de chaque condyle, une dépression circulaire qui donne attache aux ligaments latéraux des articulations phalangiennes.

b. *Caractères différentiels.* — Les premières phalanges diffèrent par leur longueur. Celle du médius est la plus longue ; viennent ensuite celles de l'annulaire et de l'index qui sont à peu près égales, puis celles de l'auriculaire et du pouce. Mais c'est surtout par leur extrémité supérieure qu'elles se distinguent les unes des autres et de celles du côté opposé.

L'extrémité supérieure de la première phalange du pouce est caractérisée par le volume de son tubercule externe, beaucoup plus considérable que celui de l'interne. Son corps, en outre, est dépourvu d'empreintes tendineuses.

L'extrémité supérieure de la première phalange de l'index se reconnaît au volume très-remarquable de son tubercule externe et par la situation de ce tubercule en arrière du bord correspondant de la diaphyse.

L'extrémité supérieure de la première phalange du médius est beaucoup plus saillante aussi en dehors qu'en dedans. Mais le tubercule externe présente une forme aplatie. Quelquefois même il semble divisé en deux tubercules secondaires, l'un postérieur, et l'autre antérieur plus considérable. Ce dernier, situé sur le prolongement du bord externe de la diaphyse, offre un volume à peu près double de celui du tubercule interne.

L'extrémité supérieure de la première phalange de l'annulaire a pour attribut distinctif deux tubercules de même forme et d'égal volume.

L'extrémité supérieure de la première phalange de l'auriculaire présente un tubercule situé en dedans de la cavité articulaire.

B. — Des secondes phalanges.

Les *secondes phalanges, phalanges moyennes* ou *phalangines,* sont au nombre de quatre seulement, le pouce en étant privé. Plus petites que les précédentes, elles présentent le même mode de configuration.

Leur corps, demi-cylindrique, offre aussi deux faces et deux bords. — La face dorsale convexe est recouverte par la partie terminale des tendons extenseurs. — La face palmaire, plane transversalement, concave de haut en bas, est recouverte par les tendons du muscle fléchisseur profond. De chaque côté, on remarque sur cette face une empreinte longitudinale qui donne attache aux tendons du muscle fléchisseur superficiel. — Les bords sont rugueux supérieurement, unis et concaves dans leur tiers inférieur.

Leur extrémité supérieure présente deux petites cavités glénoïdes séparées par une crête mousse antéro-postérieure ; ces cavités s'articulent avec les condyles de la phalange supérieure. Sur les côtés de la surface articulaire, on observe deux tubercules, arrondis, auxquels s'insèrent les ligaments latéraux. En avant, cette surface est limitée par un bord rectiligne et rugueux que recouvre le ligament glénoïdien. En arrière, elle se termine par un tubercule pyramidal et triangulaire auquel s'attache le faisceau moyen des tendons extenseurs.

Leur extrémité inférieure rappelle le mode de conformation des phalanges supérieures. Mais la gorge de la poulie est relativement plus large ; les condyles s'effacent en partie et prennent la forme d'une petite pyramide à base triangulaire, dont le sommet se dirige en avant.

Les caractères qui précèdent suffisent pour distinguer les secondes phalanges des premières et des dernières. Une étude attentive a conduit M. Froment à démontrer, en outre, qu'elles peuvent être distinguées de celles du côté opposé, et que toutes celles du même côté peuvent être distinguées aussi les unes des autres.

C. — Des troisièmes phalanges.

Les *troisièmes phalanges*, *phalanges inférieures*, *phalanges unguéales*, ou *phalangettes*, au nombre de cinq, sont remarquables par leur petitesse relative. Elles ne présentent pas de courbure à concavité antérieure. On leur considère aussi un corps et deux extrémités.

Le corps diminue de volume de haut en bas. — Sa face postérieure ou dorsale est convexe transversalement. — L'antérieure ou palmaire est plane. — Les bords sont concaves, unis et plus épais que ceux des phalanges et des phalangines.

L'extrémité supérieure diffère à peine de celle des secondes phalanges ; la crête antéro-postérieure est seulement moins prononcée ; les deux cavités glénoïdes qu'elle sépare sont moins distinctes. Au devant de cette extrémité on voit une saillie transversale, et au-dessus de celle-ci une surface triangulaire pour l'attache des tendons du muscle fléchisseur profond. En arrière de la surface articulaire se trouve une saillie demi-circulaire, à laquelle s'insère la partie terminale des tendons du muscle extenseur des doigts.

L'extrémité inférieure est demi-circulaire, inégale et rugueuse. Sa partie antérieure, plus large, répond à la pulpe des doigts, qu'elle soutient pendant l'exercice du toucher. Sa partie postérieure représente une sorte de fer à cheval obliquement dirigé de la face palmaire vers la face dorsale.

D. — Structure et développement des phalanges.

Les phalanges de la main se rangent dans les os longs du troisième ordre. Leur canal médullaire n'occupe qu'une très-petite partie de leur longueur ; il s'étend de leur moitié supérieure à leur quart inférieur. Les parois de ce canal sont épaisses et très-solides. — Les extrémités se composent d'un tissu spongieux, dense, résistant, qui remplit aussi la moitié supérieure du corps.

Développement. — Les phalanges se développent par deux points d'ossification : un point primitif qui produit le corps et l'extrémité inférieure, et un point complémentaire pour l'extrémité supérieure.

Le point primitif se montre dans la seconde moitié du troisième mois de la vie intra-utérine. Il occupe la partie moyenne du corps.

Le point complémentaire naît de six à sept ans. Il se soude au corps de seize à dix-sept ans. Cette soudure débute par les phalangettes, s'opère ensuite dans les phalangines, puis dans les phalanges.

ARTICLE II

DES MEMBRES ABDOMINAUX

Les membres inférieurs ou abdominaux se composent de quatre segments, qui se succèdent dans l'ordre suivant, en procédant de haut en bas : la *hanche*, la *cuisse*, la *jambe* et le *pied*.

La hanche, constituée par l'os iliaque, a été décrite avec le bassin, qu'elle contribue à former. Nous n'avons donc plus à étudier que les os de la cuisse, de la jambe et du pied.

§ 1er. — DE L'OS DE LA CUISSE, OU DU FÉMUR.

Le *fémur* est l'os le plus long et le plus volumineux du corps. Il s'étend de l'os coxal, avec lequel il s'articule par son extrémité supérieure, vers le tibia, auquel il s'unit par son extrémité inférieure.

Sa direction est oblique de haut en bas et de dehors en dedans, d'où il suit : 1° que les fémurs, très-écartés supérieurement, se rapprochent beaucoup inférieurement ; 2° que chacun d'eux forme, avec le tibia, un angle obtus dont le sommet se dirige en dedans. — Cette obliquité varie, du reste, selon le sexe et selon les individus. Chez la femme, elle se montre plus accusée que chez l'homme, par suite de la prédominance, chez elle, des dimensions transversales du bassin. Chez quelques individus du sexe masculin, elle se prononce aussi davantage, et peut même s'exagérer au point de constituer une difformité qui reconnaît alors pour cause une conformation vicieuse des genoux.

Le fémur décrit une courbure à concavité postérieure. — On lui considère un corps et deux extrémités.

Pour le mettre en position, il faut placer en haut son extrémité coudée, diriger en dedans la branche horizontale du coude, tourner en avant la face convexe du corps, et appliquer l'extrémité inférieure de l'os sur un plan horizontal.

A. Corps du fémur. — Prismatique et triangulaire, il présente trois faces et trois bords. Les faces se distinguent en *antérieure, externe* et *interne;* les bords, en *externe, interne* et *postérieur.*

La *face antérieure* est convexe, cylindroïde, plus large inférieurement que supérieurement. Elle donne attache au muscle triceps fémoral.

La *face externe,* tournée en arrière dans ses deux tiers supérieurs, est plane à ses extrémités, concave sur sa partie moyenne, recouverte dans toute sa longueur par la portion correspondante du muscle triceps.

La *face interne* regarde aussi en arrière dans ses deux tiers supérieurs qui donnent attache au même muscle. Dans son tiers inférieur, elle s'élar-

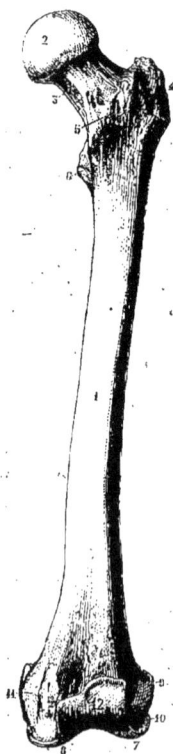

Fig. 159. — *Fémur,*
vue antérieure.

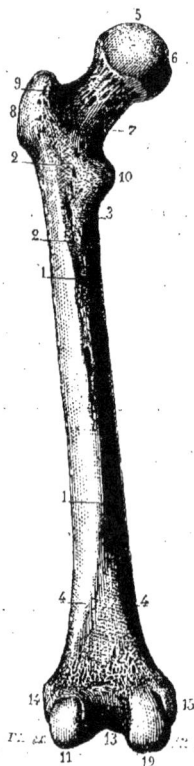

Fig. 160. — *Fémur,*
vue postérieure.

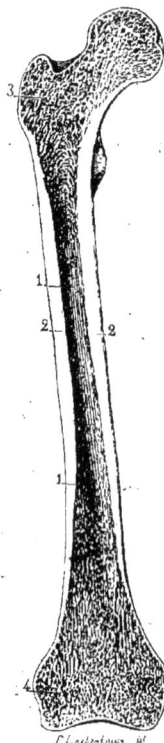

Fig. 161. — *Fémur,*
Coupe longitudinale.

Fig. 159. — 1. Corps du fémur. — 2. Tête de cet os. — 3. Son col. — 4. Grand trochanter. — 5. Ligne rugueuse qui s'étend obliquement du grand au petit trochanter. — 6. Petit trochanter. — 7. Condyle externe. — 8. Condyle interne. — 9. Tubérosité du condyle externe. — 10. Fossette à laquelle s'attache le tendon du muscle poplité. — 11. Tubérosité du condyle interne. — 12. Poulie fémorale.

Fig. 160. — 1, 1. Ligne âpre. — 2, 2. Branche qui s'étend de l'extrémité supérieure de celle-ci au grand trochanter. — 3. Branche qui se porte de la même extrémité au petit trochanter. — 4, 4. Lignes étendues de l'angle inférieur de bifurcation à la tubérosité de chacun des condyles. Entre ces deux lignes se trouve l'espace triangulaire qui répond aux

git considérablement, devient tout à fait postérieure, et répond aux vaisseaux fémoraux.

Le *bord externe* est arrondi. Il répond : en haut, à un tubercule qui forme la partie antérieure et inférieure du grand trochanter; en bas, à un autre tubercule qui représente la partie la plus saillante et la plus élevée de la poulie fémorale.

Le *bord interne*, arrondi aussi, se termine en haut sur la ligne rugueuse qui s'étend du grand au petit trochanter. En bas, il vient se perdre sur la tubérosité du condyle interne.

Le *bord postérieur*, très-saillant, concave et rugueux, a reçu le nom de *ligne âpre*. Simple dans son tiers moyen, cette ligne se divise en trois branches supérieurement et se bifurque inférieurement. — Sa partie moyenne donne attache : par sa lèvre interne au vaste interne du triceps fémoral, par sa lèvre externe au vaste externe, et par son interstice aux trois muscles adducteurs de la cuisse. — Des trois branches partant de son extrémité supérieure, l'une, externe, plus longue, plus saillante, plus inégale, et obliquement ascendante, va se terminer sur la partie postérieure et inférieure du grand trochanter : elle donne attache au muscle grand fessier. La seconde ou moyenne, très-courte, quelquefois peu apparente, se rend au petit trochanter : elle donne insertion au muscle pectiné. La troisième ou interne, parallèle à la précédente, se porte obliquement en haut et en avant, pour se continuer avec la ligne rugueuse qui descend du grand vers le petit trochanter : elle donne attache à l'extrémité supérieure du vaste interne.

Des deux branches résultant de la bifidité de son tiers inférieur, l'externe, toujours plus accusée, vient se terminer sur la tubérosité du condyle externe; l'interne, très-peu saillante à son point de départ, s'efface au niveau de sa partie moyenne, sur laquelle passent les vaisseaux poplités, puis reparaît au-dessous de ces vaisseaux, devient alors très-prononcée, et se termine sur le tubercule du condyle interne. L'espace triangulaire compris entre ces deux lignes répond au creux poplité et aux vaisseaux de ce nom.

C'est sur la ligne âpre que se trouve l'orifice du conduit nourricier de l'os. Ce conduit, quelquefois double, est situé un peu au-dessus de sa partie moyenne. Il se dirige obliquement de bas en haut.

vaisseaux poplités. — 5. Tête fémorale. — 6. Dépression à laquelle s'attache le ligament rond. — 7. Col du fémur. — 8. Grand trochanter. — 9. Cavité digitale. — 10. Petit trochanter. — 11. Condyle externe. — 12. Condyle interne. — 13. Échancrure intercondylienne. — 14. Tubérosité du condyle externe. — 15. Tubérosité du condyle interne.

Fig. 161. — 1, 1. Canal médullaire. — 2, 2. Parois de ce canal. — 3. Coupe transversale de l'extrémité supérieure de l'os; on voit que le tissu compacte de la diaphyse remonte sur le bord inférieur du col, et fournit au niveau de celui-ci d'épaisses et larges trabécules qui se perdent dans le tissu spongieux correspondant. — 4. Extrémité inférieure formée par un tissu spongieux moins dense que celui de la tête du fémur et de la moitié inférieure du col.

B. **Extrémité supérieure ou pelvienne.** — L'extrémité supérieure du fémur est conformée sur le même type que l'extrémité supérieure de l'humérus. Nous avons vu que celle-ci comprend quatre parties, la tête humérale, le col anatomique, et deux tubérosités distinguées en externe et interne. Sur le fémur nous retrouvons aussi une tête, un col et deux tubérosités, et toutes ses parties sont semblablement disposées. Seulement la tête fémorale est plus grosse ; le col du fémur est beaucoup plus allongé ; la tubérosité externe prend ici le nom de *grand trochanter*, et l'interne celui de *petit trochanter*. De l'allongement considérable du col il suit que l'extrémité supérieure de l'os de la cuisse affecte une forme coudée. L'une des branches du coude se dirige en dedans et en haut : elle est formée par la tête et le col ; l'autre se dirige verticalement en bas pour se continuer avec le corps de l'os : elle est constituée par le grand et le petit trochanter, situés, le premier, au sommet du coude, le second, dans son angle rentrant. Rapprochons la tête des deux trochanters en raccourcissant le col, le fémur ressemblera à l'humérus ; allongeons le col anatomique de l'humérus, l'os du bras ressemblera à l'os de la cuisse. Entre l'un et l'autre, il existe donc une remarquable analogie de conformation. Cette analogie reconnue, étudions les différences qu'ils présentent, c'est-à-dire les caractères propres à la tête et au col du fémur, au grand et au petit trochanters.

La *tête* du fémur est très-régulièrement arrondie, un peu plus qu'hémisphérique, tournée en haut et en dedans. Elle s'articule avec la cavité cotyloïde qui s'incline en bas et en dehors pour la recevoir. — Deux lignes courbes, et quelquefois trois, circonscrivent sa base. Lorsqu'il en existe deux, elles se distinguent en antérieure et postérieure. S'il en existe trois, l'une est antérieure, la seconde supérieure, la troisième inférieure. L'axe de la tête est situé sur le prolongement de celui du col. — Au-dessous de sa partie la plus saillante ou centrale, on remarque une dépression semi-ovoïde qui donne attache au ligament rond.

Le *col du fémur* s'étend obliquement de la tête fémorale aux deux trochanters. Il offre la forme d'un cylindre aplati d'avant en arrière, en sorte qu'on peut lui considérer un axe, deux diamètres, deux faces, deux bords et deux extrémités.

L'axe du col, oblique de haut en bas et de dedans en dehors, forme avec l'axe du corps un angle à sinus inférieur de 130 degrés, d'après les recherches très-précises de M. Rodet. En d'autres termes, il s'éloigne à peu près également de la direction verticale et de la direction horizontale, mais présente cependant une légère tendance à se rapprocher un peu plus de la dernière. Cet angle varie, du reste, suivant le sexe, suivant l'âge, et suivant les individus. — Chez la femme, il est moins ouvert que chez l'homme ; la différence toutefois est à peine sensible. — Sous l'influence des progrès de l'âge, il diminue et contribue par conséquent à l'abaissement de la taille chez le vieillard ; cette diminution, qui a été exagérée, se réduit le plus habituellement à 2 ou 3 degrés. — Les variations individuelles sont beaucoup plus prononcées. L'angle fémoral atteint, chez quelques individus, jusqu'à 144 degrés, et se réduit, chez d'autres, à 121 degrés. Il peut varier, en un mot, de 23 degrés : différence dix ou douze fois aussi grande que celles qui se produisent sous l'influence du sexe ou de la vieillesse, et bien autrement importantes par conséquent. — La longueur de l'axe du col est en général de 38 millimètres.

Des deux diamètres, l'un s'étend du bord supérieur vers l'inférieur, l'autre de la face antérieure à la face opposée. Le premier présente une longueur d'autant plus grande que le col est appelé à supporter un poids plus considérable. Chez l'enfant, il diffère à peine de l'antéro-postérieur. Mais chez l'adulte, il devient prédominant. Ce diamètre mesure, en moyenne, 36 millimètres ; l'antéro-postérieur ne dépasse pas 25 millimètres. Le second est donc au premier comme 2 : 3.

Des deux faces du col, l'antérieure, plus large et presque plane, s'incline en bas ; elle est recouverte sur toute sa longueur par le ligament capsulaire de l'articulation de la hanche. — La face postérieure est concave de dedans en dehors, convexe de haut en bas. Elle répond à la circonférence externe du ligament capsulaire, qui la partage en deux parties, l'une intra-capsulaire un peu plus grande, l'autre extra-capsulaire.

Des deux bords, le supérieur, concave dans le sens transversal, arrondi d'avant en arrière, s'étend presque horizontalement de la tête fémorale à la partie antérieure du grand trochanter. Au niveau de son origine, le contour de la tête du fémur présente un angle qui se prolonge en partie sur lui. Au niveau de son union avec le grand trochanter, on remarque un tubercule plus ou moins saillant qui donne attache au ligament capsulaire. — Le bord inférieur s'étend très-obliquement de la tête au petit trochanter. Sa longueur moyenne est de 42 millimètres, tandis que celle du bord supérieur est de 26 seulement.

Les extrémités du col sont plus volumineuses que la partie moyenne. Elles diffèrent, du reste, beaucoup l'une de l'autre. — L'extrémité supérieure se renfle circulairement pour se souder à la base de la tête. On remarque, sur sa périphérie, et surtout supérieurement, un très-grand nombre d'orifices vasculaires. — L'extrémité inférieure, ou *base* du col, aplatie d'avant en arrière, comme la partie moyenne, mais beaucoup plus allongée que celle-ci dans le sens vertical, se dirige de haut en bas et de dehors en dedans. Elle se soude aux deux trochanters.

En avant, la base du col est située au niveau de ceux-ci, et correspond à une ligne rugueuse qui s'étend de l'un à l'autre ; en arrière, elle est débordée par eux. Il suit de cette disposition : 1° que l'axe prolongé du col ne traverserait pas le grand trochanter dans sa partie centrale, mais se rapprocherait plus de sa partie antérieure ; 2° que lorsque le col se brise à sa base à la suite d'une chute sur le grand trochanter, cette base, moins bien soutenue en arrière, s'enfonce dans le tissu spongieux correspondant, tandis que les deux fragments tendent au contraire à s'écarter en avant.

Le *grand trochanter* occupe le sommet du coude que forme l'extrémité supérieure du fémur. Situé sur le prolongement du corps de l'os, il répond surtout à sa face externe, qu'il déborde. Son volume est considérable, en sorte qu'il soulève les téguments et constitue dans la région de la hanche une saillie très-prononcée, la *saillie trochantérienne*. Cette saillie dépasse le niveau de la crête iliaque correspondante.

La forme du grand trochanter est celle d'une lame épaisse et irrégulièrement cubique. On lui considère une face externe, une face interne et quatre bords. — La *face externe*, convexe et inégale, présente une empreinte triangulaire qui occupe sa moitié supérieure, et qui donne attache au muscle moyen fessier. — La *face interne* se confond dans la plus grande partie de son étendue avec la base du col. En haut et en arrière, où elle devient libre, cette face est creusée d'une cavité semblable à celle que produirait l'immersion de la pulpe du doigt dans une cire molle, d'où le nom de *cavité digitale*, sous lequel elle est connue. Le muscle obturateur interne et les muscles jumeaux s'attachent à sa partie supérieure ; le tendon de l'obturateur externe s'insère au fond de la cavité. — Le *bord antérieur* du grand trochanter, très-épais et rugueux, offre la figure d'un petit rectangle ; il donne insertion au muscle petit fessier. — Le *bord postérieur*, arrondi, reçoit l'insertion du muscle carré. — Le *bord inférieur* se continue avec le corps de l'os ; une crête anguleuse, sur laquelle s'insère le vaste externe du triceps, établit sa limite. — Le *bord supérieur*, curviligne, donne attache au muscle pyramidal.

Le *petit trochanter* est situé sur le prolongement du bord inférieur du col. Il offre une forme mamelonnée. Son sommet, dirigé en dedans, reçoit l'attache du tendon commun aux muscles psoas et iliaque. De sa base on voit partir trois lignes : l'une, supérieure et interne, qui se dirige vers la tête du fémur : c'est le bord inférieur du col ; l'autre, supérieure et externe, qui monte vers le grand trochanter ; la dernière, inférieure, qui descend vers la ligne âpre, et à laquelle s'insère le muscle pectiné.

C. **Extrémité inférieure ou tibiale.** — L'extrémité inférieure du fémur est très-volumineuse, allongée dans le sens transversal, et comme enroulée d'avant en arrière autour d'un axe idéal.

Vue antérieurement, elle présente une surface articulaire configurée à la manière d'une poulie : c'est la *poulie* ou *trochlée fémorale*. La gorge de cette poulie se rapproche un peu plus du bord interne que de l'externe, lequel est plus saillant et remonte plus haut que le premier. — Au-dessus de la poulie fémorale, on remarque une large gouttière longitudinale, *gouttière sus-trochléale*, criblée d'orifices vasculaires, recouverte à l'état frais par un périoste très-épais, par une couche cellulo-adipeuse et par la synoviale du genou. Ainsi disposée, elle peut être considérée comme un prolongement ou comme une dépendance de la trochlée. Cette gouttière répond à la face postérieure de la rotule dans l'état d'extension de la jambe, et au tendon du triceps fémoral dans l'état de flexion.

Vue par sa partie postérieure, l'extrémité tibiale présente deux saillies volumineuses et arrondies, que sépare une large et profonde échancrure. Les saillies portent le nom de *condyles*, et l'espace qui les sépare celui d'*échancrure intercondylienne*.

Les condyles se distinguent en interne et en externe. Le premier est moins épais que le second ; mais il s'écarte davantage de l'axe du fémur et descend plus bas. Lorsque cet os repose sur le condyle interne, si on lui donne une direction verticale, le condyle externe s'élève à un centimètre environ au-dessus du point d'appui. Si les deux condyles reposent sur un même plan horizontal, comme dans l'état normal, le fémur s'incline très-notablement en dehors, et prend alors la direction qui lui est propre.

Les deux condyles affectent, du reste, à peu près la même forme. Chacun d'eux offre trois faces : une face inférieure ou articulaire; une face profonde, qui répond aux vaisseaux poplités, et une face superficielle, qui répond à la peau.

Leur *face articulaire* s'étend d'avant en arrière et de bas en haut, en s'enroulant à la manière d'une volute. La courbe qu'elle décrit appartient d'abord à un cercle de grand rayon ; mais sa portion terminale ou postérieure fait partie d'un cercle à rayon beaucoup plus court. — En avant, elle se continue avec la poulie fémorale, qui en est un prolongement. — En bas, elle répond au tibia et aux fibro-cartilages interarticulaires du genou. — En arrière, elle est recouverte par un fibro-cartilage, qui revêt la forme d'un segment de sphère, et qui la sépare des muscles jumeaux. Les deux surfaces articulaires débordent très-notablement le plan triangulaire sur lequel reposent les vaisseaux poplités ; celle du condyle externe dépasse le niveau de ce plan de 12 à 14 millimètres ; celle du condyle interne le dépasse de 18 à 20. Cette dernière a pour limite, en haut et en arrière, une dépression unie et irrégulièrement triangulaire à laquelle s'attache le tendon du jumeau interne.

Leur *face profonde* ou *poplitée*, beaucoup moins étendue que les deux autres, contribue à former l'échancrure intercondylienne. — Celle du condyle externe se dirige de bas en haut et de dedans en dehors. On voit sur sa moitié supérieure une large empreinte qui donne attache au ligament croisé antérieur. — Celle du condyle interne est verticale, semi-circulaire et légèrement concave ; elle présente, sur sa moitié inférieure, une empreinte qui donne insertion au ligament croisé postérieur. L'intervalle qui la sépare de la face profonde du condyle opposé est de 22 à 25 millimètres.

La *face superficielle* ou *cutanée* des condyles est verticale, convexe, et criblée d'orifices vasculaires. Chacune d'elles présente, au sommet de sa convexité, une saillie qui a reçu le nom de *tubérosité*, et qu'on distingue aussi en externe et interne. Une tige métallique traversant l'extrémité inférieure du fémur, et passant par ces deux tubérosités, réaliserait l'axe idéal autour duquel se meuvent les condyles. — La *tubérosité du condyle externe* donne attache au ligament latéral externe de l'articulation du genou. Sur sa partie supérieure et postérieure, on observe une dépression unie, à laquelle vient se fixer le tendon du muscle jumeau externe. Au-dessous existe une dépression plus profonde et allongée, représentant une sorte de gouttière ; elle donne insertion au muscle poplité. — La *tubérosité du condyle interne*, plus saillante et plus élevée que l'externe, donne attache au ligament latéral interne du genou. Elle est surmontée par un tubercule de forme pyramidale et triangulaire, sur lequel se fixe le tendon du muscle grand adducteur de la cuisse. L'empreinte qui reçoit l'attache du jumeau interne répond à sa partie postéro-supérieure.

Conformation intérieure. — Le canal médullaire du fémur s'étend du quart inférieur de l'os au petit trochanter. Le calibre qu'il présente est en raison inverse de l'épaisseur de ses parois. Supérieurement, son diamètre équivaut en général à 10 millimètres, et l'épaisseur de ses parois à 8 ou 9. Sur la partie moyenne de la diaphyse, le diamètre égale 12 millimètres, et l'épaisseur des parois se réduit à 5 ; plus bas, le canal diminue encore et finit par disparaître au milieu du tissu réticulaire. La couche compacte qui le circonscrit s'amincit de plus en plus en descendant. Très-résistant à l'union de son tiers supérieur avec les deux tiers inférieurs, le fémur l'est donc beaucoup moins à l'union de son tiers inférieur avec les deux tiers supérieurs, siège le plus habituel des fractures du corps.

L'extrémité tibiale est exclusivement composée d'un tissu spongieux délié, dont les principales trabécules affectent une direction longitudinale.

L'extrémité supérieure est formée aussi par un tissu spongieux peu condensé au niveau des trochanters, et sur la partie supéro-externe du col. Mais ce tissu devient plus serré à mesure qu'on se rapproche de la tête fémorale ; il offre une grande densité dans toute l'épaisseur de celle-ci. — Sur le bord inférieur du col, on remarque une couche de tissu compacte assez épaisse inférieurement, s'amincissant à mesure qu'on se rapproche de la tête. De cette coude arciforme, comparée à une sorte de contre-fort et constituée par un prolongement de la paroi correspondante de la diaphyse, naissent des jetées osseuses irrégulières qui se perdent à des hauteurs variables dans le tissu spongieux du col.

Développement. — Le fémur se développe par cinq points d'ossification : un point primitif pour le corps, un point complémentaire pour l'extrémité inférieure, trois pour l'extrémité supérieure. Des trois épiphyses de l'extrémité supérieure, l'une est destinée à la tête, la seconde au grand trochanter, la troisième au petit trochanter.

Le point primitif se montre dans les premiers jours du second mois de la vie fœtale. Il occupe, à son apparition, le centre de la diaphyse, s'étend rapidement vers ses extrémités, et contribue à former la plus grande partie de l'extrémité supérieure. On le voit se prolonger, en effet, jusqu'à la base de la tête du fémur ; le col en est par conséquent une dépendance.

L'épiphyse de l'extrémité tibiale se développe vers la fin du dernier mois de la grossesse. A la naissance, elle offre le volume d'un pois. Cette épiphyse occupe alors le centre du cartilage, et répond au tiers supérieur de la poulie fémorale.

L'épiphyse de la tête du fémur paraît au début de la seconde année. Celle du grand trochanter se forme à trois ans, et celle du petit trochanter à huit ans.

Les épiphyses de l'extrémité supérieure se soudent les premières au corps de l'os. Le grand et le petit trochanter s'unissent à la diaphyse de seize à dix-sept ans, et la tête fémorale de dix-sept à dix-huit. Pour celle-ci, la soudure s'opère de dehors en dedans. Très-souvent elle débute à la même époque pour les trois épiphyses, mais se termine alors plus rapidement pour les deux premières. Quelquefois, cependant, elle n'est complète qu'à dix-huit, dix-neuf, et même vingt ans.

L'épiphyse de l'extrémité inférieure l'emporte sur toutes les autres par son volume extrêmement considérable. Elle commence à se souder à dix-huit ans ; sa réunion au corps de l'os se fait d'arrière en avant. En général, elle se complète de vingt à vingt-deux ans ; quelquefois un peu plus tard. Chez la plupart des individus, la soudure de cette épiphyse précède celle de l'extrémité inférieure des os de l'avant-bras, et de l'extrémité scapulaire de l'humérus.

Lorsque l'ossification est achevée, le fémur continue de croître en volume jusqu'à l'âge de trente-cinq ou quarante ans. Les parois du canal médullaire offrent alors leur plus grande épaisseur. Après cette époque, le canal augmente de capacité par suite de la résorption de ses couches les plus internes. En même temps que son calibre s'accroît, il s'allonge et tend à se rapprocher davantage des extrémités. Suivant quelques auteurs, il ne serait pas rare de le voir se prolonger chez les vieillards jusque dans le col du fémur, qui, essentiellement formé de tissu spongieux, deviendrait ainsi très-fragile. J'ai examiné ce col chez des individus âgés de quatre-vingts, quatre-vingt-cinq, quatre-vingt-dix et quatre-vingt-douze ans. Il ne m'a pas été donné, une seule fois, d'observer une excavation à son centre. Sans nier que le canal médullaire ait pu remonter, sous l'influence de l'âge, jusqu'à la tête fémorale, j'ose dire qu'il est extrêmement rare de le voir s'élever à une pareille hauteur. Si le col est plus fragile dans la dernière période de la vie, et plus aussi chez quelques vieillards que chez d'autres, il n'est pas nécessaire, pour expliquer cette fragilité, de supposer que le tissu spongieux a disparu dans son centre ; il suffit de savoir : 1° que toute la masse de ce tissu a subi une raréfaction considérable; 2° que cette raréfaction présente de très-grandes variétés individuelles.

§ 2. — DES OS DE LA JAMBE.

La *jambe* est le troisième segment des membres inférieurs. Elle se compose de deux os parallèles, unis l'un à l'autre par leurs extrémités, séparés sur presque toute leur longueur par un espace elliptique, appelé *espace interosseux*. De ces deux os, l'un est très-volumineux et situé en dedans, c'est le *tibia*; l'autre, beaucoup plus grêle, porte le nom de *péroné*.

Aux os de la jambe on peut rattacher la *rotule*, qui fait partie de l'articulation du genou. Ce dernier fixera d'abord notre attention.

1. — **Rotule**.

Os court, situé à la partie antérieure de l'articulation du genou, entre le tendon du muscle triceps fémoral, qui s'attache à l'une de ses extrémités, et le ligament rotulien, qui s'insère à l'extrémité opposée.

La rotule, aplatie d'avant en arrière, offre une figure triangulaire. On lui considère une face antérieure ou cutanée, une face postérieure ou articulaire, un bord interne et un bord externe, une base et un sommet. — Pour mettre cet os en position, il faut diriger sa base en haut, tourner en arrière la face qui est partagée en deux facettes par une crête mousse, et placer en dehors celle de ces deux facettes qui est la plus large.

La *face antérieure* ou *cutanée* est convexe. Elle présente de très-minimes saillies longitudinales qui lui donnent un aspect fibroïde. Entre ces saillies, on voit le plus souvent des orifices vasculaires, allongés aussi de haut en bas, très-variables du reste dans leur nombre et leurs dimensions. Cette face est recouverte par une couche de tissu fibreux et par une bourse séreuse qui la séparent de la peau.

La *face postérieure* ou *articulaire* comprend deux parties très-différentes : l'une, supérieure, qui en forme les cinq sixièmes environ, et seule articulaire; l'autre, inférieure, qui donne attache au ligament rotulien.

La portion articulaire est unie, allongée transversalement. Sa hauteur égale en général 3 centimètres, et sa largeur 4 et demi. Une crête mousse, verticale, répondant à la gorge de la poulie fémorale, la divise en deux facettes. — La facette externe, plus grande et concave, s'applique à la partie correspondante de la poulie. — La facette interne est subdivisée par une ligne oblique en bas et en dedans en deux facettes secondaires : l'une inférieure et externe, qu'on pourrait appeler facette moyenne; l'autre supérieure ét interne, beaucoup plus petite. La première, ou facette moyenne, s'applique à la partie interne de la poulie fémorale ; elle est quelquefois subdivisée elle-même par une ligne horizontale faiblement accusée. La seconde, ou facette interne, se trouve aussi en rapport avec la partie interne de la poulie, mais elle ne lui est pas contiguë ; elle s'en écarte de manière à former avec celle-ci un angle plus ou moins ouvert : c'est seulement lorsque la rotule glisse de dedans en dehors que cette troisième facette repose sur la poulie.

La portion ligamenteuse de la face postérieure est triangulaire et criblée d'orifices. Elle a pour limites : en haut et en dehors, le bord inférieur de la facette externe, qui fait à peine saillie ; en haut et en dedans, le bord inférieur de la facette moyenne, qui est au contraire très-saillant, et qui forme avec cette portion une sorte de gouttière.

Les *bords* de la rotule, obliquement descendants, convergent l'un vers l'autre. Ils sont épais et arrondis supérieurement, plus minces et rectilignes inférieurement. L'externe offre un peu plus d'étendue et suit une direction plus oblique que l'interne.

La *base* est triangulaire, inégale, oblique de haut en bas et d'arrière en avant. On remarque, sur sa partie postérieure, une très-petite surface

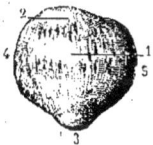

FIG. 162. — *Rotule, face antérieure.*

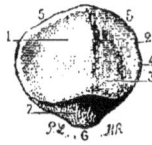

FIG. 163. — *Rotule, face supérieure.*

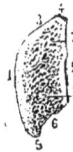

FIG. 164. — *Rotule, coupe verticale.*

FIG. 162. — 1. Face antérieure ou cutanée de la rotule. — 2. Sa partie supérieure ou base, sur laquelle s'insère le tendon du triceps fémoral. — 3. Sa partie inférieure ou son sommet, auquel s'attache le ligament rotulien. — 4. Son bord interne. — 5. Son bord externe.

FIG. 163. — 1. Facette qui correspond au condyle externe du fémur. — 2. Facette qui correspond au condyle interne, mais qui ne s'applique à celui-ci que lorsque la rotule glisse sur la poulie fémorale de dedans en dehors. — 3. Facette moyenne qui s'applique au condyle interne, et que sépare de la précédente une crète mousse ; cette facette est souvent subdivisée en deux facettes secondaires par une ligne transversale : l'une, supérieure, plus petite ; l'autre, inférieure, plus longue et plus large. — 4. Bord interne de la rotule. — 5, 5. Son bord supérieur. — 6. Son sommet. — 7. Partie de la face postérieure qui se trouve comprise entre ce sommet et la surface articulaire.

FIG. 164. — 1. Face antérieure de la rotule. — 2. Sa face postérieure. — 3. Sa base oblique de haut en bas et d'arrière en avant. — 4. Portion de la base qui est horizontale et qui ne donne pas attache au tendon du triceps fémoral. — 5. Sommet de la rotule. — 6. Portion de la face postérieure qui s'étend du sommet à la surface articulaire. — 7, 7. Tissu spongieux, très-dense et très-résistant, recouvert en avant et en arrière par une couche de tissu compacte.

transversale, presque linéaire, qui regarde directement en haut. Toute la partie de la base qui se trouve au devant de cette surface donne attache au tendon du muscle triceps fémoral. — Le *sommet*, dirigé en bas, donne attache au ligament rotulien.

Conformation intérieure. — Cet os se compose d'un noyau de tissu spongieux très-dense, et de deux couches de tissu compacte qui recouvrent ses faces antérieure et postérieure. Il emprunte à sa structure une remarquable résistance qui lui assigne une place à part parmi les os courts.

Développement. — La rotule fait partie de ce groupe d'osselets qui ont été décrits sous le terme générique d'*os sésamoïdes*, et qui ont pour caractères communs : 1° leur forme comparée à celle d'un grain de sésame ; 2° leur volume peu considérable ; 3° leur situation dans l'épaisseur d'un tendon. C'est tantôt sur le trajet de ce tendon qu'ils sont placés, et tantôt à son extrémité terminale ; dans le premier cas, ils correspondent au point où celui-ci change de direction.

La rotule est le plus volumineux et le plus important de cet ordre d'osselets. Elle se développe dans l'épaisseur du tendon du triceps fémoral, où elle se trouve d'abord représentée par un noyau cartilagineux. L'époque à laquelle ce cartilage commence à s'ossifier est du reste variable. Chez quelques enfants, il contient déjà un germe osseux à deux ans ; chez d'autres, son ossification ne commence qu'à quatre ou cinq. En général, elle débute à trois ans. Le point osseux qui paraît alors s'étend dans tous les sens, mais plus rapidement du côté de la face profonde du tendon.

Lorsque cet os est parvenu au terme de son développement, le tendon du triceps fémoral, qui se prolongeait d'abord jusqu'au tibia, se trouve divisé en deux parties : la partie supérieure représente le tendon proprement dit ; l'inférieure constitue le ligament rotulien.

II. — **Tibia**.

Le *tibia* est un os long, situé à la partie interne de la jambe, entre le fémur, qui s'appuie sur lui, et le pied, auquel il transmet le poids du corps. Par son étendue et son volume, comme par sa situation, il prend rang immédiatement après l'os de la cuisse.

Sa direction est verticale, en sorte qu'il forme avec le fémur, oblique en bas et en dedans, un angle obtus, dont l'ouverture regarde en dehors. Quelquefois son extrémité supérieure s'incline en dedans, et l'angle alors s'exagère ; ou bien elle s'incline au contraire en dehors, et l'angle s'efface ; parfois même il se trouve remplacé par une courbe à concavité interne. Dans l'un et l'autre cas, l'inclinaison de cet os a pour conséquence un léger vice de conformation.

Considéré en lui-même, il est rectiligne dans ses deux tiers supérieurs, tordu autour de son axe de dehors en dedans et d'avant en arrière dans son tiers inférieur.

Renflé et très-volumineux supérieurement, le tibia se réduit d'abord brusquement dans ses dimensions, puis lentement, jusqu'au niveau du point où il commence à se tordre sur son axe. Au-dessous de ce point, il augmente un peu et graduellement de volume, puis se termine par un second renflement; mais ce renflement inférieur est beaucoup moins considérable que le supérieur.

Le tibia nous offre à considérer un *corps* et *deux extrémités*. — Pour le mettre en position, il faut placer en haut son extrémité la plus volumineuse, tourner en avant le bord le plus saillant de la diaphyse, et diriger en dedans l'apophyse qui prolonge son extrémité inférieure.

A. Corps. — De forme prismatique et triangulaire, il nous offre à considérer une face interne, une face externe, une face postérieure, et trois bords, distingués en antérieur, externe et interne.

La *face interne*, très-large, est plane ou légèrement convexe. Elle s'incline en avant dans ses trois quarts supérieurs, et regarde directement en dedans dans son quart inférieur. Sa partie la plus élevée donne attache au ligament latéral interne de l'articulation du genou, et aux tendons épanouis des muscles droit interne, demi-tendineux et couturier, tendons qui se disposent sur deux plans, et qui composent la *patte-d'oie*. Dans le reste de son étendue, la face interne répond à la peau.

La *face externe* est creusée en gouttière dans ses deux tiers supérieurs, convexe et tournée en avant dans son tiers inférieur. Elle se trouve en rapport : 1° avec le jambier antérieur, qui s'attache à toute l'étendue de sa gouttière ; 2° plus bas, avec le tendon de ce muscle, avec celui de l'extenseur propre du gros orteil, et les tendons de l'extenseur commun.

La *face postérieure* présente, supérieurement, une ligne rugueuse qui se dirige de haut en bas et de dehors en dedans, pour venir se terminer sur le bord interne de l'os. Cette longue empreinte linéaire, ou *ligne oblique* du tibia, donne attache, par sa lèvre supérieure, au muscle poplité, et par sa lèvre inférieure, au muscle soléaire. Toute la partie de la face postérieure qui est au-dessus répond au muscle poplité qui s'y insère. Immédiatement au-dessous de cette ligne, on observe une gouttière à laquelle succède un conduit nourricier obliquement descendant ; ce conduit est le plus large de tous les canaux de même ordre. — Dans ses trois quarts inférieurs, la face postérieure donne attache aux muscles jambier postérieur et long fléchisseur commun des orteils.

Le *bord antérieur*, ou *crête du tibia*, est très-saillant, tranchant dans ses deux tiers supérieurs, mousse et obliquement dirigé en bas et en dedans dans son tiers inférieur. Sa première moitié décrit une légère courbe à concavité externe, et la seconde une courbe à concavité interne ; il se contourne, en un mot, en S italique, mais sa direction flexueuse est en général peu accusée. Chez certains individus, on la trouve au contraire très-prononcée. — En haut, le bord antérieur répond à une éminence arrondie, qu'on nomme *tubérosité antérieure du tibia*. Cette tubérosité donne attache au ligament rotulien. Les tendons qui forment la patte-d'oie s'insèrent sur son côté interne plus saillant et obliquement dirigé. — En bas, ce bord se termine au devant de la malléole interne. Il donne insertion sur toute son étendue à l'aponévrose jambière.

Le *bord* externe est mince, linéaire, plus rapproché de la crête du tibia à son extrémité supérieure qu'à sa partie moyenne. Il donne attache au ligament qui unit les deux os de la jambe, ou ligament interosseux.

Le *bord interne* est arrondi dans sa partie supérieure, sur laquelle

FIG. 165.　　　　FIG. 166.　　　　FIG. 168.　　　　FIG. 170.

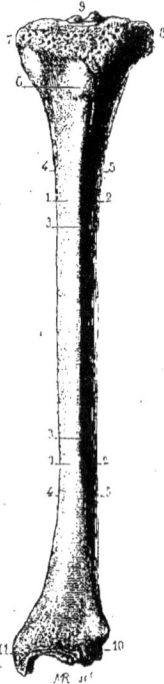
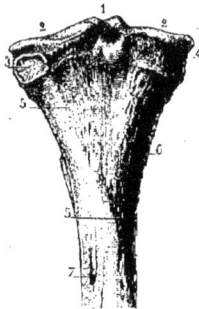
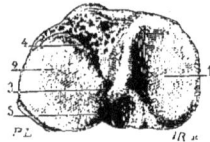
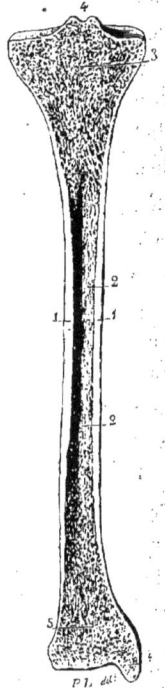

FIG. 167.　　　　FIG. 169.

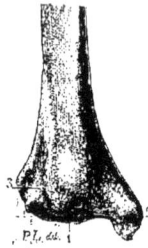
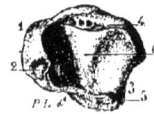

Tibia,　　　　Les extr. du tibia,　　Les extr. du tibia,　　Tibia, coupe longi-
vue antérieure.　　vue postérieure.　　vues sup. et inf.　　tudinale.

FIG. 165. — 1, 1. Face interne du tibia. — 2, 2. Sa face externe. — 3, 3. Son bord antérieur ou crête du tibia. — 4, 4. Son bord interne. — 5, 5. Son bord externe. — 6. Sa tubérosité antérieure. — 7. Sa tubérosité interne. — 8. Sa tubérosité externe. — 9. Épine du tibia surmontée de ses deux tubercules. — 10. Extrémité inférieure de l'os. — 11. Malléole interne.

FIG. 166. — 1. Épine du tibia; en arrière de cette épine est une dépression à laquelle s'attache le ligament croisé postérieur. — 2, 2. Cavités glénoïdes. — 3. Facette par laquelle s'insère le muscle poplité. Plus bas, il répond à la ligne oblique du tibia. Au-dessous de cette ligne, il devient plus apparent et un peu concave. Dans son tiers inférieur, il est saillant et rectiligne ou légèrement convexe. Ce bord donne attache sur toute sa longueur à l'aponévrose jambière.

B. **Extrémité supérieure ou fémorale.** — Cette extrémité, remarquable par son volume, en rapport avec celui des condyles, est allongée transversalement. La surface par laquelle elle s'applique à ces condyles présente un contour irrégulièrement ovalaire, dont la grosse extrémité se dirige en dedans. On observe sur cette surface deux facettes articulaires, un peu déprimées à leur centre, appelées *cavités glénoïdes* du tibia, destinées à supporter les condyles ; l'externe est plus petite et arrondie ; l'interne, plus profonde, allongée d'avant en arrière et demi-circulaire.

Les cavités glénoïdes sont séparées par une saillie qui porte le nom d'*épine* du tibia, et par deux dépressions rugueuses situées, l'une au devant et l'autre en arrière de celle-ci. — L'épine du tibia, plus rapprochée de la partie postérieure de l'os que de l'antérieure, a peu de hauteur. Sa base est large. Elle offre à son sommet une sorte d'échancrure et deux tubercules qui forment une dépendance des cavités glénoïdes. Le tubercule interne est plus volumineux, plus arrondi et plus saillant que l'externe. — La dépression antérieure revêt la figure d'un triangle, dont le sommet tronqué répond à l'épine du tibia ; elle donne attache aux ligaments semilunaires et au ligament croisé antérieur. — La dépression postérieure, plus petite, plus irrégulière, et plus obliquement dirigée que la précédente, donne attache au ligament croisé postérieur.

L'extrémité supérieure du tibia se compose essentiellement de deux

la tubérosité externe s'articule avec le péroné. — 4. Gouttière horizontale de la tubérosité interne, sur laquelle s'insère la portion antérieure du tendon du muscle demi-membraneux. — 5, 5. Ligne oblique du tibia. — 6. Surface triangulaire située au-dessus de cette ligne et recouverte par le muscle poplité. — 7. Orifice du conduit nourricier de l'os, et gouttière qui le précède.

Fig. 167. — 1. Face inférieure de l'extrémité tarsienne du tibia. — 2. Malléole interne. — 3. Surface triangulaire et concave par laquelle l'extrémité inférieure du tibia s'articule avec l'extrémité inférieure du péroné.

Fig. 168. — 1. Cavité glénoïde interne. — 2. Cavité glénoïde externe. — 3. Tubercule externe de l'épine du tibia se continuant en dehors avec la cavité précédente dont il forme une dépendance. — 4. Dépression située au devant de l'épine du tibia. — 5. Dépression située en arrière de cette épine.

Fig. 169. — 1. Malléole interne. — 2. Dépression occupant le sommet de cette malléole. — 3. Face externe, concave, par laquelle l'extrémité inférieure du tibia s'unit à l'extrémité correspondante du péroné. — 4. Bord postérieur de l'extrémité inférieure du tibia. — 5. Son bord antérieur. — 6. Saillie mousse antéro-postérieure qu'on remarque sur la surface par laquelle l'extrémité inférieure du tibia s'articule avec l'astragale ; elle répond à la gorge de la poulie astragalienne.

Fig. 170. — 1, 1. Parois du canal médullaire. — 2, 2. Cavité de ce canal. — 3. Extrémité supérieure du tibia, formée par un tissu spongieux peu condensé. — 4. Son extrémité inférieure, formée par un tissu semblable, mais un peu plus dense. — 5. Malléole interne, entièrement composée aussi de tissu spongieux.

saillies considérables appelées *tubérosités* du tibia, et distinguées en *interne* et *externe*.

La *tubérosité interne*, plus volumineuse que l'externe, déborde celle-ci en arrière. Sur sa partie postérieure, on remarque une dépression qui donne attache à la portion moyenne du tendon du demi-membraneux; et au devant de cette dépression, une gouttière horizontale, inégale aussi, à laquelle s'insère la portion antérieure ou réfléchie de ce tendon. Au-dessous de celle-ci, sur le côté interne de la tubérosité, existe une surface rugueuse qui reçoit l'insertion du ligament latéral interne de l'articulation du genou.

La *tubérosité externe* est plus saillante en avant, où elle présente un tubercule pour l'insertion au muscle jambier antérieur. Sur sa partie postérieure on voit une facette plane et arrondie, qui s'articule avec la tête du péroné.

En avant, les deux tubérosités sont unies l'une à l'autre par une surface triangulaire, criblée d'orifices, dont le sommet, dirigé en bas, se continue avec la tubérosité antérieure. Cette surface est recouverte par une couche cellulo-adipeuse très-épaisse et par le ligament rotulien.

En arrière et en haut, les tubérosités restent séparées par une très-petite échancrure. Plus bas, elles se confondent et offrent, au niveau de leur continuité, une large dépression rugueuse qui se continue avec la surface triangulaire à laquelle s'attache le muscle poplité.

C. **Extrémité inférieure ou tarsienne.** — Beaucoup moins considérable que la supérieure, irrégulièrement cubique, un peu plus allongée dans le sens transversal que d'avant en arrière, elle offre une face inférieure, et quatre côtés, qui se distinguent en antérieur, postérieur, interne et externe.

La *face inférieure*, concave d'avant en arrière, est horizontale, quadrilatère, plus large en dehors qu'en dedans. Une saillie antéro-postérieure, extrêmement mousse, la divise en deux parties à peu près égales. Elle s'articule avec la poulie de l'astragale; la saillie antéro-postérieure qu'on voit sur sa partie médiane répond à la gorge de cette poulie.

Le *bord antérieur* présente de haut en bas : 1° une saillie transversale, arrondie, que recouvrent les tendons des muscles extenseurs; 2° au-dessous de celle-ci, un sillon transversal aussi, et criblé d'orifices, qui donne attache au ligament antérieur de l'articulation tibio-tarsienne.

Le *bord postérieur*, moins arrondi que le précédent, descend un peu plus bas. On y remarque des inégalités et une très-minime gouttière, souvent peu apparente, sur laquelle glisse le tendon du long fléchisseur du gros orteil.

Le *bord interne* se prolonge verticalement en bas, et constitue une saillie volumineuse qui a reçu le nom de *malléole interne*. Cette saillie occupe un plan un peu antérieur à celui de la tubérosité interne du tibia. — Sa face interne, convexe, répond aux téguments. — Sa face externe, plane et lisse, se continue en haut avec la face inférieure ou articulaire, en formant avec celle-ci un angle droit; elle s'unit à la face interne de l'astragale. — Son bord antérieur donne attache à des fibres ligamenteuses. — Son bord postérieur, plus long, présente une gouttière oblique qui reçoit les tendons des muscles jambier postérieur et long fléchisseur commun des orteils. — Le sommet de la malléole interne offre deux tubercules séparés par une fossette, dans laquelle s'insère le ligament latéral interne de l'articulation du pied avec la jambe.

Le *bord externe* revêt l'aspect d'une gouttière triangulaire et rugueuse, dont le sommet, dirigé en haut, se continue avec le bord correspondant de la diaphyse. La base de la gouttière, lisse et unie, s'articule avec la partie interne de la malléole péronéale; elle présente à chacune de ses extrémités un tubercule auquel s'attachent les ligaments de l'articulation tibio-péronéale inférieure.

Conformation intérieure. — Le canal médullaire du tibia offre une étendue de 18 centimètres. Il est plus étroit à sa partie moyenne qu'à ses extrémités. C'est dans ce canal qu'on observe le type du tissu réticulaire. En haut et en bas, ce tissu se transforme graduellement en tissu spongieux. Les parois du canal, au centre de la diaphyse, ont une épaisseur de 5 à 6 millimètres. En s'éloignant de cette partie centrale, le tissu compacte qui en forme la couche extérieure s'amincit de plus en plus, et se réduit supérieurement et inférieurement à l'état d'une simple pellicule.

Les extrémités de l'os se composent d'un tissu spongieux à larges mailles, dont les trabécules principales suivent une direction longitudinale. Au-dessous des cavités glénoïdes du tibia, et au-dessus de la surface articulaire de l'extrémité tarsienne, sur une hauteur de 4 à 5 millimètres, ce tissu spongieux acquiert une grande densité.

Développement. — Le tibia se développe par quatre points d'ossification : un point primitif pour le corps, un point complémentaire pour chacune des extrémités, et un pour la tubérosité antérieure de l'os.

Le point primitif apparaît vers le trente-cinquième jour de la vie fœtale. Il s'allonge rapidement, et produit à lui seul au moins les onze douzièmes de l'os.

L'épiphyse de l'extrémité fémorale se montre déjà à l'état de germe au moment de la naissance chez la plupart des enfants; mais elle est alors très-minime. Le point osseux qui occupe l'extrémité correspondante du fémur est plus gros, et la précède ordinairement de douze à quinze jours. Cette épiphyse prend un grand développement dans le sens transversal et dans le sens antéro-postérieur; mais sa hauteur ne dépasse pas en général un centimètre et demi.

L'épiphyse de l'extrémité tarsienne se forme de quinze à dix-huit mois. A l'époque de son complet développement, elle atteint une hauteur d'un centimètre environ; la malléole interne en est une dépendance.

Le point osseux qui répond à la tubérosité antérieure paraît le plus habituellement à treize ans. Six ou huit mois après son apparition, il se soude par son bord supérieur à l'épiphyse voisine, et figure alors une sorte de médaillon suspendu à la partie antérieure de celle-ci; plus tard il se soude au corps de l'os.

L'extrémité tarsienne se soude à la diaphyse de seize à dix-huit ans, et l'extrémité fémorale de dix-huit à vingt, quelquefois à vingt et un, vingt-deux et même vingt-quatre ans.

III. — Péroné.

Le *péroné* est un os long, situé à la partie externe et postérieure de la jambe, en dehors du tibia, avec lequel il s'articule par ses deux extrémités. De même longueur que cet os, mais beaucoup plus grêle, il se dirige obliquement de haut en bas, d'arrière en avant et de dehors en dedans.

On lui considère un *corps* et *deux extrémités*. — Pour le mettre en position, il faut placer en bas celle des deux extrémités qui est la plus allongée, tourner en dedans la facette plane et unie que présente cette extrémité, et diriger en arrière le bord qui est creusé d'une gouttière.

A. **Corps**. — Le corps du péroné est tordu sur son axe, irrégulièrement prismatique et triangulaire. Il offre par conséquent trois faces et trois bords. Les faces se distinguent en externe, interne et postérieure; les bords en antérieur, externe et interne.

La *face externe* est arrondie, et un peu tournée en avant dans sa partie la plus élevée. Plus bas, elle présente une longue gouttière, sur laquelle s'insère le muscle court péronier latéral; et en arrière de celle-ci, une saillie cylindrique de même longueur, qui donne attache au long péronier latéral. Son tiers inférieur se contourne en arrière, et répond aux tendons de ces deux muscles.

La *face interne* regarde en arrière dans son quart supérieur, et en avant dans son quart inférieur. Une crête longitudinale, qui donne attache au ligament interosseux, et qui ne s'étend pas au delà de son tiers ou de son quart inférieur, la divise en deux parties inégales. — La partie située en avant offre une largeur de 2 à 3 millimètres seulement; quelquefois même la crête se trouve si rapprochée du bord antérieur, qu'on en rencontre à peine un vestige. Elle donne insertion à l'extenseur commun des orteils, à l'extenseur propre du gros orteil, et au péronier antérieur. — La partie située en arrière reçoit l'attache du muscle jambier postérieur. — En bas, la face interne est coupée très-obliquement par une crête verticale, à laquelle se fixe un prolongement de l'aponévrose jambière. En dehors de la

crête se trouve une petite surface triangulaire que recouvrent cette aponévrose et la peau.

La *face postérieure* regarde directement en arrière dans son tiers supérieur, en arrière et en dedans dans son tiers moyen, et tout à fait en dedans
dans son tiers inférieur. — Sur sa partie la plus élevée, on voit des inégalités qui correspondent à l'insertion du muscle soléaire. Plus bas, et sur la
plus grande partie de son étendue, elle donne attache au muscle long
fléchisseur du gros orteil. — Un peu au-dessus de sa partie moyenne, très-

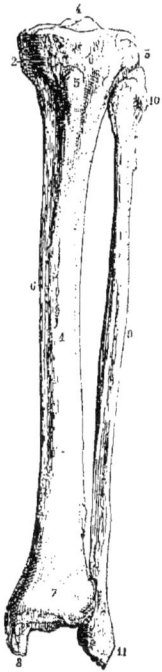

FIG. 171. — *Les os de la jambe,*   FIG. 172. — *Péroné,*   FIG. 173. — *Péroné,*
vue antérieure.   *face interne.*   *face postérieure.*

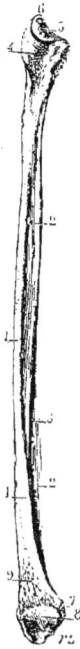

FIG. 171. — 1. Corps du tibia. — 2. Sa tubérosité interne. — 3. Sa tubérosité externe,
unie à l'extrémité supérieure du péroné. — 4. Épine du tibia. — 5. Tubérosité antérieure.
— 6. Crête du tibia. — 7. Son extrémité inférieure, unie à l'extrémité correspondante du
péroné. — 8. Malléole tibiale. — 9. Corps du péroné. — 10. Son extrémité supérieure. —
11. Son extrémité inférieure ou malléole péronéale.

FIG. 172. — 1, 1. Face postérieure du péroné, devenant interne inférieurement, par
suite de la torsion de l'os. — 2, 2. Face interne, devenant externe en bas, où elle disparaît.
— 3. Crête qui partage cette face en deux parties. — 4. Tête du péroné. — 5. Facette par
laquelle cette tête s'unit à la tubérosité externe du tibia. — 6. Son apophyse styloïde. —
7. Malléole péronéale. — 8. Surface par laquelle cette malléole s'articule avec l'astragale.
— 9. Surface par laquelle elle s'unit à l'extrémité inférieure du tibia.

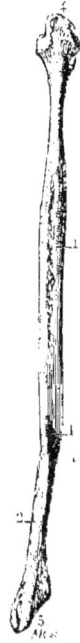

FIG. 173. — 1, 1. Face postérieure du péroné se contournant en bas pour devenir interne.
— 2. Partie inférieure de la face interne devenant antéro-externe. — 3. Tête du péroné.
— 4. Son apophyse styloïde. — 5. Face externe de la malléole péronéale.

près du bord interne, se trouve l'orifice du conduit nourricier de l'os, obliquement dirigé de haut en bas.

Le *bord antérieur* devient externe inférieurement. Mince, presque tranchant, il donne attache à une cloison fibreuse qui sépare les muscles de la région jambière antérieure de ceux de la région jambière externe.

Le *bord externe*, linéaire et très-peu saillant, se contourne en arrière dans sa moitié inférieure. Il donne attache à une cloison fibreuse séparant le long péronier latéral du soléaire et du long fléchisseur du gros orteil.

Le *bord interne* devient antérieur dans son tiers inférieur. Il est peu accusé supérieurement, très-saillant dans sa partie moyenne. Ce bord donne attache en haut au muscle soléaire, et plus bas à une cloison fibreuse qui sépare le jambier postérieur du long fléchisseur propre du gros orteil.

B. **Extrémité supérieure**. — L'extrémité supérieure, ou *tête* du péroné, est irrégulièrement arrondie. Elle présente, sur sa partie interne, une facette plane, presque circulaire, inclinée en haut et un peu en avant, qui s'unit à une facette semblable de la tubérosité externe du tibia. En dehors de cette facette, se trouve une saillie mousse et ascendante sur laquelle s'insère le ligament latéral externe de l'articulation du genou : c'est l'*apophyse styloïde* du péroné. En arrière et au-dessous de celle-ci, on voit une saillie inégale qui donne attache au ligament péronéo-tibial postérieur. En avant, se trouve une empreinte à contour irrégulier destinée à l'insertion du tendon du biceps fémoral.

C. **Extrémité inférieure, ou malléole externe**. — La malléole externe est plus volumineuse, et descend plus bas que l'interne. Aplatie transversalement, elle présente deux faces, deux bords, une base et un sommet.

La *face externe*, convexe, répond à la peau. — La *face interne*, plane, est essentiellement formée par une facette qui s'articule avec la face externe de l'astragale. Au-dessus de cette facette est une surface rugueuse par laquelle le péroné s'unit à la gouttière triangulaire de l'extrémité inférieure du tibia. Au-dessous et en arrière de la même facette, on voit une dépression qui donne attache au ligament péronéo-astragalien postérieur.

Le *bord antérieur* est convexe, oblique de haut en bas et d'avant en arrière. Le ligament antérieur de l'articulation péronéo-tibiale s'insère à son tiers supérieur, et le ligament péronéo-astragalien antérieur à ses deux tiers inférieurs. — Le *bord postérieur*, très-large, présente une gouttière sur laquelle glissent les tendons des muscles péroniers latéraux. — La base de la malléole externe, beaucoup plus étroite que sa partie moyenne, se continue avec le corps de l'os. — Le *sommet*, situé sur le prolongement du bord postérieur, donne attache au ligament péronéo-calcanéen.

Conformation intérieure. — Le canal médullaire du péroné offre une étendue de 20 centimètres. Il se rapproche plus de l'extrémité supérieure que de l'inférieure. En comparant sa paroi externe à la paroi interne, on peut constater que l'épaisseur de la première est trois ou quatre fois aussi grande que celle de la seconde. Ces parois possèdent encore un autre caractère qui leur est propre, et qui suffirait pour les distinguer de celles de tous les autres canaux de même ordre : elles sont entièrement dépourvues de tissu spongieux et de tissu réticulaire, en sorte qu'elles présentent un aspect uni sur presque toute leur longueur.

L'extrémité supérieure de l'os est formée par un tissu spongieux très-aréolaire. — Son extrémité inférieure se compose exclusivement du même tissu ; mais les aréoles de celui-ci sont plus petites, et ses trabécules plus épaisses ; il est plus dense et plus résistant en un mot.

Développement. — Il s'opère par trois points d'ossification : un point primitif pour le corps, et un point complémentaire pour chaque extrémité.

Le point primitif se montre du quarantième au quarante-cinquième jour de la vie intra-utérine. Par son allongement considérable, il produit non-seulement la totalité du corps, mais la moitié environ de l'extrémité supérieure et une notable partie de l'extrémité inférieure.

L'épiphyse de l'extrémité inférieure paraît à deux ans, et celle de l'extrémité supérieure à quatre. La première s'unit à la diaphyse de dix-huit à dix-neuf ans ; la seconde se soude de dix-neuf à vingt.

§ 3. — DES OS DU PIED.

Le *pied*, partie terminale des membres abdominaux, a pour destination principale de servir de support à tout l'édifice. Les segments qui le précèdent sont des colonnes superposées, chargées de lui transmettre le poids des parties plus élevées. Il supporte ces colonnes à la manière d'une voûte étroite et simple en arrière, beaucoup plus large et ramifiée en avant. C'est sur le sommet de cette voûte que vient se concentrer tout l'effort résultant de la tendance de nos organes à se précipiter vers le sol. Comme les voûtes architecturales, elle est formée de pièces multiples ; mais celles-ci, loin de s'immobiliser réciproquement, se meuvent les unes sur les autres, en sorte que l'effort exercé sur le sommet de la voûte s'irradie entre elles, et se décompose de proche en proche.

Ainsi constitué, le pied nous offre à considérer deux faces, deux bords et deux extrémités.

La *face supérieure*, ou le *dos* du pied, est convexe. Elle s'articule perpendiculairement avec la jambe, à l'union de son cinquième postérieur avec ses quatre cinquièmes antérieurs.

La *face inférieure*, ou *plante* du pied, est concave, soit d'arrière en avant, soit de dedans en dehors. — Le point le plus élevé de la courbure qu'elle décrit répond, en général, à l'union de son tiers postérieur avec ses deux tiers antérieurs. Cette face, de même que la précédente, s'élargit graduellement d'arrière en avant, en sorte que l'une et l'autre revêtent une figure irrégulièrement triangulaire.

Le *bord interne* est si épais, surtout dans sa moitié postérieure, qu'on pourrait le considérer comme une face. Ses extrémités reposent sur le plan de sustentation du corps ; sa partie moyenne décrit une courbe à concavité inférieure.

Le *bord externe*, beaucoup moins large que le précédent, répond au plan de sustentation par toute son étendue. Une saillie sous-cutanée et très-prononcée le partage en deux parties à peu près égales : l'une postérieure, l'autre antérieure, plus étroite.

L'*extrémité postérieure* du pied constitue le *talon*. Rétrécie transversalement, elle s'allonge de haut en bas pour offrir à l'effort qui pèse sur elle une plus grande somme de résistance. Le tendon d'Achille s'attache à sa partie la plus reculée.

L'*extrémité antérieure* s'élargit dans le sens transversal, et s'aplatit au contraire de haut en bas. Elle est limitée par une ligne courbe dont la convexité regarde en avant et en dehors.

Le pied, ainsi que la main, comprend trois parties dans sa composition : une partie postérieure, qui constitue le *tarse ;* une partie moyenne, appelée *métatarse*, et une partie antérieure, formée par les *orteils.*

Le tarse répond au carpe, et le métatarse au métacarpe ; les orteils correspondent aux doigts. Mais les proportions de ces trois parties sont ici renversées.

Le carpe ne prend qu'une faible part à la formation de la main : le métacarpe, qui en forme le centre, est plus étendu ; les doigts, auxquels appartient le rôle principal, le sont plus encore. Les trois parties constituantes de la main offrent donc un développement d'autant plus considérable, qu'elles se trouvent plus rapprochées de sa partie terminale. Destinées à s'appliquer à la surface des corps, à les toucher, à les saisir, leur importance dérive surtout de l'étendue et de la variété de leurs mouvements : la mobilité est ici l'attribut qui domine tous les autres.

Au pied, c'est à la solidité que toutes les autres attributions ont été subordonnées. Aussi voyons-nous le tarse atteindre d'énormes dimensions, le métatarse offrir un volume relatif beaucoup moindre, et les orteils se présenter sous l'aspect de doigts rudimentaires. D'un côté, la partie initiale s'atrophie, tandis que la partie terminale s'allonge. De l'autre, la première au contraire l'emporte très-notablement sur la seconde ; elle s'accroît dans tous les sens pour acquérir une résistance en harmonie avec le poids qu'elle supporte, tandis que la partie terminale diminue de longueur et s'étale davantage pour élargir la base de sustentation du corps.

Nous étudierons successivement les trois parties constituantes du pied : le *tarse*, le *métatarse* et les *orteils.*

I. — Du tarse.

Le *tarse* constitue la partie la plus volumineuse et la plus résistante du pied. Sa moitié postérieure a pour attribut distinctif la prédominance de ses dimensions verticales sur les transversales. Sa moitié antérieure est remarquable, au contraire, par l'étendue plus grande de ces dernières.

Le plus long diamètre vertical du tarse mesure de 7 à 8 centimètres. Le diamètre transversal est de 3 centimètres en arrière, de 4 à 5 au niveau de la partie moyenne, de 6 à 7 au voisinage du métatarse. Le diamètre longitudinal égale 12 centimètres; il équivaut à la moitié environ de la longueur du pied.

Le tarse se compose de sept os, disposés comme ceux du carpe sur deux rangées, l'une postérieure, l'autre antérieure.

La rangée postérieure est formée de deux os seulement : l'*astragale* et le *calcanéum*. La rangée antérieure en comprend cinq : le *cuboïde*, le *scaphoïde* et les trois *cunéiformes*.

Les deux os de la première rangée sont superposés, d'où la hauteur si considérable du tarse en arrière. Ceux de la seconde rangée se disposent au contraire en série transversale, d'où sa largeur de plus en plus grande en avant.

A. — Rangée postérieure du tarse.

La *rangée postérieure* des os du tarse, située sur le prolongement de la jambe, est surtout caractérisée par son volume. Deux os seulement contribuent à la former, l'*astragale* et le *calcanéum*.

1. — Astragale.

Os court, situé à la partie supérieure et moyenne du tarse, entre les os de la jambe, qui lui transmettent le poids du corps, et le calcanéum, sur lequel il s'appuie. Moins considérable que celui-ci, l'astragale l'emporte beaucoup par son volume sur tous les autres os du même groupe.

Cet os est aplati de haut en bas et un peu allongé d'avant en arrière. Il s'arrondit à son extrémité antérieure, qui a reçu le nom de *tête* de l'astragale. La partie rétrécie qui supporte cette tête constitue son *col*.

De forme irrégulièrement cubique, l'astragale présente six faces, distinguées en supérieure et inférieure, externe et interne, antérieure et postérieure. — Pour le mettre en position, il faut tourner en avant son extrémité arrondie; en haut, sa face convexe; et en dehors celui des deux bords de cette face qui est le plus saillant.

a. La *face supérieure* offre, en avant, une surface déprimée, rugueuse et criblée de pertuis vasculaires, qui fait partie du col de l'os. — Au delà du col, on voit une facette quadrilatère, configurée à la manière d'une poulie, et plus étroite à son extrémité postérieure. Cette poulie s'articule avec l'extrémité inférieure du tibia; la gorge, qui répond à sa partie moyenne, se dirige d'avant en arrière; ses deux bords sont demi-circulaires; l'externe est plus élevé que l'interne.

b. La *face inférieure* s'articule avec la face supérieure du calcanéum, et présente pour cette union deux facettes : l'une postérieure et externe, l'autre antérieure et interne. — La facette postérieure est plus grande, concave, tournée en bas et en arrière. — La facette antérieure, très-allongée et convexe, regarde directement en bas. — Elles sont séparées par une rainure profonde et inégale, obliquement dirigée d'arrière en avant et de dedans en dehors. Cette rainure, étroite et criblée en arrière d'orifices vasculaires, s'élargit beaucoup en avant, où elle contribue à former l'excavation calcanéo-astragalienne.

c. La *face externe* présente, en avant, une surface étroite et inégale qui fait partie du col de l'astragale. — En arrière de celle-ci, on remarque une large facette triangulaire, concave de haut en bas, qui s'unit à l'extrémité inférieure du péroné. Sa base, curviligne et tournée en haut, se confond avec le bord externe de la poulie astragalienne. Cette facette a pour limite, en avant, une surface étroite, curviligne et rugueuse, à laquelle s'attache le ligament péronéo-astragalien antérieur. Elle est limitée en arrière par

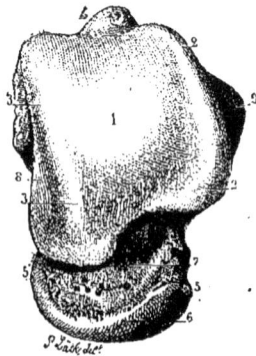

Fig. 174. — *Astragale,*   Fig. 175. — *Astragale,*
face supérieure.   *face inférieure.*

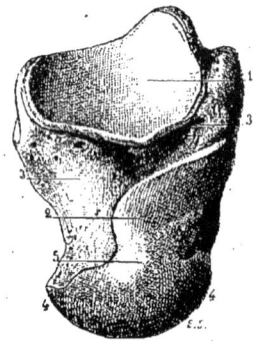

Fig. 174. — 1. Poulie de l'astragale. — 2, 2. Bord externe de cette poulie. — 3, 3. Son bord interne. — 4. Partie postérieure de l'astragale, creusée d'une gouttière qui reçoit le tendon du muscle long fléchisseur propre du gros orteil. — 5, 5. Tête de l'astragale. — 6. Surface par laquelle cette tête s'articule avec le scaphoïde. — 7. Col de l'astragale. — 8. Facette latérale interne de cet os. — 9. Sa facette latérale externe.

Fig. 175. — 1. Facette postérieure ou concave de la face inférieure de l'astragale. — 2. Facette antérieure ou convexe de la même face. — 3, 3. Rainure séparant ces deux facettes. — 4, 4. Tête de l'astragale. — 5. Partie de cette tête qui répond au ligament calcanéo-scaphoïdien inférieur.

une rainure horizontale dans laquelle s'insère le ligament péronéo-astragalien postérieur.

d. La *face interne* est moins élevée que la précédente, plus allongée d'avant en arrière, plus régulière, et plane dans son ensemble. On observe sur son tiers antérieur une surface rugueuse qui forme une dépendance du col de l'astragale. — En arrière du col, se trouve une facette verticale, plane, plus large et arrondie en avant, continue en haut avec la poulie astragalienne. Cette facette s'articule avec la malléole interne. Elle descend moins bas que celle de la face opposée; mais elle est plus allongée d'avant en arrière et beaucoup plus rapprochée de la tête de l'os. — Au-dessous de celle-ci, est une surface inégale qui donne attache au ligament latéral interne de l'articulation tibio-tarsienne.

e. La *face antérieure* revêt la forme d'une saillie, arrondie et unie, oblique de haut en bas et de dehors en dedans, allongée dans le même sens, continue en bas avec la facette interne de la face inférieure : c'est cette saillie qui constitue la *tête* de l'astragale. Elle s'articule avec le scaphoïde qu'elle déborde inférieurement.

f. La *face postérieure* n'offre qu'une très-minime étendue; elle est représentée par une coulisse oblique de haut en bas et de dehors en dedans. Cette coulisse loge le tendon du muscle long fléchisseur propre du gros orteil. Son bord externe, ordinairement plus saillant que l'interne, donne attache au ligament péronéo-astragalien postérieur.

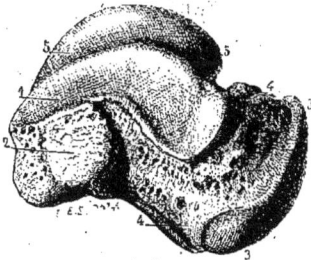

Fig. 176. — *Astragale,*
face interne.

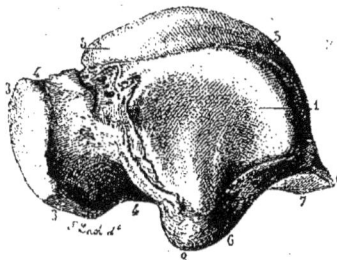

Fig. 177. — *Astragale,*
face externe.

Fig. 176. — 1. Facette par laquelle la face interne de l'astragale s'unit à la malléole interne. — 2. Empreinte à laquelle s'attache le ligament latéral interne de l'articulation du pied avec la jambe. — 3, 3. Tête de l'astragale. — 4, 4. Col de cet os. — 5, 5. Sa facette supérieure ou poulie articulaire.

Fig. 177. — 1. Large facette triangulaire par laquelle la face externe de l'astragale s'unit à la malléole externe. — 2. Apophyse pyramidale qui limite en bas la face externe de l'os et qui répond au sommet de la malléole péronéale. — 3, 3. Tête de l'astragale. — 4, 4. Partie externe du col de cet os. — 5, 5. Sa facette articulaire supérieure, configurée à la manière d'une poulie. — 6, 6. Bord interne de la facette concave de la face inférieure. — 7. Partie postéro-externe de cette facette.

II. — Calcanéum.

Le *calcanéum* est l'os le plus volumineux du pied. Il se trouve situé à la partie inférieure et postérieure du tarse, entre l'astragale, qui lui transmet directement le poids du corps, et le sol, sur lequel il repose.

Cet os, allongé d'arrière en avant et comprimé transversalement, présente une forme très-irrégulière. Elle permet cependant de lui considérer six faces, qui se distinguent aussi en supérieure et inférieure, externe et interne, antérieure et postérieure. — Pour le mettre en position, il faut tourner en arrière celle des deux extrémités qui est la plus volumineuse, en haut la face qui présente deux facettes articulaires, et en dedans celle de ces deux facettes qui est la plus allongée.

a. La *face supérieure* est excavée dans sa moitié antérieure, sur laquelle on observe deux facettes articulaires. L'une de ces facettes, située en avant

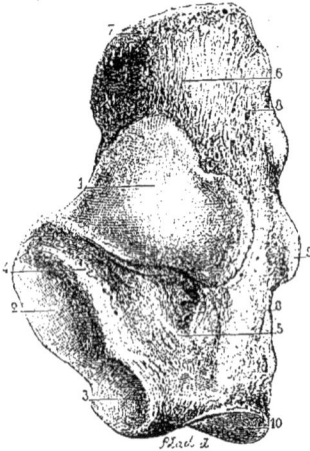

FIG. 178. — *Calcanéum,*
face supérieure.

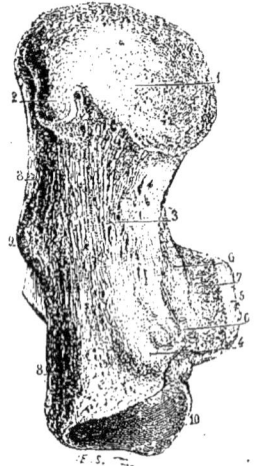

FIG. 179. — *Calcanéum,*
face inférieure.

FIG. 178. — 1. Facette postérieure ou convexe de la face supérieure du calcanéum. — 2. Facette antéro-interne ou concave de la même face. — 3. Partie antérieure de cette facette, séparée de la partie postérieure, plus longue et plus large, par un léger rétrécissement et quelquefois par un sillon. — 4. Gouttière à laquelle s'attache le ligament qui unit le calcanéum à l'astragale. — 5. Large dépression qui fait suite à cette gouttière. — 6. Partie postérieure de la face supérieure du calcanéum. — 7. Sa face postérieure. — 8. Sa face externe. — 9. Tubercule de cette face. — 10. Facette cuboïdienne.

FIG. 179. — 1. Tubérosité interne du calcanéum. — 2. Sa tubérosité externe, beaucoup plus petite et séparée de la précédente par une dépression anguleuse. — 3. Surface à laquelle s'insère le ligament calcanéo-cuboïdien inférieur. — 4. Tubérosité antérieure du calcanéum. — 5. Petite apophyse de cet os. — 6, 6. Sa face interne. — 7. Gouttière située sur la face inférieure de la petite apophyse. — 8, 8. Face externe. — 9. Tubercule qu'on remarque sur cette face. — 10. Grande apophyse du calcanéum et facette cuboïdienne.

et en dedans, est concave, oblongue, très-obliquement dirigée ; elle s'unit à la face inférieure de l'astragale. L'autre, située en dehors de la précédente, et un peu en arrière, est convexe, plus large, irrégulièrement arrondie ; elle s'articule aussi avec la face inférieure de l'astragale. — Entre la facette concave et la facette convexe, on voit une gouttière, étroite et demi-cylindrique en dedans, très-large et irrégulière en dehors. La partie interne de cette gouttière donne attache à un ligament interosseux très-résistant qui unit le calcanéum à l'astragale. La partie externe contribue à former une excavation profonde, l'*excavation calcanéo-astragalienne*. Toute la partie de l'os qui répond à cette excavation est connue sous le nom de *grande apophyse* du calcanéum. — En arrière de la facette convexe, on observe une surface arrondie transversalement, concave d'arrière en avant, qui sépare le tendon d'Achille de l'articulation du pied avec la jambe.

b. La *face inférieure* est large dans son tiers postérieur, qui s'appuie sur le sol, étroite et ascendante dans ses deux tiers antérieurs, qui contribuent à former la voûte plantaire. — Elle offre en arrière deux tubérosités qu'on

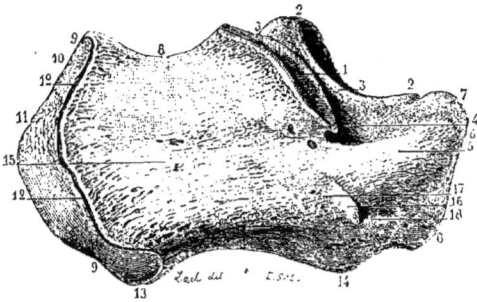

Fig. 180. — *Calcanéum, face externe, épiphyse.*

1. Facette convexe de la face supérieure du calcanéum. — 2, 2. Facette concave de la même face. — 3, 3. Gouttière qui sépare ces deux facettes. — 4. Large dépression qui se continue avec cette gouttière, et qui contribue à former l'excavation calcanéo-astragalienne. — 5. Grande apophyse. — 6, 6. Profil de la face cuboïdienne. — 7. Saillie anguleuse qui surmonte cette surface. — 8. Partie postérieure de la face supérieure, concave d'avant en arrière. — 9, 9. Épiphyse du calcanéum, constituant la partie postérieure de cet os. — 10. Partie supérieure de la face postérieure, unie et recouverte par une synoviale. — 11. Partie moyenne, plus saillante et rugueuse, à laquelle s'insère le tendon d'Achille. — 12, 12. Lame cartilagineuse unissant l'épiphyse du calcanéum au corps de l'os. — 13. Extrémité inférieure de cette épiphyse se prolongeant sous la face inférieure de l'os pour former la petite tubérosité, ou tubérosité externe de cette face. — 14. Tubérosité antérieure de la même face. — 15. Face externe du calcanéum. — 16. Tubercule situé à l'union du tiers antérieur avec les deux tiers postérieurs de cette face, obliquement dirigé de haut en bas et d'arrière en avant. — 17. Gouttière située en arrière de ce tubercule, et servant de poulie de réflexion au tendon du muscle long péronier latéral. — 18. Autre gouttière située au devant du même tubercule et destinée au tendon du muscle court péronier latéral.

distingue en interne et externe. La *tubérosité interne*, beaucoup plus grande, se trouve séparée de la *tubérosité externe* par une dépression anguleuse sur laquelle s'insère le muscle court fléchisseur commun des orteils. Au devant de celle-ci on voit une surface qui donne attache au ligament calcanéo-cuboïdien inférieur; cette surface se termine par une saillie arrondie qui constitue la *tubérosité antérieure*.

c. La *face externe* est plane, très-élevée et inégale dans les deux tiers postérieurs, que recouvrent les téguments.— Son tiers antérieur répond à la partie excavée de la face supérieure; il fait partie de la *grande apophyse* du calcanéum. A l'union de ce tiers antérieur avec les deux postérieurs, on observe un tubercule et deux coulisses situées l'une en avant, l'autre en arrière de celui-ci; ces coulisses, souvent peu apparentes, donnent passage aux tendons des péroniers latéraux.

d. La *face interne* revêt l'aspect d'une large gouttière oblique de haut en bas et d'arrière en avant. Cette gouttière est limitée en bas et en arrière par la tubérosité interne de la face inférieure. Elle a pour limite en haut et en avant une apophyse saillante qui constitue la *petite apophyse* du calcanéum. C'est sur cette apophyse que repose la facette concave de la face supérieure. Sur sa partie inférieure on remarque une coulisse qui reçoit le tendon du muscle long fléchisseur propre du gros orteil. Dans le reste de son étendue, la face interne répond aux tendons des muscles long fléchisseur commun des orteils et jambier postérieur, ainsi qu'aux vaisseaux et nerfs de la plante du pied.

e. La *face postérieure* s'élargit de haut en bas. Sa moitié inférieure, arrondie et inégale, se continue sans ligne de démarcation avec la face inférieure; elle donne attache au tendon d'Achille. Sa moitié supérieure, lisse, est recouverte par une synoviale qui la sépare de ce tendon.

f. La *face antérieure*, très-petite et irrégulièrement triangulaire, fait partie de la grande apophyse du calcanéum. Elle s'articule avec le cuboïde. Cette facette est concave de haut en bas et de dehors en dedans.

B. — Rangée antérieure du tarse.

La *seconde rangée*, ou *rangée antérieure*, *rangée métatarsienne*, se dirige du bord interne vers le bord externe du pied, en décrivant une courbe à convexité supérieure. Elle comprend cinq os : le *cuboïde*, qui s'unit au calcanéum; le *scaphoïde*, qui répond en arrière à l'astragale, et les trois *cunéiformes*, situés au devant du scaphoïde.

I. — Cuboïde.

Os court, situé à la partie externe et antérieure du tarse, entre le calcanéum et les deux derniers métatarsiens; beaucoup moins volumineux que l'astragale, mais plus considérable que le scaphoïde.

Sa forme permet de lui considérer six faces, qui se distinguent en supérieure et inférieure, externe et interne, postérieure et antérieure. — Pour le mettre en position, il faut tourner en arrière celle des faces qui offre la facette la plus large, en bas celle qui est surmontée d'une saillie cylindroïde, et en dehors celle qui est la plus étroite.

La *face supérieure* ou *dorsale* s'incline en dehors. Elle est plane, un peu inégale, recouverte par des fibres ligamenteuses et le muscle pédieux.

La *face inférieure* ou *plantaire* est divisée en deux parties inégales par une saillie volumineuse et cylindrique, très-obliquement dirigée de dehors en dedans et d'arrière en avant. Cette saillie constitue la *tubérosité* du cuboïde. — La portion de la face inférieure qui se trouve en arrière donne attache au ligament calcanéo-cuboïdien inférieur. — La portion antérieure, beaucoup plus petite, est une gouttière qui reçoit le tendon du muscle long péronier latéral.

La *face externe* offre très-peu d'étendue, soit d'avant en arrière, soit de haut en bas. On remarque, à sa partie postérieure, une facette sur laquelle se réfléchit le tendon du long péronier latéral, au moment où il s'engage dans la gouttière qui lui est destinée.

La *face interne* présente, sur sa partie moyenne et supérieure, une facette plane et ovalaire répondant à une facette semblable du troisième cunéiforme. En arrière et au-dessous de celle-ci, on en voit quelquefois une autre beaucoup plus petite qui s'unit au scaphoïde. Dans le reste de son étendue, cette face donne attache à des ligaments.

La *face postérieure* s'incline en dehors, et s'articule, par toute son étendue, avec la grosse apophyse du calcanéum. Elle est irrégulièrement triangulaire, un peu convexe de dedans en dehors, et concave de haut en bas. Son angle inférieur, très-allongé, forme, avec la partie correspondante des faces interne et inférieure, une sorte de pyramide qui se replie au-dessous de la facette articulaire du calcanéum : c'est l'*apophyse pyramidale* du cuboïde.

La *face antérieure*, plus petite que la postérieure, est plane, verticale, oblique de dedans en dehors et d'avant en arrière. Elle s'articule avec le quatrième et le cinquième métatarsien.

II. — Scaphoïde.

Le *scaphoïde* est un os court, situé à la partie interne du tarse, entre l'astragale, auquel il s'unit en arrière, et les trois cunéiformes, avec lesquels il s'articule en avant.

Cet os est allongé de haut en bas et de dehors en dedans, aplati d'avant en arrière, convexe d'un côté, concave de l'autre : mode de configuration qui a permis de le comparer à une nacelle. On lui considère deux faces, deux bords et deux extrémités. — Pour le mettre en position, il faut tourner sa face concave en arrière, son extrémité la plus arrondie en bas, et son bord le plus large en dedans et un peu en haut.

La *face postérieure* ou *concave* représente un segment d'ovoïde dont le grand axe se dirige de haut en bas et de dehors en dedans. Cette face regarde directement en arrière. Elle s'articule avec la tête de l'astragale, qui la déborde inférieurement.

La *face antérieure* ou *convexe* regarde un peu en dehors. Elle présente trois facettes articulaires qui se continuent entre elles, bien qu'elles soient séparées par deux saillies mousses et rectilignes. — De ces trois facettes, l'interne, plus grande et légèrement convexe, revêt la figure d'un triangle à base inférieure; elle s'unit au premier ou grand cunéiforme. — La moyenne est plane et triangulaire aussi, mais sa base se dirige en haut; elle répond au second ou petit cunéiforme. — L'externe est ovalaire; elle s'applique au troisième ou moyen cunéiforme.

Le *bord interne*, incliné en haut, représente une petite surface plane et inégale, plus large inférieurement que supérieurement. — Le *bord externe*,

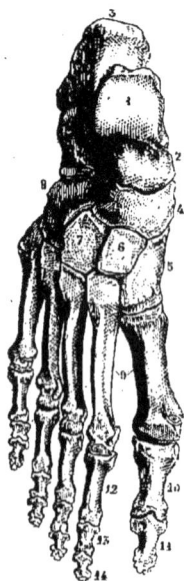

FIG. 181. — *Pied,*
face dorsale.

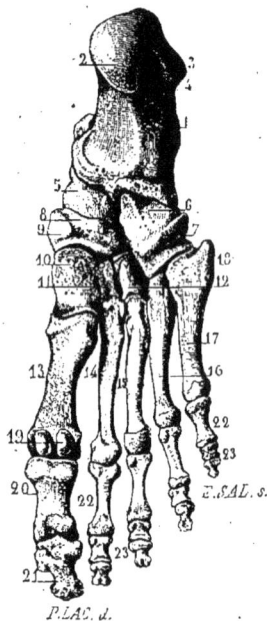

FIG. 182. — *Pied,*
face plantaire.

FIG. 181. — 1. Poulie articulaire qui surmonte le corps de l'astragale. — 2. Tête et col de cet os. En dehors du col de l'astragale, on voit l'excavation calcanéo-astragalienne. — 3. Calcanéum, contribuant à former cette excavation par sa partie antéro-supérieure. — 4. Scaphoïde uni en arrière à l'astragale, en avant aux trois cunéiformes. — 5. Premier ou grand cunéiforme. — 6. Second ou petit cunéiforme. — 7. Troisième ou moyen cunéiforme. — 8. Cuboïde. — 9. Métatarse. — 10. Première phalange du gros orteil. — 11. Dernière

incliné en bas, est beaucoup plus étroit que le précédent, convexe et inégal aussi. Ce bord offre chez quelques individus une facette par laquelle il s'unit au cuboïde.

L'*extrémité supérieure*, inclinée en dehors, est étroite d'avant en arrière, large et convexe de dedans en dehors, rugueuse comme les deux bords, avec lesquels elle se continue.

L'*extrémité inférieure*, inclinée en dedans, revêt la forme d'une apophyse volumineuse, arrondie et unie, qui déborde en bas les deux faces articulaires de l'os. Cette saillie donne attache au tendon du muscle jambier postérieur : elle porte le nom de *tubérosité* du scaphoïde.

III. — Cunéiformes.

Les trois cunéiformes sont situés en dedans du cuboïde, entre le scaphoïde et le métatarse. Ils ont été distingués en *grand, petit et moyen;* on les désigne aussi par les noms de *premier, second* et *troisième,* en procédant de dedans en dehors.

Premier ou grand cunéiforme. — Os court, situé à la partie antérieure et interne du tarse, entre le scaphoïde et le premier métatarsien ; plus considérable que les deux autres cunéiformes, mais moins volumineux que le cuboïde. Il offre la forme d'un coin à base inférieure. On lui considère quatre faces, une base et un sommet. — Pour le mettre en position, il faut tourner sa base en bas, la plus grande de ses facettes articulaires en avant, et sa face concave en dehors.

La *face postérieure*, verticale, triangulaire et concave, s'articule avec le scaphoïde. — La *face antérieure*, plus grande, demi-circulaire et convexe, s'unit au premier métatarsien.

La *face interne* est convexe et inégale. On remarque, sur sa partie antéro-inférieure, une facette circulaire qui donne attache au tendon du muscle jambier antérieur. — La *face externe* est concave. Elle présente

phalange du même orteil. — 12. Premières phalanges des quatre derniers orteils. — 13. Secondes phalanges de ces orteils. — 14. Leurs troisièmes phalanges.

FIG. 182. — 1. Face inférieure du calcanéum. — 2. Tubérosité interne de cet os. — 3. Sa tubérosité externe. — 4. Dépression anguleuse qui sépare ces deux tubérosités. — 5. Partie inférieure de la tête de l'astragale qui correspond, à l'état frais, au ligament calcanéoscaphoïdien inférieur. — 6. Portion de la face plantaire du cuboïde, sur laquelle s'insère le ligament calcanéo-cuboïdien inférieur. — 7. Tubérosité du cuboïde, au devant de laquelle on remarque la gouttière qui reçoit le tendon du muscle long péronier latéral. — 8. Scaphoïde. — 9. Tubérosité de cet os sur laquelle s'insère le tendon du muscle jambier postérieur. — 10. Partie inférieure, ou base du grand cunéiforme. — 11. Sommet du petit cunéiforme. — 12. Sommet du moyen cunéiforme. — 13. Premier métatarsien. — 14. Second métatarsien. — 15. Troisième métatarsien. — 16. Quatrième métatarsien. — 17. Cinquième métatarsien. — 18. Tubérosité de cet os. — 19. Les deux os sésamoïdes qui correspondent aux gouttières de l'extrémité antérieure du premier métatarsien. — 20. Première phalange du gros orteil. — 21. Dernière phalange de cet orteil. — 22, 22. Premières phalanges des quatre derniers orteils. — 23, 23. Secondes et troisièmes phalanges de ces orteils.

en haut et en avant une petite facette qui répond au second métatarsien. En arrière de celle-ci, on voit une facette en équerre plus grande, dont la branche horizontale longe le sommet de l'os, tandis que la branche verticale longe sa face postérieure ; elle s'articule avec le petit cunéiforme.

La *base*, tournée en bas, est allongée d'avant en arrière, convexe transversalement. Elle donne attache à des ligaments. — Le *sommet*, dirigé en haut, comprend deux portions : l'une, postérieure, mince et obliquement ascendante, qui répond au petit cunéiforme ; l'autre, antérieure, plus petite et plus épaisse, qui répond au second métatarsien.

Second ou petit cunéiforme. — Os court, situé à la partie antérieure du tarse, au devant du scaphoïde, en arrière du second métatarsien ; offrant la forme d'un coin antéro-postérieur.

On lui considère quatre faces, une base et un sommet. — Pour le mettre en position, il faut placer sa base en haut, tourner en dedans celle des faces qui présente une facette en équerre, et diriger en arrière la branche verticale de cette facette.

La *face postérieure*, triangulaire, concave de haut en bas, s'unit au scaphoïde. — La *face antérieure*, triangulaire aussi, est plane ou légèrement convexe ; elle s'unit au second métatarsien.

La *face interne* a pour attribut une facette en équerre, dont la branche horizontale répond à la base de l'os, et la branche verticale, plus courte, à sa face postérieure. Au devant et au-dessous de cette facette, on voit une surface rugueuse qui donne attache à des ligaments.

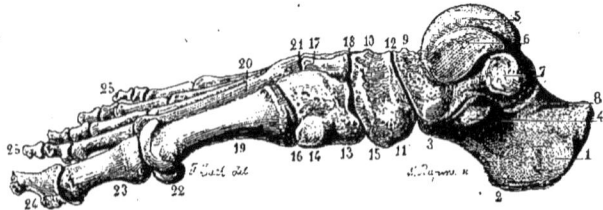

Fig. 183. — *Pied, bord interne.*

1. Face interne du calcanéum. — 2. Sa tubérosité interne. — 3. Sa tubérosité antérieure — 4. Sa petite apophyse, creusée inférieurement d'une gouttière qui reçoit le tendon du muscle long fléchisseur propre du gros orteil. — 5. Poulie articulaire de l'astragale. — 6. Facette par laquelle cet os s'unit à la malléole interne. — 7. Empreinte ligamenteuse. — 8. Contour des facettes par lesquelles le calcanéum et l'astragale s'unissent l'un à l'autre. — 9. Tête et col de l'astragale. — 10. Bord interne du scaphoïde. — 11. Tubérosité de cet os. — 12. Union du scaphoïde et de l'astragale. — 13. Face interne du grand cunéiforme. — 14. Facette à laquelle s'attache le tendon du muscle jambier antérieur. — 15. Union du scaphoïde et du grand cunéiforme. — 16. Union de cet os avec le premier métatarsien. — 17. Petit cunéiforme. — 18. Union de cet os avec le scaphoïde. — 19. Premier métatarsien. — 20. Second métatarsien. — 21. Union de cet os avec le second cunéiforme. — 22. Os sésamoïde interne. — 23. Première phalange du gros orteil. — 24. Dernière phalange de cet orteil. — 25, 25. Secondes et troisièmes phalanges des quatre derniers orteils.

La *face externe* est constituée dans son tiers postérieur par une facette plus large supérieurement qu'inférieurement, qui s'articule avec une facette semblable du troisième cunéiforme. Au devant de celle-ci, se trouve une surface inégale destinée aussi à des insertions ligamenteuses.

La *base*, tournée en haut, est rugueuse et quadrilatère. — Le *sommet*, mince, rectiligne et antéro-postérieur, répond à la voûte du pied.

Troisième ou moyen cunéiforme. — Os court, situé à la partie antérieure du tarse, entre le scaphoïde et le troisième métatarsien, en dehors du petit cunéiforme, en dedans du cuboïde; offrant la forme d'un coin dirigé d'arrière en avant.

On lui considère quatre faces, une base et un sommet. — Pour le mettre en position, il faut placer sa base en haut, tourner en dehors celle des deux faces latérales qui présente la facette la plus grande, et en avant celle des deux faces transversales qui est triangulaire.

La *face postérieure*, plane et inclinée en dedans, présente une figure ovalaire; elle s'articule avec le scaphoïde. — La *face antérieure* est plane aussi, mais triangulaire; elle s'unit au troisième métatarsien.

La *face interne* offre, d'arrière en avant : 1° une facette, large en haut, étroite en bas, par laquelle le troisième cunéiforme s'articule avec le second; 2° au devant de celle-ci, une surface inégale qui forme la plus grande partie de la face interne, et qui donne insertion à des ligaments; 3° tout à fait en avant, une facette étroite et longue qui répond au second métatarsien. Cette facette contribue à former, avec les deux premiers cunéiformes,

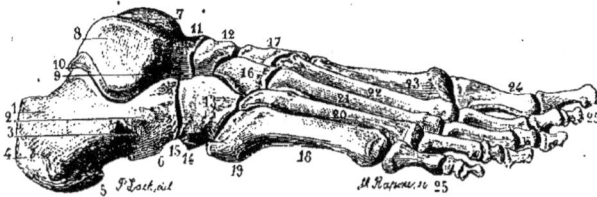

FIG. 184. — *Pied, bord externe.*

1. Face externe du calcanéum. — 2. Tubercule qui sépare les tendons des muscles péroniers latéraux. — 3. Gouttière qui reçoit le tendon du muscle long péronier latéral. — 4. Face postérieure du calcanéum. — 5. Tubérosité externe de cet os. — 6. Sa tubérosité antérieure. — 7. Poulie articulaire de l'astragale. — 8. Facette par laquelle cet os s'articule avec la malléole externe. — 9. Excavation calcanéo-astragalienne. — 10. Union du calcanéum et de l'astragale. — 11. Tête et col de l'astragale. — 12. Scaphoïde. — 13. Cuboïde. — 14. Facette située à l'origine de la gouttière dans laquelle pénètre le tendon du muscle long péronier latéral. — 15. Union du calcanéum et du cuboïde. — 16. Troisième ou moyen cunéiforme. — 17. Second ou petit cunéiforme. — 18. Cinquième métatarsien. — 19. Tubérosité de cet os obliquement dirigé d'avant en arrière et de dedans en dehors. — 20. Quatrième métatarsien. — 21. Troisième métatarsien. — 22. Second métatarsien. — 23. Premier métatarsien. — 24. Premières phalanges des orteils. — 25. Secondes et troisièmes phalanges des quatre derniers orteils.

une sorte de mortaise qui reçoit l'extrémité postérieure du second os du métatarse ; son étendue varie ; quelquefois elle n'existe pas.

La *face externe* présente, en arrière, une large facette, circulaire ou ovalaire, qui répond à une facette semblable du cuboïde. Au devant de celle-ci est une surface inégale destinée à des insertions ligamenteuses. Sur son angle antéro-supérieur, on observe une très-petite facette qui s'unit au quatrième métatarsien et qui fait aussi quelquefois défaut.

La *base* regarde en haut et un peu en dehors ; elle est plane, rectangulaire et rugueuse. — Le *sommet*, tourné en bas, est arrondi et inégal.

C. — Conformation intérieure et développement des os du tarse.

Les os du tarse sont formés de tissu spongieux. La densité de ce tissu diffère beaucoup, du reste, suivant les individus. Chez quelques-uns, il est constitué par des trabécules épaisses et très-résistantes ; chez d'autres, celles-ci sont plus déliées et circonscrivent des aréoles plus larges. La masse de substance osseuse qui entre dans sa composition varie donc, et varie dans de très-grandes proportions. Lorsqu'elle devient considérable, le tissu celluleux est serré, très-résistant ; la moelle moins abondante, et la vascularité de l'os moins grande. Lorsqu'elle diminue, le tissu spongieux se raréfie, la moelle augmente de quantité ; les vaisseaux se multiplient également. De là, sans doute, des prédispositions individuelles très-différentes aussi aux lésions inflammatoires : prédispositions toujours plus accusées dans le jeune âge, où le tissu spongieux, incomplétement développé, présente son minimum de densité et son maximum de vascularité.

Développement. — Le calcanéum se développe par deux points d'ossification. L'astragale et les cinq os de la rangée antérieure du tarse ont chacun pour origine un seul point osseux.

Des deux points d'ossification du calcanéum, l'un est primitif et donne naissance à la presque totalité de l'os. L'autre est une épiphyse qui complète son extrémité postérieure. — Le point primitif paraît vers le sixième mois de la vie intra-utérine, et s'allonge rapidement d'avant en arrière. A la naissance, il se présente sous la forme d'un ovoïde, ou d'un petit cylindre antéro-postérieur, dont les extrémités sont arrondies. — Le point complémentaire naît de sept à huit ans. Il répond, au début de sa formation, à la moitié inférieure de la face postérieure. En s'étendant, il prend la forme d'une lamelle qui recouvre toute cette moitié inférieure. Plus tard, la lamelle épiphysaire se prolonge sur la face inférieure du calcanéum pour constituer ses deux tubérosités. Dans la dernière période de son développement, on la voit se prolonger aussi de bas en haut, et remonter jusqu'à la face supérieure ; mais sa moitié supérieure reste toujours très-mince. Cette épiphyse se soude, en général, à seize ans ; quelquefois à dix-sept ou dix-huit ans (fig. 180, 9, 9).

Le point osseux qui occupe le centre de l'astragale paraît dans les derniers jours de la grossesse : on en trouve déjà un vestige chez la plupart des nouveau-nés. — Celui du cuboïde se montre à six mois. — Celui du troisième cunéiforme, à un an. — Celui du second, à trois ans. — Ceux du premier cunéiforme et du scaphoïde naissent de trois à quatre ans ; quelquefois le scaphoïde n'apparaît qu'à quatre ou cinq ans.

Tous ces noyaux osseux sont arrondis dans les premiers temps de leur développement. Celui de l'astragale, de même que celui du calcanéum, ne tarde pas à s'allonger dans le sens antéro-postérieur ; il s'aplatit ensuite de haut en bas. Les autres conservent la forme sphéroïde jusqu'au moment où ils commencent à se rencontrer. Leurs facettes s'étendant, chacun d'eux prend alors peu à peu le mode de configuration qui lui est propre.

II. — Du métatarse.

Le *métatarse* est la seconde partie du pied. Obliquement étendu de la rangée antérieure des os du tarse à la base des orteils, il présente une figure quadrilatère qui permet de lui considérer une face supérieure, une face inférieure et quatre bords. Ceux-ci se distinguent en interne, externe, postérieur et antérieur.

La *face supérieure* ou *dorsale*, inclinée en dehors, est convexe. — La *face inférieure* ou *plantaire* est concave, soit dans le sens longitudinal, soit dans le sens transversal.

Le *bord interne* offre une épaisseur qui rappelle celle du bord correspondant du tarse. — Le *bord externe*, beaucoup plus mince, descend aussi plus bas que le précédent. On remarque, à son extrémité postérieure, une saillie très-prononcée qui sert de guide au chirurgien dans la recherche de l'articulation tarso-métatarsienne.

Le *bord postérieur*, oblique de dedans en dehors et d'avant en arrière, se compose d'une série de facettes qui s'unissent aux os de la seconde rangée du tarse. Parmi ces facettes, il en est une qui déborde toutes les autres pour venir se loger dans la mortaise constituée par les trois cunéiformes. Le tarse et le métatarse ne sont donc pas simplement juxtaposés ; ils se pénètrent réciproquement, et se comportent l'un à l'égard de l'autre, comme les deux rangées du tarse se comportent entre elles.

Le *bord antérieur* est formé par une série de têtes légèrement écartées, et disposées sur une ligne courbe, dont la convexité regarde en avant. Il s'articule avec la base des orteils.

Le métatarse se compose de cinq os longs et parallèles, dirigés d'arrière en avant, et désignés sous les noms de *premier*, *deuxième*, etc., en procédant de dedans en dehors. Ces os ne se touchent pas en avant, mais s'unissent en arrière, et restent séparés dans toute l'étendue de leur partie moyenne par des espaces, *espaces interosseux*, qu'on distingue aussi par les termes numériques de *premier*, *deuxième*, etc., en partant du gros orteil. Le premier de ces espaces est plus grand que le second; et celui-ci l'emporte sur les deux derniers. Tous augmentent d'étendue d'arrière en avant, jusqu'au voisinage de la tête des métatarsiens, où ils atteignent leur plus grande largeur.

Les métatarsiens présentent des caractères qui leur sont communs, et des caractères qui sont propres à chacun d'eux.

A. — Caractères communs à tous les métatarsiens.

Les métatarsiens ont pour caractères communs : 1° la prédominance de l'une de leurs dimensions sur les deux autres, caractère qui les range parmi les os longs du troisième ordre; 2° leur direction antéro-postérieure, ou parallèle à l'axe du pied; 3° leurs connexions avec l'un des os du tarse en arrière, avec l'un des orteils en avant; 4° leur forme, qui dérive d'un même type. Pour les comparer sous ce point de vue, on considère à chacun d'eux un corps et deux extrémités.

a. Le *corps* est prismatique et triangulaire. Ses faces se distinguent en interne, externe et inférieure; ses bords en latéraux et supérieur.

La face interne et la face externe s'inclinent vers la face dorsale du pied. Elles donnent attache aux muscles interosseux.

La face inférieure ou plantaire est courbée sur la longueur, et recouverte aussi par ces muscles.

Les bords latéraux sont mousses. — Le bord supérieur ou dorsal est mince et tranchant sur sa partie moyenne; il se termine en avant et en arrière par une petite surface triangulaire qui se continue, d'une part avec la tête, de l'autre avec l'extrémité tarsienne de l'os.

b. L'*extrémité postérieure* des os du métatarse est configurée à la manière d'un coin. Continue en avant avec le corps de l'os, ce coin présente cinq faces, trois articulaires et deux qui donnent attache à des ligaments. — La face postérieure, plane et triangulaire, s'articule avec l'un des os de la rangée antérieure du tarse. — Les faces interne et externe s'unissent à celles des métatarsiens voisins par une très-petite facette. Dans le reste de leur étendue, elles sont inégales, et donnent attache à des ligaments. — La face supérieure, ou la base du coin, tournée en haut, de figure quadrilatère, donne aussi attache à des ligaments. — La face inférieure, ou le sommet de ce coin, est étroite et rugueuse.

c. L'*extrémité antérieure* revêt la forme d'une tête aplatie transversalement, convexe et très-allongée de haut en bas; elle s'articule avec la première phalange des orteils. De chaque côté de la tête, on remarque une dépression; et au-dessus de celle-ci, un tubercule, *tubercule dorsal*, qui donnent insertion, l'une et l'autre, aux ligaments latéraux des articulations métatarso-phalangiennes. Supérieurement, la tête des métatarsiens est limitée par un sillon transversal qui se continue avec les dépressions latérales, et qui lui constitue une sorte de *col*. En bas, elle a pour limite une ligne courbe, et deux tubercules, les *tubercules plantaires*.

B. — Caractères propres à chacun des métatarsiens.

Premier métatarsien. — Cet os est un peu plus court que les autres. Mais il l'emporte sur ceux-ci par son volume, relativement si considérable, qu'il suffirait à lui seul pour le caractériser.

Le *corps* offre une forme régulièrement prismatique et triangulaire. Sa face interne, très-large, rectangulaire et convexe, fait partie du bord interne du pied ; elle répond à la peau. — Sa face externe est légèrement concave, plus large en arrière qu'en avant ; elle donne attache au premier interosseux dorsal. — Sa face inférieure, concave aussi, mais plus large que la précédente, donne attache au muscle court fléchisseur du gros orteil. — Le bord dorsal est plus mousse que celui des autres métatarsiens. Les bords interne et externe sont au contraire beaucoup plus prononcés. Le dernier surtout est très-saillant ; il décrit une courbe, dont la concavité regarde en bas et en dehors.

L'*extrémité postérieure*, de figure triangulaire, présente une large facette, concave et demi-circulaire, par laquelle le premier métatarsien s'unit au premier cunéiforme. — Des trois bords qui circonscrivent cette extrémité, le supérieur ou dorsal est convexe et creusé d'un très-petit sillon. L'inférieur ou plantaire est rectiligne et inégal. L'externe est vertical, beaucoup plus long que les deux autres, plus épais et plus rugueux ; il présente très-souvent une facette qui s'applique à une facette semblable du deuxième métatarsien. Cette facette varie beaucoup, du reste, dans son étendue. — A l'union des bords, on remarque trois tubercules qui se distinguent en supérieur, interne et externe. Le tubercule supérieur, peu saillant, correspond au bord dorsal de la diaphyse. Le tubercule interne, plus prononcé, donne attache à un prolongement du tendon du muscle jambier antérieur. Le tubercule externe, très-considérable, reçoit l'attache du tendon du long péronier latéral.

L'*extrémité antérieure* n'est pas aplatie de dedans en dehors, mais de haut en bas. En outre, sa surface articulaire offre inférieurement une saillie mousse, antéro-postérieure, et de chaque côté de celle-ci une rainure sur laquelle glisse un os sésamoïde.

En résumé, on reconnaîtra le premier métatarsien à sa brièveté et à son énorme volume ; à la facette demi-circulaire de son extrémité postérieure ; aux trois bords et aux trois tubercules qui circonscrivent cette extrémité ; à la largeur et aux deux rainures de son extrémité antérieure.

Pour le mettre en position, il faut placer en arrière l'extrémité triangulaire, tourner en dehors celui des trois bords de cette extrémité qui est le plus long, et diriger en bas celui des trois angles qui est le plus saillant.

Deuxième métatarsien. — Le deuxième métatarsien est le plus long de tous. De même que les trois derniers os du même groupe, il emprunte les caractères qui le distinguent au mode de conformation de son extrémité tarsienne.

Cette extrémité, configurée à la manière d'un coin, déborde en arrière d'un centimètre celle du premier métatarsien, et de 3 millimètres celle du troisième, pour se loger dans la mortaise que lui présentent les trois cunéiformes. — Sa face postérieure, qui répond au petit cunéiforme, est concave. — Sa face interne offre, sur sa partie la plus élevée, une très-petite facette qui s'applique au grand cunéiforme ; dans le reste de son étendue, elle est inégale, et donne attache à un large et très-résistant ligament qui l'unit, soit à cet os, soit au premier métatarsien. — La face externe présente deux facettes séparées par une dépression rugueuse ; chacune d'elles est partagée en deux facettes secondaires par une crête mousse verticale, en sorte qu'il existe sur cette face quatre facettes : deux postérieures, qui s'articulent avec le troisième cunéiforme, et deux antérieures plus petites, qui répondent au troisième métatarsien.

L'existence de quatre facettes articulaires sur le côté externe de son extrémité postérieure est un caractère qui suffit à lui seul pour distinguer le second métatarsien de tous les autres. — Pour le mettre en position, il faut donc placer son extrémité cunéiforme en arrière, tourner la face qui porte ces quatre facettes en dehors, et diriger en haut la base du coin.

Troisième métatarsien. — La face postérieure de son extrémité tarsienne, par laquelle il s'unit au troisième cunéiforme, est plane. — La face interne présente deux facettes séparées par une dépression, l'une supérieure, l'autre inférieure ; toutes deux s'articulent avec le second métatarsien. — Sur la face externe, on remarque une facette ovalaire qui s'applique au quatrième métatarsien.

La présence d'une double facette articulaire sur le côté interne de son extrémité postérieure, et d'une facette ovalaire sur le côté externe, caractérise le troisième métatarsien. — Pour le mettre en position, il faut placer son extrémité cunéiforme en arrière, tourner en haut la base du coin, et diriger en dedans celle des faces latérales qui offre deux facettes.

Quatrième métatarsien. — La face postérieure de son extrémité tarsienne est plane, inclinée en dedans, et plutôt ovalaire que triangulaire. — La face interne s'unit à l'extrémité correspondante du troisième métatarsien par une facette ovalaire, dont le grand axe se dirige d'avant en arrière et un peu de haut en bas. En arrière de celle-ci, il en existe souvent une seconde, très-petite et quadrilatère, qui s'articule avec la face externe du troisième cunéiforme. Ces deux facettes occupent le tiers supérieur de la face interne, qui est inégale et rugueuse dans le reste de son étendue. — La face externe, contiguë au cinquième métatarsien, présente une facette triangulaire, dont l'angle antérieur est arrondi, le supérieur droit, et l'inférieur très-aigu. Au-dessous, on voit une gouttière obliquement dirigée de la face dorsale vers la face plantaire; en dedans et au-dessus de celle-ci se trouve un large tubercule.

A l'aspect de cette gouttière oblique, située sur la face externe de son extrémité postérieure, limitée d'un côté par une facette triangulaire, de l'autre par un large tubercule, on reconnaîtra facilement le quatrième métatarsien. — Pour le mettre en position, il faut donc placer en arrière son extrémité cunéiforme, tourner en haut la base du coin, et diriger en dehors celle des deux faces du coin qui offre une gouttière située entre une facette articulaire et une large saillie.

Cinquième métatarsien. — Son extrémité postérieure diffère beaucoup de celle des autres métatarsiens. Elle n'est pas cunéiforme; au lieu de s'allonger de haut en bas, elle s'allonge de dedans en dehors. — La face postérieure de cette extrémité, inclinée en dedans, s'articule avec le cuboïde par une facette plane, semi-ovalaire. — La face interne s'unit au quatrième métatarsien par une facette, plane et semi-ovalaire aussi, dont la base se continue à angle droit avec celle de la facette cuboïdienne. — La face externe se prolonge en bas et en arrière sous la forme d'une grosse tubérosité, la *tubérosité* du cinquième métatarsien. Cette tubérosité donne attache au tendon du court péronier latéral. Elle est séparée de la facette cuboïdienne par une dépression qui fait partie de la gouttière dans laquelle passe le tendon du long péronier latéral. C'est immédiatement en arrière de cette dépression que se trouve l'interligne articulaire sur lequel le chirurgien porte le tranchant du couteau dans la désarticulation du métatarse.

La face supérieure ou dorsale, très-large et légèrement convexe, s'incline en dehors. — La face inférieure ou plantaire est concave.

Les deux facettes semi-ovalaires, unies à angle droit ou légèrement obtus, et surtout la tubérosité de cet os, le différencient très-nettement de tous les autres. — Pour le mettre en position, il faut placer son extrémité la plus volumineuse en arrière, diriger en dehors la tubérosité qu'elle présente, et tourner en bas sa face concave.

C. — Conformation intérieure et développement des métatarsiens.

La conformation intérieure des métatarsiens ne diffère pas de celle des métacarpiens. Ils présentent un canal médullaire, dont l'étendue varie pour chacun d'eux. — Les extrémités sont constituées par un tissu spongieux, plus condensé dans l'extrémité antérieure que dans la postérieure.

Développement. — Les os du métatarse se développent par deux points osseux : l'un, primitif, pour le corps et l'extrémité postérieure ; l'autre, complémentaire, pour l'extrémité antérieure.

Le point primitif paraît vers le milieu du troisième mois de la vie intra-utérine. En s'allongeant, il produit environ les sept huitièmes de l'os.

Le point complémentaire se montre à quatre ans, et se soude de seize à dix-sept ans.

Pour le premier métatarsien, de même que pour le premier métacarpien, cette épiphyse répond, non à la tête de l'os, mais à son extrémité opposée. Elle naît et se soude, du reste, à la même époque que les autres.

III. — Des orteils.

Les *orteils,* au nombre de cinq, forment la troisième partie du pied. On les distingue par les termes numériques de *premier, second,* etc., en comptant de dedans en dehors. Le premier porte aussi le nom de *gros orteil,* et le dernier celui de *petit.*

Ces appendices se composent de trois phalanges, à l'exception du premier, qui n'en présente que deux. Les phalanges sont désignées sous les noms de *premières, secondes* et *troisièmes,* en procédant d'arrière en avant. Celles du gros orteil sont distinguées en *première* et *dernière.*

A. **Des premières phalanges.** — Elles sont plus petites que les premières phalanges des doigts, et beaucoup plus longues cependant que les autres phalanges des orteils. On leur considère un corps et deux extrémités.

Le *corps* n'est pas aplati comme celui des phalanges de la main, mais arrondi et plus large à ses extrémités qu'à sa partie moyenne. Il présente quatre faces. — La *face supérieure* ou *dorsale* est cylindrique ; elle répond aux tendons des muscles extenseurs. — La *face inférieure* ou *plantaire,* concave d'avant en arrière, répond aux tendons des muscles fléchisseurs. — Les *faces latérales,* concaves aussi et plus larges que les précédentes, donnent attache aux gaînes fibreuses qui entourent ces tendons.

L'*extrémité postérieure* ou *métatarsienne* est plus arrondie également que celle des phalanges de la main. La cavité glénoïde qui en dépend est relativement plus profonde et plus étendue que la cavité correspondante de ces phalanges ; en outre elle est circulaire et non ovalaire. Sur le côté inférieur ou plantaire de l'extrémité métatarsienne, on voit deux tubercules arrondis et volumineux que sépare une gouttière ; ces tubercules donnent insertion aux ligaments latéraux des articulations métatarso-phalangiennes.

L'*extrémité antérieure* représente, comme celle des premières et des secondes phalanges des doigts, une petite poulie. De chaque côté de la gorge de la poulie se trouve un condyle ; et en dehors de ceux-ci, une facette circulaire qui donne attache aux ligaments latéraux des articulations phalangiennes.

De la description qui précède, il suit que les premières phalanges des orteils diffèrent des premières phalanges des doigts : 1° par leur volume, beaucoup moindre ; 2° par la forme arrondie de leur corps, dont les parties latérales, au lieu de constituer des bords, représentent de véritables faces ; 3° par leur extrémité métatarsienne, qui est circulaire et non ovalaire ; 4° par la cavité creusée sur cette extrémité, et recouvrant celle-ci à peu près complétement, tandis qu'aux doigts elle est débordée de chaque côté par les tubercules latéraux.

La *première phalange* du gros orteil diffère des quatre suivantes : 1° par ses grandes proportions, en rapport avec le volume considérable de tous les os qui contribuent à former le bord interne du pied ; 2° par la forme aplatie et demi-cylindrique de son corps ; 3° par la cavité glénoïde de son extrémité postérieure, qui est allongée transversalement et limitée par un bord mince et tranchant ; 4° par le tubercule interne de cette extrémité, beaucoup plus volumineux que l'externe. — Pour la mettre en position, il faut donc placer sa grosse extrémité en arrière, sa face convexe en haut et son tubercule le plus volumineux en dedans.

B. **Des secondes phalanges.** — Ces phalanges n'appartiennent qu'aux quatre derniers orteils. Elles manquent de corps, en sorte qu'elles ont pour attributs distinctifs leur extrême brièveté, et une figure quadrilatère qui permet de leur considérer deux faces, deux bords et deux extrémités.

La *face dorsale* est concave d'avant en arrière. — La *face plantaire*, contiguë aux tendons des muscles fléchisseurs, est concave aussi d'avant en arrière, et beaucoup plus large que celle des premières phalanges. — Les *bords*, concaves également, donnent attache aux gaînes fibreuses qui recouvrent les tendons. — L'*extrémité postérieure* présente une crête mousse, verticale, qui répond à la gorge de la poulie des premières phalanges ; et de chaque côté, une petite cavité glénoïde qui s'unit aux condyles de cette poulie. — L'*extrémité antérieure* est formée par une surface unie et cylindrique, transversalement dirigée.

Des troisièmes phalanges. — Au nombre de cinq, comme les premières, elles manquent de corps comme les secondes. Ces phalanges sont donc remarquables aussi par leur brièveté et la petitesse de leur volume, à l'exception cependant de celle du gros orteil, qui est beaucoup plus considérable que la phalange correspondante du pouce.

Elles offrent, du reste, un mode de configuration qui ne diffère pas de celui des phalangettes de la main.

Développement des phalanges. — Les phalanges du pied, de même que celles de la main, se développent par deux points d'ossification : un point primitif pour le corps et l'extrémité antérieure ; un point complémentaire pour l'extrémité postérieure.

Le point primitif ou principal naît le plus habituellement dans la première moitié du quatrième mois de la vie fœtale ; il forme les cinq sixièmes de la longueur totale de l'os.

Le point épiphysaire apparaît de trois ans et demi à quatre ans. Celui des troisièmes et des secondes phalanges se soudent de quinze à seize ans. Celui des premières se réunit au corps de l'os à seize ans.

Les secondes et les troisièmes phalanges, comme la plupart des os qui s'atrophient, ont quelque tendance à se souder entre elles. A quarante ou cinquante ans, cette soudure se rencontre souvent sur le petit orteil.

ARTICLE III

PARALLÈLE DES MEMBRES SUPÉRIEURS ET INFÉRIEURS

L'analogie des membres supérieurs et inférieurs, entrevue déjà par Aristote et quelques grands naturalistes de l'antiquité, n'a été réellement démontrée que vers la fin du siècle dernier par Vicq d'Azyr.

Depuis cette époque, un grand nombre d'anatomistes ont abordé le même sujet. Aucun d'eux n'a apporté dans son étude autant de sagacité, des vues plus philosophiques, un jugement aussi droit et aussi ferme.

Dans la recherche des parties analogues, il faut invoquer surtout les rapports qu'elles affectent avec celles qui les entourent. Ces rapports offrent une telle importance, que l'illustre E. Geoffroy Saint-Hilaire a cru devoir les élever à la hauteur d'un principe.

Le *principe des connexions*, nous ne saurions trop le répéter, est le seul sur lequel on puisse s'appuyer avec une entière sécurité. Lorsqu'on le prend pour guide, on peut retrouver des analogies qui seraient restées inaperçues en suivant toute autre voie ; si on le néglige, ou si l'on ne procède pas à son application avec assez de sévérité, on tombe presque inévitablement dans les plus graves erreurs.

Il est digne de remarque que Vicq d'Azyr, antérieur à la découverte de ce principe, en a cependant pressenti toute la valeur, et que les observateurs, appelés plus tard à en faire l'application, en ont si peu apprécié l'importance, qu'ils l'ont laissé dans un oubli presque complet. Au lieu de s'attacher surtout aux connexions, la plupart d'entre eux les mentionnent à peine, et invoquent des considérations relatives à la position, à la direction, au volume, aux usages, etc. Or, dans la détermination des analogies, il faut éviter de faire intervenir des considérations de cette nature, ou du moins on ne doit les invoquer qu'avec la plus extrême réserve ; car elles conduisent presque toujours à des résultats illusoires.

Les membres se composent chacun de quatre segments qui se correspondent : l'épaule et la hanche, le bras et la cuisse, l'avant-bras et la jambe, la main et le pied.

§ 1. — PARALLÈLE DE L'ÉPAULE ET DE LA HANCHE.

L'épaule est formée de deux os, l'omoplate et la clavicule. Celle d'un côté est indépendante de celle du côté opposé ; en avant, cependant, le ligament interclaviculaire les unit l'une à l'autre. Ainsi réunies, elles forment les trois quarts d'un anneau qui embrasse la partie supérieure du thorax, et dont les deux extrémités, représentées par le bord spinal des omoplates, libres et flottantes en quelque sorte, convergent vers la colonne vertébrale sans arriver jusqu'à elle.

La hanche est formée d'une seule pièce. Celle du côté droit s'unit en avant à celle du côté gauche. De cette union résulte, non plus un simple anneau, mais un canal qui resterait aussi ouvert en arrière, si la colonne rachidienne ne venait relier l'un à l'autre ses deux bords.

L'anneau que forment les épaules, et le canal incomplet constitué par les hanches, présentent, il est vrai, de très-grandes différences :

1° Des différences de proportion, que nous allons retrouver sur tous les autres segments, et qui sont en rapport avec leur destination. Les segments du membre supérieur, appelés à réagir sur les corps qui nous entourent, ont pour attributs essentiels la légèreté et l'agilité ; destinés à supporter le poids du corps, ceux du membre inférieur ont reçu en partage un volume plus considérable et une solidité plus grande.

2° Des différences de mobilité : les épaules, unies au thorax par leur extrémité la plus grêle, libres à leur extrémité opposée et dans tout leur trajet, sont remarquables par l'étendue et la variété de leurs mouvements ; les hanches, unies entre elles en avant et au rachis en arrière, sont immobilisées au contraire dans la situation qu'elles occupent.

3° Des différences de situation, de dimensions, de direction, de configuration, de développement, de destination, etc.

Mais toutes ces différences n'offrent qu'une importance très-secondaire. Entre l'anneau représenté par les épaules et le canal infundibuliforme constitué par les deux hanches, il existe une analogie générale qu'on ne saurait méconnaître. En opposant les deux segments trait pour trait, cette analogie deviendra plus évidente.

L'omoplate étant placée en regard de l'os iliaque et dirigée de telle sorte que la cavité glénoïde regarde en bas, il devient manifeste que cette cavité correspond à la cavité cotyloïde ; que le corps du scapulum correspond à l'ilion ; le bord spinal à la crête iliaque ; le bord axillaire au bord inguinal ; le bord coracoïdien au bord sacro-coccygien. Il devient évident aussi que les fosses sus- et sous-épineuses représentent la fosse iliaque externe, et la fosse sous-scapulaire la fosse iliaque interne.

L'épine de l'omoplate a pour analogue la ligne courbe demi-circulaire

inférieure. Elle en diffère beaucoup sans doute par son énorme développement; mais elle offre les mêmes connexions; car elle sépare les muscles
sus- et sous-épineux, de même que cette ligne sépare les muscles moyen et
petit fessier, qui sont les analogues des précédents.

L'apophyse coracoïde répond à l'ischion. Comme celui-ci, elle se développe par un point d'ossification qui lui est propre. Comme lui, elle participe à la formation de la cavité articulaire correspondante; car le point
osseux supérieur de la cavité glénoïde repose sur la base de cette apophyse
et peut en être considéré comme une dépendance. Son corps se complète
également par une épiphyse.

L'acromion et la clavicule, qui le prolongent, représentent le pubis.
L'espace compris entre la clavicule et l'apophyse coracoïde figure le trou
sous-pubien, que complètent les ligaments coraco-claviculaires.

Toutes les parties constituantes de la hanche se trouvent donc représentées à l'épaule. Par conséquent, nous pouvons considérer comme analogues
ces deux premiers segments des membres.

§ 2. — PARALLÈLE DE L'OS DU BRAS ET DE L'OS DE LA CUISSE.

Afin de présenter sous un aspect plus saisissant les analogies des membres supérieurs et inférieurs, Vicq d'Azyr conseillait de comparer le membre
thoracique d'un côté au membre abdominal du côté opposé : procédé qui
a pour avantage de mettre, dans une position semblable, toutes les parties
correspondantes de l'humérus et du fémur, de l'avant-bras et de la jambe.
Mais cet avantage ne s'étendait pas à la main et au pied, dont les parties
analogues prenaient alors une position opposée.

Flourens a fait remarquer, avec raison, qu'il était plus rationnel de
comparer entre eux les deux membres du même côté; et pour placer la
main et le pied dans une situation semblable, il recommande de mettre
l'avant-bras en pronation : attitude favorable, en effet, à la partie terminale
des membres, défavorable au contraire à leur partie moyenne; car les os
du bras et de l'avant-bras, de la cuisse et de la jambe, occupent alors une
situation différente; leurs faces, leurs bords, leurs saillies, ne se correspondent plus.

M. Martins, après avoir constaté que l'humérus est tordu sur son axe de
180 degrés, et que le fémur ne l'est pas, ou l'est à peine, a proposé de
détordre le premier de ces os, en faisant pivoter sa moitié inférieure
de manière à porter l'épitrochlée en dehors et l'épicondyle en dedans.
L'humérus ainsi détordu, les parties analogues du bras et de la cuisse, de
l'avant-bras et de la jambe, de la main et du pied, se correspondent mieux;
et le parallèle de ces trois segments des membres devient plus facile.

Mais il importe de bien établir que ce procédé, de même que celui de
Vicq d'Azyr, celui de Flourens, et tous ceux qui se proposent un but sem-

blable, sont de simples artifices de démonstration. Gardons-nous, par conséquent, d'en exagérer l'importance. Parmi ces moyens artificiels, celui de M. Martins est le plus simple, et nous semble mériter la préférence.

L'humérus étant détordu et placé horizontalement à côté du fémur, dans une direction parallèle à cet os, toutes les parties analogues se trouvent en pleine évidence. La tête de l'humérus répond à la tête du fémur ; le col anatomique, au col de cet os ; la grosse tubérosité, au grand trochanter ; la petite tubérosité, ou tubérosité antérieure, au petit trochanter : d'où les noms de *trochin* ou de *trochiter* donnés par Chaussier aux deux tubérosités de l'os du bras, pour rappeler l'analogie qu'elles présentent avec les saillies correspondantes de l'os de la cuisse.

La face postérieure du corps de l'humérus a pour analogue la face antérieure du corps du fémur. L'une et l'autre répondent au muscle qui préside à l'extension du troisième segment des membres sur le second. Qu'elle soit postérieure sur l'os du bras, et antérieure sur celui de la cuisse, cette différence de situation ne modifie en rien leurs connexions, qui sont les mêmes. Les faces interne et externe de l'humérus correspondent à celles du fémur ; même correspondance entre les bords de même nom : le bord antérieur représente la ligne âpre.

En comparant l'extrémité inférieure des deux os, on voit que la poulie humérale répète la poulie fémorale ; les tubérosités de l'humérus répètent celles du fémur.

De ce parallèle, nous pouvons conclure aussi que le second segment du membre thoracique offre la plus remarquable analogie avec le second segment du membre abdominal.

§ 3. — Parallèle de l'avant-bras et de la jambe.

L'avant-bras se compose de deux os, le cubitus et le radius. La jambe se compose aussi de deux os, le tibia et le péroné.

Quel est celui des deux os de l'avant-bras qui répond au tibia ? Quel est celui qui répond au péroné ? Cette question a soulevé une longue controverse qui n'est pas épuisée encore.

Vicq d'Azyr, considérant les connexions de ces os, avance que le cubitus répond au tibia, et le radius au péroné.

En 1844, Flourens s'est attaché à démontrer, au contraire, que le cubitus représente le péroné, et que le tibia est représenté par le radius. Mettant l'avant-bras dans sa position la plus ordinaire, c'est-à-dire en pronation, cet auteur fit remarquer que le radius est alors en avant et en dedans du cubitus, de même que le tibia est en avant et en dedans du péroné ; il ajouta que le radius se comportait à l'égard de la main comme le tibia à l'égard du pied ; que le pouce est situé sur le prolongement du premier, comme le gros orteil sur le prolongement du second. Ces considérations, sans être concluantes, avaient une valeur réelle. Un grand nombre d'observateurs se rangèrent à son avis.

M. Martins se rallie aussi à l'opinion de Flourens. Mais il invoque en sa faveur un argument nouveau, la *loi des coalescences*. Pour lui également le tibia représente le radius, et le péroné le cubitus. Si l'extrémité supérieure du premier est si volumineuse, et celle du second relativement si petite, c'est parce que les deux os de l'avant-bras restent indépendants au niveau de l'articulation du coude, tandis que les deux os de la jambe se sont soudés au niveau de celle du genou. De la fusion ou coalescence des deux têtes articulaires, résultent pour l'extrémité supérieure du tibia : 1° un notable accroissement de volume; 2° un allongement dans le sens transversal; 3° l'existence d'une double cavité glénoïde, qui correspondent, l'une à celle du cubitus, l'autre à celle du radius. Ainsi considérée, l'extrémité fémorale de la jambe offre en effet une grande analogie avec l'extrémité humérale de l'avant-bras. Pour la rendre plus évidente encore, M. Martins détache par un trait de scie longitudinal la moitié environ de la face postérieure du cubitus, ainsi que l'olécrâne et l'apophyse coronoïde, et accole toute cette partie de l'os au radius; il détache ensuite l'olécrâne, puis l'élève légèrement. L'avant-bras, dans sa partie la plus élevée, répète alors parfaitement la disposition des os de la jambe.

En faisant intervenir la loi des coalescences dans le parallèle de ces os, M. Martins nous a donné une détermination très-rationnelle de leurs parties analogues. Je ne veux pas dire cependant qu'elle soit absolument à l'abri de toute critique. Un os en effet ne se soude à un autre qu'après avoir parcouru tous les degrés d'une atrophie progressive : ainsi les côtes cervicales et lombaires se soudent aux apophyses transverses; mais elles n'existent plus alors qu'à l'état de rudiments; ainsi le péroné, dans les oiseaux, se soude au tibia; mais il est réduit aussi à l'état de vestige; les vertèbres coccygiennes se soudent entre elles, mais sous quel aspect se présentent-elles? Sous l'aspect de simples granules osseux. Ici le cubitus de la jambe se soude au radius sans rien perdre de ses dimensions; il n'a pas subi l'atrophie, qui pour les os précédents est la condition première de la perte de leur individualité, ou de leur soudure; remarquons d'ailleurs qu'en réalité il ne se soude pas. Néanmoins, en prenant la loi des coalescences dans son acception la plus large, l'application qu'en a faite M. Martins reste très-acceptable; son opinion me paraît la mieux fondée. J'admettrai donc avec cet auteur que le tibia est l'analogue du radius, le péroné l'analogue du cubitus, et la rotule l'analogue de l'olécrâne.

L'olécrâne étant détaché du cubitus et restant suspendu au tendon du triceps brachial, comme la rotule au tendon du triceps fémoral, les deux surfaces articulaires des os de l'avant-bras répètent les deux cavités glénoïdes du tibia. L'épine de cet os et les dépressions qu'elle sépare répondent à la ligne de jonction des deux surfaces qui précèdent. L'extrémité fémorale du tibia représentant le radius et le tiers supérieur du cubitus, le bord antérieur de cet os a pour analogue le bord postérieur de celui-ci ; les deux bords, en effet, sont également saillants et tranchants ; tous deux sont un peu curvilignes et semblablement contournés.

La partie moyenne des os de la jambe ne diffère pas de celle des os de l'avant-bras. Elle affecte sur les deux membres la même situation relative, la même direction, la même forme prismatique et triangulaire.

Leur partie inférieure est plus frappante encore de similitude : l'une et l'autre sont volumineuses et irrégulièrement cuboïdes ; sur l'une et l'autre on remarque une surface articulaire inférieure qu'une crête antéro-postérieure partage en deux facettes secondaires, et une surface articulaire latérale par laquelle les deux os se juxtaposent. L'apophyse styloïde du radius représente la malléole interne ; comme celle-ci, elle donne attache à un ligament qui répond supérieurement au pouce, inférieurement au gros orteil. L'apophyse styloïde du cubitus représente la malléole externe ; elle donne aussi attache à un ligament situé au poignet sur le prolongement du petit doigt, et au pied sur le prolongement du petit orteil.

La rotule correspond à l'olécrâne. Sa face articulaire s'applique à la poulie fémorale, comme celle de l'olécrâne à la poulie humérale. La face sous-cutanée des deux saillies donne attache au tendon des deux triceps. Elles offrent donc les mêmes connexions osseuses et musculaires. La mobilité de l'une, la fixité de l'autre, ainsi que les différences inhérentes à leur forme et à leur mode de développement sont des faits d'une importance secondaire qui ne sauraient faire méconnaître leur analogie ; celle-ci du reste n'est plus contestée.

§ 4. — PARALLÈLE DE LA MAIN ET DU PIED.

Les trois parties constituantes de la main ont pour analogues les trois parties constituantes du pied : le carpe correspond au tarse, le métacarpe au métatarse, les doigts aux orteils.

1° Parallèle du carpe et du tarse.

Le carpe se compose de huit os ; le tarse est formé de sept os seulement. Mais, parmi ceux-ci, il en est un qui en représente deux : c'est le calcanéum. Nous avons vu, en effet, qu'il se développe par deux points d'ossification, tandis que tous les autres naissent par un point unique. Admettons que son épiphyse reste indépendante, le nombre des os du tarse s'élèvera aussi à huit. La différence qu'on remarque, sous ce point de vue, entre le carpe et le tarse, est donc plus apparente que réelle.

Première rangée des os du carpe et du tarse. — La première rangée du carpe comprend le pisiforme, le pyramidal, le semi-lunaire et le scaphoïde.

La première rangée du tarse est formée par le calcanéum et l'astragale. A ces derniers ajoutons le scaphoïde, et le parallèle des deux rangées sera facile. — Le pisiforme et le pyramidal réunis correspondent au calcanéum, le semi-lunaire à l'astragale, et le scaphoïde de la main au scaphoïde du pied.

Il suffit de considérer les connexions de ces os pour reconnaître leur analogie. — Le pyramidal représente le corps du calcanéum; il s'articule en bas avec l'os crochu, qui est l'analogue du cuboïde, et en dehors avec le semi-lunaire, qui représente l'astragale. En outre, il est uni à l'apophyse styloïde du cubitus par un ligament très-résistant. Or, cette apophyse répond à la malléole externe, et le cordon fibreux qui s'y attache, au ligament péronéo-calcanéen. Les connexions osseuses et ligamenteuses de ces os sont donc les mêmes; leur analogie, par conséquent, ne peut être mise en doute.

Le pisiforme représente l'épiphyse du calcanéum. Il se trouve en rapport de contiguïté avec le pyramidal, de même que cette épiphyse est en rapport de continuité avec le corps du calcanéum. Il fait une saillie considérable au devant de l'articulation de l'avant-bras avec la main, de même que l'épiphyse du calcanéum forme une saillie très-grande en arrière de l'articulation de la jambe avec le pied. Le tendon du muscle cubital antérieur vient s'attacher perpendiculairement sur cet os, de même encore que le tendon d'Achille s'insère perpendiculairement sur la saillie du talon. En présence de cette similitude de connexions, nous pouvons conclure que le pisiforme a pour analogue l'épiphyse du calcanéum; et que celui-ci, par conséquent, se compose réellement de deux os. Ces deux os se soudent au pied, mais restent indépendants à la main.

Le semi-lunaire représente l'astragale. Le premier se trouve en rapport avec le radius, de même que le second se trouve en rapport avec le tibia. Tous deux s'unissent aux os correspondants du carpe et du tarse, puisque le semi-lunaire est placé entre le pyramidal, qui répond au calcanéum, et le scaphoïde de la main, qui répond au scaphoïde du pied.

Ces deux derniers os se correspondent en effet; car le scaphoïde de la main s'articule avec le semi-lunaire, comme celui du pied avec l'astragale. Le premier s'unit au trapèze, au trapézoïde et au grand os, comme le second s'unit aux trois cunéiformes. Or, le trapèze représente le grand cunéiforme; le trapézoïde, le petit, et le grand os, le moyen. Leurs connexions lèvent donc tous les doutes qu'on pourrait conserver sur leur analogie.

Seconde rangée des os du carpe et du tarse. — Les quatre os de la seconde rangée du carpe trouvent leurs analogues dans les trois cunéiformes et le cuboïde. Montrons d'abord que les premiers correspondent réellement aux trois cunéiformes. Nous verrons ensuite que le dernier, ou l'os crochu, répond au cuboïde.

Le trapèze représente le grand cunéiforme; leurs connexions sont presque identiques. Il s'articule avec le premier métacarpien, et le grand cunéiforme avec le premier métatarsien; tous deux s'unissent par leur face opposée au scaphoïde, et par une troisième facette à deux os qui se correspondent également, le trapézoïde et le petit cunéiforme.

Le trapézoïde est situé entre le scaphoïde et le second métacarpien, comme le petit cunéiforme entre le scaphoïde et le second métatarsien; il sépare le trapèze du grand os, comme celui-ci sépare le grand du moyen cunéiforme.

Le grand os s'étend du scaphoïde au troisième métacarpien, et transversalement du trapézoïde à l'os crochu. — Le moyen cunéiforme s'étend du scaphoïde au troisième métatarsien, et, dans le sens transversal, du petit cunéiforme, qui représente le trapézoïde, au cuboïde, qui représente l'os crochu.

L'os crochu ou unciforme s'articule en haut avec le pyramidal, en bas avec les deux derniers métacarpiens. — Le cuboïde s'articule en arrière avec le calcanéum; en avant avec les deux derniers métatarsiens. Le premier s'unit, en outre, au grand os, et le second au moyen cunéiforme, l'analogue du précédent.

Les trois cunéiformes et le cuboïde offrent donc les mêmes connexions que les os de la seconde rangée du tarse. Nous sommes autorisé, par conséquent, à regarder le trapèze, le trapézoïde, le grand os et l'os crochu, comme analogues : le premier au grand cunéiforme, le second au petit cunéiforme, le troisième au moyen cunéiforme, le quatrième au cuboïde.

2° Parallèle du métacarpe et du métatarse, des doigts et des orteils.

A mesure qu'on se rapproche de la partie terminale de la main et du pied, les analogies deviennent beaucoup plus évidentes, si évidentes même, qu'il nous suffira de les énoncer. Il est manifeste, en effet, que le métacarpe et le métatarse sont constitués sur le même type, et que les orteils sont une répétition des doigts.

Entre les métacarpiens et les métatarsiens, il y a non-seulement similitude de connexions, mais similitude de nombre, de situation, de volume, de direction, de fixité, de développement, de destination; il y a presque similitude aussi de conformation.

Le premier métacarpien et le premier métatarsien présentent seuls quelques différences importantes qui se rattachent à leur situation, à leur direction, à leur forme, à leur mobilité, à leurs usages. Le premier os du métatarse se comporte, sous ces divers points de vue, comme tous ceux du même groupe, dont il s'écarte un peu seulement par son mode de configuration. Le premier os du métacarpe ne se comporte pas ainsi; il forme en quelque sorte un membre à part dans la petite famille des métacarpiens.

Nous avons vu qu'il est situé sur un plan plus antérieur, qu'il suit une direction très-obliquement descendante, que sa facette carpienne est concave et convexe en sens opposés, qu'il jouit d'une extrême mobilité, et que dans ses mouvements il entre en opposition, soit avec les autres os du même groupe, soit avec les phalanges.

Entre le premier métacarpien et le premier métatarsien il existe donc de très-nombreuses dissemblances, en harmonie avec la destination de l'un et de l'autre. Chacun d'eux possède, en effet, des attributions qui lui sont propres : le premier métatarsien, représentant l'un des trois points sur lesquels repose la voûte plantaire, a reçu pour attribution le volume, la fixité, la solidité ; le premier métacarpien, destiné à porter un doigt qui devait s'opposer à tous les autres, a reçu en partage une situation, une direction, une mobilité exceptionnelles. Mais remarquons que la nature, en les modifiant pour les approprier au but qu'elle se proposait, a respecté leurs connexions. Au milieu de toutes ces modifications de forme, de volume et d'attributions qui leur donnent une physionomie si différente, on retrouve intacte l'analogie qui les rapproche.

Entre les phalanges de la main et les phalanges du pied, il y a aussi similitude de nombre, de situation, de direction, de développement. Elles ne diffèrent en réalité que par leurs dimensions.

Organes essentiels de la préhension, les premières arrivent à un très-grand développement ; elles constituent la partie fondamentale de la main.

Simples appendices annexés à la partie antérieure de la voûte sur laquelle repose le poids du corps, contribuant à transmettre ce poids au sol, mais ne prenant à cette transmission qu'une faible part, les secondes sont remarquables par l'extrême exiguïté de leur volume. Elles ne représentent qu'une partie très-accessoire du pied : si accessoire, qu'elles semblent n'exister en quelque sorte que pour attester cette unité de plan dont nous avons retrouvé déjà les preuves sur toute l'étendue des membres, mais qui s'exprime d'une manière plus éclatante sur leur partie terminale.

ARTHROLOGIE

SECTION PREMIÈRE

DES ARTICULATIONS EN GÉNÉRAL

L'*arthrologie*, ou *syndesmologie*, est cette partie de l'anatomie qui a pour objet l'étude des articulations.

Les différentes pièces du squelette, afin de se prêter un mutuel point d'appui, s'appliquent les unes aux autres par des surfaces réciproquement configurées, que des liens de nature diverse maintiennent en rapport : c'est à l'ensemble des parties par lesquelles s'unissent deux ou plusieurs d'entre elles qu'on donne le nom d'*articulation*.

En s'unissant, les os conservent pour la plupart une complète indépendance. Quelques-uns cependant s'immobilisent en partie. D'autres s'immobilisent complétement. De là trois grandes classes d'articulations :

Les articulations *mobiles*, ou *diarthroses ;*

Les articulations *semi-mobiles*, ou *amphiarthroses ;*

Les articulations *immobiles*, ou *synarthroses.*

Les premières l'emportent par leur nombre sur les secondes et les troisièmes. Toutes les articulations des membres sont des diarthroses. Une grande partie des articulations du tronc appartiennent à la même classe. — Les amphiarthroses ne se rencontrent que sur le tronc, dont elles occupent la partie médiane. — Les synarthroses ont pour siége le crâne et la face.

Chacune de ces trois classes d'articulations présente des caractères qui lui sont propres.

§ 1. — DES DIARTHROSES EN GÉNÉRAL.

Ces articulations, si multipliées dans l'économie, sont aussi celles qui deviennent le siége des lésions les plus variées, les plus fréquentes et les plus graves. Leur étude est donc d'une haute importance, soit pour le physiologiste, auquel elle enseigne le mécanisme de nos mouvements, soit pour le chirurgien appelé à pratiquer une désarticulation, à reconnaître une luxation ou à la réduire. Comment pénétrer, en effet, dans une articulation, si l'on ne connaît la situation précise, la direction et la configuration des surfaces articulaires ? Comment constater si un os est déplacé, comment se rendre compte du mode de production de ce déplacement, et comment le réduire, si l'on ignore les connexions de l'os luxé ?

Les diarthroses ont pour attributs des surfaces indépendantes, revêtues d'une couche de cartilage et offrant une configuration réciproque. Quelquefois, cependant, ces surfaces ne se correspondent pas, ou se correspondent d'une manière incomplète ; mais alors on voit apparaître un fibro-cartilage qui en prend l'empreinte, remplit les vides et rétablit la correspondance.

Elles possèdent, pour moyens d'union, des liens fibreux qui s'étendent de l'une à l'autre surface osseuse, et qui les maintiennent en contact sans apporter aucune entrave à leurs mouvements.

Une membrane mince et unie s'étale sur les parois de la cavité articulaire, pour en adoucir les frottements.

Ces articulations nous offrent donc à considérer : 1° les *surfaces* par lesquelles les os se correspondent; 2° les *cartilages* qui recouvrent et protégent ces surfaces; 3° les *fibro-cartilages*, qui viennent compléter l'emboîtement de celles-ci; 4° leurs moyens d'union, ou *ligaments*; 5° leur moyen de glissement, ou *membrane synoviale*; 6° leurs *mouvements*.

Après avoir pris connaissance des attributs qui leur sont communs, nous nous occuperons de leur classification.

A. — **Surfaces articulaires.**

La plupart des diarthroses ne comprennent que deux surfaces articulaires. Quelques-unes en comprennent trois, ou un plus grand nombre.

Ces surfaces affectent une forme extrêmement variable. En les comparant sous ce point de vue, on peut reconnaître cependant que leur configuration dérive de trois modes principaux : il en est qui représentent un segment de sphère ; d'autres représentent un segment de cylindre ; les dernières sont planes ou presque planes.

a. — Les surfaces comparables à un segment de sphéroïde se divisent en deux ordres : les unes représentent un hémisphère complet; les autres un hémisphère dont les parties latérales auraient été retranchées, de sorte qu'elles semblent se rétrécir dans un sens, et s'allonger dans le sens perpendiculairement opposé. Au premier ordre se rattachent la tête du fémur, celle de l'humérus, du grand os, etc.; au second, la tête des métacarpiens, celle des métatarsiens, celle de l'astragale. — Ces surfaces sont, du reste, rarement régulières. La tête des fémurs est même la seule qui offre une régularité géométrique. Celle des humérus s'allonge un peu de haut en bas; elle est moins irrégulière cependant que celle des métacarpiens; et celles-ci le sont moins aussi que celles des métatarsiens. Toutes diffèrent les unes des autres. Mais, sous les différences qui les distinguent, on retrouve la forme primitive qui établit entre elles un lien de parenté, et qui permet de les ranger dans le même groupe.

Aux surfaces convexes correspondent des surfaces, sphéroïdales aussi, mais concaves et plus régulières que les précédentes. Lorsque l'on com-parc la cavité glénoïde des premières phalanges des doigts à la tête des métacarpiens, celle des premières phalanges des orteils à la tête des métatarsiens, celle du scaphoïde à la tête de l'astragale, on voit partout la régularité des unes contraster avec l'irrégularité des autres.

Les surfaces sphéroïdales concaves diffèrent, en outre, des surfaces sphéroïdales convexes par leur étendue ; elles sont beaucoup plus petites. Aucune d'entre elles ne possède une capacité assez grande pour contenir toute la tête de l'os avec lequel elle s'articule, en sorte que cette tête déborde leur circonférence. Afin de rétablir l'égalité entre les surfaces qui reçoivent et celles qui sont reçues, la nature a placé sur la périphérie des premières un fibro-cartilage qui augmente leur capacité, et qui devient, pour cette partie périphérique plus mince et plus fragile, un moyen de protection. Sur les grandes cavités articulaires auxquelles correspond une tête également développée dans tous les sens, le fibro-cartilage recouvre complétement leur pourtour. Sur les petites, qui reçoivent une tête allongée, le fibro-cartilage ne recouvre qu'une partie de ce contour.

b. — Les surfaces de forme cylindroïde peuvent être rattachées à quatre genres. Celles du premier genre constituent un cylindre complet que reçoit un anneau, en partie osseux, en partie fibreux. Tantôt cet anneau est fixe, et le cylindre tourne sur lui-même autour de son axe : ainsi tourne la tête du radius autour de son anneau ostéo-fibreux ; tantôt c'est l'anneau qui tourne autour du cylindre, comme l'atlas, par exemple, autour de l'apophyse odontoïde.

Celles du second genre sont des segments de cylindre coupés parallèlement au grand axe : tels sont les condyles de la mâchoire inférieure. Ces surfaces s'effilant et s'arrondissant à leurs extrémités, on pourrait les considérer aussi comme des segments d'ellipsoïde.

Celles du troisième genre représentent des segments de cylindre curviligne. Elles sont convexes et concaves en sens opposé ; les deux surfaces s'emboîtent réciproquement : tel est le mode de configuration de la facette métacarpienne du trapèze et de la facette claviculaire du sternum.

Celles du quatrième genre sont des segments de cylindre, creusés sur leur partie moyenne d'une gouttière perpendiculaire à leur axe ; elles rappellent l'aspect d'une poulie. Ces poulies ou trochlées se rencontrent en grand nombre dans l'économie : l'extrémité inférieure de l'humérus, celle du fémur, celle des premières et des secondes phalanges de la main et du pied, nous en offrent autant d'exemples.

c. — Les surfaces planes se partagent en deux groupes : les unes sont réellement planes ; les autres présentent une légère incurvation. — Les premières se distinguent par leur rareté ; il existe très-peu de surfaces articulaires qui soient planes sur toute leur étendue. — Les secondes sont au contraire très-nombreuses. Parmi celles-ci, quelques-unes offrent une seule incurvation, c'est-à-dire une convexité ou une concavité. Beaucoup d'entre elles se recourbent dans deux sens différents, d'où il suit que les surfaces opposées l'une à l'autre s'emboîtent légèrement : telles sont les facettes par lesquelles s'unissent le pyramidal et l'os crochu, le premier métatarsien et le grand cunéiforme, le cuboïde et le calcanéum, etc.

B. — Cartilages articulaires.

Certains cartilages contribuent à former des cavités dont les parois sont caractérisées par la résistance, la mobilité et l'élasticité. Les autres, beaucoup plus nombreux, recouvrent les surfaces par lesquelles les os mobiles et semi-mobiles se correspondent.

Les premiers s'entourent d'une membrane fibreuse, le *périchondre ;* ils possèdent des vaisseaux ; et ne diffèrent pas, ou diffèrent si peu des cartilages d'ossification, qu'on peut les considérer comme des os que la nature, dans un but d'utilité spéciale, maintient à l'état cartilagineux pendant toute la durée de la vie : tels sont les cartilages costaux, les cartilages du larynx, le cartilage de la trompe d'Eustache, etc.

Les seconds, qui seuls nous occuperont, ne possèdent ni périchondre, ni vaisseaux. Ils s'étalent en lames minces à la surface des os, leur adhèrent de la manière la plus intime, facilitent leurs mouvements, et les protègent avec une si merveilleuse efficacité, que les frottements les plus durs et les plus continuels, renouvelés chaque jour pendant une longue suite d'années, restent sur eux sans influence aucune. S'user réciproquement, est la condition imposée à tous les corps inorganiques qui frottent l'un sur l'autre ; se frotter incessamment et ne jamais s'user, tel est au contraire le privilége, l'attribut le plus caractéristique des cartilages articulaires. Ils en sont redevables à la vie obscure qu'ils possèdent, c'est-à-dire à leur organisation, d'une extrême simplicité ; mais si simple qu'elle soit, cette organisation suffit pour les soustraire à la loi qui régit tous les corps inertes.

1° Conformation extérieure des cartilages.

Les cartilages articulaires, appelés aussi *cartilages d'encroûtement,* se moulent sur les surfaces qu'ils recouvrent. Comme celles-ci, ils présentent une superficie proportionnelle à l'étendue des mouvements.

Leur épaisseur est en raison directe de la pression à laquelle ils se trouvent soumis. C'est pourquoi elle se montre toujours un peu plus grande sur les articulations des membres inférieurs que sur celles des membres supérieurs, chez l'homme que chez la femme, et chez les individus fortement constitués que chez ceux d'une constitution faible. Sur les surfaces planes, la pression se répartissant d'une manière égale, cette épaisseur devient uniforme. Sur les surfaces convexes, les cartilages, suivant la plupart des auteurs, seraient plus épais au centre, et s'aminciraient graduellement à mesure qu'on se rapproche de leur périphérie ; sur les surfaces concaves, ils seraient plus épais au contraire vers la circonférence. De cette disposition résulterait, pour les deux surfaces contiguës, un emboîtement plus complet.

Mais en soumettant ces surfaces à des coupes perpendiculaires et variées, on peut facilement constater que leur plus grande épaisseur est déterminée uniquement par la *loi de pression*. Comparez les moitiés supérieure et inférieure du cartilage qui embrasse la tête du fémur, l'épaisseur de la première est double de celle de la seconde. Le cartilage de la cavité cotyloïde est plus épais aussi supérieurement qu'inférieurement, bien que la différence soit ici beaucoup moins prononcée. Divisez d'avant en arrière les condyles du fémur, et transversalement les cavités du tibia, vous verrez les cartilages superposés atteindre leur plus grande épaisseur au niveau de la partie centrale de ces cavités. Dans les articulations phalangiennes et métacarpo-phalangiennes, la flexion étant le mouvement principal, le maximum d'épaisseur se rapproche de la face palmaire des doigts; dans les articulations métatarso-phalangiennes qui s'étendent plus souvent qu'elles ne se fléchissent, il se rapproche au contraire de la face dorsale. L'épaisseur des cartilages étant réglée par la loi de pression, si elle devient très-grande sur le centre d'une cavité superficielle, celle-ci pourra passer de l'état concave à l'état convexe : c'est ce qui a lieu pour la cavité glénoïde externe du tibia dont le cartilage offre une épaisseur de 4 à 5 millimètres.

Cette épaisseur est de 3 millimètres pour les cartilages des condyles du fémur; de 2 à 3 pour celui qui recouvre la tête de cet os. Elle se réduit à 2 pour celui de la tête de l'humérus; à un et demi sur la tête des métacarpiens et des métatarsiens; à un sur la plupart des surfaces planes; et sur quelques-unes à un demi-millimètre seulement. Pour le plus grand nombre des articulations, elle varie en résumé de 1 à 2 millimètres.

La surface libre des cartilages articulaires est remarquable par l'extrême poli qu'elle présente. Un liquide filant, de consistance onctueuse, de couleur jaunâtre, l'humecte sur toute son étendue. Ce liquide, appelé *synovie*, semble rendre son poli plus parfait encore ; il contribue à lui communiquer la propriété de glisser au moindre contact. — A l'époque où les synoviales étaient considérées comme des sacs sans ouverture, on admettait avec Bichat que ces membranes recouvrent les cartilages. Mais l'observation n'ayant pas démontré leur existence, et attestant au contraire qu'elles faisaient défaut, on pensa plus tard qu'elles s'arrêtaient sur leurs limites, et que l'épithélium se prolongeait seul sur la surface libre de ceux-ci. Cette seconde opinion n'était pas mieux fondée que la première. Les cartilages, dans toutes les articulations, sont immédiatement en contact. Comment une simple couche épithéliale résisterait-elle à de rudes frottements sans cesse

renouvelés? Todd et Bowman, en refusant cet épithélium à l'adulte, continuent cependant de l'accorder au fœtus. Je puis certifier qu'on n'en
trouve aucune trace dans la seconde moitié de la vie intra-utérine.

La surface adhérente des cartilages est unie de la manière la plus intime
à l'os sous-jacent avec lequel ils se continuent, de même qu'ils se conti-
nuaient primitivement avec le cartilage d'ossification. Car ils ne représentent pas des organes surajoutés. Ils ne sont autre chose que cette portion
du cartilage d'ossification qui n'a pas été envahie par les sels calcaires ; de
là entre eux et l'os correspondant cette union si solide, que rien ne peut

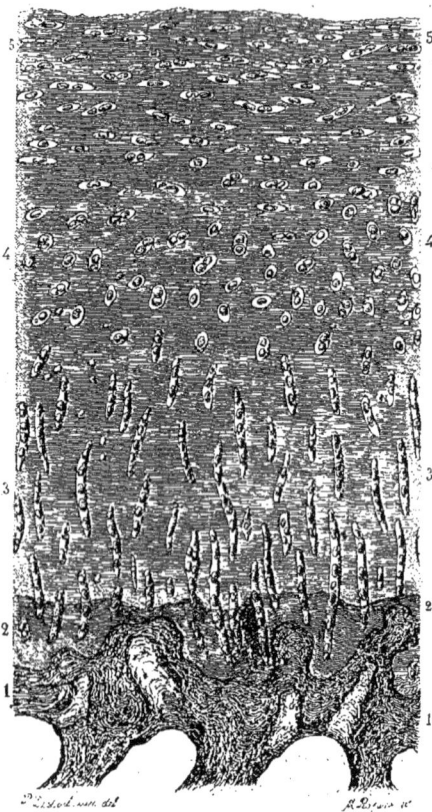

Fig. 185. — *Cartilage diarthrodial.*   Fig. 186. — *Cartilage amphiarthrodial*

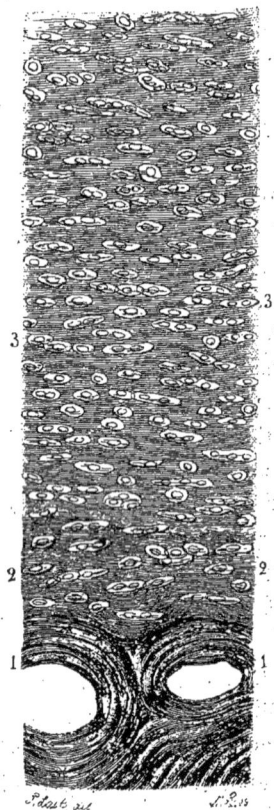

Fig. 185. — Cette figure représente la coupe perpendiculaire d'un cartilage diarthrodial
et de la couche osseuse sous-jacente. — 1, 1. Tissu osseux formé de lamelles concentriques, dans l'épaisseur et l'intervalle desquelles on aperçoit de nombreux ostéoplastes.
De la partie inférieure de cette couche partent des trabécules qui vont circonscrire des
aréoles. De sa partie supérieure naissent des prolongements inégaux et irréguliers qui
pénètrent dans l'épaisseur de la couche superficielle sans arriver jusqu'à sa surface. —
2, 2. Couche osseuse superficielle extrêmement mince au niveau des prolongements précédents, beaucoup plus épaisse dans leur intervalle. Cette couche, qui a été soumise à

la détruire : aussi dans l'état d'intégrité ne les voit-on jamais se décoller. Ce décollement ne devient possible qu'à la condition de faire macérer d'abord l'os et le cartilage dans une solution acide, et de les soumettre ensuite l'un et l'autre à l'action de l'eau bouillante; les acides dissolvant en partie les sels calcaires, les cartilages se détachent alors du tissu osseux en s'enroulant sur leur face libre, de la circonférence vers le centre.

À leur périphérie, ils se continuent d'une part avec le périoste, de l'autre avec les membranes synoviales. Cependant la transition de l'état cartilagineux à l'état fibreux ne se fait pas brusquement. Les cellules de cartilage diminuent de nombre et de volume, puis disparaissent. La substance amorphe dans laquelle elles sont disséminées revêt un aspect fibroïde, d'abord à peine accusé, qui ne tarde pas à devenir plus manifeste, et ensuite très-nettement fibreux. Sur quelques points, ils se continuent en partie avec les ligaments : tels sont le ligament interarticulaire de l'articulation de la hanche, les ligaments croisés du genou, etc.

2° Structure des cartilages.

Les cartilages ne comprennent dans leur composition que deux éléments : une substance propre ou *substance fondamentale*, et des cellules ou *chondroplastes*.

La substance propre, d'un blanc opalin, à la lumière réfléchie, devient transparente lorsqu'on la divise en tranches minces. Sa consistance et sa dureté, un peu moins grandes que celles du tissu osseux, sont assez prononcées cependant pour que l'ongle ne puisse ni entamer ni rayer la surface des cartilages. Cette substance ne présente aucune trace de fibres, aucune apparence de stries; elle est homogène et de nature amorphe, quelquefois finement granuleuse.

Les cellules ou cavités de cartilages, mieux nommées *chondroplastes*, sont irrégulièrement disséminées dans l'épaisseur de la substance fondamentale. Elles diffèrent entre elles par leurs dimensions, leur forme, leur direction; et ces différences permettent de diviser le cartilage en trois couches : une couche superficielle très-mince, une couche moyenne un peu plus épaisse, une couche inférieure aussi épaisse à elle seule que les deux autres réunies. — Les cavités de la couche superficielle, en général

l'action de l'acide chlorhydrique, est creusée de cavités perpendiculaires à sa direction; plusieurs de ces cavités se continuent avec celles du cartilage: elles contiennent aussi des cellules. — 3, 3. Cavités et cellules de la couche profonde du cartilage. — 4, 4. Cavités et cellules de la couche moyenne. — 5, 5. Cavités et cellules de la couche superficielle.

Fig. 186. — Elle représente la coupe perpendiculaire d'un cartilage amphiarthrodial et de la couche osseuse sous-jacente. — 1, 1. Tissu osseux parfait. — 2, 2. Couche osseuse superficielle, privée de ses sels calcaires par l'acide chlorhydrique. Elle est creusée de cavités parallèles à sa direction et contenant des cellules. — 3, 3. Cartilage dont toutes les cavités affectent une direction plus ou moins horizontale.

plus petites, sont aplaties et parallèles à la surface libre du cartilage. — Celles de la couche moyenne présentent une forme arrondie et un volume un peu plus considérable. — Celles de la couche profonde sont très-longues et perpendiculaires à la surface de l'os. Il résulte de cette dernière disposition, qu'après avoir scié celui-ci longitudinalement, si on le fait éclater, le cartilage se brise dans le même sens, et revêt sur chacun des bords de la solution de continuité un aspect fibroïde. Quelques auteurs du siècle dernier avaient pensé en effet que les cartilages étaient composés de fibres perpendiculairement implantées sur les surfaces osseuses, fibres qu'ils comparaient à celles du velours; en nous dévoilant la cause de leur erreur, le microscope, depuis longtemps déjà, en a fait justice.

Les cavités des cartilages sont tapissées par une membrane adhérente à leurs parois. Chacune d'elles contient une ou plusieurs cellules.

Dans les couches superficielle et moyenne du cartilage, beaucoup de cavités ne renferment qu'une cellule; quelques-unes en contiennent deux ou trois et même un plus grand nombre, qui forment alors un groupe à contour allongé ou circulaire. Dans la couche profonde, les cellules sont très-rarement isolées; elles se disposent toutes ou presque toutes en série linéaire. Leur volume varie, en sorte qu'on pourrait les diviser en grande, moyenne et petite. — Leur forme, pour la plupart d'entre elles, est irrégulièrement arrondie; quelques-unes sont allongées; d'autres triangulaires, quadrilatères, demi-circulaires, etc. — Chaque cellule est constituée par une membrane contenant un liquide transparent et un gros noyau vésiculeux. Souvent aussi, et surtout chez les vieillards, elles renferment quelques granulations graisseuses.

Entre le tissu cartilagineux et le tissu osseux, on observe sur toutes les surfaces articulaires une couche qui participe de ces deux tissus, et qui établit la transition de l'un à l'autre. Cette couche doit être considérée cependant comme faisant partie de l'os; elle forme la surface osseuse proprement dite. Unie du côté du cartilage, très-inégalement découpée du côté opposé, elle offre une extrême minceur sur certains points, et se montre plus épaisse sur d'autres. Lorsqu'on la soumet à l'examen microscopique, après l'avoir traitée par l'acide chlorhydrique étendu, c'est-à-dire après avoir fait disparaître les sels calcaires dont elle est imprégnée, on peut facilement constater dans son épaisseur la présence de cavités et de cellules semblables à celles du cartilage. On voit même les plus superficielles se continuer avec les cavités de celui-ci; de telle sorte qu'elles se trouvent logées en partie dans le cartilage, et en partie dans la couche osseuse de transition. Les autres ne dépassent pas les limites de cette couche. Toutes sont encore très-reconnaissables à leur forme, à leur direction, à leurs cellules. Immédiatement au-dessous de la couche de transition, on observe les trabécules du tissu spongieux caractérisées par leur structure lamelleuse, et les nombreux ostéoplastes qu'elles présentent.

Il existe donc immédiatement au-dessous des cartilages une couche osseuse n'offrant ni canalicules vasculaires, ni ostéoplastes, qui contient seulement des cellules entourées de sels calcaires, et qui doit être considérée comme du tissu osseux à l'état naissant. On retrouve cette couche jusque dans l'âge le plus avancé. L'ossification, parvenue au voisinage des surfaces qui se compriment mutuellement, semble rencontrer dans sa marche envahissante un obstacle d'autant plus grand que la compression est elle-même plus considérable. Que cet obstacle s'amoindrisse par suite de la débilité des forces, que les articulations soient condamnées à un repos presque continu, et le travail de l'ossification qui n'était pas terminé, mais seulement suspendu, fera de nouveaux progrès; il pourra même s'étendre jusqu'à la surface libre des cartilages : c'est ce qui a lieu dans l'extrême sénilité, c'est-à-dire à quatre-vingt-dix ou quatre-vingt-quinze ans, quelquefois un peu plus tôt. A cet âge, beaucoup de cartilages sont complétement ossifiés; d'autres ne le sont qu'en partie et se trouvent seulement amincis. Cette ossification sénile se montre d'abord sur le membre inférieur, et plus particulièrement sur les grandes surfaces articulaires du genou. Souvent on ne retrouve plus aucun vestige du cartilage de la rotule; celui de la poulie fémorale a disparu aussi, et même en grande partie celui des condyles. Les surfaces en contact sont éburnées, usées, rayées dans le sens des frottements. Les cartilages du membre supérieur, dont les mouvements présentent plus de variétés et de fréquence, résistent plus longtemps.

Cet envahissement progressif des cartilages par les sels calcaires dans les derniers temps de la vie est un phénomène qui se lie aux lois générales de l'organisation. Il semble avoir été méconnu par la plupart des auteurs; car ils admettent que les cartilages s'usent peu à peu sous l'influence de la vieillesse, et que les os mis à nu prennent le caractère éburné, puis s'usent à leur tour. Or, l'éburnation et l'usure des surfaces osseuses ne sont pas le résultat de l'usure des cartilages, mais de leur ossification. Les cartilages ne s'usent pas et ne peuvent pas s'user. S'ils s'usaient, n'est-ce pas dans la période active de la vie, à l'époque où ils subissent les frottements les plus multipliés et les plus violents, qu'on verrait se produire cette usure? Comment admettre qu'ils résistent aux rudes épreuves de l'âge adulte, et qu'ils ne peuvent résister aux mouvements beaucoup plus doux de la vieillesse? Si ces cartilages ont disparu en partie chez les vieux chevaux, ce n'est pas certainement parce qu'ils se sont usés, ainsi qu'on le pense si généralement; c'est parce qu'ils se sont ossifiés comme les nôtres; et après s'être ainsi transformés, ils ont commencé à se détruire mutuellement. Le repos auquel nos articulations sont fatalement condamnées par l'atrophie des muscles est donc la cause réelle de l'ossification des cartilages. C'est contre ce repos que nous devons lutter, si nous voulons leur conserver l'attribut si remarquable qu'ils possèdent. Le mouvement est pour eux la condition

première de leur existence ; car c'est par le mouvement, et par le mouvement seul, qu'ils résistent à l'envahissement des sels calcaires.

On n'observe dans les cartilages diarthrodiaux ni artères, ni veines, ni
vaisseaux lymphatiques, ni filaments nerveux. Les vaisseaux sanguins du
périoste parvenus à leur circonférence s'engagent sous leur face profonde,
parcourent encore un trajet de 5 à 6 millimètres, puis se terminent dans
le tissu osseux. Ceux qui rampent sous la synoviale s'avancent jusque sur
les limites de l'épithélium, où ils se réfléchissent en formant des anses
dont la convexité regarde le centre de l'articulation. Ces anses, extrêmement multipliées, forment autour de chaque cartilage une sorte de couronne
qui en établit très-nettement les limites.

Quelques cartilages, parmi lesquels je citerai celui qui revêt le condyle
de la mâchoire inférieure et celui qui répond à l'extrémité interne de la
clavicule, présentent des fibres de tissu conjonctif que M. Gosselin a le
premier signalées. Ces fibres, qu'on retrouve dans toute leur épaisseur,
forment chez le fœtus une couche continue à leur surface ; mais bientôt les
cellules se multiplient aussi dans l'intervalle de ces fibres superficielles,
et le cartilage, ou plutôt le fibro-cartilage ne se laisse plus diviser en deux
couches, comme dans les premiers temps de la vie (1).

3° Vitalité, propriétés des cartilages.

Le mode de constitution des cartilages diarthrodiaux démontre l'analogie
ou plutôt l'identité qu'ils présentent avec les cartilages d'ossification, et
suffit pour démontrer leur vitalité, obscure sans doute et bien différente
de celle des tissus dont l'organisation est plus complexe, mais incontestable et en rapport avec les usages essentiellement mécaniques qu'ils
remplissent.

Cette vitalité est attestée encore par leur développement toujours proportionnel à celui des surfaces osseuses, et surtout par l'accroissement de
leurs cellules, dans chacune desquelles se forme, par voie de segmentation, toute une génération de cellules secondaires ou cellules filles.

Les cartilages sont remarquables par leur densité et leur consistance,
presque égales à celles des os. Ils se distinguent de ceux-ci par leur élasticité beaucoup plus grande ; isolés, on peut les plier en divers sens, ils
reviennent toujours à leur forme primitive ; lorsqu'on les soumet à une
forte pression, en les plaçant par exemple entre les deux mâchoires d'un
étau, on les voit s'affaisser légèrement, puis reprendre aussitôt leur épaisseur dès que la pression cesse.

Exposés à l'action de l'air, ces organes se dessèchent, se racornissent,
et prennent une couleur jaunâtre. Mais ils conservent néanmoins toutes
leurs propriétés caractéristiques ; car, si après plusieurs mois de cet état

_____

(1) Gosselin, Rech. sur quelq. cartil. diarthrod. (Bullet. de la Soc. anat., 1841, p. 246).

de dessiccation, on les plonge dans l'eau, ils ne tardent pas à reprendre leur volume, leur couleur, leur forme, et tous les attributs qui les distinguent. — Soumis à l'action très-longtemps prolongée de l'eau froide, ils s'en imbibent, se ramollissent avec la plus extrême lenteur, et finissent par former une sorte de putrilage que le grattage détache facilement. — L'eau bouillante les jaunit et altère à peine leurs cellules; mais ramollit leur substance fondamentale qui se dissout et se convertit en chondrine, substance analogue à la gélatine, se coagulant comme celle-ci par le refroidissement. Elle en diffère cependant par sa tendance moins grande à se prendre en gelée; en outre, elle est précipitée par le sulfate d'alumine, l'acide acétique, l'acétate de plomb et le sulfate de fer, substances qui n'ont aucune action sur la gélatine.

C. — Fibro-cartilages.

Les fibro-cartilages diarthrodiaux se divisent en deux ordres : les uns sont situés entre les surfaces articulaires, et les autres sur le pourtour de celles-ci. — Ils nous offrent à étudier leur conformation extérieure et leur structure, leurs propriétés et leurs usages.

1° Conformation extérieure des fibro-cartilages.

a. *Fibro-cartilages interarticulaires.* — Leur nombre est peu considérable. On ne les rencontre que dans les articulations dont les surfaces ne se correspondent pas : ainsi, par exemple, dans l'articulation temporo-maxillaire, dont les deux surfaces sont convexes; dans l'articulation sterno-claviculaire, dont l'une des surfaces est concave et convexe en sens opposé, tandis que l'autre est à peu près plane; dans l'articulation du genou et dans celle du cubitus avec le carpe.

Parmi ces fibro-cartilages il en est qui séparent complétement les deux surfaces opposées : tel est celui qui répond à l'extrémité inférieure du cubitus, celui qui adhère à l'extrémité interne de la clavicule et celui de l'articulation temporo-maxillaire. D'autres sont incomplets, comme ceux qui occupent l'articulation du genou; non-seulement leur partie centrale fait défaut, mais aussi une partie de leur circonférence. — Tous ces fibro-cartilages se moulent sur les surfaces qu'ils séparent.

Leurs connexions avec les deux surfaces articulaires correspondantes sont, du reste, différentes. Ils adhèrent surtout à celle qui est la plus mobile, et en suivent les mouvements; celui de l'articulation temporo-maxillaire adhère au condyle de la mâchoire; celui de l'articulation sterno-claviculaire à la clavicule, ceux du genou au tibia, celui du poignet au cubitus et au radius, mais plus spécialement au dernier. — Cette adhérence cependant n'est pas telle qu'ils ne puissent exécuter des mouvements, et parfois même des mouvements assez étendus. Ainsi placés entre deux os qui se meuvent, et mobiles eux-mêmes, ils jouent, dans le mécanisme des articulations, un rôle qui avait été à peine remarqué, et dont M. Gosselin a très-bien démontré les avantages (1).

Les fibro-cartilages interarticulaires adhèrent en outre aux ligaments périphériques par leur partie la plus épaisse, c'est-à-dire par leur circonférence. Cette union a pour résultat de les fixer dans la position assignée à chacun d'eux, et de prévenir les déplacements auxquels une trop grande mobilité les eût exposés. Ils se continuent aussi avec la synoviale qui se prolonge sur leurs surfaces, dans l'étendue de 1 ou 2 millimètres.

b. *Fibro-cartilages périarticulaires.* — Ils sont beaucoup plus nombreux que les fibro-cartilages interarticulaires. C'est sous le pourtour des cavités qu'on les rencontre. Leur destination est d'accroître la capacité de celles-ci, et surtout d'en protéger le bord, qui, mince et tranchant, était plus exposé à se fracturer.

Ces fibro-cartilages, connus sous le terme générique de *bourrelets,* diffèrent beaucoup par leur étendue. — Les uns recouvrent tout le rebord des cavités articulaires ; ils représentent une sorte d'anneau de forme prismatique et triangulaire. — Les autres répondent à une moitié seulement de ce rebord, et revêtent la forme d'un segment de sphère.

Les bourrelets annulaires et prismatiques n'appartiennent qu'aux grandes articulations, à celle de la hanche et à celle de l'épaule. — Leur base s'applique à la circonférence de la cavité, et lui adhère de la manière la plus intime. En dehors, elle se continue avec le périoste ; en dedans, avec le cartilage. — Leur face interne, concave et unie, fait suite à ce cartilage ; comme celui-ci, elle s'applique à la tête de l'os. — Leur face externe est en rapport avec le ligament capsulaire, dont elle se trouve séparée sur la plus grande partie de son étendue par la synoviale. — Leur sommet est libre, mince, uni, très-régulier. La synoviale se termine sur ce sommet par un bord très-finement et inégalement dentelé, qui marque les limites de son épithélium.

Les bourrelets, comparables à un segment de sphéroïde, ont été à peine remarqués. Leur nombre est considérable cependant, et leur rôle tout à fait identique avec celui des précédents. Ils ont pour siége l'extrémité supérieure de toutes les phalanges de la main et l'extrémité postérieure de toutes les phalanges du pied ; deux autres s'attachent à l'extrémité inférieure du scaphoïde des pieds. Tous ces bourrelets sont situés du côté de la flexion. Leur largeur, comparée à celle des cavités auxquelles ils sont annexés, est très-grande ; ils en doublent à peu près l'étendue. — Leur bord adhérent se continue avec le pourtour de ces cavités ; leur bord libre n'est uni à l'os opposé que par la synoviale. — Une de leurs faces fait partie de la cavité articulaire ; elle est concave et lisse. L'autre est en rapport avec

(1) Gosselin, *Étude sur les fibro-cartilages interarticulaires,* thèse, 1843.

les tendons de la main et du pied. — Leur épaisseur, assez considérable, ne diffère pas sensiblement pour le bord adhérent et le bord libre.

2° Structure des fibro-cartilages.

La structure de ces organes, considérée jusqu'à présent comme très-simple, est en réalité très-complexe. Elle diffère beaucoup de celle des cartilages, et très-peu de celle des ligaments. Les fibro-cartilages, en effet, comprennent dans leur structure : des fibres de tissu conjonctif qui en représentent l'élément principal, des fibres élastiques, des cellules de cartilage, des artères très-nombreuses, des veines anastomosées entre elles comme les artères, des nerfs très-multipliés aussi qui échangent d'incessantes communications, et enfin une notable proportion de cellules adipeuses. A tous ces éléments vient encore s'ajouter la synoviale qui s'avance jusque sur leur périphérie.

a. Les *fibres du tissu conjonctif* sont de deux ordres, les unes extrêmement déliées et filiformes, les autres plus volumineuses et fusiformes.

1° *Fibres filiformes*, ou *fibres lamineuses* proprement dites. — Elles représentent l'élément principal des fibro-cartilages. Ces fibres se groupent en faisceaux, de volume variable, qui s'entremêlent et circonscrivent des aréoles. Dans quelques fibro-cartilages, comme ceux du genou, comme les bourrelets de forme annulaire et prismatique, les faisceaux les plus volumineux décrivent des courbes concentriques à leur circonférence. Ces faisceaux du premier ordre se divisent du reste, et communiquent fréquemment entre eux ; ils sont croisés sous des incidences diverses par des faisceaux secondaires qui les relient très-solidement les uns aux autres.

2° *Fibres fusiformes.* — En décrivant les fibres fusiformes des fibro-cartilages et des parties fibreuses en général, dans la seconde édition de cet ouvrage, j'avais cru devoir les rattacher au tissu élastique. Elles s'en rapprochent en effet beaucoup par la manière dont elles se comportent sous l'action des réactifs. Mais elles en diffèrent par leur constitution et leurs propriétés. Sous ce double point de vue, il convient de les considérer avec la plupart des histologistes comme une dépendance du tissu conjonctif. Pour M. Ch. Robin, elles représenteraient des fibres lamineuses en voie de développement ; elles devraient être considérées, en d'autres termes, comme des cellules fibro-plastiques fusiformes ; et celles qu'on rencontre chez l'adulte seraient des fibres du même ordre, plus tardives dans leur évolution. Elles les rappellent, il est vrai, par leur configuration. Mais elles s'en distinguent par l'ensemble de leurs caractères, particulièrement par leurs dimensions et leur structure.

Les cellules fibro-plastiques fusiformes sont courtes et ne renferment qu'un noyau. Les fibres fusiformes qu'on observe dans les fibro-cartilages, les tendons, les ligaments, etc., en contiennent un grand nombre, souvent très-rapprochés et aplatis, dont le principal diamètre est perpendiculaire à l'axe de la fibre, d'où le nom de *fibres de noyaux* qui leur a été donné. La cellule dans laquelle tous ces noyaux se disposent en série linéaire est si allongée qu'elle revêt la forme d'un tube effilé à ses extrémités. Ce n'est pas seulement chez l'enfant qu'elles existent, mais aussi chez l'adulte et le vieillard ; leur nombre est exactement le même aux deux termes extrêmes de la vie. On ne peut les assimiler par conséquent aux simples fibres lamineuses en voie de développement. Elles constituent une variété à part : ce sont des fibres creuses, des canaux, cloisonnés de distance en distance par

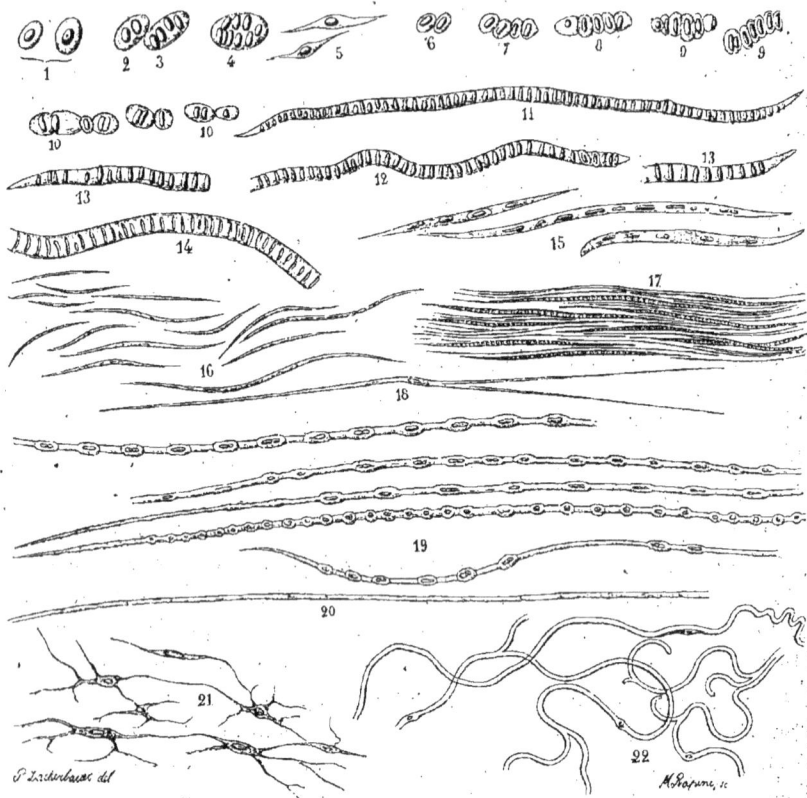

Fɪɢ. 187. — *Cellules des fibro-cartilages.* — *Fibres fusiformes ou fibres de noyaux.* — *Fibres élastiques.* — *Cellules étoilées.*

1. Deux cellules contenant un seul noyau. — 2. Cellule à deux noyaux. — 3. Cellule contenant quatre noyaux. — 4. Cellule à noyaux multiples — 5. Cellules fusiformes ordinaires. — 6. Deux cellules qui se juxtaposent sans perdre leur forme arrondie. — 7. Cellules disposées en série linéaire, mieux juxtaposées que les précédentes et déjà un peu aplaties, mais encore indépendantes. — 8, 9, 9. Trois groupes de cellules dont les noyaux sont séparés les uns des autres par des cloisons très-apparentes. — 10, 10. Trois autres groupes dont les cloisons ont en partie disparu. — 11. Une longue et large fibre fusiforme, dans laquelle on ne voit plus aucune trace de cloisons, et dont les noyaux régulièrement espacés sont tous transversalement dirigés. — 12. Fibre semblable à la

des noyaux aplatis, qui s'atrophient à l'une et à l'autre extrémité du tube, lequel s'effile ainsi de plus en plus pour se terminer en pointe. Il importe donc de ne pas les confondre avec les simples cellules fusiformes ; c'est pourquoi je les désigne sous le nom de *fibres fusiformes;* on pourrait les appeler aussi *fibres tubulées* ou *tubuliformes;* mais la première dénomination rappelle mieux leur mode de configuration.

Au début de leur développement, ces fibres se composent de cellules arrondies, d'abord indépendantes, mais qui arrivent au contact par suite de leur accroissement. Elles se juxtaposent alors et forment des cloisons en se soudant les unes aux autres. Plus tard, toutes les cloisons sont peu à peu résorbées ; mais les noyaux persistent, ainsi que la partie correspondante des cellules qui forment par leur continuité un tube.

Ainsi se développent les fibres fusiformes. Leur nombre est assez considérable. Elles affectent une direction parallèle à celle des faisceaux fibreux, dans l'intervalle desquels elles se trouvent irrégulièrement disséminées.

Pour les voir dans toutes leurs variétés et avec les véritables attributs qu'elles présentent, il faut dissoudre les faisceaux fibreux qu'elles accompagnent. Après la disparition de ceux-ci, l'observateur qui soumet à l'examen microscopique une coupe de fibro-cartilage n'a plus sous les yeux que les fibres fusiformes, les cellules, les vaisseaux et les nerfs, éléments qui tous alors deviennent parfaitement distincts.

b. *Fibres élastiques.* — Ces fibres se présentent dans les fibro-cartilages avec leurs caractères habituels. Elles sont généralement très-déliées et moins nombreuses que les fibres fusiformes, lesquelles ne prennent cependant qu'une faible part à la constitution des fibro-cartilages. C'est aussi dans l'intervalle des faisceaux fibreux qu'on les rencontre.

c. *Cellules de cartilage.* — Les cellules de cartilage peuvent être distinguées, d'après leur siége, en cellules superficielles et cellules profondes ou interstitielles. — Les cellules superficielles forment une couche continue qui recouvre la face interne de tous les fibro-cartilages périarticulaires, et les deux faces, ainsi que le bord libre des fibro-cartilages interarticulaires. Sur ceux du genou on voit cette couche s'épaissir à mesure qu'on se rapproche de leur bord concave, au niveau duquel les deux couches se confondent, en sorte qu'elles le constituent exclusivement. — Les cellules

précédente, mais moins fusiforme, et dont l'une des extrémités était seule visible. — 13, 13. Les extrémités d'une grande fibre fusiforme. — 14. Fibre de noyau extrêmement large et aplatie, qu'on trouve en grand nombre dans les ligaments interépineux. — 15. Fibre dont les noyaux atrophiés se dirigent longitudinalement. — 16. Fibres de noyaux d'une extrême ténuité. — 17. Fibres moins déliées que les précédentes et disposées en faisceaux. — 18. Une fibre à un seul noyau, très-allongée et bifurquée. — 19. Cinq fibres de noyaux du ligament rotulien du chien. — 20. Fibre qui faisait partie aussi de ce ligament, et dont les noyaux sont presque entièrement atrophiés. — 21. Fibres élastiques. — 22. Cellules étoilées, situées dans l'épaisseur des faisceaux fibreux.

interstitielles se trouvent disséminées dans les aréoles que circonscrivent les faisceaux fibreux. Elles sont simples pour la plupart; quelques-unes cependant renferment des cellules du second ordre. J'ai vu plusieurs fois, dans le fibro-cartilage annexé à la clavicule, des cellules mères qui contenaient huit, dix, douze cellules filles.

d. *Artères et veines.* — Les auteurs s'accordent pour admettre que les fibro-cartilages ne possèdent ni vaisseaux, ni nerfs. Plus heureux dans mes recherches, j'ai pu constater l'existence des uns et des autres. Mais il importe d'établir à cet égard une distinction entre ceux qui sont situés dans les articulations et ceux qui répondent à leur périphérie.

1° *Vaisseaux des fibro-cartilages interarticulaires.* — Ils présentent dans leur vascularité d'assez grandes différences. Les fibro-cartilages du genou sont riches en vaisseaux; viennent ensuite ceux des autres articulations. — Les premiers possèdent des artères qui marchent d'abord parallèlement aux principaux faisceaux du tissu conjonctif et qui fournissent dans leur trajet un très-grand nombre de branches. Celles-ci croisent les faisceaux fibreux, fournissent des rameaux parallèles aux faisceaux secondaires, et d'autres qui leur sont perpendiculaires ou obliques. Toutes ces divisions et subdivisions, anastomosées entre elles, forment des réseaux qui entourent les faisceaux. Elles s'avancent jusqu'à la partie moyenne des fibro-cartilages, quelquefois jusqu'au voisinage de leur bord tranchant. Ces vaisseaux, dans la première partie de leur trajet, sont encore munis de leurs trois tuniques. Leurs dernières ramifications rampent sous les deux faces du fibro-cartilage, et se terminent par des anses qui affectent les dispositions les plus variées et les plus élégantes, et qui s'étalent sur certains points comme les festons d'une broderie. — Les veines, en se continuant avec les artères à leur origine, forment des anses échelonnées en série linéaire ou disposées par groupes. Les rameaux et les branches qui en dépendent échangent aussi de fréquentes anastomoses. Leur calibre est en général un peu moindre et leur nombre plus considérable que celui des artères. — Dans les fibro-cartilages annexés à la clavicule, à la mâchoire, à l'extrémité inférieure du cubitus, les vaisseaux se dirigent de la circonférence au centre; mais ils parcourent seulement un trajet de 2, 3, 4 millimètres, et se terminent par des arcades qui forment une sorte de couronne, encadrant la partie centrale, complétement dépourvue d'artères et de veines.

2° *Vaisseaux des fibro-cartilages périarticulaires.* — Ces fibro-cartilages sont beaucoup plus vasculaires que les précédents. Ils ne diffèrent pas sous ce rapport du périoste, dont on pourrait les considérer comme une dépendance. Les vaisseaux qu'ils reçoivent pénètrent par leur face externe. Après s'être divisées, subdivisées et anastomosées, les artères et les veines viennent se terminer sous leur face interne et sur leur bord libre par des arcades dont l'arrangement, diversifié à l'infini, rappelle celui qu'on observe sur les fibro-cartilages interarticulaires. Elles se comportent, du reste, à l'égard des faisceaux fibreux, de la même manière. — Indépendamment de ces vaisseaux ramifiés dans leur épaisseur, on remarque sur leur face externe un réseau à mailles très-serrées qui appartient à la synoviale.

e. *Nerfs.* — Tous les fibro-cartilages reçoivent des nerfs. En général, ces nerfs accompagnent les vaisseaux.

Dans les fibro-cartilages interarticulaires, qui ne possèdent des vaisseaux qu'à leur périphérie, les nerfs se distribuent aussi exclusivement à cette partie périphérique. Dans ceux dont les vaisseaux s'étendent plus loin, les nerfs pénètrent également plus profondément. Du reste, ils ne suivent pas toujours les artères et les veines; fréquemment ils s'en écartent ou les croisent sous des incidences diverses. Leur volume, sur quelques points, égale et même surpasse celui des artères. Ils sont remarquables surtout par les divisions multipliées qu'ils échangent. De leurs anastomoses presque continuelles résultent des plexus à mailles fort inégales et souvent très-étroites, qui peuvent être facilement observées sur une coupe transversale des fibro-cartilages du genou, et mieux encore sur une tranche mince quelconque des bourrelets périarticulaires.

Cette multiplicité des vaisseaux et des nerfs dans les fibro-cartilages, et surtout dans les fibro-cartilages périarticulaires, nous montre que leur structure est beaucoup plus complexe qu'on ne l'avait pensé, qu'ils peuvent participer, et participent très-probablement, à la plupart des phlegmasies dont les articulations deviennent le siége, et qu'ils jouent par conséquent, dans les affections articulaires, un rôle trop méconnu jusqu'à présent. L'étude de leurs maladies mériterait de fixer toute l'attention des pathologistes.

f. *Cellules adipeuses; synoviale.* — Les fibro-cartilages renferment une notable proportion de cellules adipeuses qu'on voit s'accumuler surtout dans les aréoles circonscrites par les faisceaux fibreux. On les rencontre aussi dans les interstices linéaires de ces faisceaux, sur le trajet des artères et des veines. A mesure que les vaisseaux se rapprochent du centre des fibro-cartilages, elles deviennent plus rares. Sur les parties privées de vaisseaux, elles disparaissent complétement.

Les fibro-cartilages interarticulaires sont placés entre deux membranes synoviales. Celles-ci se continuent avec leur partie périphérique sur laquelle elles se prolongent dans l'étendue de 1 à 2 millimètres. L'épithélium propre à chacune d'elles forme, au niveau de leur terminaison, une ligne finement et inégalement brisée, qui établit leur limite et qui est toujours bien distincte.

Les fibro-cartilages périarticulaires ne sont en connexion qu'avec une seule synoviale. Sur les bourrelets de forme sphéroïde, celle-ci se termine en se continuant avec leur circonférence. Sur les bourrelets annulaires, elle recouvre leur surface externe, en partie sur certains points, complétement sur d'autres, puis se termine au niveau de leur bord libre.

3° Propriétés et usages des fibro-cartilages.

Les fibro-cartilages sont doués d'une vitalité bien supérieure à celle des cartilages. Mais ils présentent à cet égard de notables différences ; et pour quelques-uns il existe aussi, sous ce rapport, une différence très-grande entre leur partie périphérique et leur partie centrale. Au plus bas degré de cette échelle de vitalité, c'est-à-dire immédiatement au-dessus des cartilages, nous trouvons cette partie centrale des fibro-cartilages interarticulaires ; au-dessus de celle-ci, et à une grande hauteur, se place leur partie périphérique. Le sommet de l'échelle est occupé par les fibro-cartilages périarticulaires que leur structure rapproche du périoste, ainsi que nous l'avons vu, et qui s'en rapprochent aussi par l'ensemble et l'énergie de leurs propriétés vitales.

Les fibro-cartilages ont surtout pour attributs leur densité, leur résistance et leur élasticité. Ceux qui occupent l'intervalle des surfaces articulaires sont ceux dans lesquels ces propriétés se montrent le plus developpées ; elles leur étaient aussi plus nécessaires, puisqu'ils subissent une pression analogue à celle que supportent les cartilages. Les autres sont beaucoup plus souples. C'est par cette souplesse, alliée à leur densité et à leur résistance, qu'ils deviennent, pour le rebord des cavités articulaires, des organes de protection.

Les deux ordres de fibro-cartilages ont pour usage commun de mettre les surfaces articulaires plus largement en rapport. Les fibro-cartilages interarticulaires, il est vrai, n'ajoutent presque rien à ces surfaces ; mais ils remplissent les vides qui les séparent et les mettent ainsi en contact. Les fibro-cartilages périarticulaires s'ajoutent, au contraire, à celle de ces surfaces qui est la plus petite, et en augmente notablement l'étendue.

Les premiers, ou interarticulaires, possèdent un autre usage qui leur est propre. En partie indépendants, ils ajoutent leur mobilité à celle de l'os auquel ils sont plus spécialement annexés, et communiquent à la fois plus d'étendue et plus de variété aux mouvements.

Ils auraient, en outre, pour avantage, suivant la plupart des auteurs, de protéger les surfaces articulaires en amortissant les efforts quelquefois violents dont elles sont le siége. Cet avantage peut être contesté ; il paraît au moins douteux. Les articulations temporo-maxillaire, sterno-claviculaire, radio-cubitale inférieure, ne sont pas celles qui ont à subir les plus grandes violences ; seule, l'articulation du genou pourrait être invoquée comme un argument en faveur de cette opinion. Mais l'articulation tibio-tarsienne, l'articulation calcanéo-astragalienne, ne sont-elles pas exposées aux mêmes violences et même à des violences plus considérables encore? Et cependant elles ne possèdent pas de fibro-cartilages interarticulaires. Pourquoi? Parce que les surfaces superposées se correspondent exactement. Si parmi les articulations du membre inférieur, toutes chargées du poids du corps et placées dans les mêmes conditions, celle du genou est la seule qui possède des fibro-cartilages, c'est parce qu'elle était la seule aussi dont les surfaces articulaires ne se correspondaient pas.

D. — Ligaments.

Les *ligaments* sont des liens fibreux destinés à unir les surfaces articulaires et à les maintenir dans leurs rapports naturels.

1° Conformation extérieure des ligaments.

Connexions des ligaments. — Considérés dans les connexions qu'ils affectent avec les surfaces osseuses, les ligaments se divisent en trois ordres. — La plupart répondent à leur périphérie. — D'autres se voient dans leur intervalle et pénètrent en partie dans la cavité articulaire. — Quelques-uns sont situés, comme les précédents, entre les deux surfaces osseuses, mais en dehors de l'articulation.

Les *ligaments périphériques* offrent d'autant plus de longueur et de laxité, que l'articulation est plus mobile; leurs insertions, en d'autres termes, se rapprochent d'autant plus des surfaces contiguës, et ils deviennent d'autant plus rigides que les mouvements sont plus limités. Comparez les ligaments qui attachent la main à l'avant-bras, le pied à la jambe, et tous ceux, en un mot, qui occupent l'extrémité terminale des membres, à ceux qui occupent leur extrémité opposée; les premiers, par leur brièveté et leur rigidité, forment un contraste remarquable avec les seconds, relativement si longs et si faiblement tendus.

Les grandes articulations de l'épaule et de la hanche sont donc celles dont les liens résistent le moins aux efforts qu'elles ont à supporter, celles dont les surfaces ont le plus de tendance à se déplacer, celles qui se luxent, en effet, le plus souvent; et combien leurs luxations seraient plus fréquentes, si la nature n'avait suppléé ici à la faiblesse des ligaments par le nombre et la puissance des muscles qui les entourent!

Les *ligaments intra-articulaires* sont les moins nombreux. Situés entre les deux surfaces contiguës, ils se portent très-obliquement de l'une à l'autre. La synoviale les enveloppe, sans cependant les contenir dans sa cavité, en sorte qu'ils offrent une surface lisse sur la plus grande partie de leur contour. Brièveté, obliquité, connexion intime avec les séreuses articulaires, tels sont les attributs qui les distinguent.

Les *ligaments interosseux*, beaucoup plus répandus que les précédents, se rencontrent surtout dans les articulations de la partie terminale des membres. Situés entre deux os juxtaposés, ils remplissent le court intervalle qui les sépare, et contribuent ainsi à maintenir en contact les surfaces articulaires voisines. On pourrait les considérer comme des ligaments périphériques caractérisés surtout par leur brièveté, par l'absence de toute connexion avec les synoviales, par leur extrême résistance, et enfin par les bornes étroites qu'ils imposent aux mouvements de l'articulation.

Attaches. — Les ligaments périphériques et interosseux s'attachent sur les os, et leur adhèrent si solidement, qu'à la suite des violences auxquelles toutes les articulations sont exposées, on les voit souvent se déchirer, mais non se décoller. Quelquefois c'est le tissu osseux qui cède, et dont un fragment reste alors suspendu à leur extrémité. — Sur le pourtour de leur insertion, ils se continuent avec le périoste.

Les ligaments intra-articulaires se fixent également aux os; mais ils se continuent aussi en partie avec les cartilages et les fibro-cartilages.

Forme des ligaments. — Elle est extrêmement diversifiée. Les ligaments interosseux n'offrent, pour la plupart, aucune forme déterminée. Ils se moulent sur l'espace compris entre les deux os qu'ils unissent. — Les ligaments intra-articulaires affectent la forme de cordons. — Les ligaments périphériques sont en général aplatis de telle sorte, qu'ils répondent à l'articulation par une de leurs faces, et aux parties voisines par la face opposée.

La configuration de ces derniers, du reste, varie presque à l'infini. Quelques-uns constituent une membrane unique qui embrasse toute l'articulation en se portant de l'une à l'autre surface articulaire, à la manière d'un manchon : on les désigne sous le nom de *capsules*, de *ligaments capsulaires*. D'autres ne recouvrent qu'une partie de l'articulation ; ils sont alors multiples, et affectent tantôt la forme de lames ou de bandelettes ; tantôt une figure trapézoïde, losangique ou rhomboïdale ; plus rarement, une figure triangulaire ou rayonnée. Il en est aussi, mais en très-petit nombre, qui se rapprochent de la forme cylindrique, comme le ligament latéral externe du genou, ou de la forme conoïde, comme les ligaments odontoïdiens.

Les ligaments capsulaires ne se rencontrent généralement que sur les articulations qui sont entourées par des muscles puissants, et pour lesquels ces muscles constituent des moyens d'union et de protection : ainsi à l'épaule et à la hanche, autour des apophyses articulaires de toutes les vertèbres. A mesure que le nombre des muscles diminue, celui des ligaments augmente : plus la part que prennent les premiers à la consolidation des surfaces articulaires s'affaiblit, plus celle des seconds devient importante. Les capsules qui entourent les apophyses articulaires des vertèbres sont si minces, qu'elles semblent formées exclusivement par la synoviale. Celle de l'épaule présente également une extrême minceur, au niveau des muscles qui la recouvrent. Celle de la hanche est épaisse en avant, où elle n'est recouverte que par un seul muscle, plus mince en arrière et en dedans, où ceux-ci sont nombreux et puissants.

Par leur face interne, les ligaments capsulaires répondent à la synoviale qui les revêt sur toute leur étendue, et aux fibro-cartilages périarticulaires. Leur face externe se trouve en rapport avec les muscles et les tendons. Les muscles ne lui adhèrent que par un tissu conjonctif lâche, en sorte que dans leur contraction ils peuvent glisser sur elle. Lorsque ce glissement est un peu étendu, une bourse séreuse se développe entre le ligament et le muscle ; et comme le ligament devient d'autant plus mince que le muscle est plus énergique, il se trouve parfois si aminci, que la séreuse sous-musculaire communique avec la séreuse articulaire : telle est, pour l'articulation de la hanche, la séreuse qu'on remarque au-dessous du psoas iliaque, et, pour l'articulation de l'épaule, celle qu'on observe au-dessous du muscle sous-scapulaire.—Les tendons les plus rapprochés des ligaments capsulaires se continuent en partie avec ceux-ci, pour lesquels ils deviennent autant de moyens de renforcement : ainsi se comportent les tendons du sous-scapulaire, des sus- et sous-épineux.

Situation relative, direction, rapports des ligaments. — Lorsque plusieurs ligaments concourent à maintenir les surfaces articulaires en contact, on remarque qu'ils sont généralement disposés par paires : l'un est interne et l'autre externe ; ou bien l'un antérieur et l'autre postérieur. Ils suivent pour la plupart une direction parallèle à celle des os et des tendons. Quelques-uns se dirigent obliquement : tels sont les ligaments antérieur et postérieur de l'articulation du poignet, les ligaments latéraux externes de l'articulation du pied avec la jambe, les ligaments latéraux des doigts et des orteils, etc. — Les ligaments s'appliquent par leur face profonde aux deux os correspondants. Au niveau de l'interligne articulaire, ils adhèrent à le synoviale, qui ne les revêt souvent que dans une très-petite étendue. Leur face superficielle est recouverte quelquefois aussi par des muscles; mais, le plus habituellement, par des tendons, par des gaînes tendineuses et par la peau.

2° Structure des ligaments.

Les ligaments constituent une dépendance du système fibreux. Parmi les divers groupes d'organes qu'embrasse ce système, il n'en est aucun qui présente une structure plus complexe et des lésions plus fréquentes; aucun surtout dont les altérations entraînent des douleurs aussi vives et des conséquences aussi graves. Leur structure mérite d'autant plus de fixer notre attention, qu'elle semble s'être dérobée jusqu'à présent à la sagacité, si pénétrante cependant, des histologistes de notre époque.

Les ligaments comprennent dans leur structure : des fibres lamineuses qui en représentent l'élément fondamental ; des fibres fusiformes; des fibres élastiques en général clair-semées ; des cellules de trois ordres ; des artères et des veines en grand nombre ; des nerfs volumineux et très-multipliés aussi. A tous ces éléments viennent s'ajouter encore des cellules adipeuses, dont la proportion varie beaucoup.

a. Les *fibres lamineuses* sont réunies en faisceaux de volume très-variable. Dans les ligaments capsulaires, ces faisceaux ne suivent pour la plupart aucune direction déterminée ; ils s'entrecroisent dans tous les sens et circonscrivent des aréoles qui livrent passage aux divisions vasculaires et nerveuses ; c'est dans ces aréoles que se déposent en plus grande abondance les cellules adipeuses. Sur quelques points de ces ligaments, on voit cependant les faisceaux fibreux offrir une disposition plus régulière ; les uns affectent une direction longitudinale et les autres une direction transversale. Les premiers, plus spécialement destinés à jouer le rôle de moyens d'union, se montrent prédominants sur le côté de l'articulation qui est le moins efficacement protégé par les muscles ; les seconds, destinés à relier entre eux les précédents, se multiplient davantage, au contraire, du côté qui répond aux grandes masses musculaires.

Dans les ligaments de figure rectangulaire, de forme cylindrique ou conoïde, tous les faisceaux fibreux suivent la même direction. Ils sont séparés par des interstices linéaires, dans lesquels cheminent les vaisseaux et les nerfs.

Les faisceaux fibreux qui composent les ligaments intra-articulaires sont aussi parallèles pour la plupart ; quelques-uns s'entrecroisent sous un angle très-aigu. — Ceux des ligaments interosseux se comportent comme les précédents. Mais ils ne se juxtaposent pas ; le plus habituellement un tissu adipeux rougeâtre les sépare les uns des autres.

Dans l'intervalle des faisceaux fibreux, sur le trajet des vaisseaux, on remarque constamment une certaine quantité de tissu conjonctif lâche.

b. Fibres fusiformes. — Ces fibres présentent un développement très-inégal. Les ligaments les plus riches en cellules sont ceux aussi qui possèdent les plus volumineuses et les plus longues. Au premier rang, sous ce rapport, je placerai les ligaments croisés du genou, dans lesquels on observe des fibres fusiformes à tous les degrés de développement. C'est dans les ligaments interépineux que ces fibres atteignent leurs plus grandes dimensions ; on en chercherait vainement ailleurs d'aussi longues et d'aussi larges ; les noyaux, ici très-allongés, très-étroits, très-rapprochés et parallèles, leur donnent, au premier aspect, quelque ressemblance avec les fibres musculaires striées. Dans la plupart des autres

liens articulaires ces fibres se montrent moins développées. Sur quelques-
uns on n'en rencontre que de très-déliées et très-courtes. Il n'est pas rare,
du reste, de trouver sur le même ligament des fibres fusiformes de toutes
les dimensions. — Comparées aux fibres lamineuses proprement dites,
ces dernières, bien qu'elles soient nombreuses, ne prennent cependant
qu'une part assez minime à la formation des ligaments. Situées dans les intervalles des faisceaux qui forment les fibres précédentes, elles suivent une
direction en général parallèle à ceux-ci. Leur répartition est du reste
extrêmement inégale. Répandues en grand nombre sur certains points,
elles sont rares sur d'autres, ou font même complétement défaut.

. c. Les fibres élastiques des ligaments présentent une extrême ténuité,
et sont si rares que leur existence devient souvent difficile à constater. Elles
occupent les interstices des faisceaux fibreux.

. Dans quelques-uns cependant on les voit se multiplier; les ligaments
jaunes des vertèbres, le ligament cervical postérieur des mammifères, le
ligament de l'aile des oiseaux, etc., en sont même exclusivement formés.
Mais ces derniers n'ont plus pour unique attribution d'unir les os; ils leur
permettent de s'écarter, puis contribuent ensuite à les rapprocher, jouant
ainsi le rôle de moyen d'union et celui d'un ressort qui vient en aide à
l'action musculaire.

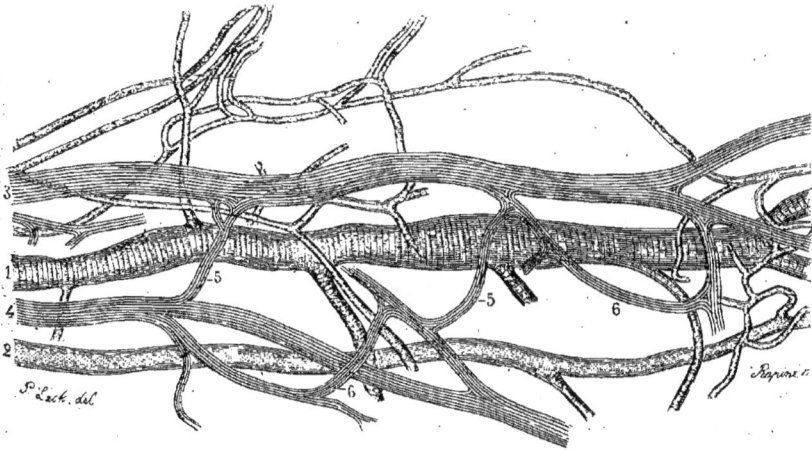

FIG. 188. — *Vaisseaux et nerfs du ligament capsulaire de la hanche observés sur une
coupe mince de quelques millimètres carrés. — Grossiss. de 100 diamètres.*

Cette figure ne représente qu'une très-minime partie des vaisseaux et nerfs visibles
dans le champ de la préparation. — 1. Artère, pourvue encore de sa tunique musculaire.
— 2. Veine accompagnant cette artère — 3. Rameau nerveux suivant le trajet des vaisseaux. — 4. Autre rameau plus délié, s'anastomosant avec le précédent. — 5, 5. Ramifications anastomotiques. — 6, 6. Autres anastomoses étendues du principal rameau à des
divisions secondaires.

d. Cellules. — Disséminées dans la trame des ligaments, elles appartiennent les unes au tissu lamineux, les autres au tissu élastique. Celles qui dépendent du tissu lamineux se présentent sous deux formes très-différentes, sous la forme arrondie et sous la forme étoilée. — Les cellules arrondies sont celles qui, en se disposant en série linéaire et se fusionnant, donnent naissance aux tubes fusiformes. Mais toutes ne se fusionent pas; il en est qui restent isolées et qui conservent indéfiniment leur forme. — Les cellules étoilées occupent l'épaisseur des faisceaux fibreux, ou elles s'anastomosent par leur prolongement, en constituant un réseau d'une extrême ténuité. — Les cellules élastiques ont pour siége l'extrémité terminale des ligaments. J'ai vu très-nettement ces cellules sur les ligaments latéraux de l'articulation fibro-tarsienne, sur le ligament rotulien, sur le ligament latéral interne du genou, etc.

e. Artères et veines. — La présence des vaisseaux sanguins dans les ligaments est admise par tous les auteurs. Mais telle est l'abondance des fibres de tissu conjonctif dans ces organes, et telle est surtout le degré de condensation sous lequel elles s'y montrent, qu'aucun d'eux ne paraît les avoir poursuivis dans leur épaisseur. Les ayant observés dans toute l'étendue de leur trajet, j'ai été frappé de leur multiplicité. Les ligaments sont aussi vasculaires que le périoste.

Les artères qui se distribuent dans ces organes proviennent de toutes les branches artérielles voisines. Après avoir d'abord rampé à leur surface, elles cheminent dans les interstices des faisceaux fibreux en se divisant et subdivisant, s'anastomosent entre elles, et donnent naissance à des réseaux qui entourent chacun de ces faisceaux. Dans les ligaments à faisceaux entrecroisés, elles passent à travers les aréoles que circonscrivent ceux-ci; et c'est surtout au niveau de ces espaces aréolaires qu'on les voit se diviser et s'anastomoser. D'interstices en interstices, d'aréoles en aréoles, elles se répandent dans toutes les parties du ligament, en formant une foule de petits plexus que des branches anastomotiques relient les uns aux autres, et qui, ainsi reliés, constituent un seul et riche réseau, contenant dans ses mailles tous les faisceaux fibreux.

Dans les ligaments à faisceaux parallèles, les artères pénètrent à la fois par les deux faces, mais principalement par la face sous-cutanée; elles convergent de la périphérie vers les couches centrales. — Dans les ligaments à faisceaux entrecroisés, comme les capsules, et dans tous ceux qui répondent par leur face profonde à la séreuse articulaire, elles se dirigent vers cette membrane, en se divisant et s'anastomosant, et forment au-dessous de la synoviale un réseau à mailles très-serrées qui la revêt sur toute son étendue. Les couches fibreuses, immédiatement recouvertes par les membranes synoviales, sont donc les plus vasculaires. Cette disposition rappelle le mode de distribution des vaisseaux dans l'épaisseur de la

peau, où ils cheminent aussi d'aréoles en aréoles, et de la surface adhérente vers la surface libre, pour constituer au-dessous des papilles un des
plus riches réseaux de l'économie.

Ces artères sont encore munies de leurs trois tuniques à leur entrée dans
les ligaments. Beaucoup d'entre elles conservent leur tunique musculaire
jusque dans l'épaisseur des couches moyennes, et quelquefois au delà; d'où
il suit qu'on peut très-facilement les distinguer des veines, les suivre dans
leur trajet, et même observer toutes les modifications de texture qu'elles
subissent en se rapprochant des capillaires.

Les veines accompagnent les artères. A leur origine, elles se continuent
avec celles-ci par l'intermédiaire des capillaires, qui décrivent le plus ordinairement des arcades dont la convexité se tourne du même côté. L'artère, la veine et la multitude des capillaires étendus de l'une à l'autre, vus
dans leur ensemble, représentent un très-élégant réseau, dont les anses
terminales répondent, tantôt à l'extrémité des deux vaisseaux, tantôt à leur
partie latérale, et les enlacent quelquefois sur toute leur longueur. En général, il n'existe qu'une veine pour une artère; quelquefois deux, qui sont
alors plus petites que l'artère correspondante. Ces veines s'anastomosent
comme les branches artérielles, et aussi souvent que celles-ci.

f. Nerfs. — Tous les ligaments reçoivent des ramuscules nerveux, et
tous en reçoivent un grand nombre. Sous ce point de vue, ils pourraient
être assimilés au périoste.

Ces nerfs, ainsi que les veines, s'accolent aux artères dans la plus grande
partie de leur trajet, en sorte que, lorsqu'on aperçoit un tronc, une branche
ou un simple rameau artériel, on est à peu près certain que dans son voisinage on trouvera une veine et une ou plusieurs divisions nerveuses.
Celles-ci accompagnent ordinairement les vaisseaux sanguins jusqu'à leur
extrémité terminale, en leur restant plus ou moins parallèles. Mais souvent
aussi elles s'en écartent, pour se porter vers d'autres troncs ou rameaux
vasculaires auxquels elles s'appliquent, ou qu'elles croisent sous des angles
divers. — Quelques divisions nerveuses marchent indépendantes, accom-
pagnées seulement par une artériole et par une veinule, qui représentent
leurs vaisseaux de nutrition; on voit alors les deux vaisseaux communiquer
entre eux par l'intermédiaire des capillaires, soit à leur surface, soit dans
leur épaisseur, et les entourer de toutes parts.

Dans leur trajet, les nerfs se divisent dichotomiquement sur certains
points; ils émettent sur d'autres de simples branches collatérales, qui
échangent entre elles de continuelles divisions par lesquelles elles s'anastomosent. Au milieu des réseaux sanguins, on observe donc des plexus nerveux dont les mailles s'entremêlent et se pénètrent réciproquement.

Plus on se rapproche de l'extrémité terminale des rameaux nerveux, plus
aussi le nombre des tubes dont ils se composent diminue. Au voisinage

des vaisseaux capillaires, ils ne sont plus formés que de six à huit tubes
qui se réduisent bientôt à quatre ou cinq, puis à deux ou trois. Ces filets,
si déliés qu'ils soient, peuvent être facilement suivis. Cependant je n'ai pu
constater leur mode de terminaison. On rencontre bien des tubes qui
marchent isolément, et qu'on pourrait considérer comme se terminant par
une extrémité libre. Mais il serait téméraire d'affirmer que ces tubes, vus
sur un ligament entier, et non sur une simple parcelle de celui-ci, n'allaient
pas s'adjoindre à quelque autre tube ou filament nerveux pour former une
anse ou pour constituer une simple anastomose.

Les divisions nerveuses si abondamment répandues dans tous les liens
articulaires président à leur sensibilité. Elles tiennent en partie aussi
sous leur influence les phénomènes de nutrition dont ils sont le siége.

La sensibilité des ligaments est très-vive, mais d'une nature spéciale,
bien différente de celle des parties superficielles du corps. — Destinée à
nous informer de tout ce qui se passe autour de nous, cette dernière s'éveille
au moindre contact, à la plus légère pression ; elle s'irrite aux attouche-

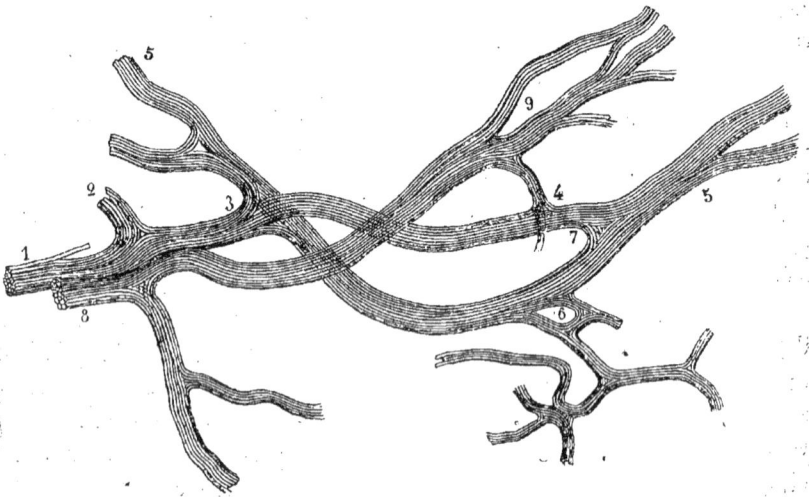

Fig. 189. — *Plexus nerveux du ligament latéral interne du genou, pris sur une coupe
étroite et mince.* — *Grossis. de 100 diamètres.*

Ce plexus était entremêlé à un réseau de vaisseaux sanguins qui a été supprimé, afin
de ne pas compliquer la figure. Il ne représente du reste qu'une partie des divisions nerveuses comprises dans le champ de la préparation. — 1. Rameau nerveux adossé à un
autre rameau d'égal volume. — 2. Première division de ce rameau, qui donne une grosse
branche et en reçoit une petite. — 3. Seconde division du même rameau, qui s'anastomose avec un rameau voisin et poursuit ensuite son trajet primitif. — 4. Ce même rameau
qui reçoit deux petites anastomoses dans son trajet et qui s'accole aussi à un rameau voisin. — 5, 5. Deuxième rameau nerveux auquel va s'accoler le premier. — 6. Ramifications
de ce deuxième rameau s'anastomosant entre elles et circonscrivant une maille à travers
laquelle passait un capillaire. — 7. Accolement du premier et du second rameau. — 8. Troisième rameau nerveux. — 9. Bifurcation de ce rameau dont les deux divisions s'anastomosent presque aussitôt.

ments d'un poil ou des barbes d'une plume ; l'insecte le plus microscopique et le plus inoffensif ne peut s'appliquer à la surface de la peau sans que nous ne soyons aussitôt prévenus de sa présence. — La sensibilité des ligaments est très-obtuse au contraire à tous les attouchements, à toutes les pressions, à toutes les irritations mécaniques. Mis à nu sur un animal vivant, on peut les toucher, les comprimer, les diviser, les cautériser même, sans qu'il manifeste de grandes souffrances. Mais que l'articulation soit soumise à des mouvements de torsion ou d'élongation forcée, aussitôt il s'agite et fait entendre un cri de douleur. La sensibilité des ligaments se trouve donc en harmonie avec leur destination. Ils jouent le rôle de liens, et comme tels ils sont doués d'une certaine somme de résistance. Lorsque la force qui met cette résistance en jeu est modérée, nous n'éprouvons aucune sensation pénible. Lorsqu'elle devient assez énergique, pour l'égaler, et surtout la surpasser, l'intégrité des liens articulaires peut être com-

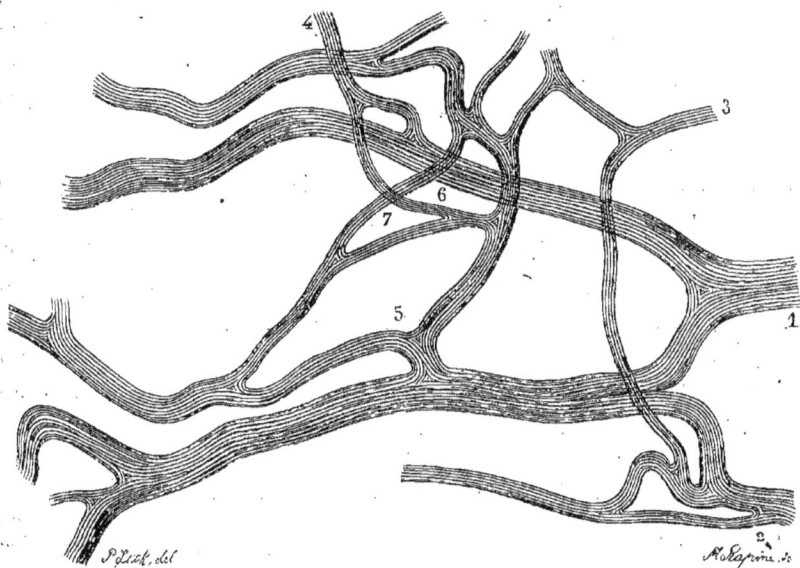

Fig. 190. — *Plexus nerveux du ligament rotulien pris sur une tranche longitudinale.* — *Grossiss. de 100 diamètres.*

Ce plexus, comme le précédent, se trouvait mêlé à un riche réseau de vaisseaux sanguins. Il ne représente aussi qu'une partie des nerfs visibles dans le champ de la préparation. — 1. Nerf se partageant en deux branches d'égal volume. — 2. Autre nerf qui se bifurque aussi et dont la branche supérieure va s'accoler à la branche inférieure du nerf précédent. — 3. Rameau de la branche inférieure du même nerf. Après avoir parcouru un certain trajet, il reçoit une anastomose qui augmente son volume. — 4. Rameau dont les deux divisions vont s'anastomoser avec d'autres rameaux. — 5. Autre rameau dont les deux divisions s'anastomosent aussi. — 6. Ramification unissant deux ramuscules. — 7. Autre ramification anastomotique contribuant à circonscrire une maille qui donnait passage à des vaisseaux.

promise ; la sensibilité s'éveille alors, et s'éveille vivement pour nous révéler le danger qui les menace.

Les ligaments sont donc particulièrement sensibles à l'action de toutes les causes qui mettent en jeu leur résistance ; de là les sensations douloureuses qui se manifestent dans les articulations maintenues quelque temps dans une attitude forcée ; de là les douleurs qui accompagnent l'entorse, celles qui succèdent aux luxations, celles qui se produisent au moment où le chirurgien cherche à les réduire. Le supplice de l'écartèlement, autrefois mis en usage, peut être considéré comme un des plus cruels qui aient été inventés.

Cette sensibilité s'exalte sous l'influence de toutes les inflammations aiguës ou chroniques qui peuvent atteindre nos articulations. Elle prend alors le caractère de la douleur, et quelquefois de la douleur la plus atroce. C'est cette sensibilité exaltée par un état morbide qui fait le tourment des malades pendant une attaque de goutte ; c'est elle qui, dans le rhumatisme articulaire aigu, cause leur effroi à la perspective du moindre ébranlement ; c'est elle aussi qui les porte instinctivement, lorsqu'ils sont affectés de tumeurs blanches, à placer leurs membres dans la demi-flexion, position qui a pour avantage de mettre les ligaments dans le plus grand état de relâchement possible.

g. Tissu adipeux. — Ce tissu occupe les interstices et les aréoles des faisceaux fibreux. Il forme souvent de longues traînées sur le trajet des vaisseaux. D'autres fois il s'accumule sur certains points ; ou bien il se dépose dans les mailles des réseaux capillaires et des plexus nerveux ; il se trouve, en un mot, très-irrégulièrement disséminé. Chez quelques individus, les ligaments en contiennent une notable quantité ; chez d'autres, il se montre moins abondant. Mais on le rencontre chez tous, et à tous les âges, même chez les enfants et chez les adultes les plus émaciés.

3° Vitalité, propriétés des ligaments.

Considérés jusqu'à présent comme des parties fibreuses recevant seulement quelques rares vaisseaux et quelques filets nerveux plus rares encore, les ligaments ont été rangés au nombre des organes qui ne possèdent qu'un faible degré de vitalité. Une étude plus complète de leur structure nous a montré combien était grande cette erreur contre laquelle l'observation clinique protestait si hautement. Ces organes, je ne crains pas de le répéter, offrent avec le périoste la plus remarquable analogie de texture. Composés des mêmes éléments que celui-ci, leur vitalité n'est pas moins énergique que la sienne ; leurs maladies ne sont ni moins fréquentes ni moins graves. Continus de toutes parts avec l'enveloppe des os, ils en ont été regardés longtemps comme une dépendance, et même comme un simple prolongement. Tous les faits précédemment exposés viennent confirmer cette opinion qui repose sur une base à la fois anatomique, physiologique et pathologique.

Les ligaments présentent une couleur d'un blanc jaunâtre, qui leur est commune avec la plupart des autres dépendances du système fibreux. Ils sont surtout remarquables par leur densité, leur résistance et leur extrême flexibilité.

Leur densité, moins grande que celle des fibro-cartilages, est un peu inférieure aussi à celle des tendons et des aponévroses, mais supérieure à celle de toutes les autres parties molles.

La résistance et la flexibilité sont les propriétés les plus caractéristiques des ligaments. On ne voit nulle part ces deux attributs s'associer à un si haut degré; nulle part aussi une semblable association ne semblait plus utile. C'est grâce à cette association que les surfaces articulaires peuvent jouer l'une sur l'autre avec une si grande facilité en restant toujours parfaitement contiguës.

E. — Synoviales.

Les *synoviales* sont des membranes qui tapissent les cavités articulaires et qui déposent sur leurs parois un liquide onctueux appelé *synovie*. En s'appliquant sur les diverses parties qui contribuent à les former, elles les relient entre elles et les complètent, en sorte que ces cavités ont pour caractère commun d'être hermétiquement closes. En déposant sur leur surface un liquide onctueux, elles favorisent leur jeu réciproque. Le rôle qui leur est confié ne diffère donc pas de celui des membranes séreuses, à la grande famille desquelles elles appartiennent en effet.

1° Disposition générale des membranes synoviales.

Le génie de Bichat l'avait entraîné à considérer les synoviales comme partout continues, répondant par leur surface externe aux parties cartilagineuses et fibreuses, et s'appliquant à elles-mêmes par leur surface interne, lisse et unie. Chacune d'elles était à ses yeux une cavité propre, fermée de toutes parts, liée par une adhérence intime aux parties sous-jacentes, mais différant de celle-ci par son organisation, ses fonctions, ses maladies.

En les envisageant ainsi, cet auteur réalisait un progrès; car on ne saurait contester qu'elles présentent, en effet, une structure, des attributions et des affections qui leur sont propres.

Il se trompait seulement sur un point d'une importance secondaire. Ces membranes ne forment pas des cavités closes; elles représentent une sorte de manchon qui s'étend de l'une à l'autre surface articulaire, et qui s'arrête sur le pourtour des cartilages. On peut leur considérer par conséquent deux extrémités, une face externe ou adhérente, et une face interne libre.

Par leurs extrémités, les séreuses articulaires se continuent avec la circonférence des cartilages qu'elles recouvrent dans l'étendue de quelques millimètres. Cette continuité ne s'opère pas brusquement, mais graduellement; le bord, finement et irrégulièrement dentelé, par lequel se termine leur couche épithéliale, établit seul la ligne de démarcation.

Dans les articulations qui sont pourvues de fibro-cartilages périarticulaires, la synoviale se continue, d'un côté, avec la circonférence du cartilage, de l'autre avec le bord libre du bourrelet fibro-cartilagineux.

Pour celles qui possèdent des fibro-cartilages interarticulaires, la séreuse est toujours double, quelquefois triple. Ainsi, dans les articulations temporo-maxillaire et sterno-claviculaire, il existe deux synoviales qui se fixent chacune, d'une part, au pourtour des cartilages correspondants, de l'autre, au pourtour du fibro-cartilage sur lequel elles s'avancent de 3 ou 4 millimètres. Dans l'articulation du genou qui possède deux fibro-cartilages, la séreuse est triple; il y a une grande séreuse qui se porte des condyles du fémur à ces fibro-cartilages, et deux autres très-petites, étendues de ceux-ci au tibia.

Les synoviales, en se portant de l'une à l'autre surface osseuse, suivent rarement un trajet rectiligne; c'est seulement dans les articulations très-serrées qu'elles se comportent ainsi. Le plus ordinairement elles débordent par leurs extrémités l'interligne articulaire, puis se réfléchissent sur les os pour atteindre cet interligne. Elles présentent par conséquent deux culs-de-sac qui se regardent par leur concavité, très-variables du reste dans leur disposition et leurs dimensions relatives. Ces culs-de-sac ont pour avantage de communiquer aux ligaments périphériques une certaine mobilité, en leur permettant de glisser sur les os au moment où ceux-ci se déplacent.

Par leur face externe, les séreuses articulaires se trouvent en rapport avec les ligaments et le périoste, plus rarement avec les tendons et les muscles. Elles adhèrent étroitement aux ligaments intra-articulaires, qu'elles embrassent, et d'une manière plus intime encore aux ligaments périphériques, sans cependant s'identifier avec ces derniers, ainsi que l'admettent la plupart des auteurs. Sur quelques points, on peut les détacher; elles s'en distinguent d'ailleurs par l'arrangement et la direction de leurs vaisseaux. — Au voisinage du périoste, ces membranes sont beaucoup moins adhérentes. Dans le court trajet qu'elles parcourent en passant des ligaments sur les os, leur surface externe n'est unie aux parties voisines que par un tissu conjonctif lâche; sur certains points elle devient libre, ou n'est plus recouverte que par une mince couche cellulo-adipeuse.

Leur face interne présente l'aspect uni qui est propre à toutes les séreuses. Sur le trajet des deux culs-de-sacs précédemment mentionnés, c'est à-dire au-dessus et au-dessous des interlignes articulaires, elle entre en contact avec elle-même. Au niveau de ces interlignes, elle devient contiguë aux cartilages dans quelques articulations : celles de l'épaule et du genou, par exemple. Dans toute son étendue, cette face est lubrifiée par un liquide filant, de couleur jaunâtre, qui constitue la synovie.

2° Prolongements des synoviales.

Ces membranes présentent des parties saillantes et rentrantes qui en accroissent l'étendue, et qu'on peut diviser en trois ordres :

Les plus considérables et les plus rares se voient au-dessous de quelques tendons dont ils facilitent le glissement.

D'autres, assez rares aussi et très-minimes, s'insinuent entre les faisceaux fibreux des ligaments, et affectent la forme de petits follicules.

Les derniers, infiniment plus multipliés, flottent sur les parois de la cavité articulaire ; ils sont connus sous le nom de *franges synoviales.*

a. Les prolongements destinés à favoriser le glissement des tendons se rencontrent sur les grandes articulations, au genou, à la hanche, à l'épaule, où l'un d'eux accompagne le tendon de la longue portion du biceps, et un autre la face profonde du tendon du sous-scapulaire ; quelquefois il en existe un troisième qui correspond au tendon du muscle sous-épineux. Le plus remarquable de tous est celui qu'on observe au-dessous du tendon du triceps fémoral. La plupart ne communiquent avec la séreuse articulaire que par une ouverture plus ou moins étroite. On peut les considérer comme autant de bourses séreuses qui étaient d'abord simplement accolées à l'articulation, et qui plus tard sont entrées en communication avec celle-ci. Elles appartiennent en réalité aux tendons et non aux séreuses articulaires, dont elles restent quelquefois complétement distinctes.

b. Les prolongements folliculiformes, signalés en 1843 par les frères Weber (1), mieux étudiés et bien décrits par M. Gosselin un peu plus tard, ont pour siége le plus habituel les points au niveau desquels la synoviale se réfléchit pour passer des ligaments sur le périoste. Ils pénètrent, par leur extrémité arrondie, entre les faisceaux fibreux des ligaments, et communiquent avec la cavité de la séreuse par un orifice punctiforme, quelquefois un peu allongé. M. Gosselin, qui les désigne sous le nom de *criptes* ou *follicules synovipares* (2), les considère avec raison comme le point de départ de ces tumeurs enkystées ou *ganglions* qu'on observe assez souvent sur le pourtour de certaines articulations et particulièrement sur la face dorsale du poignet. Indépendamment de ces prolongements bursiformes qu'on remarque dans certains ligaments, il en est d'autres qui occupent l'épaisseur des fibro-cartilages, et qui peuvent prendre aussi un assez grand développement. C'est dans la partie antérieure des fibro-cartilages interar-

---

(1) G. et E. Weber, *Encyclopédie anatomique.* t. III, p. 322 et 360.
(2) Gosselin, *Rech. sur les kystes synoviaux (Mém. de l'Acad. de méd.,* t. XVI, p. 391).

ticulaires du genou qu'on les observe le plus ordinairement. J'en ai rencontré également sur le bourrelet cotyloïdien, au niveau de l'échancrure de la cavité cotyloïde; ils s'ouvraient sur la face externe du bourrelet. Chez un adulte, j'ai vu sur cette face un petit kyste synovial former une saillie arrondie du volume d'un pois; chez un autre individu, le kyste faisait la même saillie en dehors du bourrelet, mais se prolongeait sur une étendue de plus de 2 centimètres dans son épaisseur.

c. Les prolongements qui font saillie sur la surface interne des synoviales sont incomparablement les plus nombreux. Il en existe dans toutes les articulations. Mais on les voit se multiplier d'autant plus, que celles-ci présentent des surfaces plus étendues. C'est sur la séreuse articulaire de la hanche et sur celle du genou qu'ils se montrent dans tout le luxe de leurs variétés. Leur bord, irrégulièrement découpé, les a fait comparer par les anciens à autant de petites franges, d'où le terme générique de *franges synoviales* sous lequel ils ont été désignés.

Les franges synoviales répondent le plus habituellement aux deux extrémités des séreuses articulaires. Elles reposent pour la plupart sur cette partie des séreuses qui adhère au périoste, et occupent par conséquent le voisinage des cartilages qu'elles entourent à la manière d'une couronne. D'autres sont situées sur le pourtour des fibro-cartilages, et plus particulièrement sur le pourtour des fibro-cartilages périarticulaires. D'autres se voient sur la périphérie des ligaments intra-articulaires, vers leurs extrémités. En un mot, c'est au niveau des interlignes articulaires qu'on les rencontre. Cependant on en trouve aussi sur d'autres points, mais plus rarement et en moins grand nombre.

Pour prendre de leur multiplicité et de leurs infinies variétés une notion exacte, il importe de les examiner sous l'eau. On peut alors reconnaître que certains prolongements constituent de véritables replis, et que les autres représentent de simples filaments semblables aux villosités.

Les replis varient considérablement dans leurs dimensions. Les plus grands atteignent une hauteur de 8 à 10 millimètres, et une longueur de 12 à 15. Les plus petits sont filiformes. En passant des uns aux autres, on observe toute une longue série décroissante de replis intermédiaires. Ils offrent, pour la plupart, une forme lamelleuse ou foliacée, et se superposent de telle sorte que les principaux se trouvent souvent recouverts sur leurs deux faces par des replis du second, du troisième et même du quatrième ordre. De là des groupes ou bouquets de franges dont l'aspect se diversifie à l'infini. — Parmi les replis filiformes, il en est qui présentent jusqu'à 8, 10, 12 et 15 millimètres d'étendue. De même que les replis lamelliformes, ils peuvent être simples ou composés. — Certains replis ne renferment qu'un peu de tissu conjonctif, des vaisseaux et quelques rares cellules adipeuses. Mais entre les deux lames qui les forment, on remarque dans le plus grand nombre d'entre eux un amas plus ou moins considérable de ces cellules auxquelles ils sont redevables de leur épaisseur et de leur couleur jaunâtre. Lorsque leurs vaisseaux sont très-développés, ils prennent une couleur d'un jaune rougeâtre, ou même tout à fait rouge. Au milieu des cellules adipeuses, dans leur partie centrale, on observe aussi quelquefois une ou plusieurs cellules de cartilage. Sous l'influence d'une cause encore peu connue, il n'est pas très-rare de voir celles-ci se multiplier ; elles donnent alors naissance à une lamelle cartilagineuse qui flotte dans l'articulation, pouvant s'isoler et passer à l'état de corps étranger.

Les saillies qui simulent les villosités sont plus nombreuses encore que les précédentes. Quelques-unes reposent immédiatement sur la surface interne de la synoviale. Mais l'immense majorité occupe le bord libre des franges. Sur le bord d'une frange de moyenne dimension, on peut en compter souvent de dix à douze, et quelquefois plus. Leur longueur varie d'un demi-millimètre à un centimètre. Toutes celles qui reposent sur le même bord offrent une direction plus ou moins parallèle. Dépourvues de cavité, de cellules adipeuses et de vaisseaux, elles sont formées seulement par du tissu conjonctif et une couche épithéliale.

Les prolongements qui flottent sur la surface interne des membranes synoviales ont été considérés par Clopton Havers comme autant de glandes préposées à la sécrétion de la synovie. Lacauchie, en 1844, a cherché à restaurer cette opinion en admettant une nouvelle classe de glandes qu'il appelle glandes en-saillie. Mais ces prolongements ont manifestement pour destination principale de remplir les vides qui tendent à se produire dans toutes les diarthroses pendant l'exercice des mouvements. C'est pourquoi ils se tiennent sur le pourtour des interlignes articulaires toujours prêts à se porter de la périphérie vers le centre de l'articulation, ou du centre vers sa périphérie, suivant qu'ils se trouvent attirés ou repoussés. S'ils participent à la formation de la synovie, c'est seulement par l'étendue qu'ils ajoutent à la superficie des séreuses articulaires.

3° Structure des synoviales.

Les membranes synoviales sont formées de deux couches, l'une externe, cellulo-fibreuse, l'autre interne ou épithéliale. Elles reçoivent des artères, des veines, et contiennent en outre dans leur épaisseur des cellules adipeuses.

La couche externe se compose de fibres de tissu conjonctif isolées sur certains points, réunies en petits faisceaux sur d'autres, s'entrecroisant dans tous les sens et formant une lame continue assez résistante.

La couche épithéliale est constituée par des cellules aplaties qui se juxtaposent et se superposent ; elle représente, en un mot, un épithélium pavimenteux stratifié, dont l'existence est constante et peut être facilement constatée sur toute l'étendue de la synoviale. Comme la précédente, cette couche se termine sur la circonférence des cartilages.

Les vaisseaux affluent en grand nombre vers les synoviales. On remarque dans toute l'étendue de leur couche cellulo-fibreuse un réseau à mailles serrées que la couche épithéliale semble immédiatement recouvrir. Les artérioles et veinules contribuant à le former proviennent de celles des ligaments sur les points où la séreuse leur adhère, et directement de celles des parties voisines sur les points où elle n'est plus en rapport avec ces organes.

Au niveau des franges synoviales on peut très-facilement suivre les artérioles jusqu'à leur terminaison, et les voir se continuer avec les radicules veineuses. En général, les veines sont plus volumineuses; elles sont remarquables en outre par leurs anastomoses beaucoup plus multipliées, et surtout par leurs flexuosités très-prononcées, par leur enroulement, leur entrelacement, leur entassement sur certains points, et aussi par les varicosités très-fréquentes qu'elles présentent sur leur trajet. Elles prennent une part importante à la constitution du réseau sanguin : c'est par elles que débute l'inflammation dans les phlegmasies aiguës ou chroniques des diarthroses, et par elles que cette inflammation se propage.

Les nerfs qui se montrent si abondants dans les ligaments s'étendent-ils jusqu'aux synoviales? Je ne voudrais pas affirmer que quelques-unes de leurs dernières divisions ne viennent pas se distribuer dans ces membranes. Mais s'il en est ainsi, j'ose dire qu'elles sont bien déliées et bien rares. Jusqu'à présent leur existence ne m'est pas démontrée ; et cependant les séreuses se présentent dans les conditions les plus favorables pour ce genre de recherches. Sur leurs replis et sur les points où ces membranes adhèrent aux ligaments, on n'en trouve aucune trace. Sur ceux où elles sont plus ou moins libres, des nerfs très-manifestes se répandent sur leur face externe; mais ils ne font que ramper sur elles pour aller se distribuer plus loin à des parties fibreuses. L'observation nous enseigne du reste que les synoviales sont à peine sensibles. Sur les animaux vivants, après les avoir mises à nu, on peut les toucher, les irriter, sans produire de la douleur. Chez l'homme, à la suite d'une désarticulation, on peut constater également qu'elles sont insensibles au contact. Dans l'hydarthrose aiguë, la ponction et l'évacuation du liquide calment, il est vrai, la douleur ; et l'on attribue assez généralement ce résultat au retrait de la synoviale. Je ferai remarquer que ce n'est pas seulement cette membrane qui est le siége de l'inflammation ; ce sont aussi les ligaments, alors allongés et fortement tendus. Ainsi inflammés et allongés, ils deviennent la cause réelle et principale des souffrances du malade. Si celui-ci éprouve du soulagement à la suite de la ponction, ce n'est donc pas par suite du retrait de la séreuse, mais par suite du relâchement de tous les liens articulaires.

Le tissu adipeux double la face externe des synoviales, sur les points où elles ne correspondent pas aux ligaments. Cette couche adipeuse varie beaucoup, du reste, dans son épaisseur.

F. — Mouvements des diarthroses.

Les diarthroses présentent des mouvements qu'on peut rattacher à quatre modes principaux : l'*opposition*, la *circumduction*, la *rotation*, le *glissement*.

Le *mouvement d'opposition* est un des plus répandus. On le rencontre dans presque toutes les articulations. — Pour quelques-unes, comme celles des phalanges par exemple, ce mouvement est simple; l'os le plus mobile se fléchit et s'étend tour à tour. L'opposition a lieu d'arrière en avant et d'avant en arrière, dans une direction plus ou moins parallèle au plan médian du corps. — Pour d'autres, ce mouvement est double ou multiple; l'os le plus mobile se meut non-seulement dans une direction parallèle au plan médian, mais aussi dans une direction perpendiculaire à celui-ci, et dans toutes les directions intermédiaires : on donne le nom d'*adduction* au mouvement par lequel il se rapproche du plan médian, et celui d'*abduction* au mouvement par lequel il s'en éloigne.

Le mouvement d'opposition simple et le mouvement d'opposition double varient l'un et l'autre beaucoup d'étendue, suivant la diarthrose que l'on considère; c'est dans les articulations de l'humérus avec l'épaule, et du fémur avec le bassin, qu'ils atteignent leur plus grand développement. La première, sous ce point de vue, l'emporte très-notablement sur la seconde. Destiné à nous mettre en rapport avec les êtres qui nous entourent, le membre supérieur se distingue surtout par la grande étendue de son mouvement d'abduction. Organe de sustentation et de locomotion, l'inférieur se meut d'avant en arrière beaucoup plus que de dedans en dehors.

Dans les autres articulations pourvues des mêmes mouvements, on voit l'adduction et l'abduction se réduire plus encore, tandis que la flexion et l'extension augmentent au contraire d'étendue. Voyez dans l'articulation du poignet, dans celle du pied avec la jambe, l'étendue des mouvements antéro-postérieurs, et la brièveté des mouvements latéraux. Dans les articulations du métacarpe avec les doigts, et du métatarse avec les orteils, les premiers semblent s'accroître encore aux dépens des seconds; au delà on n'observe plus que des mouvements d'opposition simple.

La *circumduction* est le mouvement dans lequel l'os décrit une sorte de cône, dont le sommet répond à son extrémité supérieure et la base à son extrémité opposée. En décrivant ce cône, il se trouve successivement en adduction, flexion, abduction, extension, et dans toutes les situations intermédiaires. La circumduction comprend donc les mêmes mouvements que l'opposition vague ou multiple. Elle en diffère seulement en ce que l'os, au lieu de se mouvoir d'un sens au sens opposé, se meut dans une ligne circulaire décrite par son extrémité libre, ligne d'autant plus grande, qu'il est plus long.

Ce mouvement, étant composé de l'ensemble des mouvements d'opposition, il se trouve en quelque sorte subordonné à ces derniers. Lorsque ceux-ci sont tous également étendus, le cône est régulier. Lorsque deux d'entre eux sont très-étendus, et les autres plus limités, le cône s'allonge dans un sens et se rétrécit dans l'autre ; de circulaire qu'elle était, sa base devient elliptique, et le devient d'autant plus que la flexion et l'extension sont plus prédominantes.

Les articulations qui possèdent le mouvement de circumduction ou *mouvement en fronde*, sont moins nombreuses que celles dont les mouvements se font seulement en sens opposés. Nous verrons cependant qu'elles ne sont pas aussi rares que sembleraient le penser quelques auteurs.

Le *mouvement de rotation* diffère beaucoup du précédent. L'os qui en est le siége ne se déplace pas ; il tourne autour d'un axe. Chaque point de sa circonférence parcourt un arc de cercle, en se portant alternativement de droite à gauche et de gauche à droite, ou bien d'avant en arrière et d'arrière en avant, ou bien encore de dedans en dehors et de dehors en dedans. A la rotation se réunit donc ici l'opposition simple.

Ce mouvement n'appartient qu'à un petit nombre d'articulations, lesquelles présentent deux modes de conformation très-différents.

Les unes, comme celle de l'épaule et celle de la hanche, sont constituées par des segments de sphère ; et chacun des os qui concourent à les former est doué du mouvement de rotation ; cependant l'os inférieur en est le siége le plus habituel. Celui-ci étant coudé au voisinage de l'articulation, le mouvement ne s'opère pas autour de son axe ; mais autour d'une ligne étendue de sa tête à son extrémité inférieure. Les deux branches du coude se comportent alors d'une manière bien différente ; chacun des points de la branche inférieure décrit un arc de cercle d'autant plus grand qu'il est plus élevé ; la branche supérieure se meut d'avant en arrière et d'arrière en avant.

Les autres sont formées par des cylindres qui s'emboîtent, de telle sorte que le cylindre contenu devient pour le cylindre extérieur un véritable pivot. Le plus ordinairement c'est le cylindre extérieur qui se meut autour du pivot. Quelquefois c'est le pivot qui tourne autour de son axe ; alors les mouvements de rotation sont plus rapides et plus étendus.

De même que l'opposition et la circumduction, la rotation a donc aussi ses degrés divers. Elle se trouve réalisée sous son type le plus parfait dans l'articulation de l'apophyse odontoïde de l'axis avec l'atlas, dans l'union du radius et du cubitus.

Le *glissement* est un mouvement propre à toutes les diarthroses. Dans l'opposition, la circumduction, la rotation, les surfaces articulaires glissent l'une sur l'autre. Mais un grand nombre d'articulations ne possèdent que ce mouvement de glissement par lequel l'un des os ou tous les deux se portent en sens opposé. Ainsi isolé, il est surtout caractérisé par les étroites limites qui lui sont imposées.

Les apophyses articulaires des vertèbres, les os du carpe et du métacarpe, du tarse et du métatarse, ne présentent que ce simple mouvement de glissement.

L'étude des mouvements articulaires nous montre que la nature a procédé ici, comme dans la plupart de ses œuvres, par gradation. Elle descend insensiblement des diarthroses les plus mobiles à celles qui le sont le moins. Un léger et vague déplacement par voie de glissement représente le dernier degré de cette échelle de mobilité. Au-dessous de celui-ci, on ne trouve plus que des surfaces continues, s'inclinant l'une sur l'autre plutôt qu'elles ne se déplacent : ce sont les amphiarthroses, qui établissent le passage des articulations mobiles aux articulations immobiles.

G. — Classification des diarthroses.

La classification des diarthroses, ainsi que le remarque Winslow, a été à toutes les époques un sujet de controverse et de dissidence pour les anatomistes. Aujourd'hui, où tant de progrès se trouvent réalisés, la dissidence persiste ; et l'on peut prévoir qu'elle persistera indéfiniment, car elle est inhérente à la nature même du sujet. Lorsque l'on compare les articulations mobiles dans le but de les classer, on ne tarde pas à reconnaître en effet que toute classification rigoureuse est impossible. Mais l'imperfection n'est-elle pas un caractère commun à toutes nos classifications ? N'oublions pas, d'ailleurs, qu'une classification n'est qu'un moyen d'étude. Il convient donc de ne pas lui attacher une importance trop grande.

La mobilité ayant été invoquée pour diviser toutes les articulations en trois classes, il était rationnel de la faire intervenir aussi pour établir les divers genres de diarthroses. Partant de ce principe qui avait le grand avantage de donner à la classification une base uniforme, Bichat admet cinq genres d'articulations mobiles.

Le *premier genre* comprend les articulations qui possèdent tous les mouvements : ex., l'articulation de l'épaule, celle de la hanche.

Le *deuxième* se compose des articulations qui possèdent tous les mouvements, moins la rotation : ex., les articulations temporo-maxillaires, métacarpo-phalangiennes, etc.

Le *troisième* embrasse les articulations qui n'ont reçu en partage que l'opposition simple, comme les articulations phalangiennes.

Le *quatrième* comprend les articulations dont la rotation est l'unique mouvement : telles sont les articulations radio-cubitales.

Le *cinquième* est formé par les articulations dont les mouvements se réduisent à un simple glissement.

Cette classification est une des meilleures qui ait paru. Les cinq genres qu'elle comprend sont séparés par des caractères en général nettement accusés. Nous verrons cependant que le second genre doit être dédoublé ; en outre il renferme plusieurs articulations qu'on peut rattacher au premier. Mais le reproche le plus important qui lui ait été adressé est relatif à la base trop exclusivement physiologique sur laquelle elle repose.

Celle qu'avaient adoptée les anciens était plus anatomique que physiologique. Prenant surtout en considération le mode de configuration des surfaces articulaires, ils distinguaient les diarthroses en trois genres : l'*énarthrose*, l'*arthrodie*, le *ginglyme*.

L'*énarthrose*, ou *diarthrose orbiculaire*, comprend les articulations dont les surfaces représentent des segments de sphère.

L'*arthrodie*, ou *diarthrose planiforme*, embrasse toutes celles dont les surfaces sont plus ou moins planes, et ne peuvent que glisser l'une sur l'autre.

Au *ginglyme*, ou *diarthrose alternative*, se rattachent celles qui sont configurées et qui se meuvent à la manière des charnières. Il en existe deux espèces. — Dans l'une les os se fléchissent et s'étendent, en formant un angle plus ou moins ouvert, d'où le nom de *ginglyme angulaire* que lui a donné Winslow. — Dans l'autre, l'un des os tourne autour d'un axe : c'est le *ginglyme latéral* ou l'*articulation en pivot* du même auteur. Mais ce dernier mode d'articulation diffère beaucoup du ginglyme, et depuis longtemps déjà il en avait été séparé par Fallope sous le nom de *trochoïde* (de τροχὸς, roue ; εἶδος, forme). Il peut être simple, comme celui qui est formé par l'union de l'apophyse odontoïde avec l'atlas, ou double, comme celui qui résulte de l'union du radius avec le cubitus.

Cette classification, déjà adoptée par Galien, est celle qui a été le plus généralement admise. Elle a le mérite de la simplicité. Tous les genres qu'elle renferme sont très-distincts. Le second cependant, ou l'arthrodie, rapproche des articulations qu'on regrette de voir confondues.

Je lui reprocherai d'attacher une importance trop exclusive à la configuration des surfaces articulaires, de même que j'ai reproché à celle de Bichat de reposer trop exclusivement sur les mouvements. L'une et l'autre, comme toutes celles qui ont paru, et qui en représentent du reste une simple modification, sont des classifications linnéennes. Or, ce n'est pas uniquement la configuration des surfaces articulaires ou leur mobilité qu'il importe de prendre en considération, mais toutes les parties qui contribuent à former les articulations. Une bonne classification doit tenir compte des surfaces articulaires, des fibro-cartilages qui en dépendent, des ligaments qui les unissent et des mouvements qu'elles présentent.

Aux classifications linnéennes, depuis longtemps abandonnées dans toutes les autres branches de la science, nous substituerons donc une classification naturelle, reposant sur une base à la fois anatomique et physiologique.

Les diarthroses se divisent en deux ordres : celles dont les surfaces se correspondent, et celles dont les surfaces ne se correspondent pas.

Le premier ordre est celui qui embrasse le plus grand nombre d'articulations; il comprend six genres.

1° Les articulations à surfaces sphéroïdes : c'est l'*énarthrose* ou *diarthrose orbiculaire* des anciens. Ex. : l'articulation de la hanche, celle de l'épaule, celles des métacarpiens avec les phalanges, etc.

2° Les articulations à surfaces ellipsoïdes, dont l'une est convexe et porte le nom de *condyle* : ce sont les *articulations unicondyliennes*. Ex. : l'articulation du poignet.

3° Les articulations à surfaces cylindroïdes, l'une et l'autre convexes et concaves dans deux sens réciproquement perpendiculaires : c'est l'*articulation par emboîtement réciproque*. Ex. : l'articulation métacarpo-phalangienne du pouce.

4° Les articulations à surfaces cylindroïdes concaves et convexes auss dans deux sens réciproquement perpendiculaires; mais la concavité prédomine sur l'une, et la convexité sur l'autre; c'est la *charnière* des anciens, le *ginglyme angulaire* de Winslow, la trochlée des auteurs modernes. Ex. : l'articulation du coude, celle des phalanges.

5° Les articulations à surfaces cylindroïdes, tournant autour d'un axe c'est la *trochoïde* de Fallope, le *ginglyme latéral* ou *articulation pivotante* de Winslow. Ex. : l'articulation radio-cubitale inférieure.

6° Les articulations à surfaces plus ou moins planes : c'est l'*arthrodie* de tous les auteurs. A ce dernier genre se rattachent les articulations de la plupart des os du carpe et du tarse, celles des métacarpiens entre eux et avec les os sus-jacents, celles des métatarsiens, etc.

Le second ordre des diarthroses comprend trois genres, qui, chez l'homme, ne renferment chacun qu'une seule espèce.

1° Les articulations à deux condyles, ou *bicondyliennes*, dont les surfaces, l'une et l'autre convexes, se correspondent par l'intermédiaire d'un fibro-cartilage biconcave. Ex. : l'articulation temporo-maxillaire.

2° Les articulations à deux trochlées, ou *bitrochléennes*, dont les surfaces se correspondent en partie aussi par l'intermédiaire de deux fibro-cartilages. Ex. : l'articulation du genou.

3° Enfin les articulations dont les surfaces ne se correspondent pas, et dont la correspondance n'est pas rétablie par un fibro-cartilage. Ex. : l'articulation des apophyses articulaires inférieures de l'atlas avec les apophyses articulaires supérieures de l'axis.

Cette classification, ainsi que nous allons le démontrer, tient largement compte de toutes les conditions essentielles des articulations. Peut-être lui reprochera-t-on de trop multiplier les genres. Mais remarquez que cet accroissement de nombre est la conséquence nécessaire de la division des diarthroses en deux ordres, et que l'établissement d'un second ordre, jusqu'ici passé sous silence, est une distinction fondamentale ; car il importait de ne plus confondre les articulations dont les surfaces sont réciproquement configurées avec celles dont les surfaces présentent une configuration inverse ou très-différente. On peut voir d'ailleurs que les genres du second ordre rappellent en partie ceux du premier, dont ils se rapprochent à certains égards, mais dont ils s'éloignent trop sous plusieurs rapports pour n'avoir pas une place à part.

Iᵉʳ Ordre. — Articulations dont les surfaces se correspondent.

1ᵉʳ GENRE. — ÉNARTHROSE.

Ce premier genre est un des plus naturels. Il a pour attributs le mode de configuration de ses surfaces articulaires, la disposition des ligaments qui les unissent, et les mouvements qu'elles présentent.

1° Surfaces articulaires : deux segments de sphère, l'un convexe, qui porte le nom de *tête*, l'autre concave, qui prend celui de *cavité articulaire*. Cette cavité est trop petite pour loger la totalité de la tête ; mais elle est agrandie par un fibro-cartilage, qui tantôt en recouvre tout le pourtour, comme à l'épaule et à la hanche, et tantôt une partie seulement, ainsi qu'on peut le remarquer sur les articulations métacarpo-phalangiennes.

2° Moyens d'union : un ligament capsulaire, lorsque le fibro-cartilage embrasse tout le pourtour de la cavité ; deux ligaments latéraux, lorsque celui-ci n'en recouvre qu'une partie.

3° Mouvements : le glissement, l'opposition, la circumduction et la rotation, c'est-à-dire une mobilité extrême, lorsque le moyen d'union est une capsule ; tous ces mouvements, moins la rotation, lorsque la capsule est remplacée par deux ligaments latéraux.

Le genre énarthrose n'est donc pas limité à deux articulations, celle de l'épaule et celle de la hanche. Il embrasse évidemment un plus grand nombre de diarthroses. A ce genre viennent se rattacher les articulations métacarpo- et métatarso-phalangiennes, l'articulation astragalo-scaphoïdienne, et celle de la tête du grand os avec le scaphoïde et le semi-lunaire ; dans toutes, en effet, les surfaces articulaires sont des segments de sphéroïde ; toutes possèdent un fibro-cartilage d'agrandissement ; toutes sont douées des mouvements d'opposition et de circumduction.

2ᵉ GENRE. — ARTICULATIONS UNICONDYLIENNES.

Surfaces articulaires : deux segments d'ellipsoïde, l'un convexe, appelé condyle, l'autre concave et plus petit.

Moyen d'union : des ligaments antérieurs, postérieurs et latéraux, dont la résistance est consolidée par de nombreux tendons.

Mouvements : la circumduction et l'opposition ; le mouvement d'opposition est plus étendu d'avant en arrière que dans le sens transversal.

3ᵉ GENRE. — ARTICULATIONS PAR EMBOITEMENT RÉCIPROQUE.

Surfaces articulaires : deux segments de cylindre, l'un et l'autre convexes dans un sens, et concaves dans un sens perpendiculairement opposé.

Moyens d'union : une capsule et des tendons.

Mouvements : la circumduction et l'opposition double.

4ᵉ GENRE. — ARTICULATIONS TROCHLÉENNES.

Surfaces articulaires : deux segments de cylindre, l'un et l'autre concaves et convexes ; mais dans l'un, c'est la concavité qui domine ; dans l'autre, c'est la convexité.

Moyens d'union : deux ligaments latéraux constants ; quelquefois un ligament antérieur et un ligament postérieur, peu résistants, mais suppléés lorsqu'ils n'existent pas, et consolidés, lorsqu'ils existent, par des muscles et des tendons. — Mouvements : l'opposition simple.

5ᵉ GENRE. — ARTICULATIONS PIVOTANTES.

Surfaces articulaires : deux segments de cylindre qui s'emboîtent de telle sorte que l'un d'eux joue à l'égard de l'autre le rôle de pivot.

Moyens d'union : variables. — Mouvements : la rotation alternative.

6° GENRE. — ARTHRODIE.

Surfaces articulaires plus ou moins planes.

Moyens d'union : un ou plusieurs ligaments périphériques auxquels s'ajoute souvent un ligament interosseux. — Mouvements : le glissement seul.

IIᵉ Ordre. — Articulations dont les surfaces ne se correspondent pas.

1ᵉʳ GENRE. — ARTICULATIONS BICONDYLIENNES.

Surfaces articulaires : deux condyles, dont les surfaces, l'une et l'autre convexes, sont séparées par un fibro-cartilage biconcave qui rétablit leur contiguïté.

Moyens d'union : deux ligaments périphériques et des muscles.

Mouvements : opposition double et circumduction, celle-ci très-limitée.

2° GENRE. — ARTICULATIONS BITROCHLÉENNES.

Surfaces articulaires : au nombre de trois; elles forment une double trochlée, l'une dont les surfaces se correspondent, l'autre dont les surfaces ne se correspondent pas.

Fibro-cartilages : au nombre de deux; ils rétablissent les rapports de contiguïté entre les surfaces qui ne se correspondent pas.

Moyens d'union : un ligament antérieur, un ligament postérieur, deux ligaments latéraux, deux ligaments intra-articulaires.

Mouvements : l'opposition et la rotation dans certaines conditions.

3° GENRE. — ARTICULATIONS A SURFACES BICONVEXES ET SANS FIBRO-CARTILAGE INTERARTICULAIRE.

Les deux surfaces articulaires sont convexes d'avant en arrière, d'où il suit que la supérieure repose sur l'inférieure à la manière du fléau d'une balance sur la tige qui le soutient.

Moyens d'union : une capsule extrêmement lâche.

Mouvements : un glissement alternatif, antéro-postérieur, très-étendu.

§ 2. — DES AMPHIARTHROSES EN GÉNÉRAL.

Les *amphiarthroses* ou *articulations semi-mobiles*, *articulations mixtes* (1), sont situées sur la ligne médiane, où on les voit s'échelonner en série longitudinale. Toutes, par conséquent sont impaires et symétriques. Elles diffèrent sous ce triple point de vue des diarthroses qui se rangent au contraire à droite et à gauche du plan médian pour former autant de paires, et qui se disposent, soit en série longitudinale, soit en série transversale.

Leur nombre n'est pas le même à tous les âges. Chez le fœtus, les cinq vertèbres sacrées et les cinq vertèbres coccygiennes sont unies entre elles par amphiarthrose. Mais chez l'enfant, toutes ces amphiarthroses disparaissent par suite de la soudure des vertèbres. Chez l'adulte, on voit souvent l'amphiarthrose sacro-coccygienne disparaître à son tour. Chez les vieillards, d'autres vertèbres plus élevées se soudent aussi quelquefois. Le

---

(1) Quelques anatomistes modernes désignent aussi les amphiarthroses sous le nom de *symphyses*, mais par abus, ou plutôt par erreur de langage. Le mot *symphyse* a été employé par les plus anciens auteurs, et ensuite par tous leurs successeurs dans une double acception : d'une part, pour désigner l'union des os par voie d'ossification, telle est la symphyse du menton; d'une autre part, pour désigner les moyens d'union des os. Ces moyens d'union étaient de trois sortes : les cartilages, les ligaments et les muscles. — A l'union des os par les cartilages, ils donnaient le nom de *synchondrose*; — et à celle des os par des ligaments, celui de *synévrose* (de σύν, avec, et νεῦρον, nerf), parce qu'ils appelaient ainsi toutes les parties fibreuses, sans les confondre cependant avec les nerfs; — l'union des os par les muscles constituait la *syssarcose*.

nombre de ces articulations tend donc sans cesse à se réduire ; il est en raison inverse de l'âge.

A. — Surfaces articulaires des amphiarthroses.

1° *Surfaces osseuses.* — Elles sont formées de deux parties très-distinctes, l'une et l'autre planes. Sur leur périphérie, il existe un large anneau de substance compacte, mince et uni, sans aucune trace d'orifices. — Toute la portion qui se trouve inscrite dans cet anneau offre au contraire un aspect poreux et inégal ; elle n'occupe pas le même plan, mais un plan inférieur. La différence de niveau des deux parties est mesurée par l'épaisseur de l'anneau qui équivaut en moyenne à un millimètre. Il suit de cette disposition que dans les amphiarthroses les surfaces osseuses tendent à se déprimer à leur centre, sans qu'on puisse dire cependant qu'elles sont concaves.

2° *Cartilages.* — Chacune des surfaces qui précèdent est recouverte d'un cartilage. Mais ce cartilage ne revêt que la partie inscrite dans l'anneau. Il offre la même épaisseur que celui-ci, avec lequel il se continue par sa circonférence finement et irrégulièrement dentelée. Ainsi surmontée de son cartilage, la partie inscrite de la surface osseuse se trouve ramenée au niveau de l'anneau.

A l'état frais, les surfaces articulaires des amphiarthroses sont donc réellement planes. Leur partie périphérique, sur une largeur qui varie de 2 à 5 millimètres, est osseuse ; leur partie centrale est cartilagineuse.

La structure de ces cartilages ne diffère pas du reste de celle des cartilages diarthrodiaux. On remarque seulement que les cavités profondes, verticalement dirigées dans ces derniers, sont ici horizontales comme les superficielles. Quelquefois elles offrent une forme plus ou moins arrondie, et n'affectent alors aucune direction déterminées. Mais lorsqu'elles s'allongent, elles ne prennent jamais la direction verticale (voyez la fig. 186).

B. — Moyens d'union des amphiarthroses.

Dans toutes les amphiarthroses les surfaces articulaires sont unies par un ligament interosseux extrêmement résistant, et par des ligaments périphériques qui adhèrent à celui-ci en l'embrassant de toutes parts.

1° *Ligaments interosseux.* — Ils diffèrent beaucoup de ceux des diarthroses. Ces derniers se composent de faisceaux perpendiculaires aux surfaces osseuses, souvent isolés ou séparés par des interstices que remplissent des cellules adipeuses. Les premiers sont formés de faisceaux qui se portent très-obliquement de l'une à l'autre surface, et qui constituent des lames concentriquement disposées ; ils ne renferment aucune trace de cellules adipeuses.

Ces ligaments se moulent sur les os correspondants, dont ils empruntent en grande partie la forme, et présentent quelques différences, suivant l'articulation à laquelle ils appartiennent; cependant on peut les comparer, pour la plupart, à un segment de cylindre qui serait échancré en arrière. Vus par leur partie postérieure, ils sont donc légèrement concaves; vus par leur partie antérieure, ils sont convexes. Leurs faces supérieure et inférieure sont planes, les cartilages comblant la dépression que circonscrivent les anneaux osseux; elles adhèrent de la manière la plus intime aux surfaces articulaires.

Lorsqu'on divise les ligaments interosseux des amphiarthroses parallèlement à leurs surfaces, on remarque qu'ils sont formés de deux parties bien différentes : l'une périphérique, très-dense, composée de lames annulaires et concentriques; l'autre centrale, molle et d'aspect homogène.

Les lames annulaires et concentriques de la portion périphérique, plus nombreuses en avant qu'en arrière, se composent de fibres très-obliquement dirigées de l'une à l'autre surface articulaire. Toutes les fibres de la même lame s'inclinent dans le même sens, et affectent par conséquent une direction parallèle. Celles de la lame qui la précède ou la suit se comportent de la même manière, mais présentent une obliquité inverse, d'où il suit que les fibres des divers plans se croisent en sautoir.

Parmi ces lames, il en est qui sont exclusivement constituées par du tissu fibreux, c'est-à-dire par des fibres lamineuses groupées en faisceaux; sur d'autres, plus nombreuses, aux faisceaux fibreux s'entremêlent des fibres fusiformes et des cellules de cartilage d'autant plus multipliées qu'elles se trouvent plus rapprochées du centre du ligament.

La portion molle se rapproche en général un peu plus de la partie postérieure de l'articulation. Elle est d'un blanc mat et d'une consistance assez ferme au voisinage de la partie périphérique, mais qui diminue de plus en plus en se portant de celle-ci vers le centre. Lorsqu'on la divise perpendiculairement de part en part, on observe sur le profil de la coupe une large cavité dont les parois, extrêmement anfractueuses, sont hérissées d'une multitude de prolongements, inégaux et remarquables surtout par leur irrégularité, surmontés eux-mêmes d'une foule de prolongements analogues, mais plus petits. Quelques auteurs ont voulu voir dans cette cavité une synoviale rudimentaire, mais bien à tort, car elle ne présente ni les connexions, ni la structure, ni les usages des séreuses articulaires.

Immergée pendant vingt-quatre heures dans l'eau froide, la portion centrale double de volume. — Plongée dans l'eau bouillante, elle conserve ses dimensions normales, mais acquiert une densité remarquable qui rappelle celle des fibro-cartilages interarticulaires.

Cette portion centrale est composée de fibres de tissu conjonctif qui se croisent dans tous les sens; de fibres fusiformes, et enfin de cellules de cartilage, remarquables par l'inégalité de leurs dimensions, par leur nombre, ainsi que par la variété de leur configuration. Certaines cellules renferment jusqu'à dix ou douze cellules secondaires. Quelques-unes, très-volumineuses aussi, ne contiennent pas de cellules de seconde génération, mais de nombreux noyaux. D'autres ne contiennent que trois ou quatre noyaux, quelquefois un seul. Il en est qui ne présentent qu'une enveloppe ; mais on en voit beaucoup aussi qui sont formées par une série d'enveloppes concentriques. Ces dernières se distinguent des autres par la petitesse de leur cavité et l'épaisseur plus grande de leurs parois.

La structure de ces ligaments nous rend très-bien compte de leur remarquable élasticité. Parmi les parties fibreuses et fibro-cartilagineuses des articulations mobiles, il n'en est aucune qui soit aussi riche en cellules de cartilage.

Les ligaments interosseux des amphiarthroses possèdent des vaisseaux et des nerfs. Dans les parties fibreuses et fibro-cartilagineuses des autres articulations, les uns et les autres sont très-accessibles à nos moyens d'investigation. Ici, au contraire, rien de plus difficile que de les mettre en évidence ; et aujourd'hui encore, où cette étude m'est devenue familière, j'échoue quelquefois dans leur recherche. Deux causes expliquent la difficulté qu'elle présente : d'une part, ces vaisseaux et nerfs sont moins nombreux que dans les fibro-cartilages diarthrodiaux ; d'une autre part, les vaisseaux sont de simples capillaires parfaitement transparents, et dont les parois semblent adhérer au tissu fibreux. Je n'ai pas rencontré une seule fois un capillaire artériel ou un capillaire veineux muni de fibres musculaires.

Les vaisseaux et les nerfs des ligaments interosseux ne se distribuent, du reste, qu'à leur partie périphérique. Leur portion molle ou centrale en est constamment dépourvue à l'état normal.

2º *Ligaments périphériques.* — Ces ligaments, au nombre de deux, entourent d'une gaîne presque complète les surfaces articulaires et le ligament interosseux. Ils diffèrent de ceux des diarthroses par l'extrême inégalité des faisceaux fibreux qui les composent : parmi ceux-ci, les plus profonds sont les plus courts. Ils en diffèrent aussi par l'étendue plus grande de leurs insertions ; on les voit s'attacher non-seulement sur tout le pourtour des surfaces articulaires, mais sur toute la circonférence des disques interosseux. Il suit de cette disposition que les ligaments périphériques et le ligament interosseux font corps en quelque sorte, de même que celui-ci fait corps avec les deux surfaces articulaires. De là l'extrême solidité de ce mode d'union qui résiste aux plus grandes violences. Aussi voyons-nous, à la suite de ces violences, les surfaces articulaires se briser et bien rarement se luxer. — La structure des ligaments périphériques ne diffère pas, du reste, de celle des ligaments correspondants des diarthroses. Ils sont également riches en vaisseaux et en nerfs.

C. — Développement des amphiarthroses.

Au début de leur développement, les amphiarthroses ne sont constituées que par leurs cartilages et leurs ligaments périphériques. Les cartilages sont lisses, unis, entièrement indépendants. Les ligaments périphériques s'étendent de l'un à l'autre, et semblent formés par un simple prolongement du périoste. Dans cette première période de leur évolution, elles ne diffèrent pas des diarthroses. Elles sont mobiles comme celles-ci, et le sont presque au même degré.

Vers le milieu de la vie intra-utérine, les cartilages commencent à se recouvrir d'une mince couche de fibro-cartilage. C'est sur leur périphérie que cette couche se montre d'abord; elle s'étend ensuite peu à peu de la circonférence au centre. A six mois, chacun d'eux est revêtu sur toute sa surface libre de prolongements villeux extrêmement déliés. Ceux-ci se développant plus rapidement sur la partie périphérique, on voit bientôt apparaître des lames fibreuses, concentriques, dont le nombre et l'épaisseur augmentent aussi progressivement.

A la naissance, la portion périphérique du ligament interosseux est déjà très-manifeste. Les deux lames cartilagineuses adhèrent l'une à l'autre, mais seulement sur leur circonférence; sur le reste de leur étendue, elles sont encore libres et presque indépendantes. La portion molle est représentée par de minces lamelles et des filaments très-grêles qui se continuent sur quelques points avec les lamelles et les filaments de la surface opposée. Ces ligaments, qui offrent chez l'adulte une si grande résistance, ne constituent donc pour le nouveau-né qu'un faible moyen d'union. De là, chez lui, la mobilité si remarquable de toutes les amphiarthroses. En saisissant les deux surfaces de l'une de ces articulations, on peut très-facilement les faire glisser en tous sens; on peut également leur imprimer un mouvement de rotation et un mouvement de circumduction assez étendu. La colonne vertébrale, à cet âge, est d'une flexibilité extrême.

Pendant toute la durée de l'enfance, les deux surfaces articulaires n'adhèrent aussi que faiblement l'une à l'autre, et restent par conséquent très-mobiles. Cependant la portion périphérique des disques interosseux continuant de s'avancer lentement de la circonférence au centre, la portion molle et sa cavité se réduisant, l'union devient graduellement plus solide.

Aux approches de la puberté, ces ligaments possèdent la plupart des attributs qui les caractérisent; mais ce n'est qu'à vingt-cinq ou trente ans qu'ils arrivent au terme de leur accroissement. — On peut distinguer dans le développement des amphiarthroses quatre périodes très-différentes.

Dans la première, les surfaces articulaires sont lisses, unies, complétement indépendantes, et en tout semblables à celle des diarthroses.

Dans la seconde, elles se recouvrent d'une mince couche fibro-cartilagineuse, se hérissent de prolongements villiformes, s'unissent par leur circonférence, adhèrent à peine dans le reste de son étendue, et conservent une grande mobilité.

Dans la troisième, la partie périphérique des ligaments interosseux augmente d'épaisseur; les adhérences au niveau de la portion centrale se multiplient; la cavité articulaire se réduit; l'union devient plus solide et l'articulation moins mobile.

Dans la quatrième, le ligament interosseux revêt ses caractères définitifs, et les surfaces articulaires n'offrent plus alors qu'une mobilité extrêmement limitée.

Toutes les amphiarthroses ne parcourent pas ces quatre périodes. Il en est qui s'arrêtent à la seconde, et d'autres à la troisième. Celles qui s'arrêtent à la seconde période diffèrent à peine des diarthroses. Celles qui s'arrêtent à la troisième en diffèrent davantage, mais ne peuvent être assimilées cependant aux amphiarthroses qui ont atteint leur complet développement. Ces articulations restées, pour ainsi dire, à l'état d'ébauche, n'appartiennent en réalité à aucune des trois classes. Le mode de conformation et la structure de leur ligament interosseux, leur assignent une place intermédiaire aux articulations mobiles et semi-mobiles; elles établissent la transition des unes aux autres.

D. — Mouvements des amphiarthroses.

Ces articulations, si mobiles dans les premières périodes de leur développement, n'offrent plus, chez l'adulte, que des mouvements très-obscurs, mais cependant assez variés, puisque la plupart d'entre elles possèdent l'opposition double, la circumduction et la rotation.

Le mouvement d'opposition consiste dans une sorte de balancement des surfaces articulaires, qui a lieu d'arrière en avant et d'avant en arrière, ou bien de gauche à droite et de droite à gauche. Dans le premier cas, il prend les noms de flexion et d'extension, et, dans le second, celui d'inclinaison latérale.

Les mouvements de circumduction et de rotation sont plus bornés encore. Beaucoup d'amphiarthroses en sont dépourvues.

En imposant aux mouvements de ces articulations des bornes aussi étroites, la nature a voulu surtout assurer leur solidité. A celle-ci cependant elle n'a pas entièrement sacrifié la mobilité. Afin d'associer les deux avantages, elle unit entre elles toutes les amphiarthroses par les liens d'une mutuelle dépendance : toutes se meuvent à la fois. Chacune d'elles, il est vrai, se déplace à peine; mais les déplacements partiels s'ajoutant les uns aux autres, le mouvement devient sensible.

Ligament interosseux extrêmement résistant, mouvements très-limités, simultanéité et solidarité de ces mouvements, tels sont les trois attributs caractéristiques des amphiarthroses.

E. — Classification des amphiarthroses.

Ces articulations peuvent être divisées en deux ordres : celles qui sont complétement développées, ou *amphiarthroses parfaites;* et celles qui n'ont parcouru que les deux ou trois premières phases de leur évolution, ou amphiarthroses imparfaites, amphiarthroses de transition, que nous désignerons sous le nom de *diarthro-amphiarthroses.*

Les premières, ou *amphiarthroses* proprement dites, sont situées sur la ligne médiane. Elles ont pour caractère distinctif un ligament interosseux, qui constitue le principal moyen d'union des surfaces articulaires.

Les secondes, ou *diarthro-amphiarthroses,* ne sont pas moins nombreuses que les précédentes. Elles ont pour principal moyen d'union les ligaments périphériques. Le fibro-cartilage ne prend à cette union qu'une part secondaire, mais du reste très-variable, presque nulle pour le plus grand nombre d'entre elles, et plus ou moins importante pour les autres. Les articulations de cet ordre diffèrent donc les unes des autres. Elles s'échelonnent, pour ainsi dire. Au plus bas degré de l'échelle se place l'articulation sacro-iliaque, dont le fibro-cartilage est si rudimentaire qu'il ne concourt pas à l'union des surfaces articulaires, presque aussi unies et aussi indépendantes que dans les diarthroses. Au-dessus de celle-ci viennent se ranger les articulations de la tête des côtes avec les corps des vertèbres; ici le fibro-cartilage est déjà assez résistant pour jouer le rôle de ligament. Sur un degré plus élevé, on trouve la symphyse des pubis, dont le fibro-cartilage et les ligaments périphériques offrent une résistance à peu près égale. — En étudiant les articulations de ce second ordre, nous verrons qu'elles correspondent aux diverses phases du développement des amphiarthroses parfaites; ce qui est provisoire pour ces dernières devient définitif ou permanent pour elles.

§ 3. — Des synarthroses en général.

Les *synarthroses,* ou *articulations immobiles,* occupent le crâne et la face. Leur nombre est moins considérable que celui des diarthroses, et un peu plus grand que celui des amphiarthroses.

Ces articulations, essentiellement constituées par leurs surfaces articulaires, se divisent en deux ordres : les *synarthroses à surfaces indépendantes* et les *synarthroses à surfaces continues.*

A. *Synarthroses à surfaces indépendantes.* — Ce premier ordre comprend trois genres très-distincts. Dans l'un, les os s'unissent par pénétration réciproque ou engrènement : c'est la *suture.* Dans l'autre, ils s'unissent par la réception d'une crête dans une rainure : c'est la *schindylèse.* Dans le troisième, les deux os ne présentent, ni saillies, ni aspérités, ni dépressions ; les surfaces sont lisses et simplement juxtaposées.

La *suture* est le mode d'union de la plupart des os du crâne et de la face. Il en existe trois espèces : la suture *profonde* ou *dentée*, la suture *superficielle* ou *harmonique*, et la suture *squameuse* ou *écailleuse*.

a. La *suture profonde* ou *dentée* est caractérisée par le volume, le nombre et l'extrême irrégularité des saillies, à l'aide desquelles les deux os s'engrènent. Quelques-uns se pénètrent si profondément, qu'ils semblent s'entrelacer par leurs bords : telles sont les sutures pariétale, lambdoïde, etc. D'autres se pénètrent par des saillies moins longues et plus aiguës ; ou courtes et épaisses à leur base ; quelquefois courtes et aplaties.

Les dents les plus longues correspondent à la face convexe de l'os ; aussi les sutures dentées présentent-elles un aspect très-différent, suivant qu'on les examine par la surface externe ou la surface interne du crâne.

Pour consolider ces sutures, la nature a donné aux deux surfaces qui se pénètrent mutuellement la plus grande largeur possible. Voyez l'épaisseur du bord supérieur du frontal, des bords supérieur, antérieur et postérieur des pariétaux, des bords supérieurs de l'occipital ; les os du nez, si minces sur toute leur étendue, s'épaississent brusquement à leur partie supérieure, c'est-à-dire au niveau de leur union avec l'échancrure du frontal ; l'apophyse montante des maxillaires se renfle aussi un peu au moment où elle vient s'unir à cette échancrure.

Un second moyen de consolidation, bien autrement efficace que la largeur de ces surfaces, et la pénétration réciproque de leurs dentelures, consiste dans les biseaux inclinés en sens inverse qu'elles présentent sur les divers points de leur longueur. Ces biseaux tour à tour inclinés en sens opposé constituent, pour les sutures dentées, leur véritable ou du moins leur plus puissant moyen d'union. C'est par leur mode d'agencement que tous les os du crâne se soutiennent mutuellement. Ainsi agencés, enchevêtrés les uns dans les autres, ils opposent une résistance solidaire à toutes les causes de disjonction des sutures.

b. La *suture superficielle* ou *harmonique* diffère de la précédente : 1° par ses dentelures, qui représentent de simples aspérités ; 2° par l'absence de biseaux alternativement inclinés en sens contraire. La face nous offre de nombreux exemples de cette suture. Si elle n'est pas consolidée par le mécanisme des biseaux, elle l'est par un autre procédé non moins ingénieux qui consiste dans la situation relative des os, comparable à celle des pierres d'une voûte, de sorte que les chocs communiqués à l'un d'eux tendent à le rapprocher des autres et à resserrer toutes les sutures.

c. La *suture squameuse* ou *écailleuse* présente pour attribut distinctif des surfaces articulaires si obliquement coupées, qu'elles répondent, l'une à la face convexe de l'un des os, et l'autre à la face concave de l'os opposé. Il suit de leur extrême obliquité qu'elles sont très-larges : c'est à cette grande largeur des surfaces articulaires que les sutures écailleuses empruntent une partie de leur solidité. Cependant elles en sont redevables aussi aux aspérités, aux crêtes, aux sillons qui les recouvrent, et qui leur permettent de se pénétrer, de se fixer mutuellement. — Leur nombre est plus limité que celui des sutures dentées et harmoniques. — Elles ont pour siége la région de la tempe, où l'on trouve sur une même ligne les sutures sphéno-frontale, sphéno- et temporo-pariétales. Cette dernière en représente le type le plus parfait.

Dans les trois espèces de sutures, les surfaces articulaires ne sont pas immédiatement en contact; elles restent séparées par une couche fibreuse qui leur adhère et qui contribue à les unir plus solidement. Cette couche fibreuse est une dépendance de la membrane dans l'épaisseur de laquelle se développent la plupart des os du crâne et de la face.

La *schindylèse* se distingue des sutures par le peu d'étendue et la simplicité des deux surfaces articulaires, dont l'une revêt l'aspect d'une rainure, et l'autre celui d'une crête mousse ou tranchante. Les exemples en sont peu nombreux. A ce genre de synarthrose appartiennent l'articulation de la base du vomer avec la crête médiane du corps du sphénoïde, celle du bord antérieur du palatin avec les deux lames qui limitent en bas l'entrée du sinus maxillaire, celle des bords latéraux de l'apophyse basilaire avec le sommet des rochers. — La schindylèse sphéno-vomérienne est celle qui offre les surfaces articulaires les plus larges. — La schindylèse palato-maxillaire est constituée par trois lames d'une extrême minceur. — La schindylèse pétro-occipitale, remarquable par sa solidité, contribue à immobiliser le temporal, et lui vient en aide dans les fonctions de murs boutants qu'il remplit relativement aux os plus élevés.

Le troisième genre de synarthroses, dans lequel les surfaces articulaires sont lisses, n'appartient qu'à des os de très-petites dimensions. A ce genre viennent se rattacher l'articulation des unguis avec les maxillaires supérieurs, celle des os du nez avec leur apophyse montante, etc.

2° *Synarthroses à surfaces continues.* — Ce second ordre ne présente qu'un seul genre, la *synchondrose.* Ici les surfaces restent à distance; un cartilage plus ou moins long s'étend de l'une à l'autre en se continuant avec chacune d'elles. Ainsi sont unis : l'occipital avec le corps du sphénoïde; la lame perpendiculaire de l'ethmoïde avec le vomer; l'apophyse styloïde avec le rocher; ainsi est unie la première côte avec le sternum.

Toutes ces articulations ont pour caractère commun la précocité de leur ossification : la synchondrose sphéno-occipitale s'ossifie à quinze ans; la synchondrose pétro-styloïdienne, de trente à trente-cinq; la synchondrose costo-sternale, de cinquante à soixante, et souvent plus tôt.

SECTION II

DES ARTICULATIONS EN PARTICULIER

Les articulations se divisent en trois principaux groupes : celles de la tête, celles du tronc, celles des membres. Toutes les articulations de la tête, à l'exception d'une seule, sont des synarthroses. Celles du tronc sont des amphiarthroses, les unes parfaites, les autres imparfaites. Celles des membres appartiennent à la classe des diarthroses. Les premières fixeront d'abord notre attention.

CHAPITRE PREMIER

ARTICULATIONS DE LA TÊTE

Les articulations de la tête se partagent en quatre groupes secondaires : celles du crâne, celles de la face, celles de la mâchoire supérieure avec le crâne, et enfin celles de la mâchoire inférieure avec cette même cavité.

Les trois premiers groupes nous sont déjà connus. Les faits qui les concernent ont été exposés, soit dans l'ostéologie, soit dans les considérations générales que nous avons présentées sur les articulations immobiles.

Nous n'avons donc plus à étudier que l'articulation de la mâchoire inférieure avec le crâne.

ARTICULATION TEMPORO-MAXILLAIRE.

C'est une articulation bicondylienne dont les deux surfaces ne se correspondent pas, mais dont la contiguïté est rétablie par un fibro-cartilage interarticulaire.

L'articulation temporo-maxillaire nous offre donc à considérer : ces deux surfaces, le fibro-cartilage par l'intermédiaire duquel elles se correspondent, des ligaments ou moyens d'union, deux synoviales ou moyens de glissement, et enfin les mouvements qui lui sont propres.

A. — Surfaces articulaires.

Ces surfaces sont constituées : du côté de la mâchoire inférieure, par le condyle; du côté du temporal, par la cavité glénoïde et la racine transverse de l'apophyse zygomatique.

Le *condyle* de la mâchoire inférieure est une saillie ellipsoïde, supportée par un col aplati d'avant en arrière. — Son petit axe, dont l'étendue ne dépasse pas 6 à 7 millimètres, se dirige d'arrière en avant et de dehors en dedans; suffisamment prolongé, celui du côté droit viendrait croiser celui du côté gauche un peu au devant de la symphyse du menton. — Son grand axe, d'une étendue triple, n'est pas tout à fait transversal, mais légèrement incliné de dehors en dedans et d'avant en arrière; prolongé, il croiserait celui du côté opposé un peu au devant de la partie centrale du trou occipital.

L'aspect de ce condyle diffère assez notablement suivant qu'on l'examine à l'état sec ou à l'état frais. — A l'état sec, il présente une face supérieure presque horizontale, et une face postérieure qui se continue en haut avec la précédente, mais qui ne s'en trouve séparée par aucune ligne de démarcation. — A l'état frais, ces deux faces deviennent beaucoup plus distinctes; elles sont séparées par un véritable bord convexe dans tous les sens, formant la partie la plus culminante du condyle. La face postérieure, à peine modifiée, regarde en haut et en arrière, la supérieure en haut et en avant.

Ces deux faces et le bord convexe qui les sépare ne sont pas tapissés par un cartilage, ainsi qu'on l'avait pensé. M. Gosselin a très-bien démontré, en 1841, que toute la surface articulaire du condyle est recouverte par un prolongement du périoste (1). Sur la face postérieure, ce périoste est à peine modifié. Sur la face antérieure et le bord supérieur, il comprend deux couches bien différentes que M. Gosselin, du reste, a parfaitement distinguées : une couche superficielle ou fibreuse, et une couche profonde ou cartilagineuse.

La couche fibreuse est formée : de fibres de tissu conjonctif qui en représentent l'élément principal; de cellules de cartilage qui se disposent sur une foule de points en série linéaire; de fibres fusiformes; et de fibres élastiques extrêmement déliées. — Chez le fœtus, elle est parcourue par des artérioles et des veinules anastomosées, en sorte que sa structure ne diffère pas de celle du périoste. — Chez l'adulte, les vaisseaux ne s'étendent pas au delà de sa périphérie.

La couche cartilagineuse reste distincte de la précédente pendant toute la durée de la vie fœtale, et souvent même pendant toute la durée de l'enfance. Elle ne ressemble nullement aux cartilages diarthrodiaux. Après avoir enlevé avec soin et par voie d'arrachement la couche fibreuse, on remarque qu'elle fait défaut sur certains points, et qu'elle se compose d'un ensemble de mamelons continus par leur base, d'où l'aspect granuleux qui lui est propre. Soumise à l'examen microscopique, elle offre la structure du tissu cartilagineux. Mais elle se distingue de tous les autres cartilages diarthrodiaux par la présence de vaisseaux sanguins très-manifestes et assez nombreux. — Dans l'âge adulte, la couche cartilagineuse adhère d'une

_____

(1) Gosselin, *Recherches sur quelques cartilages diarthrodiaux* (*Bullet. de la Société anatom.*, 1841, p. 246).

manière si intime à la couche fibreuse, que ces deux couches sont à peine distinctes, et constituent en réalité une seule et même lame qui doit être rangée au nombre des fibro-cartilages.

La *cavité glénoïde*, semi-ellipsoïde, très-profonde, est limitée : en dehors, par la racine postérieure de l'apophyse zygomatique ; en dedans, par l'épine du sphénoïde et l'apophyse styloïde ; en arrière, par la paroi inférieure du conduit auditif externe ; en avant, par l'apophyse articulaire du temporal. Sa direction est la même que celle du condyle de la mâchoire. La fissure de Glaser la traverse à la manière d'une diagonale, et la partage en deux parties : l'une antéro-externe, l'autre postéro-interne. La première, seule, est articulaire ; la seconde est remplie par un tissu fibro-élastique auquel se mêle une notable proportion de tissu adipeux.

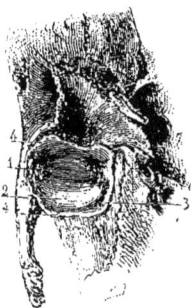

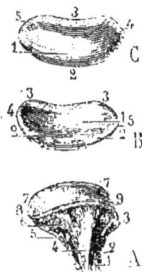

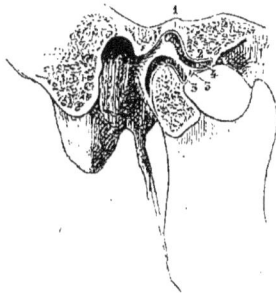

Fig. 191.—*Cavité glénoïde et condyle du temporal.*   Fig. 192.—*Condyle de la mâchoire, et fibro-cartil. interarticulaire.*   Fig. 193.—*Coupe antéro-postér. de l'articulation.*

Fig. 191. — 1. Cavité glénoïde. — 2. Racine transverse de l'apophyse zygomatique ou condyle du temporal. — 3. Petite surface située en avant et en dedans du condyle, recouverte aussi de cartilage. — 4, 4. Synoviale supérieure de l'articulation.

Fig. 192. — A. *Condyle de la mâchoire vu par sa partie antérieure.* — 1. Col du condyle. — 2. Son bord externe verticalement dirigé. — 3. Très-minime saillie à laquelle s'attache le ligament latéral externe. — 4. Bord antérieur du condyle contribuant à former l'échancrure sigmoïde. — 5. Son bord interne plus saillant que l'externe et très-obliquement dirigé. — 6. Petite surface triangulaire à la partie supérieure de laquelle vient s'insérer le muscle ptérygoïdien externe. — 7, 7. Face antérieure ou articulaire du condyle. — 8. Son extrémité interne. — 9. Son extrémité externe.

B. *Fibro-cartilage interarticulaire.* — 1. Sa face inférieure. — 2, 2. Son bord postérieur, très-épais, surtout en dedans. — 3, 3. Son bord antérieur, plus mince et légèrement concave. — 4. Son extrémité interne. — 5. Son extrémité externe.

C. *Le même fibro-cartilage vu par sa face antéro-supérieure.* — 1. Partie convexe de cette face ; elle répond au bord postérieur dont on n'aperçoit ici que la lèvre supérieure. — 2. Lèvre supérieure de ce bord. — 3. Bord antérieur du fibro-cartilage. — 4. Son extrémité interne. — 5. Son extrémité externe.

Fig. 193. — 1. Cavité glénoïde. — 2. Condyle du temporal. — 3. Fibro-cartilage interarticulaire obliquement dirigé de haut en bas et d'arrière en avant, très-épais en haut, où il remplit le fond de la cavité glénoïde, très-mince dans sa partie moyenne, qui sépare le condyle de la mâchoire du condyle du temporal. — 4. Synoviale supérieure. — 5. Synoviale inférieure. — 6. Coupe du ligament postérieur de l'articulation.

L'*apophyse articulaire*, ou racine transverse de l'apophyse zygomatique, appelée aussi *condyle* du temporal, suit la direction de la cavité glénoïde. Elle est convexe d'avant en arrière, et un peu concave de dehors en dedans ; sa concavité se prononce davantage à l'état frais.

Réunie à la portion articulaire de la cavité glénoïde, cette apophyse forme un quadrilatère dont l'étendue transversale varie de 18 à 20 millimètres, et l'étendue antéro-postérieure de 22 à 24. Ni l'une ni l'autre n'est tapissée par un cartilage : c'est aussi un prolongement du périoste qui les recouvre.

Sur la cavité glénoïde, ce périoste offre une extrême minceur et une faible adhérence ; il est facile de le décoller par voie d'arrachement. Sur le condyle du temporal on peut le détacher aussi assez facilement chez le fœtus et l'enfant. En le soumettant à l'examen microscopique, on remarque qu'il se compose à cet âge d'une trame fibreuse, de cellules de cartilage, d'artérioles et de veinules. Chez l'adulte, ce périoste devient au contraire extrêmement adhérent au condyle, et semble, au premier aspect, constitué par un tissu exclusivement cartilagineux. Mais l'observation atteste qu'il est aussi formé de faisceaux fibreux entrecroisés, contenant, soit dans leur épaisseur, soit dans leurs mailles, un très-grand nombre de cellules de cartilage. Les vaisseaux qu'on distingue si facilement dans la première période de la vie ont alors disparu, ou du moins il n'en existe plus que des vestiges.

Pour se rendre compte de la présence si exceptionnelle du périoste sur les condyles de la mâchoire inférieure et sur les surfaces articulaires du temporal, il faut remonter aux premiers mois de la vie intra-utérine. Le mode d'évolution de ces deux os nous l'explique en effet de la manière la plus simple. Comme la plupart de ceux du crâne et de la face, ils passent d'emblée de l'état celluleux à l'état osseux ; ils ne sont jamais précédés par un cartilage d'ossification. Or, les cartilages diarthrodiaux constituant une dépendance de ce dernier, on comprend que celui-ci n'existant pas pour la mâchoire inférieure et le temporal, les premiers fassent aussi défaut sur leurs surfaces articulaires. C'est dans la couche celluleuse sous-périostique que ces os ont pris naissance ; et c'est le périoste qui les recouvre encore de toutes parts après leur formation.

La portion de ce périoste qui répond aux surfaces articulaires diffère d'abord très-peu de celui des parties voisines. Mais, sous l'influence des pressions et des frottements auxquels elle se trouve soumise, elle se modifie peu à peu. La couche profonde ou celluleuse devient le siége d'une hypertrophie considérable, très-prononcée surtout au niveau des parties qui subissent les frottements les plus durs. Ainsi s'explique l'analogie plus évidente de ce périoste articulaire avec celui des parties voisines, chez le fœtus et l'enfant, sa moindre adhérence à cet âge, et la présence des vaisseaux sanguins dans toute son étendue. Plus tard, les cellules se multipliant, l'élément cartilagineux s'accuse davantage; l'élément fibreux se voile au contraire; les vaisseaux disparaissent. Son aspect rappelle alors celui des cartilages, dont il reste néanmoins distinct par sa structure.

B. — Fibro-cartilage interarticulaire.

Ce fibro-cartilage présente une figure elliptique. Il est biconcave, mince dans sa partie centrale, épais sur sa circonférence. — Sa partie centrale peut-elle s'amincir au point de disparaître? Est-elle quelquefois le siége d'un orifice plus ou moins large? Cette perforation a été mentionnée par tous les auteurs, en sorte qu'on pourrait la croire fréquente. Mais elle doit être considérée comme un fait rare et tout à fait exceptionnel. Il ne m'a jamais été donné d'en rencontrer un seul exemple. — La circonférence du fibro-cartilage est plus épaisse en dedans qu'en dehors, et beaucoup plus épaisse surtout en arrière qu'en avant. Son épaisseur, qui égale à peine 2 millimètres en avant, s'élève à 3 ou 4 en arrière.

On pensait généralement autrefois que ce fibro-cartilage était horizontal. M. Gosselin (1) a fait remarquer qu'il se dirige très-obliquement de haut en bas et d'arrière en avant. (Voy. la fig. 193.)

Sa face antéro-supérieure répond à la partie postérieure du condyle du temporal.

Sa face postéro-inférieure s'applique à la partie antérieure et au bord supérieur du condyle de la mâchoire. Cette dernière est plus petite que la précédente et beaucoup plus concave.

Son bord supérieur occupe le fond de la cavité glénoïde qu'il remplit et qu'il exhausse de toute son épaisseur, c'est-à-dire de 3 ou 4 millimètres. Or, comme la différence de niveau des deux condyles de l'articulation est de 6 millimètres, on voit qu'elle se réduit beaucoup à l'état frais, et que les condyles tendent à se niveler. — Ce bord, se moulant, d'une part, sur celui du condyle de la mâchoire, de l'autre, sur le fond de la cavité glénoïde, est concave inférieurement, et convexe supérieurement; de là l'inégale courbure des deux faces du fibro-cartilage.

Le bord antéro-inférieur répond à la ligne de réunion de la cavité glénoïde et du condyle du temporal; il donne attache dans ses deux tiers internes au muscle ptérygoïdien externe.

Les extrémités du fibro-cartilage s'infléchissent inférieurement et s'attachent par une mince expansion membraneuse aux extrémités interne et externe du condyle du maxillaire. Ainsi fixé par ses parties latérales, et plus ou moins libre dans le reste de son étendue, il conserve assez de mobilité pour osciller sur ce condyle d'avant en arrière et d'arrière en avant, en l'accompagnant dans tous ses mouvements.

(1) *Études sur les fibro-cartilages interarticulaires*, thèse, 1843, p. 17.

C. — Ligaments et synoviales.

Deux ligaments intrinsèques et deux ligaments extrinsèques unissent le condyle de la mâchoire au temporal.

Des deux ligaments intrinsèques, l'un est situé en dehors, et l'autre en arrière des surfaces articulaires. Ils n'offrent pas de limites précises. En outre, ils varient assez notablement suivant les individus; de là, pour leur préparation, quelques difficultés qu'on ne rencontre pas en général dans l'étude des autres articulations.

Le *ligament latéral externe*, très-court et souvent peu apparent, constitue le plus important, le principal moyen d'union de l'articulation temporo-maxillaire; il a même pu être considéré comme le seul ligament de cette articulation, tous les autres étant accessoires.

De figure ordinairement quadrilatère et quelquefois triangulaire, ce ligament s'insère par son extrémité supérieure au tubercule de l'apophyse zygomatique et au bord inférieur de cette apophyse, immédiatement au devant du tubercule. Il s'attache, par son extrémité opposée, à la partie supérieure et externe du col du condyle de la mâchoire. — Les fibres qui le composent se dirigent de haut en bas et d'avant en arrière. Elles sont d'autant plus obliques qu'elles deviennent plus antérieures; les postérieures sont presque verticales.

Le ligament latéral externe est recouvert par la partie la plus élevée de la glande parotide et par l'artère temporale superficielle, qui le séparent de la peau. Sa surface interne adhère à la synoviale supérieure de l'articulation, et plus bas au fibro-cartilage interarticulaire.

Le *ligament postérieur* a été réuni au précédent par plusieurs auteurs, qui les ont collectivement et improprement décrits sous le nom de *capsule*. Il se compose de deux plans : l'un superficiel, l'autre profond. —Le superficiel, très-mince et très-variable, s'attache en haut à la scissure de Glaser, et en bas au bord postérieur ou parotidien de la mâchoire. — Le profond est formé de faisceaux irréguliers et mal déterminés, qui naissent, soit de la scissure de Glaser, soit de la racine postérieure de l'arcade zygomatique, et qui viennent se fixer : les plus courts, à la partie postérieure du fibro-cartilage; les plus longs à la partie postérieure et inférieure du condyle du maxillaire. Ces faisceaux se distinguent surtout par leur structure : ils se composent presque exclusivement de fibres élastiques; et comme ils s'attachent en partie sur le fibro-cartilage, comme celui-ci se porte d'arrière en avant, et subit un déplacement assez considérable dans certains mouvements, ils contribuent, d'une part, à limiter son déplacement, de l'autre, à le ramener en arrière lorsque le condyle de la mâchoire reprend sa situation ordinaire.

Les ligaments extrinsèques ne contribuent que très-faiblement à unir les deux os. L'un a surtout pour attribution de protéger les vaisseaux et les nerfs dentaires inférieurs : c'est le *ligament sphéno-maxillaire*. L'autre a pour destination principale de prolonger en quelque sorte l'apophyse styloïde, et de fournir des points d'attache au muscle stylo-glosse : c'est le *ligament stylo-maxillaire*. Tous deux sont remarquables par leur extrême minceur, par la forme membraneuse qu'ils présentent, et par les rapports qu'ils affectent avec les muscles.

Le *ligament sphéno-maxillaire*, ou *ligament latéral interne*, de figure rectangulaire, se fixe en haut à l'épine du sphénoïde et à toute l'étendue de la scissure de Glaser. De cette double attache il se porte en bas, en avant et en dehors, et se termine par une large languette angulaire. Le bord interne de cette languette s'insère sur la crête et l'épine qu'on remarque à l'entrée du conduit dentaire inférieur. Son bord externe s'attache à une ligne obliquement étendue du bord parotidien de la mâchoire, vers le sillon mylo-hyoïdien. Son sommet se prolonge sur ce sillon, qu'il transforme en canal.—Le ligament latéral interne revêt l'aspect d'un large ruban qui recouvre les vaisseaux et les nerfs dentaires inférieurs. Il est en rapport, en haut et en dehors, avec le muscle ptérygoïdien externe, en bas et en dedans, avec le muscle ptérygoïdien interne.

Le *ligament stylo-maxillaire* s'attache supérieurement à l'apophyse styloïde par une languette qui s'épanouit presque aussitôt en une large lamelle quadrilatère. Celle-ci, très-obliquement dirigée en bas, en avant

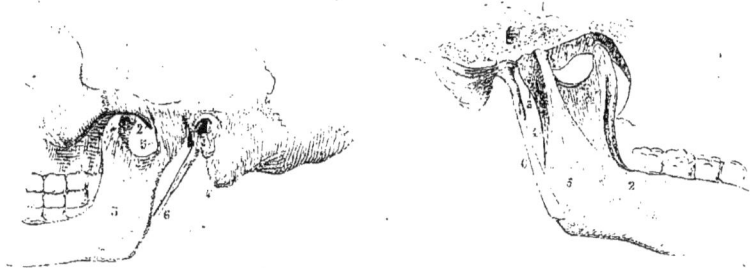

FIG. 194. — *Ligament latéral externe.* FIG. 195. — *Ligament latéral interne.*

FIG. 194. — 1. Apophyse zygomatique. — 2. Tubercule de cette apophyse. — 3. Branche de la mâchoire: — 4. Apophyse mastoïde. — 5. Ligament latéral externe. — 6. Ligament stylo-maxillaire vu par son bord externe.

FIG. 195. — 1. Coupe du sphénoïde et du temporal. — 2. Mâchoire inférieure. — 3. Col du condyle de la mâchoire. — 4. Ligament latéral interne ou sphéno-maxillaire, s'attachant en haut à l'épine du sphénoïde, en bas aux deux bords de l'entrée du conduit dentaire inférieur. — 5. Prolongement de ce ligament, qui se fixe aux deux lèvres de la gouttière destinée au nerf mylo-hyoïdien, et qui transforme cette gouttière en un conduit, — 6. Ligament stylo-maxillaire vu de profil.

et en dehors, vient s'insérer par sa base sur l'angle de la mâchoire. Son bord inférieur donne attache au muscle stylo-glosse.

Synoviales. — Il existe pour cette articulation deux synoviales distinguées en supérieure et inférieure.

La synoviale supérieure est très-lâche et beaucoup plus étendue que l'inférieure. Elle se fixe, en bas, à tout le pourtour du fibro-cartilage interarticulaire, sur lequel elle s'avance de 2 ou 3 millimètres. Supérieurement elle s'attache : 1° en arrière, à la lèvre antérieure de la scissure de Glaser; 2° en dehors, à la branche postérieure de l'apophyse zygomatique, et au tubercule de cette apophyse; 3° en avant, à la partie antérieure du condyle du temporal.

La synoviale inférieure, très-petite relativement à la précédente, s'insère : d'une part, au pourtour du fibro-cartilage interarticulaire, sur lequel elle se prolonge aussi de quelques millimètres; de l'autre, au pourtour du condyle de la mâchoire. Elle descend beaucoup plus bas en arrière qu'en avant.

D. — Mouvements.

Nous avons vu que la mâchoire supérieure, solidement articulée avec le crâne et immobile, représente une sorte d'enclume, et que la mâchoire inférieure, douée d'une grande mobilité, vient battre sur cette enclume à la manière d'un marteau. Elle s'abaisse et s'élève donc tour à tour. Mais elle peut se porter aussi horizontalement d'arrière en avant et d'avant en arrière, de droite à gauche et de gauche à droite. Elle décrit en outre un mouvement de circumduction.

1° *Mouvement d'abaissement.* — Jusqu'au milieu du XVIIIe siècle, on avait pensé que dans ce mouvement les condyles de la mâchoire inférieure tournaient autour de leur grand axe. Ferrein, en 1744, établit péremptoirement qu'ils tournent autour d'un axe idéal et transversal, situé beaucoup plus bas, et dont les extrémités correspondent à peu près à l'entrée des conduits dentaires inférieurs.

Il résulte de la situation de cet axe que l'angle de la mâchoire et le condyle se meuvent en sens inverse, que celui-ci subit une véritable locomotion, et que ses rapports, par conséquent, se modifient très-notablement au moment où la mâchoire s'abaisse.

Dans ce mouvement, le menton se portant en bas et en arrière, décrit un arc de cercle à concavité postérieure. L'angle de la mâchoire, repoussé en haut et en arrière, déprime la glande parotide et se rapproche de l'apophyse mastoïde.

Le condyle du maxillaire s'abaisse d'abord pour contourner l'apophyse articulaire du temporal, et se placer au-dessous de celle-ci. Si le mouvement d'abaissement est limité, il ne s'étend pas au delà. S'il est plus considérable, il passe au devant de cette apophyse, et vient s'appliquer alors au bord postérieur du muscle crotaphite, dont le sépare la synoviale supérieure. Pendant que le condyle se porte en avant et se déplace d'un centimètre environ, le fibro-cartilage se déplace aussi, mais en sens inverse : oblique en bas et en avant, lorsque le condyle est dans la cavité glénoïde, il devient horizontal lorsque celui-ci se place au-dessous de l'apophyse articulaire du temporal, puis s'incline en bas et en arrière lorsque le condyle arrive au devant de cette apophyse. Ainsi, pendant que le condyle du maxillaire inférieur glisse sur le fibro-cartilage d'arrière en avant, le fibro-cartilage glisse sur le condyle d'avant en arrière.

Lorsque le condyle se trouve placé au devant de l'apophyse articulaire, le bord postérieur de la mâchoire est parallèle au bord antérieur de l'apophyse mastoïde. D'angulaire qu'il était, le creux parotidien devient alors quadrilatère.

L'apophyse coronoïde, qu'un intervalle de 12 à 14 millimètres sépare du bord antérieur de la fosse zygomatique, se porte en avant et en bas, en se rapprochant de plus en plus de ce bord, et vient se placer au-dessous du tubercule qu'on observe à l'union du maxillaire supérieur avec l'os de la pommette : *tubercule malaire* de Nélaton.

Dans ce mouvement d'abaissement, les faisceaux élastiques qui composent le ligament postérieur s'allongent, se tendent considérablement, et arrêtent dans son déplacement le fibro-cartilage interarticulaire, lorsque celui-ci est parvenu au-dessous de la racine transverse de l'apophyse zygomatique. Le ligament latéral externe se tend aussi. Le ligament sphéno-maxillaire subit un léger allongement par suite de l'abaissement du condyle de la mâchoire. Le ligament stylo-maxillaire se relâche.

2° *Mouvement d'élévation.* — Des phénomènes diamétralement opposés aux précédents caractérisent le mouvement d'élévation. Parmi ces phénomènes, ceux qui se passent du côté du condyle et du côté de l'apophyse coronoïde méritent seuls de nous arrêter un instant.

Le condyle, qui, dans sa plus grande projection en avant, vient se placer entre le bord postérieur du crotaphite et le fibro-cartilage interarticulaire, s'engage d'abord sous ce dernier, et arrive ainsi au-dessous de la racine transverse de l'apophyse zygomatique. Il rencontre alors le bord postérieur du fibro-cartilage, qui est très-épais, le pousse en arrière, l'entraîne avec lui, et tous deux retombent dans la cavité glénoïde, où ils reprennent leur situation primitive. Les mouvements du fibro-cartilage sont donc subordonnés à ceux du condyle, mais un peu moins étendus. Il passe de la face postérieure à la face inférieure de l'apophyse articulaire du temporal, et oscille de l'une à l'autre. Il a manifestement pour usage principal de permettre aux deux surfaces convexes qui se trouvent ici en présence de rester toujours contiguës, et pour usage secondaire, de faciliter les mouvements du condyle de la mâchoire, en conservant à ceux-ci toute la précision qui leur était nécessaire.

Le sommet de l'apophyse coronoïde, qui était descendu au-dessous du tubercule malaire, remonte dans la fosse zygomatique en s'éloignant graduellement de sa paroi antérieure ; il se meut ainsi de haut en bas et de bas en haut, en rasant plus ou moins ce tubercule. Dans quelques circonstances très-exceptionnelles, il s'en rapproche tellement qu'on l'a vu s'appliquer au bord externe de celui-ci. Le mouvement d'élévation devient alors impossible ; la mâchoire reste immobilisée dans l'état d'abaissement où elle se trouve. Tel est le mécanisme qui préside à sa luxation, mécanisme que Nélaton, le premier, a bien étudié et nettement démontré.

3° *Mouvements d'arrière en avant et d'avant en arrière.* — La mâchoire inférieure peut glisser horizontalement sur la supérieure d'arrière en avant. Les deux arcades dentaires restent alors plus ou moins contiguës. Les condyles s'abaissent pour se porter au-dessous des apophyses articulaires, mais se trouvent arrêtés au niveau de ces apophyses : d'une part, par les faisceaux élastiques du ligament postérieur qui sont fortement tendus ; de l'autre, par le bord antérieur du fibro-cartilage. Dans l'abaissement, ils triomphent facilement de ces deux résistances ; dans le mouvement d'arrière en avant, ils ne les surmontent plus, parce qu'ils obéissent à une force de projection beaucoup moins grande.

Après s'être portée horizontalement en avant dans une étendue de 5 à 6 millimètres, la mâchoire revient à sa position la plus habituelle. Dans ce mouvement de recul, les condyles et les fibro-cartilages se comportent comme dans le second temps de l'élévation : les premiers poussant les seconds, ils rentrent simultanément dans la cavité glénoïde.

Revenus à leur point de départ, c'est-à-dire à cette situation qui constitue pour eux l'état de repos, les condyles peuvent s'arrêter et s'arrêtent en effet le plus ordinairement ; mais ils peuvent aussi continuer leur mouvement de recul. C'est ce dernier déplacement qui constitue, à proprement parler, leur mouvement antéro-postérieur.

Il est si limité, que Ferrein avait conservé quelques doutes sur sa réalité. Son étendue est de quelques millimètres seulement. Dans ce mouvement, le fibro-cartilage interarticulaire reste immobile ; le condyle de la mâchoire inférieure glisse d'avant en arrière sur son bord postérieur. Il se rapproche ainsi de la paroi inférieure du conduit auditif, sans cependant l'atteindre ; la partie antérieure du ligament latéral externe qui devient alors plus oblique et qui se tend ne tarde pas à l'arrêter.

4° *Mouvements latéraux.* — Ils ont été bien observés par Ferrein, qui nous en a fait connaître le véritable mécanisme. Avant cet observateur, on admettait que la mâchoire inférieure oscillait de droite à gauche et de gauche à droite. Ferrein a fait remarquer d'abord que cette oscillation horizontale et transversale du maxillaire est complétement impossible, les saillies situées en dedans et en dehors de chaque condyle ne leur permettant aucun déplacement dans ce sens. Il démontra ensuite que dans le mouvement de droite à gauche, la mâchoire entière tourne horizontalement autour d'un axe vertical passant par la partie moyenne du condyle gauche. Chacune des parties qui la composent décrit un arc de cercle d'autant plus grand qu'elle est plus éloignée de ce dernier. L'arc décrit par le condyle droit est donc le plus étendu ; aussi le voit-on s'abaisser, puis sortir de sa cavité, pour se placer au-dessous de l'apophyse articulaire correspondante, et quelquefois même se porter au delà. Tout se passe alors de son côté comme dans l'abaissement. — La partie moyenne de l'arcade dentaire inférieure se dévie à gauche et déborde l'arcade dentaire supérieure de 4 ou 5 millimètres. — Le condyle gauche tourne légèrement autour d'un axe vertical, passant par sa partie centrale : d'oblique qu'il était, il devient ainsi transversal.

Dans le mouvement latéral de gauche à droite, les phénomènes sont exactement les mêmes, mais inverses. Sous l'influence de ces mouvements latéraux, les ligaments sphéno-maxillaire et stylo-maxillaire, situés du côté du condyle déplacé, se tendent et contribuent par conséquent à limiter son déplacement. Le dernier est celui qui subit la tension la plus forte.

5° *Mouvement de circumduction.* — Si l'on jugeait de ce mouvement sur le silence des auteurs, on pourrait penser qu'il fait défaut ou ne mérite pas d'être mentionné. Il est réel cependant et possède une certaine importance, puisqu'il prend part à la mastication. Pendant la durée de cet acte, le maxillaire, en effet, passe très-souvent d'un mouvement vertical à un mouvement latéral : de l'abaissement, par exemple, au mouvement latéral droit, de celui-ci à l'élévation, puis au mouvement latéral gauche, etc. Au moment où il s'abaisse, les deux condyles se portent en avant ; lorsqu'il se dévie à droite, le condyle gauche reste placé au-dessous de son apophyse articulaire, et le droit rentre dans la cavité glénoïde. On voit ainsi successivement les deux condyles sortir de leur cavité, et chacun d'eux y rentrer tour à tour, de telle sorte que le menton décrit un très-petit mouvement circulaire.

E. — **Articulation temporo-maxillaire des mammifères.**

Cette articulation, jouant un rôle important dans l'acte de la mastication, présente chez les mammifères un mode de conformation qui est en rapport avec leur système dentaire, c'est-à-dire avec leur régime le plus habituel. Elle diffère donc beaucoup suivant qu'on la considère chez un carnassier, un rongeur ou un ruminant.

Les carnassiers se servent surtout de leurs dents canines, qui arrivent chez eux à un très-grand développement. Leur mâchoire inférieure ne possède ni mouvements antéro-postérieurs, ni mouvements latéraux ; elle se meut seulement de haut en bas et de bas en haut. Aussi les muscles qui président à son élévation présentent-ils un énorme volume. Les condyles, aplatis d'avant en arrière et transversalement dirigés, sont reçus dans une gouttière cylindrique, transversale aussi, qu'ils remplissent complétement, et qu'ils n'abandonnent jamais. Chacun d'eux tourne dans sa gouttière, autour de son grand axe, à la manière d'un cylindre plein dans un cylindre creux. Les mouvements de l'articulation temporo-maxillaire, dans les mammifères de cet ordre, sont donc de la plus extrême simplicité ; mais ce qu'ils perdent du côté du nombre ou de la variété, ils le retrouvent du côté de l'énergie et de la précision. La fosse temporale, chez eux, se déprime profondément pour loger leur puissant crotaphite ; l'apophyse coronoïde s'allonge et s'élargit pour recevoir le tendon de ce muscle ; l'arcade zygomatique, fortement repoussée en dehors, devient très-convexe. Tous ces caractères, groupés autour des surfaces articulaires et très-accusés, suffisent pour dénoter, au premier coup d'œil, le régime, les mœurs, et même la conformation générale de l'animal.

Dans les rongeurs, cette articulation se distingue par des caractères bien différents. Les dents incisives sont celles dont ils font plus spécialement usage. Les supérieures étant fixes, les inférieures, pour diviser les aliments, s'avancent et reculent tour à tour. Chez ces mammifères, la mâchoire se meut donc horizontalement d'arrière en avant et d'avant en arrière. Les condyles sont aplatis de dedans en dehors ; leur direction n'est pas transversale, mais antéro-postérieure. La gouttière destinée à les recevoir présente la même forme et la même direction. Les mouvements verticaux n'offrant qu'une importance très-secondaire, les muscles élévateurs n'atteignent qu'un faible développement : d'où il suit que les fosses temporales sont peu profondes, les arcades zygomatiques peu convexes, et la tête plus ou moins aplatie de l'un à l'autre côté.

Chez les ruminants, ce sont les molaires dont l'action devient prédominante. Pour broyer les aliments, elles procèdent à la manière de meules qui glissent circulairement l'une sur l'autre. Les inférieures glissent sur les supérieures, de droite à gauche et de gauche à droite. Ici, par conséquent, le rôle principal n'appartient ni aux mouvements verticaux, ni aux mouvements antéro-postérieurs, mais aux mouvements latéraux. Aussi remarque-t-on que les condyles sont aplatis de haut en bas ; les cavités glénoïdes sont larges et superficielles. Dans ces cavités, chacun d'eux peut se mouvoir librement, en tournant autour de son axe vertical. Les muscles élévateurs étant peu développés aussi, les fosses temporales restent planes dans toute leur étendue ; les arcades zygomatiques peu saillantes affectent une direction rectiligne ; la tête est aplatie dans le sens transversal, et plus ou moins allongée.

L'homme, qui est omnivore, participe à la fois des carnassiers, des rongeurs et des ruminants : des carnassiers, par la prédominance des mouvements verticaux, par la forme des condyles et par leur direction transversale ; des rongeurs, par les mouvements antéro-postérieurs de sa mâchoire ; et des ruminants, par les mouvements latéraux de celle-ci. Chez lui il y a donc aussi harmonie entre le régime et le mode de conformation de l'articulation temporo-maxillaire.

CHAPITRE II

ARTICULATIONS DU TRONC

Le tronc se composant de trois parties, ses articulations se divisent aussi en trois groupes : celles de la colonne vertébrale, celles du bassin et celles du thorax.

ARTICLE PREMIER

ARTICULATIONS DE LA COLONNE VERTÉBRALE

Parmi ces articulations, les unes sont communes à la plupart des vertèbres ; les autres sont propres à quelques-unes d'entre elles.

§ 1er. ARTICULATIONS COMMUNES A TOUTES LES VERTÈBRES.

Les vertèbres s'unissent par leur corps, par leurs apophyses articulaires, par leurs lames, par leur apophyse épineuse.

I. — Articulations des corps des vertèbres.

Préparation. — Détacher les parties molles qui remplissent les gouttières vertébrales ; séparer le rachis du bassin au niveau de l'articulation sacro-vertébrale ; exciser les côtes à droite et à gauche ; enlever par un trait de scie toute la partie de la tête qui se trouve au-devant de la colonne cervicale, et celle qui déborde en arrière les apophyses articulaires de l'atlas. Appliquer ensuite l'instrument sur les deux pédicules de la dernière vertèbre lombaire, puis diviser ceux-ci et toute la série des autres pédicules, en remontant jusqu'à l'axis et l'atlas. On obtiendra ainsi deux longs segments : l'un antérieur, formé par les corps des vertèbres et les ligaments qui les unissent ; l'autre, postérieur, formé par les apophyses articulaires, les lames et les apophyses épineuses.

Sur le premier de ces segments, enlevez la moelle épinière, la dure-mère, et toutes les parties molles contenues dans le canal rachidien. Détachez ensuite celles qui recouvrent sa face antérieure. Les ligaments périphériques seront alors en évidence sur toute leur longueur. Après les avoir étudiés, soumettez les ligaments interosseux à des coupes transversales et verticales. Ces coupes devront comprendre le ligament et le corps de l'os, afin de montrer l'épaisseur relative du cartilage et du fibro-cartilage, et afin aussi de constater que le cartilage ne revêt que la partie centrale des surfaces articulaires.

Les articulations des corps des vertèbres appartiennent à la classe des amphiarthroses, dont elles représentent le type le plus parfait.

A. *Surfaces articulaires.* — Elles sont constituées par les faces supérieure et inférieure du corps de chaque vertèbre. Ces faces, ainsi que nous l'avons vu, se composent : d'une partie périphérique représentée par un large anneau osseux, de substance compacte; et d'une partie centrale, plane aussi, mais moins élevée.

Une lame cartilagineuse recouvre la portion centrale sur toute son étendue ; et comme cette lame fait complétement défaut sur l'anneau périphérique, elle rétablit le niveau entre les deux parties de la surface articulaire. Celle-ci, à l'état frais, est donc plane sur toute son étendue dans les régions dorsale et lombaire. — Il n'en est pas de même pour la région cervicale; nous avons vu en effet que, sur les vertèbres de cette classe, la face supérieure est concave dans le sens transversal, et l'inférieure concave au contraire d'avant en arrière.

La mince couche de cartilage qui recouvre les deux faces articulaires du corps des vertèbres est creusée, ainsi que nous l'avons vu, de cavités aplaties, qui toutes affectent une direction horizontale.

B. *Moyens d'union.* — La colonne produite par la superposition des corps vertébraux est entourée d'une sorte de gaîne étendue de sa partie supérieure à sa partie inférieure. Cette gaîne en représente, à proprement parler, le périoste. Cependant, comme elle adhère de la manière la plus intime à toutes les pièces qui la composent, elle joue aussi le rôle de ligament. Au devant des trous de conjugaison, elle devient tellement mince et si incomplète, qu'elle semble interrompue à droite et à gauche. C'est pourquoi on a pu la considérer comme formée de deux parties : l'une antérieure et l'autre postérieure.

Mais les corps vertébraux ne seraient que bien faiblement liés les uns aux autres, par ces longs et minces rubans fibreux, si la nature n'avait placé entre leurs surfaces articulaires des ligaments doués de la plus extrême résistance, et par l'intermédiaire desquels ils se continuent entre eux.

Les moyens d'union des corps vertébraux se divisent donc en périphériques ou longitudinaux, au nombre de deux : le ligament vertébral commun antérieur, et le ligament vertébral commun postérieur; et en ligaments interosseux, au nombre de vingt-trois : six pour la colonne cervicale, douze pour la colonne dorsale, cinq pour la colonne lombaire.

1° *Ligament vertébral commun antérieur.* —Il s'étend du corps de l'axis à la partie supérieure du sacrum, mais se comporte différemment dans les régions cervicale, dorsale et lombaire.

Dans la région cervicale, il ne recouvre que la partie médiane des vertèbres. Étroit et arrondi supérieurement, il s'élargit en descendant, et prend ainsi la figure d'un triangle très-allongé. Ses bords répondent aux muscles droits antérieurs et longs du cou, qui le suppléent latéralement, et auxquels il donne attache.

Dans la région dorsale, il revêt non-seulement la partie médiane des vertèbres, ainsi que les ligaments interosseux, mais aussi leurs parties latérales. Il acquiert donc dans cette région une très-grande largeur, dont il est redevable à une large bandelette qui lui est surajoutée de chaque côté. On peut lui considérer, par conséquent, trois portions : la portion médiane, plus épaisse et plus régulière, blanche et nacrée, se continue en haut avec la portion cervicale qu'elle prolonge; les portions latérales, beaucoup plus minces, sont criblées d'orifices vasculaires allongés de haut en bas. En se disposant en série longitudinale, ces orifices établissent quelquefois entre elles et la partie médiane une sorte de ligne de démarcation.

Dans la région lombaire, comme dans la région cervicale, le ligament vertébral commun antérieur ne recouvre que la partie médiane des vertèbres. Il offre une largeur égale sur toute son étendue. Ses bords donnent attache aux muscles grands psoas qui le remplacent sur les côtés.

La face antérieure de ce ligament est en rapport : supérieurement, avec le pharynx et l'œsophage; plus bas, avec les veines azygos, le canal thoracique et l'aorte. Ces organes ne lui adhèrent que par un tissu conjonctif extrêmement lâche. Au niveau de la base du thorax, elle répond aux piliers du diaphragme, qui lui sont d'abord simplement contigus, mais dont les fibres tendineuses s'entremêlent avec les siennes inférieurement. — Sa face postérieure adhère étroitement et sur toute sa longueur aux corps vertébraux et aux ligaments interosseux.

Les faisceaux fibreux qui composent le ligament vertébral commun antérieur présentent tous une direction longitudinale et parallèle. Les superficiels sont les plus longs; ils s'étendent sur le corps de plusieurs vertèbres. Les profonds se portent de la gouttière transversale d'une vertèbre à la gouttière de la vertèbre suivante; ils diffèrent en outre des précédents par le tissu adipeux plus abondant qui remplit leurs interstices.

2° *Ligament vertébral commun postérieur*. — Ce ligament s'étend du trou occipital à la partie supérieure du canal sacré, à la manière d'une longue bandelette. Plus mince et plus faible que l'antérieur, il en diffère beaucoup aussi par son aspect.

Dans la région cervicale, il est large et rectangulaire. Son extrémité supérieure s'attache aux parties antérieure et latérales du trou occipital. Ses bords adhèrent aux pédicules des vertèbres. Il recouvre par conséquent toute la face postérieure de celles-ci.

Dans les régions dorsale et lombaire, le ligament vertébral commun postérieur devient beaucoup plus étroit; sa largeur ne représente que la moitié et quelquefois le tiers seulement de celle qu'il offre supérieurement. En outre, ce ligament se rétrécit au niveau de la partie centrale de chaque corps de vertèbre, et s'élargit au contraire au niveau de chaque ligament interosseux. Il suit de cette disposition que ses bords sont régulièrement découpés et comme festonnés.

Sa face postérieure est unie à la dure-mère rachidienne par quelques tractus filamenteux plus nombreux et plus résistants, supérieurement et inférieurement, que dans la région dorsale.

Sa face antérieure adhère de la manière la plus intime aux ligaments interosseux, ainsi qu'à la partie correspondante des vertèbres, mais reste indépendante de celles-ci, en passant sur l'excavation que présente la partie centrale de leur face postérieure. Si elle s'élargit au niveau des premiers, c'est pour s'y attacher plus solidement. Elle se rétrécit au niveau des secondes pour livrer passage de chaque côté aux veines volumineuses qui en proviennent.

Le ligament vertébral commun postérieur se compose de faisceaux longitudinaux d'autant plus longs et plus gros qu'ils sont plus rapprochés de la ligne médiane. Les faisceaux médians suivent une direction rectiligne. Les faisceaux latéraux décrivent une courbe à concavité externe ; ils se portent d'un fibro-cartilage au fibro-cartilage sous-jacent. — Au delà de ces derniers, dans le voisinage des pédicules, on remarque d'autres faisceaux latéraux très-petits qui s'étendent du bord inférieur d'une vertèbre au bord supérieur de la vertèbre suivante.

Ce ligament postérieur renferme dans son épaisseur un grand nombre de fibres élastiques, d'où la coloration jaunâtre qu'il présente. Par sa structure, il diffère donc aussi très-notablement de l'antérieur, et se rapproche au contraire de tous les ligaments postérieurs du rachis, qui ont pour attribut commun l'élasticité.

3° *Ligaments interosseux.* — Comme les vertèbres, dans l'intervalle desquelles ils sont placés, ces ligaments représentent des segments de cylindre échancrés en arrière.

Leurs dimensions transversale et antéro-postérieure répètent très-exactement celles des corps vertébraux dans les différentes régions.

Leur hauteur est à peu près égale sur toute l'étendue de la colonne cervicale. Mais elle diminue graduellement de la partie inférieure de celle-ci à la quatrième ou cinquième vertèbre dorsale ; augmente ensuite de haut en bas, très-lentement d'abord, puis de plus en plus rapidement, et devient très-considérable sur la colonne lombaire.

Cette hauteur est égale en avant et en arrière sur les ligaments qui répondent aux vertèbres de transition, c'est-à-dire à l'union de la colonne cervicale avec la colonne dorsale, et de celle-ci avec la colonne lombaire. Mais elle diffère pour les parties antérieure et postérieure sur tous les autres. — Au cou, elle atteint en avant de 5 à 6 millimètres, et se réduit en arrière à 2 ou 3. — Au dos, elle est en avant et en haut de 3 millimètres, plus bas de 4 à 5, inférieurement de 5 à 6. En arrière, elle ne dépasse pas 4 millimètres. — Aux lombes, elle mesure en moyenne 7 millimètres en avant et 6 en arrière.

De cette inégale hauteur de leurs parties antérieure et postérieure dans les différentes régions, résultent les courbures alternatives de la colonne vertébrale, courbures cependant qui dépendent en partie aussi de l'inégale hauteur des corps vertébraux. Mais les trois régions comparées entre elles sous ce dernier point de vue présentent quelques différences. — Au cou, les corps vertébraux offrent la même hauteur en avant et en arrière. La courbure de la colonne cervicale reconnaît par conséquent pour unique cause le mode de conformation des ligaments interosseux. — Sur la colonne dorsale, les vertèbres et surtout les vertèbres moyennes sont plus épaisses en arrière; ce sont elles qui déterminent l'inflexion de cette colonne en avant. — Aux lombes, les ligaments et les vertèbres offrent plus d'épaisseur en avant; la part que prennent les uns et les autres à l'inflexion de la colonne lombaire diffère à peine.

La hauteur des ligaments interosseux est à celle des corps vertébraux, dans la région cervicale :: 2 : 5; dans la région dorsale :: 1 : 5; dans la région lombaire :: 1 : 3. C'est donc sur la première qu'ils atteignent leur hauteur relative la plus grande. Sur la seconde, celle-ci descend au contraire à son minimum.

En moyenne, la hauteur absolue des ligaments intervertébraux est de 5 ou 6 millimètres; et comme leur nombre s'élève à 23, en multipliant les deux chiffres l'un par l'autre, on voit que ces ligaments superposés produi-

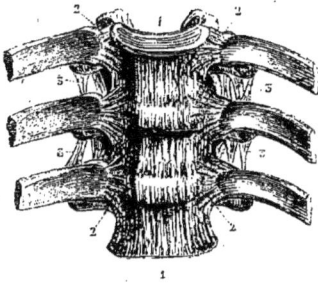

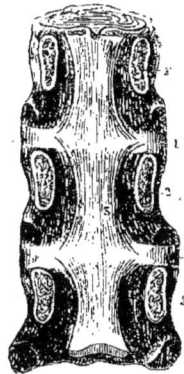

FIG. 196. — *Ligament vertébral commun antérieur.*

FIG. 197. — *Ligament vertébral commun postérieur.*

FIG. 196. — 1, 1. Ligament vertébral commun antérieur. — 2, 2, 2, 2. Ligament rayonné des articulations costo-vertébrales. — 3, 3, 3, 3. Ligament transverso-costal supérieur.

FIG. 197. — 1, 1. Ligaments intcrosseux. — 2, 2, 2. Pédicules des vertèbres verticalement divisés. — 3. Ligament vertébral commun postérieur se rétrécissant au niveau du corps des vertèbres, et s'élargissant au niveau des ligaments intervertébraux.

raient une colonne de 13 centimètres. Chez un homme de stature ordinaire, la longueur de la colonne constituée par les vraies vertèbres étant de 61 centimètres, ils en forment donc en définitive de la quatrième à la cinquième partie.

Les faces supérieure et inférieure des ligaments interosseux sont planes dans les régions dorsale et lombaire; dans la région cervicale, la face supérieure est convexe d'avant en arrière, et l'inférieure convexe transversalement. L'une et l'autre adhèrent de la manière la plus solide aux deux faces correspondantes des vertèbres. Par leur partie périphérique, elles répondent à l'anneau osseux qui borde ces dernières, et dans le reste de leur étendue, au cartilage inscrit dans cet anneau.

Leur circonférence est recouverte en avant par le ligament vertébral commun antérieur, et par plusieurs muscles auxquels elle donne insertion : les muscles grands droits antérieurs et longs du cou supérieurement, le diaphragme et les grands psoas inférieurement. Elle est en rapport en arrière avec le ligament vertébral commun postérieur, qui lui est uni plus intimement que l'antérieur. Sur les côtés, elle répond : dans la région cervicale, aux muscles intertransversaires; dans la région dorsale, à la tête des côtes; dans la région lombaire, aux vaisseaux et nerfs qui traversent les trous de conjugaison.

Les ligaments intervertébraux ou amphiarthrodiaux présentent une structure qui leur est propre, et qui a été précédemment exposée. (Voy. les *Considér. génér. sur les amphiarthroses*, p. 519 et suiv.)

II. — Articulations des apophyses articulaires.

Ces articulations sont des arthrodies. Elles ne se présentent pas cependant sous des conditions identiques dans toute la longueur du rachis. Celles du cou et celles du dos, dont les surfaces articulaires sont régulièrement planes, appartiennent très-manifestement à ce genre de diarthroses. Celles des lombes, dont les surfaces représentent des segments de cylindre, auraient pu donner lieu à la création d'un septième genre d'articulations mobiles. Car ces cylindres, en effet, ne tournent pas autour d'un axe transversal comme les trochlées; ils ne tournent pas autour d'un axe longitudinal comme les trochoïdes; ils se meuvent parallèlement à leur axe, le cylindre reçu montant et descendant sur celui qui le reçoit. Mais comme ils exécutent de très-légers mouvements de latéralité, comme en définitive tous leurs mouvements sont très-limités et se réduisent à de simples glissements, on peut aussi rattacher ces articulations aux arthrodies.

Les apophyses articulaires sont revêtues d'une mince couche de cartilage. Leur moyen d'union diffère pour les trois régions.

Dans la *région cervicale*, elles sont unies par un ligament capsulaire, mince et lâche, composé de faisceaux fibreux peu distincts, qui se portent, pour la plupart, de haut en bas et d'avant en arrière. Ce ligament se fixe sur le pourtour des surfaces articulaires. Sa surface externe répond : en avant, aux trous de conjugaison ; en arrière et en dehors, au muscle transversaire épineux ; en dedans, au ligament jaune correspondant avec lequel il se continue.

. Dans la *région dorsale*, les ligaments jaunes, s'avançant jusqu'à la base des apophyses transverses, recouvrent toute la partie antéro-interne des apophyses articulaires, qu'ils unissent très-solidement. — En arrière de ces apophyses, on voit un ligament très-mince, à fibres blanches, et plus ou moins verticales. Ce *ligament postérieur* se continue en dehors avec le ligament jaune, et forme avec celui-ci une capsule dont il ne représente que la partie la plus faible et la moins importante.

Dans la *région lombaire*, c'est une disposition analogue qu'on rencontre. Les ligaments jaunes débordent les trous de conjugaison et prennent une part plus grande encore à l'union des apophyses articulaires. — Le ligament postérieur, beaucoup plus épais et plus résistant dans cette région, se compose de faisceaux parallèles et transversalement dirigés. Il se continue aussi en dehors avec le ligament jaune. La synoviale qui revêt sa surface interne se prolonge sur celui-ci.

III. — Union des lames vertébrales.

Les lames des vertèbres sont unies par les ligaments jaunes. Ces ligaments, destinés aussi à unir les apophyses articulaires, et à compléter les parois du canal vertébral, se composent de deux moitiés rectangulaires qui se continuent à angle obtus sur la ligne médiane, au niveau de la base des apophyses épineuses. — Dans la région cervicale, ces deux moitiés sont seulement juxtaposées ; souvent même elles sont séparées par un très-minime intervalle que traversent des veinules.

La largeur des ligaments jaunes diminue de haut en bas. Elle est de 2 centimètres au cou, d'un centimètre et demi au dos et aux lombes.

Leur hauteur, proportionnelle à celle des lames, augmente au contraire des supérieures aux inférieures. Elle est d'un centimètre dans la région cervicale, d'un centimètre et demi dans la région dorsale, et de 2 centimètres dans la région lombaire.

Leur épaisseur s'accroît des parties latérales vers la partie médiane, qui est la plus résistante dans toutes les régions.

La *forme* irrégulièrement quadrilatère de ces ligaments permet de leur considérer deux bords, deux faces et deux extrémités.

Le bord supérieur est rectiligne dans la région cervicale, concave dans la région dorsale, légèrement convexe dans la région lombaire. Il s'attache à la face antérieure des lames vertébrales qui le surmontent, un peu au-dessous de leur partie moyenne. Son insertion ne descend pas jusqu'au bord inférieur de ces lames, qui reste libre, du moins dans les deux premières régions.

Le bord inférieur est convexe. Il s'insère sur le bord supérieur des lames sous-jacentes : bord large, inégal et incliné en arrière sur les deux dernières régions. Les ligaments jaunes n'affectent donc pas une direction verticale ; ils se portent obliquement de la face antérieure des lames qui sont au-dessus, à la partie supérieure de la face postérieure de celles qui sont au-dessous. Suffisamment prolongés, ils se recouvriraient à la manière des tuiles d'un toit. Telle est du moins leur direction sur la plus grande partie du rachis. — Inférieurement elle se modifie ; d'oblique elle devient verticale sur toutes les vertèbres lombaires, et même sur les deux ou trois dernières vertèbres dorsales.

La face antérieure des ligaments jaunes répond à la dure-mère rachidienne, dont la séparent un plexus veineux et une quantité très-variable de tissu adipeux.

Leur face postérieure présente des rapports un peu différents pour les trois régions. — Au cou, elle répond dans son tiers supérieur aux lames vertébrales qui lui donnent attache, et dans ses deux tiers inférieurs aux muscles transversaires épineux et interépineux. Sur toute l'étendue de cette région, le canal vertébral reste accessible par conséquent à l'action des

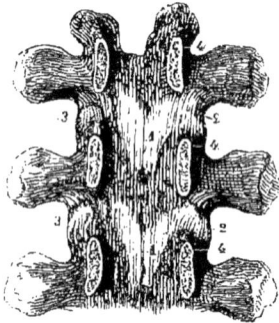

FIG. 198. — *Ligaments jaunes.*　　　FIG. 199. — *Ligaments surépineux.*

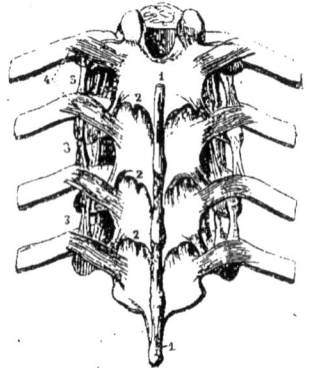

FIG. 198. — 1, 1. Ligaments jaunes des vertèbres dorsales. — 2, 2. Parties latérales de ces ligaments, unissant en avant les apophyses articulaires, et se continuant en dehors avec le ligament qui recouvre la partie postérieure de celles-ci. — 3, 3. Apophyses articulaires du côté opposé mises à nu par l'excision de la partie correspondante du ligament aune. — 4, 4, 4. Coupe du pédicule des vertèbres.

FIG. 199. — 1, 1. Ligaments surépineux étendus verticalement du sommet d'une apophyse épineuse au sommet de l'apophyse épineuse sous-jacente. — 2, 2, 2. Lames des vertèbres et ligaments jaunes compris dans leurs intervalles. — 3, 3, 3. Ligament transverso-costal supérieur verticalement dirigé. — 4. Ligament transverso-costal postérieur affectant au contraire une direction presque transversale.

instruments aigus, qui peuvent se trouver arrêtés dans leur marche cependant par un brusque mouvement d'extension, les lames vertébrales s'imbriquant alors les unes sur les autres. — Dans la région dorsale, cette face est complétement recouverte par les lames vertébrales et les apophyses épineuses. — Dans la région lombaire, elle se trouve immédiatement en contact avec les muscles transversaires épineux. Le canal rachidien, sur cette région, reste donc aussi accessible aux agents vulnérants. Mais une blessure produite par un instrument assez délié pour pénétrer dans sa cavité aurait des conséquences beaucoup moins graves, la moelle épinière ne descendant pas aussi bas. L'épaisseur considérable des ligaments jaunes au niveau des lombes, les masses musculaires qui les recouvrent, la saillie et la largeur des apophyses épineuses, le ligament surépineux, sont d'ailleurs autant de moyens de protection qui suffisent le plus habituellement pour écarter tout danger.

Les extrémités correspondent aux capsules des apophyses articulaires qu'elles contribuent à former ; elles constituent pour ces apophyses un ligament antérieur très-puissant.

La *structure* des ligaments jaunes est toute spéciale. Ils sont presque exclusivement composés de très-belles fibres élastiques, offrant des anastomoses si multipliées, qu'elles forment un lacis à mailles serrées. Ils renferment aussi une minime proportion de fibres de tissu conjonctif. On remarque dans leur épaisseur des vaisseaux capillaires en petit nombre ; mais on n'y rencontre aucun ramuscule nerveux. Ce sont les seuls ligaments dans lesquels l'élément nerveux fait complétement défaut.

L'élasticité est la propriété caractéristique de ces ligaments qui seraient la seule cause, ou au moins la cause principale des courbures antéropostérieures du rachis, selon M. Ludovic Hirschfeld (1). En vertu de leur puissante réaction, ils infléchiraient en arrière ses portions cervicale et lombaire à la manière d'une corde qui sous-tend un arc. En coupant de chaque côté les pédicules des vertèbres, afin d'isoler la colonne formée par la série des corps vertébraux, les parties supérieure et inférieure de celle-ci, n'étant plus soumises à l'action des ligaments jaunes, se redresseraient, suivant cet observateur. J'ai répété plusieurs fois cette expérience, et je dois avouer que j'ai toujours vu la colonne constituée par les corps vertébraux, conserver ses trois courbures. La portion dorsale n'est nullement modifiée dans son inflexion ; M. Hirschfeld le reconnaît lui-même. Quant aux parties cervicale et lombaire, elles ne sauraient l'être d'une manière bien sensible, puisqu'elles offrent une courbure peu prononcée. Toutes deux sont redevables de leur convexité antérieure, moins à elles-mêmes qu'à la colonne rentrante par laquelle elles se trouvent séparées.

(1) Ludovic Hirschfeld, *Nouvel aperçu sur les courbures de la colonne vertébrale* (*Comptes rendus de la Soc. de biol.*, 1847, p. 75).

Faites disparaître la courbure moyenne du rachis, et les deux autres disparaîtront aussi presque entièrement. C'est pour n'avoir pas assez remarqué le rôle prédominant de cette courbure moyenne, à laquelle les courbures supérieure et inférieure se trouvent subordonnées, que M. Hirschfeld a été conduit à exagérer les résultats de son expérience, et à en déduire une conclusion erronée. Après la section des pédicules, ce n'est pas le segment antérieur du rachis qui se redresse, c'est le segment postérieur qui, en même temps, se raccourcit d'un septième environ, ainsi que l'a constaté du reste le même auteur. L'opinion ancienne est donc la mieux fondée. Il reste incontestable que les inflexions antéro-postérieures du rachis sont dues à l'inégale hauteur des parties antérieure et postérieure des corps vertébraux et des ligaments situés dans leurs intervalles.

IV. — Union des apophyses épineuses.

Ces apophyses sont unies par leurs bords et par leur sommet. Les ligaments qui s'attachent à leurs bords remplissent les intervalles étendus de l'un à l'autre : ils portent le nom de *ligaments interépineux*. Celui qui s'attache à leur sommet descend verticalement des supérieures aux inférieures : c'est le *ligament surépineux*.

1° *Ligaments interépineux*. — Ces ligaments, selon Boyer, appartiendraient exclusivement aux régions dorsale et lombaire. Bichat se range à son avis, et ajoute qu'ils sont remplacés dans la région cervicale par les muscles interépineux. Après lui, tous les auteurs ont été unanimes pour tenir le même langage. On pouvait croire qu'une opinion proclamée par des auteurs aussi recommandables et si universellement admise, était fondée. Elle ne l'est pas cependant. L'observation nous montre que les ligaments interépineux existent sur toute l'étendue du rachis. Seulement ils n'affectent pas une disposition identique dans les trois régions.—Aux dos et aux lombes, ils s'étendent du ligament surépineux à la partie médiane des ligaments jaunes. — Au cou, ils se dirigent aussi d'arrière en avant vers la partie médiane de ces ligaments ; mais au lieu de se terminer sur ce point, ils se bifurquent et se prolongent de chaque côté jusqu'à la capsule qui unit les apophyses articulaires. Dans les deux premières régions, où les apophyses épineuses offrent une grande longueur, ils ne sont qu'interépineux ; dans la dernière où ces apophyses sont très-courtes et semblent se dédoubler pour donner plus de longueur aux lames, ces ligaments se dédoublent aussi, en sorte qu'ils sont à la fois interépineux et interlamellaires.

a. *Ligaments interépineux du cou*. — Ils se composent de trois parties : l'une postérieure, médiane ou interépineuse ; les deux autres antérieures, latérales ou interlamellaires.

La partie interépineuse s'attache, en haut, à la partie médiane de l'apo-

physe épineuse, qui est au-dessus ; et en bas, à la partie médiane de l'apophyse épineuse qui est au-dessous. Elle répond, à droite et à gauche, aux
muscles interépineux qu'elle sépare. Son extrémité postérieure, extrêmement mince et transparente, se continue avec le ligament cervical postérieur. Son extrémité antérieure, beaucoup plus épaisse, répond au ligament jaune correspondant, au niveau duquel elle se bifurque.

Les parties interlamellaires, beaucoup plus longues et plus importantes
que la précédente, sont situées immédiatement en arrière des ligaments
jaunes. Leurs bords supérieur et inférieur s'insèrent aux bords des lames
sus- et sous-jacentes. Leur extrémité interne se continue avec la partie
interépineuse, et l'externe avec la capsule des apophyses articulaires.
— Leur face postérieure est recouverte par le muscle transversaire épineux. — Leur face antérieure recouvre les ligaments jaunes, dont la sépare
un prolongement de la synoviale qui appartient à l'articulation des apophyses articulaires. Cette synoviale s'étend jusqu'à l'angle de bifurcation
de la partie interépineuse, où celle d'un côté semble se continuer avec
celle du côté opposé. Dans l'extension du cou le bord inférieur de toutes
les lames des vertèbres cervicales glisse de haut en bas, non sur les ligaments jaunes, mais sur la séreuse qui les recouvre, et ce mouvement
d'extension devient ainsi beaucoup plus facile et plus rapide.

b. *Ligaments interépineux du dos et des lombes.* — Au niveau des trois
ou quatre premières vertèbres du dos, ils sont petits et triangulaires. Plus
bas, les apophyses épineuses se superposant, on n'en rencontre plus qu'un
simple vestige. Sur les trois ou quatre dernières vertèbres de la même
région, ils reprennent leurs dimensions premières et leur figure triangulaire. — Aux lombes, leur surface devient irrégulièrement quadrilatère ;
ils sont plus larges, plus épais et plus résistants.

On peut leur considérer deux faces, qui regardent à droite et à gauche,
deux bords et deux extrémités.

Les faces sont en rapport avec les muscles transversaires épineux, auxquels elles donnent insertion. — Le bord supérieur, oblique en bas et en
arrière dans la région du dos, horizontal dans celle des lombes, s'attache
à la partie médiane du bord inférieur de l'apophyse épineuse qui le surmonte. Le bord inférieur offre à peu près la même direction que le précédent, et s'insère sur le bord supérieur de l'apophyse épineuse sous-jacente.
— Leur extrémité antérieure, angulaire au dos, beaucoup plus large aux
lombes, se continue avec la partie correspondante des ligaments jaunes.
Leur extrémité postérieure se confond avec le ligament surépineux.

Structure. — Ces ligaments sont composés de faisceaux fibreux aplatis,
plus ou moins parallèles, et quelquefois entrecroisés. Au dos, ces faisceaux
se dirigent, pour la plupart, très-obliquement de haut en bas et d'arrière
en avant ; ils parcourent l'espace interépineux à la manière d'une diago-

nale. Aux lombes, leur direction est diamétralement opposée ; ils se portent de haut en bas et d'avant en arrière, d'où la possibilité pour les apophyses épineuses de s'écarter, ce qu'elles n'auraient pu faire si les faisceaux s'étaient portés perpendiculairement de l'une à l'autre.

Les ligaments interépineux, indépendamment des faisceaux fibreux auxquels ils sont surtout redevables de leur résistance, comprennent dans leur texture : 1° des fibres élastiques fines, assez nombreuses et inégalement réparties, dont le diamètre égale à peine $0^{mm},01$; 2° des fibres fusiformes extrêmement larges, d'un diamètre douze, quinze, vingt fois plus considérable que celui des précédentes, et offrant, au premier aspect, quelque analogie avec les fibres musculaires striées. Cet aspect est dû à la présence de noyaux ellipsoïdes très-allongés, transversalement dirigés, et assez rapprochés les uns des autres. On observe des fibres analogues dans d'autres ligaments, particulièrement dans les ligaments croisés du genou, au voisinage de leur insertion ; mais elles n'offrent nulle part des noyaux aussi allongés, aussi nombreux, aussi régulièrement espacés.

Les ligaments interépineux se tendent lorsque le tronc s'infléchit en avant ; ils limitent alors le degré d'écartement des apophyses épineuses, et viennent ainsi en aide aux ligaments jaunes, en maintenant leur élasticité dans ses limites naturelles.

2° *Ligament surépineux.* — Ce ligament a été peu étudié. Il diffère très-notablement pour les trois régions.

a. *Dans la région lombaire*, il n'a pas une existence qui lui soit propre. Les fibres aponévrotiques ou tendineuses des muscles qui s'insèrent au sommet des apophyses et dans leurs intervalles le constituent exclusivement. Parmi ces fibres, les unes proviennent de l'aponévrose du muscle grand dorsal, d'autres des tendons du muscle long dorsal, d'autres des tendons du muscle transversaire épineux. Les premières sont transversales, et s'entrecroisent avec celles du côté opposé ; les secondes, obliquement descendantes ; les troisièmes, obliquement ascendantes. A ces six ordres de fibres, trois pour le côté droit et trois pour le côté gauche, viennent se joindre des fibres obliques ou antéro-postérieures, dépendantes des ligaments interépineux. C'est leur entrecroisement et leur continuité qu'on a considérés comme la portion lombaire du ligament surépineux. Mais cette portion lombaire ne se présente pas sous la forme d'un cordon continu, recouvrant le sommet des apophyses épineuses, et passant à la manière d'un pont de l'une sur l'autre. Elle n'existe que dans l'intervalle des apophyses, et ne joue nullement d'ailleurs le rôle de ligament. Pendant la flexion du tronc, si prononcée qu'elle soit, on ne la voit pas se tendre comme le font les ligaments interépineux. Formant une dépendance des muscles, elle ne se tend que lorsque ceux-ci entrent en contraction.

b. *Dans la région dorsale*, le ligament surépineux existe réellement ;

mais il est très-grêle et doué néanmoins d'une assez grande résistance. Pour l'étudier, il convient de mettre le rachis en état de flexion, de disséquer le muscle trapèze, ainsi que le rhomboïde et les petits dentelés, et de les inciser ensuite à 2 ou 3 centimètres de leur insertion vertébrale. On pourra alors constater qu'il se porte à la manière d'une cordelette d'une apophyse à l'apophyse suivante, sans passer sur leur sommet; qu'il y a par conséquent autant de ligaments surépineux que d'espaces interépineux; et que chacun d'eux est recouvert, en partie, par les fibres entrecroisées des muscles. Sur le rachis fléchi, ils se tendent comme une corde de violon; ils en offrent aussi à peu près le volume. Cependant, au-dessous des trapèzes, sur le dernier espace interépineux, on voit un ligament surépineux beaucoup plus considérable et très-résistant. — Chacun de ces petits ligaments est constitué par un seul faisceau de fibres parallèles.

c. *Dans la région cervicale*, le ligament surépineux présente une disposition particulière qui lui a fait donner une place à part et un nom distinct; il est connu sous la dénomination de *ligament cervical postérieur*.

Chez les grands mammifères, le bœuf, le cheval, par exemple, ce ligament cervical postérieur est constitué par un énorme cordon étendu de l'apophyse épineuse des premières vertèbres dorsales à la protubérance occipitale externe. De sa partie antérieure naissent une série de faisceaux qui s'en détachent, comme les barbes d'une plume de leur tige commune, pour venir s'insérer au sommet des apophyses épineuses des vertèbres du cou. Ce cordon et toutes ses dépendances sont formés à peu près exclusivement de grosses fibres élastiques. Il n'est pas destiné à unir les unes aux autres les apophyses épineuses, mais à soutenir la tête et la colonne cervicale dans l'attitude qui leur est propre. En joignant son action à celle des muscles extenseurs, il devient pour ceux-ci un puissant auxiliaire.

Chez l'homme, le ligament cervical postérieur offre une disposition analogue sous des proportions rudimentaires. En outre, son faisceau principal se confond presque entièrement avec les fibres aponévrotiques des muscles trapèzes qui se mêlent aux siennes en s'entrecroisant; et ses faisceaux secondaires sont reliés entre eux par des lames cellulo-fibreuses. Ainsi conformé, ce ligament représente une sorte de cloison, verticale et antéro-postérieure, de figure triangulaire, répondant par ses faces aux muscles extenseurs de la tête et du cou, par son bord postérieur aux trapèzes, par l'antérieur aux apophyses épineuses, par le supérieur à la protubérance et à la crête occipitales externes. Il diffère de celui des mammifères plus encore par sa structure que par son peu de développement : ce sont des fibres de tissu conjonctif qui le constituent. Cependant on observe aussi dans son épaisseur des fibres élastiques en assez grand nombre, mais très-déliées, et ne prenant qu'une faible part à sa formation. L'état d'atrophie où il descend dans l'espèce humaine est une des nombreuses conséquences de l'attitude bipède. Soutenue par le rachis, l'extrémité céphalique n'a qu'une faible tendance à s'incliner en avant. Pour combattre, cette tendance, il suffit d'un minime effort des muscles qui s'attachent à l'occipital. Le ligament cervical postérieur, si utile aux mammifères, n'avait donc plus la même importance pour l'homme.

V. — Mécanisme de la colonne vertébrale.

La colonne vertébrale remplit trois attributions principales : elle protége la moelle épinière ; elle soutient les parties qui la surmontent et qui l'entourent ; elle représente un long levier mobile. Nous avons donc à la considérer comme organe de protection, comme organe de sustentation, comme organe de mouvement.

1° De la colonne vertébrale considérée comme organe protecteur de la moelle épinière.

Le rachis protége la moelle épinière comme le crâne protége l'encéphale ; mais le mode de protection n'est pas le même. Celui-ci résiste à la manière des voûtes : la solidité est son caractère distinctif. La colonne vertébrale résiste à la manière d'un arc élastique ; rigide et flexible tout à la fois, elle décompose l'effort qu'elle supporte en une foule de mouvements partiels, et finit par l'absorber. Simplement rigide, en effet, elle devenait fragile ; rigide, élastique et mobile, elle se dérobe par sa souplesse aux dangers qui la menacent.

Ce qui domine, du reste, dans le mécanisme du rachis, ce n'est pas la mobilité. La nature lui a prodigué, au contraire, tout ce qui pouvait contribuer à la consolider. En multipliant les vertèbres, elle les a tellement engrenées les unes dans les autres, qu'elles tendent mutuellement à s'immobiliser et à se solidariser dans leur action. Voyez le volume considérable de leur corps, l'énorme résistance des ligaments qui les unissent, le tissu compacte dont se compose leur arc postérieur. Toutes ces parties attestent l'extrême solidité du canal vertébral ; réunies et superposées, elles en forment les parois, et constituent pour la moelle épinière une première ligne de moyens défensifs. Sur une seconde ligne nous trouvons, en avant, toute l'épaisseur des corps vertébraux ; en arrière, la série des apophyses épineuses et la masse des muscles spinaux ; à droite et à gauche, les apophyses transverses et les côtes ; ces diverses saillies ont pour avantage commun de tenir, pour ainsi dire, à distance tous les corps dont l'action pourrait lui être nuisible.

La capacité du canal vertébral, beaucoup plus considérable que le volume de la moelle, doit être considérée aussi pour cet organe comme un moyen de protection. C'est pour le mieux protéger que le canal s'élargit, en raison directe de sa mobilité.

2° De la colonne vertébrale considérée comme colonne de sustentation.

Dans la station verticale, la colonne vertébrale supporte la tête ; c'est elle aussi qui supporte le poids de toutes les parties constituantes du tronc. Par quel mécanisme la première reste-t-elle en équilibre sur son sommet? et comment cette colonne elle-même se maintient-elle en équilibre sur la base du sacrum?

Les conditions qui permettent à la tête de rester en équilibre sur le rachis sont des plus simples. Les condyles par lesquels elle s'articule avec l'atlas correspondent à peu près à l'union de son tiers postérieur avec ses deux tiers antérieurs. Mais le premier étant plus volumineux, son poids diffère à peine de celui des deux autres. L'extrémité céphalique, dans la station verticale, se trouve donc dans un état très-voisin de l'équilibre. La direction horizontale de ses condyles contribue à consolider cet équilibre. Situés à droite et à gauche du plan médian, ils le consolident surtout dans le sens transversal. Moins efficacement soutenue dans le sens antéro-postérieur, la tête éprouve une légère tendance à s'incliner en avant, direction qu'elle prend en effet lorsqu'elle est abandonnée à l'influence de son propre poids. Pour combattre cette tendance, deux muscles puissants, les grands complexus, viennent s'insérer perpendiculairement sur l'occiput, et par leur contraction ramènent la tête dans son état de rectitude, où ils peuvent la maintenir longtemps sans fatigue. Plusieurs autres muscles et le ligament cervical postérieur les secondent dans leur action. Ainsi placée entre deux forces diamétralement opposées, la tête représente un levier du premier genre, qui a pour point d'appui les masses latérales de l'atlas ; la résistance répond à la face ; la puissance aux muscles extenseurs du cou. L'état d'équilibre est pour elle une attitude active.

Chez les mammifères, où les condyles sont plus rapprochés de l'occiput, et obliquement inclinés en bas et en avant, cette attitude exigeait une puissance plus énergique. Aussi voyons-nous chez eux les muscles extenseurs se développer ; le ligament cervical postérieur atteindre ses plus grandes proportions ; l'apophyse épineuse des cinq ou six premières vertèbres du dos s'allonger considérablement ; et toutes les saillies, toutes les dépressions de l'occipital s'accuser beaucoup plus.

Le mécanisme, en vertu duquel la colonne vertébrale se maintient en équilibre sur le bassin, diffère peu du précédent. Les viscères thoraciques et abdominaux, suspendus à sa partie antérieure, tendent incessamment à la faire pencher de leur côté, en la courbant de haut en bas. La tête, dont la partie antérieure offre une légère prédominance de pesanteur, se joint à ces viscères pour l'incliner dans le même sens. D'une autre part, les muscles spinaux qui s'attachent à l'arc postérieur des vertèbres et à la partie correspondante des côtes, tendent continuellement à la ramener en arrière.

De même que le crâne, le rachis se trouve donc placé entre deux forces contraires. Lorsque ces deux forces se neutralisent, il conserve son état de rectitude ou d'équilibre.

Dans cet état, qui constitue aussi pour la colonne vertébrale une attitude active, chacune des pièces dont elle se compose se transforme en un levier du premier genre. Celui-ci a pour point d'appui la partie centrale des disques interosseux; la puissance appliquée aux apophyses épineuses attire celles-ci en bas, et porte en haut la partie antérieure des corps vertébraux, que la résistance, représentée par le poids des viscères, sollicite en sens inverse.

Les deux forces qui, dans cette attitude, tendent à imprimer aux vertèbres un mouvement de bascule, agissent sur elles par des bras de levier très-inégaux. Celui de la résistance, étendu de la partie antérieure des corps vertébraux à leur partie centrale, est très-court; celui de la puissance, qui se porte de cette partie centrale au sommet des apophyses épineuses, est trois ou quatre fois plus long. La puissance se trouve donc ici favorisée. Ajoutons que les muscles s'insèrent sur son bras de levier, sous une incidence plus ou moins perpendiculaire.

Plusieurs conditions anatomiques viennent encore en aide à la puissance. La partie antérieure des ligaments interosseux, plus épaisse que la postérieure, s'affaisse plus difficilement, et réagit contre le poids des viscères. — En arrière, les ligaments jaunes se comportent à l'égard des vertèbres comme le ligament cervical postérieur des mammifères à l'égard de la tête; ils représentent autant de ressorts plus ou moins tendus qui contribuent à maintenir le tronc dans sa direction verticale. A l'influence toute passive et permanente de la pesanteur des viscères, la nature a opposé une force physique toujours active, l'élasticité. L'action musculaire est une seconde force qui s'ajoute à la précédente, mais qui n'intervient que dans les limites nécessaires pour la compléter.

Le poids transmis à chaque vertèbre augmentant de haut en bas, le volume des corps vertébraux augmente aussi des supérieurs aux inférieurs. Ces derniers, beaucoup plus considérables, possèdent donc une somme de résistance en rapport avec les efforts qu'ils ont à supporter. Rappelons cependant que cet accroissement de volume ne se fait pas d'une manière égale ou proportionnelle au poids, et que la colonne vertébrale a pu être décomposée en trois colonnes plus petites. C'est à l'union des deux colonnes inférieures, c'est-à-dire au niveau de la quatrième ou de la cinquième vertèbre dorsale, que le rachis présente le moins de solidité. Ce point est celui qui devient le siége presque constant des déviations.

Les courbures antéro-postérieures sont aussi pour le rachis une condition de solidité, puisqu'une loi de physique nous démontre : que de deux colonnes semblables sous tous les autres rapports, dont l'une présente des courbures alternes, tandis que l'autre est rectiligne, la première possède une résistance équivalente au carré du nombre des courbures plus un. Les inflexions alternatives de la colonne vertébrale auraient donc pour effet de décupler sa résistance, si ce principe de physique lui était complétement applicable. Mais nous avons vu que plusieurs raisons ne permettent pas de l'appliquer ici dans le sens rigoureux de son énoncé.

Bichat avait pensé que le canal vertébral communique au rachis une résistance plus grande. Il se fondait sur cet autre principe de mécanique : de deux colonnes de même hauteur, formées d'une même quantité de matière, dont l'une est pleine, et dont l'autre est creusée d'un canal central, la dernière est la plus résistante. Ce principe a pu être appliqué aux os longs, mais il ne peut l'être à la colonne vertébrale : car le canal rachidien n'est pas situé au centre des corps vertébraux ; il est situé en arrière de ceux-ci, c'est-à-dire en dehors de la colonne de support.

Dans la station sur les deux pieds, quelle est la situation du centre de gravité du corps, et de la verticale passant par ce centre, relativement à la colonne vertébrale ? Le centre de gravité du corps avait été assez vaguement déterminé par Borelli, qui le plaçait *inter nates et pubim*. G. et.E. Weber, en 1843, ont repris ce problème, et ont démontré, par une série de mesures très-précises, que chez un homme de $1^m,669$ ce centre était placé à $87^{mm},7$ au-dessus d'une ligne transversale passant par le centre des deux têtes fémorales.

Ces observateurs ont démontré en outre que le centre de gravité est situé au point d'intersection de trois plans. Les parties droite et gauche offrant à peu près le même poids, il se trouve sur le plan médian. Les parties placées au-dessus du centre de la cinquième vertèbre lombaire, faisant équilibre à celles qui sont au-dessous, il occupe le plan horizontal et transversal qui passerait par ce centre. Enfin, les parties situées en arrière de ce même centre contrebalançant celles qui sont en avant, il occupe le plan vertical et transversal qui passerait par ce centre et par l'axe de rotation du bassin sur les fémurs. En un mot, il est situé, chez l'homme de stature moyenne, sur la partie médiane et centrale du corps de la cinquième lombaire, perpendiculairement au-dessus de la ligne transversale passant par le centre des deux têtes fémorales. Ce dernier fait était important ; car on avait cru jusqu'alors que ce centre de gravité était placé bien en arrière de cette ligne, erreur due à la position presque horizontale qu'on donnait au bassin, tandis que celui-ci s'incline au contraire fortement en avant, ainsi que l'ont établi les recherches de Nægele.

Les mêmes auteurs ont constaté que la verticale passant par le centre de gravité était placée au devant de la colonne dorsale, mais traversait le corps des premières vertèbres cervicales et des dernières vertèbres lombaires. Elle se rapproche donc beaucoup plus de la face antérieure du rachis que de la postérieure.

3° De la colonne vertébrale considérée au point de vue de sa mobilité.

Considérée sous ce dernier point de vue, la colonne vertébrale nous offre à étudier : des mouvements de totalité, des mouvements propres à chaque région et des mouvements propres à chaque vertèbre.

a. *Mouvements de totalité.* — Le rachis se fléchit et s'étend ; il s'incline à droite et à gauche ; il présente en outre un mouvement de circumduction et un mouvement de rotation.

Le mouvement de flexion est le plus étendu. C'est aussi le plus facile, le plus rapide, et celui qui met le moins de forces en jeu, puisqu'il suffit d'une détente des muscles spinaux pour le produire. Dans ce mouvement, la colonne vertébrale se comporte à la manière d'un levier du troisième genre, entraînant le thorax qui fait corps avec elle. Son point d'appui répond au sacrum, la résistance à son extrémité supérieure, et la puissance représentée par les muscles abdominaux à sa partie moyenne. L'action de ces muscles est d'autant plus énergique qu'ils s'attachent perpendiculairement à l'extrémité antérieure des côtes, très-loin du point d'appui. Dans l'état de flexion, le ligament vertébral commun antérieur est relâché ; la portion molle ou centrale des ligaments interosseux est repoussée en arrière ; leur partie antérieure s'affaisse ; la postérieure se tend ; le ligament vertébral commun postérieur, les ligaments jaunes, interépineux et surépineux, se tendent également.

Le mouvement d'extension est très-limité. Le rachis, qui s'incline si notablement en avant, dépasse à peine en arrière la verticale ; les apophyses articulaires, en s'appliquant les unes aux autres, imposent à son renversement dans ce sens des bornes qu'il ne saurait franchir. Dans ce mouvement, du reste, il représente aussi un levier du troisième genre ; le point d'appui occupe son extrémité inférieure, et la résistance son extrémité supérieure. La puissance constituée par les muscles spinaux se prolonge sur toute l'étendue de la colonne rachidienne ; très-rapprochée de l'axe du levier, elle agit sur lui avec moins de force que dans le cas précédent. — Dans l'état d'extension, les ligaments surépineux, interépineux et vertébral commun postérieur sont relâchés ; les ligaments jaunes sont moins tendus ; la partie centrale des fibro-cartilages se reporte un peu en avant ; la postérieure s'affaisse, et l'antérieure se tend, ainsi que le ligament vertébral commun correspondant.

Dans l'inclinaison latérale, le mouvement est plus limité encore que dans l'extension. A la région dorsale, il est borné ou plutôt annulé par la tête des côtes, qui s'enfonce à la manière d'un coin entre les deux vertèbres adjacentes, et qui s'oppose par conséquent à leur rapprochement. Aux lombes, l'obstacle principal vient des apophyses articulaires, qui basculent les unes sur les autres de haut en bas, mais très-difficilement de gauche à droite ou de droite à gauche. Les muscles qui président à ce mouvement sont beaucoup moins puissants aussi que les fléchisseurs et les extenseurs du tronc.

La circumduction dans laquelle le tronc décrit un cône à base supérieure s'accomplit surtout aux dépens de la colonne lombaire. Ce mouvement résulte de la succession des précédents.

La rotation est très-obscure. Elle consiste dans un mouvement de torsion des ligaments interosseux. Mais la direction oblique des faisceaux fibreux de ces ligaments, la largeur et la résistance de ceux-ci, la conformation que présentent les apophyses articulaires, sont autant de causes qui concourent à le renfermer dans les plus étroites limites. Lorsque le segment antérieur du rachis a été séparé par un trait de scie du segment postérieur, on peut imprimer aux corps vertébraux un léger mouvement de torsion ou de rotation, et l'on constate alors qu'il existe entre eux de grandes différences à cet égard. C'est sur la partie inférieure de la région cervicale et au niveau des lombes que le mouvement de rotation est le plus sensible. Le mode de conformation de la région dorsale ne lui permet pas de s'y prêter, le thorax tourne autour de son axe, aux dépens de la colonne lombaire.

Il importe, du reste, dans l'étude des mouvements de totalité de la colonne vertébrale, de faire la part de ceux qui appartiennent à cette colonne, et de ceux qui appartiennent au bassin. Presque constamment ceux-ci viennent s'ajouter aux premiers, le bassin faisant corps avec le rachis; et comme il jouit d'une mobilité relativement très-grande, ces mouvements, surajoutés à ceux de la colonne, en accroissent considérablement l'étendue. La distinction est assez facile à établir pour les mouvements de flexion et d'extension; mais il n'en est pas ainsi pour les mouvements d'inclinaison latérale, de circumduction et de rotation, qui se passent presque entièrement dans les articulations coxo-fémorales.

b. *Mouvements propres à chaque région.* — Les trois parties du rachis ne présentent pas une égale mobilité. La supérieure tient à cet égard le premier rang : vient ensuite l'inférieure; puis la moyenne ou dorsale, dont les mouvements sont presque nuls.

La région cervicale possède, sous de moindres proportions, tous les mouvements généraux du rachis. Dans ces mouvements, elle fait corps avec la tête, en sorte que presque toujours l'une et l'autre se fléchissent et s'étendent, ou s'inclinent de côté simultanément. Quelquefois c'est la tête qui lui donne l'impulsion; en général, c'est la colonne cervicale qui prend l'initiative. — Elle représente aussi un levier du troisième genre qui a son point d'appui sur la première vertèbre dorsale; la résistance occupe son extrémité supérieure: la puissance se trouve en avant ou en arrière, à droite ou à gauche, suivant le côté vers lequel elle se porte. Ses mouvements de flexion, d'extension, d'inclinaison latérale et de circumduction qui ont pour but final le déplacement de la tête, sont très-prononcés. Sa rotation est au contraire très-limitée par suite de la concavité que présente la face supérieure du corps des vertèbres.

La région dorsale exécute les mouvements qui lui sont communiqués, mais présente à peine quelques vestiges de mouvements qui lui soient propres. Les côtes et le sternum s'opposent à sa flexion ; les apophyses épineuses, en se recouvrant au niveau de son tiers moyen à la manière des tuiles d'un toit, ne lui permettent pas, dans son mouvement d'extension, de se porter au delà de la verticale. La tête des côtes, enclavée comme autant de coins entre les vertèbres correspondantes, paralyse le mouvement d'inclinaison latérale. Toutes ces causes réunies ont pour résultat l'impossibilité du mouvement de circumduction. Inférieurement, ou le sternum fait défaut, ou les côtes deviennent flottantes, ou leur tête ne s'enclave plus entre les vertèbres, la colonne dorsale retrouve une certaine mobilité par laquelle la nature prélude à la mobilité plus grande de la colonne lombaire.

Cette dernière colonne est douée de tous les mouvements qui appartiennent à la région cervicale. Elle en diffère cependant sous deux rapports : d'une part, ses mouvements sont moins étendus ; de l'autre, sa mobilité est plus grande supérieurement. Le rachis, en définitive, présente deux points beaucoup plus mobiles que tous les autres : le supérieur répond à l'union de la région cervicale avec la région dorsale, et l'inférieur à l'union de celle-ci avec la région lombaire.

c. *Mouvements propres à chaque vertèbre.* — Les mouvements généraux de la colonne rachidienne n'étant que la résultante des mouvements de chacune des pièces qui la composent, on pourrait penser que les seconds ne diffèrent des premiers que par leur moindre étendue. Mais en comparant les uns aux autres, on remarque que la différence est beaucoup plus tranchée. Dans les mouvements de totalité, la colonne épinière représente un levier vertical du troisième genre ; dans les mouvements partiels, chaque vertèbre représente un levier horizontal et antéro-postérieur du premier genre. Ces leviers partiels sont loin d'offrir une mobilité égale. — Dans la région du dos, ils se trouvent réduits à une immobilité presque complète. A peine exécutent-ils un léger mouvement de bascule d'avant en arrière. L'inclinaison latérale, la circumduction et la rotation sont autant de mouvements qui restent étrangers aux vertèbres dorsales. — Celles du cou et des lombes jouissent d'une mobilité plus évidente ; leurs mouvements deviennent surtout très-manifestes sur les trois dernières vertèbres cervicales. Ils sont moins prononcés pour les vertèbres des lombes.

Toutes ces vertèbres sont solidaires les unes des autres ; elles ne peuvent se mouvoir isolément. Le mouvement exécuté par chacune est si minime, qu'il serait sans utilité. Elles se meuvent donc toutes à la fois, et dans le même sens. Les muscles qui les meuvent sont ceux qui président aux mouvements de totalité; de même que la colonne sur laquelle ils agissent se décompose en un grand nombre de colonnes plus petites, de même aussi ils se divisent en une foule de faisceaux secondaires qui s'attachent à chacune de celles-ci.

§ 2. — ARTICULATIONS PROPRES A CERTAINES VERTÈBRES.

Parmi les articulations du rachis, celles qui répondent à son extrémité supérieure sont les seules qui s'éloignent de la disposition générale. Les modifications qu'elles présentent ont pour but commun d'unir la colonne vertébrale et la tête par les liens les plus solides, en laissant à celle-ci une grande liberté de mouvement. Pour atteindre ce but, les deux premières vertèbres du cou s'articulent entre elles, et toutes deux s'unissent à l'occipital. Nous nous occuperons d'abord de l'articulation occipito-atloïdienne; nous étudierons ensuite l'articulation occipito-axoïdienne, puis l'articulation atloïdo-axoïdienne.

I. — Articulation occipito-atloïdienne.

Préparation. — Ouvrir le crâne et enlever l'encéphale; détacher par un trait de scie transversal toute la partie de la tête qui est au devant de la colonne cervicale; abattre par un autre trait de scie la partie postérieure du crâne en laissant intact le contour du trou occipital. Disséquer les petits muscles qui recouvrent les ligaments, et les exciser avec ménagement au niveau de leurs insertions, afin de mettre ceux-ci complétement en évidence.

L'articulation occipito-atloïdienne est une double arthrodie.

A. *Surfaces articulaires.* — Elles sont représentées : du côté de l'occipital, par la partie inférieure de ses condyles; du côté de l'atlas, par ses apophyses articulaires supérieures.

Les surfaces condyliennes, l'une et l'autre convexes, regardent en bas et en dehors. Leur direction est oblique d'arrière en avant et de dehors en dedans, de telle sorte que leur grand axe, suffisamment prolongé, viendrait se croiser sur la partie moyenne de l'apophyse basilaire. La distance qui sépare leur extrémité postérieure varie peu. Mais il n'en est pas de même pour l'espace compris entre leur extrémité antérieure; j'ai vu celui-ci se réduire à 10 millimètres, et s'élargir chez quelques individus très-exceptionnels, au point d'égaler 26 et même 28 millimètres. Dans le premier cas, les surfaces articulaires affectent une direction très-convergente; dans le second, elles deviennent à peu près parallèles. En général, l'intervalle qui sépare en avant les deux condyles est d'un centimètre et demi. — Une ligne transversale rasant leur partie antérieure passe au devant du trou occipital; une autre ligne rasant leur partie postérieure passerait au niveau ou immédiatement en arrière du centre de cet orifice.

Les surfaces articulaires supérieures de l'atlas sont concaves, tournées en haut et en dedans, allongées et dirigées dans le même sens que les condyles de l'occipital. Mais elles présentent un peu moins de longueur que ceux-ci. Leur partie moyenne est aussi plus étroite.

Une couche mince de cartilage recouvre les quatre surfaces articulaires, qui offrent à l'état frais une courbure très-régulière. Pour prendre de cette courbure une notion exacte, il convient d'isoler les deux condyles et de les rapprocher l'un de l'autre par leur bord interne ; ainsi rapprochés, ils formeront une saillie hémisphérique qui devient semi-ellipsoïde si on les

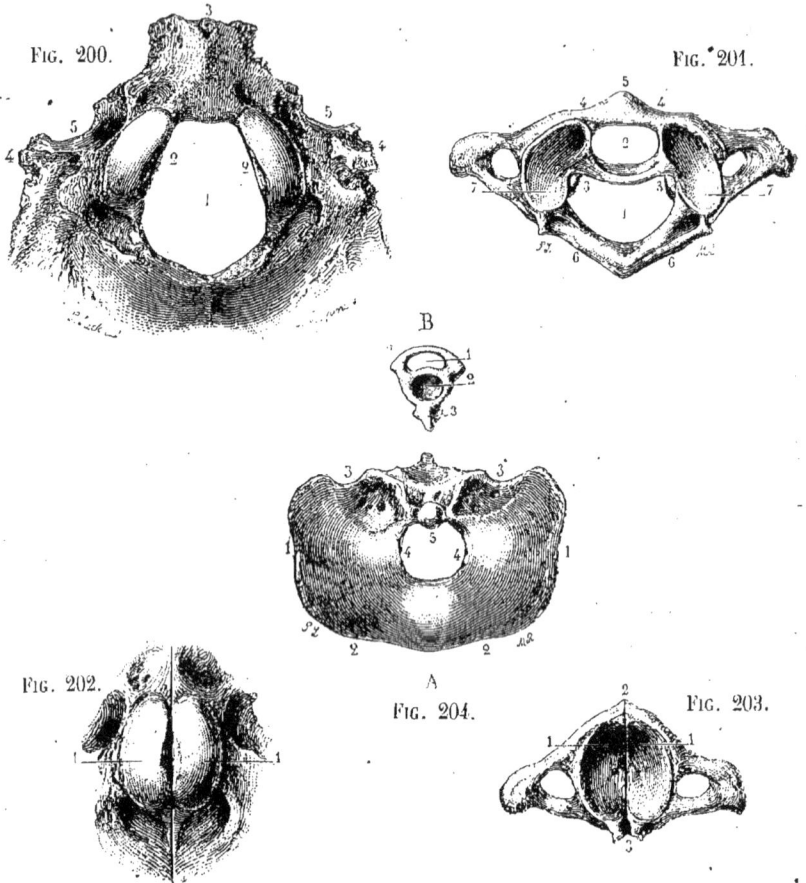

Fig. 200.

Fig. 201.

B

Fig. 202.

A

Fig. 204.

Fig. 203.

Parallèle de l'articulation occipito-atloïdienne chez l'homme, les mammifères et les oiseaux.

Fig. 200. — *Partie inférieure de l'occipital.* — 1. Trou occipital. — 2, 2. Condyles de cet os, dont la surface inférieure, lisse et unie, représente une moitié d'hémisphère. — 3. Apophyse basilaire. — 4, 4. Apophyses jugulaires. — 5,5. Échancrure limitant en avant ces apophyses et contribuant à former le trou déchiré postérieur

Fig. 201. — *Face supérieure de l'atlas ; ligament transverse de cette vertèbre divisant le trou rachidien en deux anneaux secondaires très-inégaux.* — 1. Partie postérieure du

juxtapose. D'une autre part, si après avoir isolé les deux surfaces articulaires de l'atlas, on les rapproche également par leur bord interne, on constatera qu'elles forment une cavité hémisphérique aussi.

Les surfaces qui se trouvent en contact représentent donc en définitive des segments de sphère, et non des segments d'ellipsoïde, ainsi qu'aurait pu le faire supposer la dénomination de condyles appliquée aux saillies sur lesquelles elles reposent. Réunies, les supérieures formeraient une tête, et les inférieures une cavité de réception; les deux articulations constitueraient une énarthrose.

Ces considérations nous expliquent les différences que présente l'articulation occipito-atloïdienne dans la série des vertébrés; et sous ces différences, si tranchées au premier coup d'œil, elles nous conduisent à retrouver un type unique de conformation.

Chez tous les mammifères, comme chez l'homme, il existe deux condyles ou deux articulations latéralement situées et divergentes en arrière.

Mais chez les oiseaux, les deux condyles soudés l'un à l'autre constituent une saillie unique, hémisphérique, située sur la partie antéro-inférieure du trou occipital. Les deux surfaces atloïdiennes, soudées aussi par leur bord interne, constituent une cavité dans laquelle cette saillie ou tête se trouve reçue. Dans la seconde classe des vertébrés, l'articulation occipito-atloïdienne, unique et médiane, offre donc tous les caractères d'une véritable énarthrose. C'est dans cette énarthrose que se passe le mouvement de

trou rachidien destinée à la moelle épinière et à ses enveloppes. — 2. Partie antérieure de ce trou, dans laquelle est reçue l'apophyse odontoïde. — 3, 3. Ligament transverse, complétant en arrière l'anneau qui reçoit cette apophyse. Par ses extrémités, ce ligament s'attache au tubercule de la face interne des masses latérales de l'atlas. — 4, 4. Arc antérieur. — 5. Tubercule de cet arc. — 6, 6. Arc postérieur. — 7, 7. Apophyses articulaires supérieures de l'atlas, représentant chacune la moitié d'une cavité hémisphérique.

FIG. 202. — *Les deux condyles de l'occipital détachés de l'os par un trait de scie parallèle à leur face interne.* — 1, 1. Ces deux condyles juxtaposés par leur face interne. On voit qu'ainsi rapprochés, ils forment une saillie hémisphérique un peu allongée d'avant en arrière. Cette saillie est l'analogue de celle qu'on observe chez les oiseaux.

FIG. 203. — *Les deux apophyses articulaires supérieures de l'atlas détachées également par un trait de scie appliqué sur leur partie interne,* — 1, 1. Ces apophyses rapprochées et formant par leur juxtaposition une cavité hémisphérique analogue à celle qu'on observe sur la partie antérieure et médiane de l'atlas des oiseaux. — 2. Extrémité postérieure des apophyses articulaires. — 3. Leur extrémité antérieure. La coupe et le rapprochement des deux apophyses ayant eu pour effet de supprimer complétement l'arc postérieur, la vertèbre, qui était saillante en arrière et presque rectiligne en avant, est devenue au contraire rectiligne en arrière et saillante en avant.

FIG. 204. — A. *Extrémité postérieure de la tête d'un oiseau.* — 1, 1. Parties latérales de l'occipital. — 2, 2. Sa partie supérieure. — 3, 3. Sa partie inférieure. — 4, 4. Trou occipital. — 5. Saillie hémisphérique occupant la partie médiane du contour de cet orifice.

B. *Première vertèbre ou atlas du même oiseau, qui a été renversée d'arrière en avant, en sorte qu'on la voit par sa face supérieure.* — 1. Trou rachidien de cette vertèbre. — 2. Cavité hémisphérique située sur la partie médiane de l'arc antérieur, remarquable par sa grande épaisseur. — 3. Apophyse occupant la moitié antérieure de cet arc; elle est l'analogue du tubercule qu'on observe chez l'homme et les mammifères.

rotation de la tête ; c'est à lui que l'oiseau est redevable de la faculté de regarder en arrière et de placer la tête sous son aile.

Dans les sauriens, les chéloniens, les ophidiens, la plupart des reptiles en un mot, il n'y a aussi qu'un condyle articulé avec la partie inférieure et médiane de l'atlas ; même disposition dans les poissons. Pour les trois classes inférieures des vertébrés, l'articulation occipito-atloïdienne, n'est donc pas double et latérale, mais unique et médiane. — Ce fait général comporte quelques exceptions. Dans les batraciens, par exemple, on observe deux condyles, ou plutôt deux articulations placées à droite et à gauche du plan médian. D'une autre part, dans un grand nombre de reptiles, comme les lézards, les tortues de mer, le tubercule unique qui tient lieu des deux condyles offre un sillon sur la ligne médiane. Or, ce sillon est évidemment un premier vestige d'une tendance vers la dualité. Chez les mammifères de l'ordre le plus inférieur, les cétacés, ce sillon se creuse davantage, prend les caractères d'une échancrure, et les deux condyles apparaissent parfaitement distincts, mais sont très-rapprochés, et représentant chacun une moitié d'hémisphère. Dans l'hippopotame, on retrouve la même échancrure médiane, le même rapprochement des condyles semi-hémisphériques. A mesure qu'on remonte des ordres inférieurs aux supérieurs, l'échancrure s'agrandit, surtout en arrière ; les deux condyles s'écartent progressivement, et prennent une direction plus ou moins divergente.

En descendant l'échelle des vertébrés, on voit donc les deux articulations occipito-atloïdiennes, d'abord rejetées à droite et à gauche et très-écartées, se rapprocher pour constituer une articulation unique et médiane. Si l'on remonte cette échelle, c'est un phénomène inverse qui se produit : d'abord unique et médiane, celle-ci se dédouble, et ses deux moitiés s'écartent en divergeant. Ce dédoublement chez les mammifères et chez l'homme a pour avantage de concilier la solidité avec la mobilité.

En effet, chez les mammifères comme chez les oiseaux, la tête repose sur un pédicule. Chez les uns et les autres, elle jouit d'une grande mobilité.

Mais chez l'oiseau, la tête est d'une extrême légèreté. La surface par laquelle elle s'unit au rachis pouvait être unique et médiane ; cette surface pouvait être étroite et très-mobile ; le ligament qui l'attache à l'atlas pouvait être faible et peu tendu. Toutes ces conditions qui favorisent la mobilité aux dépens de la résistance se trouvent ici en harmonie parfaite avec le poids presque nul qu'elle présente.

Chez les mammifères, où le crâne augmente considérablement de volume, où la face s'allonge, où la tête acquiert un poids relativement énorme, une articulation unique, médiane et très-mobile, n'offrait plus des conditions suffisantes de solidité ; de là son dédoublement destiné à la consolider. Ce qu'elle gagne du côté de la résistance, elle le perd, il est vrai, du côté de la mobilité. Pour racheter cet inconvénient, la nature a transporté le mouvement de rotation de la première sur la seconde vertèbre. Ainsi le grand développement de l'extrémité céphalique a eu pour conséquence le dédoublement de l'articulation, et ce dédoublement a eu lui-même pour résultat le déplacement du mouvement de rotation.

B. *Moyens d'union.* — Au nombre de quatre, les ligaments qui unissent l'occipital à l'atlas se divisent en *antérieur, postérieur* et *latéraux.*

1º *Ligament occipito-atloïdien antérieur.* — Il est formé de deux faisceaux, l'un superficiel et arrondi, l'autre profond, aplati et très-large.

Le faisceau superficiel, décrit par quelques auteurs sous le nom de *ligament cervical antérieur,* s'attache en haut à l'apophyse basilaire, en bas au tubercule de l'arc antérieur de l'atlas. Il répond en arrière au faisceau profond avec lequel il se confond, en avant aux muscles grands droits antérieurs.

Le faisceau postérieur, vertical aussi, offre une largeur moyenne de 4 centimètres. Il s'insère : en haut, à l'apophyse basilaire, dans l'espace compris entre les deux condyles, et à toute l'extrémité antérieure de ceux-ci ; en bas, au bord supérieur de l'arc antérieur de l'atlas, et à toute la partie correspondante de ses apophyses articulaires. — Sa face antérieure est recouverte par le faisceau superficiel et par les muscles grands et petits droits antérieurs. Sa face postérieure recouvre, sur la ligne médiane un tissu fibro-vasculaire situé au-devant du sommet de l'apophyse odontoïde, de chaque côté les condyles de l'occipital et les apophyses articulaires supérieures de l'atlas. — Ce faisceau postérieur se compose de fibres verticales, mais entrecroisées pour la plupart, et peu distinctes.

Aux extrémités de ce ligament, on observe le plus habituellement un faisceau obliquement dirigé du bord antérieur de l'apophyse jugulaire de l'occipital vers le sommet de l'apophyse transverse de l'atlas.

2º *Ligament occipito-atloïdien postérieur.* — Il occupe l'intervalle compris entre le trou occipital et l'arc postérieur de l'atlas : intervalle qui ne dépasse pas 1 centimètre dans l'état d'équilibre de la tête, mais qui peut atteindre 15, 18, et jusqu'à 20 millimètres dans son état de flexion ; il s'efface au contraire complétement dans l'état d'extension. Lorsque la tête est en équilibre et surtout lorsqu'elle se fléchit, cet intervalle ouvre donc aux corps étrangers, particulièrement aux instruments aigus ou tranchants, une voie facile pour arriver jusqu'au bulbe. C'est par cette voie, en effet, que le physiologiste procède à la section du bulbe chez les mammifères ; c'est dans cette voie, également périlleuse pour l'un et pour l'autre, que le matador glisse son épée au moment où le taureau se précipite sur lui tête baissée.

Le ligament destiné à combler cet intervalle est extrêmement mince et peu résistant. Il comprend une partie médiane très-faible et deux parties latérales plus importantes, qui n'ont pas été signalées.

La partie médiane s'insère supérieurement à la moitié postérieure de la circonférence du trou occipital, et se dirige verticalement en bas en se divisant en deux lames. La lame superficielle vient s'attacher à la lèvre antérieure de l'arc postérieur de l'atlas; elle est si mince et si faible, qu'on pourrait la considérer comme une lamelle plutôt celluleuse que fibreuse. La lame profonde, plus épaisse, s'applique à la dure-mère, avec laquelle elle se confond. — Toute cette partie médiane a bien plus pour usage de fermer en arrière le canal vertébral, que d'unir l'occipital à l'atlas; car elle ne se tend pas pendant la flexion de la tête, alors même que cette flexion est exagérée.

Les parties latérales s'attachent sur une bosselure située à égale distance de la crête occipitale externe et des condyles. Elles se dirigent obliquement de haut en bas et d'arrière en avant pour aller s'insérer à l'extrémité postérieure des apophyses articulaires supérieures de l'atlas. Ces parties latérales, formées de fibres parallèles, varient beaucoup suivant les individus. Chez quelques-uns, elles offrent une notable résistance. Pour les étudier, il convient d'enlever les artères vertébrales qui les recouvrent presque

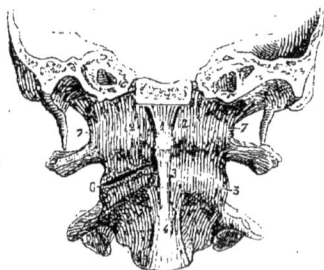

Fig. 205. — *Ligaments occipito-atloïdiens et atloïdo-axoïdien antérieurs.*

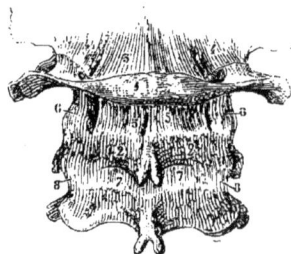

Fig. 206. — *Ligaments occipito-atloïdiens et atloïdo-axoïdien postérieurs.*

Fig. 205. — 1. Ligament occipito-atloïdien antérieur et superficiel, ou cervical-antérieur. — 2, 2. Ligament occipito-atloïdien antérieur et profond. — 3. Ligament atloïdo-axoïdien antérieur. — 4. Origine du ligament vertébral commun antérieur. — 5. Ligament capsulaire unissant l'apophyse articulaire inférieure gauche de l'atlas à l'apophyse articulaire supérieure correspondante de l'axis. — 6. Les mêmes apophyses du côté opposé; intervalle qui les sépare. Au-dessus et au-dessous de cet intervalle, on voit la ligne rugueuse à laquelle s'attache la capsule de l'articulation. — 7, 7. Ligaments occipito-atloïdiens latéraux se continuant avec le ligament occipito-atloïdien antérieur, et formant avec celui-ci une sorte de capsule ouverte en arrière.

Fig. 206. — 1, Arc postérieur de l'atlas. — 2, 2. Lames de l'axis. — 3. Partie médiane très-mince du ligament occipito-atloïdien postérieur. — 4, 4. Parties latérales plus résistantes du même ligament. — 5, 5. Ligament atloïdo-axoïdien postérieur et superficiel, ou premier ligament interépineux. — 6, 6. Capsules unissant les apophyses articulaires de l'atlas et de l'axis; elles se continuent en arrière avec le ligament interépineux correspondant. — 7, 7. Second ligament interépineux voilant le second ligament jaune. — 8, 8. Capsule unissant les apophyses articulaires de la seconde et de la troisième vertèbre; elles se continuent aussi avec le ligament interépineux compris dans leur intervalle.

entièrement, et de fléchir l'occipital sur l'atlas. On les voit alors se tendre, tandis que la partie médiane, trop faible pour supporter la moindre tension, reste dans son état de laxité. Elles ont manifestement pour destination de contribuer à limiter le mouvement de flexion de la tête.

3° *Ligaments latéraux.* — Ils s'attachent supérieurement sur le bord externe des condyles, immédiatement en dehors de leur surface articulaire, et en bas sur le bord externe des apophyses articulaires supérieures de l'atlas. Leur face interne est tapissée par la synoviale de l'articulation correspondante. Leur face externe est en rapport avec le muscle droit latéral. En avant, ces ligaments se continuent sans ligne de démarcation aucune avec le ligament antérieur. Il résulte de cette continuité que les trois ligaments n'en forment en réalité qu'un seul qui décrit une courbe demi-circulaire à concavité postérieure, et qui doit être considéré comme l'analogue du ligament capsulaire des oiseaux.

Indépendamment des ligaments antérieur, postérieur et latéraux, les auteurs ont été unanimes pour admettre de chaque côté une capsule qui embrasserait les deux surfaces articulaires correspondantes. Mais cette capsule est formée en avant par le ligament antérieur, et sur les côtés par les ligaments latéraux ; en dedans, on n'en rencontre jamais le moindre vestige. Considérée comme un ligament propre et surajouté à ceux qui précèdent, elle n'existe pas. On l'observe chez les oiseaux, où l'articulation est unique et médiane. Chez l'homme et les mammifères, où l'articulation se dédouble, la capsule se dédouble aussi ; l'une de ses moitiés est repoussée en avant et à droite, l'autre en avant et à gauche. Ce sont ces deux moitiés réunies en avant qui constituent le ligament demi-circulaire, résultant de la continuité de l'antérieur et des latéraux. Pour voir ce ligament demi-circulaire, il suffit, après avoir préparé les quatre ligaments occipito-atloïdiens, de couper ceux-ci à leur insertion supérieure et d'enlever l'occipital ; on constatera alors très-bien que le ligament antérieur, en se continuant avec les ligaments latéraux, forme une demi-capsule commune aux deux articulations, et qu'il n'y a pas de capsule propre pour chacune d'elles.

C. *Synoviales.* — Il y a une synoviale pour le côté droit et une pour le côté gauche. Elles adhèrent en avant, en dehors et en arrière, aux ligaments qui leur correspondent. En dedans, elles demeurent libres de toute adhérence, et se prolongent sur la portion fibreuse de l'anneau, dans lequel tourne l'apophyse odontoïde.

D. *Mouvements.* — La tête se fléchit et s'étend sur l'atlas ; elle peut aussi s'incliner à droite et à gauche, et décrire un très-minime mouvement de circumduction.

Le mouvement de flexion est le plus étendu de tous ceux que présente cette articulation. Dans ce mouvement, les condyles de l'occipital glissent d'avant en arrière sur les apophyses articulaires de l'atlas. Le ligament antérieur se relâche, et les parties latérales du ligament postérieur se tendent. L'intervalle compris entre l'occipital et l'arc postérieur de l'atlas est alors le plus grand possible; il varie de 12 à 20 millimètres.

Dans l'extension, les phénomènes sont inverses. Le ligament antérieur se tend; le postérieur se relâche; l'occipital se rapproche de l'atlas, puis finit par s'appliquer à celui-ci. Si à l'extension de la tête se joint celle des vertèbres cervicales, le mouvement continuant acquiert une remarquable étendue.

L'inclinaison latérale est extrêmement limitée. Lorsque la tête s'incline à droite ou à gauche, le mouvement se passe presque entièrement dans les vertèbres cervicales. Il en est de même de la circumduction, qui est plus limitée encore, mais qu'on ne peut cependant contester.

II. — Articulation occipito-axoïdienne.

Préparation. — Abattre par deux traits de scie longitudinaux et parallèles la partie postérieure du trou occipital, l'arc postérieur de l'atlas, puis l'apophyse épineuse et les lames de la seconde et de la troisième vertèbre cervicales. Enlever la moelle, ainsi que le bulbe rachidien; détacher avec ménagement la dure-mère sur la paroi antérieure du canal vertébral, afin de mettre à nu le ligament occipito-axoïdien. Après avoir étudié ce ligament, on le divisera pour découvrir les ligaments odontoïdiens.

Séparés par l'atlas, l'occipital et l'axis ne se touchent sur aucun point. Il n'y a donc pas ici de surfaces articulaires revêtues de cartilage. Les deux os sont unis cependant d'une manière très-solide, à l'aide de trois ligaments. L'un de ces ligaments s'étend de la moitié antérieure du trou occipital au corps de l'axis; il porte le nom de *ligament occipito-axoïdien;* les autres, horizontaux, se dirigent du sommet de l'apophyse odontoïde vers la partie interne des condyles : ce sont les *ligaments odontoïdiens.*

1° *Ligament occipito-axoïdien.* — Ce ligament est situé sur la paroi antérieure du canal vertébral, en avant de la dure-mère, en arrière et au-dessus de l'articulation dans laquelle se passe le mouvement de rotation de la tête, articulation qu'il recouvre à la manière d'un voile. Attaché supérieurement à toute la moitié antérieure de la circonférence du trou occipital, il se porte en bas et en arrière, puis se termine en se partageant en trois lames distinguées : en *superficielle, moyenne* et *profonde.*

La lame *superficielle,* très-large et assez mince, se continue avec le grand ligament vertébral commun postérieur, dont elle représente l'origine. On remarque, dans son épaisseur, des canaux veineux, multipliés, de calibre très-inégal, fréquemment anastomosés, qui lui donnent, lorsqu'on l'incise, un aspect caverneux, et qui établissent entre les deux veines jugulaires internes une importante communication. Elle a pour usage beaucoup moins d'unir l'occipital à l'axis que de protéger ce plexus veineux. Sa face postérieure répond à la dure-mère, avec laquelle elle se confond supérieurement. Sa face antérieure adhère au plan moyen.

La lame *moyenne* joue le rôle d'un véritable ligament. Sa partie médiane s'attache à la partie centrale du corps de l'axis. Ses parties latérales, plus épaisses, remplissent l'excavation anguleuse que limitent les condyles de l'occipital en dehors, le ligament transverse en avant ; elles se fixent sur la partie supérieure du corps de l'axis, au niveau et immédiatement en dehors de la base de l'apophyse odontoïde.

La lame *profonde* est une simple languette qui passe sur le sommet de l'apophyse odontoïde, et qui vient se continuer avec la partie médiane du bord supérieur du ligament transverse.

2° *Ligaments odontoïdiens.* — Au nombre de deux, l'un droit et l'autre gauche, ces ligaments sont volumineux, très-courts, arrondis, extrêmement résistants. Leur direction est transversale et légèrement ascendante. Ils s'attachent : en dedans, à la partie supérieure et latérale de l'apophyse odontoïde ; en dehors, au bord interne des condyles de l'occipital.

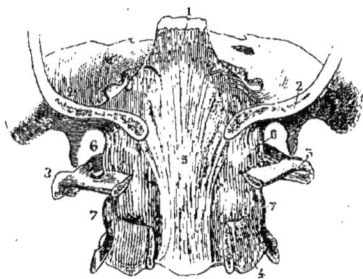

FIG. 207. — *Ligament occipito-axoïdien,*   FIG. 208. — *Ligaments odontoïdiens*
       lame superficielle.   *et transverse.*

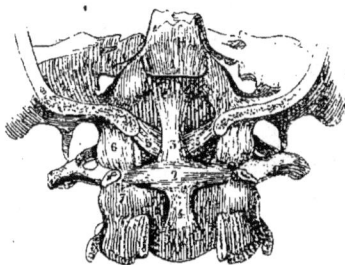

FIG. 207. — 1. Apophyse basilaire. — 2, 2. Coupe de l'occipital. — 3, 3. Apophyses transverses de l'atlas. — 4. Partie postérieure de l'axis dont la portion médiane a été enlevée. — 5. Couche superficielle du ligament occipito-axoïdien. — 6, 6. Ligaments occipito-atloïdiens latéraux. — 7, 7. Ligaments capsulaires unissant les apophyses articulaires inférieures de l'atlas aux apophyses articulaires supérieures de l'axis.

FIG. 208. — 1, Ligament occipito-axoïdien incisé au niveau de son attache supérieure et enlevé pour laisser voir les ligaments sous-jacents. — 2. Ligament transverse plus large à sa partie moyenne qu'à ses extrémités. — 3. Couche profonde du ligament occipito-axoïdien, constituée par une seule bandelette qui s'insère en haut sur la partie antérieure du trou occipital, et en bas sur la partie médiane du ligament transverse. — 4. Bandelette fibreuse semblable à la précédente, mais plus courte, se continuant en haut avec le bord inférieur du ligament transverse, s'attachant en bas à la partie médiane et supérieure du corps de l'axis. Située sur le prolongement de la bandelette supérieure, elle forme avec celle-ci et le ligament transverse le ligament *croisé* ou *cruciforme* de quelques auteurs. — 5, 5. Ligaments odontoïdiens, se continuant par leur partie supérieure à l'aide d'une bandelette qui passe sur le sommet de l'apophyse odontoïde. — 6. Ligaments occipito-atloïdiens latéraux. — 7. Capsule unissant les apophyses articulaires de l'atlas à celles de l'axis.

Très-souvent une bandelette, commune aux deux ligaments, passe sur le sommet de l'apophyse odontoïde, qui représente alors la branche verticale d'un T, dont ceux-ci formeraient la branche horizontale.

Les ligaments odontoïdiens se trouvent en rapport : par leur partie postérieure, avec le ligament transverse et la synoviale de l'articulation occipito-atloïdienne ; par la partie opposée, avec l'arc antérieur de l'atlas.

Au devant du sommet de l'apophyse odontoïde, on voit un tissu cellulo-fibreux, jaunâtre ou rougeâtre, destiné à combler l'espace compris entre ce sommet et l'atlas, et considéré à tort comme un troisième moyen d'union pour l'apophyse odontoïde et l'occipital : c'est le ligament odontoïdien moyen de quelques auteurs.

III. — Articulation atloïdo-axoïdienne.

Le corps de l'axis est uni à l'arc antérieur de l'atlas par un ligament très-résistant : *ligament atloïdo-axoïdien antérieur.* — Ses lames et son apophyse épineuse sont unies à l'arc postérieur par deux ligaments, l'un superficiel, l'autre profond : *ligaments atloïdo-axoïdiens postérieurs.* — Son apophyse odontoïde occupe l'anneau ostéo-fibreux que lui présente la première vertèbre : *articulation atloïdo-odontoïdienne.* — Enfin, ses apophyses articulaires supérieures s'articulent avec les apophyses articulaires inférieures de la même vertèbre.

1° Ligaments atloïdo-axoïdiens.

Le *ligament atloïdo-axoïdien antérieur* est une dépendance du grand ligament vertébral commun antérieur. Il s'attache : en haut, au bord inférieur de l'arc antérieur de l'atlas et à son tubercule ; en bas, à la partie antérieure et médiane du corps de l'axis. Vertical, extrêmement résistant, ce ligament se compose de plusieurs couches de fibres : les superficielles, plus longues, se continuent avec le ligament vertébral commun antérieur ; les profondes, de plus en plus courtes, se continuent de chaque côté avec la capsule qui entoure les apophyses articulaires des deux vertèbres.

Les *ligaments atloïdo-axoïdiens postérieurs* ont peu fixé l'attention des auteurs, qui se bornent à mentionner une couche cellulo-fibreuse étendue de l'arc postérieur de l'atlas aux deux lames et à l'apophyse épineuse de l'axis. Cette couche existe en effet ; mais au-dessous on en trouve une seconde. Il y a donc ici deux ligaments dont l'existence est constante. Ces ligaments correspondent à ceux qu'on observe entre les lames et les apophyses épineuses des vertèbres suivantes. — Le superficiel est l'analogue des ligaments interépineux du cou ; — le profond est l'analogue des ligaments jaunes. C'est pour avoir méconnu la disposition respective de ces deux ordres de ligaments dans la région cervicale, que les anatomistes ont à peine entrevu les ligaments atloïdo-axoïdiens postérieurs.

Le *ligament atloïdo-axoïdien postérieur et superficiel*, ou *ligament interépineux des deux premières vertèbres*, se présente en effet sous l'aspect d'une couche cellulo-fibreuse, très-mince et très-peu résistante. Il s'étend du bord inférieur de l'arc postérieur de l'atlas au bord supérieur des lames de l'axis.

Le *ligament atloïdo-axoïdien postérieur et profond*, ou *ligament jaune des deux premières vertèbres*, se voit immédiatement au-dessous du précédent, dont il diffère par sa couleur d'un blanc jaunâtre. Il est aussi beaucoup moins large ; sa largeur ne dépasse pas en général un centimètre. Son extrémité supérieure se fixe à la partie médiane et inférieure de l'arc postérieur, et son extrémité opposée à la base de l'apophyse épineuse de l'axis. Sa face postérieure répond au ligament superficiel, l'antérieure à la dure-mère. L'une et l'autre restent libres de toute adhérence, en sorte que ce petit ligament peut être facilement isolé. Comme tous ceux du même ordre, il se compose de très-belles fibres élastiques.

2° Articulation atloïdo-odontoïdienne.

C'est une articulation pivotante. Elle représente le type le plus parfait de ce genre de diarthrose, désigné par les anciens sous les noms de *trochoïde* et de *ginglyme latéral*.

A. *Surfaces articulaires.* — Du côté de l'atlas, un anneau, en partie osseux, en partie fibreux ; du côté de l'axis, l'apophyse odontoïde.

L'anneau qui reçoit cette apophyse est formé : en avant, par l'arc antérieur de l'atlas ; latéralement par les apophyses articulaires de cette vertèbre ; en arrière, par le ligament transverse. Cet anneau comprend tout le tiers antérieur du trou rachidien de la vertèbre. Sa figure diffère beaucoup, suivant qu'on l'examine, par sa partie supérieure ou sa partie inférieure. Vu supérieurement, il est elliptique ; son grand axe, transversalement dirigé, mesure de 16 à 18 millimètres ; son petit axe, antéro-postérieur, n'excède pas 12 millimètres. Vu inférieurement, il est circulaire ; son diamètre égale aussi 12 millimètres (fig. 201).

L'arc antérieur présente, pour cette articulation, une facette légèrement concave, qui occupe sa partie postérieure et médiane. Cette facette est revêtue d'une mince couche de cartilage.

Les parties latérales de l'anneau ne sont pas parallèles, mais obliquement dirigées de haut en bas et de dehors en dedans, d'où la figure elliptique que présente sa partie supérieure.

Le *ligament transverse* s'insère, par ses extrémités, à un tubercule situé sur le côté interne des masses latérales de l'atlas, immédiatement au devant d'une fossette triangulaire qu'on remarque sur la partie moyenne de ces masses latérales. En se portant de l'une à l'autre apophyse, il décrit une courbe à concavité antérieure très-prononcée, qui l'a fait désigner sous les noms de *ligaments semi-annulaire, semi-circulaire.* — Sa face postérieure, convexe transversalement, et convexe aussi de haut en bas, est recouverte par le ligament occipito-axoïdien. — Sa face antérieure, concave dans tous les sens, se trouve en rapport avec l'apophyse odontoïde ; de même que la précédente, elle est notablement plus large sur la ligne médiane qu'à ses extrémités. — Son bord supérieur, convexe et uni, donne attache à la lame profonde du ligament occipito-axoïdien. — Son bord inférieur, demi-circulaire., embrasse le collet de l'apophyse odontoïde, sans cependant la fixer dans l'anneau ; car après avoir coupé les ligaments odontoïdiens, elle peut sortir et rentrer dans cet anneau sans la moindre difficulté. De la partie médiane de ce bord, on voit naître une bandelette qui vient se fixer à la partie la plus élevée du corps de l'axis, et qui s'oppose à l'élévation du ligament, de même que la bandelette supérieure s'oppose à son abaissement. Quelques auteurs, attachant à ces bandelettes étroites et minces une importance un peu trop grande, ont considéré le ligament transverse comme formé de deux parties réciproquement perpendiculaires, d'où les noms de *ligament croisé,* de *ligament cruciforme,* sous lesquels il est aussi connu.

Ce ligament est épais, très-dense, extrêmement résistant. Il se compose de faisceaux fibreux parallèles et transversalement dirigés. Les bandelettes supérieure et inférieure sont formées de fibres verticales qui s'entremêlent en divergeant à ses fibres les plus superficielles.

L'apophyse odontoïde, pivot de l'articulation, présente, en avant, une facette ovalaire, légèrement convexe, qui s'applique à la facette concave de l'arc antérieur de l'atlas ; une lame très-mince de cartilage la recouvre. Sa face postérieure est convexe supérieurement, concave inférieurement, et revêtue aussi, sur toute sa hauteur, d'une couche de cartilage ; la partie supérieure ou convexe répond à la face concave du ligament transverse, et l'inférieure au bord demi-circulaire de celui-ci.

B. *Moyens d'union.* — Deux lamelles fibreuses, très-minces, étendues des parties latérales de la facette de l'atlas aux parties latérales de la facette correspondante de l'apophyse odontoïde, sont les seuls ligaments intrinsèques qui unissent cette apophyse à l'anneau environnant. Ses véritables moyens d'union sont situés ici en dehors de l'articulation, et représentés par les ligaments odontoïdiens et le ligament occipito-axoïdien.

C. *Moyens de glissement.* — Il existe pour cette articulation deux synoviales, distinguées en *antérieure* et *postérieure.*

La synoviale *antérieure* s'étend de l'arc de l'atlas à l'apophyse odontoïde ; souvent elle déborde en haut la facette odontoïdienne pour recouvrir toute la partie médiane du bord supérieur de l'arc antérieur. En bas, elle déborde la facette odontoïdienne pour s'appliquer à la synoviale, qui embrasse les apophyses articulaires.

La synoviale *postérieure*, beaucoup plus étendue et plus lâche que la précédente, est située entre le ligament transverse et l'apophyse odontoïde. Elle recouvre la plus grande partie de la face concave du ligament et de son bord supérieur, sur lequel elle s'adosse de chaque côté à la synoviale des articulations occipito-atloïdiennes ; elle revêt aussi son bord inférieur dans toute sa longueur. Du côté de l'apophyse odontoïde, cette synoviale, après avoir tapissé sa face postérieure, s'étend sur ses faces latérales, et s'applique inférieurement à la synoviale antérieure. En général, elle reste indépendante de celle-ci ; il n'est pas très-rare cependant de les voir communiquer entre elles.

3° Articulation des apophyses articulaires.

Cette articulation constitue à elle seule le quatrième genre du second ordre des diarthroses. Ici, en d'autres termes, les surfaces articulaires ne se correspondent pas ; et par une exception unique dans l'économie, la correspondance n'est pas rétablie par un fibro-cartilage.

A. *Surfaces articulaires.* — Celles de l'atlas sont à peu près circulaires ; elles regardent en bas et un peu en dedans. Au premier coup d'œil, on les croirait planes ; mais lorsqu'on applique une tige rectiligne sur l'une ou l'autre, on remarque que dans le transversal, elle ne touche que leur circonférence ; que dans le sens antéro-postérieur, elle ne touche que leur partie centrale dans une étendue plus ou moins grande. Les apophyses articulaires inférieures de l'atlas sont donc légèrement concaves dans le sens transversal, et légèrement convexes dans le sens antéro-postérieur, soit à l'état sec, soit à l'état frais.

Les apophyses articulaires supérieures de l'axis, recouvertes de leur cartilage, présentent aussi un contour irrégulièrement circulaire. Elles regardent en haut et un peu en dehors ; elles sont un peu convexes transversalement, beaucoup plus convexes d'avant en arrière.

Il résulte de cette différence de configuration que les surfaces superposées se touchent par leur partie moyenne et transversale, et qu'elles s'écartent au contraire en avant et en arrière. En les examinant par leur partie latérale, on voit très-bien cet écartement ; on voit aussi qu'il est en général plus prononcé en arrière qu'en avant, et que les deux surfaces ne sont en contact dans le sens transversal que sur une étendue linéaire. Celles de l'atlas reposent sur celles de l'axis, comme le fléau d'une balance sur la tige qui le supporte, avec cette différence toutefois, que la ligne par laquelle le fléau s'appuie sur sa tige ne peut se déplacer, tandis que celles par lesquelles l'atlas s'appuie sur l'axis tendent constamment à glisser en avant ou en arrière.

Après avoir observé les deux surfaces superposées dans l'état de repos, si on les considère pendant la rotation de la première vertèbre sur la seconde, il devient facile de constater que, lorsque la rotation se fait de gauche à droite, l'apophyse articulaire gauche de l'atlas glisse de haut en bas sur la partie antérieure de l'apophyse correspondante de l'axis ; qu'un phénomène inverse se produit à droite, et que les deux surfaces supérieures s'abaissent. Si l'on imprime à l'atlas un mouvement de rotation opposé, les mêmes surfaces remontent d'abord ; puis, parvenues à leur point culminant, elles descendent de nouveau.

L'observation nous montre, en un mot, que la tête repose sur l'axis dans un état d'équilibre instable. Son centre de gravité monte et descend tour à tour. Il atteint sa plus grande hauteur lorsque les surfaces articulaires de l'atlas recouvrent exactement celles de l'axis, ce qui a lieu au moment où nous regardons en face de nous ; il s'abaisse lorsque les premières se portent en avant et en arrière des secondes, c'est-à-dire lorsque nous regardons à droite ou à gauche, et s'abaisse alors d'autant plus que le mouvement de rotation est plus prononcé.

La stature par conséquent se modifie à chaque instant. Les différences qu'elle présente par suite du mouvement de rotation peuvent s'élever chez certains individus jusqu'à 3 millimètres ; mais en général elles ne dépassent

FIG. 209.   FIG. 210.   FIG. 211.

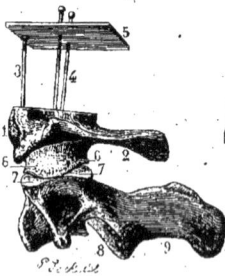 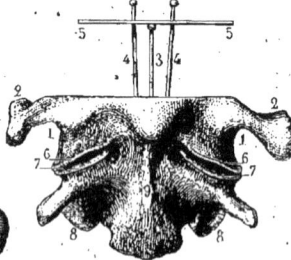 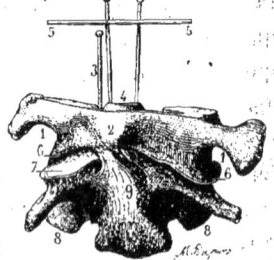

Pendant son mouvement de rotation, la tête monte et descend : démonstration anatomique et expérimentale de ce fait.

FIG. 209. — *Vue latérale des deux premières vertèbres dans la situation relative qu'elles présentent au moment où nous regardons en face.* — 1. Atlas dont la partie supérieure a été détachée par un trait de scie horizontal. — 2. Son arc postérieur. — 3. Épingle enfoncée dans le tissu spongieux de son arc antérieur. — 4. Deux autres épingles enfoncées dans le tissu spongieux de l'apophyse odontoïde. — 5. Lame rectangulaire de carton traversée par ces deux épingles et horizontalement dirigée. Dans cette situation où l'atlas et la tête sont à leur maximum d'élévation, l'épingle 3 touche la lame horizontale ; lorsque l'atlas tourne de l'un ou de l'autre côté, elle s'en éloigne, ainsi qu'on peut le remarquer sur la figure 210. — 6, 6. Apophyses articulaires inférieures de cette vertèbre. — 7, 7. Apophyses articulaires supérieures de l'axis. On voit que les deux apophyses superposées se touchent par leur partie moyenne dans le sens transversal, et qu'elles s'écartent en avant et en arrière. — 8. Apophyses articulaires inférieures de l'axis. — 9. Son apophyse épineuse.

FIG. 210. — *Vue antérieure des mêmes vertèbres dans leur situation relative au moment où nous regardons en face.* — 1, 1. Atlas. — 2, 2. Ses apophyses transverses. — 3. Épingle enfoncée dans le tissu spongieux de son arc antérieur. L'atlas et la tête présentant leur

pas 1 millimètre et demi à 2 millimètres. Les adolescents et les jeunes filles, qui rivalisent de stature, semblent avoir la conscience de ces différences ; car alors rivaux et rivales regardent toujours bien exactement en face, comme s'ils craignaient, en détournant la tête, de perdre une ligne de leur taille ; et en effet ils la perdraient.

Pour démontrer expérimentalement que la tête monte et descend pendant son mouvement de rotation, je fais la préparation suivante que chacun pourra facilement répéter : Désarticulez l'occipital ; enlevez toutes les parties molles qui entourent les deux premières vertèbres, et tous les ligaments qui les unissent, à l'exception du ligament atloïdo-axoïdien antérieur, et du ligament transverse. Retranchez ensuite par un trait de scie horizontal le tiers supérieur de l'arc antérieur de l'atlas, et la partie correspondante de l'apophyse odontoïde. Prenez alors une lame de carton ou une lamelle de bois de 2 centimètres carrés ; passez deux épingles dans son centre, et enfoncez celles-ci dans le tissu spongieux de l'apophyse odontoïde. Enfoncez verticalement une autre épingle sur la partie médiane du tissu spongieux de l'arc antérieur de l'atlas. Cette seconde épingle devra descendre dans le tissu spongieux jusqu'à ce que sa tête s'engage sous le plan horizontal de la première, et touche celui-ci au moment où les surfaces articulaires des deux vertèbres se recouvrent complétement. — Les choses ainsi disposées, imprimez à l'atlas un mouvement de rotation : vous verrez, pendant ce mouvement, la tête de la seconde épingle s'abaisser au-dessous du plan horizontal, d'autant plus qu'elle s'éloignera davantage de la ligne médiane ; remonter au contraire vers ce plan lorsqu'elle se rapproche de celle-ci, puis s'abaisser de nouveau lorsqu'elle passe du côté opposé. Or, cette tête d'épingle, qui s'abaisse et s'élève ainsi alternativement, représente l'extrémité céphalique ; elle est l'image très-fidèle des mouvements qu'exécute la tête au moment où elle tourne sur l'axis de gauche à droite et de droite à gauche.

maximum d'élévation, cette épingle touche la lame horizontale qui la surmonte. — 4, 4. Épingles enfoncées dans le tissu spongieux de l'apophyse odontoïde. — 5, 5. Lame horizontale supportée par les épingles. — 6, 6. Apophyses articulaires inférieures de l'atlas. — 7, 7. Apophyses articulaires supérieures de l'axis. On peut remarquer que les deux apophyses du même côté, exactement superposées par leur partie moyenne et transversale, s'écartent en avant.—8. 8. Apophyses articulaires inférieures de l'axis.—9. Ligament atloïdo-axoïdien antérieur.

Fig. 211. — *Vue antérieure de ces deux vertèbres dans leur situation relative au moment où nous regardons de côté.*—1, 1. Atlas. — 2. Tubercule de son arc antérieur.— 3. Épingle enfoncée dans le tissu spongieux de cet arc, sur sa partie médiane. L'atlas et la tête étant tournés de côté, l'épingle s'éloigne de la lame horizontale. — 4. Épingles enfoncées dans le tissu spongieux de l'apophyse odontoïde, dont on aperçoit le sommet par suite de l'abaissement de l'atlas. — 5, 5. Lame horizontale qu'elles supportent. — 6, 6. Apophyses articulaires inférieures de l'atlas, débordant en avant et en arrière les apophyses correspondantes de l'axis. — 7. Apophyse articulaire supérieure droite de cette vertèbre, dont la moitié antérieure se trouve découverte. — 8, 8. Ses apophyses articulaires inférieures. — 9. Ligament atloïdo-axoïdien antérieur.

B. *Moyens d'union et synoviale.* — Les deux apophyses articulaires du même côté sont entourées par un ligament capsulaire extrêmement lâche. Ce ligament s'insère en arrière au niveau des surfaces articulaires, en avant, à 3 ou 4 millimètres au-dessus et au-dessous de celles-ci. Il est mince, peu résistant, continu à droite et à gauche avec le ligament atloïdo-axoïdien antérieur.

La synoviale qui répond à chacune des articulations revêt la face interne de la capsule et toute la partie des apophyses articulaires comprise entre les insertions de celle-ci et les surfaces cartilagineuses. L'une et l'autre communiquent quelquefois avec la synoviale antérieure de l'articulation atloïdo-odontoïdienne.

4° Mouvements de l'atlas sur l'axis.

L'atlas tourne sur l'axis. Tout autre mouvement lui est interdit, afin, sans doute, de laisser à celui-ci plus d'amplitude, de liberté et de précision. Bichat avait déjà très-bien vu que la première vertèbre du cou ne peut ni se fléchir, ni s'étendre, ni se porter de l'un ou de l'autre côté. Le ligament transverse appliqué à la face postérieure de l'apophyse odontoïde immobilise l'arc antérieur, et s'oppose par conséquent au mouvement de flexion ; d'une autre part, l'arc antérieur, très-solidement uni au corps de l'axis par le ligament atloïdo-axoïdien antérieur, immobilise l'arc postérieur et paralyse également le mouvement d'extension. Le mouvement de bascule que les autres vertèbres exécutent autour de l'axe transversal de leur corps est donc absolument impossible pour l'atlas. L'intervalle très-considérable qui sépare son arc postérieur des lames et de l'apophyse épineuse de l'axis conserve une étendue fixe ou constante ; pendant l'extension de la tête et du cou, au moment où l'occipital vient s'appliquer à cet arc, et où les lames et apophyses épineuses des autres vertèbres cervicales se rapprochent au point de s'imbriquer les unes sur les autres, cet intervalle, compris entre la première et la seconde vertèbre, reste invariable. L'extension, qui a pour avantage de fermer en arrière le canal vertébral sur tous les autres points, le laisse ouvert sur celui-ci, en sorte qu'un instrument aigu ou tranchant pourrait, sans difficulté aucune, pénétrer par cette voie et arriver jusqu'au bulbe rachidien.

Aux mouvements dans le sens transversal s'opposent des obstacles qui ne sont pas moins insurmontables. Supérieurement, les ligaments odontoïdiens se tendent comme une corde pour prévenir toute oscillation dans ce sens. Inférieurement, le ligament transverse et les parties latérales du ligament occipito-axoïdien concourent au même résultat, en remplissant tout l'espace compris entre l'apophyse odontoïde et les apophyses articulaires inférieures de l'atlas.

La première vertèbre du cou, unie à la tête et faisant corps avec elle, ne possède donc, en définitive, que le mouvement de rotation. Très-étendu,

ce mouvement ne l'est pas autant cependant que le pensent quelques auteurs. Lorsque la tête se dévie à droite ou à gauche, sa partie médiane
forme, avec le plan médian du corps, un angle d'autant plus grand, que la
rotation est plus considérable. Pour le mesurer, on peut se servir de la
préparation destinée à montrer que dans ce mouvement l'extrémité céphalique monte et descend. Il suffit alors de fixer une épingle à la partie médiane de l'arc antérieur, en lui donnant une direction horizontale et
antéro-postérieure, et de tracer sur une feuille de papier deux lignes, l'une
transversale, l'autre perpendiculaire à la première. Placez la préparation
sur le papier, en ayant soin que l'épingle prenne la direction de la ligne
perpendiculaire. Dans cette attitude de l'atlas, le plan médian du corps,
représenté par la perpendiculaire, et le plan médian de la tête, représenté
par l'épingle, se confondent. Imprimez à l'atlas un mouvement de rotation ; le second de ces deux plans fera un angle avec le premier. Lorsque
la rotation aura atteint son extrême limite, tirez une troisième ligne représentant la direction de l'épingle ; puis enlevez la préparation, et prolongez
cette troisième ligne jusqu'à ce qu'elle rencontre la perpendiculaire. Vous
obtiendrez ainsi le plus grand angle que décrit la tête dans son mouvement
de rotation. Or, cet angle n'est pas de 45 à 50 degrés, mais de 30 degrés
seulement en moyenne. Celui que forme la tête en se portant du côté opposé, présentant la même ouverture, on voit que son mouvement total de
rotation ne dépasse pas 60 degrés.

Nous pouvons cependant regarder directement sur les côtés ; mais alors
au mouvement de rotation de la tête vient se joindre d'abord la rotation du
tronc sur les fémurs, et en dernier lieu la rotation du rachis. C'est pour
n'avoir pas assez tenu compte de ces deux mouvements surajoutés, et surtout du premier, que la plupart des auteurs ont attribué à celui de la tête
une étendue trop grande.

Dans ce mouvement, l'anneau de l'atlas tourne autour de l'apophyse
odontoïde ; les apophyses articulaires inférieures de la première vertèbre
glissent chacune en sens opposé sur celles de la seconde. L'un des ligaments odontoïdiens se relâche ; l'autre se tend, ainsi que le ligament
atloïdo-axoïdien antérieur ; et tous deux, par leur tension, contribuent à
limiter le mouvement. Celui-ci ne saurait s'étendre au delà des bornes
qu'ils lui imposent qu'à la condition d'une rupture ; la luxation alors peut
avoir lieu de l'un et de l'autre côté, mais surtout du premier. Dans ce
cas, l'apophyse articulaire inférieure de l'atlas qui correspond au ligament
odontoïdien rompu vient se placer en arrière et en dedans de celle de
l'axis, tandis que du côté opposé c'est au contraire celle de l'axis qui passe
en avant.

La luxation de l'atlas a pour conséquence une mort prompte, souvent
instantanée. Tous les auteurs s'accordent pour admettre qu'elle est due à
la compression du bulbe rachidien ; et en effet l'expérimentation cadavé-

rique démontre très-clairement que le bulbe est comprimé. Mais le mécanisme de cette compression est loin d'être connu.

Bichat, le premier, en donna une théorie. Il pensait que la flexion suc-
cédant à la rotation, l'apophyse odontoïde passait au-dessous du ligament
transverse et venait comprimer le bulbe. Boyer se rallia à cette opinion,
que la plupart des chirurgiens ont ensuite admise (1). Il s'appuyait surtout
sur le mémoire dans lequel Louis s'attache à distinguer les signes du sui-
cide d'avec ceux de l'assassinat chez les pendus. Cet auteur considérait la
luxation comme fréquente dans le supplice de la corde, au moins à Paris
et à Lyon. « A Paris, dit-il, l'exécuteur monte sur les mains liées, qui lui
» servent comme d'étrier ; il agite violemment le corps en ligne verticale,
» puis il fait faire au tronc des mouvements demi-circulaires alternatifs et
» très-prompts, d'où suit ordinairement la luxation de la première ver-
» tèbre... A Lyon, il monte en quelque sorte sur la tête du patient, qu'il
» tire en devant (2). » Mais dans ce mémoire, Louis ne dit nulle part que
l'apophyse odontoïde sortait de son anneau pour se porter vers le bulbe.
Il avance simplement que la luxation a lieu le plus habituellement. Boyer et
les chirurgiens qui l'ont suivi n'étaient donc pas autorisés à conclure de
son langage que l'apophyse odontoïde se déplace.

Rien ne prouve, en effet, ce déplacement. Si l'un des ligaments odontoïdiens reste intact, l'apophyse ne peut sortir de son anneau ; et si tous
deux sont rompus, le ligament transverse à lui seul suffit encore pour la
retenir en place ; car, pour qu'elle pût s'échapper, un mouvement très-
prononcé de flexion serait nécessaire. Or, nous avons vu que le ligament
transverse immobilise l'arc antérieur et s'oppose d'une manière absolue à
ce mouvement. Le déplacement de l'apophyse supposerait donc la déchirure des trois ligaments : triple déchirure qu'aucun fait n'est venu démontrer jusqu'à présent.

Chez les pendus, du reste, non-seulement l'apophyse odontoïde reste en
place, mais la luxation admise par Louis ne paraît pas avoir lieu. Realdus
Columbus, qui, en 1559, ouvrait les suppliciés à Pise, à Rome et à Padoue,
affirme déjà que l'atlas se fracture plutôt qu'il ne se luxe. Mackenzie et
Monro, qui ont pu en observer un grand nombre en Angleterre, n'ont jamais constaté cette luxation. D'une autre part, Orfila, en 1840, a fait pendre
vingt cadavres, sur lesquels on exerça des violences analogues à celles que
faisait subir aux suppliciés le bourreau de Paris avant 1789 ; et M. Richet,
qui l'a aidé dans ces expériences, nous apprend que sur ces cadavres,
disséqués avec soin, il ne s'était pas produit une seule luxation. Sur l'un
d'eux, l'apophyse odontoïde était fracturée, mais sans déplacement (3).

---

(1) Boyer, *Traité des malad. chirurg.*, 4e édit., t. IV, p. 109.
(2) Louis, *Mém. sur une question anatom. relative à la jurisprudence* (*Œuvres de
chirurgie*, 1788, t. I, p. 332 et 335.)
(3) Richet, *Traité d'anat. méd.-chirurg.*. 2e édit., p. 482.

Cette apophyse ne se déplaçant pas, comment expliquer la mort presque instantanée, qui est la conséquence si fréquente de la luxation de l'atlas ? Pour élucider cette question, j'ai fait quelques expériences sur le cadavre. Elles m'ont démontré que le bulbe est comprimé, et que sa compression est le résultat de l'exagération du mouvement de rotation. Sa partie inférieure, repoussée par celle des deux apophyses articulaires de l'atlas qui se porte en arrière et en dedans, se rapproche de l'apophyse articulaire supérieure de l'axe du côté opposé, et l'espace compris entre les deux apophyses devenant de plus en plus étroit, elle se trouve bientôt entourée de tous côtés et comme étranglée.

L'expérience suivante ne laisse aucun doute sur la réalité de cet étranglement. Après avoir abattu par un trait de scie vertical toute la partie du crâne qui est au devant de l'articulation occipito-atloïdienne, ainsi que la partie postérieure de l'occipital et l'apophyse épineuse des troisième et quatrième vertèbres cervicales, placez ces deux vertèbres entre les mâchoires d'un étau ; puis, à l'aide de la partie restante et transversale du crâne, imprimez à l'atlas un mouvement de rotation assez violent pour luxer cette vertèbre sur l'axis. Cette luxation exigeant un effort considérable, si l'on n'a pas un étau à sa disposition, on simplifiera l'opération en coupant préalablement l'un des ligaments odontoïdiens et le ligament atloïdo-axoïdien antérieur.

Le bulbe étant divisé au niveau de la luxation, il devient alors très-facile de constater qu'il se trouve fortement comprimé entre l'apophyse articulaire inférieure et postérieure de l'atlas, et l'apophyse articulaire supérieure et opposée de l'axis.

Une manière plus saisissante de reconnaître cette compression consiste à introduire dans le canal rachidien un corps cylindrique offrant le même diamètre que le bulbe ; ce corps sera pincé et solidement immobilisé entre les deux apophyses. Au corps étranger on pourra substituer l'un des doigts qui permettra d'apprécier mieux encore le degré de la compression et les différences assez grandes qu'elle présente. De l'ensemble des considérations et des faits qui précèdent, je conclus :

1° Que dans la luxation de l'atlas sur l'axis, l'apophyse odontoïde ne se déplace pas ;

2° Que la partie inférieure du bulbe se trouve comprimée entre celle des deux apophyses articulaires de l'atlas qui se porte en arrière et l'apophyse articulaire supérieure de l'axis du côté opposé ;

3° Que cette compression, à laquelle se joint une demi-torsion, varie selon l'étendue du déplacement, la capacité du canal rachidien et le volume de la moelle ; qu'elle peut être assez modérée chez quelques individus pour ne pas entraîner une mort immédiate, et assez violente chez d'autres pour causer la mort instantanée.

ARTICLE II

DES ARTICULATIONS DU BASSIN.

Le bassin nous offre à considérer les articulations sacro-vertébrale, sacro-coccygienne et *sacro-iliaque*, situées sur sa paroi postérieure, et l'articulation des os de la hanche, ou *symphyse pubienne*, située sur sa partie antérieure et médiane. — A leur description, nous rattacherons celle des parties fibreuses destinées à compléter les parois de l'excavation pelvienne.

Les os du bassin sont unis les uns aux autres par des liens si solides et si serrés, que leurs mouvements sont presque nuls. Mais la cavité qu'ils forment par leur assemblage jouit d'une mobilité extrême. Après avoir étudié chacune de ses articulations, ainsi que les ligaments sacro-sciatiques et obturateurs, nous nous occuperons de son mécanisme et de ses mouvements généraux.

§ 1er. — DES ARTICULATIONS DU BASSIN EN PARTICULIER.

I. — **Articulation sacro-vertébrale.**

La base du sacrum s'unit à la dernière vertèbre des lombes par sa facette médiane et ses deux apophyses articulaires. Cette articulation comprend donc une amphiarthrose et deux arthrodies.

L'*amphiarthrose sacro-vertébrale* est semblable à toutes celles que nous offre la colonne lombaire. Même configuration des surfaces articulaires, recouvertes à leur périphérie par un anneau de tissu compacte, et sur le reste de leur étendue par un cartilage ; mêmes moyens d'union représentés : 1° par le ligament vertébral commun antérieur qui se prolonge jusque sur la face antérieure du sacrum ; 2° par le ligament vertébral commun postérieur qui s'étend jusque sur la paroi antérieure du canal sacré ; 3° par un disque interosseux si obliquement coupé, que la hauteur de sa partie antérieure est à peu près double de celle de la postérieure.

Les *deux arthrodies* présentent aussi la plus grande analogie avec celles des vertèbres lombaires ; elles sont seulement plus écartées. Un ligament jaune, large, épais, très-résistant, consolide ces articulations. En arrière de celui-ci, on observe un ligament interépineux qui unit l'apophyse épineuse de la dernière vertèbre des lombes à l'apophyse épineuse de la première vertèbre sacrée ; et plus en arrière, la partie terminale du ligament surépineux qui vient se fixer au sommet de la même apophyse.

A tous ces ligaments vient se joindre un faisceau propre que Bichat a le premier signalé sous le nom de *sacro-vertébral*. Il naît de la partie inférieure et antérieure de l'apophyse transverse de la dernière vertèbre lombaire, se porte obliquement en bas et en dehors, et s'attache à la partie supérieure du sacrum. Ce ligament présente des dimensions très-variables ; il offre quelquefois une notable épaisseur et une grande résistance ; mais souvent aussi il est si grêle, qu'il mérite à peine d'être mentionné.

II. — **Articulations sacro-coccygienne et coccygiennes.**

L'articulation sacro-coccygienne appartient à la classe des amphiarthroses.

Surfaces articulaires. — Du côté du sacrum, une facette ovalaire, transversale et légèrement convexe, qui répond à son sommet ; du côté du coccyx, une facette ovalaire et transversale aussi, mais légèrement concave, qui recouvre la plus grande partie de sa base.

Un ligament interosseux et six ligaments périphériques unissent ces deux surfaces. — Le ligament interosseux présente une épaisseur uniforme de 2 à 3 millimètres, jusqu'à trente-cinq ou quarante ans. Plus tard, l'ossification envahit assez fréquemment toute l'articulation sacro-coccygienne ; il devient alors de plus en plus mince, et finit par disparaître. Sa structure ne diffère pas de celle des ligaments du même ordre ; mais elle offre quelques variétés individuelles. Tantôt la partie molle ou centrale du ligament s'élargit aux dépens de la partie périphérique ; tantôt c'est la partie périphérique qui l'emporte sur la partie molle. Dans le premier cas, l'articulation est très-mobile ; dans le second, elle l'est beaucoup moins. Ces variétés présentent une certaine importance chez la femme, où le coccyx s'abaisse au moment de l'accouchement ; le diamètre médian du détroit inférieur s'allonge alors d'autant plus, que cet os se laisse plus facilement déprimer.

Les ligaments périphériques entourent complétement l'articulation. Cependant on peut les distinguer en antérieur, postérieur et latéraux.

Le *ligament sacro-coccygien antérieur*, extrêmement mince, est une simple lame périostique qui s'étend du sacrum sur le coccyx.

Le *ligament sacro-coccygien postérieur*, remarquable au contraire par son épaisseur et sa résistance, s'insère supérieurement aux deux lèvres de la gouttière par laquelle se termine le canal sacré, et inférieurement à la face postérieure des deux premières pièces du coccyx. Il complète ce canal en le prolongeant jusqu'au sommet du sacrum. Quelquefois il se compose de deux bandelettes qui divergent en descendant. Sa face antérieure répond à l'arachnoïde, dont le sépare une couche mince du tissu adipeux. La postérieure donne attache à quelques fibres du muscle grand fessier.

Les ligaments latéraux, au nombre de deux pour chaque côté, se distinguent aussi en antérieur et postérieur. — Le *ligament sacro-coccygien antéro-latéral* s'étend presque transversalement des parties latérales du sommet du sacrum aux parties latérales de la base du coccyx. — Le *liga-*

ment sacro-coccygien postéro-latéral s'attache en haut du sommet des cornes du sacrum, et en bas au sommet des cornes du coccyx. Sa longueur est en raison inverse des unes et des autres : très-long, il se confond avec le ligament postérieur ; très-court, il en reste distinct.

Les *articulations coccygiennes* représentent aussi de petites amphiarthroses analogues à la précédente, mais plus rudimentaires encore. Des facettes presque microscopiques, planes, ovalaires, et encroûtées de cartilages ; entre ces facettes, autant de petits disques fibro-cartilagineux qui les unissent solidement ; une gaîne fibreuse étendue de la base au sommet de l'os : telles sont ces articulations dont l'existence n'a qu'une courte durée. Les deux dernières pièces du coccyx ont à peine paru qu'elles se soudent. C'est de douze à quatorze ans qu'a lieu cette soudure. La quatrième pièce se soude aussi très-promptement à la troisième. Celle-ci et surtout la première peuvent conserver longtemps, et même indéfiniment, leur indépendance. Chez quelques individus, la seconde vertèbre coccygienne est plus mobile que la première.

III. — Articulation sacro-iliaque.

A quelle classe appartient cette articulation ? Boyer, en voyant l'immobilité réciproque du sacrum et de l'os iliaque dans l'état normal, la range parmi les synarthroses. Blandin, ayant constaté qu'après la section des pubis on peut imprimer à l'os iliaque de légers mouvements, que les deux os sont recouverts chacun d'un cartilage indépendant, qu'autour des cartilages il existe une synoviale, la considère comme une arthrodie serrée, et en fait par conséquent une diarthrose. La plupart des auteurs, sans nous dire sur quelles raisons ils se fondent, la rattachent aux amphiarthroses. Ainsi elle a été tour à tour classée parmi les articulations mobiles, semi-mobiles et immobiles..

Dans nos classifications, nous divisons en compartiments de plus en plus étroits le vaste domaine de la nature, et nous oublions trop souvent que ce que nous séparons forme un tout continu. C'est pour être tombés dans cet oubli, que les anatomistes se sont trouvés si embarrassés lorsqu'ils ont voulu assigner à l'articulation sacro-iliaque le rang qui lui convient. Après avoir admis trois classes, ils ont pensé qu'elle devait nécessairement rentrer dans l'une d'elles. Mais des faits nets, précis et parfaitement concluants, vont nous démontrer qu'elle ne rentre, en réalité, dans aucune. Intermédiaire aux articulations mobiles et semi-mobiles, participant des unes et des autres, elle les unit pour en former une chaîne non interrompue.

1° *Surfaces articulaires.* — Ces surfaces, constituées par la facette auriculaire de l'os coxal et la facette auriculaire du sacrum, se dirigent obliquement de la base vers le sommet de cet os, et de sa face antérieure vers

sa face postérieure. L'une et l'autre sont très-étendues, légèrement sinueuses, et recouvertes d'un cartilage. Mais l'épaisseur de celui-ci diffère
beaucoup pour les deux surfaces : sur le sacrum, elle égale un millimètre,
et quelquefois un millimètre et demi ; sur l'os iliaque, où le cartilage est
toujours beaucoup plus mince, elle varie de $0^{mm},4$ à $0^{mm},6$.

Ces cartilages possèdent des caractères qui leur sont propres. En prenant leur structure en considération, on arrive sans peine à déterminer le
rang que doit occuper l'articulation sacro-iliaque dans une bonne classification.

Leur surface libre ne présente ni la couleur d'un blanc pur et mat des
cartilages diarthrodiaux, ni leur aspect lisse et uni. Elle est d'un gris blan-
châtre ou rougeâtre. Des prolongements villiformes, très-irréguliers, inégaux de volume, et inégalement répartis, la recouvrent çà et là en grand
nombre. La consistance de ces prolongements est si faible, que Bichat
d'abord, et Blandin plus tard, les ont considérés comme une synovie plus
ou moins concrète. Examinés sous l'eau, ils flottent à la manière des franges
synoviales. Les deux cartilages cependant sont loin d'offrir le même aspect ;
ils ont au contraire un aspect si différent, qu'au premier coup d'œil on
peut les distinguer l'un de l'autre : celui du sacrum est presque uni : celui
de l'os iliaque est granuleux ; il semble formé d'une myriade de petits globules demi-transparents et juxtaposés.

Considérés dans leur structure, ces cartilages diffèrent aussi très-notablement. — Celui de l'os iliaque n'appartient pas aux cartilages proprement
dits ; il doit être rangé parmi les fibro-cartilages. Lorsqu'on en détache une
tranche mince, perpendiculaire à la surface osseuse, on remarque, à l'examen microscopique, qu'elle présente des faisceaux fibreux, perpendiculaires
aussi à cette surface, et immédiatement implantés sur elle. Ces faisceaux
s'élèvent jusqu'à sa couche la plus superficielle, en échangeant de nombreuses communications, et s'infléchissent alors pour se continuer entre
eux. De leur continuité résultent une multitude de petites voûtes ou arcades
que surmontent des prolongements villiformes très-déliés. Les intervalles
compris entre les piliers de ces voûtes sont remplis par des cellules de
cartilage extrêmement volumineuses et arrondies. Parmi celles-ci, il en est
qui ne contiennent qu'un petit nombre de cellules secondaires ; mais la
plupart en renferment 10, 15, 20, et jusqu'à 30 ; les plus grosses en contiennent de 40 à 60 ; dans quelques-unes on observe deux générations de
jeunes cellules. — Sur les tranches parallèles au fibro-cartilage, les piliers,
unis les uns aux autres, forment des aréoles, irrégulières et inégales, dans
chacune desquelles se trouvent trois ou quatre grosses cellules disposées
comme des œufs dans un nid. Ce sont ces petits groupes de cellules entourés et séparés par les capsules fibreuses, qui donnent à la surface libre du
fibro-cartilage l'aspect granuleux.

Le cartilage du sacrum est à la fois un vrai cartilage et un fibro-carti-

lage. Sur les tranches perpendiculaires à la surface osseuse, on remarque
qu'il est formé, en procédant de sa partie adhérente vers sa partie libre :
1° par une couche exclusivement cartilagineuse, dont les cellules allongées,
pour la plupart, sont parallèles à cette surface ; 2° par une couche fibro-
cartilagineuse extrêmement mince. — La couche cartilagineuse est l'analogue des cartilages amphiarthrodiaux. Ses cellules présentent la même
direction horizontale, la même forme, à peu près le même volume. — La
couche fibro-cartilagineuse est l'analogue des fibro-cartilages intervertébraux. La disposition relative du tissu fibreux et des cellules est exactement
la même que dans ces derniers. Les cellules qu'elle renferme contrastent
avec celles de la couche cartilagineuse par leur volume très-considérable.
Les prolongements villiformes qui hérissent sa surface libre ne diffèrent de

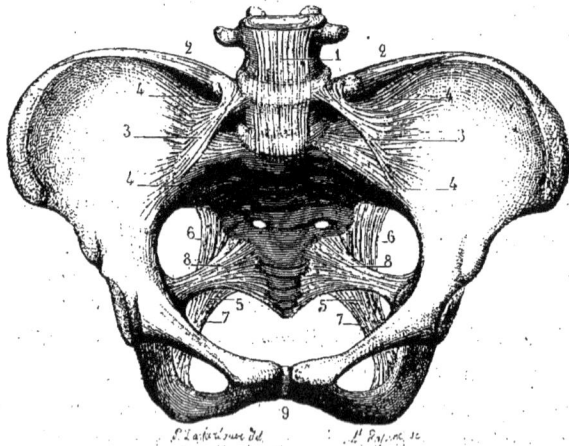

Fig. 212. — *Ligaments situés sur la partie antéro-inférieure du bassin.*

Fig. 212. — 1. Extrémité inférieure du ligament vertébral commun antérieur, se prolongeant sur la partie supérieure du sacrum. — 2, 2. Ligament ilio-lombaire. — 3, 3. Ligament sacro-vertébral. — 4, 4. Ligament antérieur et supérieur de l'articulation sacro-
iliaque. — 5, 5. Face supérieure du grand ligament sacro-sciatique. — 6, 6. Bord externe
de ce ligament. — 7, 7. Son bord interne. — 8, 8. Face supérieure du petit ligament
sacro-sciatique. — 9. Fibro-cartilage interosseux de la symphyse pubienne.

Fig. 213. — 1. Ligament interépineux étendu de la quatrième à la cinquième vertèbre
lombaire. — 2. Ligament interépineux étendu de la cinquième lombaire à la première
vertèbre sacrée. — 3. Ligament interépineux situé entre la première et la seconde vertèbre
du sacrum. — 4. Ligament interépineux situé entre la seconde vertèbre et la troisième ;
l'apophyse épineuse de cette troisième vertèbre étant divisée, le ligament se partage en
deux faisceaux. — 5. Ligament interépineux compris entre la troisième et la quatrième,
se bifurquant aussi. — 6. Ligament jaune situé entre la quatrième et la cinquième lombaire. — 7. Ligament jaune étendu de la cinquième lombaire à la première vertèbre sacrée.
— 8. Partie postérieure du ligament ilio-lombaire. — 9, 9. Ligament sacro-iliaque postérieur et supérieur composé de faisceaux et fascicules fibreux obliquement étendus de l'os
iliaque au côté externe des deux premiers trous sacrés postérieurs, et séparés les uns des
autres par des interstices que remplissait du tissu adipeux. — 10. Couche superficielle
du ligament sacro-iliaque postérieur et inférieur se continuant en dehors avec le grand

ceux que nous offre la portion molle des fibro-cartilages intervertébraux que par leur ténuité beaucoup plus grande.

L'articulation sacro-iliaque possède donc l'attribut caractéristique des amphiarthroses : un fibro-cartilage étendu de l'une à l'autre surface articulaire. Mais de ce fibro-cartilage elle ne possède que la portion molle, laquelle est si rudimentaire, que sa cavité s'étend jusqu'aux ligaments périphériques; il se trouve ainsi divisé en deux couches. Ces deux couches, ou les deux surfaces articulaires, ne sont unies que par les prolongements villeux étendus de l'une à l'autre; elles le sont donc si faiblement, qu'on a pu les considérer comme indépendantes. D'une autre part, leur indépendance n'est pas telle qu'on puisse les assimiler à celles des diarthroses. L'articulation sacro-iliaque, en un mot, n'est déjà plus une diarthrose, et

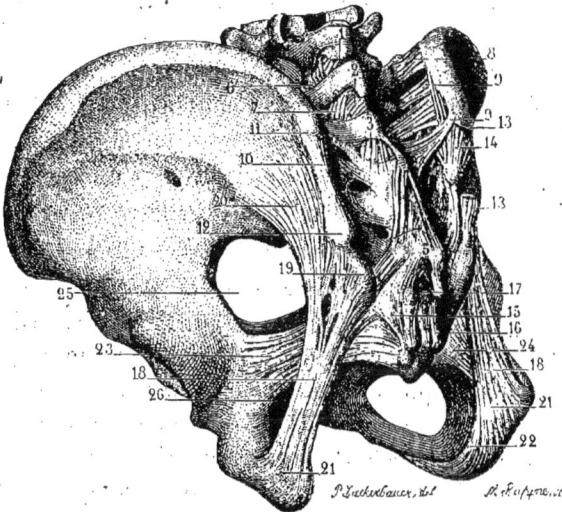

FIG. 213. — *Ligaments situés sur la partie postéro-inférieure du bassin.*

ligament sacro-sciatique. — 11. Extrémité supérieure de cette couche superficielle s'attachant à l'épine iliaque postéro-supérieure. — 12. Attache de son extrémité inférieure au tubercule représentant l'apophyse transverse de la quatrième vertèbre sacrée. — 13, 13. Les deux extrémités de la couche superficielle du côté opposé, dont la partie moyenne a été enlevée pour mettre en évidence la couche profonde. — 14. Cette couche profonde s'insérant inférieurement au-dessus du tubercule de la quatrième vertèbre sacrée et allant se fixer en haut aux deux épines iliaques, ainsi qu'à l'échancrure comprise dans leur intervalle; les faisceaux qui composent cette couche profonde ne sont pas parallèles comme ceux de la couche superficielle, mais très-divergents de bas en haut. — 15 et 16. Ligaments latéraux de l'articulation sacro-coccygienne. — 17. Ligament postérieur de cette articulation fermant inférieurement le canal sacré. — 18, 18. Grands ligaments sacro-sciatiques. — 19. Insertion de ce ligament sur les parties latérales du sacrum. — 20. Son insertion sur l'os iliaque. — 21, 21. Son attache à la tubérosité ischiatique. — 22. Portion réfléchie du même ligament s'insérant à la branche ascendante de l'ischion. — 23. Petit ligament sacro-sciatique attaché à l'épine ischiatique. — 24. Attache de ce ligament sur les bords du sacrum et du coccyx. — 25. Grande échancrure sciatique convertie en trou par les ligaments sacro-sciatiques. — 26. Petite échancrure sciatique formant avec ces deux ligaments un orifice triangulaire.

elle n'est pas encore une amphiarthrose. Concluons qu'elle n'est ni l'une ni l'autre, et qu'elle leur sert de trait d'union.

2° *Moyens d'union.* — Le sacrum est uni à l'os iliaque par cinq ligaments : deux antérieurs, distingués en supérieur et inférieur; deux postérieurs, distingués aussi en supérieur et inférieur; le cinquième est un ligament interosseux. A ces cinq ligaments vient s'en joindre un sixième, le ligament ilio-lombaire, qui ne s'attache pas au sacrum, mais qui consolide·cependant l'articulation sacro-iliaque, et peut en être considéré comme une dépendance.

Le *ligament ilio-lombaire* s'étend de l'apophyse transverse de la dernière vertèbre des lombes à la partie correspondante de la crête iliaque. Il s'attache sur cette crête à l'union de son tiers postérieur avec ses deux tiers antérieurs. Sa direction est horizontale et transversale. Épais et arrondi en dedans, il s'aplatit et devient plus mince en dehors. Sa face antérieure répond au grand psoas qui la recouvre entièrement. Il donne assertion, en haut, au carré des lombes, et en bas au muscle iliaque. — Ce ligament, fort et résistant, se compose de fibres parallèles d'autant plus longues qu'elles sont plus supérieures. Il n'a pas seulement pour usage d'unir la colonne lombaire et le sacrum à l'os iliaque; il est destiné aussi à compléter en haut et en arrière les parois du grand bassin.

Le *ligament antéro-supérieur* est constitué par le périoste des parties latérales de la base du sacrum, qui passe sur l'interstice articulaire, en se portant vers la fosse iliaque interne. Ce périoste, renforcé par des fibres qui divergent pour la plupart de dedans en dehors, est remarquable par son épaisseur; il offre une grande résistance. On peut juger de celle-ci lorsque, après avoir enlevé toute la partie antérieure du bassin, on cherche à ouvrir les articulations sacro-iliaques par voie de simple écartement. Tant que les ligaments antéro-supérieur et antéro-inférieur restent intacts, les articulations résistent à tous les efforts; si on les incise, elles se laissent entr'ouvrir assez facilement.

Le *ligament antéro-inférieur* offre la plus grande analogie avec le précédent. Il est formé par le périoste de la partie externe des deux premiers trous sacrés antérieurs, périoste qui passe aussi sur l'interligne articulaire pour se continuer avec celui de la partie correspondante de l'os iliaque.

Le *ligament postéro-supérieur* se compose de plusieurs faisceaux obliquement étendus, de la partie postérieure de la crête iliaque et de la surface rugueuse sous-jacente, aux tubercules situés en dehors des deux premiers trous sacro-postérieurs et à l'intervalle qui les sépare. Parmi ces faisceaux, il en est qui sont larges et irrégulièrement triangulaires; d'autres sont de simples languettes. Ils se recouvrent et s'entrecroisent sur quelques points, en laissant entre eux des interstices ovalaires que remplissent des vaisseaux et du tissu adipeux. — Les fibres qui les forment deviennent d'autant plus courtes qu'elles occupent une situation plus profonde. — Ce ligament répond, en arrière et en dedans, aux muscles spinaux; en avant et en dehors, au ligament interosseux, avec lequel il se confond en partie.

Le *ligament postéro-inférieur*, très-épais et très-résistant, comprend deux couches séparées par du tissu adipeux. — La couche superficielle, décrite par Bichat, sous le nom de ligament sacro-épineux, est un faisceau vertical, rectangulaire, qui s'insère : en haut, à l'épine iliaque postérieure et supérieure ; en bas, au tubercule situé en dehors du troisième trou sacré postérieur. Ce faisceau, situé au-dessous du muscle grand fessier, se continue par son bord interne avec l'aponévrose qui recouvre les muscles spinaux, et par son bord externe avec le grand ligament sacro-sciatique. — La couche profonde naît inférieurement de tout l'espace compris entre les tubercules situés en dehors des second et troisième trous sacrés postérieurs. Elle vient se fixer supérieurement aux deux épines iliaques postérieures et à l'échancrure étendue de l'une à l'autre. Les faisceaux multiples qui la composent affectent une direction ascendante et divergente.

Le *ligament interosseux* est le plus fort de tous. Il occupe une excavation profonde, située immédiatement en arrière des deux facettes articulaires. Les faisceaux très-nombreux qui le constituent s'attachent : d'une part, à la paroi externe de cette excavation, c'est-à-dire à toute l'étendue de la tubérosité iliaque ; de l'autre, à sa paroi interne, formée par les deux fossettes qu'on voit sur le sacrum, en dehors du premier trou sacré postérieur. La résistance de ce ligament est telle que, lorsqu'on écarte par un violent effort les deux os iliaques du sacrum, il ne se déchire pas, mais se décolle ordinairement en entraînant quelquefois avec lui une partie de la lame compacte sur laquelle il s'insère.

3° *Synoviale.* — L'articulation sacro-iliaque possède une synoviale, et cette synoviale, tour à tour admise et niée, puis regardée comme rudimentaire, ne diffère en rien de celle de toutes les autres articulations. Elle revêt la face interne des ligaments au niveau de l'interligne articulaire ; et comme les deux surfaces qui sont ici en contact ne jouent pas l'une sur l'autre, sa largeur excède à peine celle de l'interligne. On reconnaît sa présence, d'abord à son aspect, puis à son épithélium, et aussi aux replis ou franges dont elle est assez richement pourvue, malgré sa minime étendue.

4° *Mouvements.* — Dans l'état d'intégrité du bassin, on ne peut imprimer aux os iliaques aucun mouvement sur le sacrum. Mais si l'on enlève la partie antérieure de l'excavation pelvienne, il est facile de reconnaître que l'articulation sacro-iliaque n'est pas réduite à une immobilité absolue. Après avoir fixé le sacrum, on peut en éloigner et en rapprocher l'os coxal, et lui communiquer même de très-légers glissements en divers sens.

IV. — **Articulation ou symphyse pubienne**.

Cette articulation est une amphiarthrose moins parfaite que celle des
corps vertébraux, mais beaucoup plus complète que l'articulation sacro-
iliaque. Placée entre celle-ci et les premières, elle contribue à adoucir la
pente presque insensible qui conduit des articulations mobiles aux articulations semi-mobiles.

1° *Surfaces articulaires*. — Les os iliaques s'unissent entre eux par une
surface ovalaire et parallèle au plan médian, située sur le côté interne du
corps des pubis. Le grand axe de ces surfaces se dirige très-obliquement
de haut en bas et d'avant en arrière. Elles sont rugueuses, mais plus inégales sur leur moitié antéro-inférieure que sur la moitié opposée. Celui
de leur bord qui regarde en bas et en avant est irrégulièrement arrondi ;
une légère dépression anguleuse le sépare du bord adjacent. Celui qui est
tourné en haut et en arrière déborde au contraire la face correspondante
des pubis ; il contribue à former, en s'unissant avec celui du côté opposé,
une sorte de bourrelet, plus saillant vers sa partie moyenne qu'à ses extrémités ; plus saillant aussi chez la femme que chez l'homme ; très-variable
du reste suivant les individus.

On ne retrouve pas sur les surfaces articulaires de la symphyse pubienne
l'anneau de substance compacte que nous avons observé sur les corps vertébraux. — Les cartilages qui les recouvrent sont semblables à ceux de
toutes les autres articulations du même ordre.

2° *Fibro-cartilage interosseux*. — La disposition que présente le fibro-
cartilage interpubien rappelle celle des fibro-cartilages intervertébraux.
L'analogie est manifeste, éclatante ; et cependant elle a été à peine
entrevue. De là les descriptions obscures, contradictoires, j'oserai même
dire irrationnelles, que les auteurs nous ont données de la symphyse
pubienne. Boyer avance le premier que dans cette articulation les surfaces sont en partie continues et en partie contiguës : elles sont continues
en avant et en bas ; contiguës en arrière et en haut. Sa partie antéro-
inférieure est une amphiarthrose ; sa partie postéro-antérieure est une
arthrodie. Considérée dans son ensemble, elle représente une synarthrose ! Ainsi, pour cet auteur, les trois classes d'articulations viennent,
pour ainsi dire, se résumer dans la symphyse pubienne ! Il eût été difficile
de s'égarer plus complétement. Cette opinion étrange a néanmoins prévalu. Elle a été successivement adoptée dans tous les traités dogmatiques ;
c'est elle qui règne encore aujourd'hui, avec cette différence toutefois qu'on
ne range plus la symphyse parmi les synarthroses. Mais la disposition du
fibro-cartilage interpubien, sa structure, tous ses caractères mieux étudiés
et mieux interprétés, vont nous démontrer qu'il n'y a pas lieu de distinguer
dans cette articulation une partie continue et une partie contiguë. Ce fibro-

cartilage doit.être assimilé à celui des amphiarthroses ; il n'en diffère nullement. Ce n'est qu'en le comparant à ces derniers qu'on peut se rendre compte des variétés si grandes, si fréquentes, et jusqu'ici inexpliquées, qu'il présente.

Le ligament interosseux de la symphyse pubienne offre une épaisseur moyenne de 3 millimètres. Son contour est elliptique. — Comme tous les ligaments du même ordre, il se compose de deux portions très-différentes : l'une périphérique, dense et résistante ; l'autre centrale, molle, creusée d'une cavité à parois irrégulières.

La portion périphérique recouvre tout le pourtour des surfaces articulaires. Mais de même qu'elle n'offre pas la même épaisseur en avant et en arrière sur les ligaments intervertébraux, de même son épaisseur varie ici pour les divers points de son contour. C'est aux deux extrémités de la symphyse que cette portion périphérique est le plus épaisse ; en avant, elle l'est beaucoup moins ; en arrière, elle l'est moins encore. Cependant, si réduite qu'elle soit au niveau du bord postérieur de l'articulation, on peut toujours constater sa présence ; c'est elle qui détermine la largeur, et en partie aussi la saillie de ce bord. — Parmi les lames concentriques qui la forment, les plus superficielles font le tour complet des surfaces articulaires. Les moyennes manquent en arrière. Les plus profondes ne se prolongent ni en arrière ni en avant ; elles restent limitées aux extrémités de la symphyse. — Les faisceaux aplatis et rubanés qui composent ces lames s'étendent très-obliquement de l'une à l'autre surface, et s'entrecroisent avec ceux des lames voisines. Cette portion périphérique constitue pour les pubis un puissant moyen d'union.

La portion molle est également éloignée des deux extrémités de l'articulation. Mais elle se trouve beaucoup plus rapprochée de sa partie postérieure que de l'antérieure; si rapprochée même, qu'elle semble se prolonger jusqu'au périoste. Son étendue longitudinale est de 2 centimètres environ, et son étendue antéro-postérieure de 6 à 8 millimètres. Par sa couleur, sa consistance, sa structure, elle ressemble à la portion molle des ligaments intervertébraux. Comme celle-ci, elle est creusée d'une cavité qui en occupe le centre. Des parois de cette cavité s'élèvent aussi une multitude de prolongements villiformes ; seulement ces prolongements sont extrêmement courts, tout à fait rudimentaires, en sorte que les parois paraissent lisses. Lorsqu'on se contente de les examiner à l'œil nu, on pourrait croire, avec tous les auteurs, que les cartilages se trouvent immédiatement en contact. Mais ces cartilages, en apparence contigus, prennent un aspect bien différent lorsqu'on les soumet à l'examen microscopique. On voit alors qu'ils sont recouverts l'un et l'autre d'une épaisse lame fibro-cartilagineuse, parfaitement identique avec celle qui recouvre le centre des cartilages amphiarthrodiaux. On voit aussi que cette lame fibro-cartilagineuse est surmontée de prolongements villiformes qui deviennent de plus en plus longs et manifestes, à mesure que l'on se rapproche des extrémités de la symphyse. Il n'y a donc pas ici deux lames cartilagineuses contiguës ; il n'y a pas de synoviale ; il n'y a pas d'arthrodie ; il y a une cavité analogue à celle qu'on remarque au centre de la portion molle de tous les fibro-cartilages amphiarthrodiaux.

La nature de cette cavité étant déterminée, il devient facile de rattacher à sa véritable cause toutes les variétés que nous offre la symphyse pubienne. Chez la femme, la portion molle du ligament interosseux se développe aux dépens de la portion périphérique ; sa cavité (partie contiguë des auteurs) est plus considérable aussi. Sous l'influence de la grossesse, elle acquiert une prédominance plus grande encore, et envahit presque tout le fibro-cartilage. L'articulation, dans ce cas, est plus faible ; mais ce qu'elle perd en solidité, elle le gagne en mobilité. Chez certains individus du sexe masculin, un phénomène tout à fait inverse se produit : la portion périphérique prend une plus grande importance ; la portion molle se réduit proportionnellement ; la cavité centrale se réduit aussi, parfois même elle disparaît presque entièrement. Ses parois alors se hérissent toujours de prolongements plus longs et plus apparents. Les variétés que présente l'amphiarthrose pubienne dépendent donc, en définitive, d'une simple modification dans les proportions respectives de la portion périphérique et de la portion centrale de son ligament interosseux.

3° *Ligaments périphériques.* — Au nombre de quatre, ces ligaments se distinguent en *antérieur, postérieur, supérieur* et *inférieur*.

Le *ligament antérieur* est constitué par une couche fibreuse très-dense, épaisse d'un demi-centimètre, résultant de l'entrecroisement des fibres tendineuses de tous les muscles qui viennent s'attacher au corps des pubis. Cette couche fibreuse, dépendante des muscles, doit être considérée comme le principal moyen d'union des deux os.

Le *ligament postérieur* est formé par le périoste qui passe transversalement sur le bourrelet de la symphyse, et qui offre sur ce point assez d'épaisseur, assez de résistance surtout, pour contribuer à consolider l'articulation. Il adhère d'une manière intime avec la partie correspondante du fibro-cartilage interosseux.

Le *ligament supérieur* représente aussi une dépendance du périoste. Il est plus épais que le précédent. Sa face profonde adhère également au ligament interosseux avec lequel elle semble se continuer.

Le *ligament inférieur*, ou sous-pubien, beaucoup plus épais, plus fort, plus important que le supérieur, revêt la forme d'un croissant, dont la concavité se dirige en bas et en arrière. — Son bord convexe, tourné en haut et en avant, adhère par sa partie médiane au ligament interosseux, et par ses parties latérales à la branche descendante des pubis. — Son bord concave forme une arcade, l'*arcade pubienne*. C'est sur cette arcade que se réfléchit la tête de l'enfant au moment où elle franchit l'anneau vulvaire. Elle fait partie d'un cercle de très-petit diamètre chez l'homme, beaucoup plus grand chez la femme. Dans le sexe masculin, la corde qui sous-tend cette arcade est de 20 à 22 millimètres ; et dans le sexe féminin, de 30 à 35.

Le ligament sous-pubien est formé par des faisceaux étroits et aplatis, semblables à ceux qui constituent la portion périphérique des fibro-cartilages intervertébraux. Tous ces faisceaux s'étendent obliquement de la branche pubienne d'un côté à la branche pubienne du côté opposé. Ils se croisent à angle d'autant plus aigu qu'ils sont plus inférieurs. Ceux qui répondent au bord libre ou concave semblent parallèles ; mais en les examinant attentivement, on remarque qu'ils s'entrecroisent aussi.

L'intervalle compris entre le ligament supérieur et le bord concave du ligament inférieur représente le plus grand diamètre de la symphyse pubienne. Chez l'homme, où ce diamètre est un peu plus long, il atteint le plus habituellement 5 centimètres et demi. Chez la femme, il dépasse rarement 5 centimètres.

V. — Ligaments sacro-sciatiques et obturateurs.

Les ligaments sacro-sciatiques, au nombre de quatre, deux pour le côté droit et deux pour le côté gauche, sont situés sur les parties latérales et inférieure du petit bassin. On les distingue en grands ou postérieurs, et petits ou antérieurs. — Les ligaments obturateurs occupent les trous ovalaires ou sous-pubiens. — Les premiers, de même que les seconds, ne jouent pas le rôle de moyens d'union. Il importait par conséquent de ne pas les confondre avec les liens articulaires. Winslow, qui, le premier, a pris soin d'éviter cette confusion, en avait fait une petite famille, qu'il désignait sous le nom de *ligaments propres*, réservant celui de *ligaments communs* pour les véritables moyens d'union. A ceux qui précèdent, il ajoutait le ligament crural ; mais ce dernier a été considéré, avec raison, comme une dépendance du muscle grand oblique de l'abdomen.

Les ligaments propres du bassin ont pour destination de compléter ses parois et de fournir aux muscles une plus large surface d'insertion.

1° Grand ligament sacro-sciatique. — Ce ligament, situé sur la partie inférieure, postérieure et latérale du bassin, est très-long, mince, aplati, triangulaire. Par sa base, qui n'a pas moins de 10 à 12 centimètres de largeur, il s'attache : 1° à l'extrémité postérieure de la ligne semi-circulaire supérieure de l'os iliaque ; 2° au bord externe de la couche superficielle du ligament sacro-iliaque postérieur et inférieur ; 3° aux parties latérales du sacrum ; 4° à toute l'étendue du bord correspondant du coccyx. De ces diverses insertions, le ligament s'étend obliquement en bas, en avant et en dehors, en se rétrécissant de plus en plus et augmentant d'épaisseur ; devient très-étroit au niveau de l'échancrure sur laquelle glisse le tendon du muscle obturateur interne ; puis, s'élargissant alors et reprenant une figure triangulaire, il s'attache à la partie inférieure de l'ischion et à la lèvre externe de sa branche ascendante. On pourrait le considérer par conséquent comme formé de deux triangles, se continuant par leur sommet tronqué, l'un supérieur, beaucoup plus grand, l'autre inférieur, très-petit. Ce dernier, en se prolongeant de bas en haut sur le muscle obturateur, constitue un repli falciforme, dont le bord supérieur concave se continue avec l'aponévrose du muscle.

La face postérieure du grand ligament sacro-sciatique donne attache sur toute son étendue au muscle grand fessier. Pour cette insertion, une multitude de lamelles cellulo-fibreuses s'en détachent, et pénètrent dans l'épaisseur du muscle en rayonnant comme les feuillets d'un livre entr'ouvert. Lorsqu'on découvre cette face inférieure, on divise tous ces feuillets cellulo-fibreux, d'où l'aspect toujours très-inégal qu'elle présente.

La face antérieure est en rapport avec le petit ligament sacro-sciatique, auquel elle est unie. Plus bas, elle se trouve séparée de ce ligament par un espace triangulaire qui livre passage au tendon de l'obturateur interne, et aux vaisseaux honteux internes.

Son bord externe, rectiligne, presque vertical, donne naissance à une lame cellulo-fibreuse qui recouvre le muscle pyramidal. — Son bord interne, plus court et concave, se continue avec le repli ascendant et falciforme qui s'applique à l'obturateur interne. Il contribue à former le détroit inférieur du bassin. Au moment de l'accouchement, le coccyx s'abaissant, ce bord interne se déprime aussi, en sorte que le détroit, en partie osseux et en partie fibreux, se laisse légèrement dilater.

Le grand ligament sacro-sciatique est formé de faisceaux qui s'entrecroisent pour la plupart sous des angles très-aigus. — On peut le décomposer en deux plans, l'un postéro-externe, l'autre antéro-interne. Une branche considérable de l'artère fessière passe entre les deux plans que sépare aussi une couche de tissu adipeux. Ces deux plans toutefois ne sont distincts que dans l'étendue de son tiers moyen. Ils se confondent à mesure qu'on se rapproche de ses extrémités.

2° *Petit ligament sacro-sciatique.* — Il est situé au devant du précédent, beaucoup moins long et moins large que celui-ci, aplati aussi et triangulaire. Ce ligament s'attache, par sa base, aux parties latérale et inférieure du sacrum, et aux bords du coccyx. De cette double insertion, il se porte obliquement en bas, en avant et en dehors, en diminuant de largeur, et augmentant d'épaisseur, puis se fixe, par son sommet, à l'épine ischiatique. — Sa face postérieure se confond avec le grand ligament sacrosciatique sur la plus grande partie de son étendue ; elle devient libre seulement dans son tiers inférieur, et répond sur ce point aux vaisseaux honteux internes qui la contournent. — Sa face antérieure est recouverte par le muscle ischio-coccygien. — Les faisceaux fibreux qui le composent s'étendent en rayonnant de l'épine ischiatique vers le sacrum.

Les ligaments sacro-sciatiques transforment les échancrures sacro-sciatiques en deux grands orifices, par lesquels les parties intra-pelviennes communiquent avec les parties molles extérieures. — De ces deux orifices, le supérieur, beaucoup plus considérable, est limité en haut et en avant par la grande échancrure sciatique, en bas et en arrière par les ligaments ; il livre passage au muscle pyramidal, aux artères fessière, ischiatique et honteuse interne, et aux grand et petit nerfs sciatiques. — L'orifice inférieur est circonscrit en avant par la petite échancrure sciatique, en arrière par les deux ligaments. Il est traversé par le tendon de l'obturateur interne, et par les vaisseaux honteux internes, qui, après être sortis du bassin par la grande échancrure sciatique, y rentrent par la petite.

3° *Ligament obturateur*. — Ce ligament occupe le trou ovalaire ou sous-pubien, qu'il ferme presque entièrement. Il comprend une partie principale et des faisceaux accessoires.

La partie principale, ou le ligament obturateur proprement dit, s'attache à la lèvre interne de l'orifice. Elle est constituée par des bandelettes aponévrotiques, très-minces et demi-transparentes, qui se dirigent en bas et en dehors, et qui se continuent entre elles par leurs bords. Les inférieures et internes sont à peu près parallèles à la branche ischio-pubienne. Les supérieures sont parallèles à la branche horizontale des pubis. Parmi ces dernières, la plus élevée se porte de la lèvre interne de la gouttière sous-pubienne à la partie moyenne de la lèvre externe ; elle transforme ainsi la gouttière en un véritable canal.

Les faisceaux accessoires s'étendent de la partie postéro-externe du trou sous-pubien sur la face antérieure de la partie principale, qu'ils sont destinés à consolider. Le plus important de ces faisceaux s'attache, soit à la lèvre externe de la gouttière sous-pubienne, soit au ligament qui transforme en trou la grande échancrure de la cavité cotyloïde ; de là il se porte obliquement en avant et en dedans, pour s'unir à la partie la plus élevée du ligament obturateur. Ce faisceau limite en bas l'orifice antérieur du canal sous-pubien ; il est séparé à son point de départ de la partie principale par un orifice assez large et constant.

Le *canal sous-pubien*, en partie osseux, en partie fibreux, offre une longueur de 15 à 18 millimètres. Il se dirige d'arrière en avant, de dehors en dedans et de haut en bas. Sa paroi supérieure est constituée par la branche horizontale des pubis, et l'inférieure par le ligament obturateur. De ses deux orifices, le postérieur, elliptique, regarde directement en haut ; l'antérieur, demi-circulaire, regarde en avant et en bas. — Ce canal livre passage au nerf et aux vaisseaux obturateurs. Son calibre est en rapport avec celui des veines obturatrices toujours très-volumineuses.

Le ligament obturateur a donc pour usage : 1° de compléter la paroi antérieure de l'excavation pelvienne ; 2° de constituer une surface d'insertion pour les muscles obturateurs ; 3° de contribuer à la formation d'un canal qui protége le nerf et les vaisseaux correspondants.

§ 2. — MÉCANISME DU BASSIN.

Le bassin remplit des attributions multiples : il forme la base de sustentation du tronc ; il exécute divers mouvements ; il protége les organes contenus dans sa cavité ; et enfin il livre passage au fœtus lorsque celui-ci est parvenu au terme de son développement. En étudiant sa conformation extérieure, nous l'avons envisagé sous ce dernier point de vue. Il nous reste à le considérer comme organe de sustentation, comme organe de mouvement, comme organe de protection.

A. — Du bassin considéré comme base de sustentation du tronc.

Dans la station verticale, le bassin soutient le rachis qui lui transmet le poids des parties supérieures, et se trouve soutenu par les deux têtes fémorales, auxquelles il le transmet à son tour. Une ligne horizontale et transversale passant par le centre de celles-ci représente son axe de rotation ; car c'est autour de cette ligne qu'il tourne dans ses mouvements antéropostérieurs. C'est sur cette ligne aussi que tombe la verticale passant par le centre de gravité du corps.

Le bassin et tout le tronc sont donc dans un état d'équilibre instable. Ils n'éprouvent aucune tendance à tomber à droite ou à gauche ; mais le moindre effort suffirait pour les faire tomber en avant ou en arrière, si une force sans cesse active ne ramenait la verticale sur la ligne bifémorale. Cette puissance est représentée : d'une part, par les muscles qui s'attachent à la partie antérieure du bassin, principalement par les muscles droits antérieurs de la cuisse, qui s'opposent au mouvement de bascule en arrière ; de l'autre, par ceux qui s'insèrent aux ischions et par les muscles grands et moyens fessiers, qui s'opposent au mouvement de bascule en avant. Ainsi posé sur une base autour de laquelle il tend continuellement à tourner, et sur laquelle l'action musculaire le maintient en équilibre, le bassin ne pourrait conserver longtemps cette attitude sans une fatigue extrême, si la nature, pour nous épargner une si grande dépense de force, n'avait mis à notre disposition des moyens de résistance purement mécaniques.

Le bassin, en effet, n'éprouve pas une tendance égale à tomber en avant et en arrière. Lorsque le centre de gravité se déplace, c'est presque toujours en avant qu'il se porte ; aussi les muscles qui, pour le ramener sur la verticale, font basculer le bassin d'avant en arrière, sont-ils remarquables par leur énorme développement, bien que leur action ne soit pas toujours d'une absolue nécessité. Lorsque nous voulons nous tenir debout sans fatigue, nous faisons tourner le bassin autour de son axe jusqu'à ce qu'il ait atteint les limites extrêmes de l'extension ; la verticale passe alors un peu en arrière de cet axe, et le bassin pourrait tomber dans ce sens ; mais la partie antérieure du ligament capsulaire des hanches se tend ; et comme elle est très-résistante, elle suffit pour faire équilibre au poids des parties supérieures du corps.

Le poids transmis au sacrum par le rachis subit sur la base de cet os une première décomposition : une moitié de l'effort se propage vers l'articulation sacro-iliaque droite, et l'autre moitié vers l'articulation sacro-iliaque gauche. Chacune de celles-ci peut être considérée, en vertu du parallélogramme des forces, comme se subdivisant encore. Une partie de la pression se dirige transversalement en dehors, et se trouve absorbée par les ligaments ; l'autre partie descend verticalement et se communique à l'os iliaque, qui la transmet au fémur. On peut remarquer que la portion de l'os iliaque, à travers laquelle chemine l'effort, est verticalement dirigée, extrêmement épaisse, très-compacte et très-courte ; sa longueur n'excède pas 5 centimètres.

Dans l'attitude assise, la base de sustentation est représentée par les tubérosités ischiatiques. Elle se rapproche davantage par conséquent de la partie antérieure du bassin. Le tronc éprouve alors d'autant moins de tendance à tomber en avant, que la surface d'appui se trouve encore allongée et élargie dans ce sens par les cuisses fléchies à angle droit.

B. — **Mouvements du bassin.**

Ils se divisent en trois ordres : les uns sont des mouvements de totalité propres au bassin ; les autres sont des mouvements de totalité qui lui sont transmis par les membres inférieurs pendant la marche ; les derniers sont des mouvements partiels, résultant du jeu réciproque des diverses pièces qui le composent.

1° Mouvements propres au bassin.

Le bassin possède deux mouvements principaux : la flexion et l'extension ; il présente en outre un double mouvement d'inclinaison latérale, un mouvement de circumduction et un mouvement de rotation.

Les *mouvements de flexion et d'extension*, ou mouvements antéro-postérieurs, s'exécutent autour de son axe de rotation. De ces deux mouvements, le premier est très-étendu ; c'est par la flexion du bassin et du tronc que nous réagissons le plus souvent sur les corps qui nous entourent. Le second est très-limité. Dans l'un et l'autre, le bassin se meut à la manière d'un levier du premier genre, qui prend son point d'appui sur l'axe de rotation.

Dans la flexion, la puissance est en avant, et la résistance en arrière. Dans l'extension, la puissance et la résistance occupent une situation inverse. Ce dernier mouvement est toujours essentiellement actif; le bassin fléchi ne peut être ramené dans l'extension que par l'action musculaire. Lorsqu'il se trouve étendu, l'action musculaire doit aussi intervenir pour le fléchir, si l'extension est extrême, puisque alors le centre de gravité du corps tombe en arrière de l'axe de rotation. Mais si elle est modérée, le centre de gravité étant placé au-dessus de cet axe, une simple détente des muscles extenseurs suffit pour produire la flexion, qu'on peut considérer en général comme un mouvement passif. Le rôle des muscles fléchisseurs est donc presque nul. Celui des extenseurs est au contraire de la plus haute importance; ils contrastent avec les précédents par leur nombre, leur volume, leur puissance; c'est à leur grand développement qu'est due la saillie des régions fessières, saillie qui constitue l'un des caractères les plus remarquables de l'attitude bipède.

L'*inclinaison latérale* peut se produire suivant trois modes différents : tantôt le bassin s'élève d'un côté, ce qui a lieu lorsque nous nous dressons sur la pointe de l'un des pieds; tantôt il s'abaisse, comme, par exemple, dans la *position hanchée;* quelquefois, en même temps qu'il s'élève d'un côté, il s'abaisse de l'autre ; tel est le mode d'inclinaison qu'on observe à la suite d'un mouvement latéral imprimé au tronc. Dans les trois cas, le résultat reste le même ; l'axe de rotation, d'horizontal qu'il était, devient oblique, et cette obliquité introduit une modification fort remarquable dans la longueur apparente des deux membres. — Ceux-ci peuvent être comparés à deux tiges verticales suspendues à une tige horizontale. Si le bassin s'abaisse à droite chez un adulte placé dans le décubitus dorsal, le membre droit, qui s'abaisse aussi, paraîtra plus long, et le membre gauche, qui s'élève, paraîtra, au contraire, plus court. Mais si, à l'aide d'un ruban conduit de l'épine iliaque antérieure et supérieure à la malléole externe, on mesure la longueur des deux membres, on remarque avec quelque surprise que le plus long à la vue est le plus court à la mensuration, et réciproquement. Ainsi, lorsque le bassin s'incline latéralement, chacun des membres présente une étendue apparente qui est à la fois plus longue et plus courte : plus longue à la vue et plus courte à la mensuration pour l'un, plus longue à la mensuration et plus courte à la vue pour l'autre ; et cependant leur longueur réelle n'est nullement modifiée. Lorsqu'on les compare chez un malade, il importe donc, pour ne pas se laisser induire en erreur par ces apparences, de ramener l'axe transversal du bassin dans une direction perpendiculaire à l'axe du corps.

Le *mouvement de circumduction* est double : dans l'un, le bassin décrit un cône dont la base répond à la sienne; dans l'autre, il décrit un cône dont la base répond à son sommet. — Le premier de ces mouvements a lieu lorsque le tronc passe directement de l'extension à l'inclinaison latérale, de celle-ci à la flexion, de la flexion à l'inclinaison du côté opposé, etc. Ce sont les parties supérieures du corps qui donnent alors l'impulsion et qui entraînent le bassin. — Dans le second mode de circumduction, les fémurs participent au mouvement. La colonne lombaire n'y prend qu'une faible part. Le sommet du cône répond à la partie supérieure de celle-ci, et sa base aux grands trochanters. Ces mouvements circulaires sont plus étendus dans la demi-flexion.

Le *mouvement de rotation* a pour axe la verticale passant par le centre de gravité du corps. En tournant autour de cet axe, le bassin entraîne l'extrémité supérieure des fémurs, qui se portent tous les deux en dedans, mais l'un en avant et l'autre en arrière, et qui tendent à s'entrecroiser. La colonne lombaire subit une torsion proportionnelle à l'étendue du mouvement. Les crêtes et les épines iliaques décrivent un arc de cercle plus ou moins grand. — Il est rare, du reste, que le bassin reste ainsi isolé dans son mouvement de rotation. Le plus habituellement c'est le tronc tout entier qui tourne autour de son axe; le bassin ne participe au mouvement général que pour le compléter.

2° Mouvements communiqués au bassin pendant la progression.

Dans les divers modes de progression, la marche, la course, le trotter, le corps peut être considéré comme formé de deux parties : l'une qui est supportée et transportée, l'autre qui supporte et transporte. Le tronc, la tête et les membres thoraciques forment la première; les membres pelviens représentent la seconde.

La partie inférieure, seule active, joue donc le rôle de colonne de sustentation et d'agent d'impulsion. La partie supérieure, presque aussi passive qu'un faible fardeau, exécute les mouvements que lui communique la précédente. Or, les membres pelviens, pour la pousser en avant, prennent tour à tour leur point d'appui en arrière; tour à tour ils se raccourcissent et s'allongent; tour à tour ils agissent sur la partie latérale droite et sur la partie gauche du bassin. De là résultent pour le tronc trois mouvements plus ou moins prononcés, mais constants et simultanés : il s'incline en avant, il s'abaisse, et en outre il décrit une légère rotation alternative dont sa base est le siége principal.

Dans l'inclinaison en avant, ou le mouvement de flexion, l'axe du tronc, d'après les frères Weber, forme avec la verticale un angle :

> De 5°,7 . . . . dans la marche lente;
> De 10° . . . . dans la marche précipitée;
> De 22° . . . . dans la course la plus rapide.

Le tronc, ainsi fléchi, est comparé par ces auteurs à une baguette obliquement posée sur la pulpe de l'un des doigts. Pour en prévenir la chute, nous reportons la base de sustentation du côté vers lequel elle s'incline, avec une rapidité proportionnelle à l'inclinaison. Ce que fait le doigt pour la baguette, les membres inférieurs le font pour le tronc ; en transportant sa base en avant, ils l'empêchent aussi de tomber. La direction qu'ils prennent alors nous explique la nécessité de l'inclinaison du bassin et des parties supérieures ; car, pour jouer le rôle d'agents d'impulsion, ils se portent alternativement en arrière ; et comme leur mouvement dans ce sens est limité par la tension du ligament capsulaire de la hanche, ils ne peuvent se porter en arrière qu'à la condition où le tronc s'inclinera en avant. Tout mouvement de progression en avant suppose donc une projection préalable de l'un des membres en arrière et une inclinaison consécutive du tronc. Celui-ci s'incline toujours, d'autant plus que le membre chargé de donner l'impulsion est lui-même plus oblique.

Pendant que l'un des membres appuyé sur le sol s'allonge par le redressement de ses articulations pour donner l'impulsion au tronc, celui du côté opposé s'en détache, reste suspendu au bassin, puis, oscillant à la manière d'un pendule qu'on aurait écarté de la direction verticale, se porte d'arrière en avant, afin de se poser de nouveau sur le sol.

L'abaissement du bassin pendant les divers modes de progression est la conséquence du raccourcissement alternatif des membres. Plus ceux-ci se raccourcissent, plus cet abaissement devient considérable. Il est proportionnel aussi à l'inclinaison du tronc.

La rotation alternative du bassin reconnaît pour cause l'action successive des membres. Placés à droite et à gauche de cette cavité, sur une même ligne transversale, ils ne peuvent lui communiquer un mouvement d'impulsion, sans lui imprimer aussi un léger mouvement de rotation en avant et en dedans. Ce mouvement de rotation est peu sensible chez l'homme, mais plus manifeste chez la femme, par suite de la prédominance chez elle des dimensions transversales de l'excavation pelvienne. En tournant autour de la verticale, le bassin entraîne à son tour l'extrémité supérieure des deux fémurs, en sorte que les grands trochanters participent au mouvement.

Associée à la rotation et à la flexion du bassin, la rotation des trochanters donne aux mouvements de la femme, dans une course un peu rapide, ce caractère particulier qui a fait comparer son mode de progression à celui des palmipèdes, et qui contraste en effet avec l'aisance et la grâce habituelles de sa démarche.

3° Mouvements partiels du bassin.

De tous les os qui concourent à former le bassin, le coccyx est le seul qui présente une certaine mobilité dans l'état ordinaire. Ses mouvements, contrairement à ceux de toutes les autres articulations mobiles ou semi-mobiles, ne lui sont pas imprimés par des muscles, mais par de simples pressions mécaniques agissant sur ses faces, d'arrière en avant ou d'avant en arrière.

Le sacrum et l'os iliaque, les deux pubis, ne deviennent mobiles l'un sur l'autre que lorsque l'excavation pelvienne a été préalablement et transversalement divisée ; et encore après cette division leurs mouvements restent-ils extrêmement bornés.

Mais ces articulations, si serrées dans les conditions ordinaires de la vie, se modifient assez notablement sous l'influence de la grossesse. Leurs moyens d'union, participant à la nutrition plus active dont toutes les parties du corps, et particulièrement celles du bassin, sont alors le siége, s'hypertrophient et s'allongent ; ils semblent pénétrés d'une plus grande quantité de liquidé ; ils offrent plus de souplesse. Les fibro-cartilages interosseux subissent surtout des modifications remarquables : leur partie périphérique diminue de densité et augmente d'épaisseur ; la partie molle s'élargit aux dépens de la précédente ; elle s'étend quelquefois jusqu'aux dernières limites de celle-ci ; la cavité centrale s'agrandit dans les mêmes proportions. Il suit de toutes ces modifications, très-variables suivant les individus, que les surfaces articulaires, jusque-là immobilisées dans leur contact, peuvent exécuter quelques légers mouvements.

L'allongement et la souplesse des ligaments ne se montrent pas cependant également accusés sur toutes les articulations du bassin. Au premier rang, sous ce rapport, il faut placer la symphyse pubienne et l'articulation sacro-coccygienne, qui possèdent chacune un fibro-cartilage bien constitué. L'articulation sacro-iliaque, dont le fibro-cartilage n'existe qu'à l'état de vestige, se modifie à peine.

Quelques auteurs ont considéré ces modifications comme destinées à permettre un certain degré d'écartement des surfaces articulaires, et une sorte de dilatation de l'excavation pelvienne au moment de l'accouchement. Mais dans l'état physiologique elles ne sont pas assez prononcées pour que ces surfaces puissent se prêter à une semblable destination. Les mouvements qu'on peut alors leur imprimer sont extrêmement faibles, le plus souvent presque nuls.

Les os du bassin ne se laissent donc pas écarter. Nous savons d'ailleurs, depuis les recherches des frères Weber, que la pression atmosphérique rendrait cet écartement fort difficile, alors même que les ligaments offriraient une laxité extrême ; si tel était le but que se propose la nature, ce sont les articulations sacro-iliaques, placées aux deux extrémités du grand diamètre du bassin, qui devraient surtout se relâcher. Or, ces articulations sont celles au contraire qui restent les plus serrées. Seul, le ramollissement de l'articulation sacro-coccygienne pourrait être invoqué à l'appui de cette opinion ; car il a manifestement pour avantage de faciliter la dépression du coccyx, l'allongement du diamètre coccy-pubien, et par conséquent l'élargissement du détroit inférieur.

C. — Du bassin considéré comme cavité de protection.

La cavité pelvienne protége les viscères qu'elle renferme ; mais elle ne les protége pas d'une manière égale. Il existe à cet égard une notable différence entre le petit bassin et le grand bassin.

Le petit bassin, qui forme une enceinte continue, à parois épaisses et résistantes, constitue pour toutes les parties qu'il contient un puissant moyen de protection. Entièrement osseux supérieurement, en partie osseux et en partie fibreux inférieurement, sa résistance décroît de haut en bas ; mais à mesure qu'ils deviennent plus profonds, les organes intra-pelviens, se trouvant moins exposés à l'influence des corps extérieurs, l'étui protecteur qui les entoure pouvait s'amincir et s'affaiblir sans inconvénient pour eux. En diminuant d'épaisseur et de solidité à mesure qu'on se rapproche du détroit inférieur, les parois de l'excavation pelvienne acquièrent plus de souplesse et un certain degré de dilatabilité, avantages que la nature utilise au moment de l'accouchement.

Le grand bassin, constitué à droite et à gauche par les fosses iliaques, et complété en arrière par le rachis, ne présente aucun vestige de paroi antérieure ; à la place de celle-ci, on ne trouve qu'une énorme échancrure. Les organes logés dans sa cavité n'ont donc rien à craindre des agents vulnérants qui peuvent atteindre sa paroi postérieure ou ses parois latérales. En avant, au contraire, ils restent exposés à toutes les violences extérieures. Pour comprendre combien ils sont vulnérables dans ce sens, il importe de placer le bassin dans la position très-oblique qui lui est propre, et non dans la position horizontale qu'on lui donnait autrefois. Or, dans cette attitude, les viscères ne reposent pas sur les fosses iliaques, ainsi que le répètent encore beaucoup d'auteurs ; ils glissent de haut en bas sur ces fosses qui sont presque verticales, et viennent prendre leur point d'appui sur le contour de la grande échancrure et sur la paroi abdominale antérieure. C'est donc sur le pli de l'aine et sur la région hypogastrique qu'ils pèsent de tout leur poids. Non-seulement ils ne sont pas protégés, mais ils semblent se porter en quelque sorte au-devant du danger qui les menace. Si l'angle sacro-vertébral s'avance à la manière d'un promontoire au-dessus de l'excavation du bassin, c'est en partie pour repousser en avant les viscères qui l'entourent et pour soustraire les organes sous-jacents ou intra-pelviens à la pression que ces viscères pourraient exercer sur eux.

L'obliquité du bassin entraîne ainsi des conséquences diamétralement opposées pour les organes situés au-dessous et au-dessus du détroit supérieur ; pour ceux qui sont situés au-dessous, elle constitue un nouveau moyen de protection ; pour ceux qui sont situés au-dessus, elle devient la source de plusieurs prédispositions fâcheuses, parmi lesquelles il faut mettre au premier rang leur tendance à se déplacer.

ARTICLE III

DES ARTICULATIONS DU THORAX

Le thorax est essentiellement formé par des arcs, en partie osseux, en partie cartilagineux, qui s'appuient en arrière sur les vertèbres, en avant sur le sternum. Ses articulations se divisent donc en deux groupes, l'un postérieur, l'autre antérieur. Dans chaque groupe elles se disposent en séries linéaires; et dans chaque série elles sont conformées sur le même type.

§ 1er. — ARTICULATIONS POSTÉRIEURES DU THORAX.

L'extrémité postérieure des côtes se compose de trois parties : la tête, la tubérosité et le col. Par leur tête, les côtes s'articulent avec les parties latérales du corps des vertèbres dorsales; par leur tubérosité, elles s'articulent avec le sommet des apophyses transverses; par leur col, elles s'unissent à la partie moyenne de ces apophyses. De là trois longues séries d'articulations postérieures :

1° Une série antéro-interne, qui répond à la plèvre, et qui comprend les articulations costo-vertébrales.

2° Une série postéro-externe sous-jacente aux muscles spinaux, composée des articulations costo-transversaires.

3° Une série intermédiaire aux deux précédentes, qu'elle semble relier l'une à l'autre et qu'elle contribue puissamment à consolider.

I. — Articulations costo-vertébrales.

Elles participent à la fois des articulations mobiles et des articulations semi-mobiles : ce sont des *diarthro-amphiarthroses*, qui prennent rang immédiatement au-dessus de l'articulation sacro-iliaque, immédiatement au-dessous de la symphyse pubienne.

A. *Surfaces articulaires.* — D'une part, la tête des côtes; de l'autre, les facettes latérales du corps des vertèbres et les ligaments ou disques intervertébraux.

La tête des côtes présente deux facettes séparées par une crête mousse, horizontale et antéro-postérieure. — Les deux facettes s'inclinent sur l'axe de la côte, de telle sorte qu'en les prolongeant, elles viendraient se réunir au sommet de la crête qui les sépare. La facette supérieure, tournée en haut et en dedans, s'applique à la facette latérale de la vertèbre qui est au-dessus. La facette inférieure, tournée en bas et en dedans, s'applique à la facette latérale de la vertèbre qui est au-dessous. Elle est plus grande que la précédente, et le devient d'autant plus, en général, qu'elle appartient à une côte plus inférieure. — La crête comprise entre les deux facettes répond aux ligaments intervertébraux.

Les deux facettes costales et la crête mousse intermédiaire sont revêtues d'un fibro-cartilage. Au *niveau* de la crête, celui-ci se trouve en continuité directe avec le fibro-cartilage intervertébral correspondant. Sur les facettes, il est surmonté de prolongements villiformes, très-minimes et irréguliers, comparables à ceux qu'on observe sur les surfaces de l'articulation sacro-iliaque. Son existence s'explique comme celle des fibro-cartilages qui recouvrent le condyle de la mâchoire et le condyle du temporal, par le mode d'évolution des côtes. De même que la plupart des os du crâne et de la face, les arcs costaux ne sont pas précédés par un cartilage ; ils passent

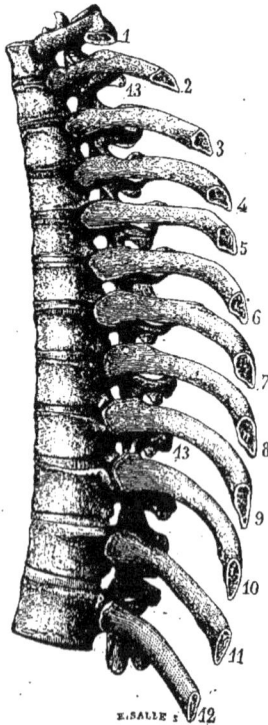

FIG. 214. — *Surfaces articulaires des articulations costo-vertébrales.*

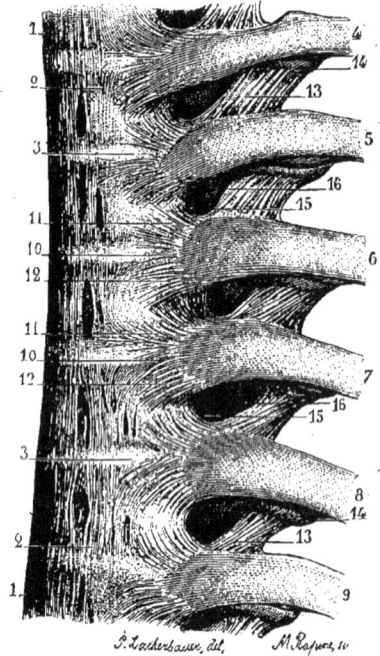

FIG. 215 — *Ligament rayonné des articulations costo-vertébrales.*

FIG. 214. — 1. Extrémité postérieure de la première côte gauche, dont la tête s'unit à la facette supérieure de la première vertèbre dorsale. — 2. Extrémité postérieure de la deuxième côte, dont la tête s'articule par sa facette inférieure, plus large, avec la seconde vertèbre dorsale, et par sa facette supérieure, en général beaucoup plus petite, avec la première. — 3, 4, 5, 6, 7, 8, 9. Extrémité supérieure des sept côtes suivantes, en rapport avec les corps et les apophyses transverses des vertèbres correspondantes. — 10. Dixième côte, s'articulant ici avec la dixième et la neuvième vertèbre dorsales ; mais le plus souvent elle n'est pas en rapport avec cette dernière. 11. 12. Onzième et douzième côtes,

directement de l'état celluleux à l'état osseux ; le périoste qui les revêt sur toute leur étendue recouvre également leurs surfaces articulaires. D'abord simplement fibreux, il se modifie plus tard sous l'influence des mouvements dont celles-ci deviennent le siége, et prend peu à peu les caractères d'un fibro-cartilage.

Les facettes latérales des corps vertébraux se distinguent aussi en supérieures et inférieures. — Les supérieures regardent en dehors, en arrière et en bas. Leur étendue superficielle diminue en descendant. Chacune d'elles est recouverte : 1° d'une mince couche de cartilage ; 2° d'une couche fibro-cartilagineuse plus épaisse. — Les inférieures regardent en dehors, en arrière et en haut. Leur superficie augmente à mesure que celle des précédentes diminue. Elles sont revêtues également d'un cartilage et d'un fibro-cartilage.

Il suit de la direction convergente de ces deux facettes, qu'elles forment un angle rentrant, dont le fibro-cartilage intervertébral occupe le sommet. La tête des côtes forme au contraire un angle saillant qui est reçu dans cette cavité angulaire, à la manière d'un coin. Les surfaces des articulations costo-vertébrales sont donc remarquables, d'une part par le fibro-cartilage qui les recouvre, de l'autre par la disposition cunéiforme qu'elles présentent. Cette disposition nous explique, en partie, l'immobilité à peu près complète des vertèbres dorsales ; elle nous explique surtout très-bien pourquoi elles ne peuvent s'incliner dans le sens latéral, leur partie inférieure rencontrant alors la tête des côtes qui les arrête immédiatement. Les avantages d'une semblable disposition sont manifestes : la colonne dorsale ne s'inclinant ni à droite, ni à gauche, les côtes conservent leur situation relative, leur direction, la pleine liberté de leurs mouvements, et la respiration reste facile. Supposez au contraire qu'elle s'incline d'un côté, toutes les côtes correspondantes se rapprocheront, s'appliqueront les unes aux autres comme les branches d'un éventail qu'on replie ; elles s'immobiliseront mutuellement, et la respiration ne pourra plus s'accomplir avec la même facilité.

La configuration cunéiforme des articulations costo-vertébrales a donc pour but, en définitive, d'immobiliser les vertèbres dorsales sur le plan

dont la tête s'articule avec une seule vertèbre. — 13, 13. Apophyses transverses s'unissant par leur sommet avec la facette articulaire de la tubérosité des côtes.

Fig. 215. — 1, 2. Partie médiane du ligament vertébral commun antérieur. — 2, 2. Partie latérale de ce ligament, différant de la précédente par les nombreux orifices vasculaires qu'elle présente. — 3, 3. Ligaments intervertébraux. — 4, 5, 6, 7, 8, 9. Extrémité postérieure des 4ᵉ, 5ᵉ, 6ᵉ, 7ᵉ, 8ᵉ et 9ᵉ côtes. — 10, 10. Ligament rayonné des articulations costo-vertébrales. — 11, 11. Faisceau supérieur de ce ligament. — 12, 12. Son faisceau inférieur. — 13, 13. Ligament transverso-costal supérieur s'insérant en haut, au bord inférieur de l'apophyse transverse qui est au-dessus, et en bas au bord supérieur du col de la côte qui est au-dessous. — 14, 14. Bord inférieur des apophyses transverses. — 15, 15. Trous de conjugaison. — 16, 16. Trou dans lequel s'engage la branche postérieure des vaisseaux et nerfs intercostaux pour se rendre dans les muscles spinaux.

. médian, et de conserver aux côtes, au contraire, la plus grande mobilité possible. Sa destination, en d'autres termes, est d'assurer la liberté et la régularité des mouvements respiratoires.

B. *Moyens d'union.* — Les ligaments des articulations costo-vertébrales, au nombre de deux, se distinguent en antérieur ou superficiel, et profond ou interosseux.

Le *ligament antérieur* est rayonné. Il s'attache par sa base sur les parties latérales des deux vertèbres avec lesquelles la côte s'articule, et sur le fibro-cartilage intermédiaire. Nées de ces divers points, ses fibres se portent en convergeant vers la partie antérieure de la tête de la côte sur laquelle elles se fixent. Les plus élevées et les plus inférieures sont verticales. Les moyennes sont obliques pour la plupart. Celles qui s'insèrent sur le fibro-cartilage intervertébral sont horizontales, mais beaucoup moins nombreuses; quelquefois même elles font presque entièrement défaut. De leur absence ou de leur rareté, il suit que le ligament rayonné a pu être considéré comme formé de deux faisceaux, l'un supérieur, l'autre inférieur. Sur les articulations les plus élevées, ces deux faisceaux sont à peu près égaux; sur les autres, l'inférieur l'emporte, et devient de plus en plus prédominant à mesure que l'on se rapproche de la base du thorax.

Le ligament antérieur est recouvert par la plèvre costale à laquelle l'unit un tissu cellulaire très-lâche. Il répond par sa face profonde aux deux vertèbres correspondantes, au disque intervertébral, à la tête de la côte et au ligament interosseux de l'articulation.

Ligament interosseux. — Ce ligament, suivant la plupart des auteurs, s'étendrait de la crête qui sépare les deux facettes costales au fibro-cartilage intervertébral, pour se continuer avec celui-ci. Il offrirait une longueur égale à celle de la crête et une épaisseur égale aussi sur toute son étendue. Cette description atteste que les articulations costo-vertébrales, de même que l'articulation sacro-iliaque et la symphyse pubienne, ont peu fixé l'attention des observateurs. Leur langage eût été plus exact s'ils se fussent abstenus de tracer entre les trois classes d'articulations des lignes de démarcation aussi tranchées; car en suivant la nature pas à pas dans sa marche graduellement ascendante, ils auraient reconnu sans peine l'existence des diarthro-amphiarthroses, qui projettent une si vive lueur sur plusieurs points de l'histoire des articulations restés jusqu'ici fort obscurs.

Le ligament interosseux des articulations costo-vertébrales est situé à leur partie antérieure, immédiatement au-dessous du ligament rayonné, dans une petite dépression quelquefois très-apparente sur le squelette, mais variable suivant les individus, suivant l'articulation que l'on considère, et même d'un côté à l'autre. Ce ligament s'étend de la crête costale aux facettes vertébrales inférieures, en se modifiant de telle sorte, qu'il ne se trouve plus représenté sur les deux tiers postérieurs de la crête et des facettes correspondantes que par de simples inégalités ou saillies microscopiques.

Pour observer la disposition qu'affecte ce ligament, il faut enlever la vertèbre supérieure, et abattre par un trait de scie le col de la côte, ainsi que l'apophyse transverse. En renversant la tête de la côte en bas et en dedans, il deviendra alors facile de constater que le fibro-cartilage inter-osseux fait à peu près complétement défaut sur la moitié postérieure de l'articulation, et qu'il se porte de la crête et de la facette costale inférieure à la facette vertébrale correspondante. Pour compléter cette étude, il importe de pratiquer sur les articulations costo-vertébrales des coupes horizontales et transversales à différentes hauteurs, qui montreront très-bien les rapports du fibro-cartilage avec les deux facettes.

C. *Synoviales.* — Les anatomistes sont unanimes pour accorder à ces articulations deux synoviales, l'une supérieure, l'autre inférieure. Ces deux synoviales seraient séparées par le ligament interosseux. Je ferai remarquer d'abord que le ligament interosseux ne s'étendant pas jusqu'à leur partie postérieure, il n'y aurait pas lieu d'admettre ici deux synoviales, mais une seule. J'ajouterai que cette unique synoviale n'existe qu'à l'état de vestige et seulement en arrière. Il n'est plus permis aujourd'hui de considérer l'articulation des côtes avec les corps des vertèbres, comme une double arthrodie. L'observation nous démontre que chacune de ces articulation est une amphiarthrose imparfaite. On pourrait invoquer, il est vrai, l'articulation sacro-iliaque, qui est aussi une diarthro-amphiarthrose et qui possède cependant une synoviale. Je répondrai alors que les articulations costo-vertébrales sont des diarthro-amphiarthroses plus avancées dans leur évolution; que leur ligament interosseux est pour elles un véritable moyen d'union, et qu'à ce degré de développement les synoviales n'existent plus, ou qu'on en retrouve seulement quelques debris.

D. *Développement.* — Les articulations costo-vertébrales passent par trois états très-différents. Dans la première période de leur développement, elles représentent une véritable amphiarthrose; dans la seconde, chacune est constituée par une amphiarthrose et deux arthrodies; dans la troisième, elles prennent les caractères des diarthro-amphiarthroses.

1re *période.* — Pendant la plus grande partie de la vie intra-utérine, la tête des côtes est unie aux ligaments intervertébraux par un gros cordon fibro-cartilagineux. Elle est si petite, que ce cordon l'égale en volume. Sa crête seule existe; de ses facettes on ne voit aucun vestige. Elle se trouve en connexion uniquement avec les ligaments intervertébraux. Les ligaments rayonnés et interosseux sont confondus.

2e *période.* — Dans cette seconde période, la tête des côtes, qui était d'abord cylindrique, s'aplatit d'avant en arrière; elle s'allonge par conséquent de haut en bas, déborde le ligament intervertébral, et entre en contact avec les vertèbres correspondantes. A l'amphiarthrose primitive s'ajoutent deux arthrodies; il existe alors deux petites synoviales séparées par le ligament interosseux et recouvertes par le ligament rayonné.

3° *période*. — A mesure que le rachis et les côtes se développent, le ligament interosseux revêt sa forme et ses connexions définitives. Une couche fibro-cartilagineuse apparaît sur les facettes vertébrales et costales; et les synoviales disparaissent d'avant en arrière, d'où il suit qu'on peut en retrouver encore quelques traces sur la partie postérieure des articulations longtemps après qu'elles ont disparu sur leur partie antérieure.

Caractères propres à quelques articulations costo-vertébrales.

Trois articulations costo-vertébrales se distinguent des autres par des caractères particuliers : la première, la onzième et la douzième.

Dans ces trois articulations, la tête de la côte présente une seule facette articulaire. Cette facette correspond à une seule vertèbre; elle n'offre aucune connexion avec les disques intervertébraux.

Toutes trois, du reste, sont pourvues aussi de deux ligaments. — Mais le ligament interosseux reste limité à leur partie antérieure; il est rudimentaire sur la première, plus développé et plus apparent sur les deux dernières. — Le ligament rayonné se compose aussi de deux faisceaux; le supérieur est, en général, étroit et long, l'inférieur court et beaucoup plus large. Le faisceau supérieur s'attache pour la première côte au corps de la septième cervicale; pour la onzième et la douzième, à la vertèbre qui se trouve immédiatement au-dessus de l'articulation.

Ces trois articulations ont été considérées comme des arthrodies; mais elles doivent être rangées aussi parmi les diarthro-amphiarthroses.

II. — **Articulations costo-transversaires.**

Ces articulations sont des diarthro-amphiarthroses. Les deux ou trois dernières côtes ne s'articulant pas avec le sommet des apophyses transverses, leur nombre est moins considérable que celui des articulations costo-vertébrales; il se réduit à dix, et quelquefois à neuf seulement.

A. *Surfaces articulaires.* — D'un côté, facette de la tubérosité des côtes; de l'autre, facette située au sommet des apophyses transverses.

Les facettes costales, à peu près circulaires et légèrement convexes, regardent directement en arrière pour les quatre ou cinq premières côtes; en arrière et en bas, pour les côtes suivantes. Elles s'inclinent d'autant plus en bas et s'éloignent d'autant plus du bord supérieur de la côte, que celle-ci se trouve plus rapprochée de la base du thorax. — Toutes ces facettes sont recouvertes par un fibro-cartilage.

Les facettes transversaires, circulaires aussi et légèrement concaves, se dirigent en avant sur les quatre ou cinq premières vertèbres ; en avant et en haut sur les vertèbres suivantes. Elles s'inclinent d'autant plus en haut, qu'elles deviennent plus inférieures. — Toutes sont recouvertes aussi par un fibro-cartilage.

Les facettes des quatre premières articulations costo-transversaires sont donc verticales, et celles des articulations suivantes, obliques de haut en bas et d'arrière en avant. Sur les deux ou trois dernières, l'obliquité est assez prononcée pour qu'elles forment, avec un plan horizontal, un angle de 45 degrés environ. Il résulte de cette différence de direction des surfaces articulaires :

1° Que sur la partie supérieure du thorax les côtes et les apophyses transverses sont situées sur le même niveau, les unes au devant des autres ;

2° Qu'en descendant les côtes remontent de plus en plus au devant de ces apophyses, et qu'elles répondent à leur partie antéro-supérieure.

Pour bien apprécier la situation relative des unes et des autres, il importe de les considérer sur le squelette par leur partie postérieure.

B. *Moyen d'union.* — Les articulations costo-transversaires ne possèdent qu'un seul moyen d'union : le *ligament transverso-costal postérieur.*

Ce ligament est aplati, un peu allongé, de figure rectangulaire. Sur les quatre ou cinq premières articulations, il se dirige transversalement de

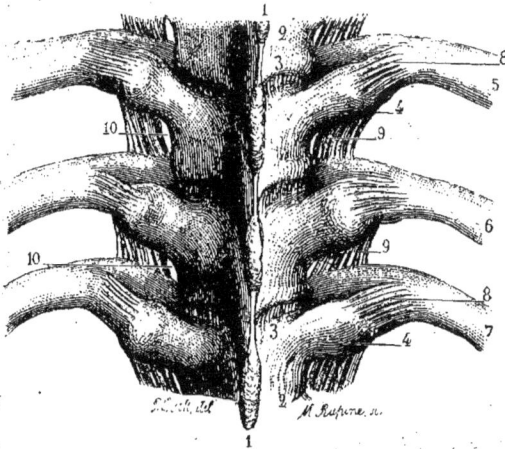

Fig. 216. — *Ligaments transverso-costal postérieur et transverso-costal supérieur.*

1, 1. Apophyses épineuses et ligaments surépineux. — 2, 2. Lames des vertèbres. — 3, 3. Ligaments jaunes unissant ces lames et comblant leurs intervalles. — 4, 4. Apophyses transverses. — 5, 6, 7. Cinquième, sixième, septième côtes. — 8, 8. Ligament transverso-costal postérieur. — 9, 9. Ligament transverso-costal supérieur étendu du bord inférieur de l'apophyse transverse, qui est au-dessus, au bord supérieur du col de la côte, qui est au-dessous. — 10, 10. Orifice par lequel passe la branche postérieure des vaisseaux et nerfs intercostaux pour se rendre dans les muscles spinaux. Cet orifice est ici plus grand à gauche qu'à droite, parce que la colonne dorsale est vue un peu obliquement.

dehors en dedans. Sur les suivantes, sa direction devient oblique de dehors en dedans et de haut en bas ; d'autant plus oblique, qu'il répond à une articulation plus rapprochée de la base du thorax.

Par son extrémité externe, le ligament transverso-costal postérieur s'attache à la partie la plus saillante de la tubérosité des côtes. Par son extrémité interne, il se fixe sur la partie postérieure du sommet des apophyses transverses. — Sa face postérieure, unie, est recouverte par les muscles spinaux, auxquels elle n'adhère que par un tissu conjonctif très-lâche. — Sa face antérieure ou adhérente répond à la tubérosité des côtes, à l'apophyse transverse correspondante, et dans l'intervalle des deux facettes articulaires à la synoviale.

Les fibres qui constituent ce ligament se dirigent toutes de dehors en dedans ; les superficielles sont les plus longues. Les profondes, extrêmement courtes, remplissent la dépression anguleuse qui sépare en arrière les deux facettes articulaires.

La synoviale, réduite aux plus minimes dimensions, s'étend du pourtour de l'une de ces facettes au pourtour de la facette opposée.

III. — Union du col des côtes et des apophyses transverses.

Le col des côtes ne se trouve pas immédiatement en contact avec la partie antérieure des apophyses transverses. Il n'y a donc pas ici de facettes articulaires, mais seulement des moyens d'union qui sont au nombre de deux : le ligament transverso-costal supérieur et le ligament transverso-costal interosseux.

Le *ligament transverso-costal supérieur* s'étend du bord supérieur du col des côtes au bord inférieur de l'apophyse transverse qui est située au-dessus. Il est aplati d'avant en arrière. — Sa largeur est de 8 à 10 millimètres ; sa longueur de 10 à 12. — En général, il se dirige un peu obliquement de haut en bas et de dehors en dedans (fig. 215, 13).

Ces ligaments sont situés sur le prolongement de l'aponévrose qui fait suite au muscle intercostal externe. Leur bord interne répond à l'angle de bifurcation des vaisseaux et nerfs intercostaux ; il complète en dehors l'orifice ou plutôt le canal très-oblique par lequel passe la branche postérieure de ces vaisseaux et nerfs, pour aller se distribuer aux muscles spinaux. — Tous se composent de faisceaux et fascicules parallèles et quelquefois un peu obliquement inclinés les uns sur les autres.

Le *ligament transverso-costal interosseux* (*transverso-costal moyen* de Bichat) est le plus résistant de tous ceux qui contribuent à unir l'extrémité postérieure des côtes aux vertèbres. Lorsque tous les autres ont été divisés, il les attache encore si solidement au rachis, qu'il est impossible de les en séparer par voie d'écartement. Si, pour arriver à ce résultat, on emploie une violence trop grande, ce n'est pas le ligament qui se déchire, c'est la côte qui se brise. — Il ne remplit pas tout l'intervalle qui s'étend des articulations costo-vertébrales aux articulations costo-transversaires ; il en occupe seulement la moitié ou les deux tiers internes.

Comme tous ceux du même ordre, ces ligaments se composent de faisceaux parallèles, très-courts, entremêlés à un tissu cellulo-adipeux rougeâtre, et s'insérant : en avant sur la partie inférieure et postérieure du col des côtes, en arrière sur la partie supérieure et antérieure des apophyses transverses.

Le ligament transverso-costal interosseux de la première côte se compose de faisceaux plus allongés, d'où la mobilité plus grande qu'elle présente. Celui des onzième et douzième côtes est aussi plus long ; et comme il n'existe pas pour elles de ligament postérieur, elles sont plus mobiles encore.

§ 2. — Articulations antérieures du thorax.

Le thorax est constitué en avant par les cartilages costaux et le sternum. Les cartilages s'unissent, en dehors avec les côtes, en dedans avec le sternum ; quelques-uns s'articulent entre eux par leur partie moyenne. Le sternum se compose de trois pièces : la supérieure s'unit à la moyenne, et celle-ci à l'inférieure.

La partie antérieure du thorax nous offre donc à étudier : 1° les articulations chondro-costales ; 2° les articulations chondro-sternales ; 3° les articulations des cartilages costaux entre eux ; 4° les articulations des trois pièces du sternum entre elles.

I. — Articulations chondro-costales.

Au nombre de douze pour chaque côté, ces articulations se disposent à droite et à gauche sur une ligne courbe à convexité antérieure. Les deux séries curvilignes se rapprochent au niveau des secondes côtes ; elles ne sont séparées à cette hauteur que par une distance moyenne de 8 centimètres. A partir de ce point, soit qu'on remonte, soit qu'on descende, elles divergent. Si l'on remonte, elles divergent peu, les deux courbes se terminant presque aussitôt ; si l'on descend, elles divergent beaucoup, ces mêmes courbes parcourant au contraire un long trajet.

Le mode d'union des cartilages costaux avec l'extrémité antérieure des côtes est du reste des plus simples. Au niveau de cette union, les côtes augmentent de hauteur et d'épaisseur, en sorte que leur surface articulaire devient plus étendue. Cette surface est inégale, un peu déprimée, et comme creusée d'une fossette semi-ellipsoïde, dont le grand axe se dirige de haut en bas. — L'extrémité correspondante des cartilages présente une configuration inverse, et se trouve reçue dans la dépression semi-ellipsoïde de la côte avec laquelle elle se continue. Il n'y a donc pas ici simple juxtaposition ou contiguïté des facettes articulaires; elles se soudent l'une à l'autre. Cette soudure constitue leur véritable moyen d'union.

On peut considérer comme un moyen d'union accessoire ou complémentaire le périoste qui se prolonge de l'os sur le cartilage, et qui embrasse leur soudure à la manière d'une virole.

II. — Articulations chondro-sternales.

Ces articulations, au nombre de sept de chaque côté, ont été classées parmi les arthrodies. Nous verrons cependant qu'elles doivent être rangées aussi au nombre des diarthro-amphiarthroses.

A. *Surfaces articulaires.* — Elles offrent une grande analogie de conformation avec celles des articulations costo-vertébrales. Comme ces dernières, elles sont formées : d'une part, par un angle rentrant ; de l'autre, par un angle saillant.

Les angles rentrants occupent les bords du sternum sur lesquels ils se disposent aussi en série linéaire. La distance qui les sépare n'est pas égale; ils se rapprochent de haut en bas, lentement d'abord, mais ensuite rapidement, de telle sorte que les plus inférieurs se trouvent presque superposés. Chacune de ces cavités angulaires résulte de la convergence de deux facettes; la supérieure est située sur l'une des cinq pièces qui forment primitivement la poignée et le corps de l'os, et l'inférieure sur la pièce sous-jacente. L'angle de convergence des facettes répond à la soudure des deux pièces. — Dans les premiers temps de la vie, ces facettes sont planes; l'angle qu'elles forment est aigu et régulier. Mais dans l'âge adulte, celui-ci s'émousse; les facettes se creusent légèrement, et aux angles rentrants on voit succéder des excavations plus ou moins arrondies. Une mince couche de fibro-cartilage recouvre leur surface.

Les angles saillants, constitués par l'extrémité interne des cartilages, sont reçus dans les angles rentrants du sternum, comme la tête des côtes dans les cavités anguleuses échelonnées sur les parties latérales de la colonne dorsale. — Ils offrent aussi une configuration d'abord très-régulièrement cunéiforme ; plus tard, ils s'arrondissent. — Dans le cours de l'existence, les surfaces des articulations chondro-sternales revêtent donc deux modes de conformation bien différents : anguleuses jusqu'au moment où les quatre pièces qui composent le corps du sternum ne sont pas entièrement soudées, elles représentent après cette soudure un petit segment de sphéroïde. — Un fibro-cartilage extrêmement mince les recouvre aussi.

B. *Moyens d'union.* — La gaîne fibreuse, qui n'est qu'un moyen d'union accessoire pour les articulations chondro-costales, devient le principal moyen d'union des articulations chondro-sternales. Après s'être prolongée des côtes sur les cartilages, elle s'étend des cartilages sur le sternum.

A la gaîne fibreuse qui embrasse les articulations chondro-sternales se trouvent surajoutés en avant, pour chacune d'elles, un ligament rayonné et un ligament interosseux.

Les *ligaments rayonnés* s'insèrent par leur sommet sur la partie interne et antérieure des cartilages costaux, et par leur base sur la face antérieure du sternum. Leurs fibres supérieures et inférieures s'entrecroisent avec celles des ligaments voisins. Les autres s'entrecroisent sur la ligne médiane avec celles des ligaments du côté opposé; elles s'entremêlent en outre avec les fibres tendineuses des muscles grands pectoraux. Le périoste de la face antérieure du sternum, ainsi renforcé par les ligaments rayonnés et par les fibres tendineuses des deux muscles, acquiert une remarquable épaisseur et une grande résistance.

Indépendamment des ligaments rayonnés antérieurs, la plupart des auteurs admettent des ligaments rayonnés postérieurs, qui ne différeraient des précédents que par leur moindre épaisseur. Quelques anatomistes admettent même des ligaments supérieurs et inférieurs. J'ai vainement cherché ces ligaments; en arrière des articulations chondro-sternales et dans l'intervalle qui les sépare, on n'observe que le périoste.

Le *ligament interosseux*, qu'on ne peut apercevoir que sur une coupe transversale, répond à la partie antérieure de l'articulation. Il est sous-jacent à la gaîne fibreuse. Des cellules de cartilage sont disséminées dans son épaisseur. Ses dimensions augmentent de haut en bas, et sont du reste très-variables. Il n'existe quelquefois qu'à l'état de vestige. Chez certains individus, au contraire, il s'étend à toute la superficie des facettes articulaires; les articulations chondro-sternales représentent alors des amphiarthroses parfaites. Cette dernière disposition, bien qu'exceptionnelle, n'est pas très-rare. — Tous les auteurs admettent pour ces articulations des synoviales que l'observation ne démontre pas.

Caractères propres à quelques articulations chondro-sternales. — La première, la seconde et la septième se distinguent de toutes les autres par des caractères particuliers.

Première articulation chondro-sternale. — Ses surfaces articulaires sont planes et très-larges. Pendant toute la durée du développement du sternum, elles restent contiguës et mobiles l'une sur l'autre; souvent cette contiguïté persiste jusqu'à vingt-cinq ou trente ans. Elles se soudent ensuite, mais lentement; la première articulation chondro-sternale peut être assimilée alors à toutes les articulations chondro-costales.

A cette articulation se rattachent deux petits ligaments, de forme pyramidale ou conique, qui occupent sa partie supérieure. L'un de ces ligaments est antérieur, l'autre postérieur. Ils divergent de dehors en dedans, et transforment ainsi le bord arrondi du cartilage en une petite facette triangulaire, sur laquelle repose le bord inférieur de l'extrémité interne dé la clavicule.

Deuxième articulation chondro-sternale. — Ses deux surfaces présentent une disposition anguleuse très-prononcée qui persiste indéfiniment. La surface rentrante répond à l'union de la poignée et du corps du sternum. L'angle saillant s'unit par son sommet à la pièce supérieure à l'aide d'un ligament fibro-cartilagineux. Cette articulation par conséquent possède trois ligaments : une gaîne périostique, un ligament antérieur ou rayonné, et un ligament profond ou interosseux.

Septième articulation chondro-sternale. — Ses deux surfaces ne présentent à aucune époque la disposition anguleuse. Comme la précédente, elle est pourvue de trois ligaments : un ligament périostique, un ligament antérieur ou rayonné, et un ligament propre très-résistant connu sous le nom de *costo-xiphoïdien.*

Le ligament costo-xiphoïdien s'étend obliquement de l'extrémité sternale du septième cartilage costal sur la face antérieure de l'appendice xiphoïde. Il se compose en général de plusieurs faisceaux qui naissent du bord inférieur du cartilage sur une étendue de 12 à 15 millimètres, et qui se prolongent quelquefois jusqu'à la partie médiane de l'appendice. — Ce ligament n'a pas uniquement pour usage de consolider l'union du septième cartilage avec le sternum : il est destiné aussi à fixer dans sa situation et sa direction l'appendice xiphoïde.

III. — Articulations des cartilages costaux entre eux.

Les cartilages supérieurs restent indépendants. mais les derniers cartilages sternaux et les premiers cartilages abdominaux s'unissent souvent entre eux.

Le plus habituellement le septième cartilage sternal s'articule avec le huitième, et le huitième avec le neuvième. Pour cette union, le cartilage le plus élevé s'élargit de manière à combler l'intervalle qui le sépare du cartilage sous-jacent. Si son élargissement ne suffit pas, un prolongement se détache de son bord inférieur et vient s'appliquer au bord supérieur de celui-ci. Tous deux se correspondent par une facette plane, plus ou moins longue.

Les deux facettes contiguës sont unies entre elles : 1° par le périchondre qui se prolonge du cartilage supérieur sur l'inférieur ; 2° par quelques faisceaux fibreux qui renforcent la gaîne périchondrique en avant, et qui se portent perpendiculairement de l'une à l'autre.

Ces deux facettes présentent de légers mouvements de glissement. Mais les articulations des cartilages costaux entre eux paraissent destinées beaucoup moins à favoriser la mobilité des côtes qu'à soutenir leur extrémité antérieure. Elles ont pour avantage d'élargir en quelque sorte le sternum, et d'offrir ainsi un point d'appui plus solide aux côtes les plus longues, sans affaiblir la mobilité et l'élasticité des parois du thorax.

IV. — **Articulations des trois pièces du sternum entre elles.**

Le sternum nous offre à considérer une articulation supérieure et une articulation inférieure.

1° *Articulation sternale supérieure.* — Cette articulation avait à peine fixé l'attention des auteurs, lorsque M. Maisonneuve, en 1842, vint démontrer qu'elle méritait de prendre rang dans le domaine de l'arthrologie.

La description qu'en donne cet auteur est exacte. Mais elle trahit déjà cet esprit d'incertitude qui semble s'étendre comme un nuage sur la vue de tous les observateurs lorsqu'ils se trouvent en présence d'une amphiarthrose imparfaite.

Meckel avait comparé cette articulation à celle des corps vertébraux. M. Maisonneuve avance qu'elle représente tantôt une amphiarthrose et tantôt une diarthrose.

Elle est à la fois l'une et l'autre ; c'est une diarthro-amphiarthrose qui offre de très-grandes variétés dans son développement et qui diffère sous ce point de vue de toutes les autres. Celles-ci s'arrêtent à un certain degré de leur évolution qui est toujours le même. L'articulation sternale supérieure peut s'arrêter dans la seconde phase de son développement, ce qui n'a lieu que très-rarement ; elle se rapproche alors beaucoup des diarthroses. Quelquefois elle ne s'arrête qu'à la troisième ; elle offre dans ce cas plus d'analogie avec les amphiarthroses. Le plus souvent, elle arrive à son complet développement. Ces variétés sont embarrassantes pour les classificateurs qui suppriment tous les degrés intermédiaires aux trois classes. Elles ne sauraient l'être pour celui qui, n'attachant qu'une médiocre importance aux classifications, suivra pas à pas la nature dans sa marche progressive ; entre la première et la seconde classe, il verra apparaître la série des diarthro-amphiarthroses, et il lui sera facile d'assigner à chaque variété la place qui lui convient.

A. *Surfaces articulaires.* — Elles sont l'une et l'autre planes, transversalement allongées, et à peu près rectangulaires. — La supérieure est limitée à droite et à gauche par le ligament qui unit l'angle du deuxième cartilage costal à la poignée du sternum. Toute cette surface est recouverte : 1° d'une lame profonde de nature cartilagineuse ; 2° d'une lame superficielle fibro-cartilagineuse.— La surface inférieure se continue à ses extrémités avec la facette destinée à s'unir au second cartilage costal. Elle est revêtue aussi d'une couche de cartilage adhérente au tissu osseux et d'une couche fibro-cartilagineuse surajoutée à celle-ci.

B. *Moyens d'union.* — Les deux surfaces articulaires sont unies : 1° par leur couche fibro-cartilagineuse qui adhère l'une à l'autre, et qui constitue pour l'articulation sternale supérieure un ligament interosseux ; 2° par la couche fibreuse antérieure du sternum ; 3° par la couche fibreuse postérieure de cet os.

Le ligament ou fibro-cartilage interosseux présente de grandes variétés. Il peut diminuer rapidement de densité de la circonférence au centre ; dans ce cas, les surfaces articulaires n'adhèrent l'une à l'autre que par leur périphérie, et restent indépendantes sur toute leur partie centrale, au niveau de laquelle elles sont simplement contiguës. Lorsque la contiguïté s'étend ainsi jusqu'au voisinage de la périphérie, l'articulation au premier aspect offre tous les caractères d'une diarthrose ; mais en réalité elle représente une diarthro-amphiarthrose. — D'autres fois les deux couches fibro-cartilagineuses se continuent sur toute leur étendue ; elles restent seulement un peu moins denses au centre qu'à la circonférence : l'articulation est alors un type d'amphiarthrose. — Chez la plupart des individus, le fibro-cartilage interosseux offre jusqu'à son centre une densité qui rappelle la consistance du cartilage. On pourrait croire, en constatant sa dureté, à une véritable synchondrose ; cependant l'examen microscopique atteste toujours l'existence d'un fibro-cartilage intermédiaire aux deux surfaces.

La couche fibreuse antérieure adhère d'une manière intime au fibro-cartilage interosseux. Les fibres qui la composent ne sont pas verticales, mais obliques pour la plupart et entrecroisées.

La couche fibreuse postérieure diffère de la précédente par son épaisseur qui est plus considérable, par son adhérence qui est moins prononcée, et par la direction de ses fibres qui sont verticales. Sa largeur est de 15 à 20 millimètres. Elle se prolonge de la poignée du sternum jusqu'à la base de l'appendice xiphoïde.

La poignée du sternum ne se soude en général au corps de l'os que dans l'extrême vieillesse. Chez quelques individus, elle conserve son indépendance jusque dans l'âge le plus avancé.

Cette articulation présente de légers mouvements d'inflexion en avant et en arrière. Dans l'inflexion en avant, la saillie qu'elle forme s'efface en partie ; la couche fibreuse postérieure se tend. Dans l'inflexion en arrière, des phénomènes inverses se produisent. Lorsque le fibro-cartilage est très-dense, ces mouvements sont à peu près nuls.

Sous l'influence d'une violence extrême, l'articulation sternale supérieure peut devenir le siége d'une luxation. M. Maisonneuve en rapporte six exemples : dans tous, c'est le corps de l'os qui s'était déplacé ; il avait remonté d'un centimètre environ au devant de la poignée sur laquelle il faisait une saillie anguleuse ; les deuxièmes cartilages costaux attachés à celle-ci par leur ligament interosseux avaient conservé leurs rapports avec elle. La couche fibreuse antérieure était déchirée et la postérieure décollée.

2° *Articulation sternale inférieure.* — Elle doit être rangée parmi les synchondroses. Au début de l'évolution du sternum, lorsqu'il est encore entièrement cartilagineux, l'appendice xiphoïde se continue sans ligne de démarcation avec le corps de l'os. Plus tard un point d'ossification se montre dans son épaisseur, puis s'accroît progressivement dans tous les sens, et la lame cartilagineuse intermédiaire diminue peu à peu, pour disparaître de cinquante à soixante ans. C'est à cette époque le plus habituellement que l'appendice xiphoïde se soude au reste de l'os. La soudure commence sur la ligne médiane ; elle s'étend ensuite à droite et à gauche.

§ 3. — Mécanisme du thorax.

Le thorax renferme des organes importants qu'il est appelé à protéger. Au nombre de ceux-ci se trouvent les poumons, dans lesquels le sang vient se régénérer au contact de l'air. Pour renouveler incessamment le fluide atmosphérique, les parois thoraciques se dilatent et se resserrent tour à tour. Leurs mouvements se distinguent de ceux de toutes les autres parties du corps par la régularité et le caractère rhythmique qu'ils présentent. Ces mouvements, que le sommeil ne vient pas interrompre, que la volonté tient en partie sous sa dépendance, mais qu'elle ne dirige pas, se continuent sans interruption depuis le moment de la naissance jusqu'à la mort, essentiellement caractérisée par leur suspension définitive. Nous avons donc à considérer le mécanisme du thorax sous deux points de vue différents : au point de vue de sa solidité, comme cavité de protection ; au point de vue de sa mobilité, comme agent mécanique de la respiration.

A. — Du thorax considéré au point de vue de sa solidité.

Percé à jour de toutes parts, essentiellement formé par des os plats et grêles d'une extrême longueur, le thorax, au premier coup d'œil, paraît plus remarquable par la légèreté que par la solidité de sa construction. Il possède cependant une très-notable résistance à laquelle concourent plusieurs conditions. Au nombre de celles-ci je dois surtout mentionner la multiplicité des pièces qui le composent, l'élasticité dont elles sont douées, leur disposition arciforme, l'appui mutuel qu'elles se prêtent.

Il résulte de leur multiplicité que les efforts supportés par les parois du thorax sont décomposés, fractionnés et en grande partie absorbés.

Leur élasticité a pour avantage de communiquer à ces parois une souplesse plus grande qui n'affaiblit pas leur résistance et qui les rend moins fragiles.

Leur disposition arciforme permet à chacune d'elles de résister à la manière des voûtes ; elles résistent d'autant mieux que l'effort, à intensité égale, se trouve réparti sur une plus large surface.

A ces conditions favorables à la résistance viennent s'en joindre encore quelques autres. On peut considérer, en effet, comme contribuant au même résultat, les divers organes qui protégent le thorax : telles sont les clavicules transversalement situées sur sa partie antéro-supérieure ; telles sont les omoplates et les masses musculaires environnantes, qui recouvrent sa partie postéro-supérieure ; tels sont les larges muscles qui se trouvent étalés sur sa périphérie, et qui, soumis les premiers aux violences extérieures, ne les transmettent aux parois thoraciques qu'en les atténuant. Ajoutons que les membres supérieurs, destinés à protéger toutes les parties du corps, protégent plus spécialement le thorax, soit d'une manière passive par leur seule présence, soit en détournant les agents vulnérants qui pourraient l'atteindre.

Du reste, sa résistance varie suivant que l'on considère ses parois postérieure, antérieure ou latérales.

La paroi postérieure l'emporte à cet égard sur toutes les autres. Sa partie médiane est douée surtout d'une extrême solidité. Les muscles spinaux, en remplissant les gouttières vertébrales et en comblant toutes les inégalités qu'elle présente, contribuent encore à la consolider. Mais elle est aussi la moins mobile ; la colonne dorsale ne peut s'incliner ni à droite ni à gauche ; elle ne possède que de très-minimes mouvements de flexion et d'extension. De chaque côté se trouve l'extrémité vertébrale des côtes dont les mouvements sont très-limités aussi lorsqu'on les compare à ceux de l'extrémité opposée.

La paroi antérieure a été comparée avec raison à une voûte qui aurait pour arcs-boutants les côtes sternales et les cartilages correspondants. Ces arcs-boutants affectent une direction oblique ; le premier effet des pressions exercées sur le sternum serait donc de les incliner encore, en sorte que le sommet de la voûte tendrait à s'affaisser s'ils étaient abandonnés à leur seule résistance. Mais les muscles dilatateurs du thorax entrent alors en contraction, soulèvent toutes les côtes qui deviennent moins obliques, et les immobilisent dans cet état d'élévation. Ainsi soutenue, chacune d'elles constitue un pilier très-résistant ; aussi voyons-nous certains individus, dans le décubitus dorsal, porter sur la paroi antérieure de la poitrine des poids véritablement énormes. Les muscles, ainsi que l'a fait remarquer Bichat, jouent alors le rôle d'arcs-boutants actifs. — La paroi antérieure répond au cœur, sur lequel elle s'étend à la manière d'un large bouclier ; elle le protége d'autant mieux qu'elle est à la fois solide, élastique et peu mobile.

Les parois latérales résistent aux chocs et aux pressions exercées sur elles par le même mécanisme que la précédente. Elles forment aussi une sorte de voûte dont toutes les pièces s'appuient en arrière sur le rachis, en avant sur le sternum. Ces arcades étant inclinées en bas, le premier effet des violences extérieures est aussi d'exagérer leur inclinaison, lorsque le thorax est frappé au moment où ses muscles sont dans le relâchement. Mais le plus souvent ceux-ci sont contractés ; ils élèvent les côtes, les immobilisent, les enchaînent les unes aux autres ; et celles-ci, faisant pour ainsi dire corps, possèdent alors une remarquable résistance.

Cependant la solidité des parois latérales ne paraît pas égaler celle de la paroi antérieure. La différence de conformation explique cette différence de résistance. La paroi sternale représente en quelque sorte la clef de voûte du thorax ; les chocs portent presque constamment sur sa partie médiane, qui, montée sur quatorze piliers, répartit aussitôt l'ébranlement entre ceux-ci. Les parois latérales, formées d'arcades en partie indépendantes, ne possèdent pas au même degré cette faculté d'irradiation ; l'effort concentre donc son action sur un petit nombre d'arcades, quelquefois sur une seule. Chacune de ces arcades est aussi résistante et plus résistante peut-être que celles de la paroi antérieure ; mais supportant tout le choc, elles sont relativement plus faibles, d'où la fréquence des fractures de côtes à la suite d'une chute sur les parois latérales, et leur rareté à la suite d'un coup, même très-violent, porté sur le sternum. La fracture, dans le premier cas, a lieu directement par suite de la tendance au redressement de la courbure des côtes, et dans le second indirectement, par suite de l'exagération de cette courbure

B. — Du thorax considéré au point de vue de sa mobilité.

Toutes les parties du thorax ne sont pas mobiles. La colonne dorsale ne prend aucune part aux mouvements respiratoires. Le sternum ne s'associe à ces mouvements que lorsqu'ils offrent une certaine ampleur ; il se meut à peine ou même ne se meut nullement dans les mouvements ordinaires de la respiration. Les côtes seules jouissent d'une réelle mobilité : situées à droite et à gauche de deux colonnes qui leur servent de point d'appui, elles représentent, suivant l'ingénieuse comparaison de Mayow, les parois d'un soufflet qui s'écartent et se rapprochent alternativement pour attirer et repousser l'air atmosphérique.

Toutes les côtes se meuvent à la fois et toutes se meuvent dans le même sens. Nous avons donc à étudier : 1° les mouvements propres à chacune d'elles ; 2° leurs mouvements d'ensemble ou mouvements du thorax.

1° Mouvements des côtes.

Les côtes s'élèvent et s'abaissent ; elles tournent de bas en haut et de haut en bas autour d'un axe fictif passant par leurs deux extrémités ; elles se rapprochent et s'éloignent tour à tour du plan médian. Mais leurs mouvements ne se trouvent jamais ramenés à une aussi grande simplicité ; l'élévation, la rotation de bas en haut et la projection en dehors ont lieu simultanément ; les trois mouvements se combinent toujours ; ils se compliquent en outre d'un mouvement de torsion de la côte, et d'une modification de ses courbures. L'abaissement, la rotation de haut en bas, et la projection en dedans, sont également simultanés. Cependant, pour faciliter l'étude de ces mouvements, nous supposerons qu'ils sont isolés, et nous admettrons aussi que chaque côte constitue un levier inflexible.

a. *Mouvement d'élévation.* — Les côtes, dans ce mouvement, représentent un levier du troisième genre qui prend son point d'appui sur la colonne vertébrale ; la résistance est en avant et la puissance au milieu. Chacune des parties dont elles se composent décrit un arc de cercle vertical d'autant plus grand qu'elle se trouve plus rapprochée de leur extrémité antérieure. Celle-ci est donc très-mobile ; l'extrémité postérieure au contraire l'est très-peu. Des phénomènes très-différents se passent au niveau de l'une et de l'autre.

Du côté de l'extrémité postérieure, la facette située sur sa tubérosité glisse légèrement de bas en haut. La face antérieure du col se tourne très-légèrement en haut, et son bord inférieur en avant. Le ligament transverso-costal postérieur se tend ainsi que le ligament transverso-costal interosseux. Ces ligaments imposent au mouvement les plus étroites limites.

L'extrémité antérieure fait corps avec le cartilage qui la prolonge. Mais la côte est obliquement descendante, et le cartilage obliquement ascendant ; au niveau de leur continuité il existe donc un angle obtus. La côte entraînant le cartilage dans son mouvement d'élévation et le redressant en partie, cet angle s'ouvre plus largement. — Pendant que les cartilages se modifient ainsi dans leur situation, leur direction et leur courbure, que se passe-t-il dans les articulations chondro-sternales ? La plupart des auteurs, qui voient dans celles-ci autant d'arthrodies, avancent que les facettes chondrales glissent sur les facettes sternales. Mais ils semblent avoir oublié que le sternum est une clef de voûte portée par quatorze piliers cartilagineux ; or, quand ces piliers sont soulevés, ils soulèvent à leur tour leur centre commun, ce qui ne pourrait avoir lieu si les articulations chondro-sternales étaient douées de la mobilité qu'on leur accorde ; car alors le mouvement des cartilages s'épuiserait dans ces articulations. La presque immobilité de celles-ci a précisément pour but de reporter le mouvement des cartilages sur le sternum. On peut dire que la mobilité de cet os est en raison inverse de celle des articulations qui l'entourent. Ce fait nous explique en partie l'inégale étendue qu'il présente dans ses mouvements suivant les individus.

b. *Mouvement de rotation.* — Toutes les côtes descendent obliquement de la paroi postérieure vers la paroi antérieure de la poitrine. Le plan inscrit dans leur courbure d'enroulement descend aussi très-obliquement du plan médian vers les plans latéraux ; il forme avec le premier un angle aigu dont l'ouverture regarde en bas et en dehors. Au moment où les côtes s'élèvent, elles tournent autour d'un axe idéal qui passerait par leurs deux extrémités, et cet angle s'agrandit en raison directe de leur élévation.

Dans ce mouvement de rotation, la face externe des côtes s'incline en haut et l'interne en bas ; leur bord supérieur se porte en dedans et l'inférieur en dehors. Les premières côtes, qui étaient déjà très-obliques dans ce sens, se rapprochent de la direction horizontale, tandis que les inférieures, dont la face externe se dirigeait un peu en bas, regardent alors directement en dehors par leur convexité. — Le mouvement est d'autant plus accusé pour chaque côte que ses deux bords sont plus inégalement éloignés du plan médian ; il est très-prononcé sur les premières, où le bord inférieur, plus excentrique que le supérieur, se déplace aussi beaucoup plus que celui-ci.

Des trois parties de l'extrémité postérieure, la tubérosité est celle qui tend le plus à se déplacer. Elle se déplace très-peu cependant, le ligament transverso-costal postérieur et le ligament transverso-costal interosseux bornant presque aussitôt son mouvement.

L'extrémité antérieure entraîne dans sa rotation le cartilage correspondant qui, pour s'associer à ce mouvement, se tord légèrement autour de son axe. La torsion se transmet jusqu'aux articulations chondro-sternales ; elle est d'autant plus grande que celles-ci sont moins mobiles. Il existe à cet égard, du reste, d'assez notables différences entre les supérieures et les inférieures. Pour les deuxième et troisième cartilages, le mouvement se passe surtout dans les articulations.

c. *Mouvement de projection en dehors.* — Toute côte qui s'élève se porte en dehors. Cette projection en dehors n'est pas le résultat de l'action musculaire ; car le plus puissant des élévateurs, le diaphragme, s'attache à la face interne du thorax. Elle est due, surtout, au mode de connexion des côtes avec la colonne vertébrale. Lorsque après avoir isolé une côte, on cherche à la porter directement en haut, on voit que naturellement et sans effort elle se dirige en haut et en dehors.

Dans ce mouvement, la côte prend son point d'appui sur le sommet des apophyses transverses. — L'extrémité antérieure le communique au cartilage costal, et celui-ci le transmet au sternum.

Dans les mouvements d'abaissement, de rotation descendante, et de projection en dedans, ce sont des phénomènes inverses qui se produisent. Les trois mouvements se combinent aussi.

Les côtes ne jouissent pas d'une mobilité égale. La onzième et la douzième, détachées en quelque sorte et logées dans l'épaisseur de la paroi postérieure de l'abdomen, sont les plus mobiles de toutes ; par l'étendue et l'extrême facilité de leurs mouvements, elles méritent le nom de *côtes flottantes* qui leur a été donné.

Un long débat s'est élevé sur le degré de mobilité de la première. Selon

Haller, elle serait à peu près immobile, et servirait de point d'appui à toutes les autres dans leur élévation successive. Selon Magendie, elle serait douée au contraire de la plus grande mobilité. P. Bérard, intervenant dans ce débat, a fait remarquer, avec beaucoup de raison, que chacune de ces opinions était fondée à un certain point de vue. Celle de Haller est vraie, si l'on ne consulte que l'extrémité antérieure de la côte, condamnée en effet à une immobilité presque complète. Celle de Magendie est vraie aussi, si l'on prend en considération son extrémité postérieure, dont la mobilité est très-prononcée. Mais ni l'une ni l'autre ne sont exactes, lorsqu'on envisage la côte dans sa totalité ; ainsi considérée, elle est moins mobile que les côtes suivantes.

2° Mouvements de totalité du thorax.

Tous les mouvements partiels du thorax se résument en deux mouvements principaux : il se dilate et se resserre. De ces deux mouvements, le premier prend le nom d'*inspiration* et le second celui d'*expiration*.

a. *Dilatation du thorax.* — La capacité de la poitrine, au moment de l'inspiration, s'accroît dans tous les sens ; ses trois principaux diamètres s'allongent simultanément.

L'*allongement du diamètre vertical* est le résultat de l'abaissement du diaphragme. Ce muscle étant aponévrotique à son centre, charnu en arrière et sur les côtés, ce sont surtout ses parties postéro-latérales qui s'abaissent ; or, ces parties sont précisément celles qui répondent à la base des poumons. Sa partie médiane, qui supporte le cœur et qui adhère à son enveloppe, est à peine mobile. — Le diaphragme constitue l'agent principal du mouvement de dilatation. En même temps qu'il s'abaisse, il élève les six dernières côtes ; et comme celles-ci ne peuvent s'élever sans se porter en dehors, comme elles ne peuvent se porter en dehors sans porter aussi le sternum en haut et en avant, il ne dilate pas seulement le thorax dans le sens vertical, mais aussi dans le sens transversal et dans le sens antéro-postérieur.

L'*allongement du diamètre transverse* du thorax est la conséquence de l'élévation et de la rotation des côtes, dont la partie moyenne, sous l'influence de ce double mouvement, se trouve projetée en dehors. — En s'écartant du plan médian, les côtes s'écartent aussi les unes des autres ; les espaces intercostaux s'agrandissent. Cet agrandissement est le résultat constant et nécessaire de tout mouvement d'élévation ; car on démontre en mécanique que des tiges parallèles et obliquement situées sur une tige verticale, ne peuvent s'élever sans s'écarter, et s'abaisser sans se rapprocher. Or, les côtes représentent des tiges parallèles obliquement situées sur les côtés du rachis. Leur parallélisme n'est pas parfait, il est vrai ; elles divergent d'arrière en avant. Mais de cette divergence, il résulte seulement qu'au lieu de s'écarter d'une manière égale, elles s'écartent un peu plus en avant.

Pendant les grands mouvements d'inspiration, on remarque en effet que les espaces intercostaux s'accroissent davantage dans leur partie antérieure. — Au moment où elles s'écartent du plan médian, et les unes des autres, les côtes subissent une légère torsion qui porte sur leur partie cartilagineuse. Cette torsion, plus prononcée sur les côtes moyennes, diminue à mesure qu'on se rapproche des supérieures et des inférieures, sur lesquelles on n'en distingue plus aucune apparence, même dans les plus grands mouvements d'élévation.

L'*allongement du diamètre antéro-postérieur* est dû aussi à l'élévation des côtes. Au moment où cette élévation s'opère, on voit non-seulement leur partie moyenne se porter en dehors, mais aussi leur extrémité antérieure se porter en avant. En même temps que la moyenne s'écarte du plan médian, l'antérieure s'écarte du plan postérieur, et par conséquent le sternum s'en écarte aussi; pour se porter en avant et en haut : ainsi s'accroît la capacité de la poitrine d'avant en arrière. — Les côtes sternales inférieures étant plus longues que les supérieures, présentent un mouvement de projection en avant plus considérable. Les deux extrémités du sternum, par conséquent, ne reçoivent pas une impulsion égale; l'inférieure se déplace plus que la supérieure, et l'os semble devoir exécuter un mouvement de bascule, qui a été admis en effet comme réel, mais qui est seulement apparent. — Ce n'est, du reste, que dans les grands mouvements d'inspiration que cet os prend une part sensible à la dilatation du thorax.

b. *Resserrement du thorax.* — Les trois diamètres de cette cavité, qui s'étaient allongés pendant sa dilatation, se raccourcissent pendant son resserrement.

Le diamètre vertical se raccourcit par suite du relâchement du diaphragme qui remonte vers le centre de la cavité thoracique.

Le raccourcissement du diamètre transverse est dû à l'abaissement des côtes dont la partie moyenne se rapproche du plan médian. En s'abaissant, les côtes qui s'étaient écartées se rapprochent; les espaces intercostaux qui avaient augmenté diminuent; les cartilages costaux auxquels la rotation ascendante des côtes avait imprimé un mouvement de torsion, réagissent sur celle-ci et se détordent.

Le raccourcissement du diamètre antéro-postérieur est le résultat de l'abaissement de l'extrémité antérieure des côtes qui entraînent avec elles le sternum. Cet os se porte donc en arrière et en bas ; son extrémité inférieure, plus mobile, se déprime plus aussi que la supérieure.

La dilatation et le resserrement du thorax sont deux mouvements de nature très-différente. Dans le premier, les os et les cartilages ne sont que les instruments des muscles qui les déplacent au point de leur imprimer un léger mouvement de torsion ; le mouvement d'ampliation est donc essentiellement actif. Dans le second, les muscles qui s'étaient contractés se relâchent ; les os et les cartilages qui ne sont plus soumis à leur influence réagissent en vertu de leur élasticité naturelle, et aussi en vertu de leur poids ; ils retombent et reprennent la position qui leur appartient dans l'état de repos. Le mouvement de resserrement par conséquent est un phénomène physique ou passif. Cependant il peut devenir actif aussi, mais seulement dans les grands efforts respiratoires.

c. *Des divers modes de respiration.* — Dans les considérations qui précèdent, nous avons supposé que les trois diamètres de la cavité thoracique augmentent et diminuent d'une longueur déterminée et constante, en rapport avec sa capacité. C'est ainsi que les choses se passent en effet lorsque la poitrine se dilate et se resserre largement. Mais dans l'état le plus habituel, il y a pour chaque individu une partie du thorax qui est le siége plus spécial des phénomènes de dilatation et de resserrement. Les mouvements de la respiration présentent donc plusieurs modes. MM. Beau et Maissiat en distinguent trois qui sont en effet très-distincts : le *mode abdominal,* le *mode costo-inférieur,* et le *mode costo-supérieur.*

Dans le mode abdominal, la paroi antérieure de l'abdomen se soulève et se déprime tour à tour, suivant que le diaphragme descend ou remonte. Les mouvements des parois costales sont presque nuls. La cavité se dilate aux dépens de sa paroi inférieure. C'est le diamètre vertical qui s'allonge ; le transverse s'allonge à peine, et l'antéro-postérieur ne se modifie pas. Ce mode de respiration, qu'on observe constamment dans le jeune âge, est remplacé peu à peu vers la fin de l'adolescence, et quelquefois plus tôt, par le mode costo-supérieur, mais seulement chez les jeunes filles ; il persiste le plus habituellement dans le sexe masculin. Un grand nombre de mammifères, le chat, le lapin, le cheval, etc., respirent d'après le type abdominal.

Dans le mode costo-inférieur, la paroi antérieure de l'abdomen reste immobile. Les mouvements respiratoires sont très-apparents au niveau des sept dernières côtes ; ils deviennent de moins en moins sensibles à mesure qu'on remonte vers les côtes supérieures, qui semblent rester immobiles aussi. — Ce mode se voit rarement chez la femme. Chez l'homme, il est à peu près aussi fréquent que le mode abdominal. On l'observe chez plusieurs mammifères, particulièrement chez le chien.

Dans le mode costo-supérieur, la dilatation se fait surtout aux dépens de la partie supérieure du thorax. Les clavicules, l'extrémité correspondante du sternum, les premières côtes, se soulèvent, et offrent des mouvements très-apparents, qui diminuent progressivement de haut en bas. Ce mode respiratoire est celui qu'on observe le plus souvent chez la femme. Il se concilie très-bien avec l'usage du corset, qui peut contribuer à le développer et à l'exagérer chez elle ; mais qui ne peut en être considéré comme l'origine, puisqu'il se montre chez les jeunes filles à un âge où leur taille n'a pas encore été soumise à son influence. Haller avait déjà très-bien constaté cette différence dans le mode de respiration chez les deux sexes, et il en avait reconnu aussi le but final : « La femme respire » par la partie supérieure du thorax, afin que sa respiration reste libre » pendant la durée de la grossesse, et qu'elle ne se trouve pas exposée » alors à une dyspnée continuelle, comme chez les hommes affectés d'hy- » dropisie abdominale. »

CHAPITRE III

ARTICULATIONS DES MEMBRES

Les articulations échelonnées sur le trajet des membres supérieurs et inférieurs participent des différences qu'ils présentent. La légèreté étant l'attribut des uns et la solidité celui des autres, on remarque que sur les premiers, les surfaces articulaires sont moins larges, les ligaments moins forts, les mouvements plus étendus, plus variés, plus rapides.

A ces différences générales viennent se joindre une foule de modifica- tions secondaires qui ne font pas disparaître l'unité de type auquel les articulations sont soumises comme les os, mais qui rendent les analogies moins évidentes. Chacune d'elles possède donc des caractères qui lui sont propres.

Nous étudierons successivement les articulations des membres thora- ciques et celles des membres pelviens.

ARTICLE PREMIER

ARTICULATIONS DES MEMBRES THORACIQUES

Les membres supérieurs se composent de quatre segments : l'épaule, le bras, l'avant-bras et la main. Nous avons donc à étudier : 1° les articula- tions des os de l'épaule; 2° celles de l'épaule avec le bras et du bras avec l'avant-bras; 3° celles des os de l'avant-bras entre eux et avec la main ; 4° et enfin celles du carpe, du métacarpe et des phalanges.

§ 1er. — ARTICULATIONS DES OS DE L'ÉPAULE.

L'épaule s'articule avec le tronc, et les os qui la composent s'articulent entre eux. Elle nous offre à considérer par conséquent, d'une part, l'arti- culation *sterno-claviculaire;* de l'autre, les articulations *acromio-* et *coraco-claviculaires.*

I. — **Articulation sterno-claviculaire.**

Préparation. — Diviser à droite et à gauche la clavicule et la première côte sur leur partie moyenne ; détacher ensuite la partie supérieure du sternum par un trait de scie appliqué au-dessous de l'articulation sternale ; enlever les muscles qui s'insèrent sur les deux os, en ménageant les ligaments. Pour étudier le fibro-cartilage interarticulaire, on isolera celui-ci des deux surfaces articulaires, en avant et en arrière. Après avoir observé ses rapports, il sera utile de faire disparaître la clavicule, afin de mettre en évidence la facette articulaire du cartilage de la première côte, et les deux petits ligaments divergents auxquels cette facette est redevable de sa largeur.

L'articulation sterno-claviculaire appartient au troisième genre des diarthroses : c'est une articulation par emboîtement réciproque.

Elle présente : deux surfaces articulaires qui ne se correspondent pas ; un fibro-cartilage interarticulaire qui rétablit la correspondance ; quatre ligaments qui les unissent, et deux synoviales.

A. *Surfaces articulaires.* — L'extrémité interne de la clavicule ne s'articule pas seulement avec le sternum ; elle s'articule aussi avec le bord supérieur du cartilage de la première côte. Il suit de cette double articulation que chaque surface articulaire est formée de deux facettes très-inégales. La surface interne comprend une grande facette qui répond au sternum, et une petite facette qui répond au cartilage de la première côte. La surface externe ou claviculaire se compose aussi d'une grande facette qui regarde en dedans, et d'une petite facette qui regarde en bas.

a. La *surface articulaire interne* ou *sterno-costale*, située à droite et à gauche de la fourchette du sternum, regarde en haut et en dehors ; elle s'étend plus dans le sens transversal que dans le sens antéro-postérieur. — La facette sternale, qui en forme la presque totalité, est concave de dedans en dehors, un peu convexe d'avant en arrière, et recouverte sur toute son étendue par un fibro-cartilage analogue à celui qu'on remarque sur les autres facettes articulaires du même os, mais beaucoup plus épais et plus uni. — La facette costale, plane et triangulaire, se continue par sa base avec la facette précédente. En général, le fibro-cartilage qui recouvre celle-ci ne se prolonge pas sur elle. Le bord supérieur du cartilage de la première côte, étroit et arrondi, ne prend qu'une faible part à sa formation. Deux petits ligaments étendus de ce bord au sternum la constituent presque entièrement. Sa figure triangulaire résulte de la divergence qu'affectent ceux-ci en se rapprochant de la facette sternale. Situés en avant et en arrière du bord arrondi du cartilage, ils le transforment en une petite surface plane. L'antérieur, plus considérable, s'attache en dehors sur la première côte, et en dedans sur le pourtour de la facette sternale ; par son extrémité interne il se continue, d'une part avec le fibro-cartilage qui revêt cette facette, de l'autre avec le fibro-cartilage interarticulaire.

b. La *surface externe* ou *claviculaire*, très-large, est allongée d'avant en arrière. Les deux facettes qui la composent ne sont pas situées sur le prolongement de la même courbe ; elles s'unissent à angle droit ; celui-ci est seulement plus ou moins arrondi. — La facette supérieure, qui est en général un peu déprimée à son centre, répond à la facette sternale. Elle se continue par son tiers supérieur avec le fibro-cartilage interarticulaire. Cette continuité a pour effet de diminuer beaucoup le diamètre vertical de la facette, et d'allonger considérablement son diamètre antéro-postérieur. — La facette inférieure, contiguë au cartilage de la première côte, lisse et unie, est aussi très-étendue d'avant en arrière, et très-peu dans le sens transversal.

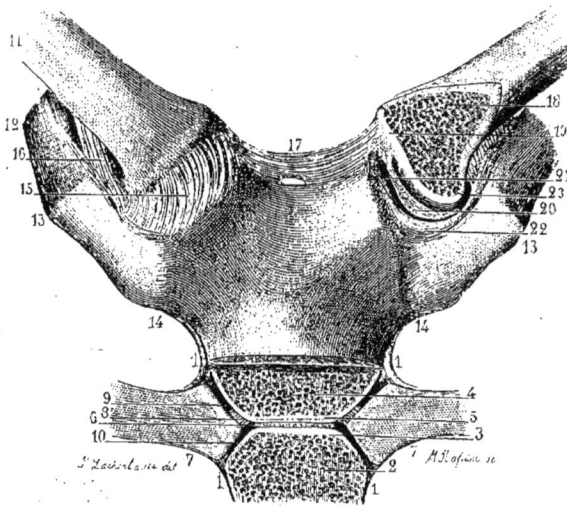

Fig. 217. — *Articulations sternale supérieure et sterno-claviculaire.*

1, 1, 1, 1. Articulation sternale supérieure verticalement et transversalement divisée. — 2. Partie supérieure du corps du sternum — 3. Lame cartilagineuse qui recouvre sa facette articulaire, se continuant de chaque côté avec celle qui répond au second cartilage costal. — 4. Partie inférieure de la poignée du sternum. — 5. Lame cartilagineuse qui revêt sa facette articulaire. — 6. Fibro-cartilage unissant la première pièce du sternum à la deuxième. — 7, 7. Cartilage des secondes côtes. — 8. Fibro-cartilage unissant le sommet de ce cartilage à la première pièce du sternum. — 9. Cavité articulaire correspondant à l'union de ce même cartilage avec la poignée du sternum. — 10. Cavité articulaire correspondant à l'union de ce cartilage avec le corps du sternum. — 11. Extrémité interne de la clavicule droite. — 12. Extrémité antérieure de la première côte. — 13, 13. Union de cette côte avec le premier cartilage costal. — 14, 14. Union de ce cartilage avec le sternum. — 15. Ligament sterno-claviculaire antérieur. — 16. Ligament costo-claviculaire. — 17. Ligament interclaviculaire. — 18. Extrémité interne de la clavicule gauche dont le segment antérieur a été détaché par une coupe verticale et transversale. — 19. Fibro-cartilage qui recouvre cette extrémité interne. — 20. Fibro-cartilage interarticulaire qui a été divisé aussi verticalement pour montrer son épaisseur, sa direction et ses attaches. — 21. Facette sternale. — 22. Ligament situé sur la partie antérieure et supérieure du premier cartilage costal, unissant ce cartilage à la facette sternale. — 23. Rapports de la clavicule avec ce même cartilage, et cul-de-sac inférieur de la synoviale externe.

Les facettes de la surface claviculaire sont revêtues d'un fibro-cartilage très-épais pour la supérieure, très-mince pour l'inférieure.

Lorsque les deux surfaces articulaires occupent leur situation relative, on voit que le grand diamètre de l'une est perpendiculaire au grand diamètre de l'autre; on peut constater aussi que la surface claviculaire est à peu près verticale, et la surface sterno-costale obliquement dirigée dans le sens transversal. De là il suit : 1° que la première de ces surfaces déborde la seconde par sa circonférence en avant, en arrière et en haut; 2° que la solidité de l'articulation est mieux assurée; 3° que la courbe décrite par la fourchette du sternum se prolonge en dehors et se trouve beaucoup plus accusée.

Si l'on compare ces mêmes surfaces au point de vue de leur configuration, on reconnaît qu'elles diffèrent également, puisque l'une est concave et convexe dans deux sens réciproquement perpendiculaires, tandis que l'autre est formée de deux facettes disposées à angle droit, et toutes deux plus ou moins planes. Ces facettes ne présentent donc pas une configuration inverse ; elles ne se correspondent pas (1). Chacune d'elles grave son empreinte sur le fibro-cartilage interarticulaire, qui devient ainsi pour elles un moyen de contiguïté.

B. *Fibro-cartilage interarticulaire.* — Ce fibro-cartilage se dirige obliquement de haut en bas et de dedans en dehors. Très-épais dans sa partie supérieure, mince inférieurement, il comble l'intervalle résultant de la différence de direction et de conformation des deux surfaces articulaires.

Le fibro-cartilage interarticulaire sépare la facette sternale de la facette verticale de la clavicule. La facette inférieure ou horizontale de cet os s'applique, en général, immédiatement à la facette costale.

Les deux faces du fibro-cartilage n'offrent pas la même configuration. — La face interne est convexe de dedans en dehors, légèrement concave d'avant en arrière. Entre le fibro-cartilage et la facette sternale, il y a donc emboîtement réciproque. — La face externe se continue inférieurement avec la facette costale. Réunie à celle-ci, elle forme une longue surface concave qui reçoit la surface convexe constituée par les deux facettes de la clavicule. Au centre, cette face externe offre quelquefois un léger relief qui répond à la concavité de la facette claviculaire. Entre le fibro-cartilage et la facette costale d'une part, et l'extrémité interne de la clavicule de l'autre, il y a donc aussi emboîtement réciproque.

En haut et en arrière, la face externe du fibro-cartilage adhère à la partie correspondante de la facette claviculaire sur une étendue verticale de 5 millimètres. Par sa face opposée, il adhérerait aussi, selon M. Gosselin, à la partie supérieure de la facette sternale, en sorte qu'il représenterait à la fois un moyen de contiguïté et un moyen d'union. J'avais d'abord partagé

_____

(1) Gosselin, *Études sur les fibro-cartilages interarticulaires*, thèse de 1843, p. 22.

cette opinion. Mais des études nouvelles et plus complètes sont venues me démontrer que la facette sternale est libre sur toute son étendue. Le fibro-cartilage n'adhère à la partie supérieure du sternum que par l'intermédiaire du ligament interclaviculaire, tandis qu'il s'unit directement et largement à la facette claviculaire. Comme tous ceux du même ordre, il s'attache à l'os le plus mobile pour l'accompagner dans ses mouvements. C'est parce qu'il n'adhère pas à la facette sternale, que l'extrémité interne de la clavicule jouit d'une si grande mobilité. Car s'il adhérait aux deux facettes opposées, le résultat de cette double adhérence serait de les immobiliser l'une et l'autre. Ce fibro-cartilage a donc pour unique attribution de rétablir la contiguïté entre deux surfaces qui ne se correspondent pas. S'il contribue à consolider l'articulation, c'est seulement par son union intime avec les ligaments périphériques ; en reliant ceux-ci, en les rattachant pour ainsi dire à un centre commun, il semble concourir en effet dans une certaine limite à les rendre plus résistants.

Son bord inférieur s'unit à la base de la facette costale, sur laquelle on le voit quelquefois se prolonger en partie. Il se continue avec le ligament antérieur de cette facette et avec la partie correspondante du fibro-cartilage qui recouvre la facette sternale.

Le fibro-cartilage interarticulaire présente de nombreuses et fréquentes variétés individuelles. Ses faces sont parfois inégales et comme rugueuses ; ou bien il est aminci, principalement au niveau de son bord postérieur, non par suite des pressions violentes auxquelles il serait soumis, suivant plusieurs auteurs, mais par l'effet d'altérations chroniques, qui ne sont pas rares dans l'articulation sterno-claviculaire. Quelquefois il est incomplet, en partie détruit, ou dédoublé. Sur un individu où il était divisé en deux lames, j'ai vu l'une de ces lames faire hernie à travers le ligament antérieur.

C. *Ligaments*. — La clavicule est unie au sternum par trois ligaments distingués en antérieur, postérieur, et supérieur ou interclaviculaire. Elle n'est unie à la première côte que par un seul lien qui a reçu le nom de ligament inférieur ou costo-claviculaire. Ce dernier est indépendant des trois autres. Mais ceux-ci le plus souvent se continuent entre eux par leurs bords, et forment une sorte de capsule qui embrasse les deux tiers supérieurs du contour des surfaces articulaires.

Le *ligament antérieur* est aplati, oblique de haut en bas et de dehors en dedans. Il s'attache : d'une part, à la partie antéro-supérieure de l'extrémité interne de la clavicule ; de l'autre, à la partie antéro-supérieure de la poignée du sternum, immédiatement au-dessous du bord correspondant de la facette sternale. — Sa face antérieure est en rapport avec le tendon du muscle sterno-mastoïdien. Sa face postérieure adhère au fibro-cartilage interarticulaire, et aux deux synoviales de l'articulation. — Son bord inférieur ne descend pas ordinairement jusqu'à la facette costale, en sorte que ces synoviales ne sont recouvertes en bas et en avant que par du tissu adipeux et le muscle grand pectoral. Son bord supérieur s'unit au bord antérieur du ligament interclaviculaire.

Les faisceaux qui composent le ligament antérieur ne sont pas parallèles; ils divergent un peu en descendant. Souvent ils restent séparés par des interstices que remplissent du tissu adipeux et des vaisseaux. Les plus élevés se perdent sur le ligament interclaviculaire.

Le *ligament postérieur* est aplati comme le précédent, et obliquement dirigé aussi de haut en bas et de dehors en dedans. Il s'insère : en haut, à la partie postérieure et supérieure de l'extrémité interne de la clavicule; en bas, au bord postérieur de la facette sternale. — Ce ligament est recouvert par le muscle sterno-thyroïdien. Les faisceaux qui le constituent sont moins distincts que ceux du ligament antérieur. Comme ceux-ci, ils s'étendent en divergeant de la clavicule vers le sternum.

Le *ligament interclaviculaire*, situé au-dessus de la fourchette du sternum, varie dans sa longueur comme la distance qui sépare les deux clavicules : distance ne dépassant pas chez quelques individus 12 à 15 millimètres, s'étendant chez d'autres jusqu'à 4 centimètres; mesurant en général de 25 à 30 millimètres. — Sa forme est prismatique et triangulaire lorsqu'il est long; aplatie d'avant en arrière lorsqu'il est court.

Par ses extrémités, ce ligament se fixe à la partie supérieure de l'extrémité interne des clavicules. — Sa face inférieure, qui devient un simple bord lorsque le ligament est court et aplati, adhère à la fourchette du sternum, mais seulement à droite et à gauche; sur la ligne médiane, elle reste séparée de cet os par un intervalle qui donne passage à des vaisseaux. Sa face antérieure est recouverte par la peau. Sa face postérieure recouvre les muscles sterno-hyoïdiens et sterno-thyroïdiens. Son bord supérieur, concave, répond aux téguments de la fossette sus-sternale.

Le ligament interclaviculaire est formé de faisceaux parallèles, très-distincts, d'autant plus longs qu'ils sont plus superficiels.

Le *ligament inférieur* ou *costo-claviculaire* remplit l'intervalle compris entre l'extrémité interne de la clavicule et le cartilage de la première côte. Sa direction est oblique de haut en bas et de dehors en dedans. En haut, il s'attache à la partie interne de la face inférieure de la clavicule, qui présente pour cette insertion, tantôt une saillie un peu rugueuse, tantôt une simple dépression ovalaire. En bas, il s'insère sur le bord supérieur du cartilage de la première côte, et par quelques fibres sur la portion osseuse de celle-ci et sur le tendon du muscle sous-clavier. — Sa face antérieure est recouverte par le muscle grand pectoral. Sa face postérieure s'applique à la veine sous-clavière.

Ce ligament, en général épais et très-solide, présente, surtout chez les hommes fortement constitués, une remarquable résistance. Il offre une couleur grisâtre. Ses fibres sont peu distinctes. Cependant j'ai pu constater qu'elles forment deux plans : l'un antérieur, l'autre postérieur. Celles du plan antérieur, en général plus nombreuses, se dirigent pour la plupart de haut en bas et de dehors en dedans. Celles du plan postérieur se portent perpendiculairement de la clavicule au cartilage.

D. *Synoviales.* — Il existe une synoviale pour chacune des cavités de cette articulation. La synoviale interne se porte du pourtour de la facette sternale à la circonférence du fibro-cartilage interarticulaire ; et la synoviale externe, de cette circonférence à l'extrémité interne de la clavicule. La première est entourée par les ligaments qui unissent cet os au sternum ; la seconde, beaucoup plus étendue, n'est recouverte au niveau du cartilage de la première côte que par du tissu conjonctif et du tissu adipeux ; mais elle se trouve protégée par les parties osseuses qui la débordent, et plus superficiellement par le muscle grand pectoral.

E. *Mouvements.* — Les deux os de l'épaule constituent, pour le membre supérieur, une sorte de levier angulaire, à l'aide duquel il se meut sur le thorax. La branche horizontale de ce levier peut s'élever et s'abaisser, se porter en avant et en arrière, et prendre toutes les positions intermédiaires à celles qui précèdent, en procédant par voie d'opposition, ou en passant directement de l'une à l'autre.

Dans tous les mouvements qu'elle exécute, la clavicule bascule autour d'un axe extrêmement rapproché de l'articulation sterno-claviculaire. Son extrémité externe, très-éloignée de l'axe, subit donc un déplacement considérable ; l'interne se déplace au contraire très-peu.

Dans le mouvement d'élévation, cet os s'appuie sur les facettes sternale et costale. Son extrémité scapulaire s'élève ; la partie supérieure de l'extrémité sternale s'abaisse, ainsi que l'attache correspondante du ligament interclaviculaire. Les ligaments antérieur et postérieur se relâchent ; le ligament costo-claviculaire se tend.

Dans le mouvement d'abaissement, la clavicule, représentant un levier du premier genre, prend son point d'appui sur la première côte. Pendant que l'extrémité externe s'abaisse, l'interne glisse de bas en haut sur la facette sternale. Le ligament costo-claviculaire se relâche ; les autres se tendent.

Lorsque l'extrémité externe de la clavicule se portent en avant, la facette claviculaire glisse d'avant en arrière sur la facette sternale. Le ligament antérieur se relâche ; le postérieur se tend. Le supérieur ne se modifie pas sensiblement.

Si l'épaule et la partie correspondante de la clavicule se portent en arrière, la facette claviculaire glisse au contraire d'arrière en avant sur la facette du sternum. Des phénomènes inverses se passent dans les ligaments postérieur et antérieur. L'inférieur, par sa tension, limite la projection de l'os en arrière. — C'est dans ce mouvement que la clavicule a le plus de tendance à se déplacer. Elle peut se luxer lorsque la cause qui l'entraîne en arrière la pousse en même temps violemment de dehors en dedans. Cette luxation, la plus fréquente de toutes celles que présente l'articulation, serait plus facile et plus fréquente encore si la facette sternale, tournée en haut et en dehors, ne s'inclinait aussi un peu en arrière ; et si la facette claviculaire, d'une autre part, ne se prolongeait dans le même sens, de manière à la dépasser très-notablement.

Le mouvement de circumduction n'est que la succession de ceux qui précèdent. La clavicule, dans ce mouvement, décrit un cône dont la base se dirige en dehors et un peu en arrière, et dont le sommet occupe l'articulation sterno-claviculaire.

Le fibro-cartilage interarticulaire participe aux mouvements de la clavicule, qu'il rend plus faciles et un peu plus étendus.

II. — Articulation acromio-claviculaire.

Cette articulation appartient au genre des arthrodies. Elle est située sur la partie la plus élevée de l'épaule, au-dessous de la peau.

A. *Surfaces articulaires.* — L'acromion et la clavicule s'unissent par une facette elliptique, beaucoup plus étendue chez les individus fortement constitués que chez ceux dont le système musculaire est peu développé. — La facette claviculaire regarde en dehors, en avant et un peu en bas. Son grand axe se dirige horizontalement d'arrière en avant et de dehors en dedans. — La facette acromiale occupe la partie interne du bord supérieur de l'acromion ; elle regarde en dedans et en arrière. Son grand axe, horizontal aussi, se dirige comme celui de la facette précédente. Son petit axe est vertical.

Chacune de ces surfaces est recouverte non par un cartilage, mais par un fibro-cartilage qui présente une épaisseur de 2 millimètres sur la facette claviculaire, et une épaisseur à peu près double sur la facette acromiale. Pour l'un et l'autre, du reste, cette épaisseur varie. Tous deux se distinguent des cartilages avec lesquels ils ont été jusqu'ici confondus non-seulement par leur structure, mais aussi par leur couleur et leur souplesse.

B. *Fibro-cartilage interarticulaire.* — En 1732, Winslow a mentionné un fibro-cartilage interarticulaire, qu'il dit avoir observé seulement chez quelques individus. En 1742, Weitbrecht décrivit brièvement et représenta ce fibro-cartilage, en ajoutant qu'il ne sépare les deux facettes articulaires que dans leur partie supérieure (1). L'articulation acromio-claviculaire présente en effet quelquefois une lame fibro-cartilagineuse dont la partie inférieure flotte entre les deux facettes. Mais cette lame n'est qu'un seg-

(1) Weitbrecht, *Syndesm., sive histor. ligament.*, in-4°, 1742, p. 16, et pl. I, fig. 4.

ment en partie détaché du fibro-cartilage de la facette acromiale. En général, elle répond à toute l'étendue ou à une partie seulement de son bord supérieur, très-exceptionnellement à sa partie inférieure ou à l'une de ses extrémités. Le plus souvent la segmentation n'est qu'ébauchée et fort irrégulière. J'ai vu deux fois cette lame annexée au fibro-cartilage de la facette claviculaire. Une seule fois il m'a paru indépendant des deux facettes : dans ce cas, il adhérait à la face inférieure du ligament supérieur.

De tous les fibro-cartilages interarticulaires, celui-ci est, sans contredit, le moins important. Winslow et Weitbrecht, qui considéraient avec tous les auteurs les lames appliquées sur les deux surfaces articulaires comme des cartilages, ont dû l'en distinguer, puisque, à leurs yeux, il en différait par sa nature et ses usages. Mais aujourd'hui, où nous savons que ces lames sont fibro-cartilagineuses, et que le fibro-cartilage signalé par ces auteurs n'est qu'une dépendance de celui de l'acromion, son importance se réduit plus encore, et à un tel point, qu'il mérite à peine d'être mentionné.

C. *Moyens d'union et synoviales.* — Deux ligaments, l'un supérieur, l'autre inférieur, unissent la clavicule à l'acromion.

Le *ligament acromio-claviculaire supérieur* est très-épais, extrêmement résistant, composé de faisceaux parallèles qui s'étendent de la face supérieure de l'acromion à l'extrémité externe de la clavicule. Ce ligament, recouvert par la peau, répond inférieurement aux fibro-cartilages qui tapissent les facettes articulaires, ainsi qu'au fibro-cartilage interarticulaire, lorsqu'il existe, et leur adhère d'une manière intime. En avant, il se replie de haut en bas pour embrasser la partie correspondante des facettes articulaires, et reste très-distinct du deltoïde qui le recouvre en partie. En arrière, il se replie aussi de haut en bas; mais il est beaucoup plus mince sur ce point, où il répond au trapèze.

Le *ligament acromio-claviculaire inférieur* n'existe qu'à l'état de vestige. Il est représenté par quelques filaments fibreux plus ou moins espacés, et contenant dans leurs intervalles du tissu adipeux.

La *synoviale* de cette articulation se voit bien sur sa partie inférieure que recouvrent des franges rougeâtres, souvent très-développées et assez nombreuses; elle est en général beaucoup moins distincte au niveau du bord supérieur des facettes articulaires.

III. — Union de la clavicule et de l'apophyse coracoïde.

La face inférieure de la clavicule, dans son quart externe, répond à l'apophyse coracoïde, dont elle se trouve séparée le plus habituellement par un intervalle d'un centimètre environ; mais elle peut s'appliquer et s'applique en effet à cette apophyse dans certains mouvements. Pour cette union, il n'y a donc ni surfaces articulaires, ni synoviale. Le frottement réciproque des deux os est favorisé par un tissu conjonctif lâche et humide, qui représente une sorte de bourse séreuse rudimentaire. Deux ligaments s'étendent de l'un à l'autre : ce sont les ligaments coraco-claviculaires, distingués en postérieur ou semi-conoïde, et en antérieur ou trapézoïde.

Le *ligament coraco-claviculaire postérieur* ou *semi-conoïde* se dirige presque verticalement de bas en haut. Il s'attache, par son sommet, à la partie interne de la base de l'apophyse coracoïde, immédiatement au devant de l'échancrure du bord supérieur de l'omoplate. Par son extrémité opposée ou sa base, il se fixe à la partie postérieure de l'empreinte rugueuse, que présente la face inférieure de la clavicule. Chez les individus très-musclés, cette partie postérieure de l'empreinte constitue une saillie de volume variable. — Sa face antérieure est légèrement concave ; la postérieure, convexe et unie. — Son bord interne libre se dirige verticalement ; l'externe, très-mince, se porte obliquement en haut et en dehors, comme le bord correspondant du ligament trapézoïde, dont il n'est séparé que par un très-mince intervalle, et auquel il se trouve souvent accolé, en sorte que les deux ligaments semblent alors n'en constituer qu'un seul.

Ce ligament se compose de fascicules divergents de bas en haut, rapprochés en arrière et espacés en avant, où ils sont séparés les uns des autres par des traînées cellulo-adipeuses.

Le *ligament coraco-claviculaire antérieur* ou *trapézoïde* s'étend de l'apophyse coracoïde à la clavicule, dans une direction très-oblique de bas en haut et de dedans en dehors. Il est plus long, plus large, et notablement plus résistant que le précédent. — Il s'attache en bas et en dedans à la partie moyenne du bord interne de l'apophyse coracoïde ; en haut et en dehors à la ligne rugueuse de la face inférieure de la clavicule. — Sa face supérieure, un peu inclinée en avant, répond à la clavicule ; l'inférieure, inclinée en arrière, recouvre la base de l'apophyse coracoïde. Son bord antérieur est plus long que le postérieur.

Ce ligament est formé de faisceaux fibreux parallèles, plus condensés et beaucoup plus nombreux que ceux du ligament conoïde.

IV. — Ligaments propres à l'omoplate.

A l'omoplate se rattachent une bandelette et une lame fibreuses improprement décrites sous le nom de *ligaments*. La première constitue le ligament coracoïdien, et la seconde le ligament acromio-coracoïdien.

Le *ligament coracoïdien* convertit en trou l'échancrure qu'on remarque sur le bord supérieur de l'omoplate. Il s'étend de la partie supérieure et postérieure de l'échancrure à la base de l'apophyse coracoïde. Ce ligament est aplati, mince, plus étroit à sa partie moyenne qu'à ses extrémités. L'ouverture qu'il contribue à circonscrire donne passage au nerf sus-scapulaire. L'artère sus-scapulaire, qui accompagnait le nerf et qui lui était accolée, s'en sépare au niveau du ligament, pour passer au-dessus, et vient ensuite rejoindre le tronc nerveux.

Le *ligament acromio-coracoïdien* est large, mince, triangulaire, horizontalement étendu entre les deux apophyses, qu'il relie l'une à l'autre. — Par sa base, il s'insère à toute la longueur du bord externe de l'apophyse coracoïde. Son sommet tronqué s'attache au sommet de l'acromion. — Sa face supérieure, plane et unie, répond à la clavicule et au muscle deltoïde. Sa face inférieure, prolongée en dedans par la face concave de l'apophyse coracoïde, et en dehors par la face concave de l'acromion, forme avec ces deux saillies une large voûte, osseuse et fibreuse, très-solide, qui recouvre l'articulation scapulo-humérale. — Son bord postérieur est rectiligne, épais et libre. L'antérieur, très-mince, beaucoup plus long, dégénère en une lamelle cellulo-fibreuse qui descend sur la face profonde du deltoïde, jusqu'au niveau de sa partie moyenne, et qui adhère à ce muscle.

Entre le ligament acromio-coracoïdien et l'articulation scapulo-humérale, on observe une large bourse séreuse, se prolongeant en dehors au-dessous du deltoïde, sur une étendue de 2 centimètres. Cette bourse séreuse est constante. Elle a pour destination de faciliter le jeu réciproque de l'épaule sur le bras et du bras sur l'épaule.

Ce ligament comprend deux faisceaux principaux : 1° un faisceau antérieur transversalement dirigé ; 2° un faisceau postérieur obliquement étendu de la base de l'apophyse coracoïde au sommet de l'acromion. Les deux faisceaux, réunis en dehors, s'écartent en dedans. L'intervalle qui les sépare est comblé par d'étroites bandelettes qu'ils s'envoient mutuellement. Mais cette portion du ligament reste toujours beaucoup plus mince et parfois incomplète, en sorte que la voûte acromio-coracoïdienne offre souvent une perforation plus ou moins large sur le bord externe de l'apophyse coracoïde.

V. — Mouvements de l'épaule.

L'épaule nous offre à considérer des mouvements propres à chacun des deux os qui la composent, et des mouvements communs à ceux-ci, ou mouvements de totalité.

1° Mouvements partiels de l'épaule.

Nous avons vu que la clavicule présente des mouvements d'opposition très-variés, et un mouvement de circumduction composé de l'ensemble de ceux-ci. Pendant ces mouvements, elle se comporte à la manière d'un arc-boutant qui supporte l'omoplate, et qui la maintient à une distance déterminée ou constante du thorax. Ainsi elle reçoit de cet os les mouvements qu'elle exécute, et celui-ci lui est redevable à son tour de sa grande mobilité ; car il ne possède des mouvements si faciles, si étendus et si variés, que parce qu'il se trouve, pour ainsi dire, suspendu à l'extrémité d'un long levier qui lui laisse toute liberté pour se déplacer, et qui est lui-même très-mobile.

L'omoplate articulée, en haut avec la clavicule, en bas avec l'humérus, ne peut s'élever ou s'abaisser sans les entraîner avec elle ; tous les mouvements qui se passent dans le plan vertical sont donc communs aux trois os. Mais lorsqu'elle se meut d'avant en arrière et d'arrière en avant, elle prend son point d'appui sur la clavicule ; celle-ci restant alors presque immobile, l'omoplate tourne, ainsi que l'a fait remarquer Bichat, autour d'un axe transversal qui passe par sa partie moyenne. Dans la rotation en avant, l'angle inférieur décrit un arc de cercle, en vertu duquel il se porte en dehors ; l'angle postérieur et supérieur s'abaisse et se rapproche du rachis. Si la rotation a lieu d'avant en arrière, les phénomènes sont renversés : c'est l'angle inférieur qui se rapproche alors du rachis, et le supérieur qui s'en éloigne. Pendant ces mouvements de rotation, la facette acromiale glisse obliquement sur la facette claviculaire ; le ligament supérieur subit une sorte de torsion et se tend. Lorsque le mouvement est très-prononcé, la clavicule elle-même semble se laisser entraîner, et tourner aussi autour de son axe.

2° Mouvements de totalité de l'épaule.

L'épaule peut s'élever et s'abaisser, se porter en avant et en arrière, prendre toutes les positions intermédiaires ; elle décrit en outre un mouvement de circumduction très-manifeste et très-étendu.

a. Dans l'élévation, la face costale de l'omoplate glisse de bas en haut sur le sommet du thorax, et se rapproche d'autant plus du plan médian qu'elle s'élève davantage. L'angle droit que formait cet os avec la clavicule devient aigu. L'apophyse coracoïde s'applique à celle-ci. Les ligaments coraco-claviculaires se relâchent. Les deux facettes de l'articulation acromio-claviculaire s'écartent supérieurement, et le ligament qui les recouvre se tend. Le creux de l'aisselle remonte jusqu'au niveau de la première côte, dont la clavicule s'écarte angulairement ; il s'agrandit si, en même temps que l'épaule se porte en haut, le bras se porte en dehors.

b. L'abaissement s'accompagne de phénomènes opposés. L'omoplate, glissant sur des parties d'une plus grande circonférence, s'éloigne du plan médian ; elle redevient perpendiculaire à la clavicule, qui reprend elle-même sa direction parallèle à la première côte. Le ligament supérieur de l'articulation acromio-claviculaire se relâche. — Revenus à la situation qui leur est propre dans l'état de repos, les deux os de l'épaule peuvent continuer à descendre. C'est alors que commence leur véritable mouvement d'abaissement, dans lequel la clavicule vient s'appuyer sur l'extrémité antérieure de la première côte, qui ne lui permet pas de s'abaisser davantage, et qui protége ainsi l'artère et la veine sous-clavières situées en arrière et en dehors. L'extrémité inférieure de l'omoplate se porte en dehors ; l'angle qu'elle forme avec la clavicule s'agrandit encore, et devient ainsi moins saillant. C'est pourquoi chez les femmes, où les épaules sont naturellement abaissées ou tombantes, cet angle se montre toujours plus arrondi. Chez les hommes, et plus particulièrement chez certains individus qui ont les épaules élevées, celles-ci ne sont pas arrondies, mais anguleuses ; la partie supérieure du tronc est alors taillée carrément.

c. Dans le mouvement en avant, les deux os de l'épaule tournent autour d'un axe vertical traversant l'articulation sterno-claviculaire. Chacune des parties qui les composent décrit un arc de cercle horizontal d'autant plus grand qu'elle est plus éloignée de cet axe. L'omoplate, suivant ce mouvement, se porte en dehors et un peu en avant ; son bord spinal s'éloigne de la colonne vertébrale. La clavicule déborde la première côte, et forme avec le bord antérieur de celle-ci un angle très-aigu ; son déplacement dans ce sens est limité, d'une part, par le ligament sterno-claviculaire postérieur ; de l'autre, par les muscles qui attachent l'omoplate au rachis.

d. Dans le mouvement en arrière, l'épaule se déplace en masse comme dans le mouvement précédent ; les ligaments acromio- et coraco-claviculaires n'éprouvent aussi aucune modification. Le bord spinal de l'omoplate se rapproche de la colonne vertébrale. La clavicule, qui répondait à l'extrémité interne de la première côte, vient se placer au-dessus de sa partie moyenne ; et si en même temps qu'elle se porte en arrière elle s'abaisse, les vaisseaux sous-claviers peuvent être comprimés. Ce mouvement en arrière est plus étendu que le mouvement en avant. Il est limité, d'une part, par les muscles sous-clavier, petit pectoral et grand dentelé ; de l'autre, par les ligaments antérieur et inférieur de l'articulation sterno-claviculaire. Lorsqu'une cause violente projette brusquement l'épaule en arrière et la pousse ensuite de dehors en dedans, les muscles alors non contractés ne secondant pas leur résistance, on comprend la possibilité d'une déchirure simultanée de ces deux ligaments.

e. La succession en ligne circulaire des mouvements simples qui précèdent, et de tous les mouvements intermédiaires, produit le mouvement composé qui constitue la circumduction de l'épaule. Toute la partie supérieure du membre thoracique décrit alors un cône dont le sommet répond à la facette du sternum, et la base à la face externe de l'omoplate. L'axe du cône n'est pas transversal, mais obliquement dirigé en dehors et en arrière. Ce mouvement est d'autant plus étendu que la clavicule offre une plus grande longueur ; pendant qu'il s'opère, les quatre ligaments périphériques de l'articulation sterno-claviculaire se tendent et se relâchent tour à tour.

§ 2. — Articulation scapulo-humérale.

Préparation. — 1° Appliquer un trait de scie sur la partie moyenne de la clavicule, ou la détacher au niveau de son union avec le sternum, et enlever le membre supérieur. 2° Découvrir le muscle deltoïde, le diviser à son insertion supérieure sur toute son étendue, en conservant la lame cellulo-fibreuse, qui prolonge en avant le ligament acromio-coracoïdien, et le renverser en dehors. 3° Disséquer les muscles sous-capulaire, sus- et sous-épineux et petit rond; les inciser sur leur partie moyenne, puis isoler leur portion humérale en la renversant sur le ligament capsulaire et en conservant les rapports qu'elle affecte avec ce ligament. 4° Ouvrir dans sa partie inférieure la bourse séreuse qui remonte sous la voûte acromio-coracoïdienne; étudier sa disposition, ses rapports, etc., et l'enlever ensuite, ainsi que la lame cellulo-fibreuse qui la recouvre, et tout le tissu cellulaire environnant. 5° Préparer le ligament accessoire qui s'étend de l'apophyse coracoïde à la capsule. 6° Après avoir observé les insertions de cette capsule, ses rapports, ses connexions avec les muscles et les tendons, l'ouvrir au-dessous du sous-scapulaire, et laisser pénétrer l'air dans sa cavité; on pourra séparer alors ses deux surfaces articulaires et constater la longueur considérable et la laxité du ligament capsulaire. 7° Inciser circulairement ce ligament sur sa partie moyenne, pour observer le mode d'insertion de ses deux extrémités.

L'articulation scapulo-humérale, rangée autrefois parmi les arthrodies, appartient manifestement au genre des énarthroses.

La cavité glénoïde et la tête de l'humérus sont unies par un ligament capsulaire, par un ligament accessoire, et par un groupe de tendons qui embrassent le contour de l'articulation. Une synoviale très-étendue revêt la surface interne de la capsule.

A. — Surfaces articulaires.

La cavité glénoïde, tournée en dehors, regarde aussi un peu en haut et en avant. Elle présente la figure d'un ovale, dont la grosse extrémité repose sur le bord axillaire de l'omoplate. Sa petite extrémité, dirigée en haut et un peu en dedans, répond au bord postérieur du ligament acromio-coracoïdien. Son grand diamètre mesure, en moyenne, 35 millimètres, et le petit de 25 à 27. Sa surface représente le tiers seulement de celle de la tête humérale; elle est revêtue d'un cartilage plus mince au centre qu'à la périphérie. Son bord externe est convexe; l'interne, curviligne aussi, offre une très-petite dépression un peu au-dessus de sa partie moyenne.

Comme toutes les cavités énarthrodiales, la cavité glénoïde est donc plus petite que la tête avec laquelle elle s'articule; comme toutes ces cavités aussi, elle est recouverte sur sa circonférence par un fibro-cartilage d'agrandissement, qui a reçu le nom de *bourrelet glénoïdien.* Ce bourrelet, prismatique et triangulaire, s'enroule sur son contour qu'il protége. Par l'une de ses faces, il adhère à ce contour de la manière la plus intime; par la seconde, il adhère au ligament capsulaire et à la synoviale; par la troisième, il se continue avec les parois de la cavité articulaire et plus particulièrement avec le cartilage d'encroûtement qui se prolonge sur elle. En haut, le bourrelet est ordinairement séparé de ce cartilage par un sillon qui semble tracé avec la pointe d'une aiguille, et qu'on n'aperçoit qu'en écartant ses deux lèvres. Très-fréquemment on observe sur ce sillon, au niveau de l'échancrure du bord interne, un cul-de-sac qui s'étend au-dessous du bourrelet, et qui varie du reste beaucoup dans ses dimensions.

Supérieurement, le bourrelet glénoïdien est renforcé par le tendon de la longue portion du biceps qui vient s'attacher à la partie la plus élevée du pourtour de la cavité. La plupart de ses fibres s'insèrent sur le tissu osseux ; les autres se réfléchissent de haut en bas sur le côté interne du bourrelet, qu'elles contribuent à former. — Inférieurement, quelques fibres de la longue portion du triceps se continuent aussi avec ce bourrelet : les unes se perdent sur son côté externe ; d'autres, plus nombreuses, montent sur son côté interne, et semblent aller à la rencontre des fibres descendantes du biceps. — Aux fibres qui proviennent de ces tendons se joignent des fibres propres, beaucoup plus nombreuses, qui les croisent à angle aigu, et qui se croisent aussi entre elles. Sur son côté externe, le bourrelet est presque exclusivement constitué par ces fibres intrinsèques.

Au-dessus de la cavité glénoïde s'avance la voûte acromio-coracoïdienne, dont l'étendue transversale est de 6 à 7 centimètres, et l'étendue antéropostérieure de 30 à 35 millimètres. — Ses deux extrémités sont situées à une distance très-inégale de l'humérus. L'interne, ou l'apophyse coracoïde, ne s'en trouve séparée que par un intervalle de 7 à 8 millimètres, tandis que l'externe, ou l'acromion, s'en éloigne de 15 à 16. — En recouvrant la partie supérieure de l'articulation, cette voûte contribue puissamment à maintenir la tête de l'humérus dans la position qui lui est assignée, et supplée ainsi à l'insuffisance de la cavité glénoïde. La surface articulaire de l'omoplate, et la voûte qui la surmonte, concourent donc au même but ; elles peuvent être considérées comme une seule cavité divisée en deux parties. La partie inférieure se trouve, il est vrai, immédiatement en contact avec la tête humérale, tandis que la supérieure en reste séparée par le ligament capsulaire. Mais rappelons que le ligament, sur ce point, est recouvert par une large membrane séreuse, et qu'il est tapissé sur sa face opposée par la synoviale. Toute sa partie supérieure, par conséquent, se comporte à la manière d'un ligament intra-articulaire. Ainsi disposées, les deux surfaces qui composent la cavité de réception de la tête humérale l'entourent presque entièrement, et lui laissent cependant la plus grande liberté dans ses mouvements.

La tête de l'humérus, tournée en haut, en dedans et en arrière, représente les deux cinquièmes d'une sphère un peu allongée de haut en bas. Lorsqu'elle est revêtue de son cartilage, le diamètre étendu de son extré-

mité supérieure à l'inférieure mesure, en moyenne, de 48 à 50 millimètres, et le transversal de 44 à 46. Son axe, très-obliquement dirigé,
forme avec celui du corps de l'os un angle de 155 degrés environ. — Le
cartilage qui recouvre sa surface est quelquefois plus épais au centre qu'à
la périphérie. Mais le maximum d'épaisseur répond souvent à sa moitié
supérieure, quelquefois à la moitié inférieure. Chez certains individus,
cette épaisseur est uniforme ; c'est seulement sur son extrême limite, c'est-
à-dire au voisinage du col anatomique qu'on voit ce cartilage s'amincir ;
elle varie, du reste, de 1 à 2 millimètres.

B. — Ligaments et synoviale.

Ligament capsulaire. — Il revêt la forme d'un cône. Par son sommet
tronqué, ce cône s'attache : sur le pourtour de la cavité glénoïde et du
bourrelet glénoïdien, avec lequel il se confond inférieurement ; en haut, il
s'étend un peu au delà du bourrelet, qui reste en partie libre. — Par sa
base, il s'insère : en haut, sur la lèvre externe du col anatomique ; en bas et
en dedans, sur le col chirurgical, à 6 ou 8 millimètres au-dessous de la tête
humérale. Ses fibres, les plus inférieures, se prolongent sur ce col dans
l'étendue d'un centimètre environ ; au niveau de leur implantation, le
périoste du col est remarquable par son adhérence, sa grande épaisseur et
sa consistance. — Les fibres, nées du bord interne de la cavité glénoïde,
s'insèrent à la partie la plus élevée du bord interne du corps de l'humérus,
sur une étendue de 2 centimètres.

Ce ligament est très-mince ; il présente à cet égard cependant de notables différences sur les divers points de son étendue. Au-dessous des tendons qui l'entourent, il s'amincit de plus en plus à mesure qu'on se
rapproche de leur insertion. Supérieurement, il offre plus d'épaisseur.
Inférieurement, où la capsule n'est recouverte par aucun muscle, elle
acquiert une notable résistance, ainsi qu'on peut le constater par les difficultés qu'on éprouve à luxer la tête humérale dans le creux de l'aisselle.

Sa longueur est remarquable. Après l'avoir incisée pour laisser pénétrer
l'air dans sa cavité, on peut séparer les surfaces articulaires, qui s'écartent alors de 2 centimètres environ, disposition unique dans l'économie,
ainsi que l'a fait remarquer Bichat. Si, au lieu d'écarter ces surfaces, on
insuffle la cavité, on reste frappé de la capacité considérable qu'elle présente. Très-étendue dans tous les sens, elle offre donc une extrême laxité,
et laisse ainsi aux deux surfaces articulaires beaucoup de mobilité, mais
ne les unit que faiblement.

Les principaux moyens d'union sont représentés ici par les tendons des
muscles intrinsèques de l'épaule, c'est-à-dire par le sous-scapulaire, le sus-
et le sous-spineux, et le petit rond. La capsule ne fait, pour ainsi dire, que
relier ces tendons entre eux. Elle devient si mince sur leur face profonde,

qu'elle semble n'être plus représentée que par la séreuse articulaire, séreuse qui leur adhère et qui favorise leur glissement. Le sous-scapulaire s'attache à la petite tubérosité; le sus-épineux, le sous-épineux et le petit rond se fixent aux facettes supérieure, moyenne et inférieure de la tubérosité externe. Pour prendre une notion exacte de leur diposition et de leur importance, il convient d'abattre, par un double trait de scie, l'acromion et l'apophyse coracoïde. On pourra remarquer alors :

1° Qu'ils sont groupés autour de l'articulation, de manière à former une sorte de cône qui répond par sa base à l'omoplate, et par son sommet à leur insertion humérale.

2° Que le tendon du sous-scapulaire, situé sur le côté interne de l'articulation, offre une largeur de 5 centimètres; que les tendons réunis du sous-épineux et du petit rond, placés en dehors, présentent une largeur

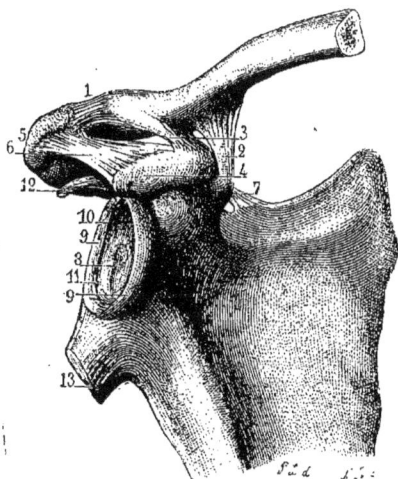

FIG. 218. — *Ligaments coraco-claviculaires, voûte acromio-coracoïdienne,
cavité glénoïde.*

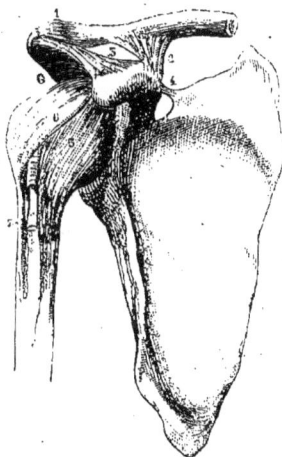

FIG. 219. — *Ligament capsulaire et
ligament accessoire de l'articulation scapulo-humérale.*

FIG. 218. — 1. Ligament supérieur de l'articulation acromio-claviculaire. — 2. Ligament coraco-claviculaire postérieur ou semi-conoïde. — 3. Ligament coraco-claviculaire antérieur ou trapézoïde. — 4. Apophyse coracoïde. — 5. Acromion. — 6. Ligament acromio-coracoïdien, formant avec les deux apophyses précédentes la voûte acromio-coracoïdienne. — 7. Ligament coracoïdien transformant en trou l'échancrure du bord supérieur de l'omoplate. — 8. Cavité glénoïde. — 9, 9. Bourrelet glénoïdien. — 10. Sillon séparant le bord interne de ce bourrelet de la partie correspondante de la surface cartilagineuse. — 11. Ligne grisâtre établissant les limites respectives de cette surface et du bourrelet, mais au niveau de laquelle il n'existe plus de sillon. — 12. Tendon du biceps. — 13. Longue portion du triceps.

FIG. 219. — 1. Articulation acromio-claviculaire. — 2. Ligaments coraco-claviculaires. — 3. Ligament acromio-coracoïdien. — 4. Ligament coracoïdien et trou sous-jacent à ce ligament. — 5. Ligament capsulaire de l'articulation scapulo-humérale. — 6, 6. Ligament accessoire ou coraco-huméral. — 7. Tendon de la longue portion du biceps.

égale ; que celle du sus-épineux est de 2 centimètres ; et que tous ces tendons, par conséquent, s'étalent largement au niveau de leur point d'attache.

3° Qu'ils se touchent par leurs bords pour la plupart, et qu'ils embrassent l'extrémité scapulaire de l'humérus dans ses trois quarts supérieurs.

4° Qu'ainsi disposés, ils jouent le rôle de ligaments actifs, d'autant plus solides qu'ils se tendent, en général, pendant les mouvements de la tête humérale.

5° Que le cône résultant de la juxtaposition et de la divergence de ces ligaments actifs ne reste incomplet, à proprement parler, que dans son quart. inférieur, c'est-à-dire au niveau du bord axillaire de l'omoplate. Sur ce point la tête de l'humérus est donc moins bien contenue, et peut facilement s'échapper.

Par sa surface externe, le ligament capsulaire se trouve en rapport sur un plan plus excentrique : en haut, avec la voûte acromio-coracoïdienne : en bas et en dedans, avec le tendon commun au coraco-huméral et à la courte position du biceps, qui·vient s'attacher au sommet de l'apophyse coracoïde ; en dehors, avec le deltoïde, qui s'étend aussi sur ses parties antérieure et postérieure. — Sur chacun de ces points, on remarque une bourse séreuse qui sépare les muscles du premier plan de ceux du second. La séreuse sous-acromiale sépare le sus-épineux de la voûte : en se prolongeant en bas et en dehors, elle sépare le sous-épineux du deltoïde. Une autre membrane séreuse, située au-dessous de l'apophyse coracoïde et constante aussi, sépare le sous-scapulaire du tendon commun au coraco-huméral et au biceps.

Chacun des tendons qui embrassent l'extrémité supérieure de la tête de l'humérus glisse donc entre la séreuse articulaire d'une part, qui répond à leur face profonde, et deux séreuses intermusculaires de l'autre, qui recouvrent leur face externe. Des deux séreuses intermusculaires, l'interne, beaucoup plus petite, s'adosse à la séreuse externe. Ainsi adossées, ces deux membranes entourent la plus grande partie de la capsule et du cône musculaire qui l'embrasse. Elles s'étendent transversalement du bord interne de l'apophyse coracoïde jusqu'à la partie inférieure de la grosse tubérosité de l'humérus, c'est-à-dire sur un espace de 8 à 10 centimètres. Dans le sens antéro-postérieur, leur étendue varie de 3 à 5 centimètres. Elles ont bien manifestement pour avantage de faciliter le jeu des tendons, et d'assurer l'indépendance des muscles très-nombreux qui se groupent autour de l'articulation.

En haut et en avant, le ligament se prolongeant sur la coulisse bicipitale, la transforme en un conduit moitié osseux, moitié fibreux, qui s'ouvre directement dans l'articulation, et qui donne passage au tendon de la longue portion du biceps. L'orifice supérieur du canal est circulaire ; il a pour limite, en dedans, le tendon du sous-scapulaire, et en dehors, le repli constant de la synoviale. Le tendon, après avoir traversé cet orifice, devient intra-articulaire, et contourne la tête de l'humérus pour aller s'attacher au sommet de la cavité glénoïde. Il forme avec celle-ci une sorte d'arcade à concavité inférieure qui contribue à maintenir les deux surfaces articulaires dans leur position respective.

Le ligament capsulaire est composé de fibres entre-croisées dans tous les sens, sur les points où il offre une certaine épaisseur. Sur ceux où il devient plus mince, on peut distinguer deux plans de fibres qui sont, pour la plupart, réciproquement perpendiculaires. Un grand nombre de branches vasculaires et nerveuses viennent se ramifier dans son épaisseur. Il renferme aussi constamment une notable proportion de cellules adipeuses, même chez les individus les plus amaigris.

Ligament accessoire ou coraco-huméral. — Ce ligament, de forme membraneuse, répond à la partie supérieure de l'articulation. Il est situé immédiatement au-dessous du ligament acromio-coracoïdien. Pour le mettre complétement en évidence, il convient d'enlever ce dernier, ainsi que le muscle sus-épineux, et d'abattre par un trait de scie la totalité de l'acromion. Dans ces conditions, on peut voir qu'il se compose de deux faisceaux très-différents : l'un supérieur, c'est le ligament coraco-huméral proprement dit ; l'autre inférieur, que je n'ai vu mentionné nulle part, et que j'appellerai par opposition au précédent *coraco-glénoïdien.*

Le faisceau superficiel ou coraco-huméral est presque horizontal, aplati, mince, quadrilatère. Il s'attache en dedans à toute la longueur du bord externe de l'apophyse coracoïde. Sa moitié postérieure, beaucoup plus mince, se confond avec la partie la plus élevée du ligament capsulaire. Sa moitié antérieure, plus oblique et plus résistante, se porte vers la grosse tubérosité à laquelle elle se fixe en se confondant avec la partie correspondante de la capsule. — Ce faisceau superficiel est situé entre la séreuse sous-acromiale qui recouvre sa face supérieure et externe, et la séreuse sous-coracoïdienne qui s'applique à sa face inférieure et interne. Il occupe la cloison résultant de l'adossement de ces deux membranes.

Le faisceau profond ou coraco-glénoïdien tire son origine de la partie moyenne du bord externe de l'apophyse coracoïde, au niveau duquel il se confond avec le superficiel. De là il se dirige en dehors et en arrière vers le sommet de la cavité glénoïde, et se partage alors en plusieurs languettes irrégulières. L'une de ces languettes passe au-dessus de l'attache du biceps, qu'elle croise à angle droit, pour aller se perdre sur la partie externe du bourrelet glénoïdien ; une autre s'unit au tendon ; une troisième se perd sur le côté interne du bourrelet et sur la partie adjacente de la capsule. — Ce faisceau profond est en rapport : en haut, avec le tendon du sus-épineux ; en bas avec le bord supérieur du sous-scapulaire, ou plutôt avec la bourse séreuse qui l'accompagne. Il concourt par son épanouissement à renforcer sur ce point le ligament capsulaire.

Synoviale. — Adhérente à la face interne du ligament capsulaire qu'elle revêt dans toute son étendue, la synoviale se termine en dedans sur le bord libre du bourrelet glénoïdien. Elle se réfléchit : en haut et en dehors, sur le col anatomique ; en bas et en dedans, sur le col chirurgical, pour remonter jusqu'à la circonférence du cartilage huméral.

Au niveau de la coulisse destinée au tendon du biceps, elle se prolonge sur ses parois ; puis, après un trajet de 2 ou 3 centimètres, remonte sur ce tendon qu'elle entoure et forme ainsi un cul-de-sac qui s'oppose à l'effusion de la synovie.

Sa disposition à l'égard du tendon du sous-scapulaire est remarquable. On observe au-dessous du bord supérieur de ce tendon une bourse séreuse qui le sépare de l'apophyse coracoïde, et qui lui permet de glisser sur la concavité de celle-ci. Quelquefois la séreuse sous-tendineuse reste indépendante de la séreuse articulaire ; le plus souvent elle communique avec celle-ci. — Un peu plus bas, il existe un prolongement constant de la synoviale qui adhère à la partie postérieure du tendon, et qui tantôt se trouve adossée à la séreuse précédente, et tantôt s'ouvre dans sa cavité par un orifice plus ou moins large. Ce prolongement varie beaucoup dans ses dimensions ; très-souvent des cloisons incomplètes le subdivisent en deux ou plusieurs cellules.

Le tendon du sous-épineux, et celui du petit rond, sont simplement appliqués sur la synoviale. J'ai vu deux fois cependant un prolongement s'étendre sur la face profonde du sous-épineux, et communiquer avec la cavité articulaire par un large orifice. Il n'est pas rare de rencontrer aussi sous le tendon de ce muscle une bourse séreuse sans communication avec cette cavité.

C. — Mouvements de l'articulation scapulo-humérale.

L'articulation scapulo-humérale est remarquable par l'étendue, la variété, la rapidité, la fréquence de ses mouvements ; aucune autre ne saurait lui être comparée sous le rapport de la mobilité. Les deux os qui contribuent à la former sont également mobiles l'un sur l'autre. Mais le plus habituellement c'est l'humérus qui prend son point d'appui sur l'omoplate.

L'humérus peut se porter en avant et en arrière, en haut et en bas, et dans toutes les directions intermédiaires. Il offre en outre un mouvement de circumduction très-considérable, et un mouvement de rotation destiné à compléter celui de la partie terminale du membre.

Les mouvements antéro-postérieurs correspondent aux mouvements de flexion et d'extension du membre abdominal. Le membre thoracique se fléchit donc lorsqu'il se porte en avant, et s'étend lorsqu'il se porte en arrière. Dans ces mouvements, l'extrémité supérieure de l'humérus

tourne autour d'un axe horizontal, passant par le centre de la grosse tubérosité de l'humérus d'une part, et le centre de la cavité glénoïde de l'autre.

Dans le *mouvement en avant*, ou *mouvement de flexion*, le col anatomique de l'humérus, qui regardait en haut, se dirige en arrière, puis en
arrière et en bas. La petite tubérosité, qui était tournée en avant, devient
supérieure, et finit par rencontrer le bec de l'apophyse coracoïde qui
l'arrête lorsque le mouvement se fait parallèlement au plan médian, mais
qu'elle peut contourner si l'humérus s'incline un peu en dehors. — Le
ligament capsulaire subit une torsion qui a pour résultat de le tendre de
plus en plus. Le tendon du biceps, qui contournait la tête humérale,
l'abandonne pour se porter transversalement de dehors en dedans ; il
est alors presque parallèle au tendon du sous-scapulaire. Ce muscle, en
s'allongeant, contribue beaucoup à limiter le mouvement. Le tendon du
sus-épineux s'allonge aussi un peu, et vient occuper le côté externe de
l'articulation. Le sous-épineux et le petit rond occupent son côté inférieur. Tous ces muscles éprouvent une torsion analogue à celle du ligament.

La flexion du bras présente, du reste, deux degrés qu'il importe de distinguer. — Dans le premier, il décrit un arc de 110 à 120 degrés. L'humérus seul se déplace. — Dans le second, l'arc parcouru peut s'élever
jusqu'à 160 ou 170 degrés. Mais alors l'omoplate tourne autour d'un axe
transversal, et l'arc s'agrandit de tout l'espace que parcourt cet os.

Le *mouvement en arrière*, ou *mouvement d'extension*, est beaucoup
moins étendu que le précédent ; il ne dépasse pas 30 à 40 degrés. Parmi
les muscles qui s'attachent à l'os du bras, il n'en est aucun qui ait pour
attribution spéciale de l'attirer directement en arrière. Le faisceau postérieur du deltoïde seul peut lui communiquer une impulsion dans ce sens ;
mais il ne lui imprime qu'un faible déplacement, son action se trouvant
paralysée par le faisceau antérieur du même muscle qui se tend alors très-
fortement, et qui arrête le mouvement à son début.

L'extension du bras s'accompagne de phénomènes opposés à ceux qui
se montrent pendant la flexion, mais beaucoup moins accusés.

Ce mouvement est celui dans lequel l'os du bras a le moins de tendance
à se déplacer : d'une part, parce qu'il s'écarte très-peu de sa situation
ordinaire ; de l'autre, parce qu'il répond à l'apophyse coracoïde, qui forme
un obstacle direct à son déplacement.

Le *mouvement d'abduction*, bien que très-étendu, l'est un peu moins
cependant que celui de la flexion. L'épaule, peu mobile dans ce sens, n'y
prend qu'une très-faible part. L'angle que forme alors le bras avec les
parois du tronc mesure assez bien l'espace qu'il parcourt.

Dans ce mouvement, l'humérus bascule autour d'un axe antéro-postérieur qui traverse son col chirurgical. Ses deux extrémités se portent par
conséquent en sens inverse : l'inférieure s'élève et la supérieure s'abaisse.

La tête humérale glisse de haut en bas sur la cavité glénoïde : sa partie la plus déclive, qui seule répondait à cette cavité, l'abandonne pour entrer en contact avec le ligament capsulaire qu'elle soulève, en sorte qu'elle vient faire saillie dans le creux de l'aisselle. Sa partie la plus élevée, qui était sous-jacente à la voûte acromio-coracoïdienne, prend la place de celle qui précède. Le col anatomique se dirige en dedans, puis en dedans et en bas ; et lorsque le mouvement est porté à son extrême limite, la grosse tubérosité, se renversant en quelque sorte, s'applique au rebord de la cavité glénoïde. Dans cette attitude, si une chute a lieu sur le coude, l'humérus se transforme en un levier du premier genre qui a pour point d'appui le rebord de la cavité. Le corps de l'os représente le bras de la puissance ; la partie inférieure et interne du ligament capsulaire, extrêmement tendue, résiste aux efforts de la tête humérale qui la soulève. Quelquefois cependant elle cède en se déchirant plus ou moins largement ; dans ce cas, l'humérus, poursuivant son mouvement de bascule, vient s'appliquer au bord inférieur de l'acromion. La grosse tubérosité abandonne son point d'appui ; toute l'extrémité supérieure glisse obliquement sur la cavité glénoïde, et la tête humérale vient se loger sur son côté interne, au-dessous de l'apophyse coracoïde. Tel est le mécanisme le plus habituel des luxations en dedans, mécanisme qui a été bien exposé par Malgaigne.

Pendant l'abduction du bras, les parties supérieure et externe du ligament capsulaire se relâchent. La partie inférieure se tend : la partie antéro-interne qui s'attache au bord interne de l'humérus, sur une longueur de plus de 2 centimètres, se tend aussi ; et comme elle ne possède pas la même résistance, lorsqu'une déchirure a lieu, c'est par elle qu'elle commence : cette déchirure se produit surtout lorsque le coude, en même temps qu'il s'élève, s'incline en arrière ; car alors la tension de cette partie interne est portée à son maximum. Si le bras se trouve dans la rotation en dedans, le muscle sous-scapulaire étant attiré en bas, l'entrée de la fosse scapulaire reste pour ainsi dire ouverte à la tête humérale, qui, pressée par le poids du corps, éprouve une grande tendance à s'y engager. Ainsi s'explique la fréquence des luxations en bas et en dedans.

Au moment où le bras se rapproche de la direction horizontale, la grosse tubérosité commence à s'engager sous l'acromion, et ne tarde pas à disparaître sous cette saillie. Son déplacement est alors singulièrement favorisé par la séreuse sous-acromiale, à l'aide de laquelle elle glisse sur la voûte acromio-coracoïdienne, comme la tête humérale sur la cavité glénoïde.

L'*adduction* n'est que le retour du membre supérieur à sa direction verticale. Les phénomènes qui se passent dans ce mouvement sont donc diamétralement opposés à ceux qu'on observe dans le précédent.

Le *mouvement de circumduction*, très-étendu en haut et en avant, l'est beaucoup moins en bas et en arrière. La base du cône que décrit l'humérus, ou la totalité du membre, ne regarde donc pas directement en dehors, mais en dehors, en avant et en bas.

La *rotation* se fait de dedans en dehors, et de dehors en dedans, autour d'un axe qui paraît s'identifier avec celui de l'humérus. — Dans la rotation en dedans, la tête humérale glisse d'avant en arrière sur la cavité glénoïde. La tubérosité antérieure se rapproche du bord interne de celle-ci, et du sommet de l'apophyse coracoïde ; la partie interne de la capsule se relâche ; le muscle sous-scapulaire se raccourcit. Du côté opposé, ce sont des phénomènes inverses. La tubérosité externe s'éloigne de l'acromion et devient antérieure ; la capsule se tend ; les muscles sous-épineux et petit rond s'allongent en s'enroulant sur l'extrémité supérieure de l'os. — Dans la rotation en dehors, on voit au contraire ces derniers muscles se raccourcir, ainsi que la partie sous-jacente de la capsule, tandis que la partie interne de celle-ci et le muscle sous-scapulaire s'allongent en raison directe de leur raccourcissement.

Ces deux mouvements sont l'un et l'autre très-limités ; mais la rotation en dehors l'est beaucoup plus que la rotation en dedans. Celle-ci se combine souvent avec les mouvements de flexion et d'abduction. La rotation est quelquefois utilisée dans les luxations sous-coracoïdiennes pour ramener la tête de l'humérus dans sa situation normale.

§ 3. — ARTICULATION HUMÉRO-CUBITALE.

Préparation. — 1° Diviser transversalement, un peu au-dessus de l'articulation les muscles biceps et brachial antérieur, puis disséquer leur tendon en les renversant du côté de l'avant-bras, pour découvrir le ligament antérieur de l'articulation. 2° Isoler les muscles qui se fixent à la tubérosité interne de l'os du bras. et les enlever complétement en procédant avec ménagement, afin de laisser intacts les ligaments latéraux internes, auxquels ils adhèrent sans se confondre cependant avec eux. 3° Enlever également tous les muscles qui viennent s'insérer à la tubérosité externe, à l'exception du court supinateur. 4° Détacher ensuite celui-ci de bas en haut, puis faire disparaître fascicule par fascicule son tendon, en procédant des parties superficielles vers les parties profondes, et en usant pour cette partie de la préparation d'un instrument bien tranchant. 5° Diviser et renverser de haut en bas le muscle triceps, en conservant seulement son tendon, et en ménageant la synoviale à laquelle il adhère, mais faiblement.

L'articulation du coude, ou huméro-cubitale, est une articulation trochléenne.

Trois os concourent à la former : l'humérus supérieurement, le cubitus et le radius inférieurement. Ces os sont unis par cinq ligaments que consolident des muscles puissants et nombreux. Les muscles forment une enveloppe complète à l'articulation. Les ligaments ne recouvrent que sa partie antérieure et ses parties latérales ; une large synoviale revêt leur surface interne.

A. — Surfaces articulaires.

L'extrémité inférieure de l'humérus, aplatie d'avant en arrière et très-étendue de dedans en dehors, n'est cependant pas transversale. Sa face antérieure s'incline en dedans ; son extrémité interne, représentée par l'épitrochlée, se dirige un peu en arrière. Son grand axe prolongé ne se continuerait donc pas avec celui du côté opposé ; il viendrait effleurer la partie postéro-latérale du tronc à la manière d'une tangente : disposition qui permet à l'avant-bras de se porter au-devant du thorax, et à la main de s'élever naturellement et sans effort jusqu'à l'orifice buccal. — Sur cette extrémité, on remarque de dedans en dehors : 1° la trochlée ou poulie par laquelle l'humérus s'articule avec le cubitus ; 2° en dehors du bord externe de cette trochlée, une rainure ; et plus loin le condyle de l'humérus, qui s'unissent l'une et l'autre avec la tête du radius. Toutes ces parties sont recouvertes d'un seul et même cartilage se terminant en haut sur le bord inférieur des cavités olécrânienne et coronoïdienne. C'est au niveau du bord externe de la poulie humérale que ce cartilage atteint sa plus grande épaisseur.

L'extrémité supérieure des os de l'avant-bras présente, pour cette articulation, la grande cavité sigmoïde du cubitus, et la face supérieure de la tête du radius. — La première, concave de haut en bas, un peu convexe de dedans en dehors, correspond à la poulie humérale, à laquelle elle ne s'applique exactement que dans la demi-flexion. Elle comprend deux facettes, l'une postérieure, verticale ou olécrânienne ; l'autre antérieure, horizontale ou coronoïdienne, séparées par un sillon transversalement dirigé. Celui-ci est peu sensible à l'état sec, où il se trouve à peu près sur le même niveau que les facettes ; mais à l'état frais, le cartilage qui tapisse les facettes s'arrêtant sur ses bords, il devient plus prononcé. Sa partie moyenne est la plus étroite ; à mesure qu'on se rapproche de ses extrémités, il s'élargit, puis se termine en dedans et en dehors par une petite dépression de forme pyramidale et triangulaire, toujours plus accusée sur l'extrémité interne où elle est transformée en trou par une bandelette fibreuse. Chacune de ces dépressions est occupée par un peloton cellulo-adipeux de même forme et très-mobile, comblant le vide compris entre les deux facettes. — Au niveau de l'arête qui sépare la grande cavité sigmoïde de la petite, le cartilage se modifie ; il devient fibro-cartilagineux et très-souple, en sorte que, sur ce point, où trois surfaces articulaires se trouvent en contact, il se moule sur les deux autres, et la contiguïté des trois surfaces reste ainsi toujours parfaite.

La surface articulaire de la tête du radius se compose : 1° d'une partie externe déprimée et beaucoup plus grande : c'est la cavité glénoïde qui reçoit le condyle huméral ; 2° d'une partie interne, presque plane, ou à peine convexe, représentant un croissant dont la concavité se dirige en dehors. Ce croissant répond à la rainure qui sépare le condyle huméral de la trochlée. L'une et l'autre sont recouvertes par un cartilage qui se continue avec celui du pourtour de la tête radiale.

B. — Moyens d'union et synoviale.

Les ligaments de l'articulation huméro-cubitale, au nombre de cinq, peuvent être distingués, d'après leur situation : en antérieur et latéraux.

a. Le *ligament antérieur* est large et mince, mais doué cependant d'une assez grande résistance. Il s'attache : en haut, sur le pourtour de la cavité coronoïdienne, et au-dessus de la dépression qui surmonte le condyle de l'humérus ; en dedans, à la partie interne de la trochlée humérale ; en dehors, à la partie antérieure de la tubérosité externe. De ces diverses insertions, il se porte en bas, en se rétrécissant, et vient se fixer : d'une part, sur la partie interne de l'apophyse coronoïde, immédiatement au devant de la petite cavité sigmoïde ; de l'autre, sur l'extrémité antérieure de l'anneau fibreux, dans lequel tourne la tête du radius. — Ce ligament est recouvert, sur toute son étendue, par le brachial antérieur, dont quelques fibres s'insèrent sur sa moitié inférieure, en sorte qu'au moment où il se contracte, et où les deux facettes inférieures remontent sur la surface articulaire de l'humérus, celle-ci est aussi attirée en haut.

Toutes les fibres qui constituent le ligament antérieur convergent vers le bord antérieur de la petite cavité sigmoïde du cubitus. Les moyennes se portent verticalement en bas, les internes en bas et en dehors, les externes en bas et en dedans. Considérées au point de vue de leur direction, elles se divisent donc en trois ordres.

Les moyennes ou verticales, beaucoup plus nombreuses et plus résistantes, forment des faisceaux très-distincts au devant de la cavité coronoïdienne ; mais ces faisceaux se confondent en descendant.

Les internes se partagent en deux faisceaux. Les plus élevées naissent au-dessus et en dedans de la cavité coronoïdienne ; elles viennent s'attacher en bas sur l'extrémité antérieure de l'anneau fibreux destiné à la tête du radius. Les inférieures proviennent de la partie antérieure de la tubérosité interne ; elles contournent le bord interne de la trochlée, et suivent une direction presque horizontale pour aller se fixer sur le même point que les précédentes. En bas et en dedans, ce faisceau inférieur se confond avec le ligament latéral interne, dont il semble former une dépendance. Son existence est plus constante que celle du faisceau supérieur. Quelquefois il se termine sur le bord antérieur de l'apophyse coronoïde.

Les fibres externes viennent de l'épicondyle. Elles se confondent, en bas et en arrière, avec celles du ligament latéral externe antérieur,

Les ligaments latéraux, situés en dedans et en dehors de l'olécrâne, sont formés chacun de deux faisceaux. Mais ces deux faisceaux diffèrent : 1° par leur situation : l'un est antérieur et superficiel, l'autre postérieur et profond ; 2° par leur direction : l'un est vertical, l'autre oblique ; 3° par leur forme : l'un est un cordon aplati, l'autre est rayonné ; 4° par leur usage : l'antérieur se tend dans l'extension, et le potérieur dans la flexion. Il convient donc de ne pas les confondre. Nous admettrons par conséquent deux ligaments internes et deux ligaments externes.

b. Le *ligament interne antérieur ou superficiel* offre la forme d'un cordon un peu aplati. Sa direction est verticale. Il s'attache : en haut, à la partie antérieure et inférieure de l'épitrochlée ; en bas, à un tubercule situé en dedans de l'apophyse coronoïde, sur le prolongement du bord interne du cubitus. Quelques-unes de ses fibres viennent s'insérer sur ce bord. — Sa face interne est recouverte par le tendon du fléchisseur superficiel des doigts qui lui adhère assez fortement, mais dont on peut cependant le détacher sans entamer ni l'un ni l'autre. — Sa face externe ou profonde recouvre le ligament postéro-interne. — Son bord antérieur répond aux fibres inférieures et internes du ligament antérieur, qui ne s'en distinguent que par la différence de leur direction et de leur insertion. —

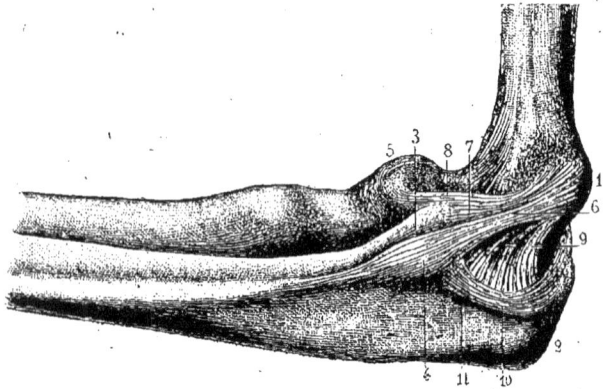

Fig. 220. — *Ligaments latéraux internes de l'articulation du coude.*

1. Tubérosité interne de l'humérus. — 2. Olécrâne. — 3. Apophyse coronoïde. — 4. Tubercule de cette apophyse. — 5. Tête du radius recouverte par le ligament annulaire qui l'unit au cubitus. — 6. Ligament latéral interne antérieur étendu de l'épitrochlée au tubercule de l'apophyse coronoïde. — 7. Partie de ce ligament qui s'attache au bord antérieur de l'apophyse coronoïde. — 8. Faisceau qui s'étend du même ligament au ligament annulaire du radius. — 9. Ligament latéral interne postérieur, ou rayonné, situé sur un plan plus profond que le ligament latéral interne antérieur et en partie recouvert par celui-ci ; il s'étend de l'épitrochlée au bord interne de l'olécrâne. — 10. Fibres arciformes recouvrant la base de ce ligament. — 11. Trou que ces fibres contribuent à former ; il renferme un peloton adipeux, mobile, transversalement allongé, qui se continue avec un peloton plus considérable situé dans l'articulation.

Son bord postérieur se continue avec une lame fibreuse très-mince qui recouvre le ligament postéro-interne.

c. Le *ligament postéro-interne*, situé au-dessous et en arrière du précédent, est beaucoup moins épais et moins solide que celui-ci. Il s'attache, par son sommet, au-dessous et en arrière de l'épitrochlée; et par sa base demi-circulaire, à toute l'étendue du bord interne de l'olécrâne. Les faisceaux très-accusés qui le constituent rayonnent d'avant en arrière. Une lame fibreuse très-mince le recouvre et le sépare du nerf cubital. — Cette lame est formée de fibres arciformes perpendiculaires à celles du ligament. Elle s'attache, en avant, au bord postérieur du ligament latéral interne superficiel, et se perd, en arrière, sur la synoviale. En bas, elle passe transversalement sur le sillon creusé entre les facettes olécrânienne et coronoïdienne, et transforme l'extrémité interne de celui-ci en un trou de 2 à 4 millimètres de diamètre, de figure ovalaire, rempli par un peloton cellulo-adipeux très-mobile. Au niveau de cet orifice, le ligament postéro-interne s'insère directement sur les fibres arciformes.

d. Le *ligament latéral externe antérieur* adhère étroitement au tendon du court supinateur. Après avoir enlevé ce tendon, on peut voir que ses fibres rayonnent de haut en bas, et qu'elles embrassent tout le ligament

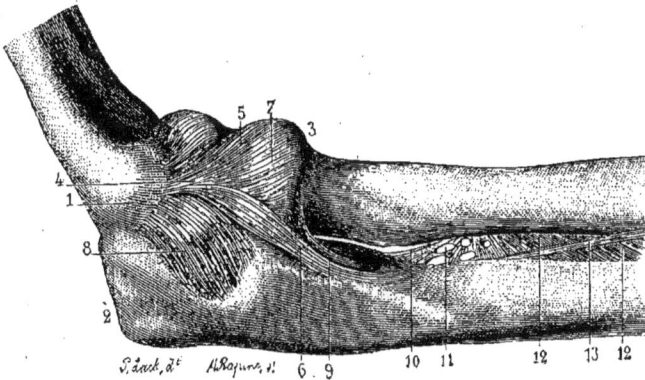

FIG. 221. — *Ligaments latéraux externes de l'articulation du coude.*

1. Tubérosité externe de l'humérus. — 2. Olécrâne. — 3. Tête du radius, recouverte par le ligament annulaire. — 4. Ligament latéral externe antérieur. — 5. Fibres antérieures de ce ligament. — 6. Fibres postérieures du même ligament, formant un faisceau particulier qui vient s'attacher en arrière et au-dessous de la petite cavité sigmoïde du cubitus. — 7. Ses fibres moyennes, peu nombreuses et très-déliées. — 8. Ligament latéral externe postérieur. — 9. Faisceau principal du ligament annulaire naissant du bord inférieur de la petite cavité sigmoïde. — 10. Ligament de Weitbrecht, dont on entrevoit seulement le bord supérieur. — 11. Lamelle cellulo-fibreuse à travers laquelle passent les vaisseaux interosseux. — 12, 12. Ligament interosseux, dont les fibres s'étendent obliquement du radius au cubitus. — 13. Faisceau, ordinairement très-fort, composé de fibres obliquement étendues du cubitus au radius.

annulaire du radius dans l'épaisseur duquel elles se terminent. — Le sommet du ligament se fixe à la partie inférieure de l'épicondyle. — Ses fibres postérieures forment une bandelette qui se porte en bas et en dedans, et qui vient s'attacher en arrière de la petite cavité du cubitus. — Ses fibres antérieures constituent une autre bandelette qui contourne le ligament annulaire en passant au-dessous de celui-ci pour aller s'insérer en avant de la petite cavité sigmoïde. Les fibres moyennes, peu nombreuses, descendent presque verticalement; elles se perdent à des hauteurs différentes dans le ligament annulaire.

Par sa face externe ou superficielle, ce ligament adhère de la manière la plus intime au tendon du court supinateur, tendon qui en fait pour ainsi dire partie, et qui en accroît beaucoup l'épaisseur et la résistance. — Son bord antérieur est parallèle aux fibres correspondantes du ligament antérieur. — Son bord postérieur répond au ligament postéro-externe.

e. Le *ligament latéral externe postérieur*, un peu plus faible que le précédent, présente une figure irrégulièrement quadrilatère. Sa direction est oblique de haut en bas et d'avant en arrière. Il s'attache : en haut, à la partie postérieure de la tubérosité externe ; et en bas, au bord externe de la facette olécrânienne. Les faisceaux qui le composent sont parallèles. Inférieurement ils s'écartent au niveau du sillon compris entre les deux facettes de la grande cavité sigmoïde, et laissent voir un peloton adipeux mobile, situé à l'extrémité de ce sillon.

Au-dessus des deux ligaments qui précèdent, on remarque encore, sur la partie postérieure de l'articulation, quelques faisceaux fibreux, peu accusés, qui affectent, les uns une direction oblique, les autres une direction verticale. — Les faisceaux obliques naissent des parties latérales de la cavité olécrânienne ; ils convergent vers le bec de l'olécrâne, sur lequel ils s'insèrent en se confondant et en formant une membrane résistante qui adhère à la synoviale. — Les faisceaux verticaux, plus apparents, mais beaucoup moins nombreux, s'étendent du sommet de la cavité olécrânienne sur la partie la plus élevée et la plus lâche de la synoviale, pour laquelle ils représentent une sorte de petit ligament suspenseur.

Synoviale. — En avant, cette membrane revêt la face profonde du ligament antérieur. Parvenue au-dessus de la cavité coronoïdienne, elle se réfléchit et tapisse toute cette cavité, ainsi que la dépression située au-dessus du condyle huméral ; un repli falciforme sépare la première de la seconde.

En bas et en dehors, la synoviale se prolonge sur le ligament annulaire du radius, le dépasse inférieurement de 4 ou 5 millimètres, puis se réfléchit alors pour venir se fixer sur le pourtour de la tête du radius et de la petite cavité sigmoïde du cubitus. De cette réflexion résulte un cul-de-sac circulaire qui prévient l'effusion de la synovie.

En arrière et en bas, elle se réfléchit autour des pelotons adipeux situés aux deux extrémités du sillon transversal de la grande cavité sigmoïde. Ces pelotons, de forme conoïde, jouissent ainsi d'une grande mobilité ; ils s'éloignent l'un de l'autre dans la demi-flexion, la grande cavité sigmoïde s'appliquant alors parfaitement à la poulie humérale ; ils se rapprochent au contraire dans l'extension, la première ne s'appliquant plus à la seconde que par ses extrémités, et toutes deux laissant au niveau de leur partie moyenne un vide que les deux pelotons viennent remplir.

En haut et en arrière, la membrane synoviale est extrêmement lâche. Le muscle triceps qui la recouvre s'insère sur elle par quelques fibres, et contribue avec son ligament suspenseur à la maintenir toujours à une certaine hauteur au-dessus du bec de l'olécrâne.

C. — Mouvements.

L'avant-bras se fléchit et s'étend sur le bras. Il exécute aussi de très-minimes mouvements d'inclinaison latérale.

Dans les mouvements de flexion et d'extension, le cubitus et le radius tournent autour d'un axe qui passe par le centre de la trochlée et du condyle de l'humérus ; ses extrémités prolongées raseraient la partie inférieure des deux tubérosités ; la torsion du corps de l'os lui imprime une direction oblique de dehors en dedans et d'avant en arrière. Si l'avant-bras, dans la flexion, se porte en haut et en dedans, c'est par suite de l'obliquité de cet axe, et non par suite de l'obliquité de la poulie humérale, ainsi que l'avait pensé Bichat, et la plupart des auteurs après lui. La torsion du corps de l'humérus a donc pour avantage de mettre la main en rapport plus direct avec les parties antéro-supérieures de l'économie, et de la conduire par le trajet le plus court jusqu'à l'orifice buccal à l'égard duquel elle joue le rôle d'organe de préhension.

1° *Flexion.* — Ce mouvement est le plus étendu et le plus important. Il présente, du reste, une foule de degrés parmi lesquels on doit distinguer la demi-flexion et la flexion extrême.

Dans la demi-flexion, toutes les surfaces articulaires se correspondent exactement. En avant, celle de l'humérus est recouverte par l'apophyse coronoïde du cubitus et la tête du radius, qui remontent l'une et l'autre jusqu'à la limite de son cartilage. En bas, l'olécrâne fait une saillie considérable que surmontent, en dedans et en dehors, les tubérosités de l'humérus. En arrière, l'articulation est aplatie ; le sommet de l'olécrâne est situé sur le même plan que l'épitrochlée et l'épicondyle ; la cavité olécrânienne est recouverte par la synoviale et le tendon du triceps. Aucun ligament ne se trouve tendu.

Dans la flexion extrême, la face antérieure de l'avant-bras s'applique à celle du bras. Le bec de l'apophyse coronoïde s'appuie sur le fond de la cavité coronoïdienne. La partie antérieure de la tête du radius repose sur la dépression qui surmonte le condyle huméral. Le sommet de l'olécrâne se dirige en bas. Le ligament antérieur se replie de bas en haut. Les ligaments latéraux antérieurs se relâchent; les postérieurs se tendent, ainsi que la partie postéro-supérieure de la synoviale et le tendon du triceps.

2° *Extension*. — L'avant-bras étendu sur le bras ne se trouve pas situé exactement sur le prolongement de celui-ci. Il s'incline un peu en dehors par son extrémité carpienne, en sorte que le cubitus fait, avec l'humérus, un angle saillant extrêmement obtus, dont le sommet répond au côté interne de l'articulation, tandis que le radius forme, avec le même os, un angle rentrant très-obtus aussi, dirigé dans le même sens.

Dans cet état de l'articulation, le bec de l'olécrâne arc-boute sur le fond de la cavité olécrânienne. La saillie arrondie que forme sa face supérieure en se continuant avec la postérieure ou le sommet du coude est située sur le même niveau que les tubérosités interne et externe. La partie antérieure de la surface articulaire de l'humérus n'est recouverte que par les parties molles correspondantes. Le bord interne de la poulie fait saillie sous les ligaments. Le ligament antérieur est fortement tendu. Les ligaments latéraux antérieurs se tendent aussi, mais présentent moins de rigidité. Les ligaments latéraux postérieurs se relâchent, ainsi que la partie postéro-supérieure de la synoviale.

Les *mouvements d'inclinaison latérale* sont extrêmement limités. Leur existence cependant ne peut être mise en doute. Pour la démontrer, il faut diviser l'humérus sur sa partie moyenne, et immobiliser ensuite cet os en plaçant son extrémité libre entre les deux mâchoires d'un étau. Si alors on met l'avant-bras dans la demi-flexion, on pourra, sans aucun effort, lui imprimer de légers mouvements d'oscillation en dedans et en dehors. Chez certains individus, où ces mouvements latéraux sont plus prononcés, l'extrémité carpienne de l'avant-bras décrit des oscillations qui s'étendent jusqu'à 2 centimètres; mais, en général, elles sont de 8 à 10 millimètres seulement.

Chez la plupart des individus, les mouvements latéraux n'existent que dans la demi-flexion, et très-souvent aussi dans la flexion extrême. Mais ils disparaissent dans l'extension; cependant on peut en retrouver encore quelques traces, même dans l'extension forcée, lorsqu'ils sont très-prononcés.

§ 4. — ARTICULATIONS RADIO-CUBITALES.

Le radius et le cubitus s'articulent entre eux par leurs deux extrémités. Ils s'unissent en outre par leur partie moyenne, à l'aide d'un ligament membraneux qui occupe l'espace elliptique étendu de l'un à l'autre. Nous avons donc à étudier : 1° l'*articulation radio-cubitale supérieure;* 2° l'*articulation radio-cubitale inférieure;* 3° le *ligament interosseux.*

I. — **Articulation radio-cubitale supérieure.**

Elle fait partie du petit groupe des articulations pivotantes ou trochoïdes.

A. *Surfaces articulaires.* — D'un côté se trouve la petite cavité sigmoïde du cubitus; de l'autre, le contour de la tête du radius.

La petite cavité sigmoïde représente le tiers d'un cylindre creux verticalement dirigé. Son étendue antéro-postérieure est de 20 millimètres, et sa hauteur de 10 à 12. Sa concavité regarde en dehors. Son bord supérieur répond : en haut, au bord externe de la poulie humérale, et en dehors, à la face supérieure de la tête du radius. Le cartilage qui la tapisse se continue supérieurement avec celui de la grande cavité sigmoïde. Nous avons vu précédemment qu'au niveau de cette continuité il devient fibro-cartilagineux et plus souple, afin de se mouler d'une manière plus parfaite sur l'angle rentrant que forment les deux cartilages auxquels il s'applique. — Le contour de la tête du radius, à peu près cylindrique, présente un diamètre moyen de 20 millimètres. Sa hauteur, peu considérable en dehors, s'allonge du côté de la petite cavité sigmoïde, au point de doubler d'étendue. Tout ce contour est revêtu d'une couche de cartilage.

B. *Moyen d'union et synoviale.* — Les deux surfaces articulaires sont unies par un ligament annulaire qui complète la petite cavité sigmoïde du cubitus; la tête du radius se trouve ainsi logée dans un anneau, ou plutôt dans un cylindre, en partie osseux, en partie fibreux.

Ce ligament s'attache par ses extrémités : d'une part, au bord antérieur de la petite cavité sigmoïde; de l'autre, au bord postérieur, et en partie aussi au bord inférieur de cette cavité.

Supérieurement, il se continue avec le ligament antérieur et le ligament latéral externe de l'articulation du coude. Inférieurement, il se replie sous la tête du radius, et embrasse la partie la plus élevée de son pédicule ou col, sans lui adhérer.

Le ligament annulaire est recouvert : en avant, par le brachial antérieur; en dehors, par le court supinateur; en arrière, par le muscle anconé. Sa face interne, tapissée par la synoviale, est lisse et humide.

Il se compose de fibres qui lui sont propres, et de fibres qui viennent des ligaments de l'articulation du coude. — Parmi les fibres propres ou intrinsèques, les unes s'étendent du bord antérieur au bord supérieur de la petite cavité sigmoïde, en contournant horizontalement la tête du radius; d'autres proviennent d'un faisceau qui part du bord inférieur de cette cavité, se porte d'abord en arrière, puis en dehors, et monte ensuite obliquement en avant. — Les fibres extrinsèques émanent, pour la plupart, du ligament latéral externe, dont les faisceaux divergents l'embrassent de toutes parts et se perdent dans son épaisseur. Quelques-unes tirent leur origine du ligament antérieur.

Là *synoviale* de cette articulation constitue une dépendance de celle du coude. Nous avons vu qu'elle déborde inférieurement le ligament annulaire, pour former au-dessous de celui-ci un cul-de-sac à concavité supérieure de 5 ou 6 millimètres de hauteur. L'extrême laxité de la séreuse articulaire au niveau de ce cul-de-sac est en rapport avec la grande étendue du mouvement de rotation de la tête du radius ; de même que la laxité de la même séreuse au-dessus de l'olécrâne est en rapport avec la grande étendue du mouvement de flexion de l'avant-bras.

II. — Articulation radio-cubitale inférieure.

Préparation. — 1° Enlever tous les tendons qui entourent le poignet, ainsi que le muscle carré pronateur ; 2° isoler les ligaments de l'articulation radio-carpienne et ceux de l'articulation radio-cubitale ; 3° ouvrir ensuite la première de ces articulations par sa partie postérieure, et la seconde par sa partie supérieure, afin de mettre en évidence les deux faces du ligament triangulaire.

L'articulation radio-cubitale inférieure appartient, comme la précédente, au genre des articulations pivotantes.

A. *Surfaces articulaires.* — Du côté du radius, une cavité glénoïde occupant le côté interne de son extrémité carpienne ; du côté du cubitus, la facette inférieure et le pourtour de sa tête. La disposition qu'affectent ces surfaces est donc l'inverse de celle que nous offrent les surfaces supérieures : ici c'était la cavité du cubitus qui recevait la tête du radius ; inférieurement, c'est la cavité du radius qui reçoit celle du cubitus.

La cavité glénoïde du radius est un segment de cylindre coupé suivant son axe ; elle en représente le tiers environ. La corde qui sous-tend sa courbure mesure de 15 à 16 millimètres. Sa hauteur ne dépasse pas un demi-centimètre. Elle est revêtue d'une couche de cartilage.

La tête du cubitus présente, pour cette articulation, deux facettes : 1° une facette demi-circulaire qui n'est pas verticale, mais un peu oblique de haut en bas et de dehors en dedans, et plus haute au niveau de sa partie moyenne qu'à ses extrémités ; 2° une facette inférieure, convexe et limitée en dedans par une dépression profonde qui répond à la base de l'apophyse styloïde. Ces deux facettes sont recouvertes d'une couche de cartilage et d'une couche de fibro-cartilage plus superficielle.

B. *Moyens d'union.* — Deux ligaments accessoires, et un fibro-cartilage triangulaire très-résistant, unissent la tête du cubitus au radius.

Les ligaments accessoires sont situés, l'un en avant, et l'autre en arrière de l'articulation. L'antérieur se compose de fibrilles qui s'étendent de l'extrémité antérieure de la cavité du radius sur la partie correspondante de la tête du cubitus. Ces fibrilles sont transversales ; elles s'entrecroisent en partie, et ne forment pas des faisceaux, mais une lamelle très-mince, sans limites précises qui recouvre la synoviale. — Le postérieur est formé de fibres transversalement étendues de la cavité du radius à la gouttière creusée sur la tête du cubitus, et peu distinctes aussi. De même que le précédent, il se continue en bas avec le ligament triangulaire.

Le *fibro-cartilage* ou *ligament triangulaire* se fixe par son sommet à la fossette située entre la tête du cubitus et son apophyse styloïde ; il s'attache par sa base à la partie inférieure de la cavité du radius. Sa direction est transversale et horizontale. Son épaisseur sur la partie moyenne de sa base n'excède pas 2 millimètres ; mais à mesure qu'on se rapproche de son sommet, elle augmente et atteint au niveau de celui-ci de 4 à 5 millimètres en moyenne. Elle augmente aussi à mesure qu'on se rapproche de ses bords antérieur et postérieur. La partie moyenne de sa base est donc la plus mince. Quelquefois cette partie moyenne n'adhère pas au radius, et l'articulation radio-cubitale inférieure ne se trouve séparée, sur ce point, de l'articulation radio-carpienne, que par les deux synoviales adossées l'une à l'autre. Celles-ci elles-mêmes font quelquefois défaut, et les deux articulations communiquent. L'orifice de communication, allongé d'avant en arrière rappelle celui que produirait la pointe d'un scalpel perpendiculairement plongée dans l'épaisseur du ligament.

La face supérieure du fibro-cartilage est concave ; elle répond à la facette inférieure de la tête du cubitus qui lui est seulement contiguë. — Sa face inférieure, concave aussi, se trouve située sur le même plan que la facette carpienne du radius, facette qu'elle prolonge jusqu'au bord interne du carpe. Cette face ne regarde pas directement en bas, mais en bas et en dehors, de manière à s'appliquer à l'os pyramidal qu'elle sépare du cubitus. Le ligament triangulaire, essentiellement destiné à jouer le rôle de moyen d'union, a donc aussi pour usage, en allongeant ce dernier, de mettre son extrémité inférieure au niveau de celle du radius, et de régulariser la surface par laquelle ces os s'articulent avec le carpe. — Son bord dorsal se continue en haut avec le ligament postérieur de l'articulation radio-cubitale, et en bas avec celui de l'articulation radio-carpienne. — Son bord palmaire donne attache aux ligaments correspondants de ces deux articulations, que le ligament triangulaire semble avoir pour destination tout à la fois de séparer et de réunir.

C. *Synoviale*. — Sa disposition offre beaucoup d'analogie avec celle de l'articulation radio-cubitale supérieure. Elle déborde en haut la tête du cubitus, à peu près comme celle-ci déborde en bas la tête du radius. Son ampleur et sa laxité sont proportionnelles aussi à l'étendue du mouvement de circumduction de l'extrémité inférieure du radius.

III. — Ligament interosseux.

Ce ligament occupe tout l'intervalle qui sépare les deux os de l'avant-bras. De figure elliptique comme cet espace, il est mince, membraneux, plus résistant dans sa partie moyenne qu'à ses extrémités. — Son bord interne s'attache au bord tranchant du cubitus ; l'externe au bord tranchant du radius, et un peu au devant de cet os. — Sa face antérieure donne insertion à trois muscles : le fléchisseur profond des doigts, le fléchisseur propre du pouce, et le carré pronateur. — La face postérieure reçoit aussi l'insertion de trois muscles : le long abducteur du pouce, son long extenseur et l'extenseur propre de l'index.

L'extrémité supérieure de ce ligament est constituée par un faisceau obliquement étendu de la partie inférieure et externe de l'apophyse coronoïde à la partie inférieure de la tubérosité bicipitale. Ce faisceau a été signalé en 1842 par Weitbrecht, qui l'a représenté sous la forme d'un cordon indépendant, d'où les noms de *ligament rond*, de *ligament de Weitbrecht*, sous lesquels il est connu. Mais il n'est ni arrondi, ni indépendant. Sa forme est celle d'un petit ruban dont le bord supérieur et externe, libre, contourne la tubérosité bicipitale et le tendon qui s'y attache. Son bord inférieur et interne se continue avec une lamelle très-mince, cellulo-fibreuse, présentant deux ou trois orifices que traversent l'artère et les veines interosseuses postérieures. Le plus habituellement, on enlève cette lamelle, en sorte qu'il existe alors un notable intervalle entre le ligament de Weitbrecht et la partie sous-jacente du ligament interosseux. Mais en le préparant avec les ménagements qu'il réclame, on peut reconnaître qu'il fait réellement partie de ce ligament.

L'extrémité inférieure est plus résistante que la supérieure. Elle offre un orifice de figure elliptique qui donne passage aux vaisseaux interosseux antérieurs. Cet orifice, situé au-dessus de l'articulation radio-cubitale inférieure, est limité, en dedans, par le cubitus, en dehors et en arrière, par une lamelle fibreuse qui se prolonge jusque sur le bord postérieur du ligament triangulaire. En avant de l'extrémité inférieure du ligament interosseux, il existe une lamelle semblable.

Le ligament interosseux est formé de faisceaux larges et aplatis, de couleur nacrée, obliquement dirigés de haut en bas et de dehors en dedans, c'est-à-dire du radius vers le cubitus. Les supérieurs suivent une direction presque transversale. A mesure qu'on se rapproche de la partie inférieure de l'avant-bras, ils deviennent de plus en plus obliques. — Sur la face postérieure du ligament, on remarque deux ou trois faisceaux qui se portent au contraire très-obliquement du cubitus au radius, en croisant les précédents, auxquels ils adhèrent. Le ligament de Weitbrecht peut être considéré comme faisant partie de ce petit groupe ; la direction de ses fibres est exactement la même.

La membrane interosseuse n'a pas seulement pour usage de donner attache à quelques-uns des muscles de l'avant-bras. Elle est destinée aussi à jouer le rôle de moyen d'union, que quelques auteurs lui ont contesté. Remarquons, en effet, qu'elle occupe le fond d'une double gouttière, dont les os forment les bords. Or, toutes les fois que les parties molles antérieures et postérieures sont comprimées parallèlement à sa direction, elles se comportent à la manière d'un coin qui tend à écarter les bords de la gouttière. La tendance à l'écartement se trouve doublée lorsque la compression porte simultanément sur les deux faces de l'avant-bras. Dans ces conditions, le ligament interosseux se tend, et contribue par sa résistance à maintenir dans leurs rapports les deux os qu'il unit.

IV. — Mouvements des articulations radio-cubitales.

Les deux os de l'avant-bras prennent à ces mouvements une part bien différente. Le cubitus reste immobile et joue le rôle de tuteur. Le radius, doué au contraire d'une mobilité très-grande, se rapproche et s'éloigne tour à tour de ce tuteur, qu'il croise à angle aigu dans le premier cas, et auquel il devient parallèle dans le second. Ces mouvements, communiqués à la main, constituent la *pronation* et la *supination*.

A. *Pronation*. — Dans la pronation, le radius s'enroule autour du cubitus à la manière d'une demi-spirale, et imprime à la main un mouvement de rotation, en vertu duquel sa face palmaire, qui regardait en avant, se tourne directement en arrière. Ses extrémités et sa partie moyenne ne se comportent pas, du reste, de la même manière. Chacune d'elles affecte un mode de mouvement qui lui est propre.

L'extrémité supérieure du radius tourne autour de son axe. Le contour de sa tête glisse d'avant en arrière sur la petite cavité sigmoïde du cubitus, et décrit ainsi une demi-circonférence environ. La facette par laquelle ce contour s'appliquait au cubitus se dirige en arrière, et soulève la partie correspondante du ligament annulaire qui se trouve alors fortement tendue. La tubérosité bicipitale, d'antérieure qu'elle était, devient postérieure aussi, en sorte que le tendon du biceps décrit une courbe demi-circulaire. Le ligament de Weitbrecht se relâche, et laisse à cette tubérosité et à son tendon toute liberté pour se porter d'avant en arrière.

L'extrémité inférieure du radius ne se meut pas autour de son axe, mais autour de l'axe du cubitus. En haut, c'est le pivot de l'articulation qui tourne dans son anneau immobile; en bas, c'est l'anneau incomplet de l'articulation qui tourne autour du pivot. D'un côté, il y a rotation; de l'autre, il y a translation, ou plutôt circumduction. Dans ce mouvement de circumduction, l'extrémité inférieure du radius vient se placer d'abord en avant de celle du cubitus; et si le mouvement continue, elle passe à son côté interne, parcourant ainsi une demi-circonférence.

Pendant ce trajet demi-circulaire, le ligament antérieur de l'articulation se relâche, et le postérieur se tend. Le face antérieure du corps du radius, qui était située en dehors de celle du cubitus et sur le même plan, s'en rapproche en s'inclinant en dedans, puis se tourne directement en arrière, et la croise alors à angle aigu. Si une violence quelconque vient encore exagérer cet état de pronation extrême, la tête du radius peut se luxer en arrière du condyle huméral, et celle du cubitus en arrière de la cavité glénoïde du radius.

B. *Supination.* — Ce mouvement a pour but de ramener le radius dans une direction parallèle au cubitus, et de tourner en avant la face palmaire de la main. Il est donc caractérisé par des phénomènes diamétralement opposés à ceux qui précèdent.

Le contour de la tête du radius glisse alors sur la petite cavité sigmoïde du cubitus d'arrière en avant. La tubérosité bicipitale redevient antéro-interne. Le ligament de Weitbrecht se tend légèrement. Le ligament annulaire se relâche.

L'extrémité inférieure du radius, glissant d'avant en arrière sur la tête du cubitus, vient se placer à son côté externe, en sorte que son apophyse styloïde se trouve exactement sur la même ligne que l'apophyse styloïde de cet os. Les ligaments sont relâchés; mais lorsque la supination est portée à ses dernières limites, l'antérieur se tend, ainsi que le bord correspondant du ligament triangulaire.

Le radius, en se portant en dehors, reprend son parallélisme avec le cubitus. Le ligament interosseux se déplisse et s'étale de nouveau.

§ 5. — ARTICULATION RADIO-CARPIENNE.

Préparation. — Enlever tous les tendons qui entourent l'articulation, ainsi que les gaines tendineuses et les synoviales correspondantes. Détacher la partie de ces synoviales qui recouvre les ligaments antérieurs et qui leur adhère d'une manière intime, afin de mettre ceux-ci en évidence. Disséquer ensuite les ligaments latéraux, puis le ligament postérieur.

L'articulation radio-carpienne, ou articulation du poignet, appartient au genre des articulations uni-condyliennes.

A. *Surfaces articulaires.* — Du côté de l'avant-bras, une cavité semi-ellipsoïde, constituée : en dehors par l'extrémité inférieure du radius; en dedans, par le ligament triangulaire de l'articulation radio-cubitale. Du côté du carpe, une saillie semi-ellipsoïde aussi, ou condyle, formée par le scaphoïde, le semi-lunaire et le pyramidal.

La cavité destinée à recevoir ce condyle se dirige transversalement. Son grand axe, étendu de l'apophyse styloïde du radius à celle du cubitus, est de 40 à 45 millimètres; et son petit axe, dirigé du bord antérieur vers le bord postérieur de la facette radiale, de 16 à 18. — Son bord postérieur descend un peu plus bas que l'antérieur; il ne regarde pas directement en bas, mais en bas et un peu en avant. — De ces deux extrémités, représentées par les apophyses styloïdes, l'interne paraît plus élevée; mais à l'état frais, celle-ci répond au sommet du ligament triangulaire; elle s'abaisse alors de 5 millimètres, et se trouve ainsi sur le même niveau que l'externe. — La face inférieure de ce ligament, très-obliquement dirigée de haut en bas et de dehors en dedans, comme la facette sous-jacente du pyramidal, dont elle prend l'empreinte, ne forme que le tiers ou le quart seulement de la cavité articulaire. La facette radiale qui en constitue les deux tiers ou les trois quarts est subdivisée en deux facettes secondaires par une crête mousse antéro-postérieure. De ces deux facettes, l'externe, plus grande, triangulaire et inclinée en dedans, s'applique au scaphoïde; l'interne, quadrilatère, est contiguë au semi-lunaire, qui déborde chez quelques individus son bord interne, et qui alors se trouve aussi en rapport avec le ligament triangulaire.

Le condyle, constitué par les trois premiers os de la première rangée du carpe et par les ligaments qui les unissent, reproduit très-exactement la direction, les dimensions et la courbure de la cavité qui le reçoit. Sa surface, comme celle de la cavité précédente, descend obliquement de la face palmaire vers la face dorsale du carpe. — Les trois os qui contribuent à former le condyle sont revêtus chacun d'une lame de cartilage, offrant à peu près la même épaisseur que celui de la facette radiale.

B. *Moyens d'union*. — L'avant-bras est uni à la main par six ligaments : deux latéraux, deux antérieurs, deux postérieurs.

1° *Ligament latéral externe*. — Vertical, très-court, semi-conoïde, il s'attache par son extrémité supérieure au sommet de l'apophyse styloïde du radius, et par son extrémité opposée, ou sa base, à la partie supérieure du tubercule du scaphoïde. — Ce ligament est en rapport : par sa face interne concave, avec la synoviale; par sa face externe convexe, avec le tendon du long abducteur du pouce; en avant, avec le ligament antéro-externe de l'articulation; en arrière, avec les tendons du long et du court extenseurs du pouce.

2° *Ligament latéral interne*. — Vertical et arrondi, plus long et plus faible que le précédent, il représente une sorte de tube, dont l'extrémité supérieure s'insère à la base de l'apophyse styloïde du cubitus, sans contracter aucune adhérence avec sa moitié inférieure, qui reste libre dans sa cavité. Son extrémité inférieure se fixe sur le pyramidal, et en partie aussi sur le pisiforme. En dehors, il adhère au ligament antéro-interne de l'articulation. En dedans et en arrière, il est recouvert par le tendon du cubital postérieur.

Les ligaments antérieurs sont remarquables par leur épaisseur et leur grande résistance. L'un d'eux répond à la moitié externe de l'articulation radio-carpienne, l'autre à la moitié interne.

3° *Ligament antéro-externe*. — Il s'attache à la partie antérieure de l'apophyse styloïde du radius, sur une petite dépression triangulaire qui

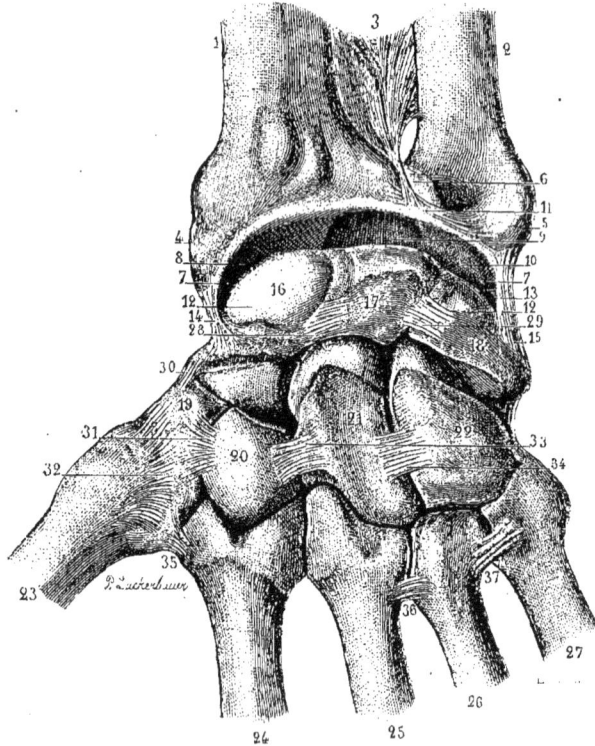

FIG. 222. — *Surfaces articulaires des articulations carpiennes, radio-carpienne et carpo-métacarpiennes, vues par la face dorsale du poignet.*

1. Extrémité inférieure du radius. — 2. Extrémité inférieure du cubitus. — 3. Extrémité inférieure du ligament interosseux. — 4. Apophyse styloïde du radius. — 5. Apophyse styloïde du cubitus. — 6. Facette par laquelle le cubitus s'unit à la cavité glénoïde du radius. — 7, 7. Surface articulaire supérieure de l'articulation radio-carpienne. — 8. Facette par laquelle le radius s'unit au scaphoïde — 9. Facette par laquelle cet os s'unit au semi-lunaire. — 10. Face inférieure du ligament triangulaire contiguë au pyramidal. — 11. Bord postérieur de ce ligament. — 12, 12. Surface articulaire inférieure ou condyle de l'articulation radio-carpienne. — 13. Orifice par lequel cette articulation communique avec celle du pisiforme et du pyramidal. — 14. Ligament latéral externe de l'articulation radio-carpienne. — 15. Ligament latéral interne de la même articulation. — 16. Scaphoïde. — 17. — Semi-lunaire. — 18. Pyramidal. — 19. Trapèze. — 20. Trapézoïde. — 21. Grand os. — 22. Os crochu. — 23. Premier métacarpien. — 24. Second métacarpien. — 25. Troisième métacarpien. — 26. Quatrième métacarpien. — 27. Cinquième métacarpien. — 28. Ligament unissant le scaphoïde au semi-lunaire. — 29. Ligament qui unit le semi-lunaire au pyramidal. — 30. Ligament qui unit le scaphoïde au trapèze. — 31. Ligament étendu du trapèze au trapézoïde. — 32. Ligament étendu du trapèze au 1er métacarpien. — 33. Ligament unissant le trapézoïde au grand os. — 34. Ligament qui unit le grand os à l'os crochu. — 35. Ligament étendu du 1er au 2e métacarpien. — 36, 37. Ligaments unissant le 3e au 4e et le 4e au 5e métacarpien.

lui est exclusivement destinée. D'autres fibres éparses, et beaucoup moins nombreuses, naissent de la moitié externe du bord antérieur de la facette radiale. De ces insertions, toutes ses fibres se portent obliquement en bas et en dedans sur la face antérieure du carpe, et ne tardent pas à se diviser

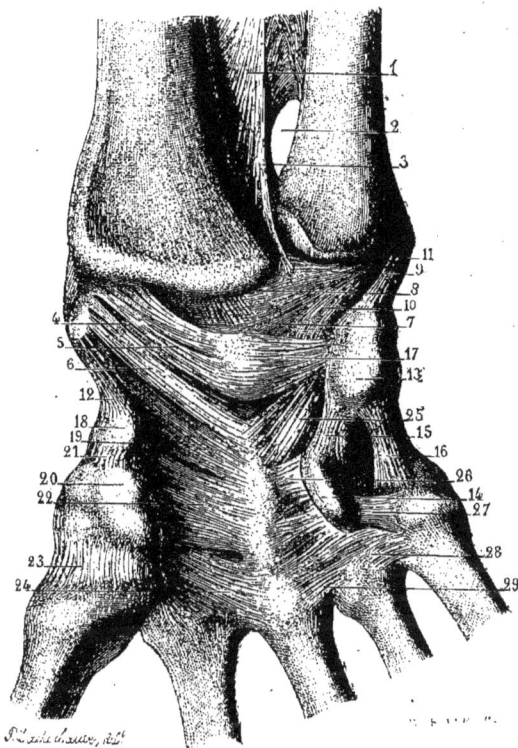

FIG. 223. — *Ligaments antérieurs des articulations carpiennes, radio-carpienne et carpo-métacarpiennes.*

1. Extrémité inférieure du ligament interosseux. — 2. Orifice qu'il présente. — 3. Lamelle triangulaire naissant de ce ligament et allant se terminer par son sommet sur le bord antérieur du fibro-cartilage de l'articulation radio-cubitale inférieure. — 4. Ligament antéro-externe de l'articulation radio-carpienne. — 5. Faisceau supérieur de ce ligament allant s'insérer au semi-lunaire. — 6. Son faisceau inférieur qui vient se fixer au grand os. — 7. Ligament antéro-interne de la même articulation. — 8. Partie de ce ligament qui s'attache au radius. — 9. Partie qui se continue avec le bord antérieur du ligament triangulaire. — 10. Partie qui s'insère à la fossette du cubitus. — 11. Ligament latéral interne de l'articulation radio-carpienne. — 12. Ligament latéral externe de cette articulation.— 13. Pisiforme. — 14. Apophyse de l'os crochu. — 15. Ligament unissant le pisiforme à cette apophyse. — 16. Ligament qui unit le même os au cinquième métacarpien. — 17. Ligament étendu du pyramidal au semi-lunaire. — 18. Tubercule du scaphoïde. — 19. Ligament unissant le scaphoïde au grand os. — 20. Trapèze. — 21. Ligament qui unit le tubercule du scaphoïde au trapèze. — 22. Ligament qui unit le trapèze et le trapézoïde au grand os. — 23. Capsule unissant le trapèze au premier métacarpien. — 24. Ligament étendu du trapèze au second et au troisième métacarpiens. — 25. Ligament qui unit le pyramidal au grand os. — 26. Ligament qui unit le grand os à l'os crochu. — 27. Ligament unissant l'os crochu au cinquième métacarpien. — 28, 29. Ligaments étendus du 5e au 4e et du 4e au 3e métacarpien.

en deux larges faisceaux, dont l'inférieur s'insère sur le grand os, tandis que le plus élevé se fixe sur le semi-lunaire. — Ce ligament est recouvert par les tendons des muscles fléchisseurs des doigts et les deux synoviales qui les entourent. Celles-ci lui adhèrent de la manière la plus intime; il faut les enlever cependant, pour bien voir ses attaches et la direction de ses fibres.

4° *Ligament antéro-interne.* — Ce ligament n'est ni moins épais, ni moins résistant que le précédent. Il s'attache en haut : 1° au tiers interne du bord antérieur de la facette radiale ; 2° à toute l'étendue du bord antérieur du ligament triangulaire ; 3° à la fossette de la tête du cubitus. De ces trois points, il se porte directement en bas pour s'insérer, après un court trajet, d'une part au semi-lunaire, de l'autre au pyramidal. — Sa face antérieure est recouverte en haut et en dehors par les fibres les plus élevées du ligament précédent. Pour l'observer, il faut donc enlever ces fibres. — Sa face postérieure répond à la synoviale. Après avoir ouvert l'articulation par son côté postérieur, on peut voir qu'il est très-distinct de l'antéro-externe, dont il égale à peu près le volume. — Le ligament antéro-interne se compose de fibres grisâtres, en partie entrecroisées. Cependant, sur son bord interne, on observe un faisceau formé de fibres blanches et parallèles, étendu de la base de l'apophyse styloïde du cubitus à la face antérieure du pyramidal. — Ce ligament se relâche dans le mouvement de pronation, et se tend dans le mouvement du supination qu'il contribue puissamment à limiter.

Les ligaments postérieurs répètent en quelque sorte les antérieurs. Ils offrent la même forme, la même direction relative, mais sont beaucoup plus minces et plus faibles. On peut les distinguer aussi en postéro-externe et postéro-interne.

5° *Ligament postéro-externe.* — Large, mince, très-obliquement dirigé de haut en bas et de dehors en dedans. Il s'attache : en haut, au tiers moyen du bord postérieur de la facette radiale ; en bas, à la facette correspondante du semi-lunaire et du pyramidal. Ses fibres les plus superficielles se prolongent jusque sur le grand os. — Ce ligament adhère très-solidement à la gaîne fibreuse des tendons extenseurs des doigts qui le renforce. Il est formé de faisceaux blancs et parallèles, que séparent souvent des interstices plus ou moins accusés.

6° *Ligament postéro-interne.* — Très-mince, membraneux, non fasciculé comme le précédent. Il s'attache : en haut, au bord postérieur du ligament triangulaire, et à la partie adjacente du radius ; en bas, à la face postérieure du pyramidal. Pour prendre une notion exacte et complète de ce ligament et de l'antéro-interne, il importe d'ouvrir, par sa partie supérieure, l'articulation radio-cubitale, de renverser le cubitus en dedans, et de l'enlever en détachant par un trait de scie son apophyse styloïde. Le ligament triangulaire étant alors entièrement découvert, et conservant néanmoins tous ses rapports, on peut très-bien voir sa forme, ses connexions, et les ligaments qui partent de chacun de ses bords. Une coupe verticale antéro-postérieure de ces trois ligaments permettra ensuite d'apprécier leur épaisseur et leur importance relatives.

Les six ligaments qui unissent la main à l'avant-bras sont singulièrement consolidés dans leur résistance par les nombreux tendons disséminés sur tout le contour de l'articulation. Lorsque la main s'infléchit en arrière, le carpe tend à glisser au devant de la facette radiale. Mais aux deux ligaments antérieurs alors allongés s'appliquent tous les tendons des muscles fléchisseurs des doigts, qui, allongés et tendus aussi, deviennent pour l'articulation un puissant moyen d'union. Lorsqu'elle s'infléchit en avant, les tendons des extenseurs, se comportant de la même manière, s'opposent à tout déplacement en arrière. Telle est la résistance combinée des liens articulaires et des cordes tendineuses qui les recouvrent, qu'à la suite des violences auxquelles se trouve soumise l'articulation du poignet, ce n'est pas le carpe qui se déplace; presque toujours c'est le radius qui se brise transversalement à 6 ou 8 millimètres au-dessus de l'interligne articulaire. Dupuytren n'avait même pas hésité à avancer que la fracture était constante. Cependant l'observation clinique a démontré que la luxation a lieu quelquefois; mais la seconde est aussi rare que la première est fréquente.

C. *Synoviale.* — Elle revêt la face profonde des deux ligaments antérieurs, se déprimant au niveau de leurs limites respectives, en sorte que ces ligaments, continus et presque confondus en avant, sont beaucoup plus distincts du côté de la cavité articulaire. — Elle adhère également aux deux ligaments postérieurs, ainsi qu'au ligament latéral externe. — Au niveau de l'extrémité interne de l'articulation, cette membrane présente, le plus habituellement, deux prolongements qui ont pour point de départ un orifice circulaire, tantôt simple et tantôt double, occupant sa partie la plus déclive. Par l'un de ces prolongements, elle se continue avec la synoviale dépendante de l'articulation du pisiforme avec le pyramidal ; l'autre, dirigé de bas en haut, occupe le centre du ligament latéral interne, et vient se terminer sur l'apophyse styloïde du cubitus, dont il embrasse toute la moitié inférieure. Lorsque ce second prolongement naît par un orifice particulier, celui-ci est situé au-dessus du précédent. Pour découvrir l'orifice qui forme l'origine de ces deux prolongements, il faut ouvrir l'articulation radio-carpienne par sa partie postérieure.

Nous avons vu que la synoviale du poignet communique assez souvent avec celle de l'articulation radio-cubitale inférieure. L'orifice qui établit cette communication est transversal, plus ou moins rapproché de la base du ligament triangulaire. Ses bords sont taillés à pic ; on pourrait croire qu'il a été produit par la pointe d'un scalpel perpendiculairement plongé dans le ligament. — L'articulation radio-carpienne communique aussi quelquefois avec l'articulation médio-carpienne, par un orifice ovalaire, plus ou moins manifeste, occupant la partie moyenne du ligament interosseux, qui unit le semi-lunaire au pyramidal. Cette seconde communication est beaucoup plus rare que la précédente.

D. *Mouvements.* — La main se fléchit et s'étend sur l'avant-bras ; elle s'incline en dedans et en dehors, et peut prendre aussi toutes les positions intermédiaires aux précédentes ; elle décrit, en outre, un mouvement de circumduction très-étendu.

Les mouvements antéro-postérieurs s'exécutent autour d'un axe transversal qui traverse les trois premiers os de la première rangée du carpe, et qui répond, par ses extrémités, au sommet des deux apophyses styloïdes. Ils diffèrent beaucoup par leur étendue relative de ceux du coude. Ici le mouvement en avant est très-considérable, et celui en arrière très-limité. Dans l'articulation du poignet, c'est le premier, au contraire, qui est limité, et le second qui offre le plus d'étendue.

Dans la flexion, le condyle glisse d'avant en arrière sur sa cavité ; son bord palmaire s'enfonce profondément sous le bord antérieur de celle-ci. Les ligaments antérieurs se relâchent : les postérieurs se tendent, ainsi que les tendons extenseurs des doigts et les gaînes tendineuses. Toute la face dorsale du poignet s'arrondit. Les ligaments latéraux ne se modifient pas sensiblement.

Dans l'extension, le condyle glisse au contraire d'arrière en avant sur la cavité, dont le bord postérieur se rapproche alors beaucoup des os de la seconde rangée du carpe, et devient perpendiculaire à ceux-ci. Sa convexité, qui était tournée en haut et en arrière, regarde directement en haut. Son bord antérieur, que débordait celui de la facette radiale, vient se placer au niveau de ce dernier. Les ligaments postérieurs se relâchent ; les antérieurs se tendent fortement. Les tendons fléchisseurs des doigts s'enroulent sur le côté antérieur de l'articulation comme sur une poulie de renvoi. Tandis qu'elle les refoule de haut en bas, ceux-ci la refoulent de bas en haut avec une puissance proportionnelle à leur nombre, à leur incurvation, et à la tension que leur impriment les muscles dont ils dépendent.

Les mouvements latéraux sont moins étendus que les mouvements antéro-postérieurs. — Lorsque le bord cubital de la main s'incline en dedans, le condyle glisse légèrement de dedans en dehors sur la surface articulaire supérieure. Les trois ligaments internes se relâchent, et les trois ligaments externes se tendent. — Si le bord radial de la main s'incline en dehors, les phénomènes qu'on observe sont diamétralement opposés.

Le mouvement de circumduction participe de l'étendue que présentent les mouvements antéro-postérieurs. Il est plus limité dans le sens transversal. La base du cône que décrit la main représente donc une ellipse, dont le grand axe se dirige d'avant en arrière.

§ 6. — Articulations carpiennes.

Les articulations du carpe se divisent en trois groupes : celles de la rangée supérieure, celles de la rangée inférieure, celles des deux rangées entre elles.

I. — Articulations des os de la rangée supérieure.

Ces articulations sont des arthrodies, au nombre de trois : deux externes, qui offrent entre elles beaucoup d'analogie; et une interne, qui se distingue de celles-ci par des caractères particuliers.

1° *Articulations des trois premiers os de la première rangée.* — Les surfaces par lesquelles se correspondent le scaphoïde et le semi-lunaire d'une part, le semi-lunaire et le pyramidal de l'autre, sont planes, verticales et antéro-postérieures. Une lame cartilagineuse les recouvre sur toute leur étendue.

Le scaphoïde est uni au semi-lunaire par trois ligaments : un fibro-cartilage interosseux, un ligament dorsal, un ligament palmaire. — Le fibro-cartilage interosseux, demi-circulaire, répond à la partie la plus élevée des deux facettes contiguës. Sa convexité, dirigée en haut, contribue à former le condyle de l'articulation radio-carpienne. Sa partie moyenne offre une épaisseur de 2 millimètres; en avant et en arrière il est plus mince. — Le ligament dorsal, quelquefois très-distinct, mais souvent peu prononcé, répond au bord inférieur des deux os. Il se compose de fibres transversalement étendues de l'un à l'autre. — Le ligament palmaire n'est représenté que par quelques fibres transversales qui font suite au ligament interosseux.

Le semi-lunaire s'unit aussi au pyramidal par trois ligaments : un fibro-cartilage interosseux, un ligament postérieur et un ligament antérieur. — Le fibro-cartilage interosseux est demi-circulaire, mais très-mince au niveau de sa partie moyenne, si mince même qu'il présente souvent sur ce point un orifice par lequel l'articulation radio-carpienne communique avec l'articulation médio-carpienne. — Le ligament postérieur ou dorsal est représenté par un petit faisceau rectangulaire et transversalement dirigé, dont le volume varie beaucoup. Le ligament antérieur, très-développé, au contraire, et très-solide, se compose de fibres transversalement étendues de la face palmaire du semi-lunaire à la face palmaire du pyramidal.

2° *Articulation du pyramidal et du pisiforme.* — Ces deux os se correspondent par une facette plane et circulaire, verticales et transversales, revêtues l'une et l'autre d'une couche de cartilage.

Cinq ligaments contribuent à maintenir le pisiforme dans la situation qu'il occupe. — En haut, le ligament latéral interne de l'articulation du poignet vient s'attacher en partie sur son contour, et joue, à son égard, le rôle de ligament supérieur. — Les quatre autres se distinguent en inférieurs, dorsal et palmaire.

Les deux ligaments inférieurs sont très-forts et cylindroïdes. L'un d'eux se porte verticalement de la partie inférieure du pisiforme à l'extrémité supérieure du cinquième métacarpien. — Le second, plus court, descend un peu obliquement du pisiforme à l'apophyse de l'os crochu.

Le ligament palmaire, aplati, quadrilatère, très-résistant, s'étend du côté interne du pisiforme à la face antérieure de l'os crochu. Par son bord antérieur, il se confond avec le précédent.

Le ligament dorsal unit le pisiforme au pyramidal : c'est le plus faible de tous. Il se compose de quelques fibres transversalement dirigées, qui semblent destinées surtout à protéger en arrière la synoviale.

A ces ligaments vient se joindre un sixième moyen d'union, le tendon du muscle cubital antérieur qui s'attache à la partie antéro-supérieure du pisiforme, et qui constitue pour cet os un ligament actif. Ainsi fixé : en haut, par ce tendon et le ligament latéral interne du poignet ; en bas, par ses deux ligaments inférieurs ; en arrière, par son ligament dorsal ; en avant, par son ligament palmaire; on pourrait croire qu'il se trouve réduit à une fixité presque absolue. Mais ces ligaments, allant s'insérer presque tous à des os plus ou moins éloignés du pyramidal avec lequel le pisiforme s'articule, lui laissent au contraire une mobilité bien supérieure à celle de tous les autres os du carpe.

La synoviale de cette articulation est très-lâche, afin de se prêter à cette mobilité. Nous avons vu qu'elle communique avec celle de l'articulation radio-carpienne, par un orifice qui répond à sa partie supérieure.

II. — Articulation des os de la seconde rangée.

Les trois articulations de la seconde rangée du carpe appartiennent aussi au genre des arthrodies.

A. *Surfaces articulaires.* — Celles de la rangée supérieure s'inclinent légèrement en bas et en dehors. Celles de la seconde rangée s'inclinent au contraire en bas et en dedans. Les interlignes articulaires de la première se continuent, du reste, avec ceux de la seconde. De cette continuité résultent deux courbes à concavité interne qui divisent les os du carpe en trois rangées verticales : une moyenne, comprenant le semi-lunaire et le grand os ; une interne, composée de trois os : l'unciforme, le pyramidal et le pisiforme ; une externe, composée aussi de trois os : le scaphoïde, le trapèze et le trapézoïde (voy. la fig. 222).

Toutes les surfaces par lesquelles les os de la seconde rangée s'appliquent les uns aux autres sont encroûtées de cartilage.

B. *Moyens d'union*. — Il existe, pour les articulations de cette seconde rangée des os du carpe, trois séries de ligaments : des ligaments antérieurs ou palmaires, des ligaments postérieurs ou dorsaux, et des ligaments interosseux.

a. *Ligaments palmaires*. — Au nombre de quatre, transversalement dirigés. — Le premier s'étend du trapèze au grand os ; le second du trapèze au trapézoïde ; le troisième, du trapézoïde au grand os ; le quatrième, du grand os à l'os crochu.

b. *Ligaments dorsaux*. — On en compte trois seulement. Ils sont plus faibles que les précédents, et transversalement dirigés aussi. L'un d'eux se porte du trapèze au trapézoïde ; un autre, du trapézoïde au grand os ; le dernier, du grand os à l'os crochu.

c. *Ligaments interosseux*. — Au nombre de trois également, très-courts, extrêmement résistants. Ils constituent le principal moyen d'union des os de la seconde rangée. — Le moins fort des trois occupe la partie inférieure de l'articulation du trapèze avec le trapézoïde. — Le second, beaucoup plus considérable, répond à la partie postérieure de l'articulation du trapézoïde avec le grand os. — Le troisième, qui est le plus épais et le plus solide de tous, remplit l'excavation profonde qui sépare en avant le grand os de l'os crochu.

III. — Articulation des deux rangées entre elles.

L'articulation des deux rangées du carpe, ou *articulation médio-carpienne*, résulte du concours de sept os.

En dehors, le trapèze et le trapézoïde, situés sur le même niveau, répondent au scaphoïde. La ligne de contact des trois surfaces se dirige transversalement.

En dedans, le grand os et l'os crochu, unis l'un à l'autre de la manière la plus solide, forment un condyle brisé, dont la convexité, peu régulière et transversale aussi, s'élève bien au-dessus de l'interligne articulaire des surfaces précédentes. Ce condyle est reçu dans une cavité semi-ellipsoïde constituée par les trois premiers os de la première rangée, le scaphoïde, le semi-lunaire et le pyramidal.

L'articulation médio-carpienne comprend donc deux articulations secondaires : l'une externe, qui représente une arthrodie ; l'autre interne, plus importante, qui répète l'articulation du poignet, et qui appartient, comme celle-ci, au genre des articulations uni-condyliennes. Cette dernière a été rangée, par quelques auteurs, au nombre des énarthroses ; mais de celles-ci elle ne possède ni le mode de configuration, ni le fibro-cartilage destiné à agrandir la cavité de réception, ni les mouvements ; elle en diffère, en un mot, par tous ses caractères, qui tous, au contraire, la rapprochent des articulations condyliennes.

1° *Arthrodie*. — La facette articulaire supérieure du trapèze e celle du trapézoïde forment une surface transversale, un peu concave. A celle-ci vient s'appliquer la facette inférieure du scaphoïde légèrement convexe.

Un ligament externe et un ligament antérieur consolident l'articulation ; tous deux sont verticaux. — Le ligament externe, très-court, s'attache : en haut, au tubercule du scaphoïde ; en bas, à la partie supérieure et externe du trapèze. — Le ligament antérieur, plus long, plus mince, quadrilatère, se porte de la partie inférieure du scaphoïde à la gouttière du trapèze.

2° *Articulation unicondylienne*. — Cette articulation est très-rapprochée de celle du poignet, qu'elle semble destinée à compléter. En arrière, elle ne s'en trouve séparée que par un intervalle de 5 ou 6 millimètres. Cinq surfaces articulaires contribuent à la former : deux inférieures pour le condyle, trois supérieures pour la cavité articulaire. L'interligne qui sépare les premières des secondes décrit une courbe dont la concavité, tournée en bas, est parallèle à l'interligne de l'articulation radio-carpienne.

Moyens d'union. — Un ligament latéral interne, deux ligaments antérieurs et un ligament postérieur unissent le condyle à sa cavité. — Les ligaments antérieurs, très-solides, rappellent, par leur résistance et leur obliquité, ceux de l'articulation du poignet. — Le postérieur, de même que le ligament correspondant de celle-ci, est plus faible ; la différence est même ici beaucoup plus prononcée.

Le ligament latéral interne se fixe, en haut, au sommet de l'os pyramidal ; en bas, à l'apophyse de l'os crochu. Il est situé en arrière du ligament qui se porte du pisiforme à la même apophyse, et arrondi comme celui-ci, mais un peu moins long et moins volumineux.

Les ligaments antérieurs se distinguent en antéro-externe et antéro-interne. — L'antéro-externe s'attache en dehors au scaphoïde, en dedans au grand os. Il remplit une fossette qui répond au point de convergence de ces deux os avec le trapézoïde. C'est un faisceau court, épais, extrêmement résistant. — L'antéro-interne, aplati et quadrilatère, s'insère en haut et en dedans au pyramidal ; en bas et en dehors à l'os crochu, et en partie aussi au grand os.

Le ligament postérieur se compose de plusieurs ordres de fibres irrégulièrement entrecroisées. Les unes, qui viennent du scaphoïde, se dirigent en bas et en dedans. Les autres partent du pyramidal, et se dirigent au contraire en bas et en dehors. Ces dernières forment, avec les précédentes, une sorte de large arcade fibreuse qui s'attache en bas, par plusieurs languettes minces et inégales, à la face postérieure du grand os et de l'os crochu. Ce ligament postérieur paraît destiné plutôt à protéger la synoviale qu'à consolider l'articulation.

Synoviale. — Il n'existe, pour toute l'articulation médio-carpienne, qu'une seule synoviale qui envoie deux prolongements en haut pour les articulations du scaphoïde avec le semi-lunaire, et de celui-ci avec le pyramidal, et trois en bas pour celles des quatre os de la seconde rangée. Cette synoviale est très-lâche en arrière, au niveau de l'articulation unicondylienne.

IV. — Mécanisme du carpe.

Le carpe est doué d'une remarquable solidité, due au concours de trois conditions : 1° à la forme voûtée qu'il présente ; 2° à la multiplicité des pièces qui le composent ; 3° à l'étendue relativement considérable des facettes par lesquelles ces diverses pièces s'articulent entre elles.

La forme voûtée du poignet est si accusée dans l'espèce humaine, qu'elle peut être considérée comme un des caractères qui se rattachent à l'attitude bipède. Placé dans un état d'équilibre instable, le corps était d'autant plus exposé à tomber que ses parties les plus lourdes sont les plus élevées ; et d'autant plus vulnérable que celles-ci l'emportent sur toutes les autres par leur extrême importance. Le mode de configuration du carpe et sa grande résistance ont pour avantage de racheter en partie les inconvénients d'un semblable équilibre, ou du moins d'en diminuer beaucoup les dangers. Dans une chute, il se porte en avant, et devient alors la base de sustentation des membres thoraciques. La main s'étendant et formant avec l'avant-bras un angle droit, tout le poids des parties supérieures du corps vient tomber perpendiculairement sur la convexité du carpe, qui, tourné vers le sol par sa concavité, et appuyé sur lui par ses deux piliers, résiste à la manière des voûtes.

Envisagé au point de vue de sa mobilité, le carpe diffère très-notablement, suivant que l'on considère sa rangée supérieure ou sa rangée inférieure. La première, annexée au radius, participe de la mobilité de cet os ; la seconde, attachée au métacarpe, est aussi immobile que celui-ci.

Les trois premiers os de la rangée antibrachiale, unis par des ligaments assez minces et perpendiculaires aux facettes articulaires, se meuvent dans tous les sens. Leurs mouvements sont relativement très-étendus. Le pisiforme est plus mobile encore.

Les quatre os de la rangée métacarpienne, qui se correspondent par des facettes plus larges, qui sont liés par des ligaments interosseux beaucoup plus épais et plus solides, n'exécutent que de très-minimes glissements.

Le mouvement de flexion de la rangée inférieure est très-étendu. Elle se fléchit beaucoup plus sur la supérieure que celle-ci ne se fléchit sur l'avant-bras, et prend une part très-importante par conséquent à la flexion de la main. Dans ce mouvement, la face dorsale du carpe s'arrondit de haut en bas. Les ligaments antérieurs se relâchent ; les postérieurs se tendent. Les tendons extenseurs des doigts, allongés et réfléchis, les soutiennent à la manière de ligaments actifs.

Le mouvement d'extension est au contraire très-limité ; les ligaments antérieurs qui se tendent lui imposent les bornes les plus étroites. Cette rangée ne concourt donc que très-faiblement à l'extension de la main. Ici, c'est la rangée antibrachiale qui joue le rôle principal. Ces considérations nous montrent que les mouvements antéro-postérieurs de la rangée méta-carpienne sont essentiellement complémentaires de ceux du poignet. L'articulation radio-carpienne se fléchissant peu et s'étendant beaucoup, l'articulation médio-carpienne se fléchit beaucoup et s'étend peu ; elle n'entre en action que pour ajouter à la première ce qui lui manque.

Les mouvements latéraux ont été niés par la plupart des auteurs, qui les regardent comme impossibles, les deux rangées se pénétrant réciproque-ment. Il en serait ainsi, en effet, si les articulations de la rangée supérieure étaient immobiles. Mais elles ne le sont pas ; elles possèdent au contraire une assez grande mobilité pour permettre à leurs surfaces articulaires de s'incliner les unes sur les autres. Ces mouvements latéraux, faciles à con-stater, s'ajoutent à ceux de l'articulation du poignet qui les précèdent et les déterminent.

§ 7. — ARTICULATIONS DU MÉTACARPE.

Le métacarpe s'articule avec le carpe, et les cinq pièces qui le composent s'articulent entre elles. Il nous offre donc à étudier : 1° les articulations carpo-métacarpiennes ; 2° les articulations métacarpiennes.

I. — Articulations carpo-métacarpiennes.

Le premier métacarpien, très-différent des autres par sa direction, par sa forme, par l'étendue de ses mouvements, etc., en diffère beaucoup aussi par son mode d'union avec le carpe. Nous nous occuperons d'abord de son articulation. Celles des quatre derniers fixeront ensuite notre attention.

1° Articulation carpo-métacarpienne du pouce.

C'est une articulation par emboîtement réciproque. Elle représente le type le plus parfait de ce genre de diarthrose.

A. *Surfaces articulaires.* — D'un côté, la facette inférieure du trapèze ; de l'autre, la facette de l'extrémité supérieure du métacarpien.

La facette inférieure du trapèze, encroûtée de cartilage, regarde en bas, en dehors et un peu en avant. Elle est quadrilatère, allongée et concave transversalement, plus étroite et convexe d'avant en arrière.

La facette du métacarpien, dirigée en haut, en dedans et un peu en avant, est triangulaire, convexe dans le sens transversal, concave dans le sens opposé.

B. *Moyen d'union.* — Un ligament capsulaire. Ce ligament s'étend du pourtour de la facette supérieure à la circonférence de la facette du métacarpien. Il se compose de faisceaux parallèles courts et minces, séparés par des interstices linéaires. La capsule et la synoviale qui revêt sa surface interne sont l'une et l'autre très-lâches.

. C. *Mouvements*. — Le premier métacarpien est remarquable par l'étendue et la variété de ses mouvements. Il se porte en dedans et en dehors ; se fléchit et s'étend ; il décrit en outre un mouvement de circumduction.

Par le mouvement d'adduction, il se rapproche du second os du métacarpe, auquel il devient presque parallèle. Le premier espace interosseux s'efface alors complétement. — Le mouvement d'abduction a pour effet au contraire de l'éloigner de cet os, et d'exagérer l'intervalle qui l'en sépare, ainsi que son obliquité,

Le mouvement de flexion porte le pouce vers le bord cubital de la main. Le mouvement d'extension le ramène vers son bord radial. — La flexion, en se combinant avec l'adduction, constitue le *mouvement d'opposition.*

Le mouvement de circumduction permet au pouce d'entrer successivement en opposition avec tous les autres doigts, en se portant du bord cubital vers le bord radial, ou du bord radial vers le cubital.

2° Articulations carpo-métacarpiennes des quatre derniers doigts.

Ces articulations sont des arthrodies qui communiquent : d'une part, avec celles des os de la seconde rangée du carpe ; de l'autre, avec les articulations métacarpiennes.

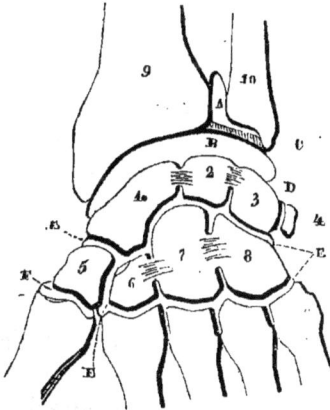

Fig. 224. — *Synoviales des articulations du poignet.*

1. Scaphoïde. — 2. Semi-lunaire. — 3. Pyramidal. — 4. Pisiforme. — 5. Trapèze. — 6. Trapézoïde. — 7. Grand os. — 8. Os crochu. — 9. Extrémité inférieure du radius. — 10. Extrémité inférieure du cubitus. — A. Synoviale de l'articulation radio-cubitale inférieure. — B. Synoviale de l'articulation radio-carpienne. — C. Coupe du ligament triangulaire. — D. Synoviale de l'articulation du pisiforme et du pyramidal, qui est ici indépendante de l'articulation radio-carpienne, — E, E, E, E. Synoviale commune aux articulations carpiennes, médio-carpiennes, carpo-métacarpiennes et métacarpiennes. — F. Synoviale de l'articulation du trapèze avec le premier métacarpien.

A. *Surfaces articulaires.* — Elles diffèrent de configuration pour chacun des quatre métacarpiens.

Le second os du métacarpe offre trois facettes : 1° une facette externe, tournée en haut, très-petite, plane et triangulaire, par laquelle il s'articule avec une facette semblable du trapèze ; 2° une facette supérieure, beaucoup plus grande, concave transversalement, qui reçoit la facette inférieure, convexe, du trapézoïde ; 3° une facette supérieure et interne qui s'unit au grand os. — Vue par sa face dorsale, l'extrémité carpienne du second métacarpien présente deux angles saillants séparés par un angle rentrant. Des deux angles saillants, l'externe est reçu entre le trapèze et le trapézoïde ; il donne attache au tendon du premier radial. L'interne pénètre à la manière d'un coin entre le trapézoïde et le troisième métacarpien (voy. la fig. 222).

Le troisième métacarpien s'articule par une facette triangulaire avec la facette inférieure du grand os, et par son apophyse styloïde avec une autre petite facette située en arrière et en dehors de la précédente. Cette apophyse s'élève à 4 ou 5 millimètres au-dessus de l'interligne articulaire, et le recouvre dans la moitié de sa largeur ; le tendon du second radial s'attache à sa base.

Le quatrième métacarpien s'articule par une facette légèrement convexe avec une facette concave de l'os crochu. Il répond en partie aussi au grand os.

Le cinquième, surmonté d'une facette convexe d'avant en arrière, s'unit à une facette concave de l'unciforme.

Considéré dans son ensemble et en arrière, l'interligne qui sépare le carpe des quatre derniers os du métacarpe se compose de deux courbes inégales, à concavité supérieure, qui partent toutes deux du sommet de l'apophyse styloïde du troisième métacarpien, pour se diriger, la plus courte en dehors, la plus longue en dedans.

B. *Moyens d'union.* — Les os de la seconde rangée du carpe sont unis aux quatre derniers métacarpiens par des ligaments dorsaux, des ligaments palmaires, et un ligament interosseux.

Les ligaments dorsaux, au nombre de sept, se dirigent obliquement ou verticalement du carpe vers le métacarpe. — Le second métacarpien en reçoit deux, dont l'un vient du trapèze, et l'autre du trapézoïde. — Le troisième os du métacarpe en reçoit trois : le premier s'étend du trapézoïde à son apophyse styloïde ; le second, du grand os à la même apophyse ; et le troisième, de cet os à la face dorsale du métacarpien. Les deux derniers ligaments dorsaux se portent de l'os crochu au quatrième et au cinquième métacarpiens.

Les ligaments palmaires, moins forts que les précédents, sont au nombre de quatre : trois verticaux, et un horizontal plus solide. — Des trois ligaments palmaires verticaux, l'un se rend du second métacarpien au trapèze ;

un autre, du second au grand os ; le dernier, du quatrième à l'os crochu. Le ligament transversal, d'un blanc nacré, s'attache : en dehors au trapèze, et en dedans à la partie la plus élevée du troisième métacarpien. Les fibres profondes de ce ligament s'insèrent sur le second métacarpien.

Le ligament interosseux est une dépendance de celui qui lie si solidement le grand os à l'os crochu. Situé dans une fossette profonde que limitent en haut ces osselets, en bas le troisième et le quatrième métacarpiens, il unit entre eux tous ces os, et surtout très-solidement le grand os au troisième métacarpien.

II. — Articulations étacarpiennes.

Les quatre derniers métacarpiens se correspondent supérieurement par les facettes verticales, dont les cartilages se continuent avec ceux des facettes horizontales. La synoviale de ces articulations forme par conséquent une dépendance de la synoviale générale du carpe. Il existe toutefois une exception pour celle qui correspond à l'union du quatrième avec le cinquième ; elle reste ordinairement isolée de la précédente.

A. *Surfaces articulaires.* — Le second et le troisième os du métacarpe s'unissent par une facette très-étendue d'avant en arrière, très-peu de haut en bas, légèrement convexe sur le second métacarpien, et concave sur le troisième. — Celui-ci s'articule avec le quatrième, tantôt par une seule facette, très-petite et antérieure, tantôt par deux petites facettes planes ; l'une antérieure, l'autre postérieure. — Le quatrième présente une facette antéro-postérieure concave, qui reçoit la facette antéro-postérieure convexe du cinquième.

B. *Moyens d'union.* — Deux ligaments dorsaux, trois ligaments palmaires, trois ligaments interosseux.

Les ligaments dorsaux, très-résistants, se dirigent transversalement, l'un du troisième au quatrième métacarpien, l'autre du quatrième au cinquième. Il n'existe pas de ligament dorsal pour le second et le troisième os du métacarpe.

Les ligaments palmaires, un peu moins solides que les précédents, et plus rapprochés que ceux-ci, sont aussi transversalement dirigés.

Les ligaments interosseux constituent le principal moyen d'union des métacarpiens entre eux. Le plus fort est celui qui occupe l'intervalle compris entre le second et le troisième métacarpiens. Le plus faible répond à l'union du quatrième avec le cinquième.

Le premier métacarpien, bien qu'il ne s'articule pas avec le second, n'est cependant pas sans connexion avec celui-ci. Un ligament interosseux constant les relie l'un à l'autre.

La plupart des auteurs considèrent le ligament transversalement étendu au-devant de la tête des métacarpiens comme un moyen d'union pour leur extrémité inférieure. Mais ce ligament forme une dépendance des articulations métacarpo-phalangiennes, à la description desquelles il se rattache.

§ 8. — ARTICULATIONS DES PHALANGES.

Les cinq petites colonnes que forment les phalanges en se superposant s'articulent en haut avec le métacarpe. Dans chaque colonne, les pièces superposées s'articulent entre elles.

I. — Articulations métacarpo-phalangiennes.

Ces articulations appartiennent à la classe des énarthroses : surfaces articulaires configurées en segment de sphère ; fibro-cartilage d'agrandissement pour la cavité articulaire ; mouvement d'opposition, de circumduction, de rotation, tels sont, en effet, les caractères qui les distinguent.

A. *Surfaces articulaires.* — Du côté des métacarpiens, une tête représentant un segment de sphéroïde ; du côté des premières phalanges, une cavité glénoïde, de forme sphéroïdale aussi, mais beaucoup plus petite que la tête.

Celle-ci peut être comparée à un hémisphère, dont les parties latérales auraient été verticalement détachées. Sa convexité, dirigée en bas, est donc beaucoup plus étendue d'avant en arrière que dans le sens transversal. Elle s'élève plus haut du côté qui répond à la flexion que du côté qui répond à l'extension ; mais la différence est peu prononcée, quelquefois presque nulle. Sa partie antérieure, plus large que la postérieure, est limitée par une courbe à concavité supérieure aux deux extrémités de laquelle on remarque un tubercule. De chaque côté se trouve une dépression que borne en haut et en arrière une saillie anguleuse. — La tête des métacarpiens est revêtue d'une lame de cartilage plus épaisse en avant qu'en arrière, recouvrant aussi la moitié inférieure des parties latérales.

La cavité glénoïde équivaut aux deux cinquièmes de la surface articulaire des métacarpiens. Elle présente un contour ovalaire, dont le grand axe est perpendiculaire à celui de la surface métacarpienne. De chaque côté, et en avant de cette cavité, existe un gros tubercule arrondi qui donne attache au fibro-cartilage et aux ligaments de l'articulation.

B. *Fibro-cartilage de la cavité articulaire et ligament transverse.* — Ce fibro-cartilage, décrit par Bichat et ses successeurs, sous le nom de *ligament antérieur*, ne s'insère pas aux métacarpiens, et ne peut être considéré par conséquent comme un moyen d'union. Solidement attaché à la cavité glénoïde et aux ligaments latéraux, il a manifestement pour destination d'agrandir cette cavité, et mérite d'être rangé au nombre des fibro-cartilages périarticulaires ou bourrelets glénoïdiens.

Sa face antérieure, qui fait partie de la gaîne des tendons fléchisseurs, est lisse, unie et concave transversalement. Sa face postérieure, qui répond à la tête des métacarpiens, et qui en prend l'empreinte, représente un segment de sphère; elle se continue avec la cavité glénoïde, qu'elle agrandit au point d'en doubler l'étendue.

Par son bord inférieur, le fibro-cartilage glénoïdien s'attache au bord antérieur de la cavité articulaire, assez faiblement sur sa partie moyenne, mais très-solidement à chacun de ses tubercules. — Son bord supérieur donne attache à la partie correspondante de l'aponévrose interosseuse antérieure. — Par ses parties latérales, il se continue de chaque côté avec trois lames fibreuses :

1° En avant, avec le faisceau antérieur ou glénoïdien des ligaments latéraux, qui l'immobilisent dans sa situation et sa direction.

2° En arrière, avec une lamelle demi-cylindrique, assez large et résistante, qui, naissant à droite et à gauche du tendon des extenseurs des doigts, rattache ce tendon au fibro-cartilage.

3° En dedans et en dehors, avec une lame transversale, rubanée, qui se porte de chaque fibro-cartilage aux fibro-cartilages voisins, et qui les relie tous entre eux. Ce sont ces lames continues avec les bourrelets glénoïdiens qui forment le ligament transversalement étendu au devant de la tête des quatre derniers métacarpiens. Ainsi composé des bourrelets glénoïdiens et des lames qui les unissent, ce *ligament transverse* est alternativement très-solide et très-mince.

Le fibro-cartilage glénoïdien des articulations métacarpo-phalangiennes renferme un grand nombre de cellules de cartilage et de fibres fusiformes. Il est riche en vaisseaux sanguins et en ramuscules nerveux; sa structure, en un mot, ne diffère pas de celle de tous les autres fibro-cartilages périarticulaires.

C. *Moyens d'union.* — Deux ligaments latéraux, larges, épais et très-solides, unissent la tête des métacarpiens aux premières phalanges.

Le ligament latéral externe est beaucoup plus volumineux que l'interne. Ils offrent la figure d'un petit rectangle très-obliquement dirigé de haut en bas et d'arrière en avant, dont la largeur mesure un centimètre et la longueur un centimètre et demi.

Ces ligaments s'attachent : 1° en haut et en arrière, au sommet du tubercule qu'on remarque sur les parties latérales de la tête des métacarpiens, et à la partie correspondante de la dépression située au-dessous et en avant de ce tubercule; 2° en bas et en avant, aux tubercules des premières phalanges et à toute l'étendue des bords latéraux des fibro-cartilages glénoïdiens. — A chacun d'eux on peut considérer par conséquent deux faisceaux : un faisceau postérieur ou phalangien, et un faisceau antérieur ou glénoïdien. Le premier est plus épais, plus long, et d'un blanc mat; le second est beaucoup plus court, et d'un blanc cendré. Celui-ci contribue avec le faisceau antérieur du côté opposé à fixer le.fibro-cartilage ; ils le maintiennent en rapport avec la tête des métacarpiens, plus solidement que ne pourrait le faire la cavité glénoïde prolongée.

La face externe des ligaments latéraux est recouverte par l'expansion fibreuse du tendon des extenseurs des doigts, par le tendon des muscles lombricaux, et par celui des muscles interosseux. Une petite synoviale la sépare ordinairement de ce dernier.

D. *Synoviale.* — En avant et sur les côtés, elle adhère très-intimement au fibro-cartilage glénoïdien et aux ligaments latéraux. — En arrière, elle est très-lâche. Cette membrane se trouve séparée du tendon des extenseurs par une bourse séreuse, rudimentaire, dont l'existence n'est pas constante. — En bas, elle se réfléchit sur tout le contour de la cavité pour former un petit repli circulaire qui offre une consistance fibro-cartilagineuse.

E. *Articulation métacarpo-phalangienne du pouce.* — Elle diffère des précédentes par le mode de configuration des surfaces articulaires, et par son fibro-cartilage glénoïdien. — La surface articulaire du métacarpien est quadrilatère et presque plane. Les deux tubercules situés sur la partie antérieure offrent chacun une facette par laquelle ils s'unissent à un os sésamoïde. — La cavité glénoïde de la première phalange est très-superficielle, plus grande que celle des autres phalanges du même ordre. — Le fibro-cartilage glénoïdien renferme, dans son épaisseur, deux os sésamoïdes, l'un interne et l'autre externe, qui glissent sur les tubercules articulaires du métacarpien. — Il n'est pas rare de rencontrer un osselet de cette nature dans le fibro-cartilage de la seconde articulation métacarpo-phalangienne, et quelquefois aussi dans celui de la cinquième. Ce dernier cependant est beaucoup moins commun.

F. *Mouvements des articulations métacarpo-phalangiennes.* — Les doigts se fléchissent et s'étendent sur les métacarpiens ; ils s'inclinent en dedans et en dehors, décrivent un mouvement de circumduction, et sont doués aussi d'un mouvement de rotation.

Les mouvements antéro-postérieurs sont les plus étendus. — Dans la flexion, les premières phalanges parcourent un arc de 90 degrés. A cette extrême limite, elles deviennent perpendiculaires aux métacarpiens. La surface articulaire de ce dernier se trouve presque entièrement recouverte par le tendon des extenseurs. Le fibro-cartilage et les faisceaux glénoïdiens des ligaments latéraux se relâchent, leurs faisceaux phalangiens se tendent. — Dans l'extension, au contraire, les glénoïdiens se tendent, et les phalangiens se relâchent. Ces deux faisceaux, en apparence confondus, sont donc antagonistes.

Par leurs mouvements latéraux, les doigts s'éloignent et se rapprochent. Dans l'abduction, les phalanges glissent légèrement et transversalement sur la tête des métacarpiens ; et comme celle-ci est convexe, en se déplaçant, elles s'inclinent du côté vers lequel elles se portent. Le ligament latéral qui correspond à l'inclinaison se relâche ; celui du côté opposé se tend et limite le mouvement. Dans l'adduction, les phénomènes qui se produisent sont diamétralement opposés. — La première articulation métacarpo-phalangienne ne possède qu'à un très-faible degré ces mouvements latéraux qui se passent pour le pouce dans l'articulation carpo-métacarpienne.

Dans leur mouvement de circumduction, les doigts décrivent un cône assez régulier. — Le mouvement de rotation qu'ils exécutent sous l'influence de la volonté est à peine sensible, bien que réel. Mais si, après avoir fixé l'un des métacarpiens, on imprime à la phalange un mouvement autour de son axe, la rotation devient manifeste, et même assez étendue. Le procédé le plus sûr pour constater cette rotation consiste à diviser le métacarpien sur sa partie moyenne, et à le placer ensuite entre les deux mâchoires d'un étau ; en saisissant la première phalange préalablement dépouillée de son enveloppe tégumentaire, on peut, non-seulement lui communiquer un mouvement de rotation, mais aussi des mouvements de glissement dans le sens transversal.

II. — Articulations phalangiennes.

Elles représentent le type le plus parfait des articulations trochléennes, ou ginglymes angulaires.

A. *Surfaces articulaires.* — Sur l'extrémité inférieure des premières et des secondes phalanges, aplatie d'avant en arrière, on observe une poulie antéro-postérieure et deux condyles. Sur l'extrémité supérieure des secondes et des troisièmes, allongée aussi dans le sens transversal, on remarque une crête mousse et deux petites cavités glénoïdes.

La poulie creusée sur l'extrémité inférieure des deux premières phalanges est un peu plus que demi-circulaire ; elle remonte plus haut du côté de la flexion que du côté de l'extension sur les premières phalanges ; sur les secondes, elle s'élève à la même hauteur en avant et en arrière. — Les condyles qui limitent cette poulie s'enroulent à la manière d'une volute de la face dorsale vers la face palmaire de la phalange, en augmentant graduellement de volume ; d'où il suit : 1° que les surfaces articulaires inférieures de ces deux phalanges s'élargissent d'arrière en avant ; 2° qu'à peine sensibles du côté de l'extension, les condyles sont très-saillants, au contraire, du côté de la flexion. Sur leurs parties latérales chacun de ces condyles présente une fossette circulaire qui rappelle celle de la tête des métacarpiens, et qui affecte la même destination.

La crête mousse qu'on remarque sur l'extrémité supérieure des deux dernières phalanges décrit une courbe à concavité supérieure, et se termine en arrière sur le sommet d'une petite saillie pyramidale qui donne attache aux tendons des extenseurs ; elle est reçue dans la poulie de la surface opposée. Les cavités qu'elle sépare, circulaires et très-superficielles, reçoivent les condyles placés en dedans et en dehors de cette poulie.

B. *Fibro-cartilage.* — Sur la partie antérieure des articulations phalangiennes, il existe un fibro-cartilage de figure rectangulaire, transversalement dirigé, qui s'attache en bas au bord antérieure de la facette articulaire supérieure des secondes et troisièmes phalanges. Son bord supérieur adhère à peine à la facette articulaire opposée. Par ses parties latérales, il se continue avec les ligaments latéraux ; en reliant ceux-ci l'un à l'autre, et en agrandissant la cavité qui les sépare, il contribue à consolider l'articulation. Ce fibro-cartilage est très-épais et très-dense ; il offre la même structure que celui des articulations métacarpo-phalangiennes.

C. *Moyens d'union et synoviale.* — Deux ligaments latéraux, l'un interne, l'autre externe, répondent à chaque articulation phalangienne. Ils s'attachent, en haut, à la moitié supérieure et postérieure des fossettes condyliennes, se dirigent obliquement en bas et en avant, puis se fixent : d'une part, sur les bords du fibro-cartilage ; de l'autre, sur le tubercule situé aux deux extrémités des facettes articulaires inférieures. Ces ligaments, par leur situation, leur direction, leurs connexions et leur aspect, offrent donc la plus grande analogie avec ceux des articulations métacarpo-phalangiennes ; ils sont seulement moins longs et moins forts que ces derniers ; leur direction est aussi moins oblique.

La languette terminale du tendon des extenseurs, qui s'insère à l'apophyse pyramidale de l'extrémité supérieure des deux dernières phalanges, tient lieu ici de ligament postérieur.

La synoviale se comporte en avant et sur les côtés comme celle des articulations métacarpo-phalangiennes. En arrière, elle répond au tendon correspondant des extenseurs, auquel elle adhère de la manière la plus intime.

D. *Mouvements.* — Les secondes et les troisièmes phalanges présentent un mouvement de flexion, un mouvement d'extension, et des mouvements latéraux.

Dans la flexion extrême, les secondes phalanges deviennent perpendiculaires aux premières, et les troisièmes aux secondes. La partie postérieure ou phalangienne des ligaments latéraux se trouve alors tendue, et l'antérieure ou glénoïdienne relâchée. Dans l'extension, c'est la postérieure au contraire qui se relâche, et l'antérieure qui se tend.

Les mouvements latéraux sont très-manifestes pour les dernières phalanges. Après avoir immobilisé les secondes, on peut très-facilement faire osciller les troisièmes de dedans en dehors et de dehors en dedans. Ces mouvements sont beaucoup moins prononcés sur les secondes, quelquefois même à peu près nuls.

ARTICLE II

ARTICULATIONS DES MEMBRES INFÉRIEURS

Les membres inférieurs sont formés, comme les supérieurs, de quatre segments. Mais le segment le plus élevé, ou la hanche, se compose d'un seul os. Les articulations acromio- et coraco-claviculaires ne se trouvent donc pas représentées sur le membre abdominal.

A cette première différence viennent s'en joindre deux autres non moins importantes. Les clavicules ne s'unissent que par l'intermédiaire du ligament interclaviculaire, et la branche horizontale des pubis, leur analogue, s'unit à celle du côté opposé par une large surface et de puissants ligaments. D'une autre part, l'omoplate est indépendante du rachis, tandis que l'ilion qui la représente s'articule très-solidement avec cette colonne.

De ces différences découlent les conditions mécaniques qui assurent à l'épaule une si grande mobilité, et celles qui communiquent à la hanche, au contraire, sa fixité et sa solidité.

Les articulations pubienne et sacro-iliaque, dont la description se rattache aussi à celle du bassin, nous sont déjà connues. Il nous reste à étudier l'articulation de la hanche avec la cuisse, ou coxo-fémorale; l'articulation de la cuisse avec la jambe, ou fémoro-tibiale; celles des deux os de la jambe entre eux, ou péronéo-tibiales; celle de la jambe avec le pied, ou tibio-tarsienne; et enfin celles du tarse, du métatarse et des phalanges.

§ 1. — ARTICULATION COXO-FÉMORALE.

Préparation. — 1° Séparer le bassin du tronc, le partager ensuite en deux moitiés par un trait de scie appliqué sur sa partie médiane, et diviser la cuisse sur sa partie moyenne, afin d'isoler l'articulation et de pouvoir la retourner librement en tous sens. 2° Enlever le muscle psoas iliaque, puis le muscle pectiné et les trois abducteurs de la cuisse, ainsi que l'obturateur externe, en ménageant l'aponévrose obturatrice, et les connexions qu'elle présente avec le ligament capsulaire. 3° Retourner la préparation et enlever aussi successivement et complétement le grand, le moyen et le petit fessiers. Ce dernier offre, avec la capsule, des connexions qu'il importe de respecter. 4° Détacher ensuite le pyramidal, l'obturateur interne, les deux jumeaux, le carré crural, le triceps, et conserver le muscle droit antérieur de la cuisse en poursuivant ses deux tendons. 5° Après avoir étudié la conformation extérieure de la capsule on l'incisera circulairement sur sa partie moyenne. Cette incision permettra de constater son épaisseur très-inégale, ses insertions profondes, ses rapports avec la synoviale, etc. 6° Faire sortir la tête fémorale de la cavité cotyloïde pour observer la forme, la direction, les attaches du ligament intra-articulaire, l'arrière-fond de la cavité cotyloïde, et le bourrelet cotyloïdien. 7° Enfin, diviser la tête du fémur en deux moitiés, l'une antérieure, l'autre postérieure. Sur le contour de chaque segment, on remarquera l'épaisseur plus grande du cartilage dans sa partie supérieure.

L'articulation coxo-fémorale, ou articulation de la hanche, est la plus considérable, la plus importante et la plus parfaite des énarthroses. Parmi celles du même genre, aucune ne réunit à un aussi haut degré les attributs qui le caractérisent.

La cavité cotyloïde et la tête du fémur sont régulièrement hémisphériques. La cavité, plus petite que la tête sur le squelette, est notablement agrandie à l'état frais par le bourrelet cotyloïdien qui couronne son contour. Un ligament capsulaire très-résistant, et un ligament intra-articulaire, les unissent l'une à l'autre. Deux synoviales facilitent le jeu réciproque des parties osseuses et fibreuses.

A. — Surfaces articulaires et bourrelet cotyloïdien.

La cavité cotyloïde est située au point de convergence des trois pièces primitives de l'os iliaque, sur la partie la plus épaisse et la plus solide de cet os, et sur l'axe prolongé de la branche horizontale du pubis, qui la partage en deux moitiés, l'une supérieure, l'autre inférieure. Une distance de 6 à 7 centimètres la sépare de l'épine iliaque antéro-supérieure. Nélaton

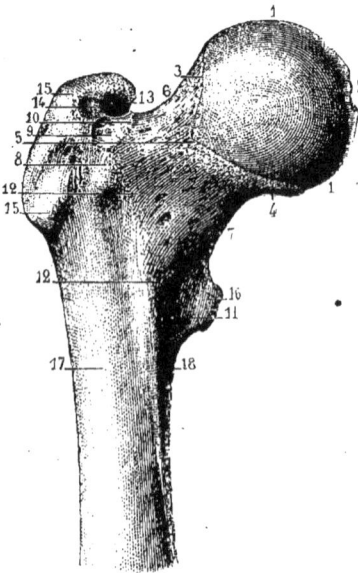

FIG. 225. — *Extrémité supérieure du fémur.*   FIG. 226. — *Cavité cotyloïde.*

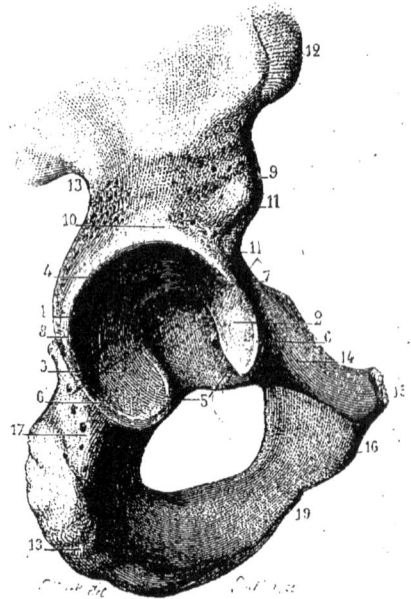

FIG. 225. — 1, 1. Tête du fémur. — 2. Dépression à laquelle s'attache le ligament rond. — 3. Ligne courbe séparant la partie supérieure de la tête fémorale da la partie correspondante du col. — 4. Ligne courbe qui sépare la partie inférieure de la tête de la partie inférieure du col. — 5. Angle obtus que forment ces deux lignes en s'unissant par leur extrémité antérieure. — 6. Bord supérieur du col. — 7. Son bord inférieur. — 8. Tuber-

a fait remarquer qu'une ligne étendue de cette épine à la partie la plus saillante de la tubérosité ischiatique la divise aussi en deux moitiés : l'une antérieure, l'autre postérieure.

Cette cavité se dirige en dehors, en bas et en avant. Elle diffère beaucoup, suivant qu'on l'examine à l'état sec ou à l'état frais.

A l'état sec, la cavité n'est pas tout à fait hémisphérique. Les deux parties qui la composent occupent un niveau différent. — Son arrière-cavité se présente sous l'aspect d'une large excavation, à surface inégale, à contour irrégulier et rugueux, creusée aux dépens de la partie articulaire, et s'abaissant ainsi de 3 à 4 millimètres au-dessous du niveau de celle-ci. La lame osseuse qui la sépare de la cavité du bassin se réduit, le plus souvent, à une telle minceur, qu'elle devient demi-transparente. Cette arrière-cavité se prolonge en bas et en avant jusque sur le bord externe du trou ovale. — La partie articulaire, seule en contact avec la tête fémorale, constitue les deux tiers ou les trois quarts de la cavité cotyloïde. Elle est lisse, unie, sans trace d'orifice, et très-régulièrement sphéroïde. On peut lui considérer trois portions qui répondent aux trois pièces primitives de l'os, et chacune à la partie la plus épaisse et la plus solide de celles-ci :

1° Une portion antérieure, très-petite, de figure angulaire, située sur la base de la branche horizontale du pubis.

2° Une portion inférieure, plus grande, demi-circulaire, qui surmonte le corps de l'ischion.

3° Une portion supérieure, plus considérable que les deux autres réunies, dépendante de l'ilion.

En se continuant entre elles, ces trois portions forment une sorte de

cnle du grand trochanter, destiné à recevoir l'insertion du faisceau supérieur du ligament capsulaire. — 9. Petite facette triangulaire qui donne attache à la partie la plus élevée de ce faisceau. — 10. Ligne oblique se dirigeant vers la partie moyenne de la face postérieure du col. C'est au niveau de cette ligne que se réfléchit la synoviale, en passant de la capsule sur le col. — 11. Fossette du petit trochanter. — 12, 12. Ligne rugueuse étendue du tubercule du grand trochanter à cette fossette. — 13. Cavité digitale du grand trochanter. — 14. Petite facette sur laquelle s'insère le tendon du muscle pyramidal. — 15, 15. Empreinte à laquelle s'attache le tendon du petit fessier. — 16. Petit trochanter. — 17. Face antérieure du corps du fémur. — 18. Sa face interne. C'est sur le prolongement de cette face interne que se trouve située la fossette du petit trochanter.

Fig. 226. — 1. Arrière-fond de la cavité cotyloïde. — 2. Partie antérieure ou pubienne de cette cavité. — 3. Sa partie inférieure ou ischiatique. — 4. Sa partie supérieure ou iliaque. — 5. Son échancrure. — 6, 6. Sourcil cotyloïdien. — 7. Sa dépression antérieure sous-jacente à la gouttière sur laquelle glisse le muscle psoas iliaque. — 8. Situation qu'occupe en général sa dépression postérieure, dépression qui n'est pas sensible ici, la cavité cotyloïde étant vue de face. — 9. Épine iliaque antérieure et inférieure, recouverte à l'état frais par le tendon direct du muscle droit antérieur. — 10. Partie déprimée à laquelle s'attache le tendon réfléchi de ce muscle. — 11, 11. Surface qui donne insertion au sommet de l'éventail fibreux du ligament capsulaire. — 12. Épine iliaque antérieure et supérieure. — 13. Sommet de la grande échancrure sciatique. — 14. Branche horizontale du pubis. — 15. Épine du pubis. — 16. Corps du pubis. — 17. Gouttière située sur le corps de l'ischion, immédiatement au-dessous du sourcil cotyloïdien. — 18. Tubérosité ischiatique. — 19. Branche ischio-pubienne.

croissant, dont le bord concave, dirigé en bas et un peu en avant, embrasse l'arrière-fond de la cavité cotyloïde, et dont le bord convexe représente la base ou le *sourcil* de cette cavité.

Le *sourcil cotyloïdien*, de forme prismatique et triangulaire, décrit les quatre cinquièmes d'une circonférence. Il se trouve interrompu en bas et en avant par l'échancrure de la cavité articulaire, s'élève au niveau de la portion pubienne, de la portion iliaque, et de la portion ischiatique, s'abaisse au contraire en passant de la première sur la seconde, et de la seconde sur la troisième. Sur son trajet, on remarque donc deux dépressions et trois saillies. — La dépression qui répond à la soudure de la portion pubienne avec la portion iliaque, offre une longueur de 25 à 30 millimètres, et une profondeur de 5 ou 6. Elle est la plus constante, et en général la plus prononcée. C'est sur cette dépression que le sourcil de la cavité cotyloïde est le plus mince. — La dépression située au niveau de la soudure des portions iliaque et ischiatique, ou dépression postérieure, est ordinairement moins accusée que l'antérieure, et quelquefois si superficielle qu'elle semble à peine exister. Elle varie aussi dans sa situation, qui est plus ou moins élevée, mais se trouve généralement en regard de la précédente, c'est-à-dire à l'extrémité opposée du même diamètre. — Des trois saillies, celle qui dépend de la portion iliaque est la plus considérable et la plus importante ; elle s'applique à la partie supérieure de la tête du fémur, au-dessus de laquelle elle s'avance pour lui offrir un plus large point d'appui.

A l'état frais, l'arrière-fond de la cavité cotyloïde est recouvert par un périoste très-mince et transparent qu'on peut facilement détacher. Sur ce périoste s'étale une couche cellulo-adipeuse, jaunâtre ou rougeâtre, qui remplit l'arrière-cavité et la ramène au niveau de la partie articulaire. Cette couche n'offre pas cependant une épaisseur égale chez tous les individus. Elle varie, en outre, pour le même individu, suivant l'état de santé ou de maladie. — La partie articulaire est revêtue d'une couche de cartilage, dont l'épaisseur augmente de la partie centrale vers la partie périphérique de la cavité.

Le *bourrelet cotyloïdien* recouvre le contour de cette cavité. Moins élevé au niveau des saillies que présente ce contour, plus élevé au contraire au niveau des dépressions, il le nivelle. Sa hauteur moyenne est de 6 millimètres. En passant sur l'échancrure de la cavité, il la transforme en trou. Celui-ci, très-allongé et parallèle au fibro-cartilage, est fermé par un lobule cellulo-graisseux qui se continue, d'un côté, avec la couche adipeuse de l'arrière-cavité, de l'autre, avec une couche semblable plus épaisse, située sur le bord correspondant du trou ovale ; il donne aussi passage aux vaisseaux intra-articulaires. — De forme prismatique et triangulaire, le bourrelet répond, par sa base, au sourcil cotyloïdien ; par une de ses faces, au ligament capsulaire ; par l'autre, à la tête du fémur. Sa base adhère au contour osseux de la manière la plus intime, sans voiler entièrement cependant ses dépressions. La face qui est en rapport avec la capsule fibreuse en reste indépendante au niveau des saillies ; elle lui adhère au niveau des dépressions et de l'échancrure. Celle qui se trouve en contact avec la tête du fémur est concave et unie ; elle se continue sans ligne de démarcation avec le cartilage de la cavité. Le sommet du bourrelet, uni aussi, décrit une circonférence très-régulière, d'un rayon plus petit que celui de la base, disposition qui a pour avantage de le maintenir toujours exactement appliqué sur la tête fémorale. — Ainsi agrandie par son fibro-cartilage qui la complète, la cavité cotyloïde est plus qu'hémisphérique. Son diamètre, chez l'homme, est de 48 à 60 millimètres, et chez la femme, de 40 à 50. Sa plus grande profondeur varie, chez le premier, de 26 à 33 millimètres.

Des quatre parties qui constituent l'extrémité supérieure du fémur, il en est trois qui prennent part à la formation de l'articulation coxo-fémorale ; la tête, le col, le grand trochanter.

La tête du fémur se dirige en haut, en dedans, et un peu en avant. Sa surface, régulièrement arrondie, et plus qu'hémisphérique aussi, se prolonge davantage en avant et en arrière, qu'en haut et en bas. Sa base, par conséquent, n'est pas circonscrite par une ligne circulaire, mais par deux lignes courbes, l'une supérieure, l'autre intérieure plus grande, qui s'unissent à angle obtus au niveau du bord supérieur du col, et par leur extrémité opposée au niveau de sa face postérieure. A l'union de son tiers inférieur avec ses deux tiers supérieurs, on remarque la dépression rugueuse à laquelle s'attache le ligament intra-articulaire, dépression souvent criblée d'orifices qui donnent passage à des vaisseaux, et surtout à des veines. La tête du fémur est revêtue d'un cartilage plus épais supérieurement qu'inférieurement, et plus mince sur la périphérie.

Le col, obliquement étendu de la tête aux deux trochanters, est aplati d'avant en arrière, en sorte qu'on lui considère deux faces, deux bords et deux extrémités (1). — La face antérieure, inclinée en bas, est recouverte entièrement par le ligament capsulaire. La postérieure, plus arrondie que la précédente, n'est en rapport avec ce ligament que par sa moitié interne. —Le bord supérieur, très-court, concave, presque horizontal, répond, par son extrémité interne, à l'angle antérieur des deux courbes qui établissent les limites respectives de la tête et du col. Son extrémité externe se continue avec un tubercule du grand trochanter qui donne attache au faisceau supérieur de la capsule. — Le bord inférieur, très-oblique, beaucoup plus long que le supérieur, et situé sur un plan postérieur à celui-ci, s'étend de la tête au petit trochanter, sur lequel il se termine. — L'extrémité interne se renfle circulairement pour se continuer avec la tête de l'os. — L'extré-

(1) Pour la direction, les dimensions, les variétés du col, etc., voyez page 431.

mité inférieure, allongée de haut en bas, présente un contour elliptique.
En arrière, elle est débordée par les deux trochanters, et la saillie osseuse
qui les relie l'un à l'autre. En avant, cette extrémité est limitée sur ses
deux tiers supérieurs par une ligne rugueuse qui se dirige du tubercule
du grand trochanter au bord interne du fémur, et qui donne attache au
ligament capsulaire. En avant et en bas, elle est creusée d'une fossette
anguleuse située sur le prolongement de la face interne du fémur, au
devant du petit trochanter. Cette fossette donne insertion au faisceau antérieur du ligament capsulaire, ou ligament de Bertin.

Le grand trochanter appartient à l'articulation coxo-fémorale par son
tubercule antéro-supérieur et par sa situation. Placé sur le prolongement
du col fémoral, il en suit et en indique les mouvements. Plus superficiel

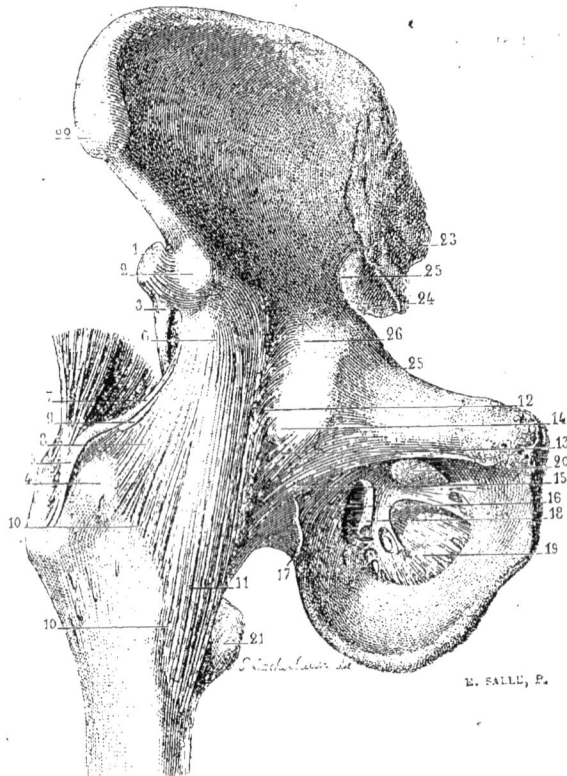

FIG. 227. — *Ligament capsulaire de l'articulation coxo-fémorale.*

1. Coupe du tendon du muscle droit antérieur de la cuisse — 2. Portion directe de ce
tendon s'attachant à l'épine iliaque antérieure et inférieure. — 3. Portion réfléchie de ce
même tendon, contournant la partie supérieure du ligament capsulaire. — 4. Tubercule
du grand trochanter. — 5. Tendon du muscle petit fessier. — 6. Sommet de l'éventail
fibreux de la capsule, s'insérant à tout l'intervalle qui sépare l'épine iliaque antéro-inférieure du sourcil cotyloïdien. — 7. Faisceaux fibreux par lequel la capsule se continue

que le col, débordant celui-ci en haut et en arrière, il assume sur lui toutes les violences qui le menacent, et devient ainsi, pour les parties articulaires plus profondément situées, un puissant moyen de protection.

B. — Moyens d'union de l'articulation coxo-fémorale.

L'extrémité supérieure du fémur est unie à l'os iliaque par un ligament capsulaire, par un ligament intra-articulaire très-accessoire, et par des muscles nombreux et puissants.

1° *Ligament capsulaire.* — Comme celui de l'articulation scapulo-humérale, il offre la forme d'un cône creux largement tronqué à son sommet. Mais ce sommet tronqué ne regarde pas en haut et en dedans ; il se dirige en bas et en dehors ; d'où il suit que lorsqu'on coupe la capsule de l'épaule au niveau de son insertion à l'humérus, la tête de l'os s'échappe aussitôt, tandis que si l'on incise la capsule de la hanche à son insertion fémorale, la tête du fémur reste, au contraire, emprisonnée dans la cavité de l'enveloppe fibreuse.

Le ligament capsulaire s'attache supérieurement à toute l'étendue du sourcil cotyloïdien, immédiatement en dehors du bourrelet qui le recouvre. Au niveau de l'échancrure, il s'insère sur le bord libre de ce bourrelet avec lequel il se confond. En haut et en avant, où le bord de la cavité devient extrêmement mince, il ne se trouve représenté que par une lamelle très-mince aussi. Au-dessous de l'épine iliaque antéro-inférieure, la capsule se fixe à toute la surface qui sépare cette épine du sourcil cotyloïdien, surface dont l'étendue égale et même surpasse un centimètre carré. Au delà de celles-ci, ses fibres se partagent en deux plans : l'un, profond, qui prend ses insertions sur le bord de la cavité cotyloïde, au-dessous de la portion réfléchie du tendon du muscle droit antérieur de la cuisse ; l'autre,

avec le tendon du petit fessier. — 8. Faisceau supérieur de l'éventail fibreux. — 9. Coupe d'une lamelle fibreuse très-mince, composée de fibres qui recouvrent et croisent obliquement ce faisceau. — 10, 10. Partie moyenne de l'éventail fibreux, s'insérant à la ligne rugueuse étendue du tubercule du grand trochanter à la fossette du petit trochanter. — 11. Faisceau inférieur de l'éventail fibreux, ou ligament de Bertin, allant s'attacher à la fossette du petit trochanter. — 12. Faisceau fibreux, très-mince, naissant de l'éminence ilio-pectinée. — 13. Faisceau très-mince aussi, naissant du bord antérieur de la branche horizontale du pubis, et venant se réunir aux précédents pour se perdre ensuite dans l'épaisseur de la partie interne de la capsule. — 14. Orifice ovalaire de la capsule, au niveau duquel la synoviale s'adosse à la bourse séreuse sur laquelle glisse le muscle psoas iliaque. — 15. Faisceau provenant du bord antérieur de la branche horizontale du pubis. — 16. Faisceau fibreux qui transforme en trou l'échancrure de la cavité cotyloïde. — 17. Coupe d'une lame fibreuse, très-mince, naissant de la partie interne de la capsule, et passant sur le tissu cellulo-graisseux qui remplit cet orifice pour aller se continuer avec l'aponévrose obturatrice. — 18. Extrémité interne de cette lamelle renversée en dedans, afin de laisser voir ce même orifice, et se continuant avec l'aponévrose précédente. — 19. Aponévrose obturatrice. — 20. Orifice inférieur du canal sous-pubien. — 21. Petit trochanter. — 22. Épine iliaque antérieur et supérieur. — 23. Épine iliaque postérieure et supérieure. — 24. Épine iliaque postérieure et inférieure. — 25, 25. Ligne mousse contribuant à former le détroit supérieur du bassin. — 26. Éminence ilio-pectinée.

superficiel, qui passe sur cette portion réfléchie pour aller s'attacher beaucoup plus haut. En bas et en arrière, elles naissent principalement de la surface quadrilatère qui sépare la cavité cotyloïde de la grande échancrure sciatique.

Du pourtour de la cavité articulaire, la capsule fibreuse se dirige en bas et en dehors pour s'attacher : 1° au tubercule du grand trochanter ; 2° à la ligne rugueuse qui s'étend de celui-ci à la fossette angulaire du petit trochanter ; 3° enfin, à toute la superficie de cette fossette. — En arrière, le ligament ne prend aucune insertion sur le col ; il est constitué par un faisceau semi-annulaire, qui n'adhère à celui-ci que par l'intermédiaire de la synoviale, et qui répond à sa partie moyenne. — En haut, la ligne d'insertion se dirige du tubercule du grand trochanter vers la partie moyenne de la face postérieure ; elle croise à angle aigu le bord supérieur du col. La capsule forme sur ce point un cul-de-sac constant et très-prononcé. — En bas, la ligne d'insertion passe au-dessus du petit trochanter, et croise le bord inférieur du col. Il existe sur ce bord un second cul-de-sac semblable au précédent.

La capsule se prolongeant beaucoup plus en avant qu'en arrière, la synoviale se prolonge plus aussi dans le premier sens que dans le second. Le cul-de-sac qu'elle forme en arrière, en passant du col sur le ligament, n'est séparé de la tête fémorale que par un intervalle de 20 millimètres : celui qu'elle forme en avant s'en écarte de 35 millimètres en moyenne. Cette différence nous montre : 1° que toutes les fractures du col sont intra-capsulaires en avant ; 2° qu'elles sont intra-capsulaires en avant et en arrière lorsqu'elles intéressent sa moitié interne ; 3° qu'une fracture intra-capsulaire en avant peut être extra-capsulaire en arrière, lorsqu'elle porte sur sa moitié externe.

Le ligament capsulaire présente une épaisseur très-inégale sur les divers points de son contour. En avant et en dedans, où il répond au tendon du muscle psoas iliaque, ce ligament est extrêmement mince ; souvent même il fait en partie défaut, et offre alors une ouverture de dimensions variables au niveau de laquelle la séreuse sous-jacente au tendon s'adosse à la séreuse articulaire. Quelquefois la cloison résultant de l'adossement des deux membranes fait défaut elle-même ; les séreuses communiquent alors par un orifice plus ou moins large. — En dedans, la capsule est un peu plus épaisse ; en bas et en arrière, son épaisseur est de 2 à 3 millimètres ; en avant, elle s'élève à 5 ou 6 ; en haut, à 8 ou 10.

Par sa face externe, ce ligament se trouve en rapport avec deux aponévroses, un grand nombre de muscles, et le tendon réfléchi du droit antérieur. — En dedans, il adhère à l'aponévrose du pectiné d'une manière assez intime. En avant, il adhère moins solidement à la gaîne fibreuse du psoas iliaque. — Les muscles qui l'entourent ne lui sont unis, pour la plupart, que par un tissu conjonctif lâche. Le muscle psoas iliaque, situé sur sa partie antérieure, en est séparé par la bourse séreuse très-large sur laquelle il glisse ; mais la portion de ce muscle qui tire son origine de l'épine iliaque antérieure et inférieure lui adhère par un tissu conjonctif remarquablement dense. — Le muscle pectiné longe son côté interne. — Le carré crural, le tendon de l'obturateur externe, celui de l'obturateur interne et les deux jumeaux répondent à sa partie postérieure. — Le petit fessier recouvre sa partie supérieure à laquelle il s'unit très-solidement par son tendon, et par un tissu conjonctif d'une certaine densité dans le reste de son étendue. — Le tendon direct du droit antérieur, attaché au sommet de l'épine iliaque antéro-inférieure, adhère en arrière à la partie correspondante du ligament, mais ne prend en réalité aucune part à sa formation. Son tendon réfléchi se sépare à angle droit du précédent pour venir contourner la partie supérieure du sourcil cotyloïdien sur laquelle il s'insère. Sa longueur est de 5 centimètres environ, sa largeur de 10 à 12 millimètres, et son épaisseur de 2 à 3. Les fibres ligamenteuses qui naissent au-dessus de ce tendon le croisent à angle droit, et le recouvrent presque entièrement.

Le ligament capsulaire comprend, dans sa composition, des fibres longitudinales, des fibres circulaires et des fibres obliques.

Les fibres longitudinales le constituent essentiellement. Elles en occupent la superficie. Sur la partie postérieure et interne du ligament, elles sont très-distinctes ; mais c'est en avant surtout qu'on les rencontre. Elles forment, sur la partie antérieure de l'articulation, une sorte d'éventail dont le sommet s'attache à tout l'espace compris entre l'épine iliaque antéro-inférieure et le sourcil cotyloïdien, et dont la base s'étend de l'un à l'autre trochanter. — Le bord supérieur de cet éventail se fixe en dehors au tubercule du grand trochanter, exclusivement destiné à recevoir son attache ; il représente chez tous les individus, la partie la plus résistante et la plus épaisse de la capsule. Son épaisseur est de 8 à 10 millimètres, et sa direction presque horizontale ; je le désignerai sous le nom de *faisceau supérieur*. — Le bord inférieur de l'éventail vient s'insérer en bas sur la fossette du petit trochanter qui lui est aussi exclusivement affectée. Son épaisseur moyenne est de 4 à 5 millimètres. Il se dirige presque verticalement de haut en bas, en se tordant un peu autour de son axe. Ce faisceau constitue le *ligament de Bertin ;* on pourrait l'appeler, par opposition au précédent, *faisceau inférieur*. C'est ce faisceau inférieur qui soutient le poids du tronc dans l'attitude verticale, lorsque la ligne passant par le centre de gravité du corps tombe en arrière de l'axe de rotation du bassin. Il est doué d'une grande solidité, qui ne saurait être comparée cependant à celle du faisceau supérieur. — La partie moyenne de l'éventail fibreux s'insère à la ligne rugueuse qui se dirige obliquement du tubercule du grand trochanter à la fossette angulaire du petit. Elle est triangulaire et très-résistante aussi.

Les fibres circulaires occupent la face profonde du ligament. Elles sont très-multipliées sur sa partie postérieure et externe, où elles forment un faisceau demi-circulaire, qui embrasse le col du fémur sans lui adhérer. Par ses extrémités, ce faisceau se confond avec les faisceaux supérieur et inférieur de l'éventail fibreux.

Les fibres obliques n'affectent aucune direction déterminée ; elles s'entrecroisent dans tous les sens, en s'entremêlant aux fibres circulaires et longitudinales. C'est principalement dans les couches moyennes de la capsule qu'on les observe.

Le ligament capsulaire est remarquable par la multiplicité des vaisseaux et des nerfs qui se ramifient dans son épaisseur. Les vaisseaux s'étendent jusqu'à sa couche profonde, dans laquelle ils forment un réseau à mailles extrêmement serrées.

2° *Ligament intra-articulaire.* — Ce ligament, improprement désigné sous les noms de *ligament interosseux*, de *ligament rond*, de *ligament triangulaire*, est situé dans la cavité cotyloïde. Il naît de la moitié supé-

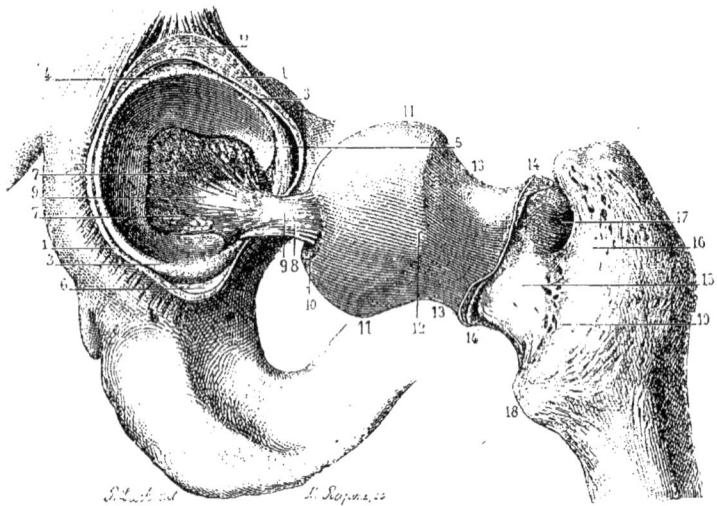

Fig. 228. — *Coupe transversale du ligament capsulaire au niveau de la cavité cotyloïde.* — *Bourrelet cotyloïdien.* — *Coussinet adipeux.* — *Ligament intra-articulaire.*

1, 1. Coupe transversale du ligament capsulaire destinée à montrer l'épaisseur très-inégale qu'il présente sur les divers points de son contour. — 2. Épaisseur de ce ligament au niveau de l'épine iliaque antéro-inférieure. — 3, 3. Bord libre du bourrelet cotyloïdien. — 4. Intervalle semi-lunaire qui sépare la portion iliaque de ce bourrelet de la portion correspondante de la capsule fibreuse. — 5. Intervalle semi-lunaire séparant la capsule de la portion pubienne du bourrelet. — 6. Intervalle qui sépare sa portion ischiatique de cette même capsule. — 7, 7. Coussinet adipeux occupant l'arrière-fond de la cavité cotyloïde. — 8. Partie du ligament rond qui va s'attacher au faisceau fibreux transformant en trou l'échancrure de la cavité cotyloïde. — 9, 9. Lame cotyloïdienne du même ligament pénétrant dans l'épaisseur du coussinet adipeux pour aller se fixer, par un nombre indé-

rieure de la dépression que présente la tête du fémur et de la partie correspondante du cartilage diarthrodial. De cette double origine, le ligament
se dirige presque verticalement en bas, en s'enroulant sur la tête fémorale,
s'élargissant et s'amincissant de plus en plus, et s'attache par son extrémité opposée : 1° au faisceau fibreux qui transforme en trou l'échancrure
de la cavité cotyloïde ; 2° aux deux bords de cette échancrure ; 3° à tout
le pourtour de l'arrière-cavité.

Ainsi disposé, il se présente au premier aspect sous la forme d'un cordon aplati, étroit et plus épais à son insertion fémorale, large et mince à
son insertion cotyloïdienne, d'une longueur de 25 à 30 millimètres. Mais
en l'examinant plus attentivement, on voit qu'il constitue une sorte de cône
curviligne, dont la base répond à la circonférence de l'arrière-cavité et à
l'orifice par lequel celle-ci communique au dehors. Cette base, très-large,
est formée de deux lames continues par leurs bords, dont l'une répond à
la tête du fémur, et l'autre à l'arrière-fond de la cavité cotyloïde.

La lame fémorale, plus courte et triangulaire, s'insère au ligament qui
transforme en trou l'échancrure de la cavité.

La lame cotyloïdienne, moins forte, mais plus longue et plus large, irrégulièrement circulaire, pénètre dans l'épaisseur du coussinet adipeux pour
se partager en un nombre variable de languettes qui se fixent sur le contour de l'arrière-cavité. Une couche plus ou moins épaisse de tissu adipeux
sépare sa face superficielle de la synoviale. Sa face profonde est séparée
du fond de l'arrière-cavité par une autre couche adipeuse au-dessous
de laquelle la synoviale se prolonge. Cette disposition nous montre que le
coussinet adipeux ne jouit pas d'une immobilité absolue, ainsi qu'on
l'avait pensé jusqu'à présent : au moment où le fémur est porté dans
l'adduction, le ligament intra-articulaire s'allongeant de bas en haut, sa
lame cotyloïdienne se soulève légèrement ; un vide tend ainsi à se produire à la partie inférieure de l'arrière-cavité ; pour le combler, une partie
de la couche graisseuse extra-articulaire pénètre dans l'articulation. Pendant l'abduction, ce sont les phénomènes inverses : le ligament intra-articulaire se relâche ; la lame cotyloïdienne s'affaisse ; le coussinet qui avait
un peu monté redescend ; le tissu adipeux qui avait pénétré dans l'arrière-
cavité en ressort. Lorsque le ligament capsulaire a été mis à nu, si l'on a
pris soin de conserver la couche adipeuse située à l'entrée de l'arrière-

terminé de languettes, au contour de l'arrière-cavité. — 10. Dépression de la tête du
fémur, dont la partie supérieure seule donne attache au ligament rond. — 11, 11. Tête
fémorale recouverte de son cartilage ; en haut, ce cartilage se continue avec le ligament
rond. — 12. Angle que forment à la partie postérieure de cette tête les deux courbes qui
circonscrivent sa base. — 13, 13. Partie de la face postérieure du col qui est recouverte
par la synoviale et le ligament capsulaire. — 14, 14. Ligne oblique au niveau de laquelle
la synoviale se réfléchit pour s'appliquer au faisceau demi-circulaire correspondant de la
capsule fibreuse. — 15. Partie de la face postérieure du col qui reste située en dehors de
l'articulation. — 16. Grand trochanter. — 17. Cavité digitale du grand trochanter. —
18. Petit trochanter. — 19. Saillie mousse étendue du grand au petit trochanter.

cavité, on voit, sous l'influence des mouvements imprimés au fémur, cette couche s'élever et s'abaisser, entrer et sortir tour à tour de la cavité. La lame située dans l'épaisseur du coussinet adipeux a pour usage principal de faciliter les mouvements oscillatoires qu'il exécute.

Le ligament intra-articulaire dans son trajet est entouré de tous côtés par la synoviale. Il reçoit des vaisseaux qui lui sont propres. Mais on remarque, en outre, dans son épaisseur, deux ou trois artérioles destinées à la tête du fémur, et plusieurs veinules émanées du tissu spongieux de celle-ci. C'est pour protéger ces vaisseaux qu'il les accompagne jusqu'à leur point d'immersion dans le tissu osseux. Dès l'année 1844, en rédigeant l'article *Fracture du col* inséré dans le *Traité de pathologie chirurgicale* de Nélaton, je formulais ainsi mon opinion sur les attributions du ligament intra-articulaire : « Le ligament rond, dont on a longtemps cherché les
» fonctions, nous paraît avoir pour usage principal de protéger les vais-
» seaux qui se portent à la tête du fémur ; il doit être considéré comme un
» canal fibreux inséré par l'une de ses extrémités autour de l'orifice par
» lequel ces vaisseaux pénètrent dans l'articulation, et par l'autre autour
» de la dépression creusée au sommet de la tête du fémur dans laquelle ils
» plongent : c'est une sorte de gaîne qui assure l'intégrité de ces vaisseaux
» en supportant seule tous les efforts de traction produits par le déplace-
» ment de la tête fémorale. La couche adipeuse qui occupe l'excavation de
» la cavité cotyloïde est pour cette gaîne une sorte de coussinet qui a pour
» but de prévenir la compression des vaisseaux contenus dans son épais-
» seur. Tant de précautions prises par la nature ne semblent-elles pas
» indiquer l'importance de ce petit appareil vasculaire que les injections,
» même grossières, pénètrent facilement ? »

Telle est la destination, nouvelle alors, que j'attribuais au ligament intra-articulaire. Acceptée aujourd'hui sans conteste, elle a pris rang parmi les faits les mieux établis. A ce premier fait, j'en ajouterai un second. Le ligament rond ne renferme pas seulement des vaisseaux ; il est parcouru aussi par des nerfs qui accompagnent les artères et les veines. Mais ces nerfs se distribuent exclusivement dans la gaîne fibreuse, à la fois vasculaire et sensible.

C. — Synoviales de l'articulation coxo-fémorale.

Il existe deux synoviales pour l'articulation coxo-fémorale : l'une, superficielle, très-étendue, qui revêt la face interne du ligament capsulaire, et qui se réfléchit de celui-ci sur le col du fémur ; l'autre, profonde, entourant le ligament intra-articulaire, et se prolongeant sur le coussinet adipeux.

La *synoviale capsulaire* prend naissance sur le sommet du bourrelet cotyloïdien par un bord finement et inégalement dentelé. De ce bord, elle descend sur la face externe du bourrelet qu'elle recouvre presque entièrement au niveau des trois saillies sous-jacentes, tandis qu'au niveau des deux dépressions elle n'en revêt qu'une très-minime partie. Ainsi disposée, elle forme en dehors du bourrelet trois culs-de-sac allongés qui se distinguent, comme les trois saillies correspondantes, en supérieur ou iliaque, antérieur ou pubien, inférieur ou ischiatique.

Parvenue sur le ligament capsulaire, la synoviale tapisse sa face interne, à laquelle elle adhère de la manière la plus intime, puis se réfléchit de nouveau autour de son insertion fémorale, pour se prolonger sur le col de dehors en dedans, et se terminer à l'union du col avec la tête, sur le pourtour du cartilage fémoral. En arrière du col, elle forme un cul-de-sac demi-circulaire à concavité interne, recouvert seulement par du tissu conjonctif, et très-analogue à celui qui entoure le col du radius, dont il ne diffère que par sa moindre étendue, ce dernier se prolongeant au-dessous de l'anneau fibreux de 5 ou 6 millimètres, tandis qu'il répond exactement à cet anneau. Sur toute cette partie postérieure du col, la séreuse s'applique très-régulièrement au périoste. Il n'en est pas ainsi en avant, où elle offre des replis constants, mais variables dans leurs dimensions et leur forme.

Ces replis figurent tantôt une sorte de pont membraneux plus ou moins large, et tantôt une sorte de petit mésentère. Ils sont redevables de leur existence aux vaisseaux qui traversent la capsule de part en part pour se porter vers la base de la tête du fémur. Tout repli suppose donc un ou plusieurs vaisseaux compris dans son épaisseur. L'état de vacuité de ceux-ci les rend en général peu apparents. Quelquefois cependant ils sont pleins; on peut juger alors du calibre souvent considérable qu'ils présentent.

La *synoviale cotyloïdienne* adhère au ligament rond, auquel elle forme une gaîne complète. Après avoir recouvert le coussinet adipeux, elle se termine sur certains points au pourtour de l'arrière-cavité. Sur d'autres, nous avons vu qu'elle pénètre au-dessous du coussinet pour tapisser sa surface profonde. — Cette synoviale est séparée de la précédente par le cartilage, qui tapisse les parois de la cavité cotyloïde, et par toute la face correspondante du bourrelet. Au niveau de l'échancrure, le bourrelet seul sépare les deux membranes.

D. — Mécanisme de l'articulation coxo-fémorale.

Nous avons vu comment le bassin se meut sur les fémurs. Voyons comment le fémur se meut sur le bassin. Cet os exécute des mouvements de flexion et d'extension, d'abduction et d'adduction, de circumduction et de rotation. Pendant la durée de ces mouvements, et dans les diverses attitudes d'activité ou de repos que présente le membre inférieur, la tête fémorale reste toujours en contact parfait avec la cavité cotyloïde. La cause qui assure la permanence de ce contact a été longtemps un objet de controverse. La science aujourd'hui est fixée à cet égard. G. et E. Weber ont démontré, par des expériences physiques d'une grande précision, que les deux surfaces articulaires sont appliquées l'une à l'autre par la pression de l'atmosphère, et que cette pression suffit à elle seule pour les maintenir en état de contiguïté.

Considérée au point de vue physiologique, l'articulation coxo-fémorale nous offre donc à étudier : 1° les divers mouvements qu'exécute le fémur sur l'os iliaque ; 2° l'influence que la pression atmosphérique exerce sur les deux surfaces articulaires et sur la mobilité du membre inférieur.

1° Mouvements de l'articulation coxo-fémorale.

Dans les mouvements de flexion et d'extension, la tête du fémur tourne autour d'un axe horizontal et transversal, passant par son centre. L'extrémité interne de cet axe traverse l'insertion fémorale du ligament rond ; prolongé en dehors, il passerait au-dessus du col et viendrait raser le sommet du grand trochanter.

a. *Flexion*. — Lorsque le fémur se fléchit, le bord supérieur du col, qui était inférieur à l'axe de rotation, lui devient postérieur. Le grand trochanter, se portant aussi en arrière, décrit un petit arc de cercle dont la concavité regarde en bas et en avant. L'extrémité inférieure du fémur, qui se porte au contraire en avant, décrit un grand arc de cercle dont la concavité regarde en arrière et dont il représente le rayon. — Les rapports des deux surfaces articulaires se modifient à peine dans la première moitié du mouvement. Mais, dans la seconde, la partie antérieure de la tête fémorale s'enfonçant profondément dans la partie supérieure de la cavité, sa partie postérieure, devenue inférieure, en sort un peu, et se trouve alors en contact avec le ligament capsulaire. Le ligament rond subit une légère torsion. Le faisceau inférieur de la capsule, ou ligament de Bertin, se relâche ; le faisceau supérieur se tend à mesure que le mouvement approche de sa limite extrême. Le faisceau circulaire finit aussi par se tendre.

b. *Extension*. — Elle est très-limitée et caractérisée par des phénomènes opposés aux précédents. Le bord supérieur du col vient se placer au-dessous de l'axe de rotation de la tête. Le grand trochanter se meut d'arrière en avant, tandis que l'extrémité tibiale du fémur parcourt son arc de cercle d'avant en arrière. La partie supérieure de la tête se porte en avant, et sort un peu de la cavité cotyloïde. Sa partie inférieure se dirige en arrière et s'enfonce dans cette cavité. Le ligament rond ne paraît pas se tordre ; mais le ligament capsulaire devient le siège d'une torsion très-prononcée qui a pour effet de le raccourcir et d'appliquer plus solidement les deux surfaces articulaires l'une à l'autre. Le ligament de Bertin se tend et limite l'extension. Nous avons vu qu'il supporte tout le poids du tronc, lorsque la verticale passant par le centre de gravité du corps tombe en arrière de l'axe de rotation du bassin.

Dans les mouvements d'abduction et d'adduction, la tête du fémur tourne autour d'un axe antéro-postérieur passant aussi par sa partie centrale. L'arc parcouru par l'extrémité inférieure de l'os, en oscillant de l'adduction extrême à l'abduction forcée, serait de 90 degrés, d'après les recherches des frères Weber; il différerait peu par conséquent de celui que décrit le fémur dans la flexion. Mais ces auteurs me paraissent l'avoir un peu exagéré. La ligne étendue du centre de la tête fémorale à l'espace intercondylien représente le rayon de l'arc.

c. *Abduction.* — Dans ce mouvement, la tête glisse de haut en bas sur les parois de la cavité cotyloïde. Supérieurement, elle s'engage dans cette cavité; inférieurement, elle en sort en partie pour s'appliquer au ligament capsulaire qu'elle soulève. Le ligament rond se relâche; le coussinet adipeux s'abaissant légèrement, sa partie la plus inférieure fait saillie à l'entrée de l'arrière-cavité. Le col se porte en haut et en dedans, puis s'applique au sommet du sourcil cotyloïdien, et limite ainsi le mouvement. Si une cause violente vient alors l'exagérer, le fémur se transforme en un levier du premier genre qui prend son point d'appui sur ce bord; le bras de la puissance, étendu de ce point d'appui aux condyles, est très-long, tandis que celui de la résistance, compris entre ce même point et la capsule, est extrêmement court. Dans ces conditions, la luxation de la tête en bas et en avant serait fréquente si le grand trochanter ne venait arc-bouter sur le bord de la cavité articulaire.

d. *Adduction.* — Lorsque le fémur s'incline en dedans, sa tête glisse de bas en haut sur la cavité cotyloïde. Le ligament intra-articulaire se tend et soulève la lame cotyloïdienne, qui élève à son tour le coussinet adipeux; une partie de la couche graisseuse extra-articulaire, avec laquelle il se continue, pénètre dans l'arrière-cavité. Le faisceau inférieur de l'éventail fibreux se relâche; le supérieur se tend; il supporte tout l'effort des violences qui pourraient exagérer le mouvement, et protége ainsi le ligament rond, qu'il couvre en quelque sorte de son énorme résistance.

e. *Circumduction.* — La courbe circulaire décrite par l'extrémité inférieure du fémur, ou la partie terminale du membre, dans ce mouvement, est beaucoup moins grande que celle parcourue par la partie terminale du membre thoracique dans le mouvement correspondant de l'épaule. Pour le membre supérieur, la base du cône regarde en dehors et en avant; pour l'inférieur, elle se dirige en dehors, en avant et en bas. Pendant la durée de ce mouvement, la tête de l'os tourne successivement autour de tous les axes horizontaux qui passent par son centre; la dépression à laquelle s'attache le ligament rond se meut circulairement sur le coussinet adipeux, en sens inverse de la partie inférieure du fémur, la première se portant en dedans lorsque la seconde se porte en dehors, ou en avant lorsqu'elle se dirige en arrière, etc.

f. *Rotation.* — Ce que le fémur perd du côté de la circumduction, il le rachète par la grande étendue de son mouvement de rotation. Ici encore l'os de la cuisse et l'os du bras diffèrent très-notablement. Pour celui-ci, la circumduction est très-ample, la rotation très-limitée ; pour le fémur, c'est la première qui se réduit et la seconde qui s'accroît. Cette différence est due à l'inégale étendue des deux cols : l'extrême brièveté de l'un laissant à l'os toute liberté pour se mouvoir circulairement, mais ne lui permettant que des mouvements de rotation peu sensibles ; la longueur considérable de l'autre rendant le mouvement de circumduction plus difficile, mais facilitant, au contraire, le mouvement de rotation.

Ce mouvement s'opère autour d'une ligne verticale passant par le centre de la tête fémorale. — Chez l'homme, cette ligne croise la diaphyse du fémur au-dessous de sa partie moyenne, répond ensuite au condyle externe, puis au péroné, et traverse le pied. Chez la femme, où le fémur est plus oblique, l'axe de rotation vient tomber sur la base de sustentation du corps, en dehors, mais très-près du bord externe du pied.

La rotation a lieu de dedans en dehors et de dehors en dedans. — Dans la rotation en dehors, la tête du fémur glisse d'arrière en avant sur la cavité cotyloïde. Le grand trochanter se porte en arrière : le faisceau supérieur de la capsule se tend et limite la rotation. La pointe du pied se dirige en dehors. — Dans la rotation en dedans, la tête glisse sur la cavité d'avant en arrière. Le grand trochanter se meut d'arrière en avant. Toute la partie antéro-supérieure de la capsule se relâche. La pointe du pied se porte en dedans. — Les muscles qui président à la rotation en dehors sont beaucoup plus nombreux et plus puissants que les rotateurs en dedans.

Dans leurs mouvements, le fémur et l'humérus diffèrent sous un point de vue essentiel. Le premier se meut sur un point fixe ; le second, au contraire, s'appuie sur un os qui est lui-même mobile et suspendu à un levier horizontal plus mobile encore. Cet enchaînement de pièces mobiles les unes sur les autres nous montre que les mouvements de l'os du bras ne peuvent que rarement s'isoler. Presque toujours ils s'accompagnent de mouvements secondaires qui se passent dans l'articulation de l'omoplate avec la clavicule, et de la clavicule avec le sternum.

Dans l'articulation coxo-fémorale, l'os iliaque étant fixe, le fémur ne saurait se dérober avec autant de facilité à l'action des corps extérieurs. Mais une cavité plus profonde et un ligament plus épais permettent à la tête de cet os de résister à des efforts qui suffiraient pour déplacer celle de l'humérus. Aux violences du dehors, l'articulation de la hanche oppose donc sa solidité, tandis que l'articulation de l'épaule leur oppose d'abord sa mobilité. D'un côté, la profondeur de la cavité cotyloïde et l'épaisseur de la caps e rachètent la fixité de l'os iliaque ; de l'autre, la mobilité de l'omoplate compense le peu de profondeur de la cavité glénoïde.

2° Influence de la pression atmosphérique sur les surfaces articulaires.
— Avantages de cette pression.

Tous les corps plongés dans l'atmosphère supportent le poids d'une colonne d'air dont la base est représentée par leur surface et la hauteur par celle de l'atmosphère, équivalente en mercure à $0^m,76$. L'homme supporte donc un poids considérable. La surface de son corps excédant un mètre carré, on voit que ce poids équivaut à peu près à celui d'un mètre cube de mercure. La pression qu'il détermine se répartit de la manière la plus égale; elle s'exerce avec la même intensité dans tous les sens. C'est cette pression qui rapproche les surfaces articulaires; c'est elle qui les maintient dans un état de contiguïté permanent. Les ligaments et les muscles lui viennent en aide : ils contribuent à affermir les rapports des surfaces; mais la pression atmosphérique pourrait suffire à elle seule pour assurer leur contact. Elle l'assure si bien que, pour contre-balancer son influence, il faut user, même envers les petites articulations, d'un effort assez considérable; et alors, au moment où cet effort triomphe de sa résistance, un petit bruit sec se fait entendre; mais à peine les deux facettes sont-elles séparées, qu'elles se réappliquent l'une à l'autre, si l'effort est suspendu, la pression atmosphérique, toujours active, reprenant aussitôt son empire. Dans les grandes articulations, où la pression à vaincre est relativement énorme, un semblable résultat ne pourrait être obtenu qu'à l'aide d'appareils puissants, comme ceux qu'on emploie pour la réduction des luxations.

Sur ces grandes articulations, on peut, du reste, facilement reconnaître que la contiguïté des surfaces n'est pas due à la présence des ligaments. Enlevez les muscles qui entourent le ligament capsulaire de l'épaule, en laissant ce ligament parfaitement intact. Aussi longtemps que la cavité articulaire restera close, les surfaces resteront contiguës; dès que l'air y pénétrera, elles s'abandonneront sans que la capsule oppose le moindre obstacle à leur séparation. Répétée sur d'autres articulations à ligaments plus serrés, cette expérience donne des résultats analogues. Mais ces résultats sont surtout saisissants pour l'articulation de la hanche, dont les surfaces offrent plus de largeur et s'emboîtent très-exactement.

Les frères Weber ont démontré, par une série d'expériences très-concluantes, que ces surfaces ne sont redevables de leur contact, ni aux muscles, ni aux ligaments, ni au bourrelet cotyloïdien, ainsi qu'on l'avait pensé jusqu'alors, mais à la pression atmosphérique, et à cette pression seule.

1re EXPÉRIENCE. — *Ce contact n'est pas dû à l'action des muscles.* — Un cadavre étant couché horizontalement sur une table suffisamment élevée, de manière que le bassin dépasse le bord de la table, et que les jambes pendent librement, on coupe tous les muscles qui entourent l'articulation de la hanche. Si la contiguïté des surfaces articulaires était le résultat de leur influence, la tête du fémur devrait s'abaisser ; or, cette tête ne s'abaisse pas ; elle reste très-exactement appliquée à la cavité cotyloïde.

2ᵉ EXPÉRIENCE. — *Le contact des surfaces articulaires n'est pas dû à la résistance des ligaments.* — Après avoir incisé les muscles, on incise circulairement aussi la capsule. La surface articulaire inférieure, sollicitée par le poids du membre, devrait abandonner alors la surface supérieure ; mais elle ne l'abandonne pas ; les deux surfaces se montrent aussi parfaitement contiguës après qu'avant l'incision.

3ᵉ EXPÉRIENCE. — *Le contact n'est pas dû à la résistance du bourrelet cotyloïdien.* — Pour le démontrer, les frères Weber pratiquent un orifice sur l'arrière-fond de la cavité. Dès que l'air pénètre par cet orifice, la tête fémorale tombe dans la capsule. Donc ce n'est pas le bord libre du bourrelet qui la maintient dans sa situation.

4ᵉ EXPÉRIENCE. — *Le contact est dû exclusivement à la pression atmosphérique.* — Un trou étant pratiqué sur l'arrière-fond de la cavité cotyloïde, et donnant accès à l'air, le membre inférieur tombe à l'instant même. Si l'on réintroduit la tête du fémur de manière à expulser l'air qui avait pénétré, et si l'on applique la pulpe du doigt sur l'orifice, les deux surfaces resteront contiguës. On pourra ainsi ouvrir et fermer tour à tour cet orifice : chaque fois qu'on l'ouvrira, le membre tombera ; chaque fois qu'on fera le vide dans la cavité, il restera suspendu. Cette dernière expérience atteste très-nettement que la pression atmosphérique préside seule aux rapports de contiguïté des deux surfaces articulaires.

Après avoir bien établi ce fait important, les frères Weber en ont aussi donné la théorie, qui était, du reste, facile à déduire. Les corps qu'entoure l'air atmosphérique sont pressés par cet air de tous côtés. Comme la pression est égale sur les points diamétralement opposés, elle se fait équilibre à elle-même, et ceux-ci restent immobiles. Mais si l'on soustrait une partie de l'un de ces corps à la pression de l'atmosphère, l'équilibre sera détruit, et le corps se portera vers le côté sur lequel la pression cesse d'agir. Or, lorsque le membre abdominal est suspendu au tronc, il se trouve comprimé de toutes parts par l'atmosphère, à l'exception de la tête du fémur, que la cavité cotyloïde recouvre et soustrait au contact de l'air. Cet air, dont la pression s'exerce sur toutes les autres parties du membre, lui imprime donc un mouvement ascensionnel, ou plutôt s'oppose au mouvement de descente qu'il tend à exécuter sous l'influence de son propre poids. La force par laquelle la jambe est ainsi soulevée équivaut à une colonne de mercure de 0ᵐ,76 de hauteur, qui aurait pour base la surface de contact du fémur et de l'os iliaque. Les frères Weber estiment que le poids de cette colonne s'élève à 12 kilogrammes environ.

Le membre abdominal étant déchargé d'un poids aussi considérable, on voit combien le mode de conformation de l'articulation de la hanche est avantageux pour tous les mouvements dans lesquels il reste suspendu au tronc, et surtout pour la marche, où ces mouvements se répètent à chaque pas. Ainsi allégé, le membre est beaucoup plus mobile. Pour se mouvoir, il suffit qu'il s'écarte de la direction verticale ; la gravitation intervient alors pour l'y ramener : or, pendant qu'elle agit, les muscles se reposent. Intermittence de l'action musculaire, économie considérable dans la force dépensée, tels sont donc les deux grands avantages qui découlent du mode de conformation de l'articulation coxo-fémorale.

§ 2. — ARTICULATION DU GENOU OU FÉMORO-TIBIALE.

Préparation. — 1° Inciser circulairement les téguments au-dessus et au-dessous du genou ; réunir ces incisions circulaires par une incision longitudinale, antérieure, puis disséquer les deux lambeaux cutanés de haut en bas et d'avant en arrière, et les enlever. 2° Inciser circulairement et longitudinalement aussi l'aponévrose fémorale qui embrasse toute l'articulation, et la détacher avec ménagement. 3° Achever de mettre en évidence le ligament rotulien, ainsi que les ligaments latéraux, et découvrir ensuite le ligament postérieur en excisant toutes les parties molles qui le recouvrent. 4° Après avoir étudié les ligaments périphériques, faire sur le triceps deux incisions verticales, l'une en dedans, l'autre en dehors, et écarter les parties latérales du muscle pour observer le prolongement que la synoviale envoie au-dessous de son tendon. 5° En renversant en avant le tendon du triceps, ainsi que la rotule et le ligament rotulien, un autre prolongement de la synoviale, le ligament adipeux, deviendra manifeste. 6° Diviser le fémur au-dessus des condyles, et séparer ceux-ci par un trait de scie appliqué sur la partie moyenne de l'espace intercondylien. Cette section aura pour avantage de montrer les ligaments croisés et les fibro-cartilages interarticulaires.

L'articulation fémoro-tibiale est une articulation bitrochléenne. Parmi les diarthroses, il n'en est aucune qui présente des surfaces aussi étendues, une conformation aussi compliquée, des maladies aussi fréquentes et aussi graves.

Trois os concourent à la former : le fémur, le tibia, la rotule. Le fémur et la rotule se correspondent. Mais le fémur et le tibia ne se correspondent pas. Sur les condyles du premier, on voit se dérouler deux longues surfaces demi-circulaires à convexité inférieure, tandis que sur les tubérosités du second il n'existe que deux surfaces relativement minimes, et à peine concaves. Pour rétablir la correspondance et l'emboîtement des surfaces supérieure et inférieure, deux fibro-cartilages s'interposent à celles-ci. Cinq ligaments unissent les condyles au tibia ; un sixième unit cet os à la rotule. Deux synoviales favorisent le jeu réciproque de toutes les parties qui précèdent.

L'articulation du genou nous offre à considérer, en un mot, trois surfaces articulaires, deux fibro-cartilages, six ligaments, deux synoviales, et enfin les mouvements qu'elle exécute.

A. — Surfaces articulaires et fibro-cartilages.

a. *Surfaces articulaires.*— Ces surfaces ont été précédemment décrites. Je me bornerai donc à en rappeler les principaux caractères.

Du côté du fémur, une poulie ou trochlée, dont le bord interne est moins saillant que l'externe. — Au-dessous de la poulie, les condyles, à chacun desquels on distingue trois faces : une face inférieure ou articulaire, s'enroulant d'avant en arrière à la manière d'une volute ; une face profonde, qui répond à l'échancrure intercondylienne, et qui donne attache aux ligaments croisés ; une face superficielle ou cutanée, surmontée d'une tubérosité destinée à l'insertion des ligaments périphériques.

Du côté du tibia, les deux cavités glénoïdes, très-superficielles, sur lesquelles reposent les condyles du fémur. Entre ces cavités, l'épine du tibia et les dépressions angulaires, situées en avant et en arrière de celle-ci.

Du côté de la rotule, une surface allongée dans le sens transversal, et subdivisée en deux facettes inégales par une crête mousse qui répond à la gorge de la poulie fémorale : la facette externe, plus grande, s'applique très-exactement au condyle externe ; la facette interne, notablement plus petite, ne s'applique qu'imparfaitement au condyle interne.

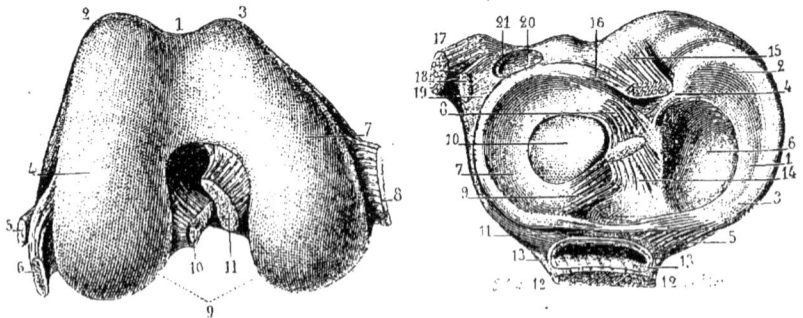

Fig. 229. — *Poulie et condyles du fémur.*   Fig. 230. — *Fibro-cartilages interarticulaires.*

Fig. 229. — 1. Poulie fémorale. — 2. Bord externe de cette poulie. — 3. Son bord interne, moins élevé que le précédent. — 4. Condyle externe. — 5. Coupe du ligament latéral externe. — 6. Coupe du tendon du muscle poplité, obliquement dirigé en bas et en dedans, recouvert par le ligament latéral externe. — 7. Condyle interne. — 8. Coupe du ligament latéral interne. — 9. Espace intercondylien. — 10. Coupe du ligament croisé antérieur s'attachant à la partie postérieure de la face profonde du condyle externe. — 11. Coupe du ligament croisé postérieur s'insérant à la partie antérieure de la face profonde du condyle interne.

Fig. 230. — 1. Fibro-cartilage interarticulaire interne. — 2. Partie postérieure de ce fibro-cartilage. — 3. Sa partie antérieure, moins large que la précédente. — 4. Partie fibreuse par laquelle il s'attache à la base de la dépression située en arrière de l'épine du tibia. — 5. Partie fibreuse par laquelle il s'attache à la base de la dépression antérieure. — 6. Partie de la cavité glénoïde interne qui n'est pas recouverte par le fibro-cartilage.

L'articulation du genou est celle où les cartilages d'encroûtement atteignent la plus grande épaisseur, variable cependant pour les diverses parties de leur étendue. — Le cartilage qui revêt la poulie fémorale est un peu moins épais au niveau de sa gorge qu'au voisinage de ses bords. Celui des condyles, plus mince au contraire sur les bords, offre une épaisseur de 3 millimètres sur leur partie moyenne et inférieure, siége principal des efforts que supporte l'articulation dans la station verticale. — Les cartilages des cavités glénoïdes modifient assez notablement leur aspect. La cavité interne reste concave dans ses trois quarts antérieurs ; elle est plane dans son quart postérieur. — La cavité externe conserve une légère concavité dans le sens transversal, mais devient très-convexe d'avant en arrière. Son cartilage, qui n'a pas moins de 4 à 5 millimètres d'épaisseur dans sa partie centrale, a pour effet de transformer cette concavité en une convexité.

La lame cartilagineuse de la rotule est remarquable aussi par son épaisseur, très-considérable surtout au niveau de la crête, mais qui diminue de celle-ci vers les bords. Recouverte de cette lame, sa face postérieure présente, le plus habituellement, trois facettes bien distinctes : une facette externe, très-large ; une facette moyenne, beaucoup plus petite ; une facette interne, plus petite encore. Ces deux dernières s'appliquent au condyle interne ; mais la moyenne seule repose sur le condyle. L'interne forme avec celui-ci un angle aigu ; elle ne repose sur lui que lorsque la rotule glisse sur la poulie de dedans en dehors ; sa destination est de faciliter les mouvements qu'exécute cet os dans le sens transversal.

b. *Fibro-cartilages interarticulaires.* — Ces fibro-cartilages, appelés aussi *semi-lunaires* et *falciformes*, ont été distingués, comme les cavités qu'ils sont destinés à agrandir, en *interne* et *externe*.

Tous deux présentent la forme d'un prisme triangulaire et curviligne, dont le sommet se dirige vers le centre de la cavité glénoïde correspondante. Le fibro-cartilage interne est demi-circulaire. Le fibro-cartilage externe décrit une circonférence presque complète, et d'un rayon beaucoup plus court. Le premier, très-large en arrière, devient de plus en plus

— 7. Fibro-cartilage interarticulaire externe. — 8. Son attache à la partie postérieure de l'épine du tibia. —9. Son attache au devant de cette épine, en dehors du ligament croisé antérieur. — 10. Partie de la cavité glénoïde externe qui n'est pas recouverte par le fibro-cartilage. — 11. Faisceau fibreux unissant en avant les deux fibro-cartilages. — 12, 12. Coupe du ligament rotulien. — 13, 13. Coupe de la bourse séreuse sous-jacente à ce ligament. — 14. Insertion tibiale du ligament croisé antérieur. — 15. Insertion tibiale du ligament croisé postérieur. — 16. Faisceau fibreux qui unit le fibro-cartilage semi-lunaire externe au ligament croisé postérieur. —17. Coupe du tendon du biceps fémoral. — 18. Coupe du ligament latéral externe de l'articulation du genou. — 19. Coulisse sur laquelle glisse le tendon du muscle poplité. — 20. Orifice par lequel la synoviale située au-dessus des fibro-cartilages interarticulaires communique avec la synoviale située au-dessous de ceux-ci. — 21. Orifice par lequel l'articulation péronéo-tibiale supérieure communique quelquefois avec celle du genou.

étroit à mesure qu'on se rapproche de son extrémité antérieure. Le second, d'une largeur égale sur toute son étendue, recouvre la plus grande partie de la surface convexe, improprement appelée cavité glénoïde externe.

Le mode de configuration des fibro-cartilages interarticulaires permet de leur considérer trois faces, trois bords et deux extrémités.

Par leur base ou face cutanée, ils répondent à la périphérie de l'articulation. — En arrière, l'interne est recouvert par le ligament postérieur, et l'externe par le tendon du muscle poplité. — Sur les côtés, ils sont en rapport avec les ligaments latéraux auxquels ils adhèrent. — En avant, ils sont unis par une bandelette fibreuse qui se porte transversalement de l'un à l'autre. Une masse cellulo-adipeuse, très-considérable, les recouvre et les sépare du ligament rotulien.

Leur face supérieure, qui se moule sur les condyles du fémur, est concave. Leur face inférieure, qui repose sur le pourtour des cavités glénoïdes, est presque plane. Ces faces présentent une largeur moyenne de 8 à 10 millimètres.

Des trois bords, le profond ou sommet du prisme est libre, extrêmement mince, très-régulier, demi-transparent. Le supérieur donne attache à la synoviale fémorale, et l'inférieur à la synoviale tibiale, qui l'une et l'autre s'avancent de 2 ou 3 millimètres sur les faces correspondantes.

Par leurs extrémités, les fibro-cartilages interarticulaires s'attachent au tibia, dont ils suivent tous les mouvements. Ces extrémités, beaucoup moins denses, et de nature simplement fibreuse, sont constituées par des faisceaux parallèles très-distincts.

Le fibro-cartilage interarticulaire externe se fixe par l'une de ses extrémités, en dehors du ligament croisé antérieur, immédiatement au devant de l'épine du tibia ; et par son extrémité opposée, à la partie postérieure des deux tubercules de cette épine. L'extrémité antérieure ne se trouve donc séparée de la postérieure que par un très-petit intervalle, d'où la figure circulaire qu'il présente. La première est indépendante du ligament croisé antérieur, avec lequel elle se continue quelquefois cependant par un faisceau horizontal qui adhère au tibia. La seconde est unie au ligament croisé postérieur par un faisceau arrondi et assez volumineux, obliquement étendu du fibro-cartilage au ligament.

Le fibro-cartilage interarticulaire interne s'insère par une de ses extrémités sur la base de la dépression angulaire antérieure, à 12 ou 15 millimètres au devant de l'extrémité correspondante du fibro-cartilage interarticulaire externe, et par l'autre à la base de la dépression antérieure.

Les fibro-cartilages interarticulaires, essentiellement composés de fibres de tissu conjonctif et de fibres élastiques fusiformes, reçoivent des vaisseaux et des nerfs qui se ramifient dans leur épaisseur (1).

_____

(1) Pour la structure de ces fibro-cartilages, voyez les *Considérations générales*, p. 489 et suivantes.

B. — Moyens d'union de l'articulation du genou.

L'articulation fémoro-tibiale possède, pour moyens d'union, quatre ligaments phériphériques et deux ligaments intra-articulaires, appelés aussi *ligaments croisés*.

La situation relative des ligaments périphériques permet de les distinguer en *antérieur, latéraux* et *postérieur*.

Sur ces six ligaments, cinq sont destinés à unir le fémur au tibia. Un seul, le ligament antérieur, s'étend de cet os à la rotule.

1° *Ligament antérieur ou rotulien.* — Ce ligament est situé sur le prolongement du tendon du triceps fémoral dont il faisait primitivement partie.

Oblique de haut en bas et d'avant en arrière, le ligament rotulien forme avec ce tendon un angle obtus, dont le sommet répond à la rotule.

La longueur de ce ligament est de 6 à 7 centimètres; sa largeur de 30 millimètres supérieurement, de 20 à 22 inférieurement; et son épaisseur, de 5 à 6.

Il se présente sous l'aspect d'un large faisceau triangulaire, à sommet tronqué, dirigé en bas, en sorte qu'on peut lui considérer deux faces, deux bords, et deux extrémités.

Sa face antérieure ou cutanée est recouverte par un prolongement de l'aponévrose fémorale qui le sépare de la peau. — Sa face postérieure répond supérieurement à une masse cellulo-adipeuse très-considérable, située au devant de l'espace intercondylien et des fibro-cartilages interarticulaires. Plus bas, elle adhère à une bourse séreuse qui revêt toute sa moitié inférieure, et qui lui permet de glisser : d'une part, sur la partie unie de la tubérosité antérieure du tibia; de l'autre, sur la partie médiane de la surface triangulaire commune aux deux tubérosités de cet os. — Les bords sont arrondis et indépendants de l'aponévrose fémorale; celle-ci, avec laquelle ils semblent se confondre, ne fait que passer sur leur partie antérieure.

L'extrémité supérieure, ou la base du ligament, s'insère au sommet de la rotule. En avant, elle se continue avec une épaisse couche fibreuse qui va se continuer elle-même avec le tendon du triceps. Sur les côtés, elle se continue avec ce même tendon; en arrière, elle recouvre la moitié environ de la surface triangulaire, qu'on observe au-dessous des trois facettes articulaires. Au voisinage de ces facettes, la surface reste libre dans l'étendue de 2 millimètres. — Par son extrémité inférieure ou sommet, il s'attache sur la partie rugueuse de la tubérosité antérieure du tibia.

Le ligament rotulien se compose de faisceaux longitudinaux unis entre eux par un tissu conjonctif, dont les mailles renferment une notable proportion de cellules adipeuses. — Un très-grand nombre de vaisseaux et de nerfs se ramifient dans son épaisseur. — Chargé de transmettre au tibia l'effort résultant de la contraction du plus puissant des extenseurs, il possède une résistance considérable, en rapport avec ses attributions.

Des annexes du ligament rotulien. — On peut considérer comme autant d'annexes du ligament rotulien : 1° le prolongement que l'aponévrose fémorale envoie à la partie antérieure du genou ; 2° une lame aponévrotique très-épaisse, qui se détache de la partie inférieure du vaste interne du triceps ; 3° une autre lame qui recouvre le tendon de ce muscle, et qui se

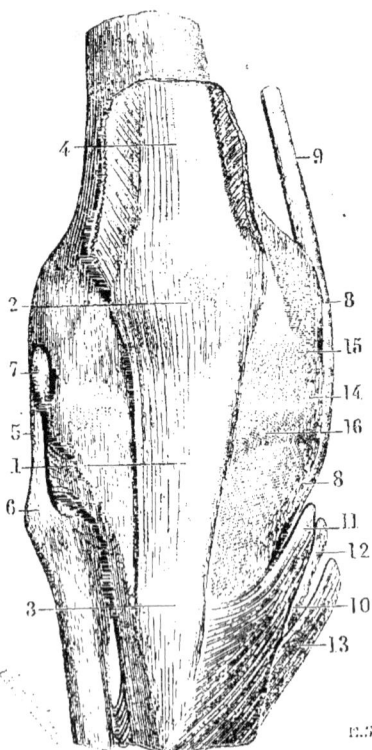

Fig. 231. — *Ligament antérieur*   Fig. 232. — *Ligament postérieur*
        du genou.   *du genou.*

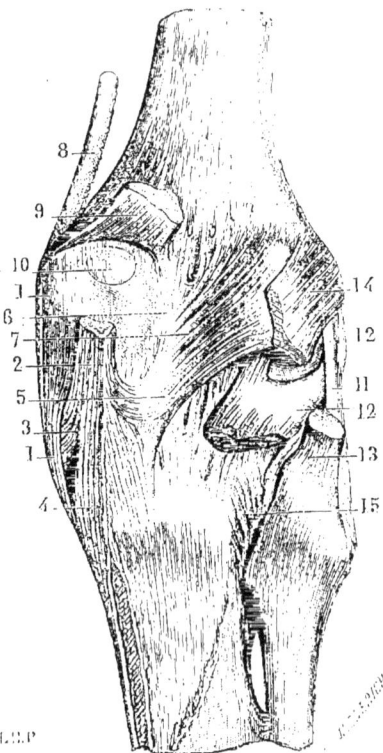

Fig. 231. — 1. Ligament rotulien. — 2. Son attache à la rotule. — 3. Son attache à la tubérosité antérieure du tibia. — 4. Tendon du triceps crural. — 5. Ligament latéral externe. — 6. Attache de ce ligament au péroné. — 7. Tendon du muscle poplité. — 8, 8. Ligament latéral interne. — 9. Tendon de la longue portion du troisième ou grand adducteur. — 10. Tendons qui forment la patte-d'oie. — 11. Tendon du couturier. — 12. Tendon du droit interne. — 13. Tendon du demi-tendineux. — 14. Fibro-cartilage inter-articulaire interne. — 15. Synoviale supérieure de l'articulation du genou. — 16. Synoviale inférieure de cette articulation, séparée de la précédente par le fibro-cartilage, sur la base duquel elles viennent se terminer l'une et l'autre.

Fig. 232. — 1, 1. Ligament latéral interne. — 2. Tendon du muscle demi-membraneux. — 3. Sa portion antérieure ou réfléchie. — 4. Sa portion moyenne par laquelle ce muscle

prolonge aussi jusqu'au tibia ; 4° enfin deux lamelles plus profondes qui, nées des bords de la rotule, se portent presque transversalement, l'une en dedans, l'autre en dehors.

a. *Prolongement de l'aponévrose fémorale.* — Il descend jusqu'au tibia, en passant au devant du ligament rotulien, et se comporte différemment en dedans et en dehors. — En dedans, il recouvre le ligament latéral interne, et tout l'espace qui sépare celui-ci du ligament rotulien. Parvenue au niveau du couturier, l'aponévrose fémorale se divise pour l'embrasser dans son dédoublement, puis se continue avec l'aponévrose jambière. Sur toute cette partie interne de son prolongement elle est très-mince. — En dehors, l'aponévrose, extrêmement épaisse, très-dense et très-résistante, passe au-dessus et au devant du ligament latéral externe, comble tout l'intervalle qui le sépare du ligament antérieur, et va s'attacher au tubercule de la tubérosité externe du tibia. De la partie interne de ce prolongement on voit se détacher une lame transversale, à fibres arciformes, qui croise perpendiculairement le ligament rotulien, pour se perdre sur sa face antérieure.

b. *Lame aponévrotique émanée du vaste interne.* — Nous avons vu que le prolongement de l'aponévrose fémorale sur le côté interne de l'articulation du genou est extrêmement mince, tandis qu'il offre au contraire en dehors une remarquable épaisseur. Mais la lame fibreuse qui vient du vaste interne compense en quelque sorte cette inégale résistance par son extrême solidité. Elle s'étend dans le sens transversal du ligament latéral interne au ligament rotulien, avec lesquels elle semble se confondre, les faisceaux qui la composent se dirigeant aussi de haut en bas. Inférieurement, cette large lame aponévrotique se fixe à la partie supérieure de la face interne du tibia, en arrière des tendons qui forment la patte-d'oie. Quelques-unes de ses fibres s'attachent à la partie antérieure de la tubérosité interne.

c. *Lamelle provenant du tendon du triceps.* — Très-mince et transparente, elle se prolonge du tendon qu'elle recouvre sur la face antérieure de la rotule, et de celle-ci sur le ligament rotulien, où elle se confond avec l'aponévrose fémorale. Cette lamelle est formée de faisceaux qui naissent des bords du tendon, ou plutôt des fibres musculaires correspondantes, et

s'attache à la partie postérieure de la tubérosité interne du tibia. De cette portion moyenne se détachent deux expansions, l'une qui se prolonge jusqu'à la partie inférieure de la tubérosité interne, l'autre qui se continue avec l'aponévrose du muscle poplité. — 5. Portion postérieure du tendon du demi-membraneux ; elle forme le ligament postérieur qui se dirige obliquement en haut et en dehors pour s'insérer sur la capsule du condyle externe, et sur ce condyle lui-même. — 6, 7. Fibres qui partent du même tendon et qui se dirigent verticalement en haut. — 8. Tendon de la longue portion du grand adducteur. — 9. Tendon du jumeau interne. — 10. Orifice que présente très-souvent la capsule fibreuse recouvrant le condyle interne. — 11. Ligament latéral externe. — 12. Tendon du muscle poplité — 13. Tendon du biceps fémoral. — 14. Tendon du jumeau externe. — 15. Ligament postérieur de l'articulation péronéo-tibiale supérieure.

qui, dirigés en sens inverse, se croisent en sautoir au-dessus de la rotule ; plus bas, ils cessent d'être distincts.

d. *Lamelles naissant des bords de la rotule.* — De la moitié supérieure des bords de la rotule, on voit partir deux lamelles transversales qui se terminent d'une manière très-différente. La lamelle émanée du bord

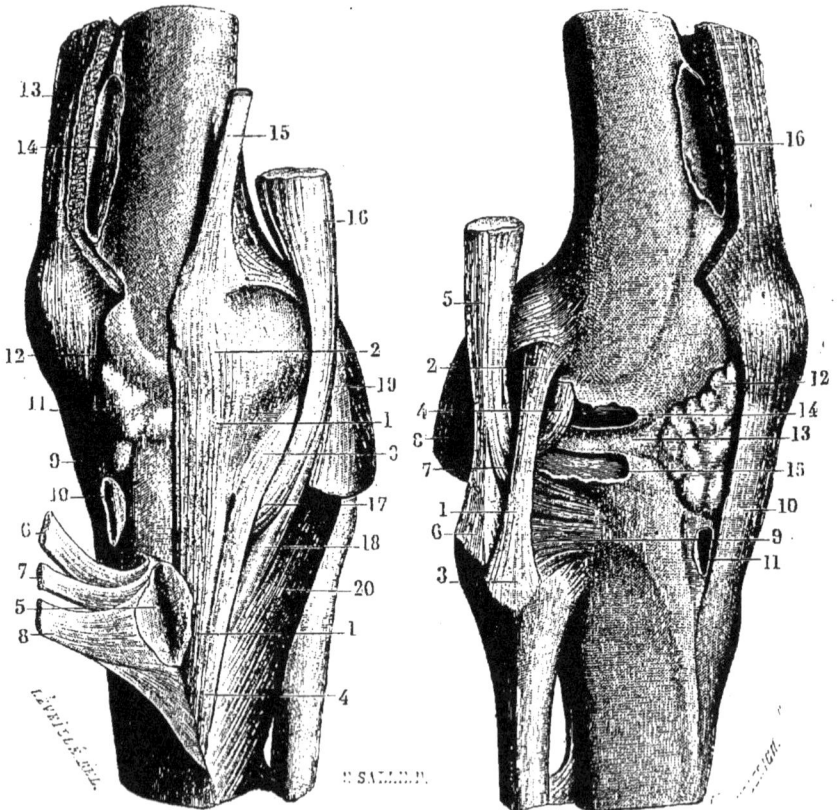

Fig. 233. — *Ligament latéral interne du genou.*

Fig. 234. — *Ligament latéral externe du genou.*

Fig. 233. — 1, 1. Ligament latéral interne. — 2. Son attache à la tubérosité du condyle interne. — 3. Son attache au fibro-cartilage interarticulaire interne. — 4. Son attache à l'extrémité supérieure de la face interne du tibia. — 5. Bourse séreuse située entre ce ligament et les tendons de la patte-d'oie. — 6. Tendon du couturier. — 7. Tendon du droit interne. — 8. Tendon du demi-tendineux. — 9. Ligament rotulien. — 10. Bourse séreuse sous-jacente à sa moitié inférieure. — 11. Masse adipeuse sous-jacente à sa moitié supérieure. — 12. Synoviale supérieure ou fémorale. — 13. Tendon du triceps crural. — 14. Partie supérieure de la synoviale fémorale. — 15. Tendon de la longue portion du grand adducteur. — 16. Tendon du demi-membraneux. — 17. Portion antérieure de ce tendon. — 18. Sa portion moyenne. — 19. Tendon du jumeau interne. — 20. Muscle poplité.

Fig. 234. — 1. Ligament latéral externe. — 2. Son attache à la tubérosité du condyle externe. — 3. Son attache à la partie externe de la tête du péroné. — 4. Tendon du muscle

externe se perd presque aussitôt dans la partie correspondante du prolongement de l'aponévrose fémorale, prolongement qu'elle rattache à la rotule. — La lamelle émanée du bord interne, plus mince, mais beaucoup plus longue et plus profonde, s'applique sur la synoviale du genou, et va s'attacher à la tubérosité du condyle interne du fémur; elle offre une largeur de 2 à 3 centimètres.

2° *Ligament latéral interne.* — C'est le plus long et le plus large de tous les ligaments du genou. Sa longueur varie de 10 à 12 centimètres. Sa largeur, qui mesure près de 4 centimètres supérieurement, se réduit à 2 inférieurement. Il est très-mince en haut, et d'une épaisseur à peu près double au niveau de son insertion tibiale. Ce ligament revêt la forme d'un triangle peu régulier, dont le sommet tronqué se dirige en bas.

Son extrémité supérieure s'attache : 1° à la tubérosité du condyle interne du fémur, au-dessous du tendon du grand adducteur; 2° à la partie postérieure du fibro-cartilage interarticulaire interne. De cette double origine, il se porte presque verticalement en bas, en se rétrécissant et s'épaississant, puis se fixe à la partie la plus élevée de la face interne du tibia. Toutes ses fibres cependant ne se prolongent pas jusqu'à cet os. Une expansion fibreuse se jette dans l'aponévrose du muscle poplité.

La face superficielle du ligament latéral interne est recouverte : en haut, par le prolongement de l'aponévrose fémorale et par la peau; en bas, par les tendons du couturier, du demi-tendineux et du droit interne, qui glissent sur elle à l'aide d'une bourse séreuse. — La face interne répond : 1° à la synoviale du genou, qui la sépare du condyle interne; 2° au fibro-cartilage interarticulaire interne; 3° à la portion réfléchie du tendon du muscle demi-membraneux; 4° enfin à la tubérosité interne du tibia.

3° *Ligament latéral externe.* — Ce ligament revêt la forme d'un cordon de 5 à 6 centimètres de longueur, et de 4 ou 5 millimètres d'épaisseur. Comme celui du côté opposé, il se porte presque verticalement en bas. Cependant les deux ligaments latéraux ne sont pas parallèles; l'interne, par son extrémité inférieure, s'incline un peu en avant, tandis que l'externe s'incline au contraire en arrière.

poplité. — 5. Tendon du biceps. — 6. Son attache à l'apophyse styloïde du péroné. — 7. Partie antérieure ou réfléchie de ce tendon, s'engageant sous le ligament latéral externe pour aller se fixer à la partie antérieure de la tubérosité interne du tibia, au-dessus du ligament antérieur de l'articulation péronéo-tibiale supérieure. — 8. Tendon du jumeau externe. — 9. Ligament antérieur de l'articulation péronéo-tibiale supérieure. — 10. Ligament rotulien. — 11. Bourse séreuse qui le sépare du tibia. — 12. Masse adipeuse qui remplit la partie antérieure de l'espace intercondylien; elle déborde de chaque côté le ligament antérieur. — 13. Fibro-cartilage interarticulaire externe. — 14. Synoviale supérieure dont une partie a été excisée pour montrer comment elle se termine sur le bord supérieur du fibro-cartilage. — 15. Synoviale inférieure dont une partie a été excisée aussi afin de laisser voir ses connexions avec le même fibro-cartilage. — 16. Prolongement que la synoviale fémorale envoie sous le tendon du triceps.

Son extrémité supérieure s'attache à la tubérosité du condyle externe
du fémur, au-dessus d'une fossette qui donne insertion au tendon du
muscle poplité. Cette extrémité est située au niveau de celle du ligament
latéral interne ; comme celle-ci, elle répond à l'union du tiers postérieur
avec les deux tiers antérieurs des condyles. — L'extrémité inférieure s'insère sur la partie externe de la tête du péroné, au devant du tendon du
biceps, lequel se fixe à l'apophyse styloïde de cet os.

Le ligament latéral externe répond, par son bord postérieur, au tendon
du biceps, qui en reste séparé par un espace angulaire très-petit dans l'état
d'extension, plus ou moins grand dans l'état de flexion. Inférieurement, ce
tendon se bifurque et lui forme une gaîne demi-cylindrique qui le recouvre.
Dans le reste de son étendue, c'est-à-dire sur presque toute sa longueur,
le ligament est en rapport avec le prolongement de l'aponévrose fémorale.
— Par sa face profonde, il s'applique au tendon du muscle poplité, qui le
sépare du fibro-cartilage interarticulaire correspondant. — Ce ligament se
compose de fibres verticales et parallèles. Un faisceau se détache de sa
partie antérieure pour aller se continuer avec l'aponévrose jambière.

4° *Ligament postérieur.* — Il comprend trois parties, deux latérales
accessoires, et une partie moyenne ou principale.

Les parties latérales, en rapport avec les condyles, représentent des
segments de sphère à concavité antérieure. Par leur face convexe, ces
segments ou capsules fibreuses sont en rapport avec les muscles jumeaux.
— La capsule qui recouvre le condyle interne est très-mince. Elle offre
le plus habituellement un large orifice circulaire, au niveau duquel le
tendon du jumeau interne repose immédiatement sur le condyle. Cette
capsule se continue en dedans avec le ligament latéral interne. — Celle
qui repose sur le condyle opposé donne insertion au jumeau externe ; elle
se continue en dehors avec le ligament latéral externe. On remarque quelquefois, sur sa partie centrale, un noyau fibro-cartilagineux que quelques
auteurs ont pris à tort pour un os sésamoïde.

La portion moyenne ou le ligament postérieur proprement dit est constituée par une expansion rubanée du tendon du demi-membraneux. Cette
expansion, d'une largeur de 8 à 10 millimètres, se détache du tendon au
niveau de la partie postérieure de la tubérosité interne du tibia ; elle se
dirige obliquement en haut et en dehors vers le condyle externe, au niveau
duquel elle s'attache en partie sur celui-ci, et en partie sur la capsule
fibreuse qui le recouvre. Une autre expansion du même tendon, constante
aussi, bien qu'elle n'ait pas été mentionnée, se porte verticalement en haut
sur la capsule fibreuse du condyle interne qu'elle contribue à former.

5° *Ligaments croisés ou intra-articulaires.* — Ces ligaments, situés dans
l'espace intercondylien, ont été distingués en *antérieur* et *postérieur*. Ils
se présentent sous l'aspect de deux gros faisceaux arrondis qui se dirigent

obliquement : l'antérieur en bas, en avant et en dedans; le postérieur en bas, en arrière et en dehors. Leur double obliquité a pour conséquence un double entrecroisement : 1° un entrecroisement antéro-postérieur; 2° un entrecroisement transversal. Le premier est très-prononcé. Le second, peu sensible dans l'état le plus habituel de l'articulation, s'accuse davantage lorsque la jambe, après avoir été fléchie, est portée dans la rotation en dedans; il disparaît, au contraire, si l'on imprime à la jambe un mouvement de rotation en dehors.

· Le ligament croisé antérieur s'attache en haut à la moitié postérieure de la face profonde du condyle externe. — Son extrémité inférieure s'insère au devant de l'épine du tibia. Elle se continue en dedans avec le cartilage de la cavité glénoïde interne, à peu près comme le ligament intra-articulaire de la hanche se continue avec celui de la tête du fémur. En dehors, elle répond à l'extrémité antérieure du fibro-cartilage semi-lunaire externe, dont un ou deux fascicules viennent quelquefois se joindre au ligament.

Le ligament croisé postérieur s'attache supérieurement à la moitié antérieure de la face profonde du condyle interne, et inférieurement à la base

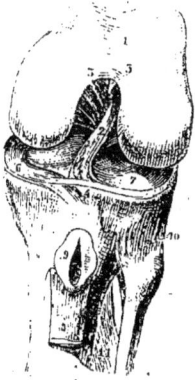

FIG. 235. — *Ligaments croisés de l'articulation du genou.*

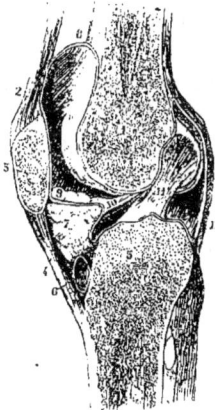

FIG. 236. — *Coupe médiane de l'articulation du genou.*

FIG. 235. — 1. Poulie fémorale. — 2. Ligament croisé antérieur. — 3. Ligament croisé postérieur s'attachant à la partie antérieure de la face profonde du condyle interne. — 4. Bandelette fibreuse unissant les deux fibro-cartilages interarticulaires. — 5. Sommet du ligament adipeux. — 6. Fibro-cartilage interarticulaire interne. — 7. Fibro-cartilage interarticulaire externe. — 8. Ligament rotulien renversé en avant. — 9. Bourse séreuse sous-jacente à ce ligament. — 10. Articulation périnéo-tibiale supérieure. — 11. Extrémité supérieure du ligament interosseux de la jambe.

FIG. 236. — 1. Moitié externe de l'extrémité inférieure du fémur. — 2. Tendon du triceps fémoral. — 3. Rotule. — 4. Ligament rotulien. — 5. Partie externe du tibia. — 6. Bourse séreuse située au-dessous du ligament rotulien. — 7. Masse adipeuse située au-dessous du même ligament. — 8. Cul-de-sac supérieur de la synoviale du genou. — 9. Partie de cette synoviale qui répond à la masse adipeuse sous-rotulienne. — 10. Ligament adipeux. — 11. Ligament croisé antérieur. — 12. Coupe du ligament postérieur.

3° ÉDIT.

de la fossette triangulaire, située en arrière de l'épine du tibia. Il reçoit, au niveau de sa partie moyenne, un faisceau considérable émané de l'extrémité postérieure du fibro-cartilage semi-lunaire externe.

Ces insertions nous montrent que les ligaments croisés ne sont antérieur et postérieur qu'inférieurement; en haut, l'antérieur est postérieur, et le postérieur antérieur. On peut donc les comparer aux deux branches d'un X, dont le point d'entrecroisement serait très-rapproché de leur insertion condylienne. Cette insertion n'est pas située exactement sur la même ligne que celle des ligaments latéraux; mais elle s'en trouve extrêmement rapprochée. Or, il importe de remarquer :

1° Que cette ligne transversale, commune aux quatre ligaments, constitue le plus grand diamètre de l'articulation.

2° Qu'elle représente l'axe idéal autour duquel se meuvent le fémur et le tibia, axe bien connu dans l'art de la squelettopée, où on le réalise par une tige métallique d'où partent les liens destinés à suppléer les ligaments croisés et latéraux.

Les insertions respectives des ligaments croisés se fixent difficilement dans l'esprit. En considérant que l'antérieur s'attache au condyle externe, et le postérieur à l'interne, si l'on rassemble les initiales des quatre adjectifs, antérieur externe, postérieur interne, on formera le mot A E P I, dans lequel on trouvera un moyen mnémotechnique simple et sûr pour dissiper les incertitudes de la mémoire.

Ces ligaments sont entourés par la synoviale fémorale sur la plus grande partie de leur contour. — Ils se composent de faisceaux volumineux, et parallèles pour la plupart. Des cellules de cartilages en grand nombre, et des fibres fusiformes, se rencontrent dans leur épaisseur. On remarque, en outre, dans la trame fibreuse qui les constitue, une multitude de ramifications vasculaires et de filets nerveux ramifiés et anastomosés.

C. — Synoviales de l'articulation du genou.

L'articulation du genou, comme celle de la hanche, présente deux synoviales. Ces synoviales sont séparées par les fibro-cartilages interarticulaires. On peut les distinguer par conséquent en supérieure ou fémorale, et inférieure ou tibiale.

a. *Synoviale supérieure.* — Elle est beaucoup plus étendue que l'inférieure. Pour exposer les nombreux détails qui se rattachent à son étude, nous l'examinerons successivement au-dessus et au-dessous de la rotule, en arrière, en dedans, en dehors, puis inférieurement.

1° En avant et en haut, la synoviale se prolonge au-dessous du triceps. Ce prolongement s'élève à 4 ou 5 centimètres au-dessus de la base de la rotule. Il répond, par sa face postérieure, à la gouttière sus-trochléale, dont le sépare une couche adipeuse constante, et sur les côtés à la moitié antérieure de la face superficielle des condyles. La face opposée est en rapport : sur la partie médiane de l'articulation, avec le tendon du triceps, auquel elle adhère d'une manière intime ; en dedans, avec le vaste interne ; en dehors, avec le vaste externe qu'elle sépare du condyle correspondant. Un faisceau large, mince et pâle, détaché de ce muscle, la recouvre à peu près complétement : c'est le *muscle sous-crural*, appelé aussi *muscle releveur*, *muscle tenseur* de la synoviale. — Dans certains cas assez rares, la partie sus-rotulienne de la synoviale se rétrécit inférieurement ; elle prend alors l'aspect d'une large ampoule. Quelques auteurs pensent qu'elle peut rester entièrement indépendante de la cavité articulaire. Cette complète indépendance ne me paraît pas démontrée ; j'ai examiné un grand nombre d'articulations sans en trouver un seul exemple.

2° Au-dessous de la rotule, la synoviale rencontre une masse cellulo-adipeuse très-considérable, irrégulièrement cunéiforme, s'appliquant par sa base à la moitié supérieure du ligament rotulien, qu'elle déborde de chaque côté, adhérant par son sommet à la partie inférieure de l'espace intercondylien, reposant inférieurement sur la surface triangulaire commune aux deux tubérosités du tibia. En descendant sur cette masse adipeuse, la séreuse étale tout le luxe de ses replis ou franges synoviales. Le prolongement, de forme conoïde, par lequel elle s'attache au-dessous de la poulie fémorale, a reçu le nom de *ligament adipeux*.

De la masse adipeuse sous-rotulienne, la synoviale s'étend sur la dépression angulaire à laquelle s'insèrent le ligament croisé antérieur et l'extrémité correspondante des fibro-cartilages semi-lunaires.

3° *En arrière*, cette membrane tapisse toute la face profonde du ligament postérieur. Elle revêt en dehors la capsule fibreuse du condyle externe, et s'attache sur le bord supérieur de celui-ci. En dehors, elle revêt la capsule fibreuse du condyle interne, capsule très-souvent perforée ; on la voit alors se continuer avec la bourse séreuse sous-jacente au jumeau interne. Dans l'espace intercondylien, la synoviale se réfléchit sur le ligament croisé postérieur, recouvre sa face interne, puis se continue sur le ligament croisé adjacent avec la partie antérieure de la membrane. Au niveau de leur entrecroisement, les deux ligaments croisés adhèrent l'un à l'autre par un tissu conjonctif très-lâche, contenant dans ses mailles une certaine quantité de tissu adipeux. Sur leur périphérie, et principalement au voisinage de leurs attaches, on remarque de nombreuses franges synoviales.

4° *En dedans*, la synoviale fémorale revêt la face sous-cutanée du condyle, avec le cartilage duquel elle se continue, et tapisse ensuite le ligament latéral interne, en sorte que celui-ci glisse sur la surface osseuse.

5° *En dehors*, la synoviale supérieure se prolonge sur le tendon du muscle poplité. Ce prolongement important se dirige obliquement en bas et en arrière, passe sur le fibro-cartilage semi-lunaire externe, qu'il sépare

du tendon, et se termine le plus habituellement à un centimètre au-dessous
de la cavité glénoïde, au niveau de la partie supérieure de l'articulation
péronéo-tibiale. Chez certains individus, il établit entre les deux articulations une communication, qui existerait une fois sur dix, d'après les recherches de Lenoir, et qui présente par conséquent un très-grand intérêt
au point de vue chirurgical. Désarticuler la tête du péroné dans de telles
conditions, c'est ouvrir l'articulation du genou, accident qui pourrait entraîner les conséquences les plus graves. Mais, en réalité, que la communication existe ou n'existe pas, le danger reste à peu près le même; la
synoviale du genou est toujours si rapprochée, en effet, de l'articulation
péronéo-tibiale supérieure, qu'on ne saurait tenter de désarticuler la tête
du péroné sans s'exposer à la blesser.

6° Inférieurement la synoviale fémorale se termine sur le bord supérieur des deux fibro-cartilages interarticulaires, en se prolongeant un peu
sur la face correspondante.

b. *Synoviale inférieure ou tibiale.* — Elle s'étend de la base des deux
fibro-cartilages interarticulaires sur le pourtour des deux tubérosités du
tibia. Après un trajet de 10 à 12 millimètres, elle se réfléchit, forme ainsi
une gouttière circulaire, dont la concavité regarde en haut, puis se termine sur la circonférence du cartilage des cavités glénoïdes. Cette synoviale présente en dehors un large orifice par lequel elle se continue avec
le prolongement qui entoure le tendon du muscle poplité.

D. — Mouvements de l'articulation du genou.

L'articulation du genou présente trois sortes de mouvements : 1° des
mouvements de flexion et d'extension, ou mouvements *antéro-postérieurs;*
2° des mouvements d'inclinaison en dedans et en dehors, ou mouvements
latéraux; 3° un mouvement de *rotation.*

1° *Mouvements antéro-postérieurs.* — Ces mouvements sont très-étendus. La jambe, en passant de la plus grande flexion à l'extension extrême,
parcourt un arc de cercle de 140 à 150 degrés. L'axe autour duquel ils
s'accomplissent s'étend transversalement de la tubérosité du condyle interne à la tubérosité du condyle externe. Nous avons vu qu'il répond, par
ses extrémités, à l'attache des deux ligaments latéraux; et par sa partie
moyenne, à l'attache des deux ligaments croisés, qui sont situés, l'un immédiatement en avant, l'autre immédiatement en arrière.

La rotule, très-éloignée de cet axe, décrit, dans ses mouvements, une
longue courbe circulaire qui n'aurait pas moins de 8 centimètres, selon
Malgaigne. Mais le déplacement de cet os, bien que très-étendu, n'est cependant pas aussi considérable. Sa base, dans la plus grande extension,
s'élève à 18 ou 20 millimètres au-dessus de la poulie fémorale; dans la
flexion extrême, elle répond au bord inférieur de celle-ci : or, la longueur

moyenne de la poulie fémorale est de 4 centimètres. La courbe parcourue par la rotule ne peut donc dépasser 6 centimètres; on peut l'évaluer en général à 50 ou 55 millimètres.

Les tubérosités du tibia glissent sur les condyles du fémur d'avant en arrière et d'arrière en avant. Dans le premier cas, elles se rapprochent de l'axe autour duquel s'opèrent les mouvements antéro-postérieurs; dans le second, elles s'en éloignent.

La part que prennent les condyles à ces mouvements n'est pas aussi simple. Les frères Weber ont très-bien démontré qu'ils se meuvent sur les tubérosités immobiles du tibia, comme une roue sur la surface du col (1). Ils roulent sur ces tubérosités d'avant en arrière dans le mouvement de flexion, et d'arrière en avant dans celui d'extension. Pendant qu'ils roulent ainsi dans l'un ou l'autre sens, les ligaments croisés dans le premier cas, et les ligaments latéraux dans le second, se tendent, puis les arrêtent; les condyles glissant alors sur les tubérosités dans le sens opposé au roulement, les ligaments tendus se relâchent; ils recommencent donc à rouler, puis s'arrêtent et glissent de nouveau; et les mêmes phénomènes s'enchaînent dans le même ordre jusqu'à ce que le mouvement arrive à ses dernières limites. Le roulement et le glissement, du reste, ne sont pas successifs, mais simultanés.

Ainsi, lorsque le tibia prend son point d'appui sur le fémur, c'est par un simple glissement que s'opèrent la flexion et l'extension de la jambe. Lorsque c'est le fémur qui s'appuie sur le tibia, le glissement s'associe au roulement dans l'un et l'autre de ces mouvements.

a. *Flexion.* — Lorsque la jambe se fléchit sur le fémur immobile, les tubérosités du tibia glissent sur les condyles d'avant en arrière. Lorsque c'est la cuisse qui se fléchit sur la jambe, les condyles roulent d'avant en arrière sur les tubérosités, et en même temps, pour pouvoir continuer de rouler, ils glissent d'arrière en avant. Dans l'un et l'autre cas, les phénomènes qui se passent du côté de la rotule, des ligaments et des fibro-cartilages, restent les mêmes.

La rotule, dont la base s'élevait à 1 ou 2 centimètres au-dessus de la poulie fémorale, s'abaisse de plus en plus. Dans la demi-flexion, elle ne repose sur cette poulie que par sa partie moyenne. Sa base et son sommet portant à faux, le triceps d'un côté, le ligament rotulien de l'autre, devenus obliques par rapport à son axe, tendent à l'infléchir en arrière; elle se brise alors, ainsi que l'a fait remarquer Malgaigne, par le même mécanisme que nous cassons un bâton placé en travers sur le genou, en agissant avec les deux mains sur ses extrémités (2). Dans la flexion portée à son extrême limite, elle répond par le bord postérieur de sa base au bord inférieur de

(1) E. et G. Weber, *Traité d'ostéologie et de syndesmologie,* 1843, p. 346.
(2) Malgaigne, *Traité d'anatomie chirurgicale,* 2e édit., t. II, p. 805.

la poulie, et par ses bords latéraux aux bords correspondants des condyles. Sue et Hévin pensaient que son sommet venait s'appuyer sur le tibia. Mais il reste très-éloigné de cet os. Toute la partie médiane de la rotule porte alors à faux : position cependant qui n'entraîne pas de conséquences fâcheuses, cette partie médiane étant soutenue par la masse cellulo-adipeuse sous-rotulienne qui lui forme une sorte de coussinet élastique.

La poulie fémorale, abandonnée par la rotule, est occupée par le tendon du triceps qui la remplit incomplétement, en sorte que ses deux bords, et surtout son bord externe, font une légère saillie sous les téguments.

Les fibro-cartilages semi-lunaires sont repoussés en avant. En se déplaçant, dans les limites de leur mobilité, ils contribuent à donner plus d'étendue au mouvement de flexion.

Le ligament rotulien, fortement tendu, refoule en arrière la masse adipeuse sous-jacente, qui le déborde alors de chaque côté.

Les ligaments latéraux se relâchent, l'externe plus que l'interne. Le ligament postérieur se replie sur lui-même de bas en haut. Le ligament croisé antérieur se modifie à peine ; le postérieur se tend.

b. *Extension.* — Elle s'opère selon deux modes : c'est tantôt la jambe qui s'étend sur la cuisse, et tantôt la cuisse qui s'étend sur la jambe. Dans le premier cas, les tubérosités du tibia glissent sur les condyles d'arrière en avant. Dans le second, les condyles roulent sur les tubérosités d'arrière en avant, en même temps qu'ils glissent d'avant en arrière.

La rotule, qui s'était abaissée, remonte sur le fémur ; sa base s'élève à 2 centimètres au-dessus de la poulie, de telle sorte que le bord inférieur de sa surface articulaire répond alors au bord supérieur de celle-ci. Parvenue à cette hauteur, elle s'applique par sa partie postérieure à la gouttière sus-trochléale.

Tous les ligaments périphériques se tendent, ainsi que le ligament croisé antérieur. Seul le ligament croisé postérieur ne participe pas à la rigidité des autres liens articulaires ; cependant, lorsque l'extension est portée à ses dernières limites, il se tend à son tour.

L'extension extrême est ordinairement le résultat de la contraction des muscles. Elle peut être aussi purement physique : c'est ce qui a lieu dans la station verticale. L'axe du fémur forme alors, avec l'axe du tibia, un angle obtus, dont l'ouverture regarde en avant. La pression des parties supérieures tend à fermer, ou du moins à diminuer cet angle. Mais le ligament postérieur, et surtout les ligaments latéraux, s'y opposent ; ils transforment ces deux os en un support rigide qui soutient tout le poids du corps, d'où la possibilité de conserver longtemps sans fatigue une semblable attitude. La nature a donc fait pour le genou ce qu'elle a fait pour la hanche, ce qu'elle a fait pour toutes les vertèbres. Le poids du corps, dans l'extension de la colonne vertébrale, est supporté par les ligaments jaunes ; dans l'extension du bassin, par les ligaments de Berlin; dans celle du genou, par les ligaments latéraux. Sur toute la longueur du squelette, elle a ainsi échelonné des moyens de résistance simplement mécaniques. A côté de la force musculaire qui s'épuise rapidement, elle a placé, pour la suppléer ou lui venir en aide, une force de nature inépuisable.

2° *Mouvements latéraux.* — Ces mouvements ont été passés sous silence par tous les auteurs. Les frères Weber, qui ont fait une étude si approfondie des mouvements de flexion, d'extension et de rotation, ne paraissent pas les avoir observés. Leur existence cependant n'est pas moins évidente que celle des mouvements latéraux du coude. On les constate sans peine à l'aide du même moyen. Le fémur étant fixé dans un étau, et la jambe demi-fléchie sur la cuisse, il est facile d'imprimer à l'extrémité inférieure du tibia des mouvements oscillatoires d'une amplitude de 2 à 3 centimètres. Pendant ces oscillations, les deux ligaments latéraux se soulèvent alternativement, l'externe plus que l'interne. Au toucher, leur soulèvement et leur tension sont également très-appréciables.

Dans la flexion extrême, les mouvements latéraux diminuent d'étendue. Pendant le mouvement d'extension, ils s'affaiblissent de plus en plus, et disparaissent lorsque l'extension est complète.

3° *Mouvement de rotation.* — Dans l'état de flexion, le tibia décrit un mouvement de rotation autour d'un axe longitudinal passant par le centre de sa tubérosité interne. La tubérosité externe tourne autour de celle-ci, qui tourne sur elle-même.

Les deux tubérosités, en effet, ne possèdent pas une égale mobilité. Les ligaments qui s'attachent au condyle interne, c'est-à-dire le ligament latéral interne et le ligament croisé postérieur, sont toujours plus tendus que le ligament latéral externe et le ligament croisé antérieur, attachés au condyle externe. Or, les liens qui unissent ce condyle à la tubérosité externe du tibia étant plus lâches que ceux étendus de la tubérosité interne au condyle interne, la première de ces tubérosités jouit d'une mobilité plus grande; c'est pourquoi elle tourne autour de la seconde, qui se trouve, en quelque sorte, enchaînée sur place par la rigidité de ses liens.

Le maximum d'étendue de ces mouvements, d'après les recherches des frères Weber, est de 39 degrés pour une flexion de 145 degrés. Lorsque la jambe est fléchie à angle droit sur la cuisse, l'arc de cercle se réduit à 34 degrés, puis diminue rapidement à mesure qu'elle s'étend; et tout mouvement de rotation disparaît dans l'extension complète.

Dans la rotation en dedans, le ligament latéral externe, qui se dirige de haut en bas et d'avant en arrière, se porte en avant, et devient parallèle au ligament latéral interne. Les ligaments croisés tendent aussi à prendre une direction parallèle. Ils se relâchent, tandis que les latéraux se tendent et limitent le mouvement.

Dans la rotation en dehors, le défaut de parallélisme des ligaments latéraux devient plus sensible. L'entrecroisement des ligaments croisés s'exagère. Les quatre ligaments se tendent.

§ 3. — ARTICULATIONS PÉRONÉO-TIBIALES.

Le tibia et le péroné s'articulent entre eux par leurs deux extrémités; ils s'unissent en outre par leur partie moyenne à l'aide d'une membrane qui occupe toute l'étendue de l'espace interosseux. La jambe nous présente donc à étudier : 1° l'articulation péronéo-tibiale supérieure; 2° l'articulation péronéo-tibiale inférieure; 3° un ligament interosseux.

I. — Articulation péronéo-tibiale supérieure.

Cette articulation est une arthrodie située à 6 ou 8 millimètres au-dessous et en dehors de l'articulation du genou.

A. *Surfaces articulaires.* — Du côté du tibia, une facette située sur la tubérosité externe, à l'union de la partie postérieure avec la partie latérale de celle-ci. — Du côté du péroné, une facette située sur la partie supérieure et interne de la tête de cet os.

La facette tibiale est plane, irrégulièrement circulaire, inclinée en bas, en dehors et en arrière. Au-dessus de sa partie postérieure, on remarque une gouttière oblique que recouvre un prolongement de la synoviale du genou, et sur laquelle glisse le tendon du muscle poplité.

La facette péronéale, plane et circulaire aussi, regarde en haut et en dedans. Sa partie la plus élevée répond à l'apophyse styloïde. En avant, elle est limitée par une dépression sur laquelle s'attache le ligament latéral externe de l'articulation du genou.

B. *Moyens d'union.* — Deux ligaments, l'un antérieur, l'autre postérieur, unissent la tête du péroné au tibia.

Le ligament antérieur s'étend du bord antérieur de la facette tibiale à la partie correspondante de la tête du péroné. Sa direction est transversale. Il se compose de plusieurs faisceaux parallèles.

Le ligament postérieur s'attache : d'une part, au bord inférieur de la gouttière sur laquelle glisse le tendon du muscle poplité; de l'autre, au bord adjacent de la facette péronéale. Ce ligament se dirige obliquement en bas et en dehors. — Il est moins résistant que l'antérieur.

La synoviale de l'articulation péronéo-tibiale supérieure, extrêmement simple dans sa disposition, s'étend du pourtour de l'une des facettes au pourtour de la facette opposée, en tapissant dans son trajet la face profonde des ligaments. — Par sa partie supérieure, elle s'adosse souvent au prolongement correspondant de la synoviale du genou. Lorsque les deux articulations communiquent entre elles, c'est au niveau de cet adossement que se trouve l'orifice de communication.

II. — Articulation péronéo-tibiale inférieure.

Cette articulation, comme la précédente, appartient au genre des arthrodies.

A. *Surfaces articulaires.* — Du côté du tibia, une facette concave, allongée d'avant en arrière, de 8 à 10 millimètres de hauteur, se continuant en bas à angle droit avec la surface articulaire horizontale du même os. — Du côté du péroné, une facette convexe, de même hauteur, continue inférieurement avec la facette par laquelle le péroné s'unit à l'astragale, mais tapissée seulement par le périoste, de même que la précédente.

B. *Moyens d'union.* — Le tibia et le péroné sont unis à leur extrémité inférieure par deux ligaments périphériques, distingués en antérieur et postérieur, l'un et l'autre très-solides; et par un ligament interosseux très-résistant aussi.

Le ligament antérieur s'attache à la moitié externe du bord antérieur de la facette par laquelle le tibia s'unit à l'astragale. De cette insertion, il se porte obliquement en bas et en dehors pour s'insérer à la partie antérieure de la malléole externe. Ce ligament recouvre et déborde inférieurement l'angle antéro-externe de la mortaise qui reçoit l'astragale. (Voy. fig. 238, 1.)

Le ligament postérieur, moins long que le précédent, mais plus large, s'insère en haut, au bord postérieur de la facette verticale ou péronéale du tibia, puis se dirige en bas et en dehors, et se fixe inférieurement au bord interne de la gouttière, qu'on remarque sur la partie postérieure de la malléole externe. Ce ligament recouvre l'angle postéro-externe de la mortaise destinée à l'astragale. Il se compose, comme l'antérieur, de faisceaux parallèles très-épais, d'un blanc nacré. (Voy. fig. 239, 1.)

Le ligament interosseux, situé dans l'espace triangulaire qui surmonte les deux facettes articulaires, est formé de gros faisceaux irréguliers, entremêlés de tissu adipeux, obliquement étendus du péroné au tibia.

La synoviale de l'articulation tibio-tarsienne remonte entre les deux surfaces articulaires à la hauteur de 4 ou 5 millimètres.

III. — Ligament interosseux de la jambe.

Ce ligament se présente sous l'aspect d'une cloison située entre les muscles de la région postérieure de la jambe et ceux de la région antérieure. Il constitue à la fois un moyen d'union pour les deux os de la jambe, et un moyen d'insertion pour les muscles qu'il sépare.

Sa figure est celle d'un ovale très-allongé, dont la grosse extrémité regarde en haut. Sa face antérieure donne insertion aux muscles jambier antérieur, extenseur propre du gros orteil, et extenseur commun. La postérieure donne attache à deux muscles : le jambier postérieur et le fléchisseur propre du gros orteil.

Par son bord interne le ligament interosseux se fixe au bord externe du tibia, et par l'externe, à la crête longitudinale qu'on remarque sur la face interne du péroné. Les fibres qui le forment se dirigent de haut en bas et de dedans en dehors, c'est-à-dire du tibia vers le péroné. Sur sa face postérieure, on observe çà et là quelques faisceaux fibreux très-déliés qui croisent les précédents et qui leur adhèrent.

Ce ligament présente, dans sa partie moyenne, plusieurs orifices vasculaires de petites dimensions. — Sur son extrémité inférieure, continue avec le ligament intérosseux de l'articulation péronéo-tibiale, il existe un orifice plus grand, qui donne passage à l'artère et aux veines péronières antérieures. — Sur son extrémité supérieure, on voit une large ouverture que traversent l'artère et les veines tibiales antérieures.

§ 4. — ARTICULATION TIBIO-TARSIENNE.

Préparation. — 1° Enlever les téguments et tous les tendons qui passent sur le contour de l'articulation, ainsi que les gaînes tendineuses qui les entourent. 2° Conserver la couche fibreuse très-mince et irrégulière qui recouvre la synoviale en avant. 3° Découvrir les trois ligaments latéraux externes : le moyen ou vertical est situé au-dessous de la gaîne des péroniers latéraux; l'antérieur est sous-cutané; le postérieur, transversal et profond, se trouve au-dessous du ligament correspondant de l'articulation péronéo-tibiale inférieure. 4° Mettre en évidence les faisceaux superficiels du ligament latéral interne, en détachant la gaîne du jambier postérieur qui les recouvre. 5° Partager le tibia en deux moitiés par un trait de scie vertical antéro-postérieur. Cette section permettra d'étudier le faisceau profond du ligament latéral interne, et d'examiner les surfaces de l'articulation, dont les rapports pourront ensuite être très-facilement rétablis.

L'articulation tibio-tarsienne appartient au genre des articulations trochléennes.

A. *Surfaces articulaires.* — Trois os prennent part à cette articulation : le tibia et le péroné supérieurement, l'astragale inférieurement.

Les deux os de la jambe, solidement unis l'un à l'autre, forment une sorte de mortaise allongée transversalement, dont le tibia constitue la paroi supérieure, la malléole tibiale la paroi interne, et la malléole péronéale la paroi externe. — La paroi supérieure, concave d'avant en arrière, présente sur sa partie moyenne une saillie mousse antéro-postérieure qui répond à la poulie de la face supérieure de l'astragale; son bord postérieur descend plus bas que l'antérieur. — La paroi interne, plane, verticale, très-petite, revêt la figure d'un triangle curviligne à base antérieure; elle s'unit à la facette latérale interne de l'astragale. — La paroi externe, verticale aussi, mais convexe de haut en bas, offre la figure d'un triangle à base supérieure. Sa hauteur mesure de 20 à 25 millimètres, tandis que celle de la paroi interne est seulement de 10 à 12. Cette paroi, contiguë à la facette latérale externe de l'astragale, ne se prolonge pas jusqu'au sommet de la malléole, sommet qui se trouve situé un centimètre plus bas. Au-dessous et en arrière de la paroi externe, on remarque une fossette dans laquelle s'insère le ligament latéral externe postérieur de l'articulation.

La paroi supérieure et la paroi interne de la mortaise péronéo-tibiale sont revêtues d'un cartilage qui leur est commun. Celui qui recouvre la paroi externe est indépendant du précédent.

Au niveau de l'articulation péronéo-tibiale inférieure, la mortaise est complétée par les ligaments antérieur et postérieur de cette articulation, qui ne prennent, du reste, à sa formation qu'une faible part.

Aux trois parois de la mortaise correspondent, du côté de l'astragale, trois facettes articulaires, une supérieure et deux latérales. — La facette supérieure affecte la forme d'une poulie antéro-postérieure, plus large en avant qu'en arrière, d'où il suit : que, lorsqu'elle glisse d'avant en arrière, elle s'engage entre les deux malléoles à la manière d'un coin qui tend à les écarter ; et que, lorsqu'elle glisse d'arrière en avant, elle ne remplit plus aussi complétement l'espace intermalléolaire. La poulie astragalienne représente le tiers environ d'une surface cylindrique de 20 à 22 millimètres de rayon. Ses dimensions antéro-postérieures l'emportent sur les transversales, tandis que pour la mortaise, ce sont ces dernières, au contraire, qui prédominent. De ses deux bords, l'externe est plus saillant que l'interne. — La facette latérale interne, comme celle de la malléole correspondante, revêt la figure d'un triangle à base antérieure, dont le sommet s'infléchit en bas. L'externe, beaucoup plus grande et concave de haut en bas, offre la figure d'un triangle à base supérieure. Toutes deux sont recouvertes d'une lame de cartilage qui se continue avec celui de la facette supérieure.

B. *Moyens d'union.* — La mortaise péronéo-tibiale est unie au tarse par trois ligaments latéraux externes et par un ligament latéral interne.

Les ligaments latéraux externes, fixés par une de leurs extrémités à la partie inférieure de la malléole péronéale, affectent une direction divergente. On les distingue en moyen, antérieur et postérieur.

1° *Ligament latéral externe moyen, ou péronéo-calcanéen.* — Il est situé au-dessous de la gaîne des péroniers latéraux qui le croisent à angle aigu, et présente une forme arrondie. Ce ligament s'attache en haut au devant du sommet de la malléole externe ; de cette origine, il se porte en bas, en dedans et en arrière, pour s'insérer, par son extrémité inférieure, sur la face externe du calcanéum, à 18 ou 20 millimètres au-dessous de l'astragale. Par son bord antérieur, le ligament péronéo-calcanéen répond au ligament astragalo-calcanéen externe, avec lequel il se continue supérieurement. Les faisceaux qui le composent sont parallèles.

2° *Ligament latéral externe antérieur, ou péronéo-astragalien antérieur.* — Beaucoup plus faible que les deux autres ; obliquement dirigé en bas, en avant et en dedans ; de forme aplatie, quadrilatère, quelquefois triangulaire. Il s'attache : d'une part, au bord antérieur de la malléole péronéale ; de l'autre, à l'astragale au devant de sa facette latérale externe. Au niveau de son insertion malléolaire, ce ligament se confond en partie avec le précédent.

3° *Ligament latéral externe postérieur, ou péronéo-astragalien postérieur.* — Profondément situé, très-fort, conoïde. Ce ligament s'attache en dehors à la fossette qu'on remarque sur la partie inférieure et interne de la malléole péronéale. De cette fossette, il se porte horizontalement en dedans et s'insère sur l'astragale, immédiatement en arrière de sa poulie, en dehors de la gouttière sur laquelle glisse le tendon du fléchisseur propre du gros orteil. — Un espace angulaire le sépare du ligament postérieur de l'articulation péronéo-tibiale inférieure.

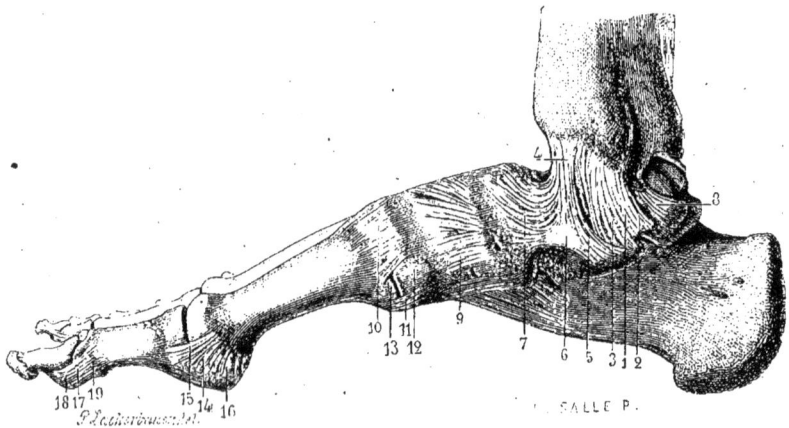

FIG. 237. — *Ligaments latéraux internes du pied.*

1. Faisceau postéro-superficiel du ligament latéral interne de l'articulation tibio-tarsienne. — 2. Partie de ce faisceau qui s'attache à l'astragale. — 3. Partie qui s'attache à la petite apophyse du calcanéum. — 4. Faisceau antéro-superficiel naissant de toute l'étendue du bord antérieur de la malléole interne. — 5. Fibres postérieures de ce faisceau. — 6. Noyau fibro-cartilagineux, situé dans l'épaisseur du ligament calcanéo-scaphoïdien inférieur, auquel s'attachent les fibres moyennes du même faisceau. — 7. Fibres antérieures de ce faisceau décrivant des arcades à concavité supérieure pour aller se fixer à la face dorsale du scaphoïde. — 8. Faisceau profond du ligament latéral interne de l'articulation tibio-tarsienne, dont une partie déborde en arrière le faisceau postéro-superficiel. — 9 Ligament dorsal de l'articulation du scaphoïde avec le premier cunéiforme. — 10. Ligament dorsal de l'articulation du premier cunéiforme avec le premier métatarsien. — 11. Ligament plantaire de la même articulation, séparé du précédent par une facette arrondie, à laquelle s'attache le tendon du jambier antérieur. — 12. Partie postérieure de cette facette, beaucoup plus grande, dépendante du premier cunéiforme. — 13. Partie antérieure dépendante du premier métatarsien. — 14. Ligament latéral interne de l'articulation métatarso-phalangienne du gros orteil. — 15. Partie de ce ligament qui s'attache au tubercule de la phalange. — 16. Partie qui s'attache au fibro-cartilage glénoïdien. — 17. Ligament latéral interne de l'articulation phalangienne du gros orteil. — 18. Partie de ce ligament qui s'insère au tubercule de la seconde phalange. — 19. Partie qui s'insère au fibro-cartilage glénoïdien.

4° *Ligament latéral interne.*—Ce ligament, remarquable par sa largeur, son épaisseur et sa résistance, est situé au-dessous du tendon du jambier postérieur, dont la gaîne lui adhère d'une manière intime. Il comprend trois faisceaux : deux superficiels, aplatis ; le troisième profond, extrêmement fort et arrondi.

Les deux faisceaux superficiels sont disposés sur un même plan, qui n'a pas moins de 5 centimètres de largeur inférieurement ; l'un est postérieur, l'autre antérieur. (Fig. 237.)

Le faisceau postéro-superficiel, de figure rectangulaire, s'attache en haut à l'extrémité inférieure de la face cutanée de la malléole interne. Inférieurement, il s'insère : 1° sur un gros tubercule situé à l'union de la face interne avec la face postérieure de l'astragale ; 2° à la petite apophyse du

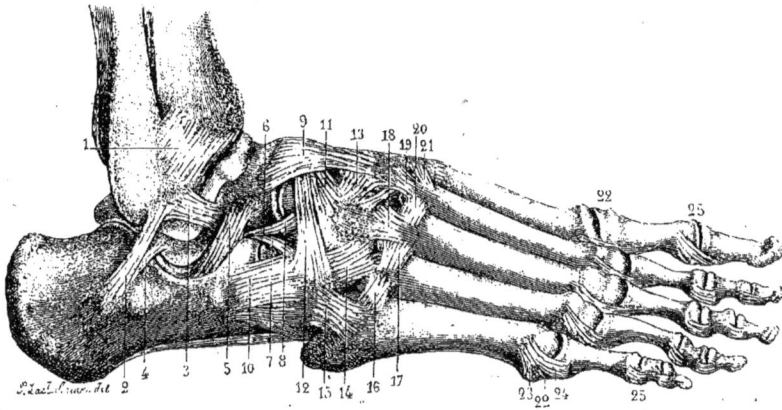

Fig. 238. — *Ligaments dorsaux et latéraux externes du pied.*

1. Ligament antérieur de l'articulation péronéo-tibiale inférieure. — 2. Ligament latéral externe moyen de l'articulation tibio-tarsienne. — 3. Ligament latéral externe antérieur de la même articulation. — 4. Ligament externe de l'articulation calcanéo-astragalienne. — 5. Faisceau antérieur du ligament interosseux de cette articulation. — 6. Ligament en Y de l'articulation médio-tarsienne. — 7. Faisceau externe ou calcanéo-cuboïdien de ce ligament. — 8. Faisceau interne ou calcanéo-scaphoïdien du même ligament. — 9. Ligament dorsal interne de l'articulation médio-tarsienne. — 10. Ligament dorsal externe de cette articulation. — 11. Ligament étendu du scaphoïde au troisième cunéiforme et au cuboïde. — 12. Partie de ce ligament qui vient s'attacher au cuboïde. — 13. Ligament unissant le second au troisième cunéiforme. — 14. Ligament qui unit le cuboïde au troisième cunéiforme et au quatrième métatarsien. — 15. Ligament qui se porte du cuboïde au cinquième métatarsien. — 16. Ligament étendu du cinquième au quatrième métatarsien; — 17. Ligament étendu du quatrième au troisième métatarsien. — 18. Ligament qui s'étend du troisième cunéiforme au troisième métatarsien. — 19. Ligament qui unit le second cunéiforme au second métatarsien. — 20. Ligament qui unit le second métatarsien au troisième. — 21. Ligament étendu du grand cunéiforme au second métatarsien. — 22, 22. Ligament latéral externe des articulations métatarso-phalangiennes. — 23. Partie de ce ligament qui se rend au fibro-cartilage glénoïdien. — 24. Partie du même ligament qui vient s'insérer au tubercule de la phalange. — 25, 25. Ligament latéral externe des articulations des premières avec les secondes phalanges.

calcanéum.—Ce faisceau, composé de fibres parallèles, offre une longueur de 3 centimètres et une largeur de 15 à 18 millimètres. Il recouvre le faisceau profond, dont une couche graisseuse le sépare.

Le faisceau superficiel antérieur est plus mince et beaucoup plus large que le précédent, dont il diffère aussi par sa figure irrégulièrement triangulaire, et par la direction de ses fibres en partie entrecroisées. Un interstice, que remplit du tissu adipeux, le distingue du postérieur. Ce faisceau s'insère en haut au bord antérieur de la malléole interne ; en bas, il s'attache : 1° au noyau fibro-cartilagineux, logé dans l'épaisseur du ligament calcanéo-scaphoïdien inférieur, et à toute l'étendue du bord interne de ce ligament ; 2° à la face supérieure du scaphoïde.

Le faisceau profond, beaucoup plus résistant à lui seul que les deux autres réunis, est très-volumineux, extrêmement court, obliquement dirigé en bas et en arrière. Il s'insère, en haut, sur une facette concave qui occupe le sommet de la malléole interne ; en bas, sur une empreinte rugueuse, circulaire, située à l'extrémité postérieure de la face interne de l'astragale. Pour étudier ce faisceau, il importe d'ouvrir l'articulation par sa partie supérieure, en divisant longitudinalement le tibia. On peut voir alors qu'il est assez régulièrement arrondi, et formé de fibres parallèles. (Fig. 234.)

C. *Synoviale.* — En dehors, elle revêt la face profonde du ligament latéral externe antérieur. Ses rapports avec le ligament latéral externe moyen sont moins étendus. — En dedans, elle forme une gaîne demi-cylindrique au faisceau profond du ligament latéral interne, et revêt la plus grande partie de la face articulaire du faisceau antéro-superficiel. En haut, elle pénètre entre le tibia et le péroné, ainsi que nous l'avons vu, et tapisse la partie inférieure des ligaments périphériques de l'articulation péronéo-tibiale inférieure. — En arrière, elle forme un cul-de-sac flottant qui recouvre une partie du ligament latéral externe postérieur. — En avant, où elle est très-étendue et très-lâche, cette synoviale répond : 1° à quelques minces lamelles fibreuses qui ne peuvent être considérées comme un ligament antérieur, et qui sont d'ailleurs comme ensevelies dans une couche cellulo-adipeuse plus ou moins épaisse ; 2° aux nombreux tendons des muscles extenseurs des orteils, qui sont ici les véritables moyens d'union.

D. *Mouvements.* — L'articulation tibio-tarsienne possède deux mouvements principaux, la flexion et l'extension. Elle exécute aussi des mouvements d'adduction et d'abduction, de circumduction et de rotation.

Les mouvements de flexion et d'extension s'opèrent autour d'un axe transversal, passant par l'astragale et par le sommet de la malléole externe, au-dessous de la malléole interne. Dans ces mouvements, le pied décrit un arc de cercle de 70 à 75 degrés.

Dans la flexion, la face dorsale du pied s'élève et se rapproche de la face antérieure de la jambe ; dans l'extension, elle s'abaisse et s'en éloigne.

L'angle que forme le pied avec la jambe diminue dans le premier mouvement, et augmente dans le second. La face dorsale du pied répond, il est vrai, aux tendons extenseurs des orteils, comme celle de la main aux tendons extenseurs des doigts, et le mouvement de flexion est dû, en partie, à l'action de ces extenseurs, de même que celui de l'extension est dû à l'action des fléchisseurs. Mais les premiers ne sont extenseurs que pour les orteils ; il en est de même des fléchisseurs. Ceux-ci, après avoir étendu les orteils, fléchissent la jambe ; et ceux-là, après les avoir fléchis, étendent celle-ci. Les uns et les autres sont donc à la fois extenseurs et fléchisseurs, avec cette différence que sur la face dorsale les tendons agissent d'abord comme extenseurs et ensuite comme fléchisseurs, tandis que dans la région plantaire ils débutent par la flexion et terminent par l'extension.

a. *Flexion.* — Dans ce mouvement, la face supérieure et les deux facettes latérales de l'astragale glissent d'avant en arrière sur les trois parois de la mortaise péronéo-tibiale ; et comme l'articulation est plus large en avant qu'en arrière, les deux facettes latérales de l'astragale tendent de plus en plus à écarter les deux malléoles. A cet effort, les trois ligaments de l'articulation péronéo-tibiale inférieure opposent leur grande résistance. En même temps le ligament latéral externe moyen et le ligament latéral externe postérieur se tendent pour limiter le mouvement, ainsi que les deux faisceaux postérieurs du ligament latéral interne.

b. *Extension.* — Des phénomènes opposés à ceux qui précèdent se produisent dans ce mouvement. Les trois facettes astragaliennes glissent d'arrière en avant sur les trois parois de la mortaise formée par les os de la jambe. L'astragale, qui était immobilisé dans cette mortaise, acquiert une certaine mobilité. Les six ligaments qui s'étaient tendus se relâchent. Le ligament latéral externe antérieur et le faisceau antéro-superficiel du ligament latéral interne de l'articulation se tendent.

c. *Adduction et abduction du pied.* — Ces mouvements s'accomplissent autour d'un axe vertical, longeant la facette latérale externe de l'astragale. L'arc de cercle décrit par la pointe du pied autour de cet axe est de 35 à 40 degrés. L'articulation tibio-tarsienne ne prend, du reste, qu'une faible part à l'adduction et à l'abduction du pied. La part principale appartient à l'articulation calcanéo-astragalienne, qui en serait même le siége exclusif, suivant les frères Weber.

Les deux surfaces de l'articulation tibio-tarsienne ne sont pas tellement serrées qu'elles ne puissent pivoter l'une sur l'autre autour d'une ligne verticale. — Lorsque la jambe prend son point d'appui sur le pied, la malléole interne, beaucoup plus mobile que l'externe, tourne autour de celle-ci d'avant en arrière et d'arrière en avant. L'existence de ce mouvement est facile à constater. En le comparant à celui qui se passe dans l'articulation du genou, on voit qu'il en diffère beaucoup : supérieurement, c'est la partie externe de la jambe qui tourne autour de l'interne; inférieurement, c'est l'interne qui tourne autour de l'externe. — Lorsque le pied s'appuie sur la jambe, la facette latérale interne de l'astragale tourne autour de la facette latérale externe, et ce mouvement s'ajoute à celui beaucoup plus étendu qui se passe dans l'articulation sous-jacente.

Dans l'adduction, l'axe du pied opérant une sorte de bascule sur l'axe prolongé de la jambe, son extrémité antérieure se porte en dedans; la postérieure se dirige en dehors, mais se déplace beaucoup moins que la précédente. La facette latérale externe de l'astragale se meut à peine; sa facette latérale interne glisse sur la malléole interne d'avant en arrière. Les faisceaux postérieurs du ligament latéral interne se tendent, et imposent les plus étroites limites au mouvement.

Dans l'abduction, les phénomènes sont inverses. La pointe du pied se porte en dehors, le talon en dedans. La facette interne de l'astragale glisse d'arrière en avant; les faisceaux postérieurs du ligament latéral interne se relâchent, et le faisceau antéro-superficiel se tend.

d. *Circumduction.* — Le mouvement de circumduction est très-étendu. Mais il se passe à la fois dans l'articulation tibio-tarsienne et dans l'articulation calcanéo-astragalienne : dans la première, pour la flexion et l'extension ; dans la seconde, pour l'adduction et l'abduction. On peut remarquer aussi que le pied, dans ce mouvement, décrit un double cône : 1° un cône antérieur, dont la base répond aux orteils ; 2° un cône postérieur, beaucoup plus petit, dont la base répond au talon.

e. *Rotation.* — Le pied peut tourner autour de son axe antéro-postérieur de dedans en dehors et de dehors en dedans. — Dans la rotation en dehors, son bord externe s'élève, et l'interne s'abaisse ; la face plantaire s'incline en dehors et la face dorsale en dedans. — Dans la rotation en dedans, c'est le bord externe qui s'abaisse et l'interne qui s'élève, en même temps que la face inférieure s'incline en dedans et la supérieure en dehors. De ces deux mouvements, le second est le plus prononcé.

Le mouvement de rotation se passe en partie dans l'articulation tibio-tarsienne, en partie dans l'articulation médio-tarsienne, et principalement dans l'articulation astragalo-calcanéenne. Il est presque nul dans la flexion, mais très-manifeste dans l'extension. Plus le pied s'étend, plus aussi la poulie astragalienne déborde en avant la mortaise péronéo-tibiale. Or, la poulie et la mortaise se rétrécissant d'avant en arrière, on voit que l'extension a pour effet de mettre la partie la plus étroite de la première en rapport avec la partie la plus large de la seconde; de là, pour l'astragale, une plus grande mobilité. Devenu très-mobile, il tourne plus facilement autour de son axe vertical, et plus facilement aussi autour de son axe antéro-postérieur.

Dans la rotation en dehors, le bord interne de la poulie astragalienne s'abaisse, et les trois faisceaux du ligament latéral interne se tendent. Le bord externe s'élève ; la facette latérale externe de l'astragale, concave de haut en bas, tend à repousser en haut et en dehors la malléole péronéale, qui peut se fracturer lorsqu'une cause violente vient exagérer ce mouvement.

Dans la rotation en dedans, le bord interne de la poulie s'élève ; l'externe s'abaisse. Les trois faisceaux du ligament latéral interne se relâchent. Les ligaments latéraux externes se tendent et attirent le sommet de la malléole péronéale en dedans, tandis que sa base est repoussée en dehors par le bord externe de la poulie.

Les mouvements de rotation se passent en partie aussi dans l'articulation médio-tarsienne, qui prend surtout une part importante à la rotation en dedans.

§ 5. — ARTICULATIONS DU TARSE.

Le tarse nous offre à étudier : 1° l'articulation de l'astragale avec le calcanéum ; 2° celle de ces deux os avec le scaphoïde et le cuboïde, ou articulation médio-tarsienne ; 3° l'union du scaphoïde et du cuboïde ; 4° l'articulation du scaphoïde avec les trois cunéiformes ; 5° l'articulation des trois cunéiformes entre eux ; 6° celle du troisième cunéiforme avec le cuboïde.

I. — Articulation astragalo-calcanéenne.

L'astragale et le calcanéum se correspondent par deux facettes, distinguées pour chacun d'eux en antéro-interne et postéro-externe. Il existe donc deux articulations calcanéo-astragaliennes. Un canal obliquement dirigé d'arrière en avant et de dedans en dehors les sépare l'une de l'autre. L'antérieure et interne fait partie de l'articulation astragalo-scaphoïdienne, qui est elle-même une dépendance de l'articulation médio-tarsienne, avec laquelle elle sera décrite. Nous n'avons donc à considérer ici que la seconde ou postéro-externe.

A. *Surfaces articulaires.* — La facette par laquelle l'astragale repose en arrière sur le calcanéum est concave, très-large, obliquement dirigée en arrière et en dehors. — La facette correspondante du calcanéum, tournée en avant et en dedans, est convexe ; elle offre la même étendue que la précédente, à laquelle elle s'applique très-exactement.

B. *Moyens d'union.* — Un ligament interosseux et deux ligaments périphériques unissent l'astragale au calcanéum.

Le ligament interosseux, extrêmement résistant, occupe le canal formé par la gouttière oblique des deux os. Il se compose de faisceaux aplatis, entremêlés de tissu adipeux, s'étendant de la gouttière de l'astragale à la gouttière du calcanéum. Ces faisceaux sont remarquables, en arrière, par

leur brièveté. A mesure qu'on se rapproche de l'excavation calcanéo-astragalienne, qui n'est qu'une sorte de renflement des deux gouttières, ils
s'allongent. Au niveau de cette excavation, on observe constamment un
large faisceau qui s'étend obliquement du calcanéum au col de l'astragale,
et qu'on serait tenté de considérer au premier aspect comme un ligament
particulier, mais qui n'est en réalité que l'extrémité antérieure du ligament interosseux. (Fig. 238, 5.)

Les ligaments périphériques, comparés au précédent, sont très-faibles.
L'un d'eux répond à la partie externe de l'articulation, et l'autre à sa partie
postérieure. — Le ligament externe longe le bord antérieur du ligament
péronéo-calcanéen, avec lequel il se confond en partie. Son extrémité supérieure s'attache au devant de la facette latérale externe de l'astragale,
et l'inférieure à la face externe du calcanéum. Il se compose de fibres
parallèles. — Le ligament postérieur, mince, est situé en dehors de la
gouttière sur laquelle glisse le tendon du long fléchisseur propre du gros
orteil ; il s'étend du tubercule qu'on voit en dehors de cette gouttière, à
la partie supérieure du calcanéum. (Fig. 239, 7, 8.)

La synoviale déborde en dehors et en arrière les surfaces articulaires.
Elle revêt la face profonde des deux ligaments périphériques et celle du
ligament péronéo-calcanéen.

C. *Mouvements.* — L'adduction, l'abduction et la rotation du pied ont
pour siége principal les articulations astragalo-calcanéenne et astragalo-
scaphoïdienne. Or, dans tous ces mouvements, l'astragale fait corps avec
la mortaise péronéo-tibiale. Ce n'est donc pas lui qui se meut sur le pied ;
c'est le pied qui se meut sur lui.

a. *Adduction et abduction.* — Ces mouvements se passent autour d'un
axe vertical plus ou moins rapproché de la partie postérieure de l'astragale,
d'où il suit que les faisceaux postérieurs, très-courts, du ligament interosseux, se modifient à peine, tandis que ses faisceaux antérieurs, très-longs
et obliques, peuvent se relâcher et se tendre alternativement. — Dans
l'adduction, la facette calcanéenne postérieure glisse, d'arrière en avant
et de dehors en dedans, sur la facette immobilisée de l'astragale ; en même
temps la cavité du scaphoïde glisse sur la tête de cet os de dehors en dedans et de haut en bas, de telle sorte que la partie supérieure et externe de
la tête astragalienne ne se trouve recouverte que par les parties molles sur
une étendue qui égale et dépasse même un centimètre. Les faisceaux antérieurs du ligament interosseux prennent une direction horizontale et se
tendent. — Dans l'abduction, la facette calcanéenne glisse d'avant en arrière
sur celle de l'astragale ; le scaphoïde remonte sur la tête de cet os ; les
faisceaux antérieurs du ligament interosseux se relâchent.

b. *Rotation.* — Elle s'opère autour d'un axe à peu près parallèle au
ligament interosseux, c'est-à-dire obliquement dirigé en avant et en dehors,
et, du reste, difficile à déterminer avec précision, ce mouvement n'étant

pas indépendant de ceux qui précèdent, mais se combinant au contraire avec ceux-ci. La rotation en dedans coïncide avec l'adduction, et la rotation en dehors avec l'abduction.

II. — **Articulation médio-tarsienne.**

Quatre os contribuent à former cette articulation : l'astragale et le calcanéum en arrière, le scaphoïde et le cuboïde en avant. L'interligne qui sépare les surfaces articulaires postérieures des antérieures se dirige transversalement de dedans en dehors, en décrivant une courbe légèrement onduleuse. — Sa partie interne est représentée par une courbe à concavité postérieure, située immédiatement en arrière de la tubérosité du scaphoïde, à 20 ou 22 millimètres au devant de la malléole interne. — Sa partie moyenne décrit une courbure à concavité antérieure, située à 2 centimètres au devant de l'articulation tibio-tarsienne. — Sa partie externe, à peu près rectiligne, se trouve, sur le bord externe du pied, à 25 millimètres au devant de la malléole externe, à 15 millimètres en arrière de la saillie du cinquième métatarsien.

L'astragale, en s'unissant au scaphoïde, forme une énarthrose. Le mode d'union du calcanéum avec le cuboïde rappelle celui des diarthroses par emboîtement réciproque. L'articulation médio-tarsienne comprend donc deux articulations secondaires qui diffèrent beaucoup l'une de l'autre.

1° *Articulation astragalo-scaphoïdienne.* — Les surfaces articulaires sont représentées : d'un côté, par la tête de l'astragale ; de l'autre, par la cavité du scaphoïde, et par un fibro-cartilage qui joue, à l'égard de cette cavité, le rôle de moyen d'agrandissement et de moyen d'union.

La tête de l'astragale est oblongue ; son grand axe se dirige obliquement en bas et en dedans. Au-dessous de cette tête, on remarque une facette qui répond au fibro-cartilage d'agrandissement, et qui se continue en arrière avec la facette par laquelle l'astragale s'unit à la petite apophyse du calcanéum. Il suit de cette continuité que l'articulation astragalo-calcanéenne antérieure fait partie de l'énarthrose astragalo-scaphoïdienne.

La cavité du scaphoïde offre la forme d'un segment d'ovoïde coupé suivant son grand axe, lequel se dirige en bas et en dedans.

Le fibro-cartilage qui agrandit cette cavité, et qui, par une exception unique dans l'économie, joue aussi le rôle de moyen d'union, est représenté par le *ligament calcanéo-scaphoïdien inférieur*, ligament très-épais, extrêmement résistant, de figure triangulaire. Il s'attache en avant au bord inférieur de la cavité scaphoïdienne, et en arrière à la petite apophyse du calcanéum. Par son bord interne, il se continue avec le faisceau antéro-superficiel du ligament latéral interne de l'articulation tibio-tarsienne. Ce ligament renferme constamment, dans son épaisseur, un gros noyau fibro-cartilagineux qui répond à son bord interne. — Pour prendre une notion exacte de la cavité qui reçoit l'extrémité antérieure de l'astragale, il convient d'enlever cet os. On peut remarquer alors que cette cavité comprend deux parties : l'une verticale, dans laquelle vient se loger la tête de l'os ; l'autre horizontale, moitié fibreuse, moitié osseuse, sur laquelle repose sa partie antéro-inférieure.

Moyen d'union. — L'astragale, si solidement uni au calcanéum, ne se trouve lié au scaphoïde que par un seul ligament assez faible, aplati, horizontalement étendu de la partie supérieure de son col à la partie correspondante de l'os opposé. Ce ligament astragalo-scaphoïdien est souvent

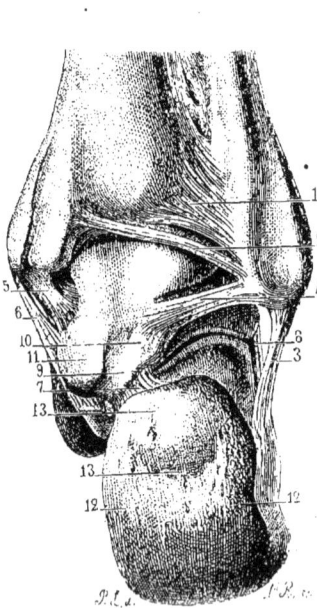

FIG. 239. — *Ligaments de la partie postérieure du pied.*

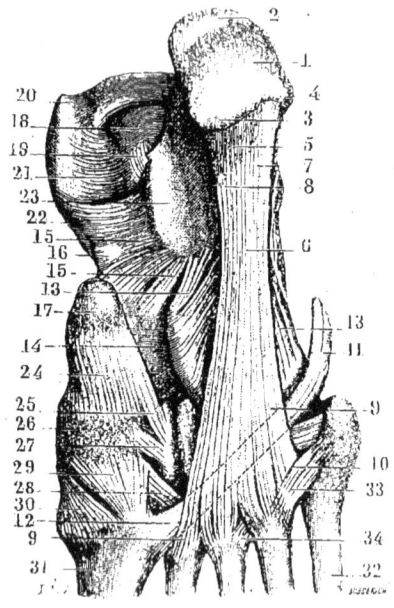

FIG. 240. — *Ligaments de la face inférieure du tarse.*

FIG. 239. — 1. Ligament postérieur de l'articulation péronéo-tibiale inférieure. — 2. Faisceau inférieur de ce ligament beaucoup plus long et plus lâche que le faisceau principal. — 3. Ligament latéral externe moyen de l'articulation tibio-tarsienne. — 4. Ligament latéral externe postérieur de cette articulation. — 5. Faisceau profond du ligament latéral interne de la même articulation. — 6. Faisceau postéro-superficiel de ce ligament. — 7. Ligament postérieur de l'articulation astragalo-calcanéenne. — 8. Ligament latéral externe de cette articulation. — 9. Gouttière sur laquelle glisse le tendon du fléchisseur propre du gros orteil. — 10. Tubercule qui limite en dehors cette gouttière, et qui donne attache au ligament latéral externe postérieur de l'articulation tibio-tarsienne. — 11. Tubercule qui limite en dedans la même gouttière. — 12, 12. Partie rugueuse de la face postérieure du calcanéum. — 13, 13. Partie lisse de cette face.

Fig. 240. — 1. Partie postérieure du calcanéum. — 2. Attache du tendon d'Achille. — 3. Grosse tubérosité du calcanéum. — 4. Sa petite tubérosité. — 5. Sa face inférieure. — 6. Ligament calcanéo-cuboïdien inférieur. — 7. Faisceau par lequel il s'insère à la petite tubérosité. — 8. Faisceau par lequel il se fixe à la face inférieure du même os. — 9, 9. Sa couche superficielle ou rubanée, contribuant à former la gaîne du muscle long péronier

formé de deux couches superposées : la couche superficielle, plus longue et rectangulaire, va se fixer à la face dorsale du second cunéiforme ; la couche profonde s'insère sur le scaphoïde. C'est à sa faiblesse et à sa laxité que la tête astragalienne est redevable de la facilité avec laquelle elle se meut sur le scaphoïde, et de l'étendue de ses mouvements dans le sens vertical. (Fig. 238, 9.)

2° *Articulation calcanéo-cuboïdienne.* — Les deux facettes de cette articulation par emboîtement réciproque présentent une figure irrégulièrement triangulaire. Celle du calcanéum est concave transversalement, légèrement convexe de haut en bas. Celle du cuboïde est concave au contraire dans le sens vertical, et convexe dans le sens transversal ; elle se termine en bas par une petite apophyse, *l'apophyse pyramidale*, plus ou moins saillante, suivant les individus.

Moyens d'union. — Le cuboïde est uni au calcanéum par un ligament supérieur, par un ligament inférieur, et par un ligament interne ou moyen qui se divise dès son origine pour aller s'attacher par une de ses branches au cuboïde et par l'autre au scaphoïde. Ce dernier ligament a été considéré, avec raison, comme la clef de voûte de l'articulation médio-tarsienne ; il est connu sous le nom de *ligament en Y.*

Le ligament calcanéo-cuboïdien supérieur, large et mince, s'étend du bord supérieur et externe de la facette calcanéenne au bord correspondant de la facette cuboïdienne. Il se compose de petits faisceaux parallèles et peu résistants, séparés par des interstices à travers lesquels on aperçoit la synoviale. (Fig. 238, 10.)

Le ligament calcanéo-cuboïdien inférieur est un des plus forts de l'économie. Il naît en dehors de l'apophyse externe du calcanéum, en dedans des deux tiers antérieurs de la face inférieure du même os, et se dirige horizontalement en avant pour aller s'attacher, d'une part, à l'extrémité

latéral ; elle s'attache sur l'extrémité postérieure des quatre derniers métatarsiens. — 10. Faisceau par lequel cette couche superficielle s'insère au cinquième métatarsien. — 11. Tendon du long péronier latéral. — 12. Son attache au premier métatarsien — 13, 13. Couche profonde ou rayonnée du ligament calcanéo-cuboïdien inférieur. — 14. Scaphoïde. — 15, 15. Ligament calcanéo-scaphoïdien inférieur. — 16. Noyau cartilagineux occupant la partie centrale de ce ligament. — 17. Tubérosité du scaphoïde. — 18. Partie postérieure de l'astragale. — 19. Ligament postérieur de l'articulation astragalo-calcanéenne. — 20. Malléole interne. — 21. Couche profonde du ligament latéral interne de l'articulation tibio-tarsienne. — 22. Partie postérieure de la couche superficielle du même ligament. — 23. Petite apophyse du calcanéum. — 24. Ligament qui unit le scaphoïde au premier cunéiforme. — 25. Faisceau qui se détache de ce ligament pour aller se fixer au second cunéiforme. — 26. Partie inférieure du premier ou grand cunéiforme. — 27. Ligament plantaire unissant le premier au second cunéiforme. — 28. Ligament qui s'étend du premier cunéiforme au second métatarsien. — 29. Ligament qui unit le premier cunéiforme au premier métatarsien. — 30. Attache du tendon du jambier antérieur. — 31. Extrémité postérieure du premier métatarsien. — 32. Extrémité postérieure du cinquième métatarsien. — 33. Ligament obliquement étendu du cinquième au quatrième métatarsien. — 34. Ligament qui unit le troisième au quatrième métatarsien.

postérieure des quatre derniers métatarsiens; de l'autre, à la face inférieure du cuboïde. — Deux couches contribuent à le former. — La couche
superficielle revêt l'aspect d'une bande antéro-postérieure, à fibres nacrées
et parallèles, étroite en arrière; plus large en avant. Cette première couche
passe au-dessous du tendon du long péronier latéral, complète sa gaîne
fibreuse, et s'insère par autant de languettes aux quatre derniers métatarsiens. Sur sa partie antérieure se fixe le muscle abducteur oblique du gros
orteil qui la recouvre entièrement. — La couche profonde est rayonnée et
très-épaisse; elle s'étend de la moitié antérieure de la face inférieure du
calcanéum à la saillie du cuboïde, et remplit tout l'espace angulaire assez
profond qui sépare ces deux os. Les faisceaux qui le composent divergent
d'arrière en avant.

Le ligament en Y s'insère, en arrière, sur la partie supérieure et interne
de la grande apophyse du calcanéum, à l'extrémité antérieure de l'excavation calcanéo-astragalienne. De cette excavation il se porte en avant, et se
divise presque aussitôt en deux faisceaux. Le faisceau externe, antéro-
postérieur, se fixe sur la partie supérieure et interne du cuboïde. Le faisceau interne, aplati transversalement, s'attache à la partie supérieure et
externe du scaphoïde; il a été décrit comme un ligament particulier sous
le nom de *ligament calcanéo-scaphoïdien supérieur*. — Le ligament en Y,
ou calcanéo-cuboïdo-scaphoïdien, est beaucoup plus résistant que les ligaments astragalo-scaphoïdien et calcanéo-cuboïdien supérieurs, situés sur
ses parties latérales. Lorsqu'on divise ces derniers, l'articulation médio-
tarsienne ne paraît pas sensiblement affaiblie; l'astragale et le cuboïde
restent en place. Dès qu'on incise le ligament qui unit ceux-ci au calcanéum, ils tombent aussitôt, et l'articulation médio-tarsienne s'ouvre largement.

Cette articulation possède donc cinq ligaments : deux dorsaux, l'un
interne, étendu de l'astragale au scaphoïde; l'autre externe, étendu du
calcanéum au cuboïde; — deux plantaires, qui contrastent avec les précédents par leur épaisseur et leur énorme résistance : l'un interne aussi, le
ligament calcanéo-scaphoïdien inférieur; l'autre externe, le ligament calcanéo-cuboïdien inférieur; — et un ligament moyen, représenté par le
ligament en Y.

Deux synoviales indépendantes facilitent le glissement des surfaces articulaires. L'une de ces synoviales est commune aux articulations astragalo-
scaphoïdienne et astragalo-calcanéenne antérieure; elle est très-lâche et
remarquable surtout par sa grande étendue. L'autre appartient à l'articulation calcanéo-cuboïdienne.

3° *Mouvements de l'articulation médio-tarsienne.* — Cette articulation
présente des mouvements d'extension et de flexion, d'adduction et d'abduction, de rotation en dedans et de rotation en dehors. — Les mouvements
d'extension et de flexion sont extrêmement limités : dans l'extension, les

deux surfaces articulaires antérieures glissent de bas en haut sur les postérieures, mais elles s'élèvent à peine de 2 millimètres ; dans la flexion, elles
s'abaissent d'une étendue égale. La première est bornée par les ligaments
plantaires, et la seconde par le ligament en Y. Lorsque celui-ci est coupé,
alors même que les deux ligaments dorsaux restent intacts, la flexion
devient beaucoup plus prononcée. — Les mouvements latéraux, ou d'adduction et d'abduction, très-bornés aussi, offrent toutefois un peu plus
d'étendue que les précédents. — Les mouvements de rotation s'associent
aux mouvements latéraux. Ils s'opèrent autour d'un axe antéro-postérieur
qui semble représenté par le ligament calcanéo-cuboïdo-scaphoïdien, dont
les deux faisceaux se tordent et se détordent légèrement, à la manière des
ligaments croisés du genou, pendant les mouvements combinés d'adduction,
d'abduction et de rotation de la partie antérieure du tarse.

III. — Articulation du scaphoïde et du cuboïde.

Ces deux os s'articulent quelquefois par une très-petite facette plane et
circulaire, qui répond à leur partie inférieure. Que cette facette existe ou
n'existe pas, trois ligaments contribuent à les unir l'un à l'autre. Ceux-ci
se distinguent en supérieur ou *dorsal*, inférieur ou *plantaire*, et *interosseux*.

Le *ligament dorsal* s'étend obliquement de la partie supérieure et
externe du scaphoïde à la partie supérieure et interne du cuboïde. Il se
confond par son bord postérieur avec celui qui unit le scaphoïde au troisième cunéiforme.

Le *ligament plantaire* est un faisceau arrondi, très-fort, qui se porte
presque transversalement de la partie inférieure et externe du scaphoïde
vers la face inférieure du cuboïde, sur laquelle il se fixe.

Le *ligament interosseux* occupe une excavation profonde, dont les parois
sont formées en dedans par le scaphoïde, en dehors par le cuboïde, en
avant par le troisième cunéiforme. Il unit les deux premiers entre eux, et
ceux-ci au cunéiforme correspondant.

IV. — Articulation du scaphoïde avec les trois cunéiformes.

A. *Surfaces articulaires.* — Le scaphoïde oppose aux cunéiformes les
trois facettes de sa surface antérieure. — La facette interne, plus grande
et légèrement convexe, répond à la facette postérieure concave du premier,
ou grand cunéiforme ; sa base se dirige en bas. — La facette moyenne, dont
la base se dirige en haut, est plane ; elle s'unit à la facette postérieure du
second, ou petit cunéiforme. — La facette externe, plane aussi, à base
supérieure, s'articule avec le troisième, ou moyen cunéiforme. Les facettes
du scaphoïde sont revêtues d'une lame mince de cartilage qui s'étend de
l'une à l'autre, sans masquer les arêtes légères qui les sépare. Celles des

cunéiformes sont tapissées chacune d'un cartilage indépendant, qui se continue avec celui des facettes par lesquelles ces os se juxtaposent.

B. *Moyens d'union.* — Trois ligaments dorsaux et un ligament plantaire assurent le contact des surfaces articulaires.

Les ligaments dorsaux se distinguent en interne, moyen et externe. — L'interne, plus large et plus solide que les deux autres, s'étend directement du bord antérieur du scaphoïde à la face interne du premier cunéiforme ; il est composé de fibres parallèles, antéro-postérieures, d'autant plus longues qu'elles sont plus superficielles. — Le moyen, très-petit, se porte obliquement en avant et en dehors de la partie la plus élevée du scaphoïde à la partie postérieure de la face dorsale du petit cunéiforme. — L'externe, oblique aussi en avant et en dehors, se dirige de la partie supérieure et externe du scaphoïde vers la partie postérieure de la face dorsale du troisième cunéiforme.

Le ligament plantaire, extrêmement résistant, est constitué par un large faisceau, horizontalement dirigé d'arrière en avant. Il s'attache en arrière à la tubérosité du scaphoïde, et en avant à la moitié postérieure de la base du grand cunéiforme. Ses fibres superficielles présentent une longueur de 15 à 18 millimètres. Les fibres profondes, très-courtes, remplissent l'intervalle angulaire qui sépare la tubérosité du scaphoïde du tubercule du premier cunéiforme. — De la première de ces saillies on voit partir un faisceau volumineux qui se continue, soit avec le tendon du muscle jambier postérieur, soit avec le ligament plantaire, et qui se porte obliquement en avant et en dehors pour aller se fixer, d'une part, à la partie inférieure du troisième cunéiforme ; de l'autre, à la partie correspondante du troisième métatarsien. Ce faisceau peut être considéré comme un second ligament plantaire ou comme un ligament plantaire externe.

Synoviale. — Il n'existe pour cette articulation qu'une seule synoviale, qui envoie deux prolongements en avant. L'un de ces prolongements est destiné à l'articulation du premier avec le second cunéiforme, l'autre, à l'articulation du second avec le troisième.

V. — Articulation des trois cunéiformes entre eux.

A. *Surfaces articulaires.* — Le premier et le second cunéiformes se correspondent par une facette en équerre, dont le sommet se dirige en haut et en arrière. Ils sont séparés, en bas et en avant, par un espace angulaire, à base antérieure. — Le second et le troisième cunéiformes s'unissent par une facette rectangulaire, située sur leur partie postérieure. Un intervalle de 2 ou 3 millimètres les sépare dans le reste de leur étendue.

Moyens d'union. — Au nombre de quatre : deux ligaments dorsaux et deux ligaments interosseux.

Les ligaments dorsaux s'étendent transversalement du premier au second cunéiforme, et du second au troisième. L'interne est le plus large. Tous deux sont minces et composés de fibres parallèles, souvent séparées par des interstices plus ou moins grands.

Les ligaments interosseux se distinguent, comme les précédents, en interne et externe. — Le ligament interosseux interne, situé dans l'espace angulaire compris entre le grand et le petit cunéiformes, se compose de faisceaux fibreux multiples et très-forts, transversalement étendus de l'un de ces os à l'autre. — Le ligament interosseux externe occupe l'intervalle qui sépare le second du troisième cunéiforme. Il est formé aussi de plusieurs faisceaux à direction transversale, qui s'insèrent par leurs extrémités aux deux os correspondants.

Ces ligaments interosseux, remarquables par leur grande résistance, représentent les véritables moyens d'union des cunéiformes.

VI. — Articulation du troisième cunéiforme avec le cuboïde.

Cette articulation offre beaucoup d'analogie avec les précédentes. Le troisième cunéiforme et le cuboïde s'opposent l'un à l'autre une facette plane et ovalaire. — Les deux facettes sont unies supérieurement par un ligament dorsal, transversal, continu en arrière avec celui qui s'étend du scaphoïde au cuboïde. — Inférieurement, les deux os sont séparés par un intervalle irrégulier que remplit un ligament interosseux. Ce ligament, formé de faisceaux dirigés du cuboïde au cunéiforme, est doué aussi d'une très-grande résistance.

La synoviale de cette articulation est indépendante de celle des autres articulations du tarse.

§ 6. — ARTICULATIONS DU MÉTATARSE.

Les os du métatarse s'articulent avec le tarse. Ces os, en outre, s'unissent entre eux par leur extrémité postérieure.

I. — Articulation tarso-métatarsienne.

Tous les métatarsiens et quatre os du tarse prennent part à cette articulation, constituée par une longue série d'arthrodies transversalement disposées.

A. *Surfaces articulaires.* — Le premier métatarsien s'articule avec le premier cunéiforme par une facette demi-circulaire dont le diamètre, verticalement dirigé, regarde en dehors.

Le second métatarsien est reçu dans une sorte de mortaise formée par les trois cunéiformes. Le second ou petit constitue la paroi postérieure ou transversale de la mortaise; le premier ou grand en représente la paroi interne, longue de 9 à 10 millimètres ; et le troisième ou moyen, la paroi externe, longue de 4 millimètres. Les deux parois latérales ne sont pas parallèles à l'axe du pied : elles se rapprochent en arrière ; l'externe est plus oblique que l'interne.

Le troisième métatarsien s'unit à la facette antérieure du troisième cunéiforme. — Le quatrième et le cinquième s'articulent avec la face antérieure du cuboïde.

L'interligne qui sépare les cinq facettes antérieures des quatre facettes postérieures décrit une courbe dont la convexité regarde en avant et en dehors, en sorte qu'une perpendiculaire abaissée sur la partie moyenne de cette courbe se dirigerait vers l'extrémité terminale du petit orteil. — Cet interligne commence en dehors, immédiatement en arrière de la saillie qu'on remarque sur l'extrémité postérieure du cinquième métatarsien. Très-oblique à son point de départ, il l'est un peu moins au niveau du quatrième et du troisième métatarsiens, moins encore au niveau du second où il devient presque transversal, et surtout au niveau du premier sur lequel il se termine en s'inclinant en arrière. Son extrémité interne est située à 2 centimètres au devant de l'externe.

La courbe sur laquelle viennent se ranger les facettes tarsiennes et métatarsiennes n'est pas régulière, du reste. Elle se déprime en arrière au niveau de l'articulation du second métatarsien avec le second cunéiforme. Sur ce point, le métatarse, débordant en quelque sorte ses limites, s'avance et pénètre dans le tarse. Au niveau de l'union du troisième métatarsien avec le troisième cunéiforme, on remarque une disposition opposée : ce dernier déborde les deux os entre lesquels il est comme enchâssé, pour se prolonger dans le métatarse. Les deux rangées de surfaces articulaires se pénètrent donc réciproquement. Mais la rangée antérieure entre dans la postérieure beaucoup plus profondément que la rangée tarsienne dans la rangée métatarsienne. Il suit de cette double pénétration que les facettes articulaires des deux rangées tendent mutuellement à s'immobiliser dans le sens transversal.

B. *Moyens d'union.* — Le tarse est uni au métatarse par des ligaments dorsaux, des ligaments plantaires et des ligaments interosseux.

Les ligaments dorsaux sont au nombre de sept. — Le plus interne unit le premier métatarsien au premier cunéiforme. — Les trois suivants s'étendent du second métatarsien aux trois bords de la mortaise dans laquelle il est enclavé. — Le cinquième se porte du troisième métatarsien au troisième cunéiforme ; les deux derniers, du quatrième et du cinquième os du métatarse au cuboïde.

De tous ces ligaments dorsaux, l'interne est le plus long, le plus large et le plus fort. Il se compose de faisceaux horizontalement dirigés du premier cunéiforme à l'extrémité postérieure du premier métatarsien.

Les trois ligaments qui partent du second os du métatarse se distinguent en interne, moyen et externe. L'interne se porte obliquement du métatarsien à la partie correspondante du grand cunéiforme. Le moyen se dirige en arrière pour s'attacher au petit cunéiforme, et l'externe en arrière et en dehors pour se fixer au moyen cunéiforme.

Le ligament étendu du troisième métatarsien au troisième cunéiforme se compose de fibres antéro-postérieures. — Celui qui se rend du quatrième os du métatarse au cuboïde se porte un peu obliquement en arrière et en dehors. — Celui qui unit le cinquième métatarsien au même os se dirige en arrière et en dedans ; il est plus solide que les précédents.

Les ligaments plantaires, au nombre de trois seulement, diminuent rapidement d'épaisseur et de résistance à mesure qu'on se rapproche du bord externe du pied. — Le plus interne unit le premier cunéiforme au premier métatarsien. Ce ligament répond en dedans au tendon du muscle jambier antérieur, et en dehors au tendon du muscle long péronier latéral : il se porte directement d'arrière en avant. — Le second ligament plantaire se dirige obliquement de la partie inférieure et interne du grand cunéiforme vers l'extrémité postérieure du second et du troisième métatarsiens. Rangé à tort, par la plupart des auteurs, au nombre des ligaments interosseux, il est remarquable par sa grande solidité, qui l'a fait considérer comme la clef de voûte de l'articulation tarso-métatarsienne. — Le troisième ligament plantaire est une lame fibreuse, mince, directement étendue du troisième cunéiforme au troisième os du métatarse. Le prolongement que le tendon du jambier postérieur envoie à cet os le recouvre et le renforce ; souvent il se trouve en grande partie confondu avec ce prolongement.

Les ligaments interosseux sont loin d'offrir l'importance que leur accordent quelques auteurs. Il en existe trois, qu'on peut distinguer en interne, moyen et externe. — L'interne, qui est le plus fort, occupe l'espace compris entre le premier métatarsien et le second cunéiforme. Par son bord inférieur, il se confond en partie avec le ligament plantaire interne. — Le moyen, logé entre le second et le troisième cunéiformes, unit ces os au second métatarsien ; il est très-petit et très-faible. — L'externe, situé entre le troisième cunéiforme et le cuboïde, les unit au troisième et au quatrième os du métatarse ; comme le précédent, il ne se compose que d'un petit nombre de fibres qui affectent des directions différentes.

C..*Synoviales.* — L'articulation tarso-métatarsienne présente deux synoviales qui sont le plus habituellement indépendantes. L'une de ces synoviales appartient à l'articulation du grand cunéiforme avec le premier os du métatarse. La seconde est commune à l'articulation des trois cunéiformes et du cuboïde avec les quatre derniers métatarsiens.

D. *Mouvements de l'articulation tarso-métatarsienne.* — Le second métatarsien, enclavé entre les trois cunéiformes et uni à ceux-ci par des liens nombreux et solides, ainsi qu'aux deux os adjacents du métatarse, ne présente qu'un obscur mouvement de glissement. Mais à partir de cet os, soit qu'on se porte en dedans, soit qu'on se porte en dehors, la mobilité des surfaces articulaires devient plus évidente. Le premier métatarsien glisse dans tous les sens sur le premier cunéiforme, principalement de haut en bas. Le troisième jouit d'une mobilité un peu moins grande. Le quatrième et le cinquième sont les plus mobiles.

Ces os, exécutent, du reste, deux espèces de mouvements qui sont souvent simultanés. — Ils glissent de bas en haut et de haut en bas, sur les facettes tarsiennes. — D'une autre part, on remarque qu'ils tournent un peu autour de leur axe. La rotation du second est nulle, et celle du troisième presque nulle aussi ; mais elle est très-évidente pour le premier et les deux derniers. Elle s'exécute en sens inverse sur les deux bords du pied ; lorsque le métatarsien interne tourne de dehors en dedans, les métatarsiens externes tournent de dedans en dehors. Cette rotation en sens inverse a pour résultat, tantôt de redresser en partie la courbe transversale du pied, tantôt de la rendre plus prononcée.

II. — Articulations métatarsiennes.

Les os du métatarse ne s'articulent entre eux que par leur extrémité postérieure. Ces articulations sont des arthrodies.

Le premier métatarsien, de même que le premier métacarpien, est indépendant de tous les autres, ou du moins il n'est en rapport avec le second par aucune facette articulaire ; il ne lui est uni que par de simples faisceaux fibreux. — Le second s'articule en dehors avec le troisième métatarsien par deux facettes : l'une supérieure, l'autre inférieure, séparées par une dépression rugueuse. — Le troisième présente, pour son union avec le quatrième, une large facette ovalaire. — Les deux derniers se correspondent par une facette triangulaire à base postérieure.

Moyens d'union. — Les métatarsiens sont liés entre eux par trois ligaments dorsaux, trois ligaments plantaires et trois ligaments interosseux.

Les ligaments dorsaux, très-minces, et transversalement dirigés, se distinguent en interne, moyen et externe. — L'interne s'étend du second au troisième métatarsien ; le moyen, du troisième au quatrième ; et l'externe, du quatrième au cinquième.

Les ligaments plantaires, beaucoup plus forts que les précédents, se dirigent aussi transversalement : l'interne, du second au troisième métatarsien ; le moyen, du troisième au quatrième ; et l'externe, du quatrième au cinquième. Ces ligaments ne sont pas situés, comme les ligaments dorsaux, immédiatement au devant de l'articulation tarso-métatarsienne, mais à 3 ou 4 millimètres au delà de celle-ci.

Les ligaments interosseux, en général peu résistants, se composent de quelques fascicules fibreux irréguliers, qui n'occupent qu'une très-petite partie de l'espace compris entre les extrémités postérieures des quatre derniers métatarsiens et qui affectent une direction transversale, sans être cependant parallèles. Les faisceaux qui les composent, inclinés pour la plupart les uns sur les autres, se trouvent comme ensevelis dans le tissu adipeux. — L'un d'eux se porte du second au troisième; un autre, du troisième au quatrième; le dernier du quatrième au cinquième.

Synoviales. — Elles forment une dépendance de celle qui appartient à l'articulation des quatre derniers métatarsiens avec le tarse.

Mouvements. — Les cinq métatarsiens de même que les cinq métacarpiens sont unis entre eux par des liens si nombreux et si serrés qu'ils forment une sorte de massif, exécutant des mouvements de totalité, mais n'offrant que des mouvements partiels extrêmement limités. Il importe toutefois de distinguer à cet égard leur extrémité postérieure et leur extrémité antérieure. Par la première, ils glissent un peu les uns sur les autres au moment où le métatarse s'abaisse ou s'élève. Mais ces mouvements de glissement sont des plus obscurs. Leur extrémité antérieure ou phalangienne, plus indépendante, est aussi plus mobile. Par cette extrémité, ils s'éloignent et se rapprochent; ils s'éloignent lorsque nous nous élevons sur la pointe des pieds; ils se rapprochent sous l'influence de l'adduction et de la flexion simultanées des orteils, et surtout sous l'influence des chaussures trop étroites. Leur rapprochement, dans ce dernier cas, peut aller jusqu'au contact; pendant la marche, ils frottent alors les uns contre les autres. Si leur emprisonnement devient habituel, ils perdent la direction divergente qui leur est propre, pour prendre une direction parallèle, moins avantageuse, ou même une direction convergente, plus fâcheuse encore, la station verticale et la progression devenant d'autant moins faciles que la partie antérieure du pied est plus effilée et moins mobile.

§ 7. — ARTICULATIONS DES PHALANGES.

Les phalanges des orteils comme celles des doigts, se disposent en séries linéaires. Chaque série s'articule en arrière avec le métatarse; les phalanges qui la composent s'articulent entre elles.

I. — Articulations métatarso-phalangiennes.

Elles sont conformées sur le même type que les articulations métacarpophalangiennes. Comme ces dernières, elles appartiennent au genre des énarthroses.

A. *Surfaces articulaires.* — Du côté des métatarsiens, ces surfaces sont représentées par une tête dont les parties latérales font défaut, étroite par conséquent dans le sens transversal, très-allongée de haut en bas, plus étendue du côté de la face plantaire que du côté de la face dorsale, offrant en dedans et en dehors une dépression que surmonte un tubercule, limitée

sur la face dorsale par une gouttière en forme de col. Cette tête est recouverte d'un cartilage plus épais supérieurement qu'inférieurement. — Du
côté des premières phalanges, on remarque une cavité glénoïde beaucoup
plus petite que la tête des métatarsiens, circonscrite par un contour irrégulièrement triangulaire, dont le côté inférieur ou plantaire présente deux
gros tubercules.

B. *Bourrelet glénoïdien.* — La cavité articulaire est agrandie par un
fibro-cartilage qui s'attache très-solidement à sa partie inférieure, et qui
offre la plus parfaite analogie avec celui des articulations métacarpo-phalangiennes. Ce fibro-cartilage, dense, épais, très-résistant, est creusé en
gouttière inférieurement, où il répond aux tendons des muscles fléchisseurs ; supérieurement, où il s'applique à la tête des métatarsiens, il revêt
la forme d'un segment de sphéroïde.

Les cinq bourrelets glénoïdiens sont reliés entre eux par autant de
lamelles fibreuses, offrant la même largeur, mais beaucoup plus minces.
Ainsi unis les uns aux autres; ils se présentent sous l'aspect d'une longue
bandelette sous-jacente à la tête des métatarsiens ; cette bandelette constitue le *ligament transverse* ou inférieur de quelques auteurs.

C. *Moyens d'union.* — Ici également, point de ligament plantaire, point
de ligament dorsal ; mais deux ligaments latéraux très-forts. Ces ligaments
s'attachent en arrière aux tubercules dorsaux des métatarsiens, et en partie
aussi à la dépression sous-jacente. De là ils se dirigent obliquement de
haut en bas et d'arrière en avant pour aller se fixer : d'une part, aux tubercules inférieurs de la phalange correspondante; de l'autre, aux parties
latérales du bourrelet glénoïdien.

D. *Synoviale.* — Elle revêt de chaque côté les ligaments latéraux ; en bas,
la face supérieure du bourrelet glénoïdien ; en haut, la face inférieure du
tendon des extenseurs. En arrière, elle forme autour de la cavité articulaire un petit repli circulaire remarquable par sa fermeté.

E. *Mouvements.* — Les premières phalanges des orteils sont douées de
mouvements semblables à ceux des doigts. Elles s'étendent et se fléchissent, s'inclinent en dedans et en dehors, décrivent une légère circumduction, et peuvent également tourner autour de leur axe.

Le mouvement de flexion est moins étendu que celui des doigts ; mais le
mouvement d'extension l'est beaucoup plus, en sorte que les orteils peuvent parcourir aussi un arc de 90 degrés. — Les mouvements latéraux sont
peu prononcés. Le mouvement de rotation et le mouvement de circumduction n'existent qu'à l'état de vestige.

Articulation métatarso-phalangienne du gros orteil. — Elle diffère de
toutes les autres, soit par la grande étendue et par le mode de configuration des surfaces articulaires, soit par la présence de deux os sésamoïdes
dans l'épaisseur de son fibro-cartilage.

La tête du premier métatarsien, d'un volume trois ou quatre fois aussi considérable que celui des métatarsiens suivants, n'est pas aplatie transversalement, mais arrondie, ou légèrement déprimée de haut en bas. Elle offre, inférieurement, deux gouttières antéro-postérieures, séparées par une crête dirigée dans le même sens. Ces gouttières correspondent aux os sésamoïdes qui glissent sur elles pendant les mouvements de flexion et d'extension de la première phalange, à peu près comme la rotule glisse sur la poulie fémorale pendant la flexion et l'extension de la jambe.

II. — **Articulations phalangiennes**.

Ces articulations, au nombre de neuf, une pour le gros orteil, deux pour les quatre derniers, ne diffèrent de celles des doigts que par leurs moindres proportions.

A. *Surfaces articulaires*. — L'extrémité antérieure des premières et des secondes phalanges présente la configuration d'une poulie dirigée de la face dorsale vers la face plantaire, aussi étendue dans le premier sens que dans le second.

Pour la première phalange du gros orteil, la gorge de la poulie est très-concave. Pour toutes les autres phalanges, la concavité est en général à peine accusée. Leur extrémité antérieure se présente très-souvent sous l'aspect d'une simple saillie demi-cylindrique, horizontalement et transversalement dirigée.

Sur l'extrémité postérieure des secondes et des troisièmes phalanges on remarque tantôt une fine crête verticale séparant deux petites cavités glénoïdes, et tantôt une légère dépression cylindroïde transversale, qui s'appliquent à la poulie ou à la saillie arrondie des surfaces articulaires correspondantes.

B. Un *fibro-cartilage*, attaché à l'extrémité postérieure des secondes et des troisièmes phalanges, agrandit leur cavité et complète l'emboîtement des surfaces. Il est du reste tout à fait identique avec celui des articulations métatarso-phalangiennes et des articulations correspondantes de la main. On rencontre quelquefois un os sésamoïde au centre de celui qui appartient à l'articulation phalangienne du gros orteil.

C. *Moyens d'union*. — *Deux ligaments latéraux*, très-résistants, mais beaucoup plus courts et beaucoup moins obliques que ceux des articulations métatarso-phalangiennes. Ces ligaments, fixés en arrière sur les parties latérales des premières et des deuxièmes phalanges, s'attachent antérieurement aux parties latérales des deuxièmes et des troisièmes, et à leur fibro-cartilage d'agrandissement.

D. La *synoviale* adhère au fibro-cartilage et aux ligaments latéraux ; elle est plus lâche du côté de la face dorsale, où elle revêt en partie le tendon des extenseurs.

. E. *Mouvements.* — Les phalanges des doigts se fléchissent à angle droit, et se disposent sur une même ligne longitudinale lorsqu'elles s'étendent. Celles des orteils se fléchissent peu et s'étendent beaucoup. Elles peuvent glisser aussi les unes sur les autres dans le sens transversal. Pour les deux derniers orteils, ces mouvements sont ordinairement plus limités, quelquefois presque nuls. — On voit assez fréquemment les deux dernières phalanges du petit orteil se souder entre elles.

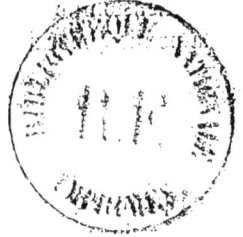

FIN DU TOME PREMIER

TABLE DES MATIÈRES

DU TOME PREMIER

ARTHROLOGIE

CONSIDÉRATIONS GÉNÉRALES

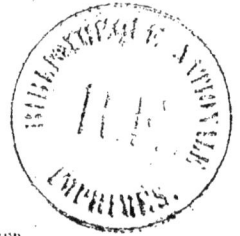

FIN DE LA TABLE DES MATIÈRES DU TOME PREMIER.

PARIS. — IMPRIMERIE DE E. MARTINET, RUE MIGNON, 2.

Clinique médicale, par le docteur Noël GUENEAU DE MUSSY, médecin de l'Hôtel-Dieu, membre de l'Académie de médecine, etc., 2 vol. in-8................... 24 fr.

De l'alcoolisme, des diverses formes du délire alcoolique et de leur traitement, par le docteur V. MAGNAN, médecin de Sainte-Anne, etc., ouvrage couronné par l'Académie de médecine. 1 vol. in-8........................... 5 fr.

Des névroses menstruelles ou la menstruation dans ses rapports avec les maladies nerveuses et mentales, par le docteur BERTHIER, inspecteur adjoint des asiles publics des aliénés de la Seine, médecin expert près le tribunal civil. 1 vol. in-8.. 4 fr.

De la fièvre bilieuse mélanurique des pays chauds comparée avec la fièvre jaune, étude clinique faite au Sénégal, par le docteur BÉRENGER FÉRAUD, médecin en chef de la marine. 1 vol. in-8........................... 7 fr.

Traité pratique des maladies des reins, par S. ROSENSTEIN, professeur de clinique médicale à Grœningue, traduit de l'allemand par les docteurs BOTTENTUIT et LABADIE-LAGRAVE. 1 vol. in-8................................... 10 fr.
Cartonné... 11 fr.

Manuel de prothèse ou de mécanique dentaire, par O. COLES, chirurgien-dentiste à l'hôpital spécial de Londres, traduit par le docteur G. DARIN. 1 vol. in-8, 150 figures dans le texte...................................... 6 fr.

Leçons sur la syphilis étudiée plus particulièrement chez la femme, par le docteur Alfred FOURNIER, médecin de l'hôpital de Lourcine, professeur agrégé à la Faculté de médecine de Paris. 1 fort vol. in-8, avec tracés sphygmographiques ; le vol. cartonné.. 16 fr.

Leçons sur les maladies du système nerveux, faites à la Salpêtrière, par le docteur CHARCOT, professeur à la Faculté de médecine de Paris, recueillies et publiées par le docteur BOURNEVILLE. 1 vol. in-8, avec 25 figures dans le texte et 8 planches en chromolithographie ; le vol. cartonné.................... 10 fr.
Deuxième partie. — 1er fascicule : Anomalie de l'ataxie locomotrice; 2e fascicule. De la compression lente de la moelle épinière. In-8, avec planche, prix de chaque fascicule... 2 fr,

Traité pratique des maladies du cœur, par FRIEDREICH. Ouvrage traduit de l'allemand par les docteurs LORBER et DOYON. 1 vol. in-8, cartonné....... 10 fr.

La pleurésie purulente et son traitement, par le docteur MOUTARD-MARTIN : médecin de l'hôpital Beaujon. 1 vol. in-8........................... 4 fr.

Hystérotomie de l'ablation partielle ou totale de l'utérus par la gastrotomie. Étude des tumeurs qui peuvent nécessiter cette opération, par J. PÉAN, chirurgien des hôpitaux de Paris, et L. URDY, interne des hôpitaux de Paris. 1 vol. in-8, avec 25 figures dans le texte et 4 planches...................... 6 fr.

Leçons sur le strabisme, les paralysies oculaires, le nystagmus, le blépharospasme, etc., professées par F. PANAS, chirurgien de l'hôpital Lariboisière, professeur agrégé à la Faculté de médecine de Paris, chargé du cours complémentaire d'ophthalmologie, etc., rédigées et publiées par G. LOREY, interne des hôpitaux ; revues par le professeur. 1 vol. in-8, avec 10 figures dans le texte.............. 5 fr.

Traité de médecine légale et de jurisprudence médicale, par LEGRAND DU SAULLE, médecin de l'hôpital de Bicêtre (service des aliénés), médecin expert près les tribunaux, etc. 1 fort vol. in-8................................... 18 fr.

Des vues longues, courtes et faibles, et de leur traitement par l'emploi scientifique des lunettes, par SOELBERG WELLS, professeur d'ophthalmologie à King's College, de Londres, etc., ouvrage traduit sur la 4e édition par le docteur G. DARIN. 1 vol. in-8, avec figures............................... 4 fr.

Traité élémentaire des maladies de la peau, par A. GAILLETON, ex-chirurgien en chef de l'Antiquaille, chirurgien en chef des Chazeaux (maladies cutanées et vénériennes). 1 vol. in-8.. 6 fr.

De la fièvre bilieuse mélanurique des pays chauds, comparée avec la fièvre jaune. Étude clinique faite au Sénégal par L.-J.-B. BÉRENGER-FÉRAUD, médecin én chef de la marine, etc. 1 vol. in-8... 7 fr.

De la fièvre jaune au Sénégal, étude faite dans les hôpitaux de Saint-Louis et de Gorée, par L.-J.-B. BÉRENGER-FÉRAUD, médecin en chef de la marine, etc., 1 vol. in-8... 7 fr.

Maladies de l'oreille, nature, diagnostic et traitement, par le professeur JOSEPH TOYNBEE, avec un supplément par JAMES HINTON, chirurgien auriste à Guy's hospital, traduit et annoté par le docteur DARIN. 1 vol. in-8, avec 99 figures dans le texte..... 8 fr. 50

Manuel médical des eaux minérales, par le docteur LE BRET, médecin-inspecteur honoraire des eaux de Baréges, président de la Société d'hydrologie médicale de Paris. 1873-74, etc., 1 vol. in-12.................................... 5 fr. 50

Clinique médicale des affections du cœur et de l'aorte, observations de médecine traduites de l'anglais par le docteur BARELLA, membre de l'Académie royale de médecine de Belgique, etc. (le tome 1er est en vente, le tome II paraîtra prochainement), in-8... 6 fr. »

Étude clinique de la phthisie galopante, preuves expérimentales de la non-spécificité et de la non-inoculabilité des phthisies, par le docteur METZQUER ; ouvrage précédé d'une préface de M. le professeur FELTZ, in-8 .... 4 fr. »

Étude clinique et anatomique sur le sarcome de la choroïde et sur la mélanose intra-oculaire, par le docteur LÉON BRIÈRE, chef de clinique du docteur SICHEL. 1 vol. in-8 orné de 4 planches lithographiques et de 5 tableaux statistiques.. 5 fr. »

Manuel d'anatomie, par le docteur J.-A. FORT, professeur libre d'anatomie. Deuxième édition du Résumé d'anatomie, revu, corrigé et augmenté. 1 vol. in-18 avec 151 figures dans le texte... 7 fr. 50

Le Parnasse médical français, ou Dictionnaire des médecins-poëtes de la France, anciens ou modernes, morts ou vivants, par le docteur CHÉREAU. Un joli vol. in-12.. 7 fr. »

Des infiniment petits rencontrés chez les cholériques, étiologie, prophylaxie et traitement du choléra avec planches micrographiques, par le docteur G. DANET. 1 vol. in-8.. 5 fr. »

La pierre dans la vessie avec indications spéciales sur les moyens de la prévenir, ses premiers symptômes et son traitement par la lithotritie, par WALTER-J. COULSON, chirurgien à St Peter's Hospital, pour la pierre et les autres maladies des organes urinaires. Traduit de l'anglais par le docteur H. PICARD. In-8...... 3 fr. »

Histoire de la vaccination. Recherches historiques et critiques sur les divers moyens de prophylaxie thérapeutique employés contre la variole depuis l'origine de celle-ci jusqu'à nos jours, par le docteur E. MONTEILS, médecin des épidémies. 1 vol. in-8.. 7 fr. »

Transfusion instantanée du sang. Solution théorique et pratique de la transfusion médiate et de la transfusion immédiate chez les animaux et chez l'homme, par le docteur MONCOQ. 1 vol. in-8, avec fig............................. 6 fr. »

Du dynamisme comparé des hémisphères cérébraux chez l'homme, par le docteur ARMAND DE FLEURY, professeur à l'école de médecine et médecin des hôpitaux de Bordeaux, etc. 1 vol. in-8, avec 3 planches....................... 6 fr. »

Études sur le cœur et la circulation centrale dans la série des vertébrés ; anatomie et physiologie comparées ; philosophie naturelle, par le docteur ARMAND SABATIER, professeur agrégé et ancien chef des travaux anatomiques à la Faculté de médecine de Montpellier, etc. 1 vol. in-4 avec 16 planches gravées et chromolithographiées... 30 fr. »

Traité théorique et pratique de l'avortement considéré au point de vue médical, chirurgical et médico-légal, par E. GARIMOND, professeur agrégé à la Faculté de médecine de Montpellier. 1 vol. in-8....................... 7 fr. 50

Congrès médical de France, IIe session, tenue à Lyon, du 18 au 26 septembre 1872. 1 fort vol. in-8.. 9 fr. »

PARIS. — IMPRIMERIE DE E. MARTINET, RUE MIGNON, 2

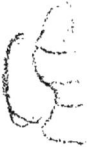

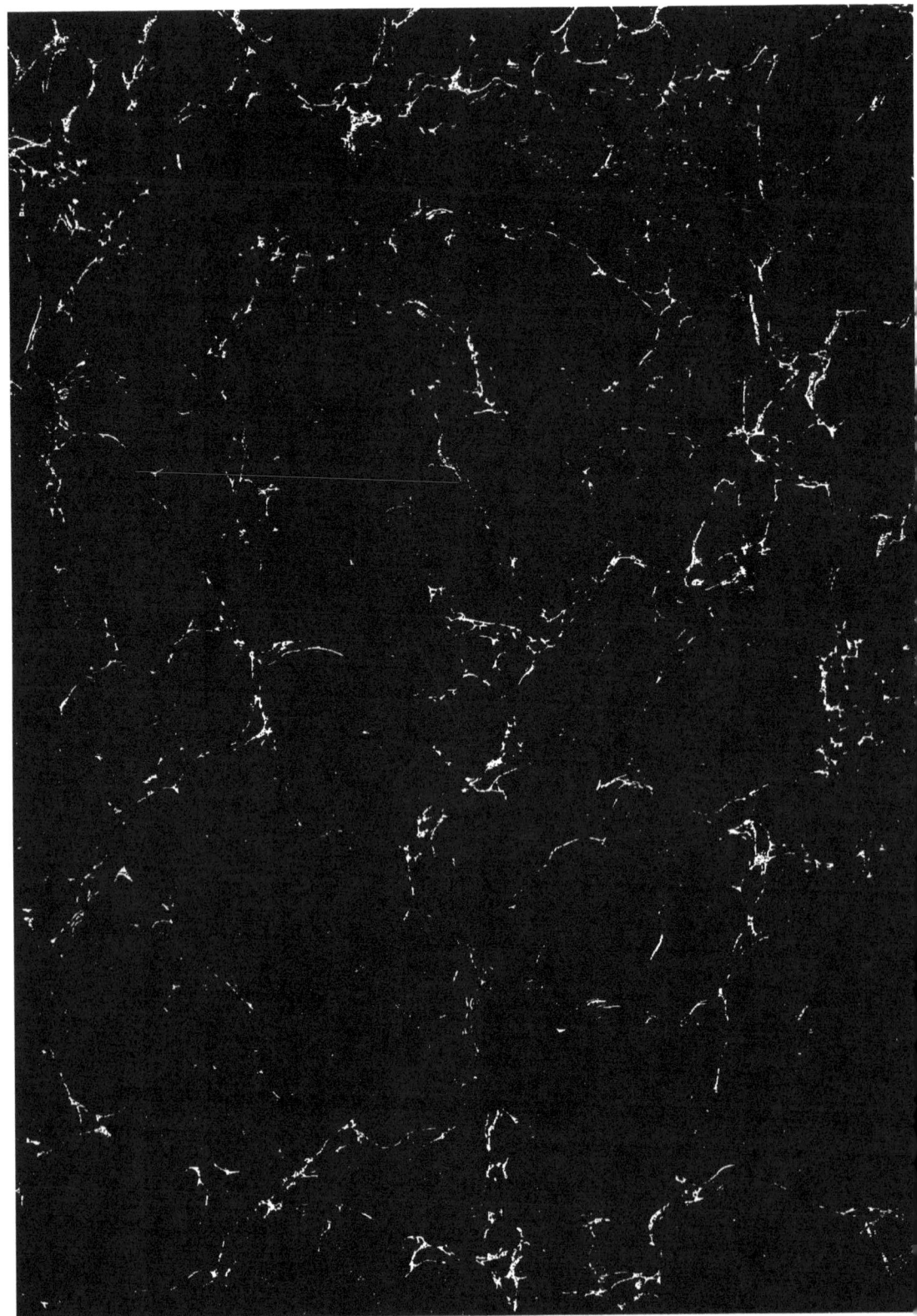